心电图从入门到精通

全彩医学插画本

秒懂心电图百科

魏希进　杜建霖　钟　舒　主编

化学工业出版社

·北京·

内容简介

本书是一本精美的心电图知识彩色图解，通过188个专题、172个心电图图例、500多幅精美医学插图，将约1200个心电图知识点通过多图结合、图文结合等形式生动形象地展现在了读者面前，使得心脏电生理、心电图的基本原理、正常心电图的分析以及临床常见各种异常心电图和心律失常的诊断等抽象难懂的知识变得具体而浅显易懂，为求这些知识点的准确可靠，编者参考了500多篇文献。本书每一个专题既有初学者需要掌握的基本知识也有专业人士进一步提升所需要学习的扩展知识，本书内容不仅有心电图理论知识，还有心电图图例的分析、判读、测试以及测试题、思考题等实践内容。本书还是一本精美的心电图画册，通过精心的设计和排版，显著提升了读者的阅读体验。本书可作为初学者学习心电图的入门教科书，也可作为心电图相关专业人员系统学习心电图和提升自我心电图知识水平的参考用书，还可作为各类心电图培训用书。

图书在版编目（CIP）数据

秒懂心电图百科 / 魏希进，杜建霖，钟舒主编 . 一北京：化学工业出版社，2023.9

ISBN 978-7-122-43766-2

Ⅰ . ①秒… Ⅱ . ①魏…②杜… ③钟… Ⅲ . ①心电图一基本知识 Ⅳ . ① R540.4

中国国家版本馆 CIP 数据核字（2023）第 116969 号

责任编辑：赵兰江　　美　编：张　辉

责任校对：李露洁

出版发行：化学工业出版社（北京市东城区青年湖南街 13 号　邮政编码 100011）

印　装：盛大（天津）印刷有限公司

开　本：880mm × 1230mm 1/24　　印　张：$18^3/_4$

字　数：558 千字　2023 年 10 月北京第 1 版第 1 次印刷

购书咨询：010-64518888

售后服务：010-64518899

网　址：htpp://www.cip.com.cn

凡购买本书，如有缺损质量问题，本社销售中心负责调换。

定　价：198.00 元

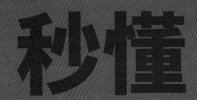

秒懂

心电图百科

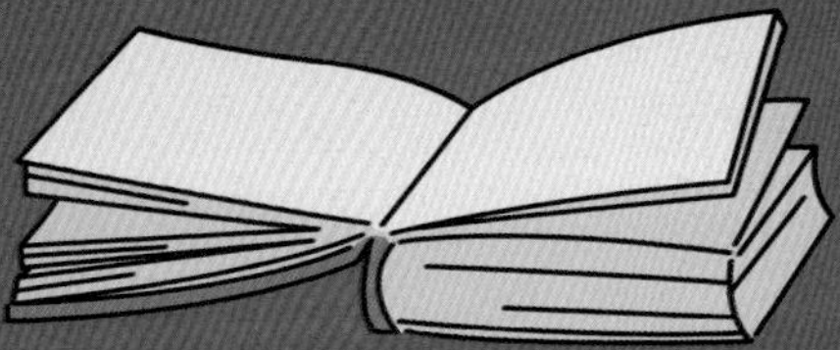

编写人员名单

主　编

魏希进　杜建霖　钟　舒

副主编

阮文婷　张登洪　余　俊

高　华　邵华强　宋凌鲲

绘　图

宋凌鲲

编　者

□陈海兵
海门区第四人民医院

□曹　宾
复旦大学附属静安区中心医院

□曹　雪
哈尔滨医科大学第四附属医院

□狄欣欣
中国科学技术大学附属第一医院

□董福强
天津医科大学第二医院

□杜建霖
重庆医科大学附属第二医院

□冯　杰
川北医学院附属医院

□高　华
山东中医药大学附属医院

□高耀铭
佛山市第一人民医院

□高志卜
弥勒市人民医院

□葛小冬
曹县人民医院

□胡海斌
武威市凉州医院

□黄克强
武汉亚心总医院

□耿旭红
河北医科大学第四医院

□洪　丽
大连医科大学附属第一医院

□拉宗卓玛
山南市人民医院

□雷建蓉
重庆医科大学附属第二医院

□李惠荣
昌吉州人民医院

□李　洁
中国人民解放军联勤保障部队第 980 医院

□李　力
山东大学口腔医院

□李凌华
西南医科大学附属中医医院

□李小庆
陆军军医学院第二附属医院

□李亚妮
红河哈尼族彝族自治州第三人民医院

□廖品亮
陆军军医学院第一附属医院

□林支穹
龙游县中医医院

□柳　琴
湖南妇女儿童医院

□刘慧波
哈尔滨医科大学第五附属医院

□刘　甜
陆军第 958 医院

□刘　彤
天津医科大学第二医院

□刘　秀
滨州医学院烟台附属医院

□刘学义
哈尔滨医科大学第五附属医院

□罗国琳
绵竹市人民医院

□江晶晶
武汉亚心总医院

□蒋如芳
兰溪市人民医院

□马长辉
天津医科大学第二医院

□孟　俊
济南市章丘区中医医院

□任梅影
陆军军医学院第二附属医院

□阮文婷
山东中医药大学附属医院

□秦培强
新疆维吾尔自治区人民医院布尔津分院

□邵华强
山东中医药大学附属医院

□孙育民
复旦大学附属静安区中心医院

□唐　成
武汉亚心总医院

□唐翠凤
广州中医药大学深圳医院（福田）

□唐　刚
成都中医药大学附属第五人民医院

□夏盼盼
复旦大学附属静安区中心医院

□肖春霞
湖南省人民医院

□肖　磊
长沙市中核康复医院

□徐　林
雅安市石棉县人民医院

□汪昌坤
衢州市中医医院

□王长溪
厦门心阅医学影像诊断中心

□王国强
重庆海吉亚医院

□王建飞
成都市第二人民医院

□王　骄
重庆市人民医院

□王　晶
重庆医科大学附属第二医院

□王若琦
右江民族医学院附属医院

□王　霞
陆军军医学院第二附属医院

□王筱伟
莱州市中医医院

□王志远
郑州大学第一附属医院

□魏　丽
四川大学华西第二医院

□魏希进
山东中医药大学附属医院

□魏　颖
衢州市第二人民医院

□魏元杰
山东中医药大学附属医院

□翁懿卿
复旦大学附属静安区中心医院

□吴红光
香港大学深圳医院

□吴　琳
中山大学附属第三医院

□谢东阳
赣南医学院第一附属医院

□熊秋璨
陆军军医学院第二附属医院

□严　淞
四川大学华西第二医院

□颜玉鸾
柳州市工人医院

□杨　帆
柳州市工人医院

□杨桂英
赣州市立医院

□杨　杰
陆军军医学院第二附属医院

□杨　蕊
甘肃医学院附属医院

□袁　欣
重庆医科大学附属第二医院

□余　俊
红河哈尼族彝族自治州第三人民医院

□赵　刚
重庆医科大学附属大学城医院

□湛雅莎
西安市人民医院

□张登洪
成都中医药大学附属第五人民医院

□张学谦
武威市凉州医院

□章富君
池州市第二人民医院

□赵丽娜
平度市人民医院

□曾湘琼
岳阳市云溪区人民医院

□钟　舒
烟台毓璜顶医院

□朱广新
安徽理工大学第一附属医院

前 言

1887年，英国心电图先驱Waller教授应用毛细管静电计记录了人类第一份心电图。1901年，心电图之父荷兰生理学家Willem Einthoven发明了弦线式心电图机，心电图从此开始进入临床。100多年来，心电图因其实用、无创、简便、准确等优点，成为最普及、最可靠的心律失常诊断手段。在当代，心脏电生理医生将更多的注意力放在了心律失常治疗新技术上，尽管在高精密度三维标测新技术上取得了新进展，但利用心电图分析心律失常的发生机制，通过心电图诊断和发现各种疾病和高危人群，仍然具有重要的临床价值和社会意义。

对于非医学专业人士来说，心电图就是一堆神秘的符号和波形，这也使得不少医学初学者望而却步。许多医学专业人士，甚至心血管专业临床医生，如果没有对心脏电生

Electrocardiogram
Encyclopedia

理解剖、心电图学等知识进行系统深入地学习和研究，面对复杂和少见异常心电图时也会有无从下手和力不从心的感觉。为了让初学者能够更加容易理解心脏电生理和心电图原理，更好地掌握心电图的基本知识，为了让专业人士能够更系统、全面、深入地完善自己的心电图知识体系，使自己成为真正的心电图高手，我们组织在心律失常诊疗方面有着丰富经验的临床专家编写了本书。

为了让读者能够轻松掌握和理解心电图知识，达到“易学易懂”的目的，本书一改以往传统教科书的编写形式，进行了富有成效的创新。

第一，本书创新性地将初学者需要掌握的基本知识与进一步提升的专业人士需要学习的扩展知识按照相关性进行了专题化分类，全书共分了 188 个专题，从而将难、易及深、浅的知识有机地结合在一起，使得该书不仅适合初学者阅读，也适合学习了基本心电图知识后的专业人士为进一步提高而再次深入阅读。

第二，本书将电生理、心电图原理、异常心电图形成机制等难以理解的抽象知识用心脏解剖图、电传导图、电生理模式图、心电图等多图结合、图文结合的形式展现出来，使这些深奥抽象的内容通过可视化的画面变的具体、浅显易懂，为此编者精心绘制了 500 多幅精美医学彩色插图，采用跨页排版、灵活排版、图文混排等形式使这一创新得以实现，并显著提升了读者的阅读体验。

第三，本书将心脏电生理和心电图的理论学习与心电图分析诊断、心电图异常的机制推导等临床实践通过 172 个实际心电图图例的分析、判读、测试以及编者提示、测试题、思考题等有机结合起来，从而帮助读者在提升自身心电图理论知识水平的基础上能够更好、更快地提升临床实践能力和水平。

本书的编写得到了赵晓东、佘强、张荣贵等医学专家的支持和鼓励，马长生、董建增、龙德勇等国内著名电生理专家给予了指导和帮助，化学工业出版社、重庆 11m 数字出版技术公司、重庆市中青年医学高端人才项目、重庆医科大学未来医学青年创新团队以及重庆医科大学附属第二医院宽仁英才项目提供了支持，在此表示衷心的感谢，也感谢默默支持帮助我们的家人和朋友们。因文献浩瀚，编者知识有限，疏漏不妥之处在所难免，望同仁及广大读者不吝赐教、批评、指正。

魏希进 杜建霖 钟舒

2023 年 4 月 19 日

主编简介

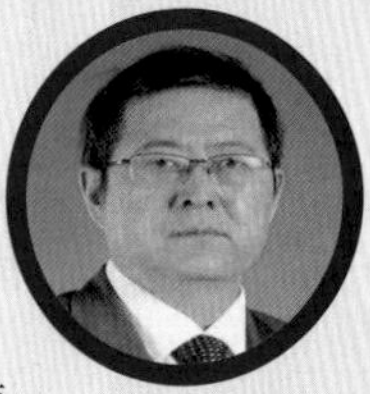

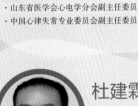

魏希进

山东中医药大学附属医院
主任医师，教授，硕士研究生导师

- 山东中医药学会心电学专业委员会主任委员
- 山东省医学会心电学分会副主任委员
- 中国心律失常专业委员会副主任委员

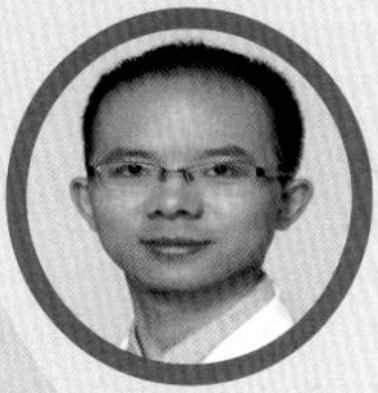

杜建霖

重庆医科大学附属第二医院
博士，副主任医师，副教授

- 中国生物医学工程学会心律分会青年委员
- 中国老年保健医学研究会老年心血管分会委员
- 重庆市医师协会心血管内科医师分会常务委员

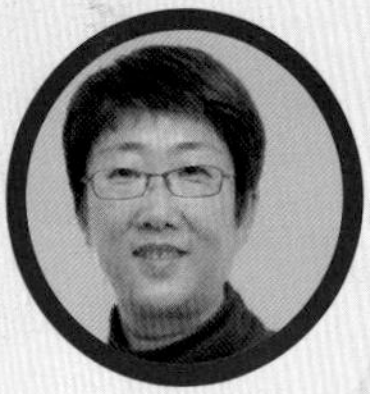

钟　舒

青岛大学附属烟台毓璜顶医院
副主任医师

- 中国心脏联盟心血管预防与康复专业委员会山东烟台联盟第一届委员
- 山东省卫生保健协会老年康复专家委员会委员

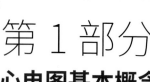

目录

1200

个心电图知识点

- 从基础到临床
- 从概念到实战

开启心电图之旅

第 1 部分

心电图基本概念

你将学习到心电图的历史、导联和记录等有关知识。

Einthoven

(1860.5.21—1927.9.29)

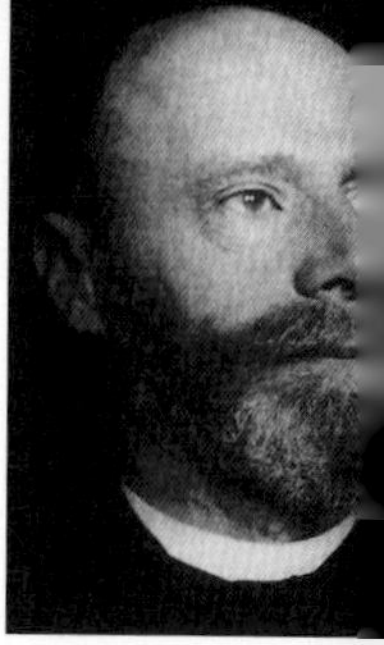

电偶

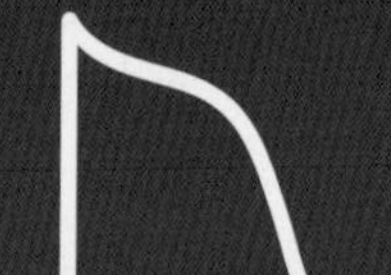

动作电位

起搏电流

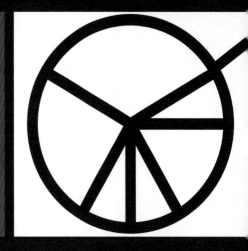

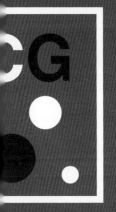

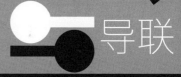

CG

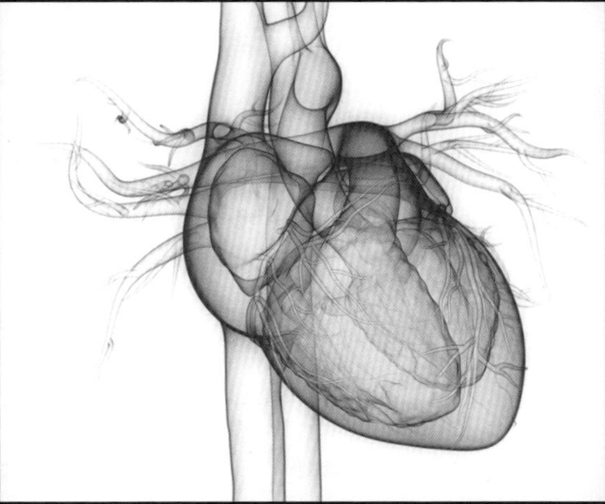

导联

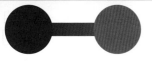

第 2 部分
心电图形成原理

你将学习到心电向量基本概念和心电图的形成原理。

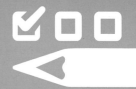

第 3 部分 正常心脏激动

你将学习到正常窦性冲动是如何激动心房和心室的。

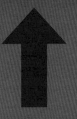

第 4 部分 正常心电图测值

你将学习到正常心电图的各种正常时限、振幅和间期，以及测量方法。

心率

ST 段

T 波

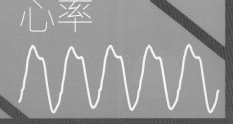

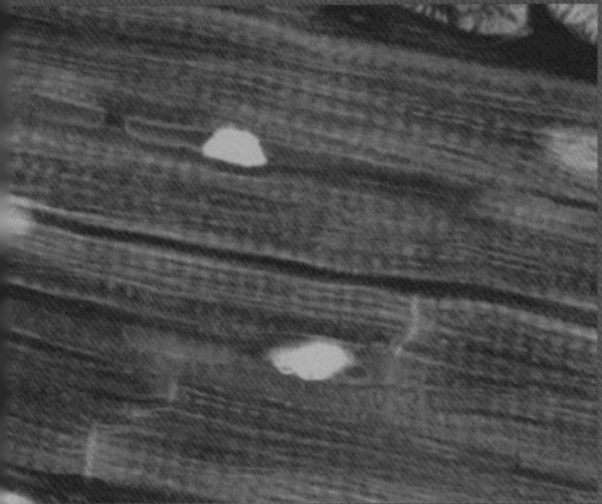

P 波

窦性心律

希氏束

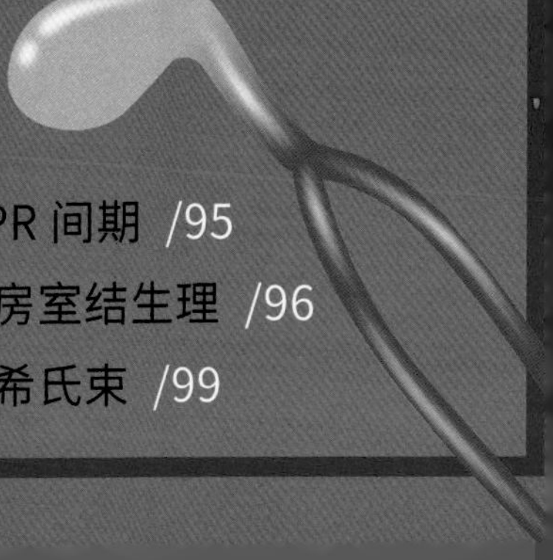

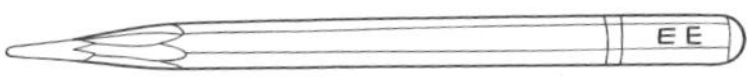

UIZ

第 5 部分

心电图分析基础

你将学习到分析心电图的常用技能，如电轴、钟向转位和 Q 波的判读。

心影

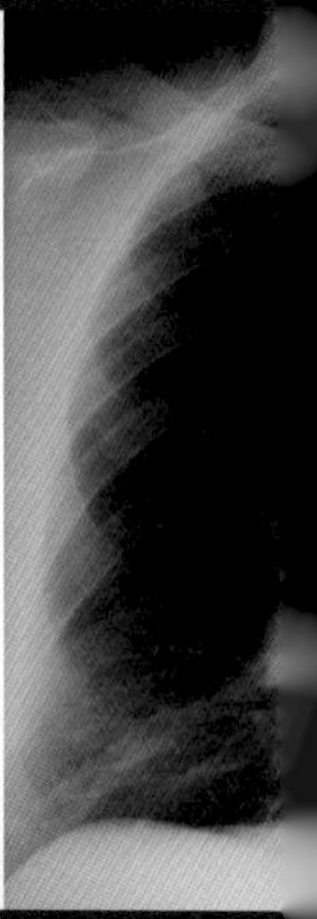

右心室肥厚

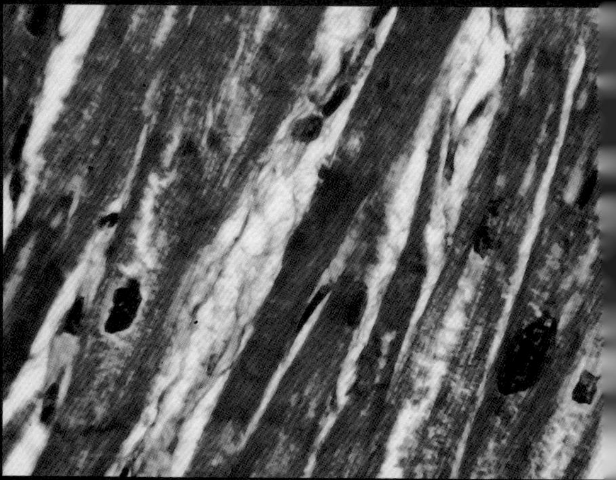

左心室肥厚

左心房扩大

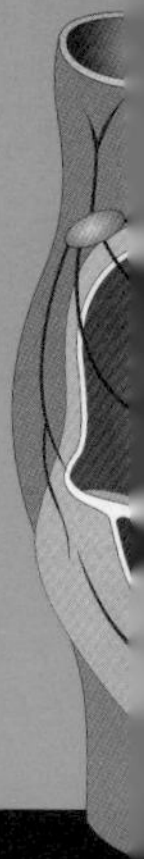

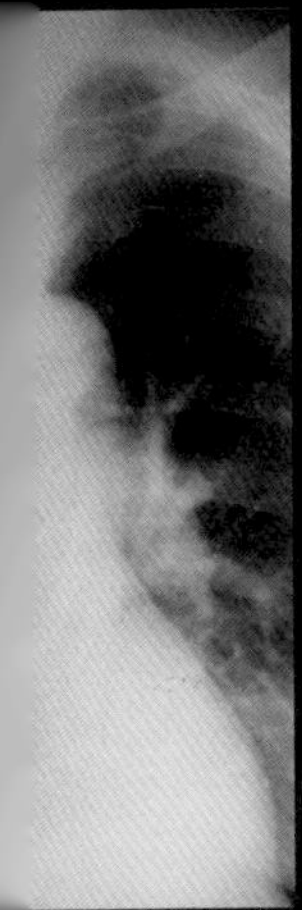

Q 波

R 波

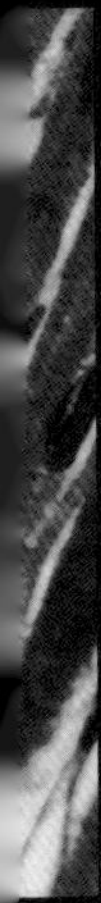

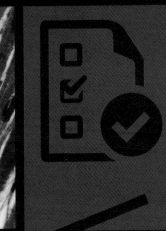

双心室肥厚

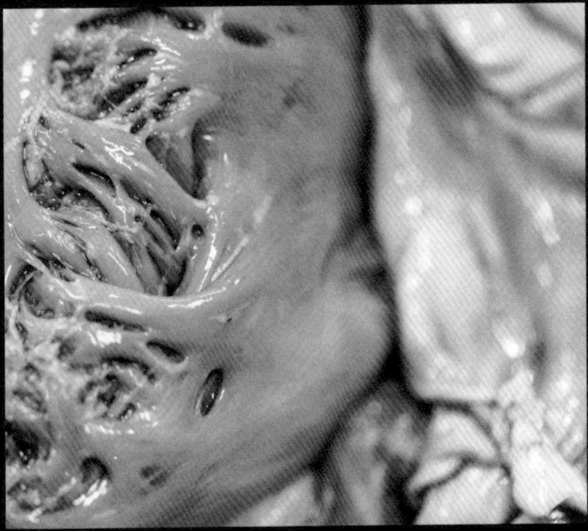

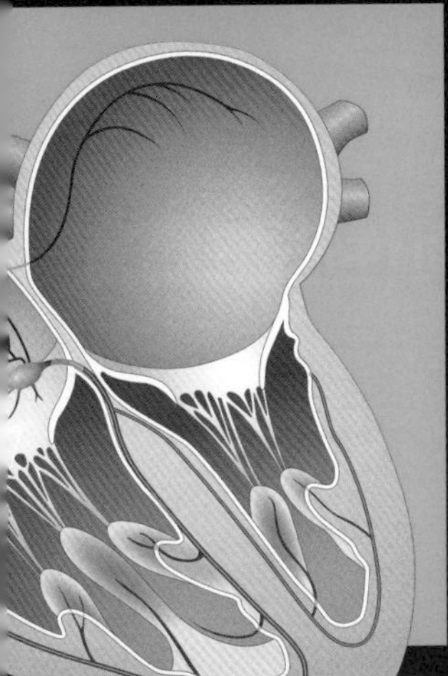

第 6 部分

心肌肥厚

在本章内容里，你将结合具体病例学习到房室扩张和肥厚的心电图改变。

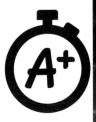

第 7 部分

窦性心律失常

在本章内容里，你将学习到窦性心律及其相关常见心律失常的诊断。

窦性停搏

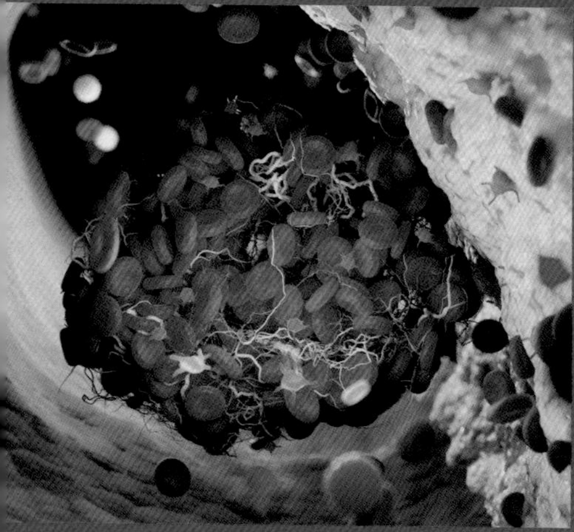

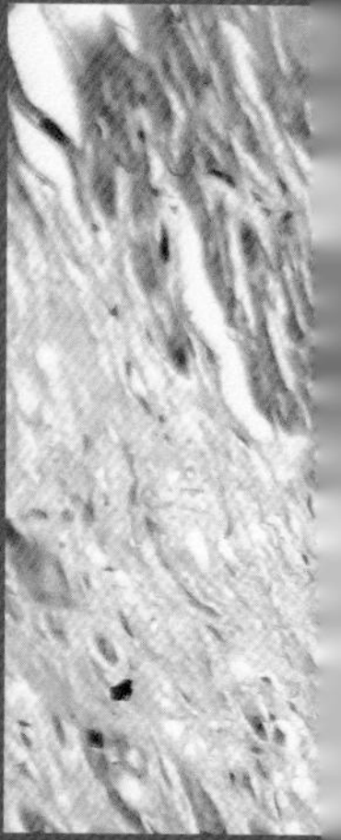

第 8 部分

缺血性心脏病

你将学习到冠状动脉的解剖，心绞痛和急性心肌梗死的心电图诊断。

冠状动脉

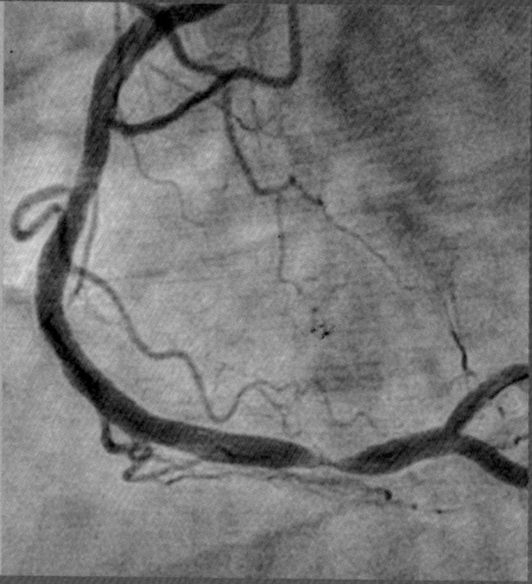

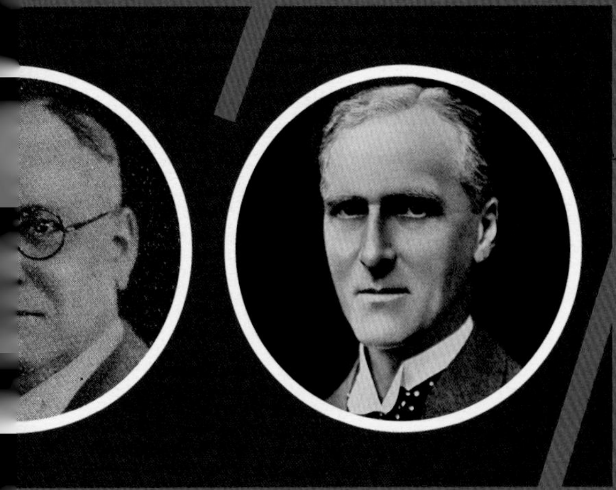

逸搏

融合波

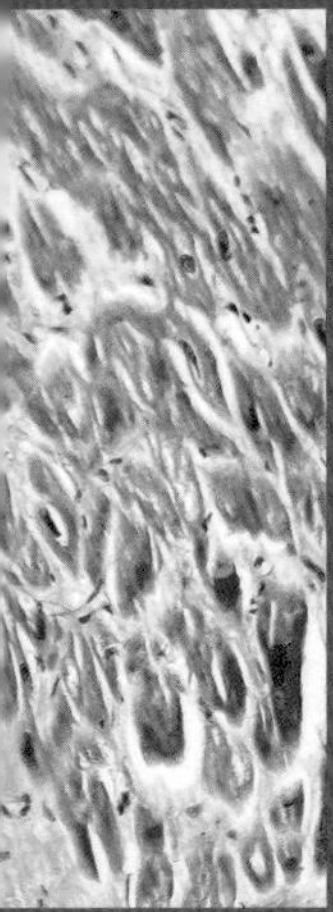

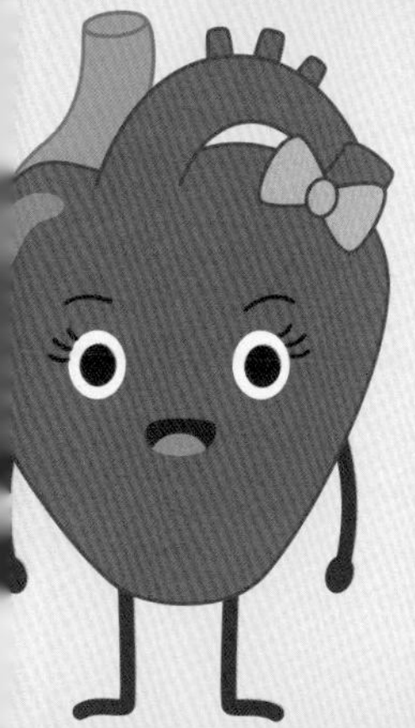

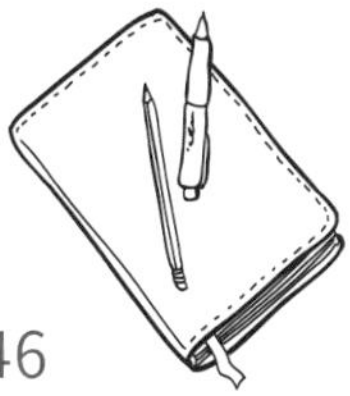

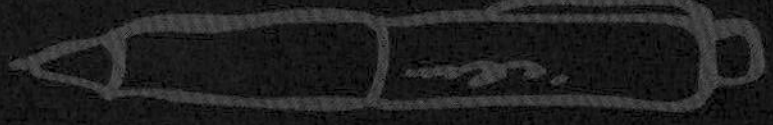

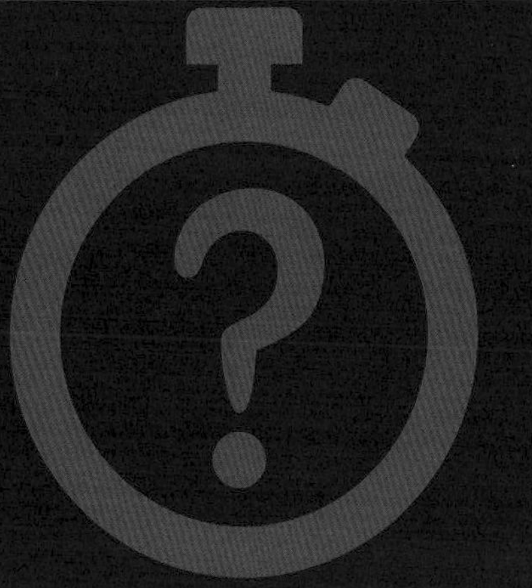

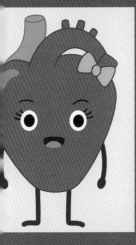

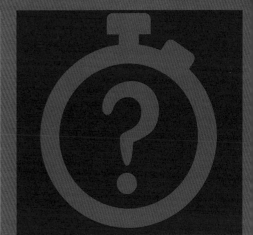

第 9 部分

传导紊乱

你将学习到房室阻滞、束支阻滞和分支阻滞的心电图诊断标准，并熟悉各种传导紊乱的发生机制。

房室阻滞

心律失常机制

电解质紊乱

其他阻滞

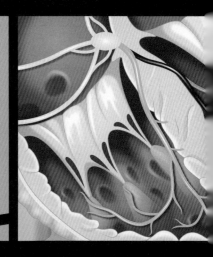

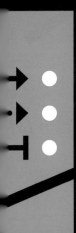

分支阻滞

束支阻滞

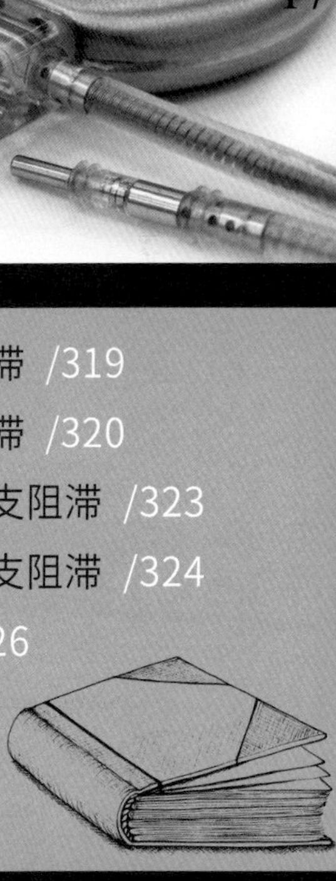

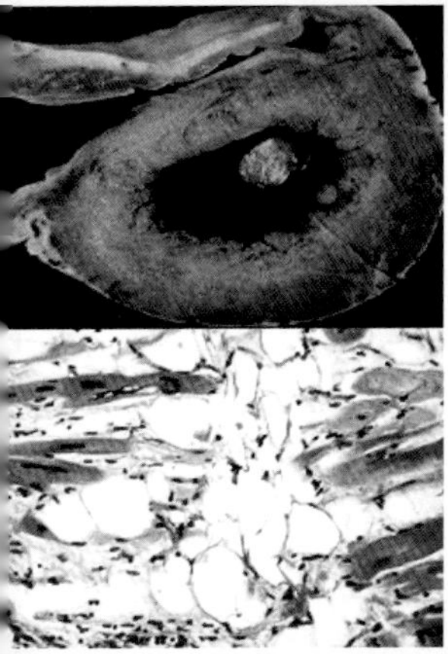

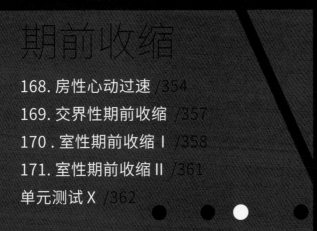

第 10 部分

早搏和逸搏

在本章内容里，你将学习到早搏、逸搏和电解质紊乱的心电图的诊断。

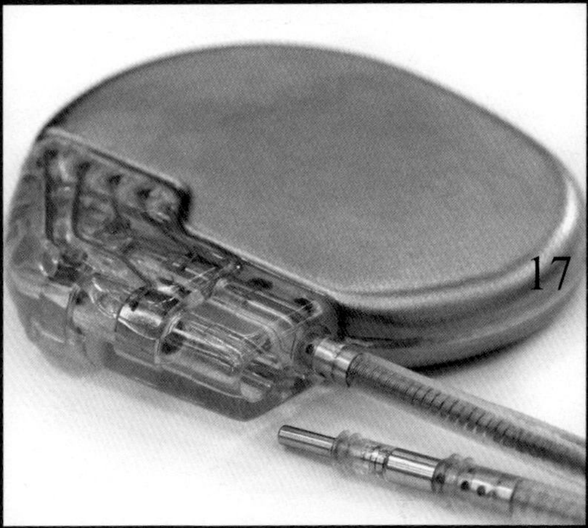

期前收缩

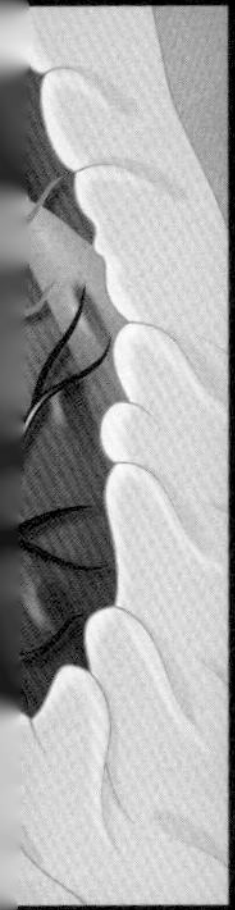

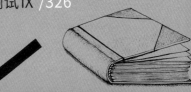

第 11 部分

快速性心律失常

在本章内容里，你将学习到临床常见的快速性心律失常的诊断。

心房颤动

室上速

折返

The end

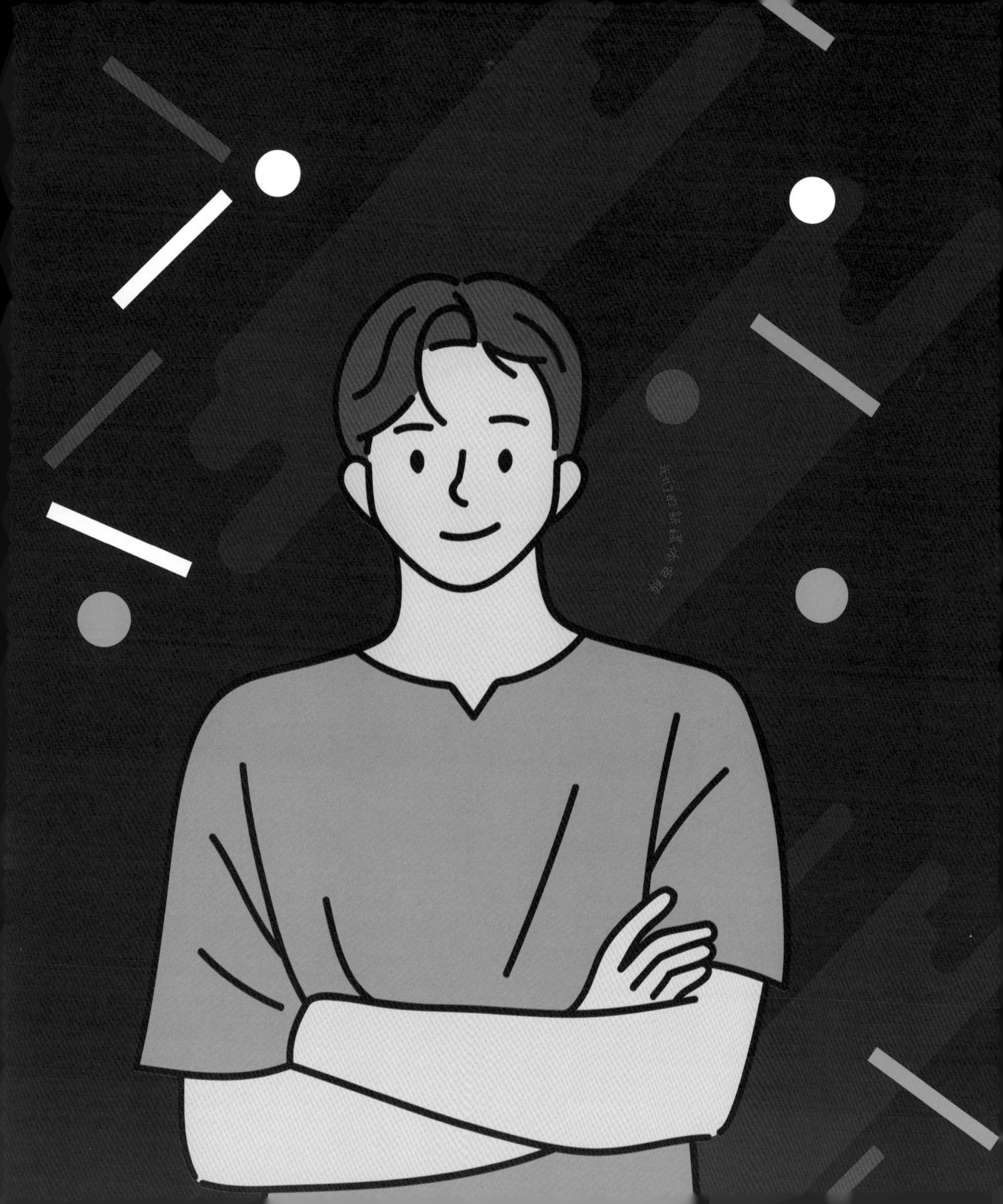

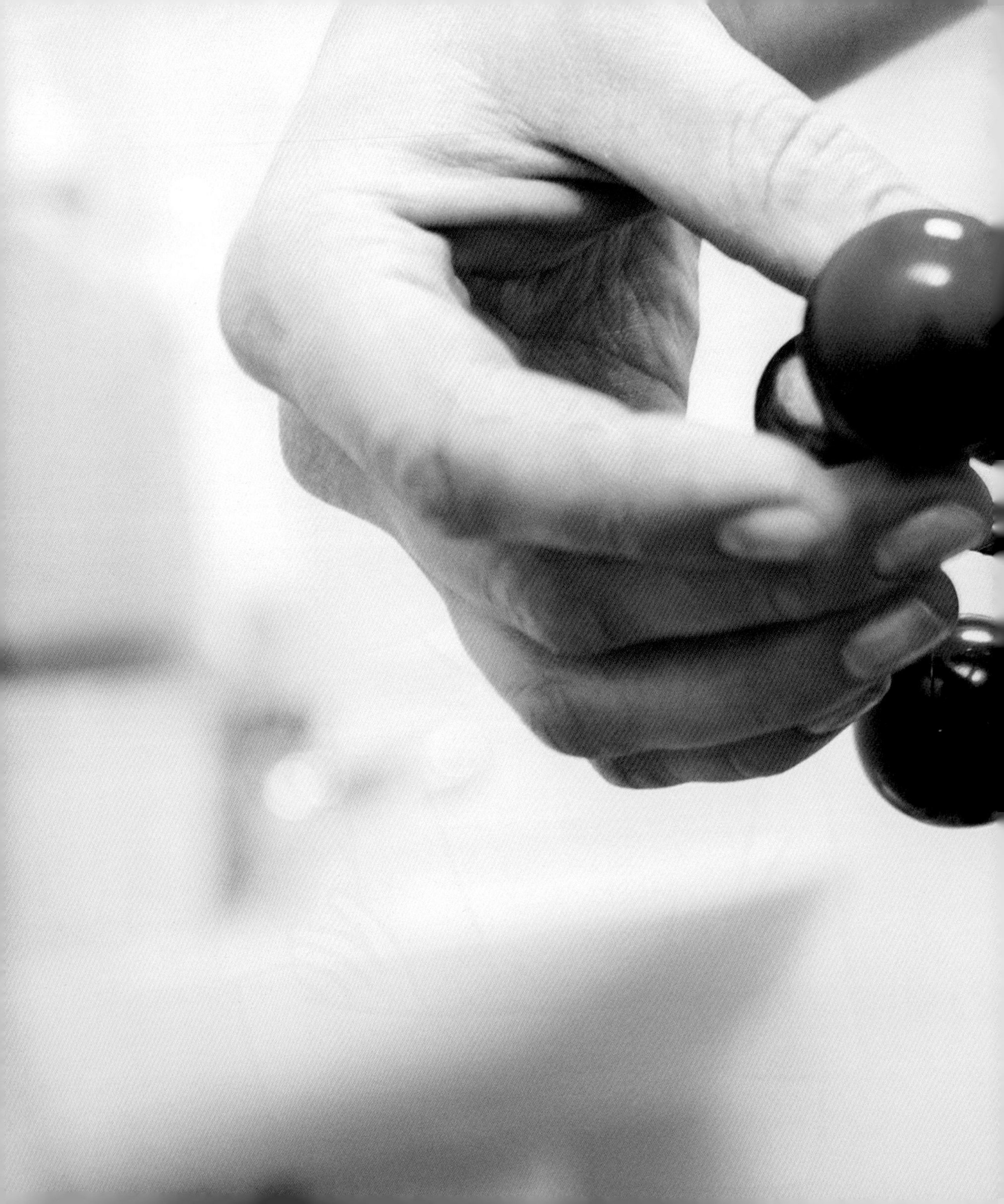

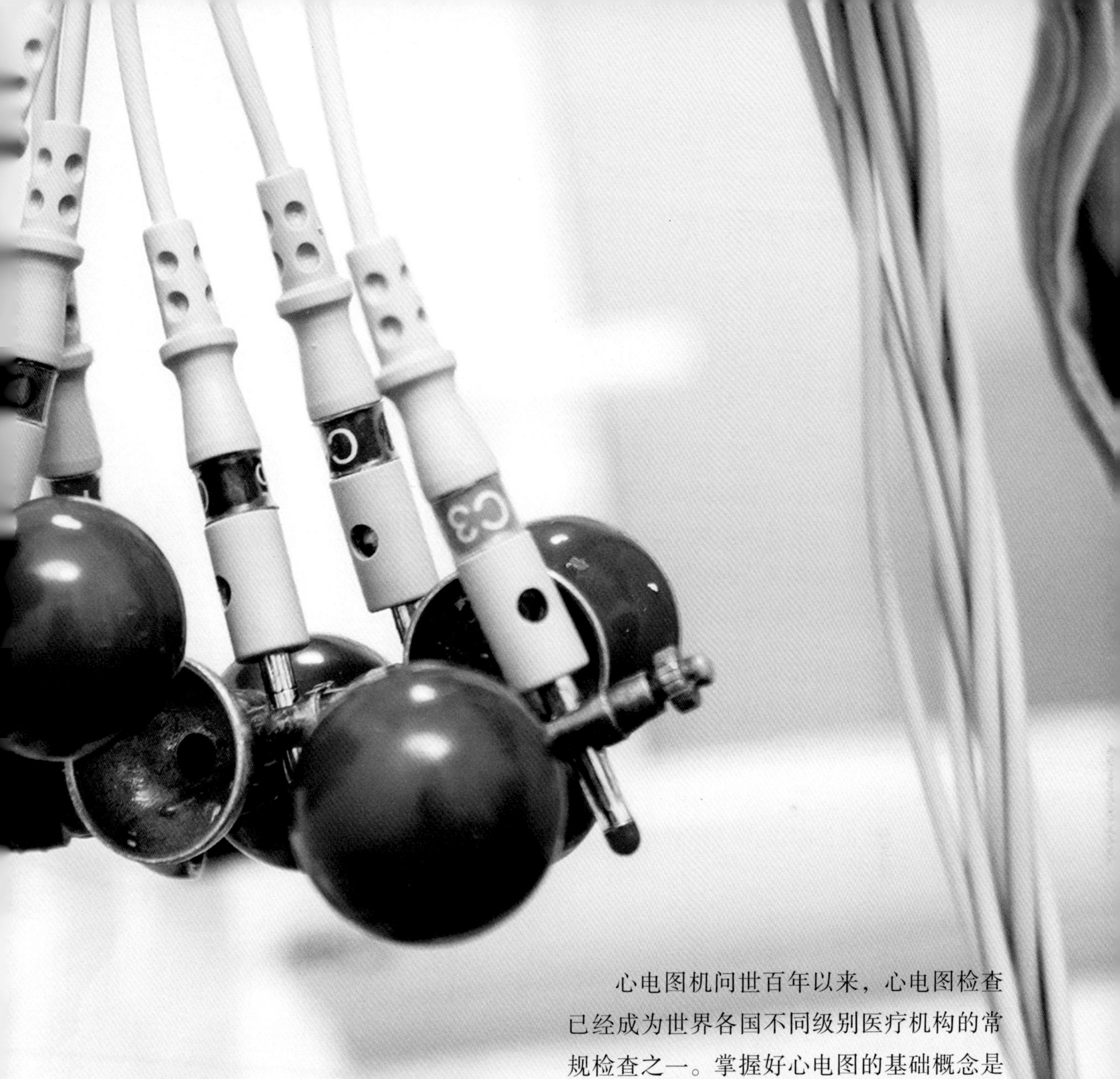

心电图机问世百年以来，心电图检查已经成为世界各国不同级别医疗机构的常规检查之一。掌握好心电图的基础概念是进一步学习的基石，让我们打开这本精美的画册，开始精彩的心电图学习之旅。

1. 心脏的传导系统

心脏能自发性地产生电活动，引起心肌节律性的收缩和舒张，推动血液循环，是循环系统的“动力泵”。

在我们的心脏中，窦房结的解剖位置最高，自发性产生电冲动的频率最快，是心脏节律的最高指挥部。顾名思义，窦房结产生的电冲动称为窦性冲动。

窦房结产生的电冲动传导至心房，左、右心房除极产生心电图的 P 波。凡是窦性冲动产生的 P 波，都称为窦性 P 波。窦性 P 波接连不断地发生，就称为窦性心律，是人体唯一的正常心律。

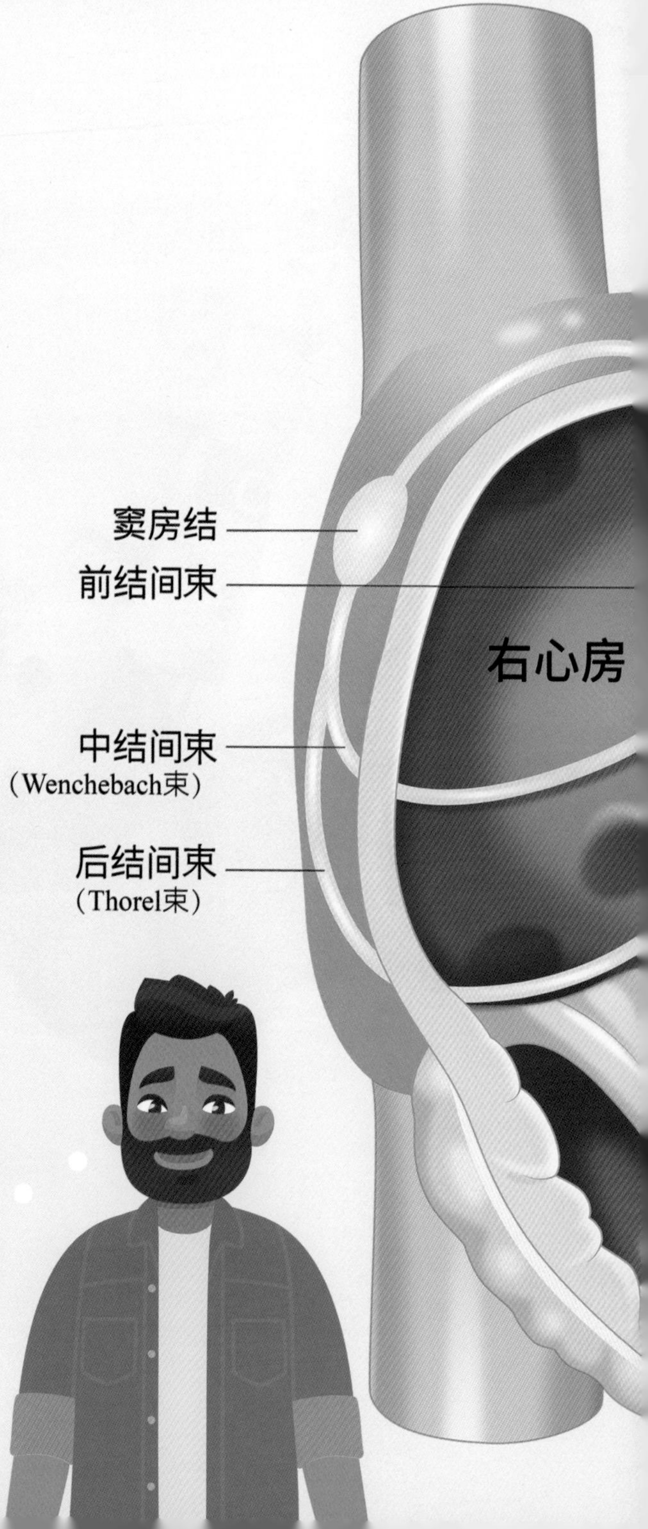

窦性冲动通过结间束、房室结、希氏束、束支和终末浦肯野纤维等传导系统，传递至心室，心室电兴奋，产生心电图的 QRS 波。心室产生电兴奋 20 ~ 40ms 以后，开始收缩，这种电学和力学相结合的生理过程称为兴奋 - 收缩耦联[1~4]。

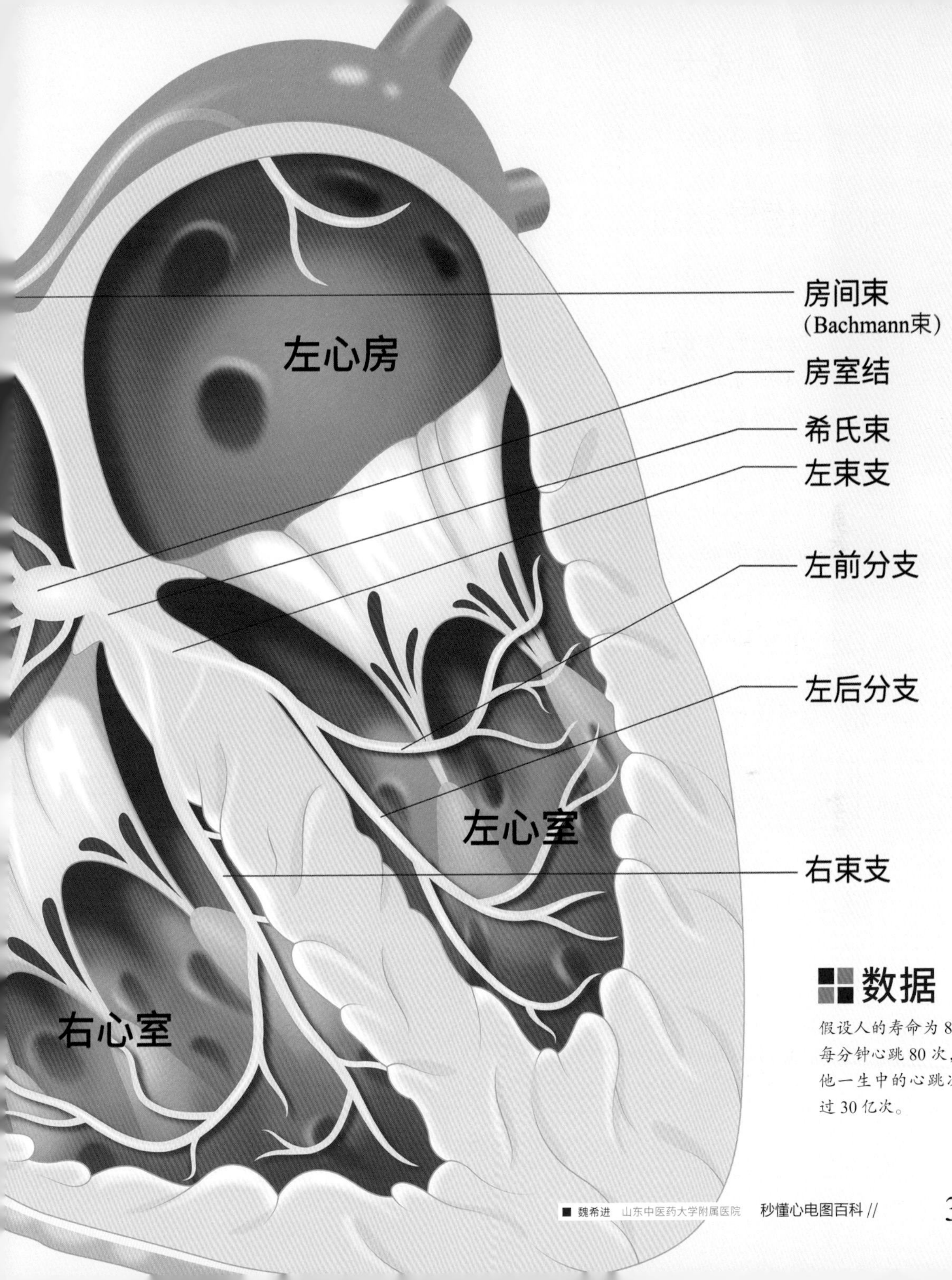

数据

假设人的寿命为80岁，每分钟心跳80次，那么他一生中的心跳次数超过30亿次。

[redacted]

心电图图例 1

女，36 岁。
健康，无器质性疾病。
门诊体检心电图。

测试卡

主导节律：

心率：

窦性 P 波时限：

窦性 P 波振幅：

额面 QRS 电轴：

PR 间期：

QRS 时限：

QT 间期：

知识拓展

分析心电图的步骤：①主导节律；②电轴；③ P 波形态、时限和振幅；④ PR 间期；⑤ QRS 波形态、时限和振幅；⑥ ST 段有无偏移；⑦ T 波形态、时限和振幅；⑧ U 波形态、时限和振幅；⑨心律失常；⑩临床联系。

如果你已经有一定心电图阅读基础，不妨完成这个小测试；如果是初学者才开始学习心电图，没有关系，等阅读完本书后，再看这道开门“拦路虎”是不是不那么可怕了？

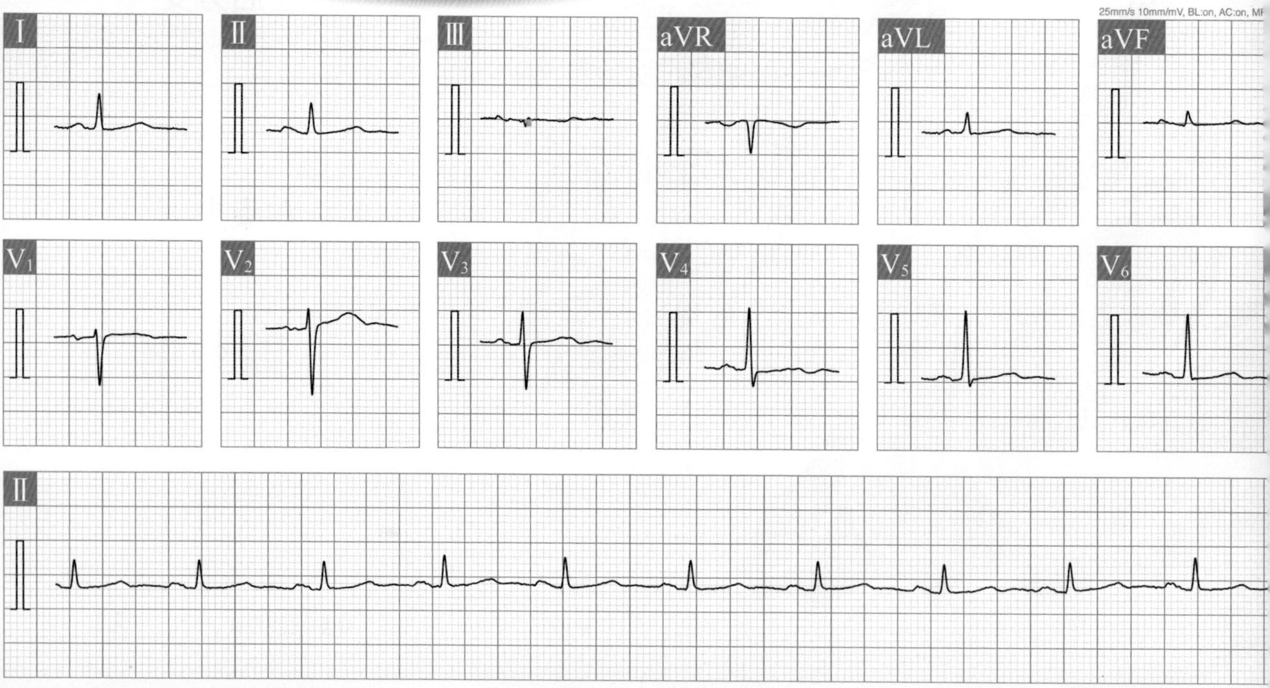

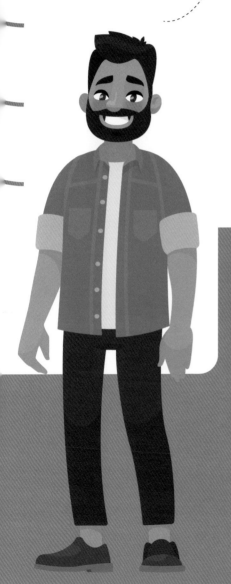

学会判读心电波的形态、时限和振幅测量，学会识别常见的心律失常，临床心电图就这么点东西，没什么难的！

2. 初识心电图

很多初学者都感到心电图不好学，不好懂，其实最主要的问题是学习中没有把握重点。每一个心电图诊断都有各自的诊断标准，包括主要标准和次要标准。初学者应牢牢熟记和把握主要诊断标准，因为这是临床心电图诊断的基石。

此外，任何复杂的心电图诊断都是由多个基础的心电图诊断组合而成的，这也突显了学好基础心电图诊断的重要性。

初学者尽管会对很多心电图概念、术语和参数感到头痛，不过，这些都不是什么问题。下面跟着我们一步一步来熟悉、理解和掌握常见的心电图基本知识。

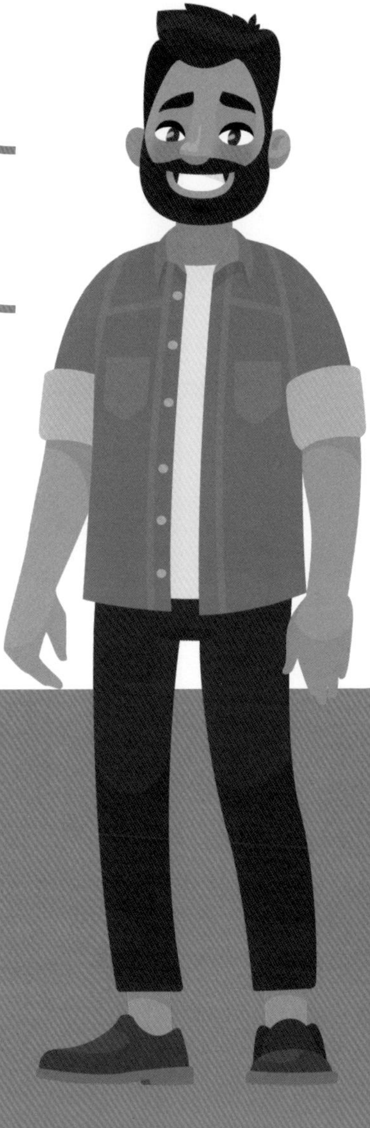

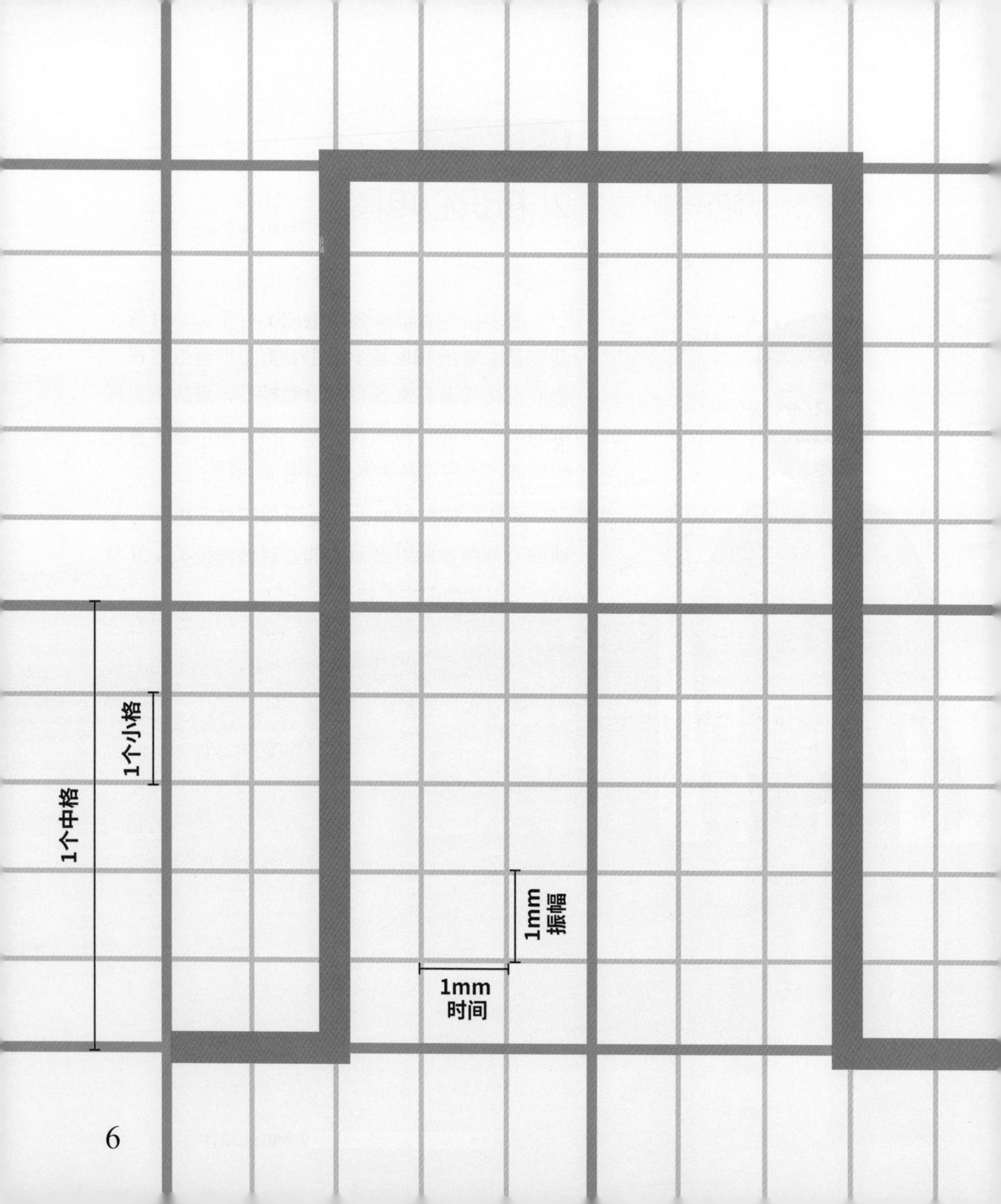
1个中格
1个小格
1mm
振幅
1mm
时间

1mV=10mm

3. 心电图纸

思考题

心电图机为何要设置走纸速度?

心电图记录在心电图纸上。

心电图纸是一种坐标纸，由宽1mm和高1mm的小方格组成，横向5个小方格和纵向5个小方格组成一个边长5mm的中方格。

心电图机在工作时，必须设置工作参数，让心电图纸的小方格具有单位刻度，就可以利用小方格测量各个心电波的值。通常临床工作中，心电图机设置的工作参数是：定标电压1mV=10mm，走纸速度25mm/s。

定标电压意味着每向心电图机输入1mV电压，心电波上下偏移10mm，即心电图纸纵向1mm代表0.1mV振幅。心电波在上下方向的测值称为振幅，2009年AHA/ACCF/HRS《心电图标准化和解析建议》推荐心电波的振幅用mm表示[5]。

心电图机走纸25mm/s意味着1s时间里心电图纸移动25mm距离，1s=1000ms，即1000ms时间里心电图纸移动25mm，平均移动1mm耗时1000÷25=40（ms）。换言之，心电图纸走纸25mm/s时，横向1mm代表40ms时间，可以用来测量心电波的各种时间间期。

这样，通过设定心电图机的工作参数，心电图纸的每一个小方格的宽度代表时间，高度代表振幅，有了单位刻度，我们就可以轻松地测量心电波了！

4. 导联

人体的体液富含电解质，具有导电性能。心脏的电活动通过人体体液传导至体表，然后在人体体表安放电极，采集心电信号。电极采集的心电信号通过导联线输入心电图机，计算机进行信号处理，最后把体表的心电信号转化为图形，打印输出心电图。

负责采集体表心电信号的电极及其连接方式，称为导联。导联一方面采集体表心电信号，一方面通过导联线把人体和心电图机连接成一个完整的电学回路。

心电图电极不是随便安放的，导联也不是随便组成的。为了使世界各地的医护人员采集的心电图标准化，能够相互进行交流，心电图机自发明以后，逐渐形成了一套国际标准心电图导联系统，常规 12 导联心电图由 4 个肢体电极和 6 个胸部电极参与组建[6]。

思考题

心电监护系统中，下列哪些选项是必备的（　　）。

A. 电极

B. 导线

C. 显示器

D. 打印机

E. 心电图纸

答案

心电监护系统和普通心电图机相比，相同点在于心电信号的输入同样依靠电极和导线，不同点在于前者的心电图可以输出在显示器上，打印机和心电图纸并非必备组件，故正确选项是 A、B 和 C。

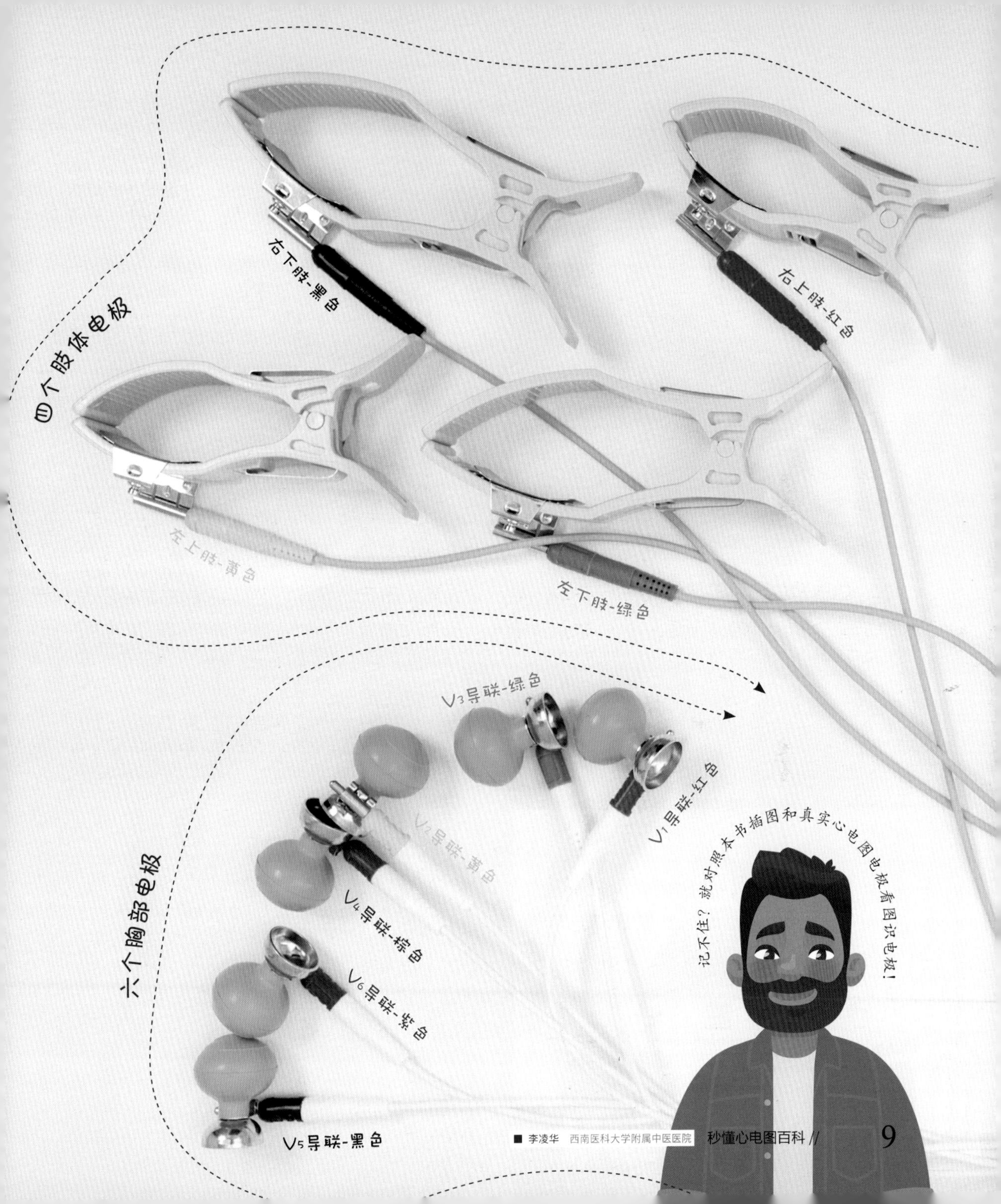

四个肢体电极
右下肢-黑色
右上肢-红色
左上肢-黄色
左下肢-绿色
六个胸部电极
V3导联-绿色
V1导联-红色
V2导联-黄色
V4导联-棕色
V6导联-紫色
V5导联-黑色
记不住？就对照本书插图和真实心电图电极看图识电极！

5. 心电图之父

——Willem Einthoven

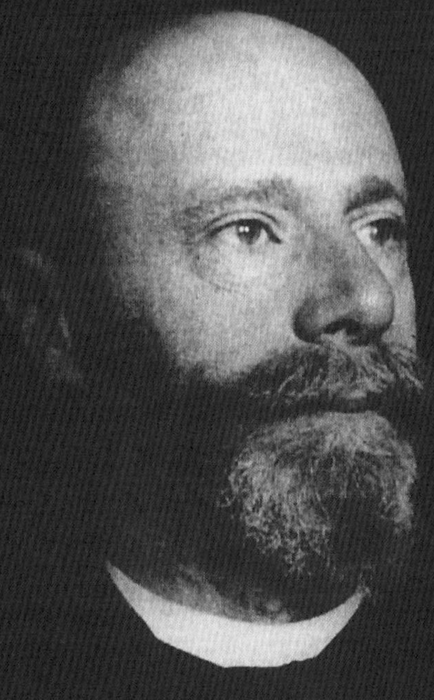

■ Willem Einthoven（1860.5.21—1927.9.29）

威廉·埃因托芬（Willem Einthoven）1860年出生于荷属东印度(今印度尼西亚)爪哇岛的三宝垄市[7]。他的父亲是荷兰人和犹太人的后裔，是一位陆军医疗军官；母亲是荷兰人和瑞士人的后裔。

埃因托芬 6 岁时，父亲不幸因中风去世，后来母亲带着他回到了荷兰[8]。1885年，埃因托芬从荷兰乌德勒支医学院毕业并获得了博士学位[9]。1886 年，年仅 25 岁的埃因托芬成为莱顿大学的生理学教授，并在这一职位上辛勤工作了 42 年[9]。

■ 三宝垄市著名的 Blenduk 教堂外景

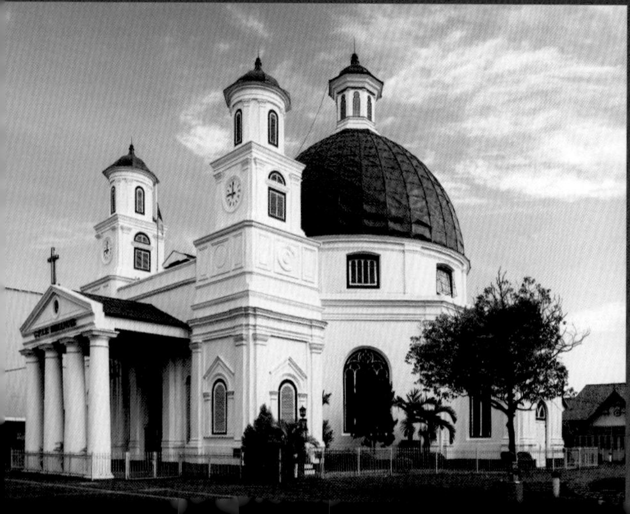

最初，埃因托芬的研究重点是呼吸生理学，特别是迷走神经对呼吸系统的控制机制。1889 年，埃因托芬在瑞士巴塞尔参加第一届国际生理学大会时，目睹了英国生理学家奥古斯都·德西雷·沃勒（Augustus Desiré Waller，1851.7.12—

1922.3.11）利用毛细管静电计记录的人体心电图，并由此对沃勒的研究产生了浓厚的兴趣[8~11]。

在医学史上，沃勒记录了人类第一份心电图[12]。不过，沃勒记录的心电图波形很小，他认为不会有什么实际用处。艾因托芬在沃勒前期的工作基础上，采用另一种方式记录体表的心电信号，即弦线式检流计，放大了心电波，对心电波进行了命名，并用数学模型阐述了心电图机的工作原理。心电图机的问世，让心脏病专业医生有了直观了解心脏搏动节律和跳动的检查方法，开创了临床心电图学和心律失常学等医学学科。

1924 年，艾因托芬因发现了第一个用于医学诊断的实用心电图系统而获得了诺贝尔生理学或医学奖[8]。他把一半奖金分给了长期工作的助手范德·沃尔德（Van de Woerd）生活在贫困生活中的两个姐妹（当时沃尔德已经去世）。

晚年，埃因托芬将他的主要精力和时间用于心电图教学和讲座。埃因托芬从未记录过自己的心电图。1927 年，埃因托芬因癌症去世，享年 67 岁。

■ 世界上第一台商用心电图机重达 574 公斤。图示为 1911 年剑桥科学仪器公司生产的商用心电图机。早年的心电图机是一台庞大而复杂的设备，心电图采集过程很繁琐，受检者的右上肢、左上肢和左下肢浸泡于电解质溶液中，右下肢接地线。这种导联连接方式是现代心电图肢体导联的雏形。

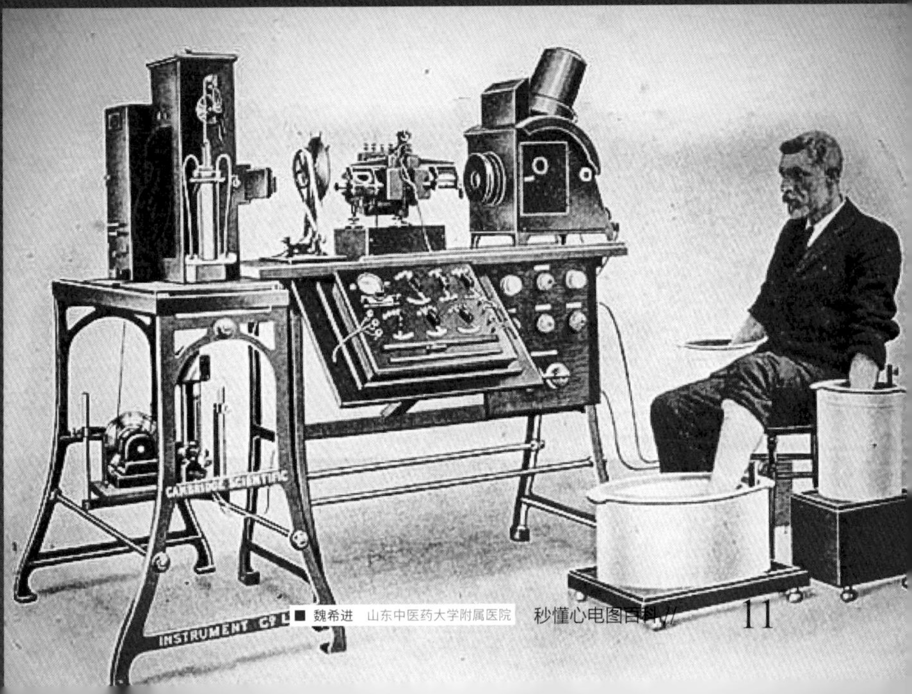

6. 标准双极肢体导联

随着电子工业的发展，心电图导联不断改进，固化电极和导线应运而生，采集心电图时，受检者不再需要脱鞋卷袖地浸泡在电解质液里了。

标准双极肢体导联是由右上肢、左上肢和左下肢电极两两组成，右下肢接地线。所谓标准是指这些导联连接方式是自 1901 年 Einthoven 创建以来沿用至今，全球通行；所谓双极是每个导联由正极和负极两个探查电极组成，每个导联的心电图实际是两个肢体电极的心电电势差；所谓肢体导联是指这套导联的电极是安放在肢体末端的。

标准双极肢体导联也可以简称为肢体导联，即常规 12 导联心电图的 Ⅰ、Ⅱ 和 Ⅲ 导联，连接方式如下[13]。

	正极	负极
Ⅰ导联	左上肢，黄色电极夹	右上肢，红色电极夹
Ⅱ导联	左下肢，绿色电极夹	右上肢，红色电极夹
Ⅲ导联	左下肢，绿色电极夹	左上肢，黄色电极夹

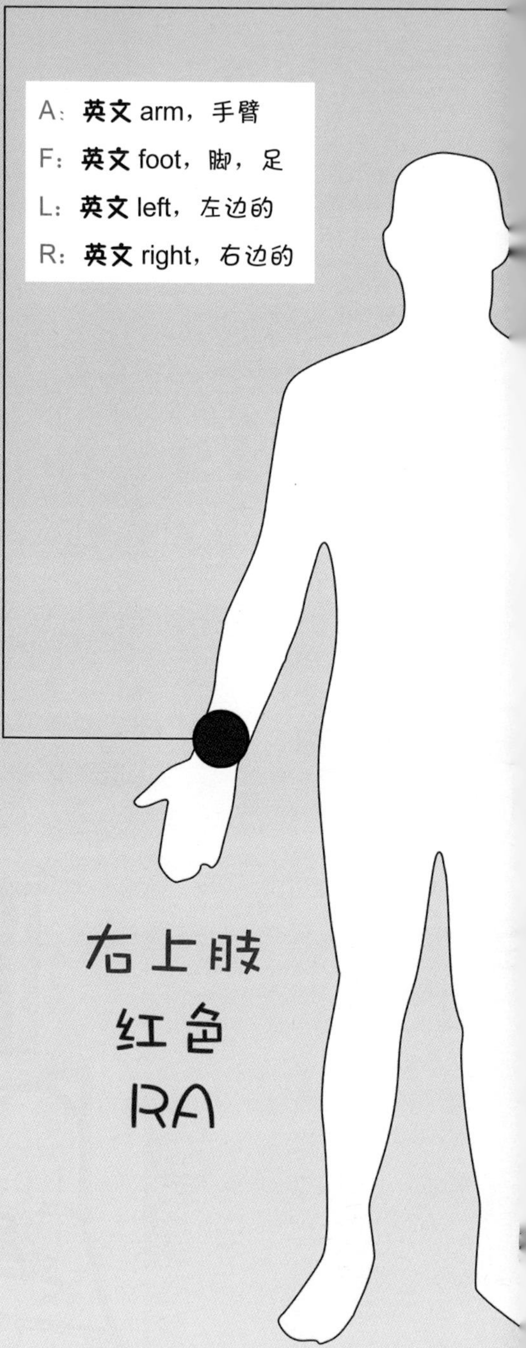

思考题

右下肢安放的电极是（　　）。

A. Ⅰ导联的正极

B. Ⅱ导联的负极

C. Ⅲ导联的正极

D. 地线

E. Ⅱ导联的正极

答案

肢体导联系统中，右下肢不参与导联的组成，接地线，故选项D是正确答案。

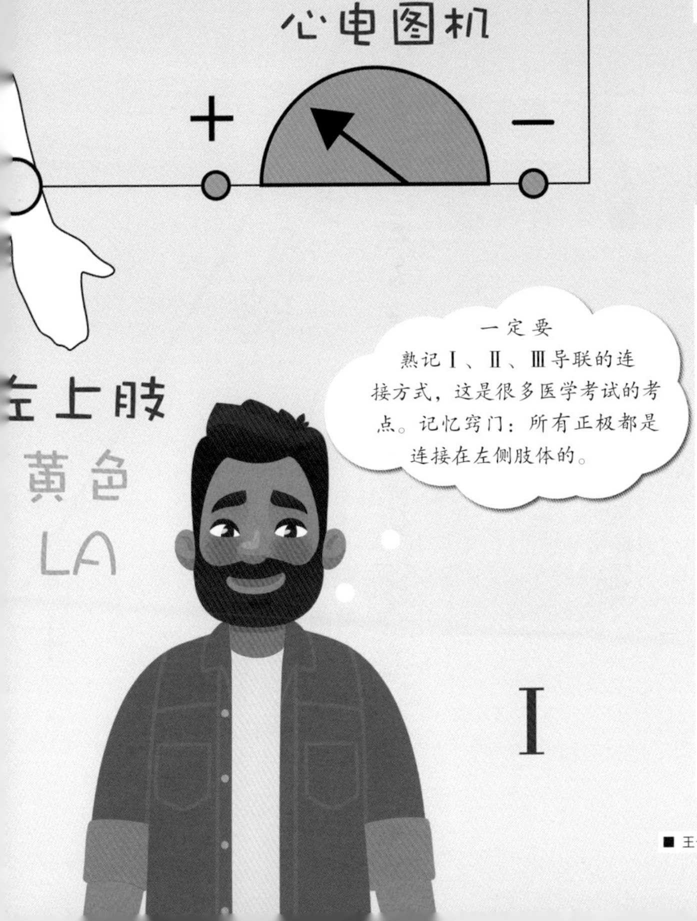

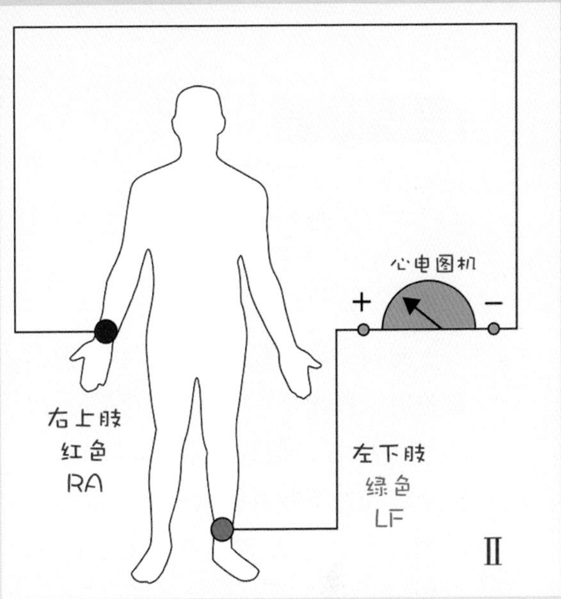

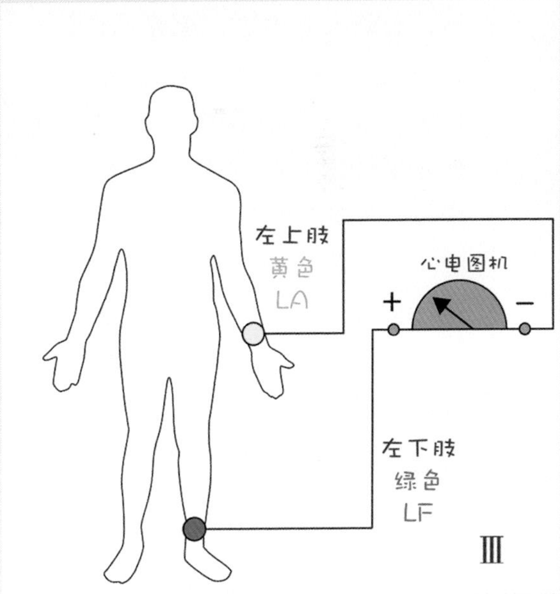

7.Einthoven 三角

起初，埃因托芬在建立心电图学理论时，提出了一个著名的假说：以心脏为中心，假想人体的右上肢、左上肢和左下肢共同构成一个等边三角形，这就是大名鼎鼎的 Einthoven 三角[14, 15]。

Einthoven 三角的物理理论基础是容积导体理论。容积导体理论认为人体是一个富含均匀电解质的巨大容器，心脏位于中心，源源不断地产生电活动[16~18]。从科学的观点看，Einthoven 三角是不严谨的，例如人体并非严格对称，心脏并不位于人体中心，四肢长度不组成等边三角形，身体各处的体液并非均质等，不过，Einthoven 三角有助于解释心电波的形成，所以至今仍是心电图学的理论基石[19, 20]。

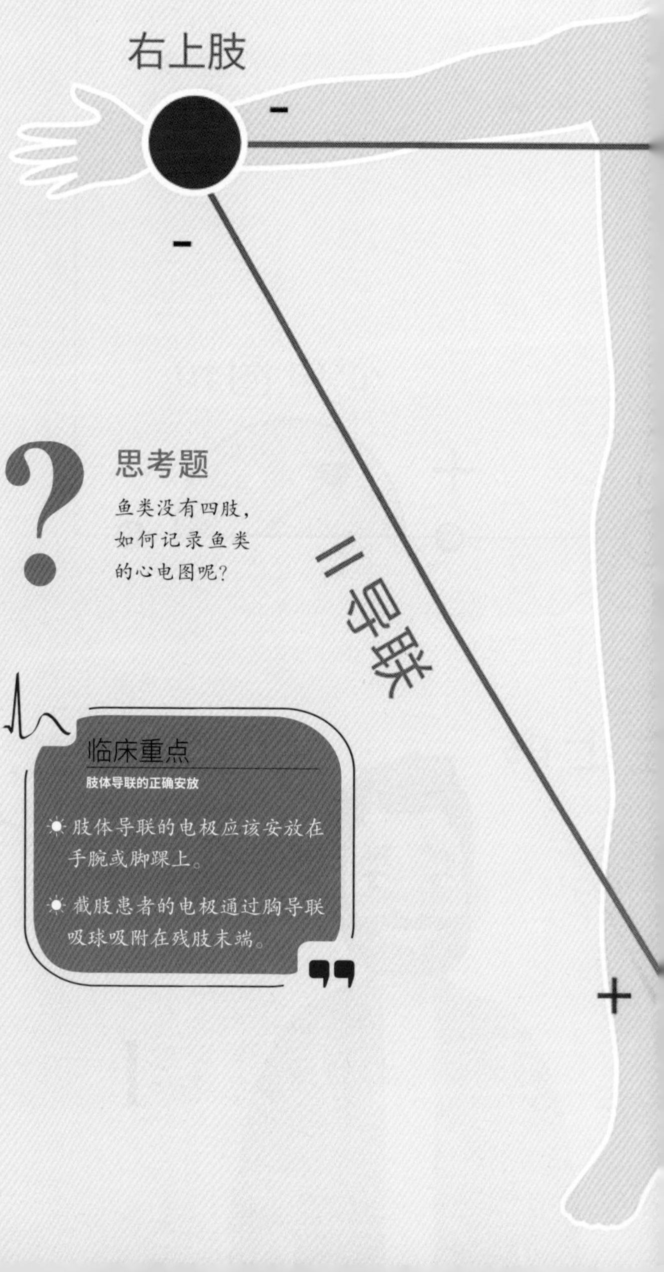

思考题

鱼类没有四肢，如何记录鱼类的心电图呢？

临床重点

肢体导联的正确安放

- 肢体导联的电极应该安放在手腕或脚踝上。
- 截肢患者的电极通过胸导联吸球吸附在残肢末端。

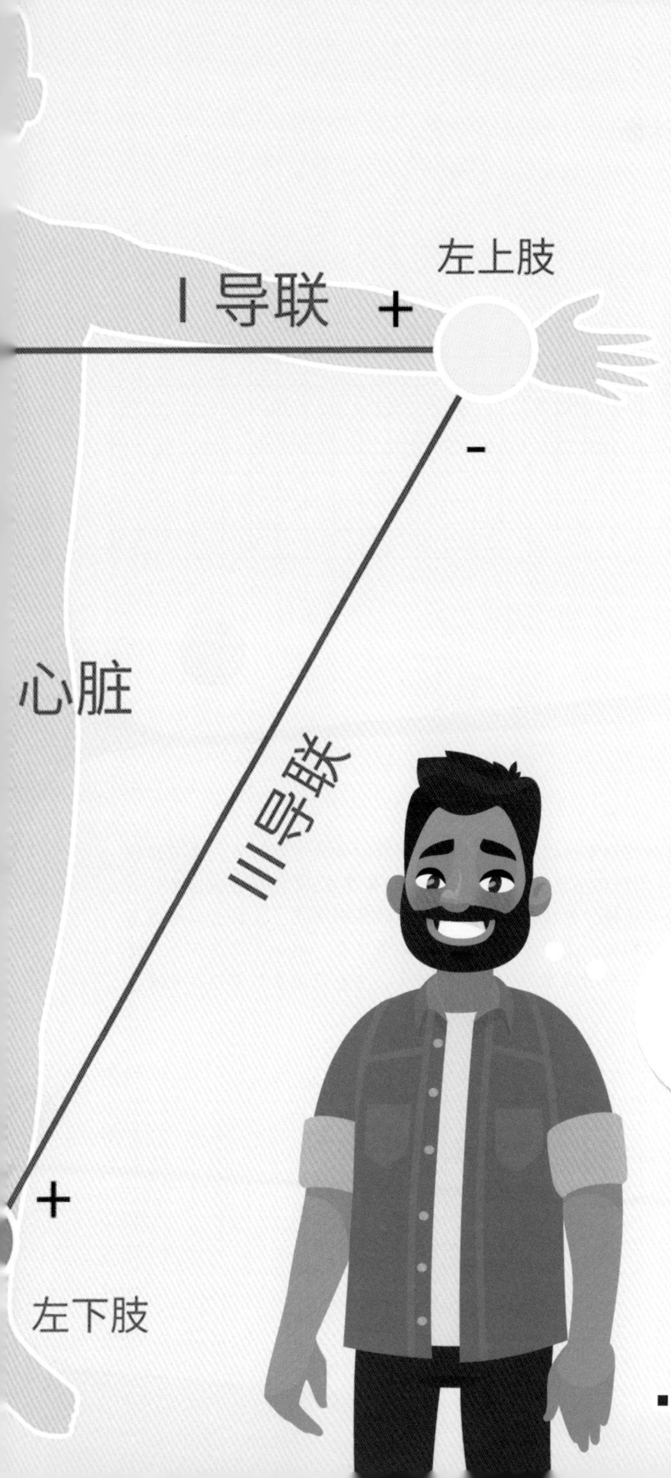

Einthoven 定律

Ⅱ = Ⅰ + Ⅲ

Ⅱ导联的心电波可以通过Ⅰ导联心电波和Ⅲ导联心电波进行代数和叠加得到，这是因为：

Ⅰ导联 = 左上肢 - 右上肢，

Ⅲ导联 = 左下肢 - 左上肢，

Ⅰ导联 + Ⅲ导联 =（左上肢 - 右上肢）+（左下肢 - 左上肢）= 左下肢 - 右上肢 = Ⅱ导联

除了理论教学，Einthoven 定律在临床中很少有实用价值。不过，在我国有些基层医疗单位仍然使用单导联心电图机，有时导联切换错误时，可以根据 Einthoven 定律标注正确的Ⅰ、Ⅱ和Ⅲ导联。

Einthoven 定律是心电图学考点之一，牢牢熟记三个标准肢体导联的连接方式是解题的万能钥匙。

心电图图例 2

男，60 岁。
临床诊断为 ST 段抬高型广泛前壁心肌梗死。
突发意识丧失。

你的诊断

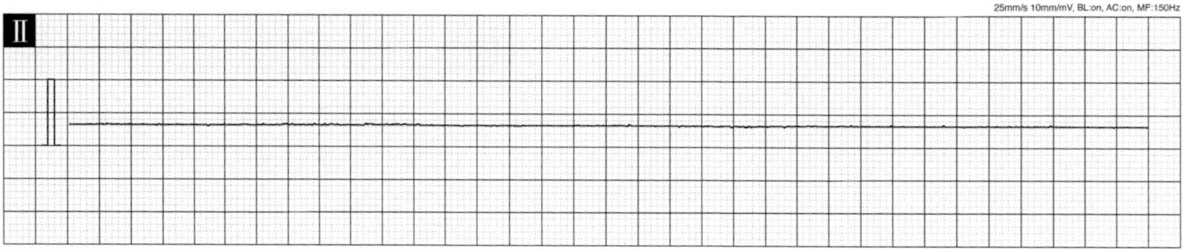

心电图图例 3

女，35 岁。
临床诊断为二尖瓣狭窄。患者行二尖瓣瓣膜置换术后。

橙色圆圈标注的前三个心搏为窦性心搏，第 3 个心搏后心电波突然消失，只有漂移的心电图基线。患者此时无任何不适，血压稳定，听诊心音存在，考虑心电图伪差——电极脱落引起的假性全心停搏。电极脱落与全心停搏的鉴别要点：①前者心电图基线漂移，后者心电图基线稳定；②前者心电波可以记录不全，例如本例第 3 个心搏的 QRS 波存在，T 波消失，后者是整个心电波均消失，不会只记录到部分心电波。

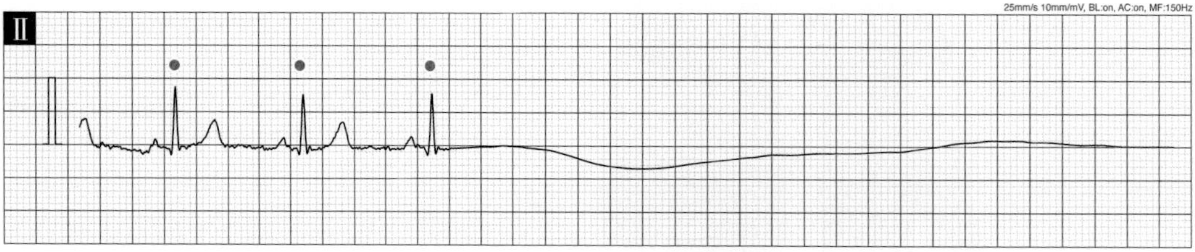

8. 全心停搏

即使只有三个肢体导联，我们仍可以进行一些基础心电图的诊断，典型的例子就是全心停搏。此时，所有的心电波均消失，无 P-QRS-T 波，只记录到心电图等电位线，意味着心脏的电活动停止，是死亡者的心电图（心电图图例 2）。

全心停搏的心电图见于突发意识丧失（特别是心源性猝死）患者、心肺复苏术后死亡患者、临终患者等。

全心停搏心电图最重要的鉴别诊断是心电监护时监护电极意外脱落（患者汗水浸湿贴附电极片），监护仪上心电波突然消失，出现长时间的心电图等电位线，观察监护血压稳定，听诊仍闻及心音，患者无晕厥、抽搐等症状，替患者擦拭汗水，更新监护电极片后，重新监护到正常心电活动（心电图图例 3）。

心电图图例 4

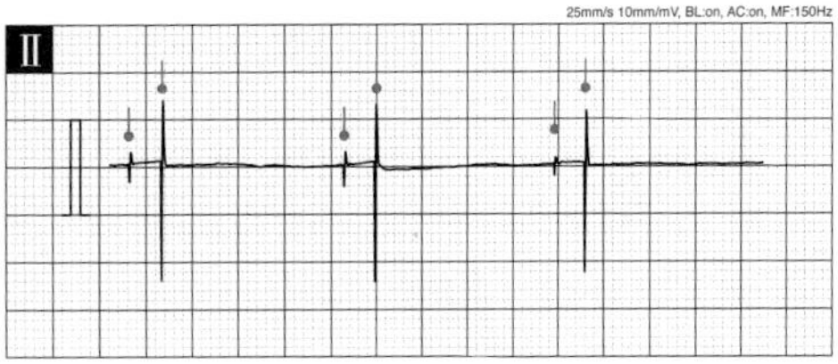

随着起搏器置入病例的不断增多，很多死亡患者的心电图表现为死亡起搏器心电图，无论是单腔起搏器或双腔起搏器，起搏脉冲信号后均无起搏的 P 波和 QRS 波，心电图只有起搏脉冲信号和心电图基线。我们以心电图图例 4（死亡的双腔起搏器患者）为例，橙色箭头标示出心房和心室起搏脉冲信号，但患者已死亡，心房和心室肌均无应激性，这种携带起搏器死亡患者的全心停搏可以描述如下：① DDD 起搏器，起搏脉冲信号后均未能夺获心房和心室；②全心停搏，为死亡心电图改变。

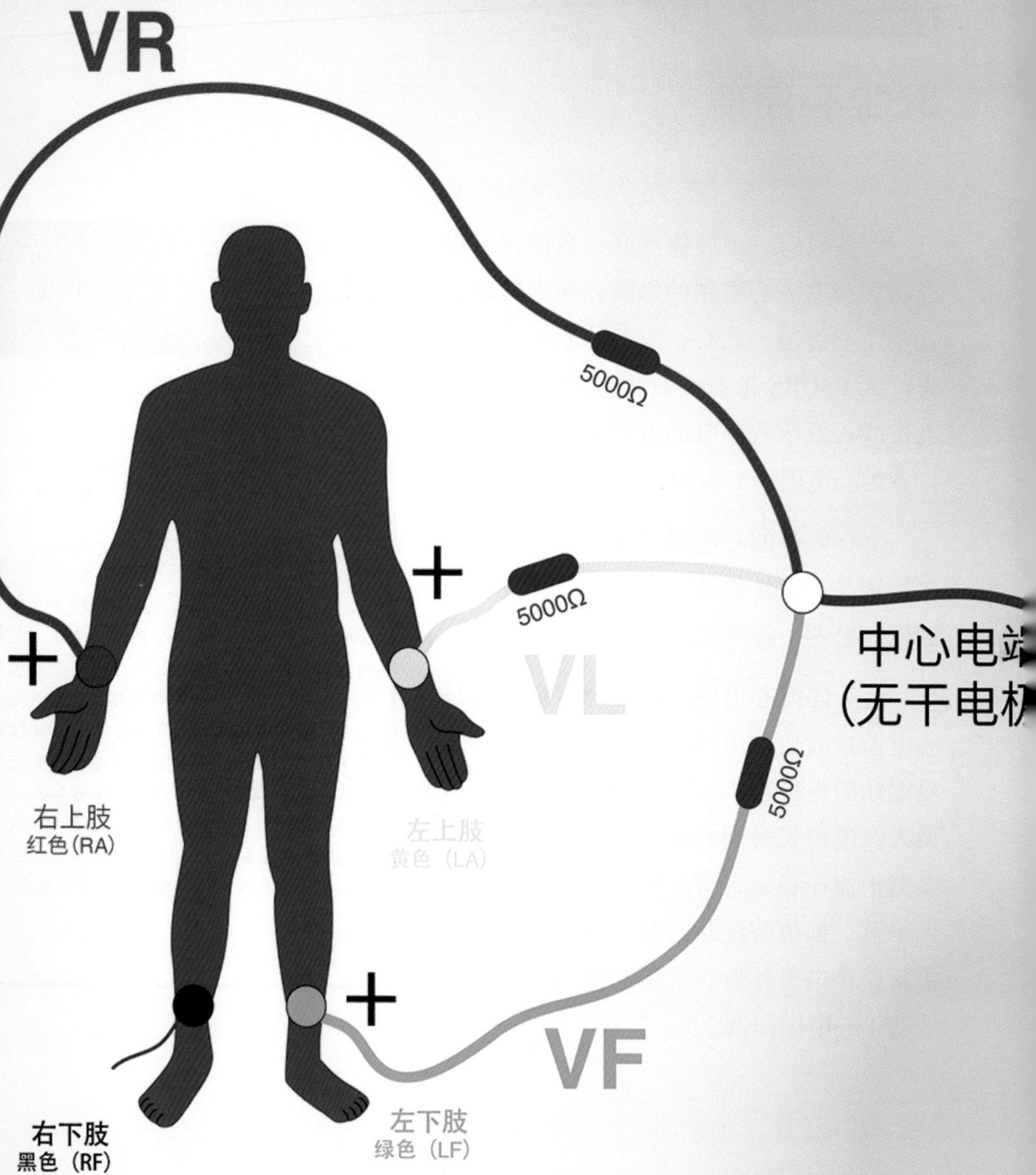
VR
5000Ω
+
5000Ω
+
VL
5000Ω
中心电站
(无干电柞
右上肢
红色（RA）
左上肢
黄色（LA）
+
VF
右下肢
黑色（RF）
左下肢
绿色（LF）

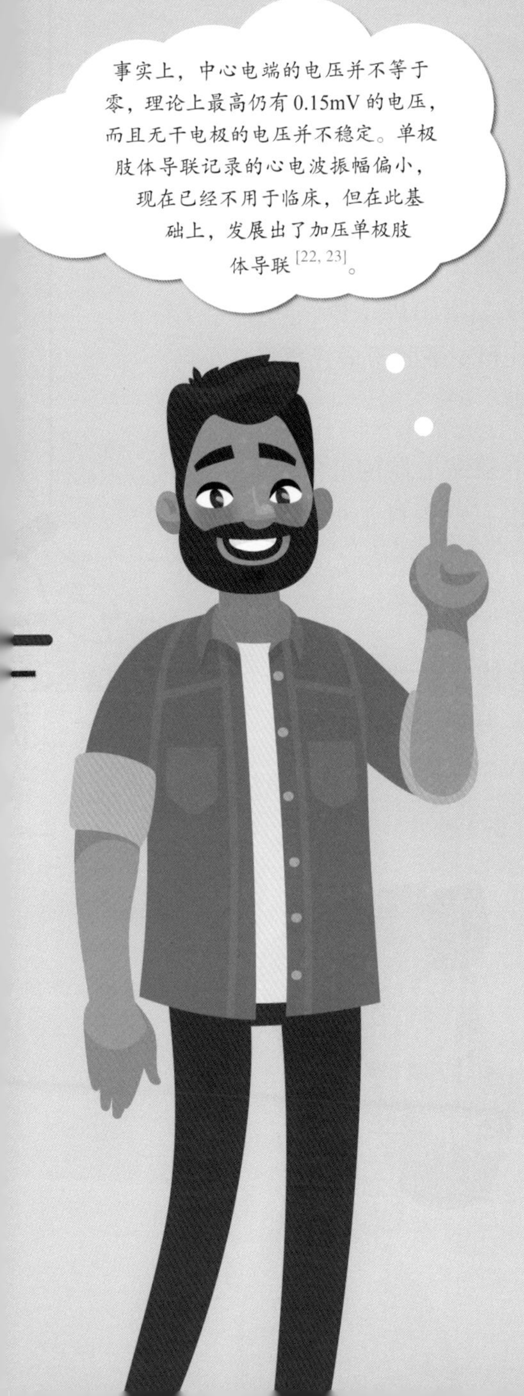
事实上，中心电端的电压并不等于零，理论上最高仍有0.15mV的电压，而且无干电极的电压并不稳定。单极肢体导联记录的心电波振幅偏小，现在已经不用于临床，但在此基础上，发展出了加压单极肢体导联[22, 23]。

9. 单极肢体导联

1932年，美国密西根大学医学院的弗兰克·威尔逊（Frank N. Wilson）等人把右上肢、左上肢和左下肢的电极各加上5000欧姆电阻，然后连接在一起，组成中心电端[21]。

测量中心电端的电压近乎为零，从中心电端引出一个负极，称为无干电极。当把右上肢电极接入心电图机的正极，无干电极连为负极，由于无干电极的电压近乎为零，这样就相当于只探查右上肢的心电活动，形成了右上肢的单极肢体导联。连接于右上肢的单极肢体导联称为VR导联。

同理，左上肢接入心电图机的正极，负极接无干电极，形成左上肢的单极肢体导联，称为VL导联；左下肢接入心电图的正极，负极接无干电极，形成左下肢的单极肢体导联，称为VF导联。

10. 加压单极肢体导联

1942 年，来自美国林肯医院的伊曼纽尔·戈德伯格教授（Emanuel Goldberger）对 Wilson 的中心电端进行了改良[24]。他的方法是当探查右上肢电极时，正极置于右上肢，而从中心电端中撤下右上肢电极，无干电极仅由左上肢和左下肢组成，改良后的右上肢单极导联心电图（aVR 导联）和 Wilson 单极肢体导联心电图比较，心电图的波形无改变，但振幅增加 50%，能更好地应用于临床。

当探查单独左上肢的心电活动时，左上肢接心电图机正极，无干电极由右上肢和左下肢组成接负极，组成 aVL 导联。

当探查单独左下肢的心电活动时，左下肢接心电图机正极，无干电极由右上肢和左上肢组成接负极，组成 aVF 导联。

这样，肢体导联就新增了三个加压单极肢体导联，即 aVR 导联、aVL 导联和 aVF 导联。

探查电极

- 加压单极肢体导联的英文缩写为 aVR、aVL 和 aVF 导联。a 是英文单词 augment（增大、增加）的首写字母；V 表示单极的。R、L 和 F 分别代表右上肢、左上肢和左下肢。
- 加压单极肢体导联的问世完善了肢体导联体系，现有Ⅰ导联、Ⅱ导联、Ⅲ导联、aVR 导联、aVL 导联和 aVF 导联 6 个肢体导联。
- 实际上，加压单极肢体导联在电学上仍然是双极的，负极是无干电极，正极是探查电极，单极只是强调探查电极的个数，因此，2009 年 AHA/ACCF/HRS《心电图标准化和解析建议》推荐命名为加压肢体导联，并且推荐弃用“双极导联”“单极导联”术语。

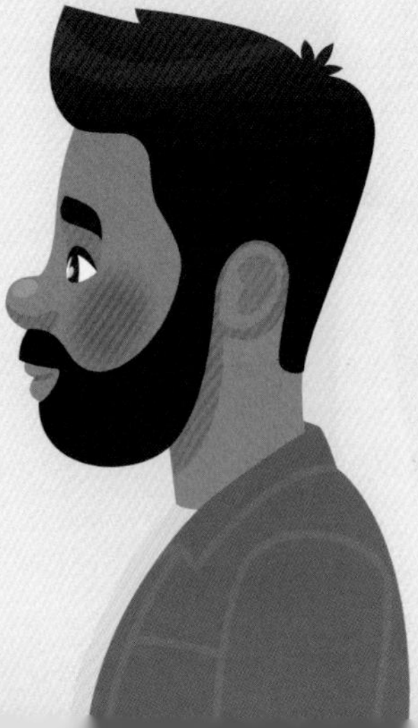

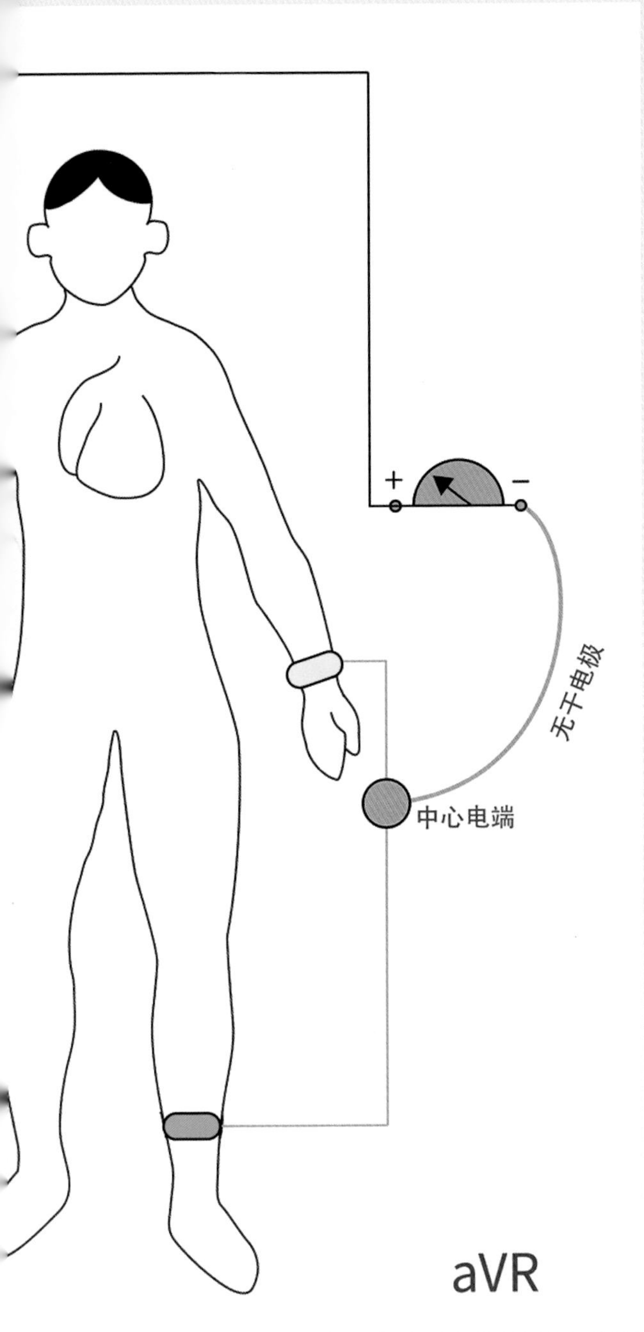

+
−
无干电极
中心电端
aVR

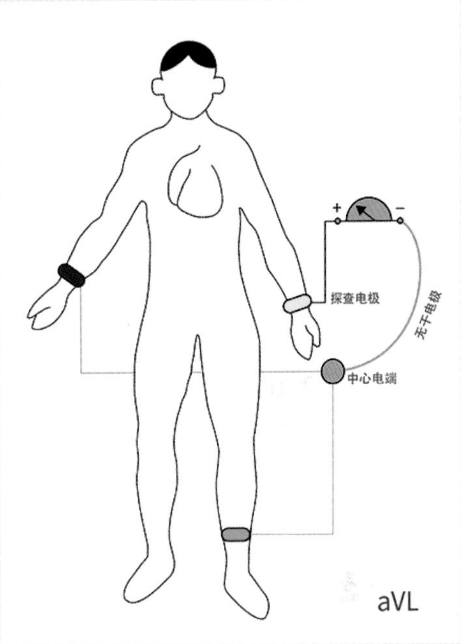

+
−
探查电极
无干电极
中心电端
aVL

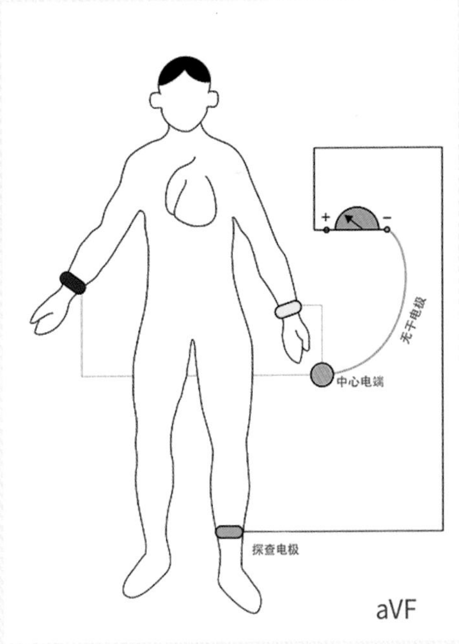

+
−
无干电极
中心电端
探查电极
aVF

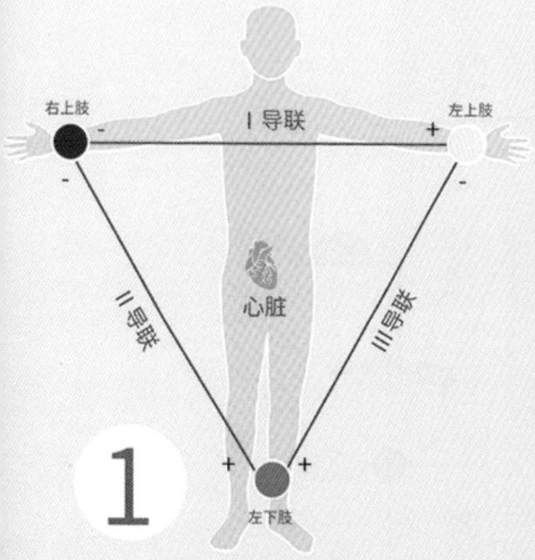

Einthoven三角

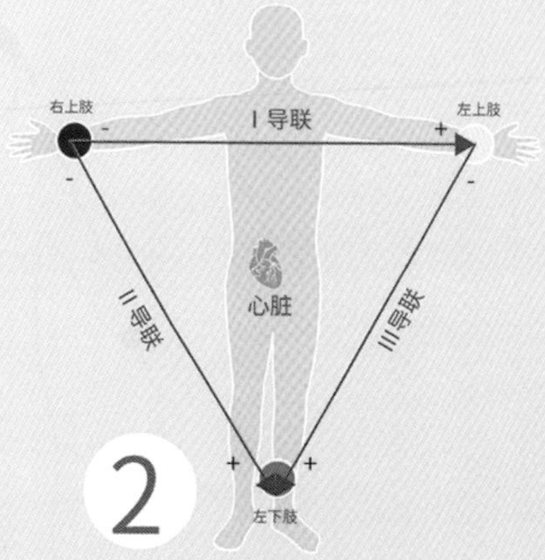

双极肢体导联的导联轴

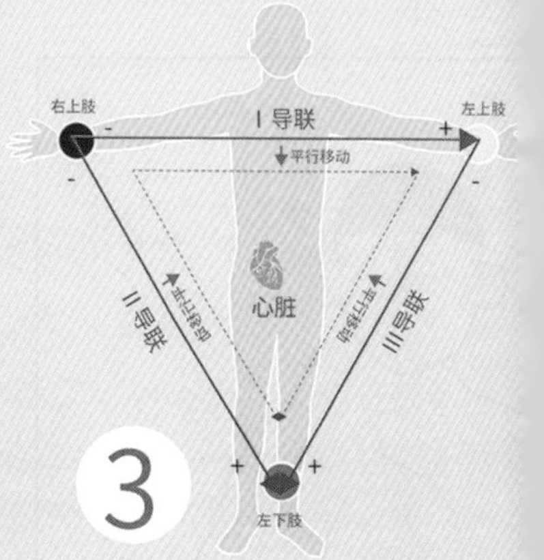

平行移动导联轴至中心

11. 导联轴

Ⅰ、Ⅱ和Ⅲ导联组成Einthoven三角。Einthoven三角的特征是等边三角形，三条边到心脏的距离相等，心脏电活动位于三角形中心，三个角对应三个肢体末端，三角形代表了通过心脏的额面。

电流的流动是有方向性的，从负极朝向正极，这样就让Ⅰ、Ⅱ和Ⅲ导联的假想连线具有了方向性，正极用箭头表示（见上图）。具有方向性的假想导联连线，称为导联轴。在Einthoven三角中，标准双极肢体导联的导联轴如下：Ⅰ导联轴从右方指向左方，Ⅱ导联轴从右上方指向左下方，Ⅲ导联轴从左上方指向左下方。

进一步演变Einthoven三角。以心脏所在位置为原点，把等边三角形的三边移动到原点位置，即Ⅰ、Ⅱ和Ⅲ导联轴平行移动到原点，就形成了三轴导联系统，相邻导联夹角为60°。

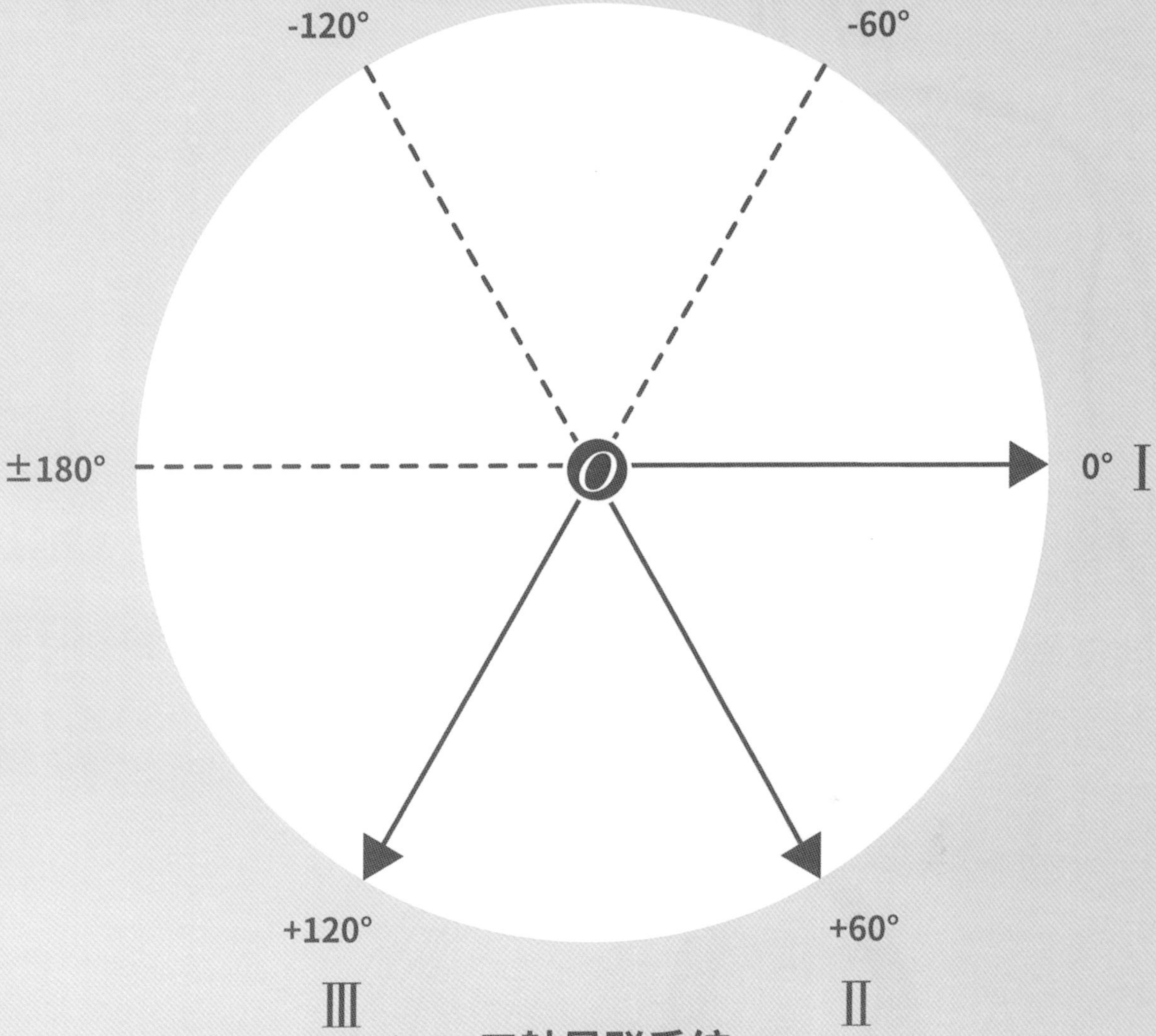

三轴导联系统

Einthoven三角通过演变，形成了Ⅰ、Ⅱ和Ⅲ导联轴系统，称为三轴导联系统。必须牢牢熟记Ⅰ、Ⅱ和Ⅲ导联轴的方向和它们代表的方位度数。

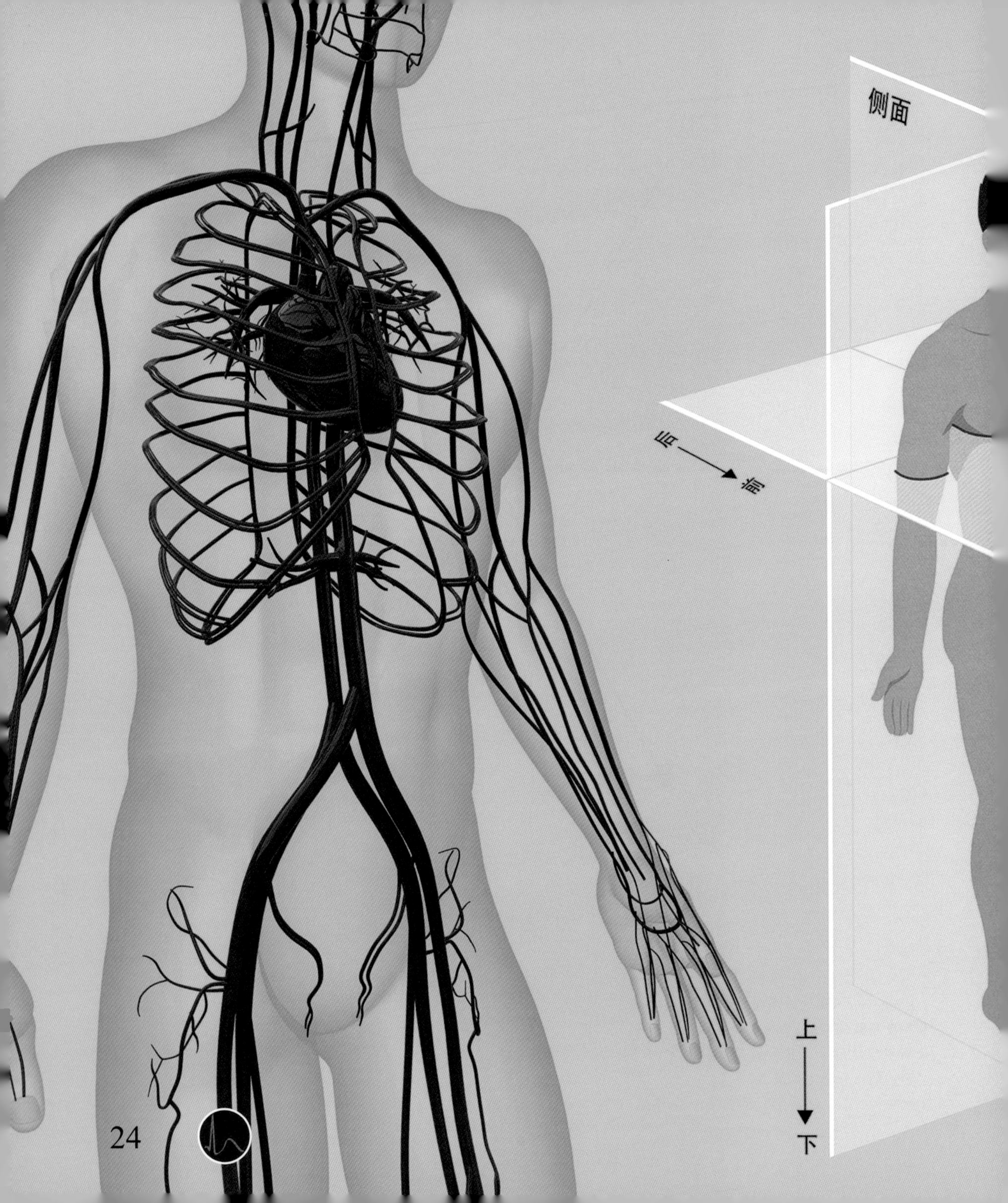
侧面
后
前
上
下

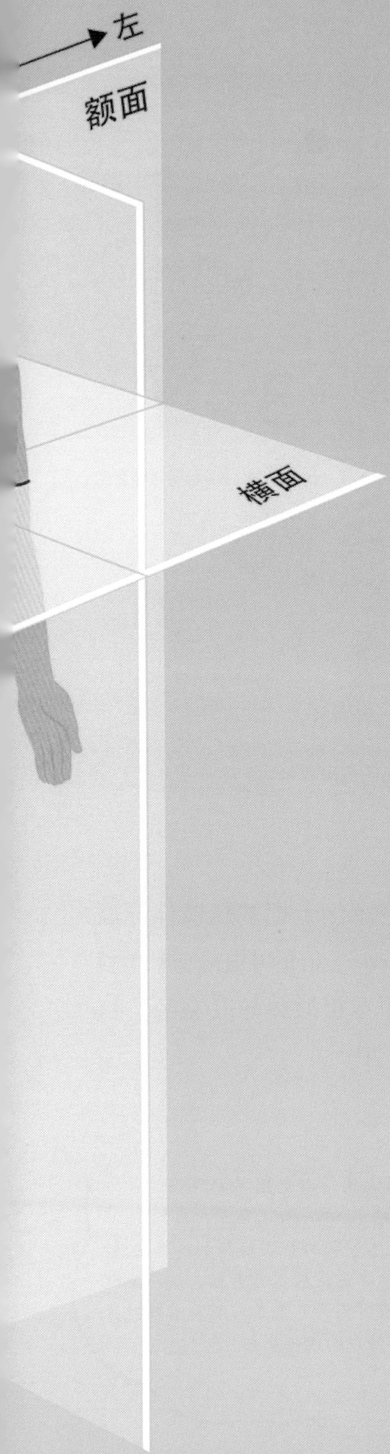

12. 人体的解剖平面

心脏是一个立体三维器官，在我们的胸腔中占据一定的解剖空间。

在解剖学上，为了描述结构的空间位置和运动方向，假想一些平面通过人体，把人体在不同方位上分为两部分，这些假想的平面就是解剖平面[25]。

额面

假想的解剖平面由左右方向和上下方向组成，垂直于地面把人体分为前部和后部或腹侧和背侧。

额面又称为冠状面。

横面

假想的解剖平面由左右方向和前后方向组成，平行于地面把人体分为上部和下部或头部和尾部。

横面又称为水平面。

侧面

假想的解剖平面由上下方向和前后方向组成，垂直于地面，把人体分为左部和右部。

侧面又称为矢状面。

在心电学中，最常使用的平面是额面和横面。

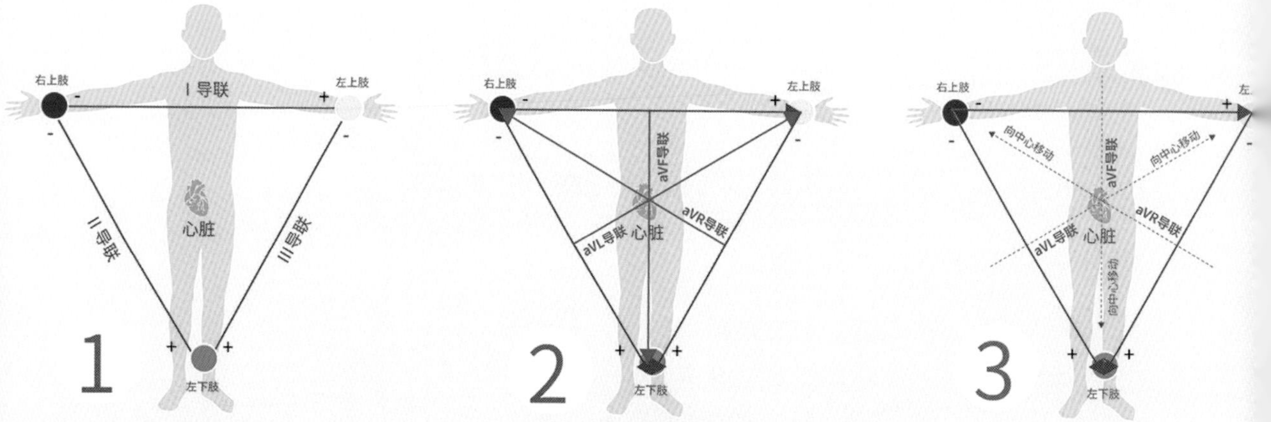

Einthoven三角　　加压单极肢体导联的导联轴　　平行移动导联轴至中心

13. 加压肢体导联的导联轴

在 Einthoven 三角中，加压肢体导联轴分别为从右上肢、左上肢和左下肢顶点至对边的垂线。

心电图学上，加压肢体导联轴的方向同样从负极朝向正极，即 aVR 导联轴朝向右上方，aVL 导联轴朝向左上方，aVF 导联轴朝向正下方。

同样的，心电图学上把加压肢体导联也移动到 Einthoven 三角的中心，这样就形成了三轴的加压单极肢体导联系统，每个导联轴夹角为 120° 。

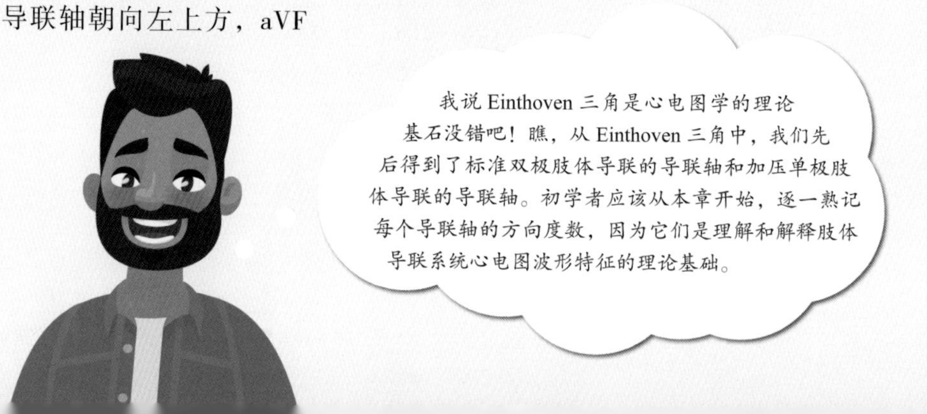

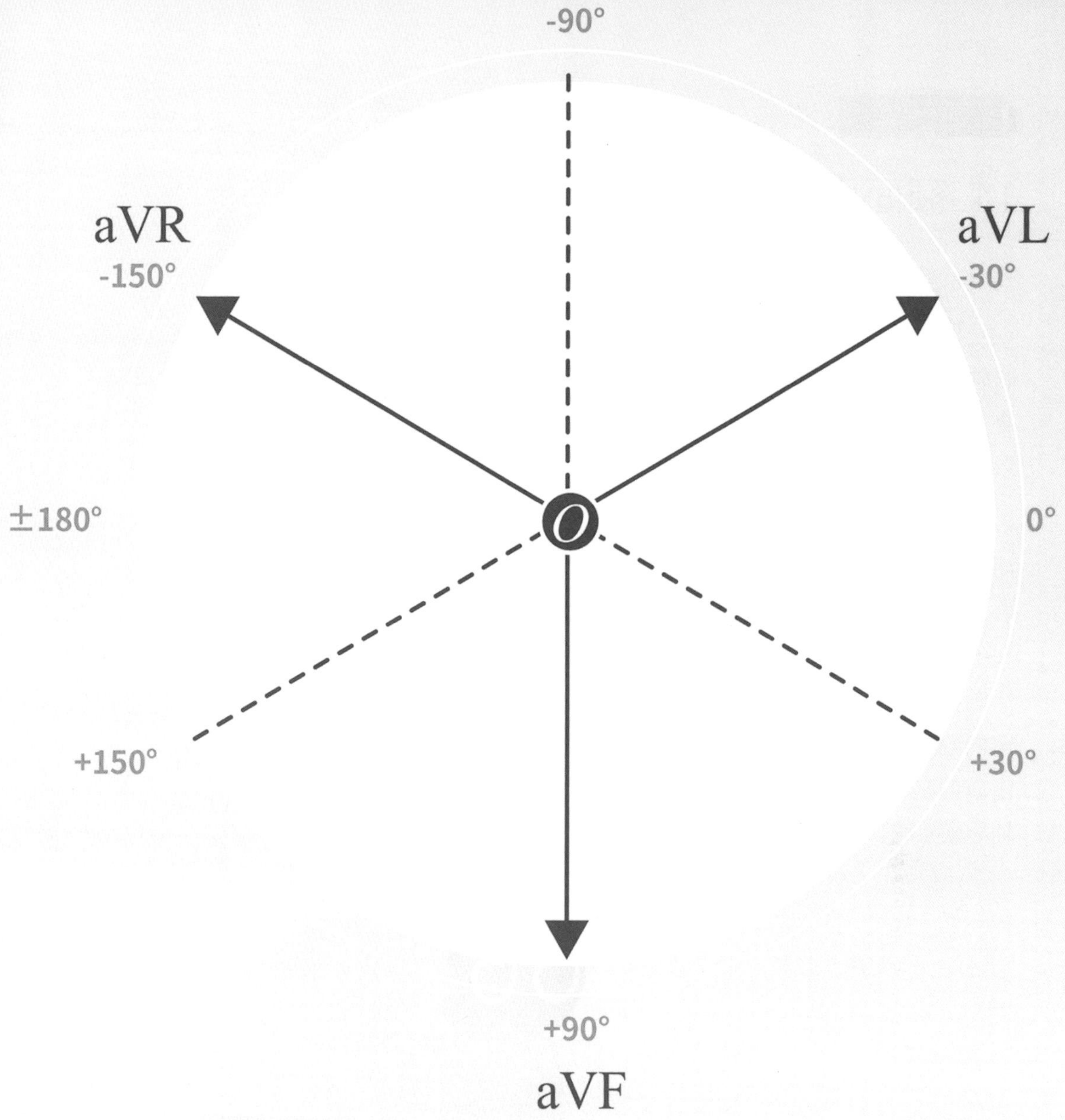

加压肢体导联系统

14. 额面六轴导联系统

我们把标准双极肢体导联的导联轴和加压单极肢体导联的导联轴叠加在一个 360° 的坐标系里，就形成了六轴导联系统。

额面由左右方和上下方形成，而我们的肢体导联正好探查左方和右方（试想左侧肢体和右侧肢体）和上下方（试想上肢和下肢）的电活动，因此，6 个肢体导联探查额面的心电活动。六轴导联系统位于额面的坐标系里，故又称为额面六轴导联系统。

额面六轴导联系统的每个导联轴都被原点划分为正侧（箭头）和负侧（箭尾）。

Ⅰ导联轴位于 ±180° ~ 0° 水平位，相当于组成平面的 X 轴，而 aVF 导联位于 −90° ~ +90° 垂直位，相当于组成平面的 Y 轴。从 0° 开始，顺时针完成圆周。

此外，从额面六轴导联系统中，我们可以观察到Ⅱ导联轴和 aVL 导联轴相互垂直，Ⅲ导联轴和 aVR 导联轴相互垂直。

必须
熟记额面六轴导联系统
每个导联轴代表的方向和方位，这是各类心电图考试重要的考点。记忆要点：每个相邻导联轴间的夹角为
30°。

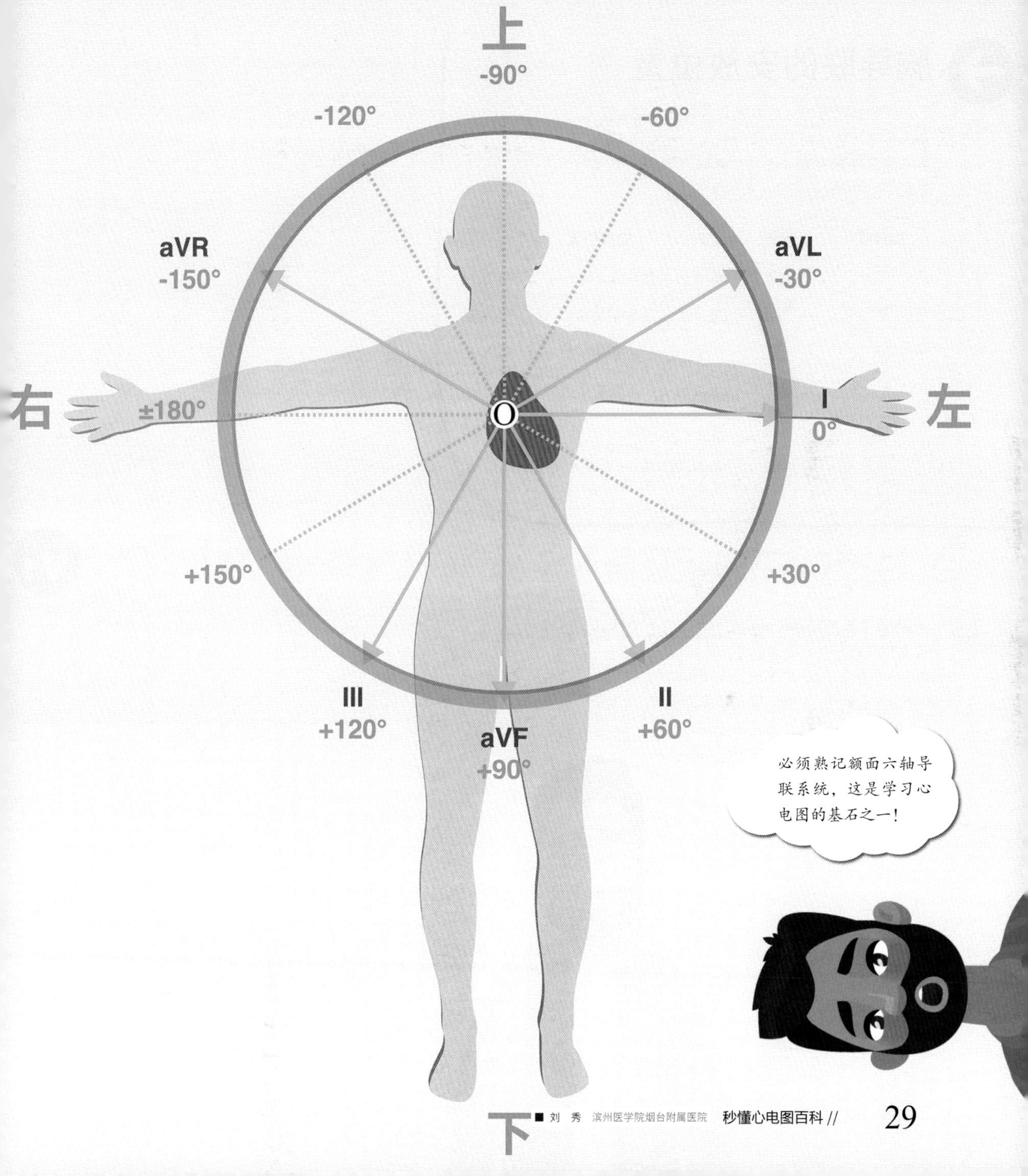
上
-90°
-120°
-60°
aVR
-150°
aVL
-30°
右
±180°
O
I
0°
左
+150°
+30°
III
+120°
II
+60°
aVF
+90°
下
必须熟记额面六轴导联系统，这是学习心电图的基石之一！

胸导联的安放位置

国际上把商用心电图机的不同胸导联电极末端的聚酯材料制成了不同的颜色，即使初学者或第一次接触胸导联者也可以根据颜色辨识电极。常规6个胸导联的电极安放位置如下。

胸导联	颜色	安放位置
V_1	红色	第 4 肋间的胸骨右缘旁
V_2	黄色	第 4 肋间的胸骨左缘旁
V_3	绿色	V_2 和 V_4 导联连线的中点
V_4	棕色	第 5 肋间的左锁骨中线处
V_5	黑色	与 V_4 导联同一平面的左腋前线处
V_6	紫色	与 V_4 导联同一平面的左腋中线处

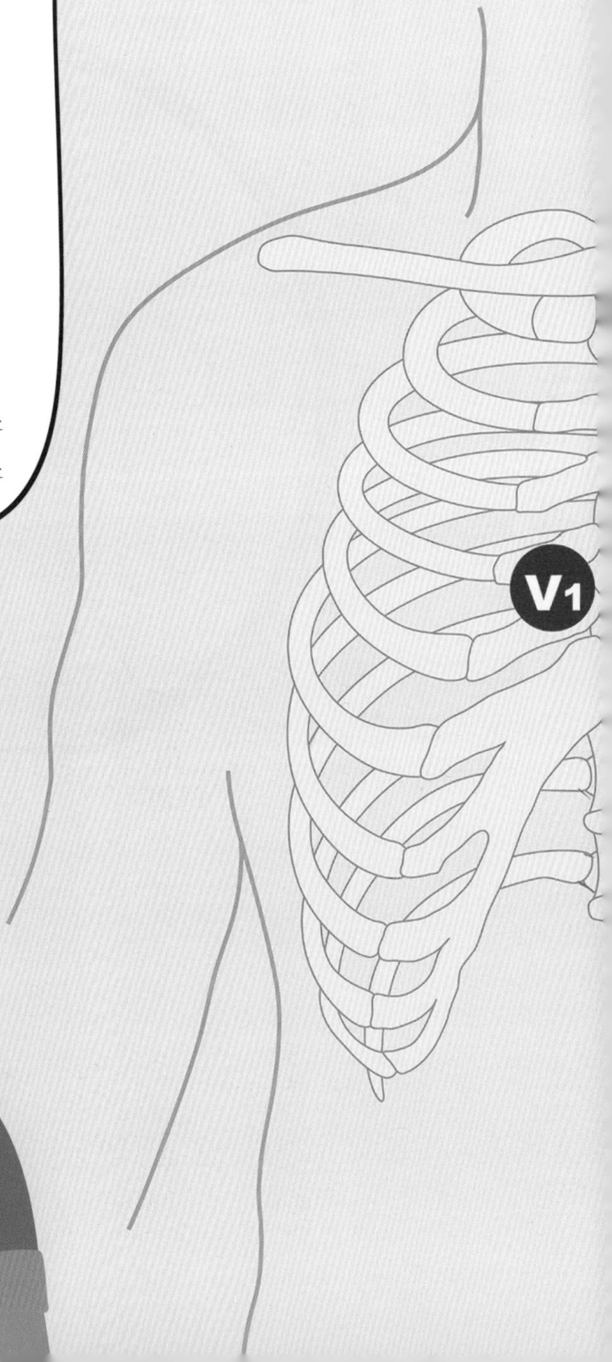

初学者只需要牢记三个最重要的胸导联定位点即可：第 4 肋间的胸骨右缘定位 V_1 导联，第 4 肋间的胸骨左缘定位 V_2 导联，第 5 肋间的左锁骨中线定位 V_4 导联，其他胸导联都可从它们推演出来。男性平乳头水平是第 4 肋间。

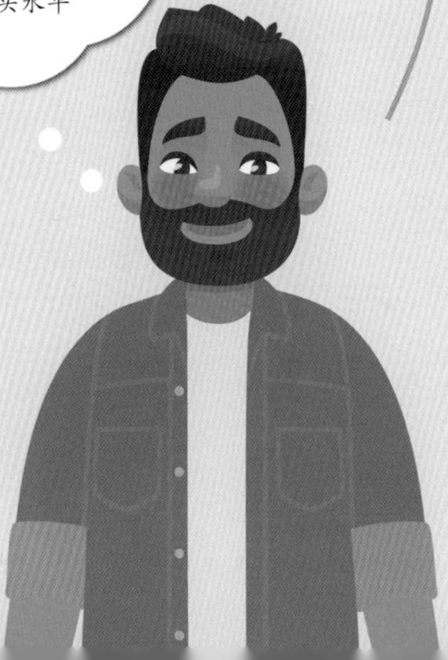

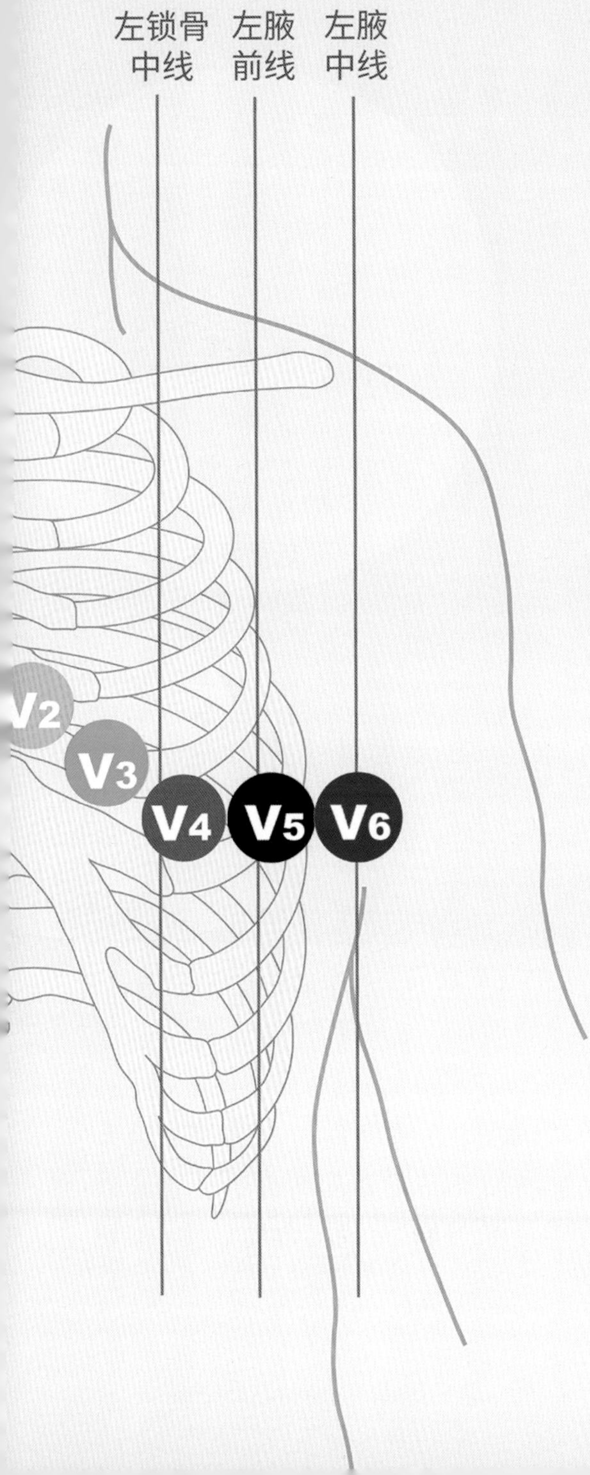

15. 常规六胸导联

1932 年，威尔逊在完成了中心电端理论之后，认为单极探查电极可以置于身体任何部位。他于 1938 年提出在胸部安放 6 个胸导联，借以探查胸部的心电活动，V_1 ~ V_6 胸导联由此问世[26]。威尔逊的胸导联研究论文发表于 1944 年[27]。1954 年，威尔逊为美国心脏协会草拟了心电图标准化指南，提出了心电图导联由 6 个肢体导联和 6 个胸导联组成，即现今的常规 12 导联心电图[28]。

胸导联的问世扩充了心电图的诊断范围，利用心电图可以诊断心肌梗死、束支阻滞、预激和对异位室性心搏进行定位等。

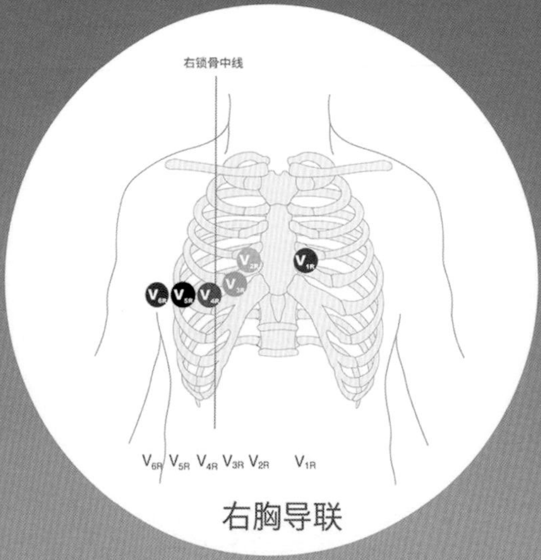

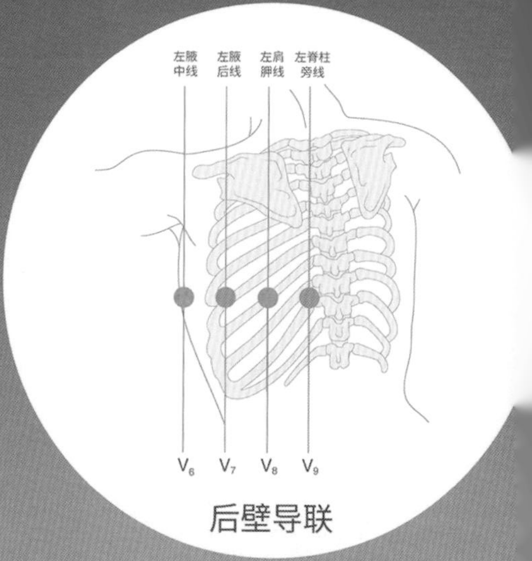

16. 附加胸导联

为了扩充胸导联的探查范围，临床逐渐发展了一些附加胸导联。

1974 年，瑞典医生艾哈特（Erhardt）提出了右心室导联，胸导联的安放相当于常规 6 胸导联的镜像，即 V_{4R} 导联定位于第 5 肋间的右锁骨中线处，V_{2R} 导联放置于第 4 肋间的胸骨右缘旁，V_{3R} 导联位于 V_{2R} 和 V_{4R} 导联连线的中点，V_{5R} 导联定位于与 V_{4R} 导联同一水平面的右腋前线，临床常用的右心室导联有 V_{3R} 导联、V_{4R} 导联和 V_{5R} 导联[29]。

1989 年，美国医生迈克尔·里奇（Michael Rich）等人提出了后壁导联（V_7 ~ V_9 导联），用于探查后壁心肌梗

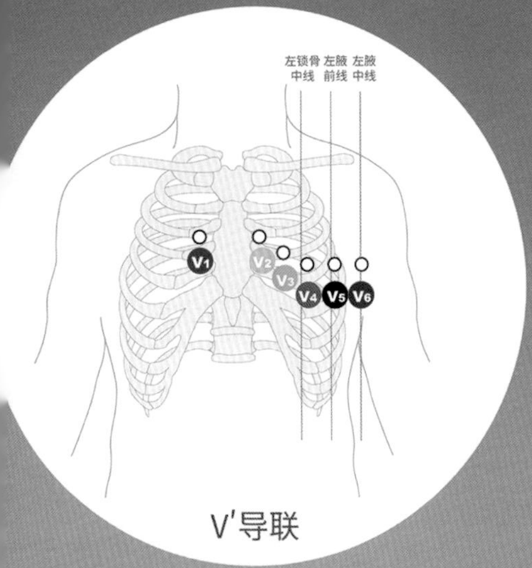

V'导联

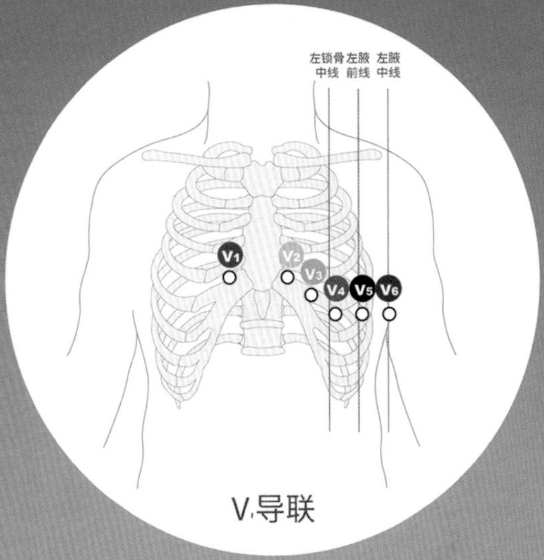

$V_{'}$导联

死[30]。V_7 ~ V_9 导联分别置于与 V_4 导联同一水平面的左腋后线、左肩胛线和左脊柱旁线。

当在高出 1 个肋间安放常规 6 胸导联时，即为 V' 导联，如把 V_1 导联安放于第 3 肋间的胸骨右缘旁即为 V_1' 导联；高出 2 个肋间安放常规 6 胸导联，即为 V'' 导联，以此类推。高肋间导联用于探查一些特殊部位的心电波，如 Brugada 波和不典型的心肌梗死[31]。

当在低 1 个肋间安放常规 6 胸导联时，即为 $V_{'}$ 导联，如把 V_1 导联安放于第 5 肋间的胸骨右缘旁即为 $V_{1'}$ 导联；低 2 个肋间安放常规 6 胸导联，即为 $V_{''}$ 导联，以此类推。低肋间导联用于探查一些体型瘦高、心脏位置悬垂、肺气肿患者等情况下的 R 波[32]。

数据 1 个胸导联电极可以探查成人直径 3cm 范围的心肌电活动，10 岁以下儿童约为 1.5cm[28]。

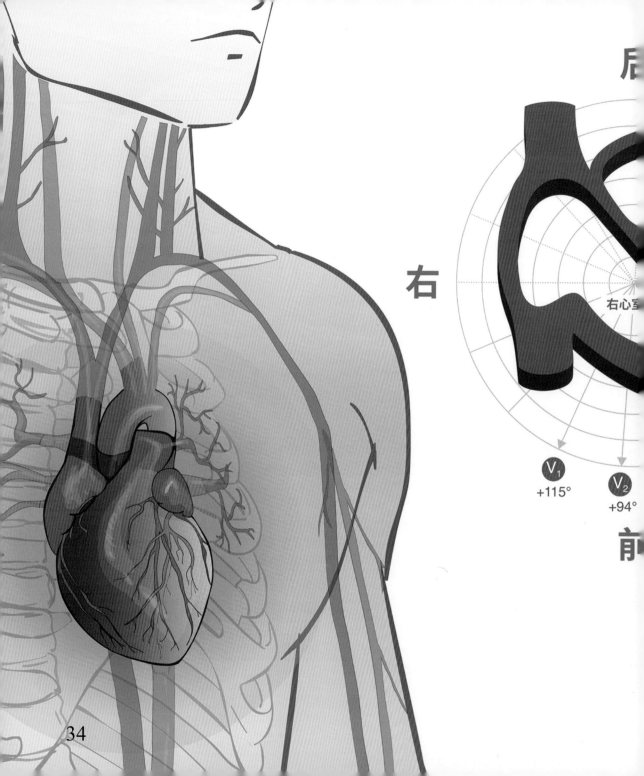

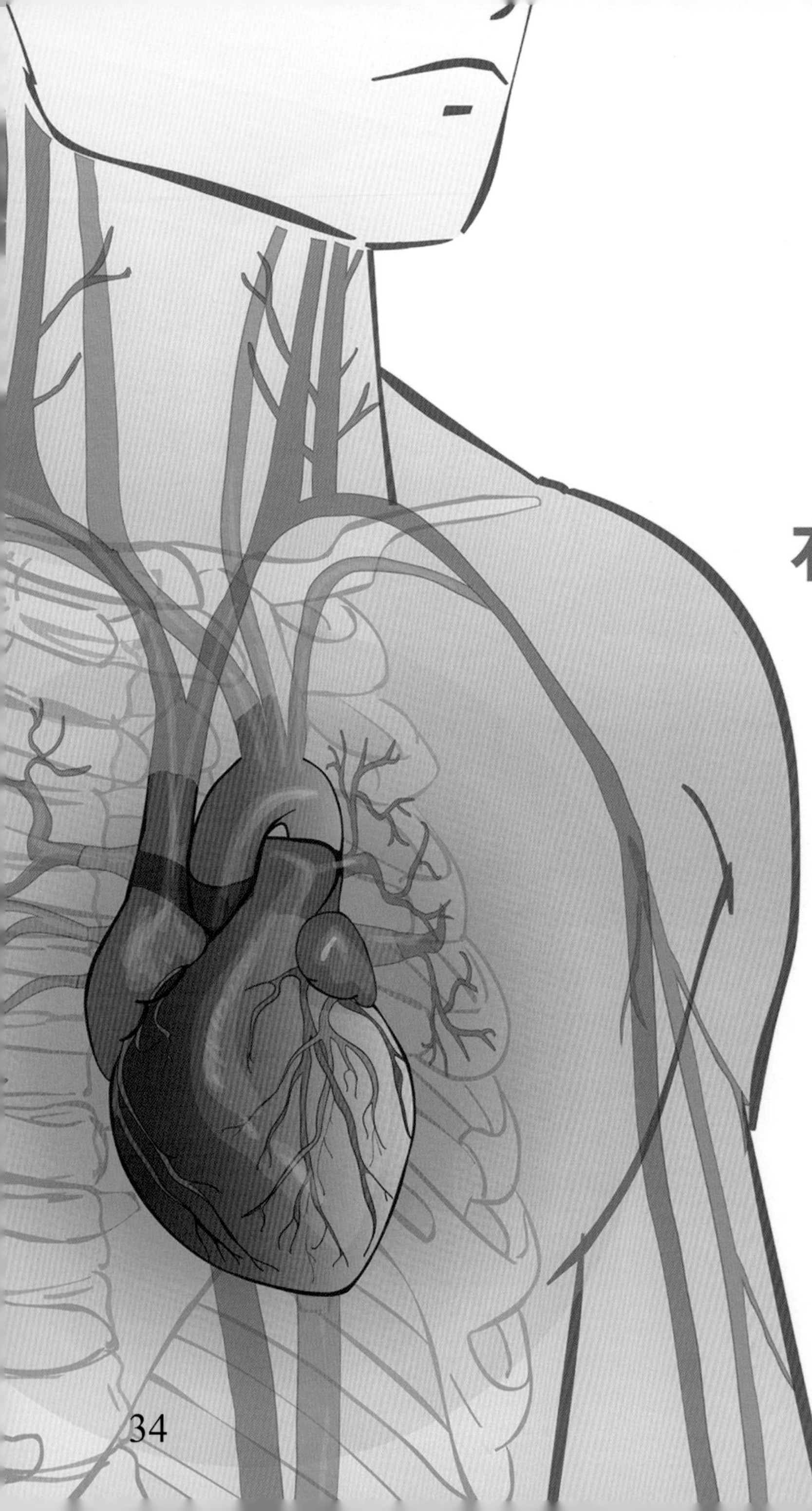

右
右心
V1
+115°
V2
+94°

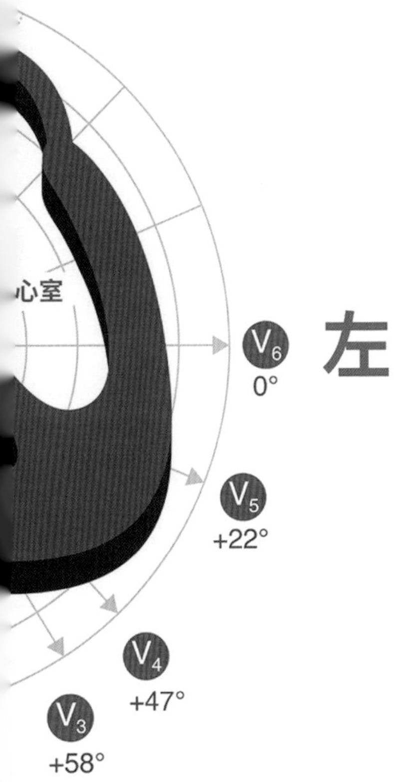

17. 胸导联轴

胸导联轴的方向为从心脏朝向体表探查电极，电极所在部位为正侧，背离电极的方向为负侧。

从 V_1 ～ V_6 导联，胸导联逐渐从右心室过渡到左心室，可以简单理解为 V_1 和 V_2 导联探查右心室，俗称右胸导联；V_5 和 V_6 导联探查左心室游离壁，俗称左胸导联；V_3 和 V_4 导联探查室间隔过渡区心肌，俗称过渡导联。

早年定义的胸导联探查心肌范围并不符合真实解剖，例如心脏磁共振研究证实 V_1 ～ V_4 导联可以更多地探查室间隔心尖部心肌，不过对于初学者而言，仍可按照早年的解剖划分开始学习心电图，待基础知识扎实后，再进阶学习导联和真实解剖的关系等内容[33]。

V_1 ～ V_6 导联的安放位置从右方至左方，心脏位于胸壁后方，体表胸电极在胸壁前方，因此，胸导联探查左右方和前后方的心电活动，换言之，胸导联探查横面心电活动。

18. 双极胸导联

重症患者通常会被使用很多医疗设备，置入各种导管，医护人员需要进行很多诊疗操作，如果进行心电监护时，四个肢体和胸部按照常规放置电极非常不便。

为了简化重症患者进行心电监护时的电极个数，采用了双极胸导联。电极通过贴附式电极片贴附于体表，只需三个电极即可进行心电监护：右肩接地线（置于右锁骨下方），左肩接负极（置于左锁骨下方），正极置于常规 V_1 导联时，称为 MCL_1 导联，已能满足进行心律失常监护。

如果要监护心肌缺血（ST 段改变），正极最好置于 V_4 导联位置（MCL_4 导联）或 V_5 导联位置（MCL_5 导联）

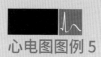

心电图图例 5

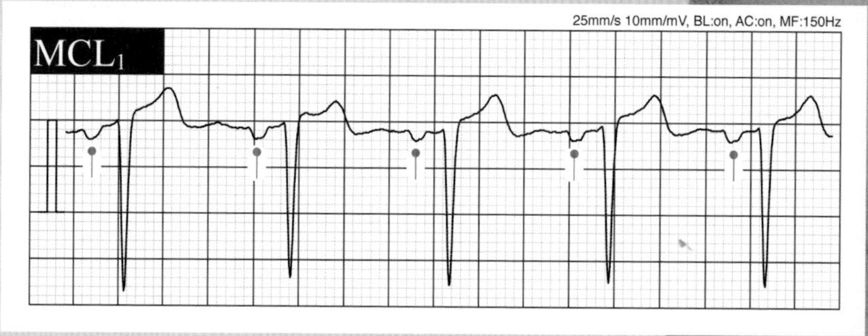

男，69 岁。临床诊断为主动脉瓣狭窄。
心电监护 MCL_1 导联心电图。MCL_1 导联心电图近似于常规心电图的 V_1 导联，P 波可以直立、正负双相或倒置（橙色箭头所示为窦性 P 波）。

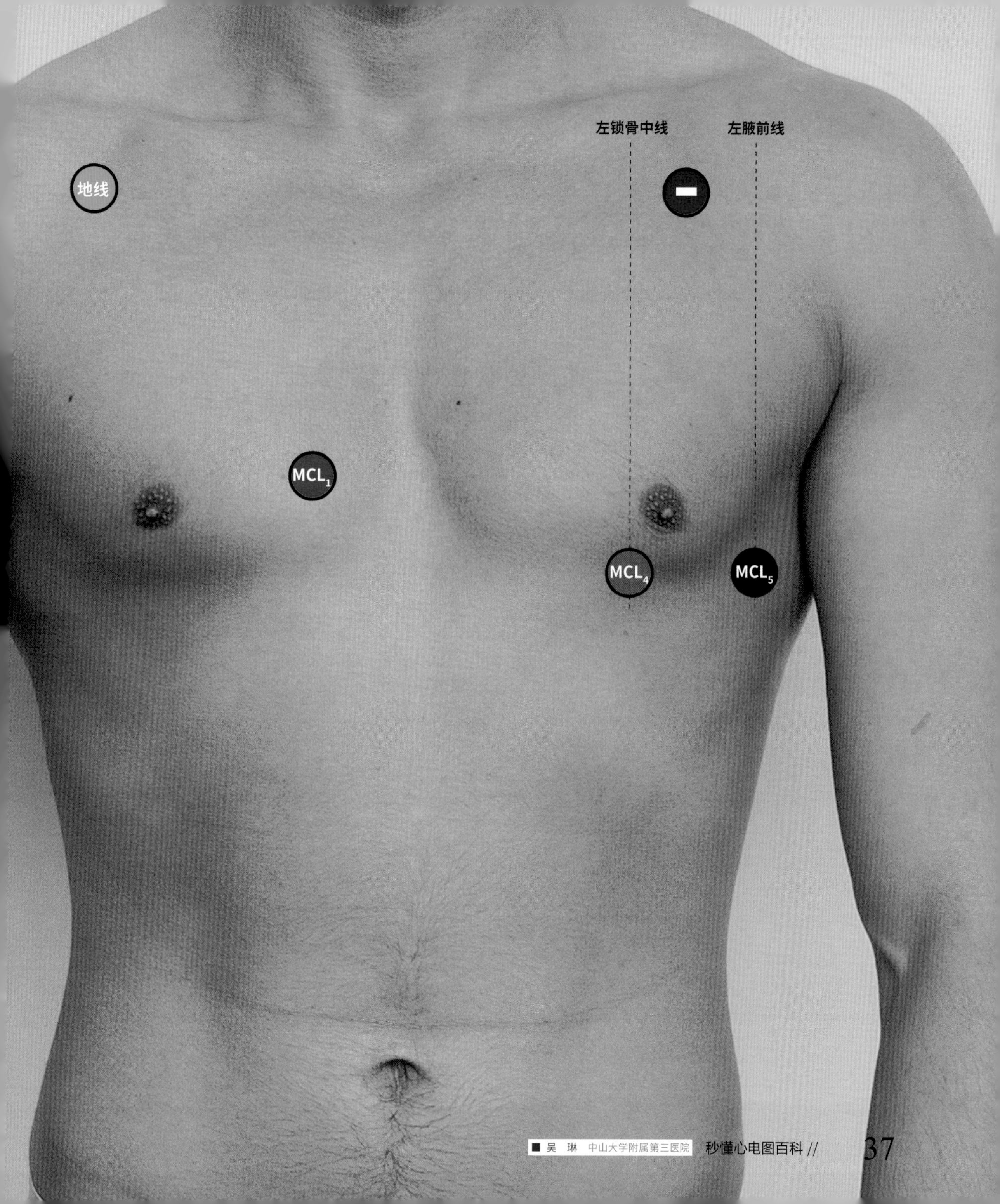
左锁骨中线
左腋前线
地线
MCL1
MCL4
MCL5

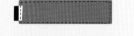

单元测试 I

1. 下列哪一组心电图导联为标准双极肢体导联？（　）

A. Ⅰ、Ⅱ、Ⅲ

B.aVR、aVL、aVF

C.VR、VL、VF

D.V_1 ～ V_6

E. Ⅰ、aVL、V_5、V_6

2.V_4 导联的正确安放位置是（　）。

A. 第四肋间的右锁骨中线处

B. 第五肋间的右锁骨中线处

C. 第五肋间的左锁骨中线处

D. 第五肋间的右腋前线处

E. 第五肋间的左腋前线处

3. 额面电轴 +5°时，最靠近的导联是（　）。

A.Ⅰ导联轴的正极

B.aVL 导联轴的正极

C. Ⅱ导联轴的正极

D. Ⅲ导联轴的负极

E.aVR 导联轴的负极

4. 参与额面六轴系统的导联轴是（　）。

A.V_1、V_2、V_3 、V_4、V_5、V_6

B.Ⅰ、Ⅱ、Ⅲ 、aVR、aVL、aVF

C.V_{3R}、V_{4R}、V_{5R} 、V_4、V_5、V_6

D.V_4、V_5、V_6 、V_7、V_8、V_9

E. Ⅰ、aVR、V_1、V_6，V_{3R}、V_7

5. 以下属于加压单极肢体导联的是（　）。

A.Ⅰ导联

B.Ⅲ 导联

C.aVL 导联

D.V_{3R} 导联

E.V_6 导联

6.Einthoven 三角（艾氏三角）中，Ⅰ、Ⅱ、Ⅲ导联的导联轴夹角是（　）。

A.15°

B.30°

C.45°

D.60°

E.75°

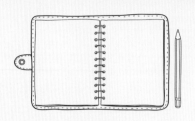

7.V_1 导联是（　　）。

A. 标准双极肢体导联

B. 单极肢体导联

C. 加压单极肢体导联

D. 单极胸导联

E. 双极胸导联

8. 六轴导联系统上，II 导联正侧朝向（　　）。

A.+30°

B.+45°

C.+60°

D.+75°

E.+90°

9. 有关 aVL 导联，下列说法不正确的是（　　）。

A. 属于加压单极肢体导联

B. 导联轴正极朝向 +30°

C. 负极由左下肢和右上肢组成

D. 属于肢体导联系统

E. 导联轴负极朝向 +150°

10. 导联轴正极朝向 –150°的是（　　）。

A. II 导联

B.aVL 导联

C. III 导联

D.aVF 导联

E.aVR 导联

11. II 导联的正极安放在（　　）。

A. 左上肢

B. 右上肢

C. 左下肢

D. 右下肢

E. 剑突下

12. 有关标准双极肢体导联，下列说法正确的是（　　）。

A. I 导联正极接左上肢，负极接左下肢

B. II 导联负极接右上肢，正极接左上肢

C. III 导联正极接无干电极，负极接右上肢

D. III 导联的正极位于 +150°方位

E. I 导联轴从正右方朝向正左方

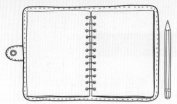

19. 静息电位

自律性、兴奋性、传导性和收缩性是心肌细胞的四大生理特征，其中自律性、兴奋性和传导性属于电生理特性，收缩性是力学特性。

如果我们把一个微电极刺入一个安静的心肌细胞，另一端连接精密的电压表，会记录到一个负值（负电位）。换言之，未受到刺激的心肌细胞，细胞膜内带有负电荷，细胞膜外带有正电荷，维持“内负外正”的跨膜电位特性。

安静状态下，心肌细胞膜外的正电荷和细胞膜内的负电荷建立起的跨膜电位，称为静息电位[34, 35]。静息电位主要是由 K^+ 离子的电－化学平衡梯度完成的[36~38]。

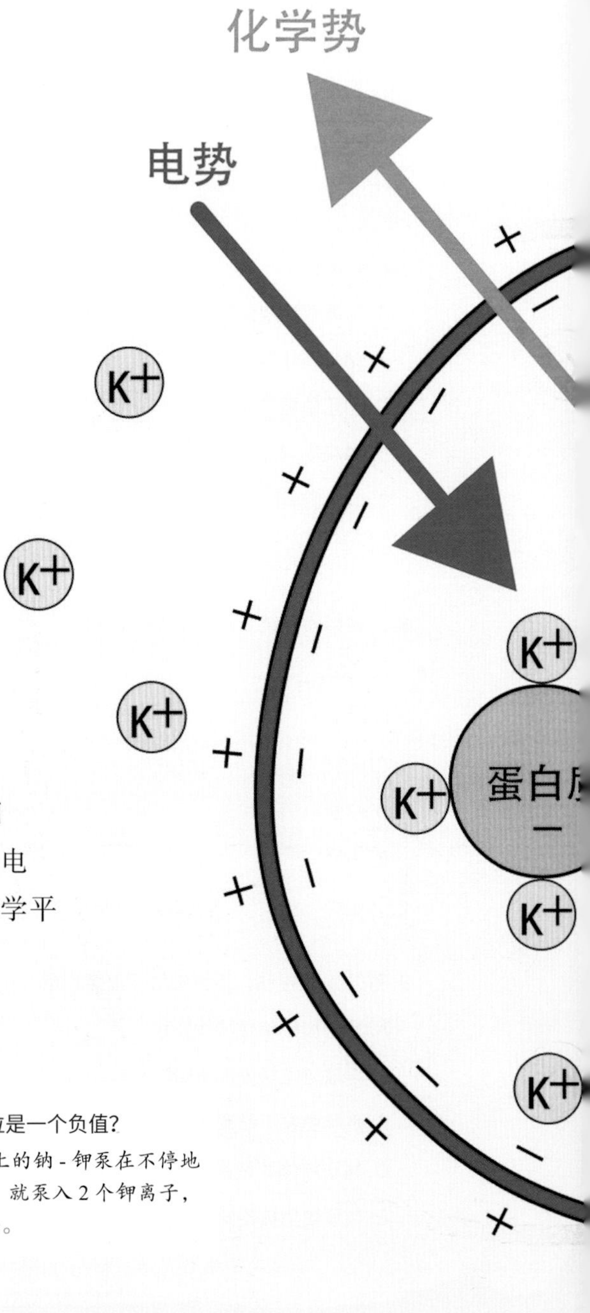

Q & A

为什么心肌细胞的静息电位是一个负值?

安静状态下，心肌细胞膜上的钠－钾泵在不停地工作，每泵出 3 个钠离子，就泵入 2 个钾离子，维持细胞膜内的负电荷状态。

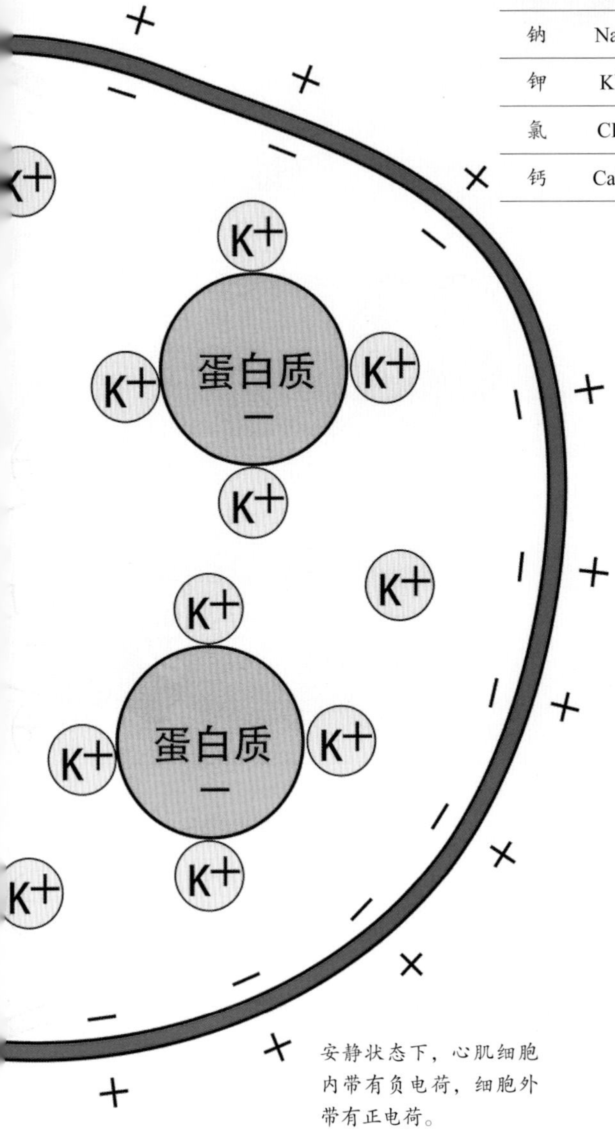

安静状态下，心肌细胞内带有负电荷，细胞外带有正电荷。

数据

心肌细胞内含量最丰富的是钾离子。

心肌细胞内和细胞外离子浓度差异

元素	离子	细胞外浓度	细胞内浓度	比值	平衡电位
钠	Na^+	135 ~ 145mmol/L	10mmol/L	14 ∶ 1	+70mV
钾	K^+	3.5 ~ 5.0mmol/L	155mmol/L	1 ∶ 30	–94mV
氯	Cl^-	95 ~ 110mmol/L	10 ~ 20mmol/L	4 ∶ 1	+132mV
钙	Ca^{2+}	2mmol/L	10^{-4}mmol/L	2000 ∶ 1	–28mV

不同类型的心肌细胞，静息电位不同[39]。

窦房结细胞 −50 ~ −60mV

心房肌细胞 −80 ~ −90mV

房室结细胞 −60 ~ −70mV

浦肯野纤维 −90 ~ −95mV

心室肌细胞 −80 ~ −90mV

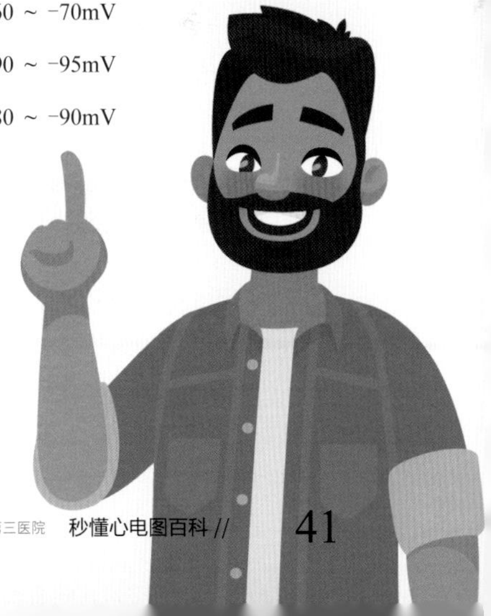

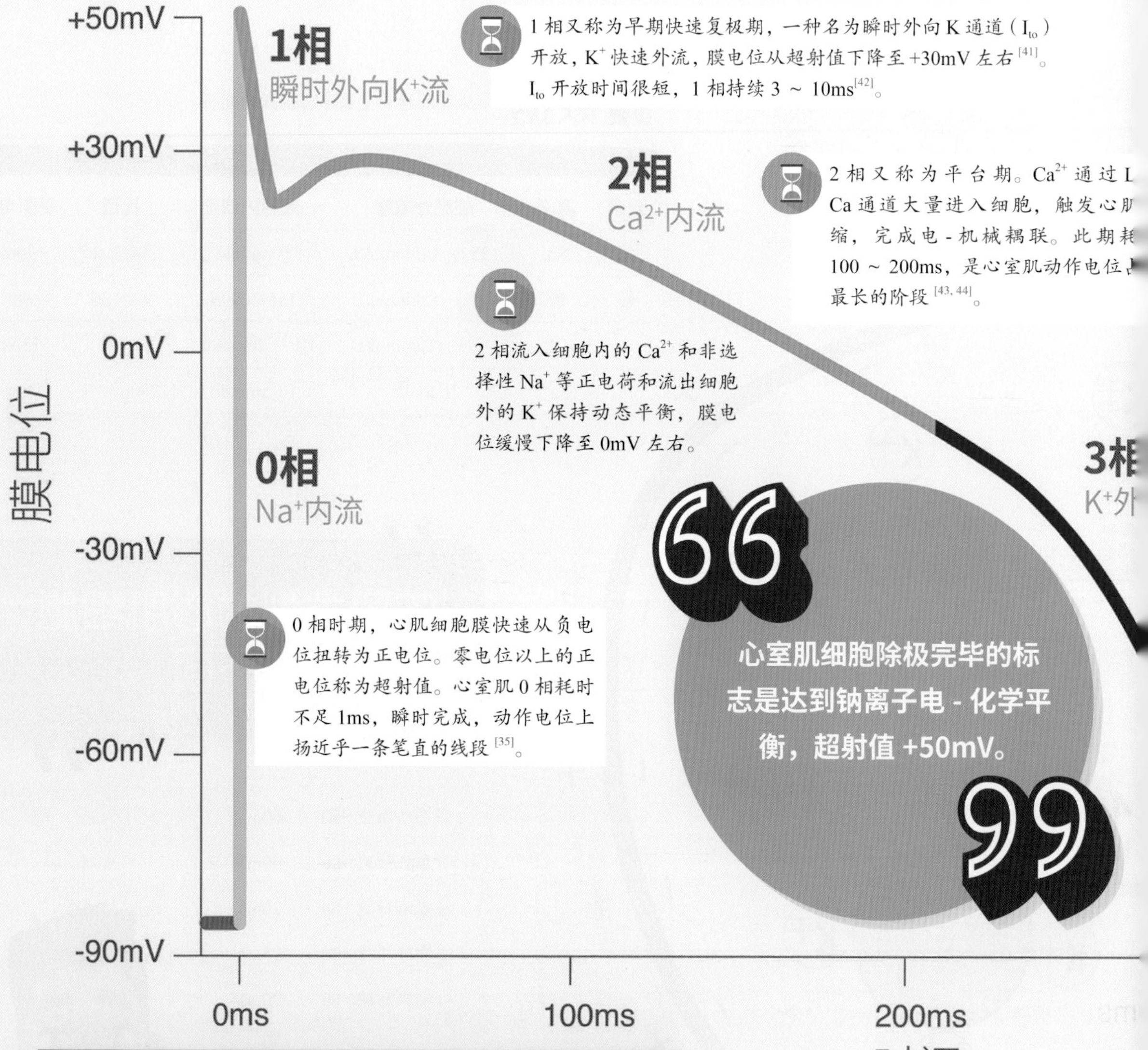
+50mV
+30mV
0mV
-30mV
-60mV
-90mV
膜电位
1相
瞬时外向K⁺流
1 相又称为早期快速复极期，一种名为瞬时外向 K 通道（I_{to}）开放，K^+ 快速外流，膜电位从超射值下降至 +30mV 左右[41]。I_{to} 开放时间很短，1 相持续 3 ~ 10ms[42]。
2相
Ca^{2+}内流
2 相又称为平台期。Ca^{2+} 通过 L
Ca 通道大量进入细胞，触发心肌
缩，完成电 - 机械耦联。此期耗
100 ~ 200ms，是心室肌动作电位
最长的阶段[43, 44]。
2 相流入细胞内的 Ca^{2+} 和非选择性 Na^+ 等正电荷和流出细胞外的 K^+ 保持动态平衡，膜电位缓慢下降至 0mV 左右。
0相
Na^+内流
0 相时期，心肌细胞膜快速从负电位扭转为正电位。零电位以上的正电位称为超射值。心室肌 0 相耗时不足 1ms，瞬时完成，动作电位上扬近乎一条笔直的线段[35]。
3相
K^+外
心室肌细胞除极完毕的标志是达到钠离子电 - 化学平衡，超射值 +50mV。
0ms
100ms
200ms
时间

根据心室肌动作电位的形态，可以人为分为五个时期。

Q & A

什么是阈电位？

心肌细胞除极是阳离子（正电荷）源源不断进入细胞内的过程。心肌细胞兴奋初期，只有少量阳离子进入细胞，细胞膜负值逐渐降低，一旦降低到一个临界点，细胞膜上的阳离子通道大量开放，瞬时大量阳离子快速进入细胞，迅速完成除极。引起除极阳离子通道瞬间大量开放的关键电位就是阈电位。

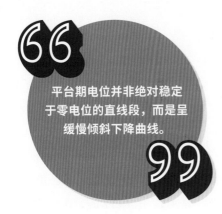

平台期电位并非绝对稳定于零电位的直线段，而是呈缓慢倾斜下降曲线。

3 相又称为终末快速复极期，另一种称为延迟整流 K 通道（I_K）开放，Ca^{2+} 和 Na^+ 内流逐渐减慢，K^+ 外流逐渐增加，膜电位逐渐变得越来越负。3 相复极持续 50 ~ 100ms[43, 45]。

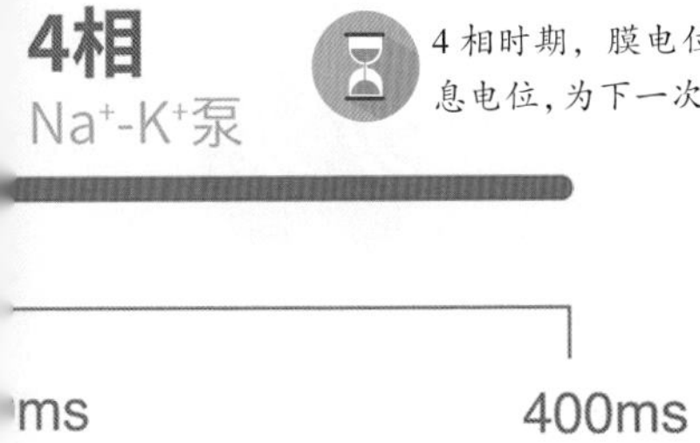

4 相时期，膜电位逐渐恢复到静息电位，为下一次除极做好准备。

20. 动作电位

心肌细胞在受到外部刺激，例如化学、电学、温度、机械牵拉等，膜电位会经历从负电位转变为正电位，然后再恢复到负电位的一系列过程。当把心肌细胞兴奋时随时间改变的膜电位变化用曲线的形式记录下来，就是心肌细胞的动作电位。左侧插图显示了一个普通心室工作肌细胞的动作电位。

健全的静息电位是健全的动作电位的基础，当动作电位异常时，例如 0 相除极速度减慢、0 相振幅降低、动作电位时程延长等，将会导致心律失常的发生。

心肌细胞受到刺激后，膜电位从静息电位（负电位）转变为正电位的过程，称为除极。除极产生动作电位不仅是心肌细胞兴奋性的生理学标志，也是电冲动在心肌中快速传播的过程[40, 41]。

Q & A

1 相终末电位有何重要性？

1 相是除极和复极的切换点。1 相终末电位必须维持在一定正值才能确保后继钙通道开放，出现动作电位 2 相。若 1 相复极电位下降过猛，甚至低于钙通道的开放电位，后果是钙通道将不会开放，动作电位 2 相消失，这是 Brugada 综合征的病理生理机制之一。

21. 快反应细胞和慢反应细胞

不同心肌细胞，0 相除极产生动作上扬支时，依赖的离子通道不同。有些依赖于细胞膜上的 Na 通道（I_{Na}）开放，是 Na^+ 依赖性的，0 相除极速度快，动作电位上扬支陡直，传导性好，称为快反应细胞。如心室肌细胞除极耗时不足 1ms[39]。

有些心肌细胞的 0 相除极，依赖于细胞膜上的 Ca 通道（L 型 Ca 通道，I_{Ca-L}）开放，是 Ca^{2+} 依赖性的，0 相除极速度慢，动作电位上扬支平缓，传导缓慢，称为慢反应细胞。如窦房结细胞除极耗时 10 ~ 20ms[39, 47]。

“快反应心肌细胞包括心房肌细胞、心室肌细胞、浦肯野细胞和房室旁道。”

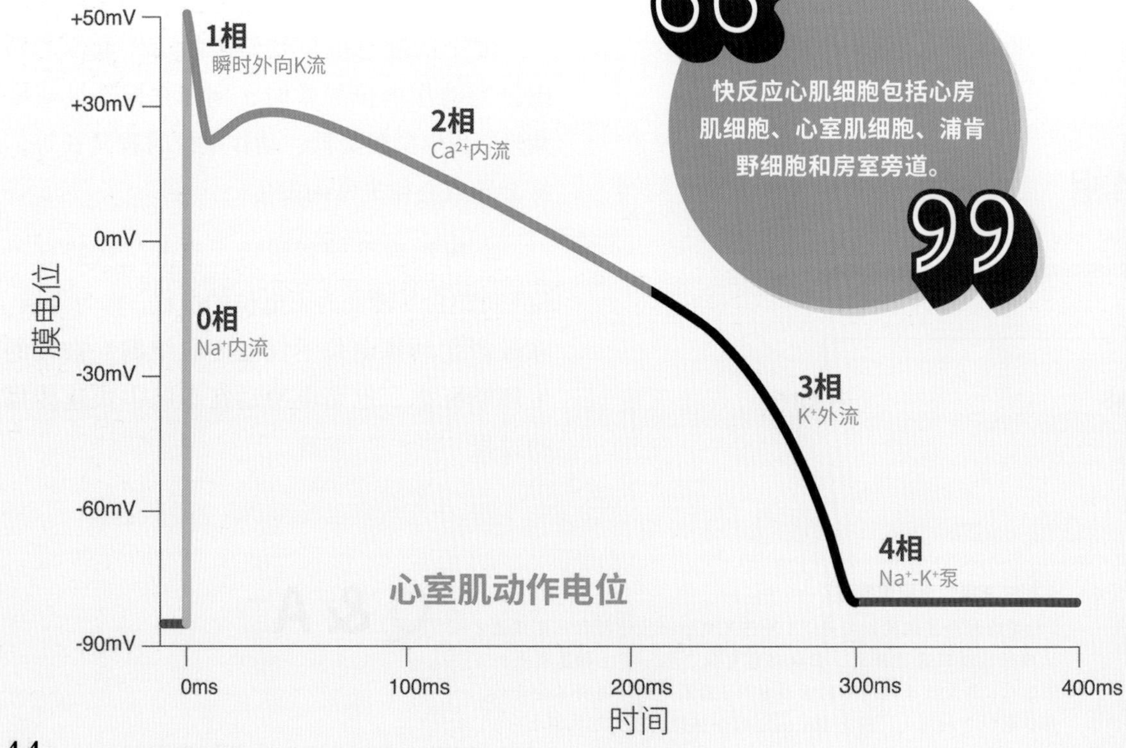

快反应细胞和慢反应细胞的电生理特性比较

电生理特性	快反应细胞	慢反应细胞
受到刺激后	兴奋快	兴奋慢
0 相除极	钠离子（Na^+）	钙离子（Ca^{2+}）
除极依赖通道	钠通道	L 型钙通道
静息电位	−80 ～ −95mV	−40 ～ −70mV
阈电位	−60 ～ −70mV	−30 ～ −40mV
除极速率	200 ～ 1000V/s	1 ～ 10V/s
传导速度	0.5 ～ 3.0m/s	0.01 ～ 0.1m/s
有效不应期	终止于复极完毕前	持续至复极完毕后
主导生理效应	冲动传导	冲动产生

知识拓展

正常的动作电位是正常心电活动的保证。病变心肌产生异常的动作电位，是心律失常的发生原因之一。疾病条件下，快反应细胞转变为慢反应细胞，成为异位房性或室性心律失常的来源。

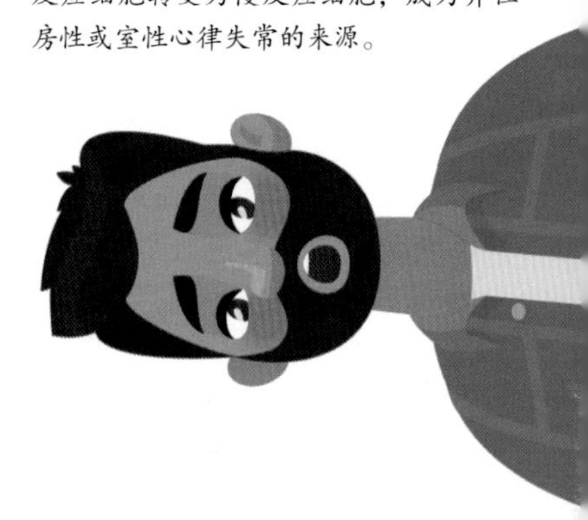

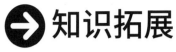

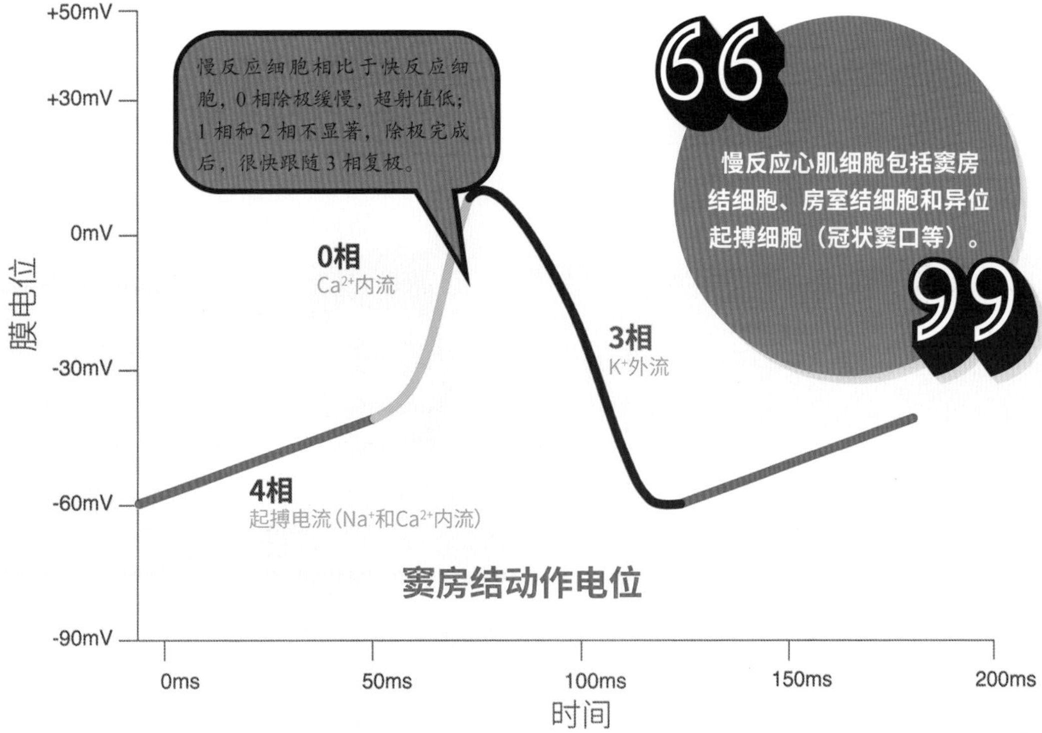

“慢反应心肌细胞包括窦房结细胞、房室结细胞和异位起搏细胞（冠状窦口等）。”

22. 标量和矢量

有些物理量，只有数值大小，没有方向，称为标量（或无向量），如 1 张纸、3 本书、20 个苹果、5 只兔子、1 吨煤、200ml 生理盐水等。标量的运算通过代数法则进行，如 3 只兔子加 2 只兔子，就是 5 只兔子。

生活中，常见的标量有温度、体积、质量、容积、速率、浓度、时间 、热量、电阻等。

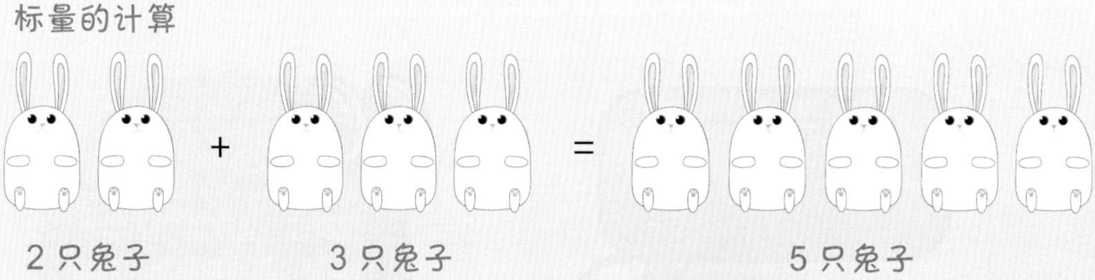

标量的计算
+
=
2 只兔子
3 只兔子
5 只兔子

有些物理量，不仅有数值大小，还有方向性，称为矢量（或向量），如力、力矩、加速度、位移、动量、冲量等。矢量的计算由于涉及方向，运算遵循平行四边形法则。

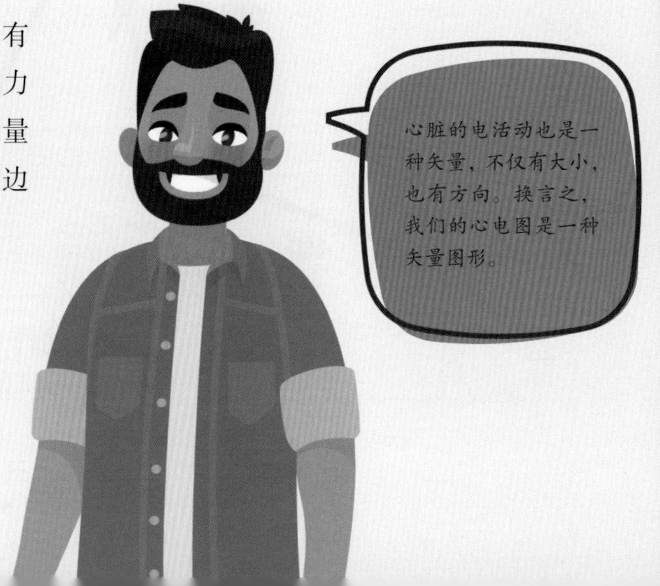

心脏的电活动也是一种矢量，不仅有大小，也有方向。换言之，我们的心电图是一种矢量图形。

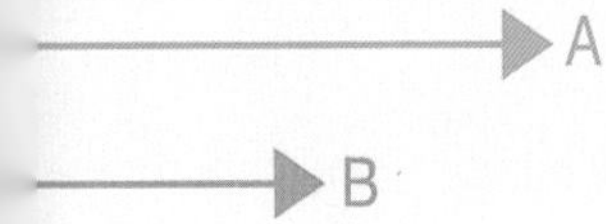

方向相同的矢量计算

A 和 B 是两个方向相同的矢量，矢量和就是 A 和 B 的量相加，方向不变。

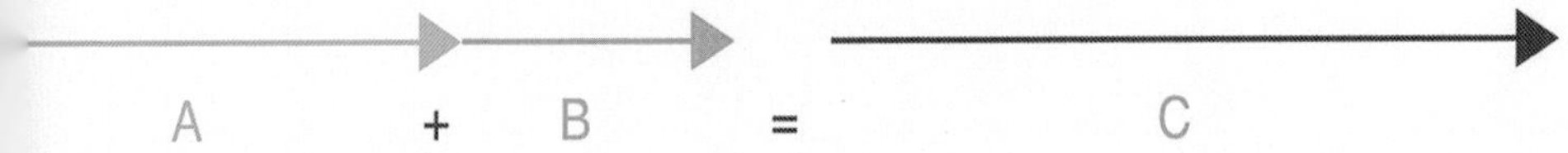

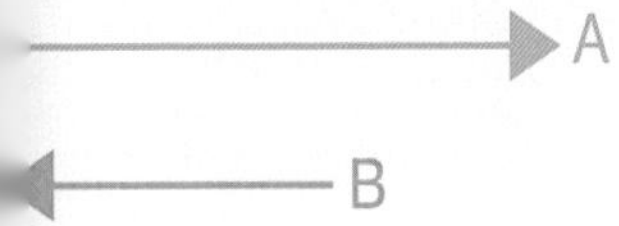

方向相反的矢量计算

A 和 B 是两个方向相反的矢量，矢量和就是 A 和 B 的量相减，方向朝向数量较大的方向。

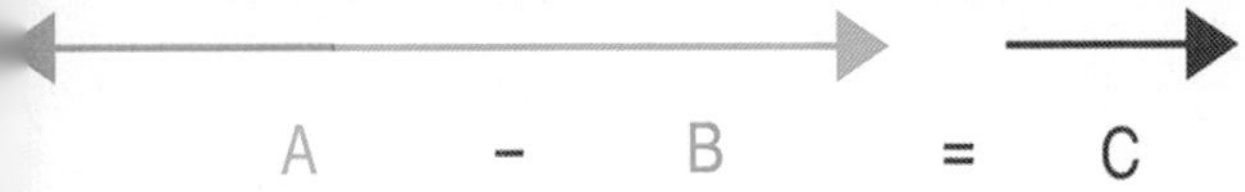

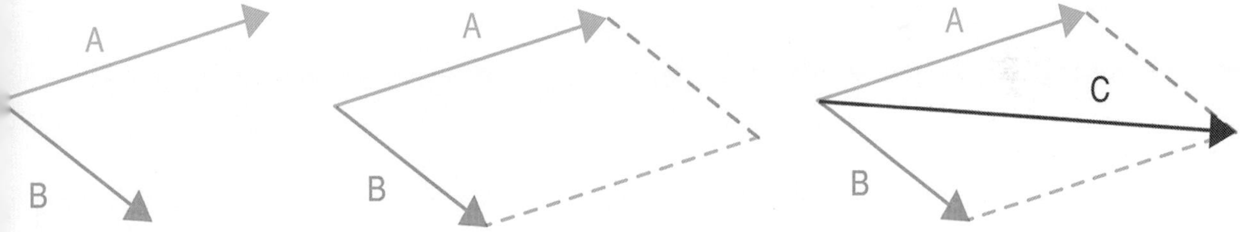

有夹角的矢量计算

A 和 B 是两个有一定夹角的不同方向的矢量。把 A 和 B 移动到相同原点，根据 A 和 B 的边长做平行四边形，平行四边形的对角线即为合力。

知识拓展

电偶的方向为从负电荷朝向正电荷，这和心电图导联轴的方向相似，后者方向是从负极朝向正极。

物理学上采用电偶极矩衡量电偶大小。电偶极矩（P）的公式是电量（q）和正负电荷距离（d）的乘积，单位是库伦米，是一种具有方向和大小的矢量[49]。

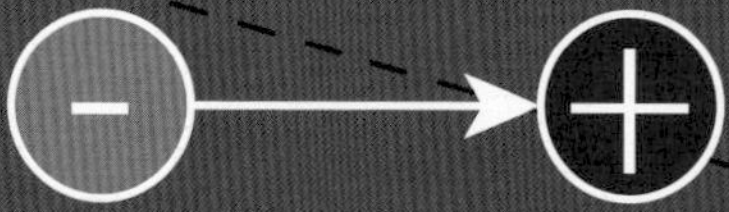

$$\vec{P}=q\times\vec{d}$$

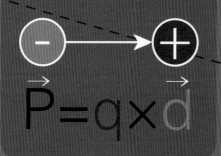

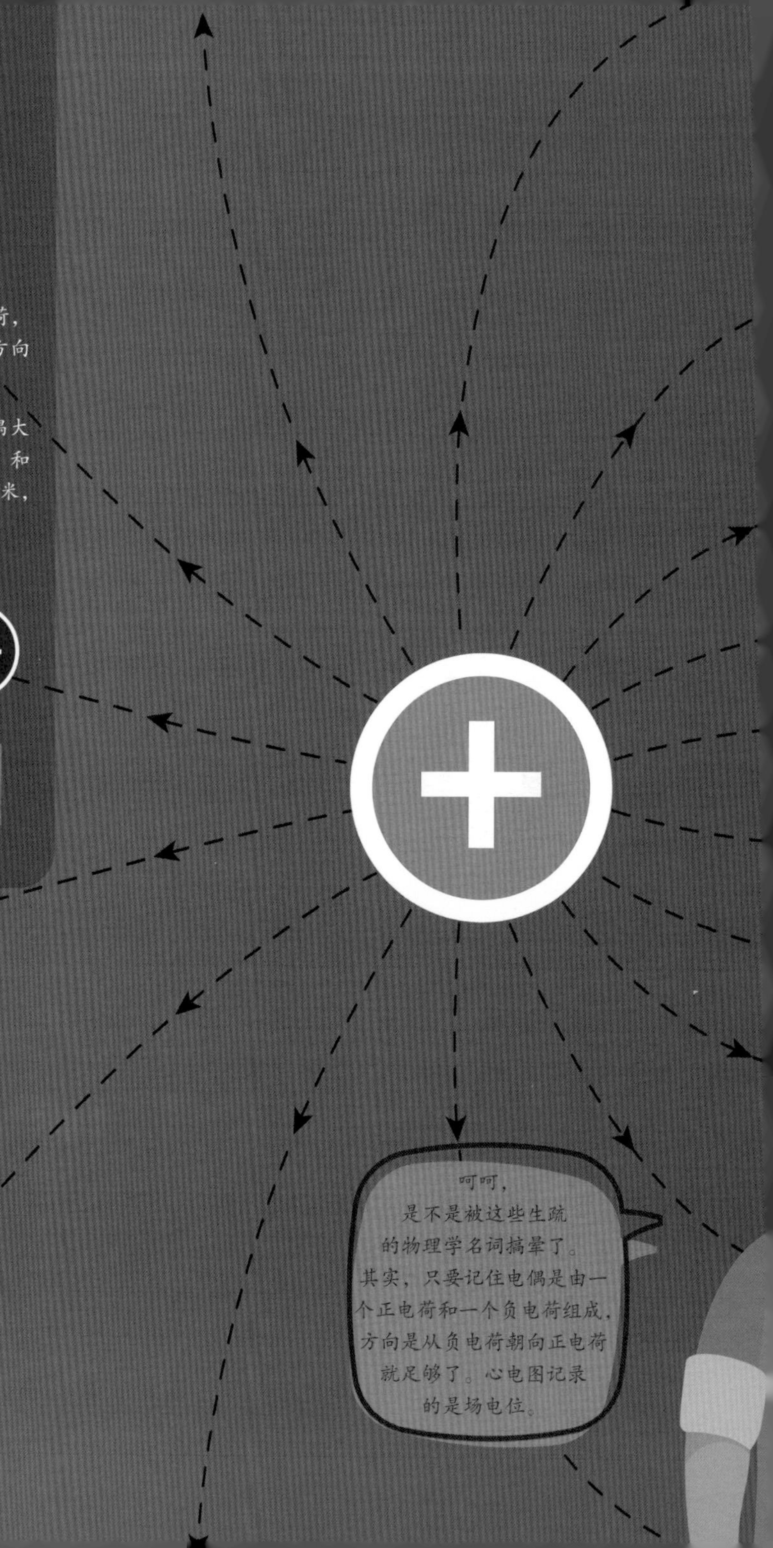
电流传布线
呵呵，是不是被这些生疏的物理学名词搞晕了。其实，只要记住电偶是由一个正电荷和一个负电荷组成，方向是从负电荷朝向正电荷就足够了。心电图记录的是场电位。

23. 电偶

动作电位记录单个心肌细胞的电活动时，需要直接接触心肌细胞，才能记录随时间变化的膜电位。

采集心电图时，心电图电极安放于体表，并不直接接触心脏或刺入心肌细胞内，那么心电图机是如何把体表的心电信号通过导联转变为心电图的呢？为了解答这个问题，心电图学引入电偶的概念。

一个正电荷和一个负电荷就组成了一个电偶。电偶周围会产生电场。电场是一种矢量场，具有方向和大小。如图中的 A 点和 B 点所在不同部位的电场是不同的。

电场中任何部位的强度用场强表示，可以通过物理公式求得电位。空间中两点间的电位差即为电压或电势[48]。试想一下：当我们把整体心脏看作一个电偶，心脏除极产生的电场就可以被体表的探查电极探查到！

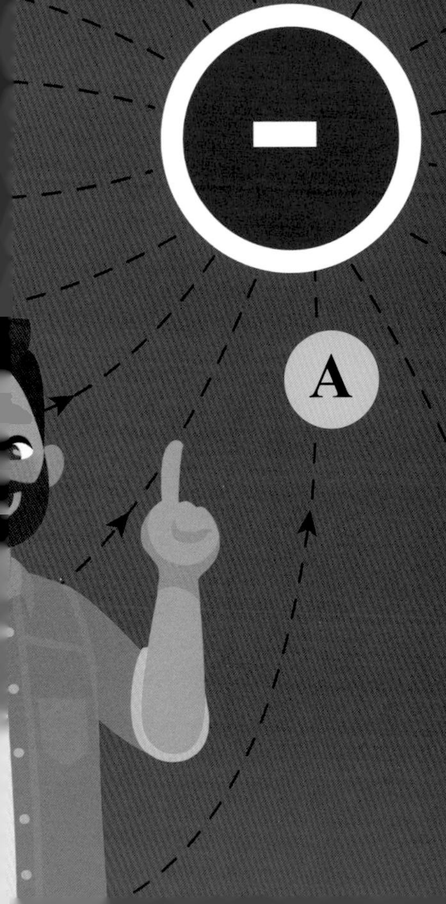

知识拓展

安静状态下，单个心肌细胞膜表面带有正电荷，细胞膜内带有负电荷，这种“内负外正”的膜电荷分布，称为极化膜。极化状态下，尽管心肌细胞内外携带不同电荷，但它们只能在细胞膜两侧产生电势差，并无电流产生，因为离子不能自由穿行细胞膜。此外，细胞膜外表面分布的正电荷保持相同电压，也是无电流产生的原因之一。

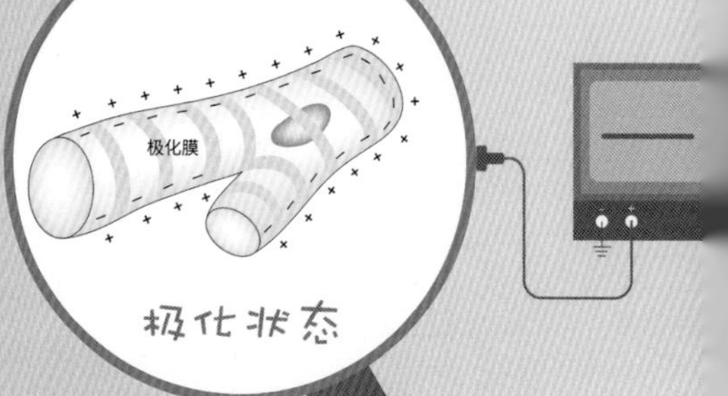

探查电极正对电源时，记录到完全正向除极波。

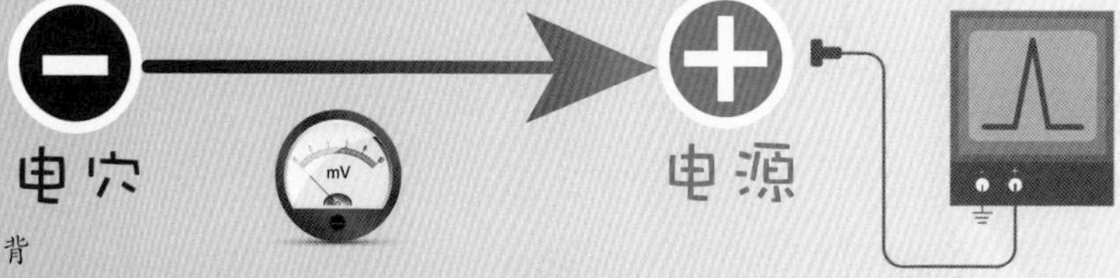

探查电极正对电穴或背离电源时，记录到完全负向除极波。

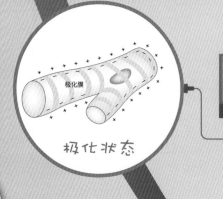

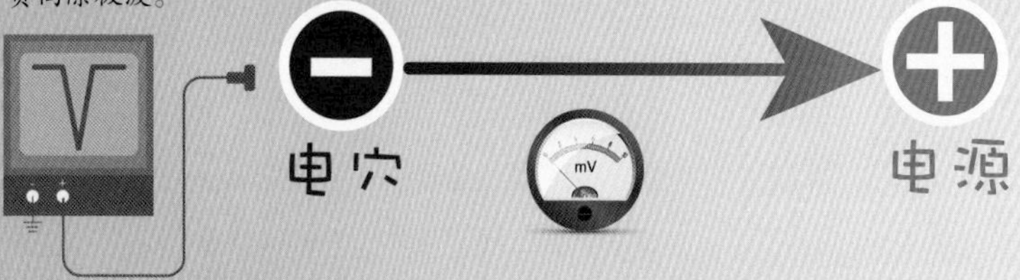

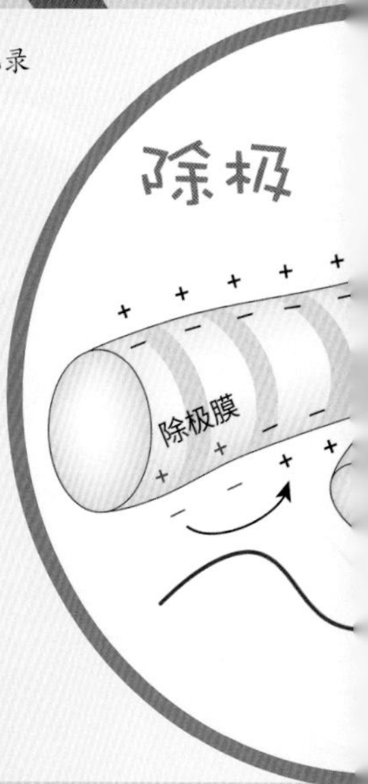

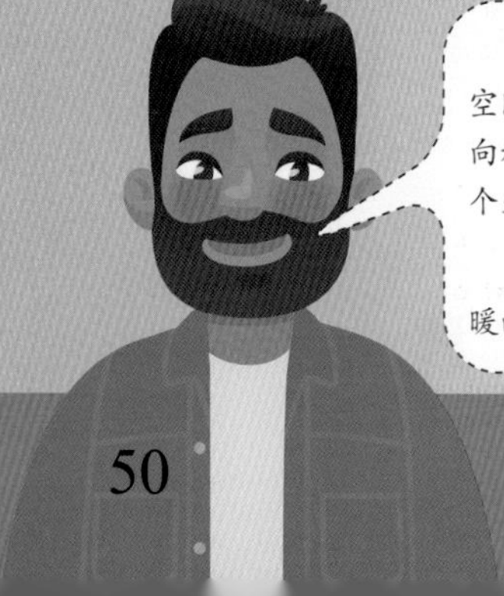

探查电极安放于单个心肌外部的不同空间时，随着电偶的不断移动，记录到方向和大小不同的除极波。这个道理通过一个生活实例很好理解。

一个正在除极的心肌细胞好比一个温暖的火炉。在寒冷的冬天里，大伙围坐在火炉边烤火取暖。你的生活经验是不是围靠火炉越近的人，越觉得暖和，而围靠火炉越远的人，甚至无法取暖。熊熊燃烧的炉火就是心肌细胞在“愤怒”除极，除极产生的热量（电势）被不同位置的人体（电极）感知到，形成不同的除极波。

24. 记录单个心肌细胞的除极

当单个心肌细胞受到刺激时，刺激处细胞膜外的一个正电荷转变为负电荷。这个负电荷和周围的一个正电荷组成一个电偶，建立起电势差，电子开始流动，电偶不断在细胞膜表面推进，其他部位的正电荷不断的转变为负电荷，除极向前推进。

单个心肌细胞除极时，电偶移动遵循前电源－后电穴模式，它们组成一个向量，方向从电穴朝向电源。

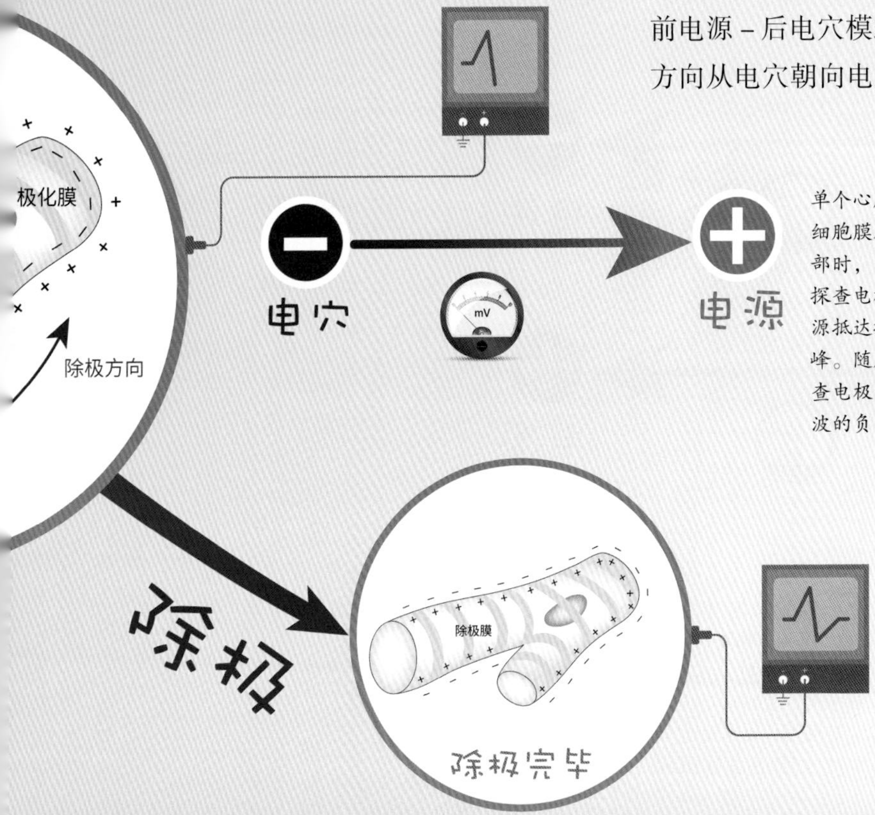

单个心肌除极时，可以看做一个电偶在细胞膜表面移动。探查电极位于电偶中部时，当电源朝向探查电极移动而来，探查电极开始记录到正向除极波；当电源抵达探查电极时，正向波振幅达到顶峰。随后，电偶继续向前移动，此时探查电极面对的是电穴，开始记录到除极波的负向部分，最终记录到正负双相波。

当单个心肌细胞膜表面的正电荷完全转变为负电荷时，除极完毕。细胞膜外都是负电荷，两点之间无电位差，除极波逐渐恢复到等电位线。此外，除极完毕后的单个心肌的细胞膜表面分布负电荷，而细胞内携带正电荷，这种"内正外负"的电荷分布状态，称为除极膜。

单个心肌细胞除极完毕后，即将开始复极。复极前期，细胞膜外带有负电荷，彼此电压相同，无电流形成，探查电极记录到等电位线。

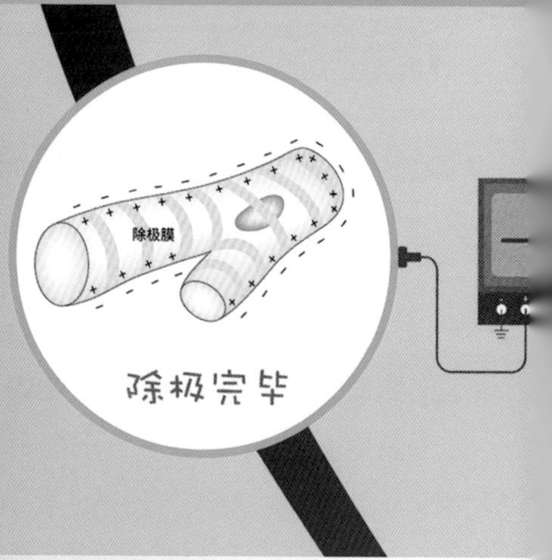

探查电极正对电源时，记录到完全正向复极波。

探查电极正对电穴或背离电源时，记录到完全负向复极波。

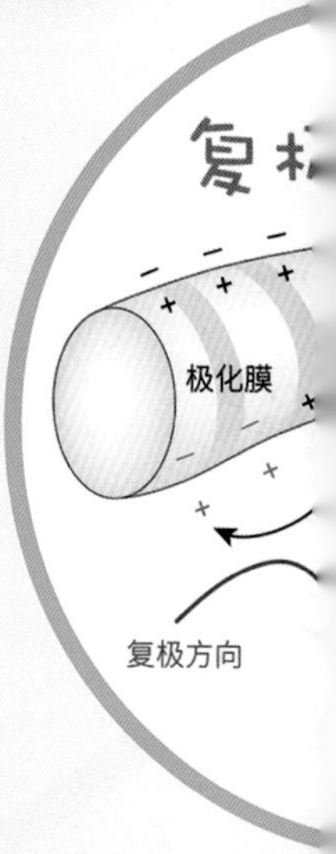

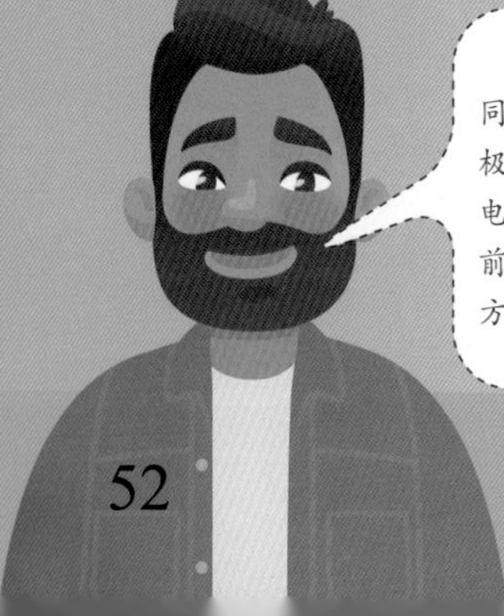

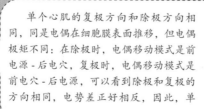

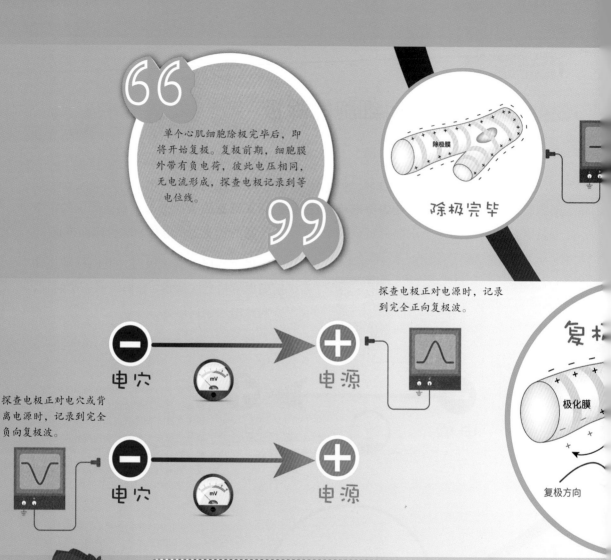

单个心肌的复极方向和除极方向相同，同是电偶在细胞膜表面推移，但电偶极矩不同：在除极时，电偶移动模式是前电源 - 后电穴，复极时，电偶移动模式是前电穴 - 后电源，可以看到除极和复极的方向相同，电势差正好相反，因此，单个心肌细胞的除极波和复极波的方向是相反的。

初学者只要记住探查电极记录单个心肌细胞的电活动原理就足够了。除极面向探查电极，记录到正向波；除极背离探查电极，记录到负向波；复极正好相反。

25. 记录单个心肌细胞的复极

当单个心肌细胞开始复极时，从最先除极的部位开始复极，最先除极部位细胞膜外的负电荷再次转变为正电荷。这个正电荷和周围一个负电荷再次形成一个电偶，建立起电势差，电子开始流动，电偶不断在细胞膜表面推进，其他部位的负电荷不断地转变为正电荷，复极向前推进。

单个心肌细胞复极时，电偶移动遵循前电穴－后电源模式，它们组成一个向量，方向从电穴朝向电源。

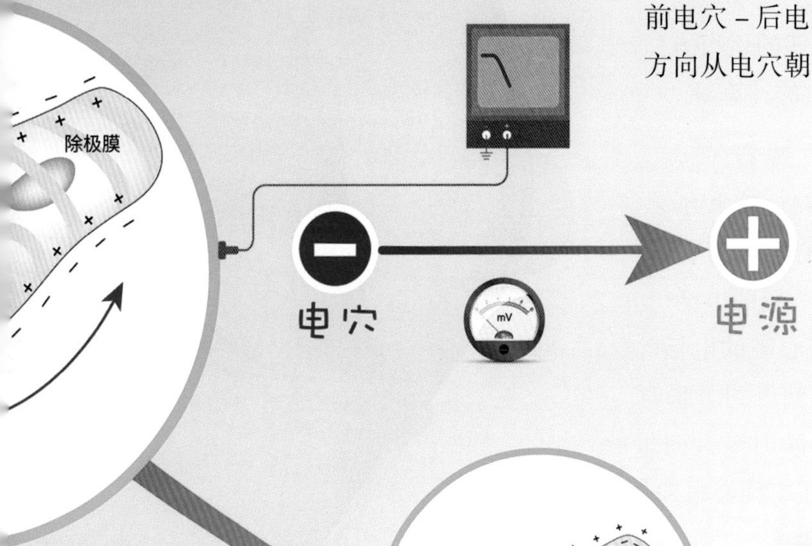

单个心肌细胞复极时，可以看做一对电偶在细胞膜表面移动。探查电极位于电偶中部时，当探查电极朝向电穴，初期记录到负向复极波；当电穴抵达探查电极部位时，负向波振幅达到最大；随后探查电极面对的是电源，负向波逐渐转变为正向波，由此记录到负正双相复极波。

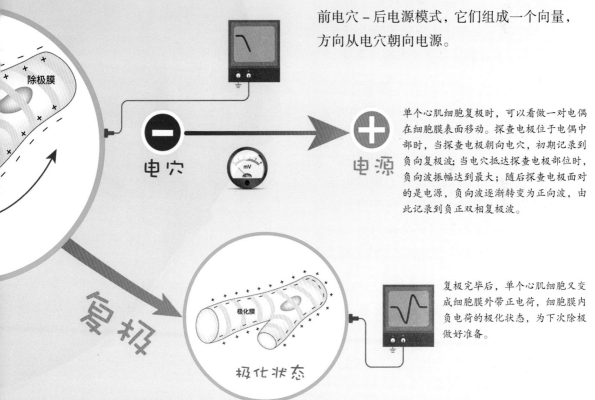

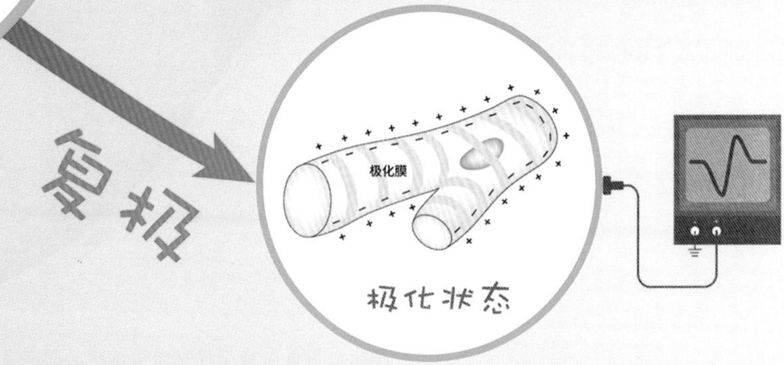

复极完毕后，单个心肌细胞又变成细胞膜外带正电荷，细胞膜内负电荷的极化状态，为下次除极做好准备。

26. 空间心电向量环

人类心脏估计有 2 ~ 30 亿个心肌细胞[50]。当离子通道开放时，1 秒时间里可以有 10^6 个离子进出细胞[51]。理论上，整体心脏的电活动是单个心肌细胞电活动的矢量和。然而，心肌细胞膜表面移动的电偶数量超乎想象，我们无法一一去探寻这些电偶的运行方向和距离，因为那是非常庞大的计算量。

解剖学上，心脏是一个三维器官，整体心脏电活动的每一个瞬间，各个方向都有无数的电偶在运动。心电学家通过一个折中方案来研究整体心脏的电活动，假设每一个瞬间，所有心脏的电活动能综合成一个最大向量，就得到了瞬时最大向量。当把不同时刻的瞬时最大向量的运行轨迹描绘下来，就得到了空间心电向量环。

心电图是空间心电向量环经过两次投影形成的，这是心电图学另一个重要的理论基石，即二次投影学说。

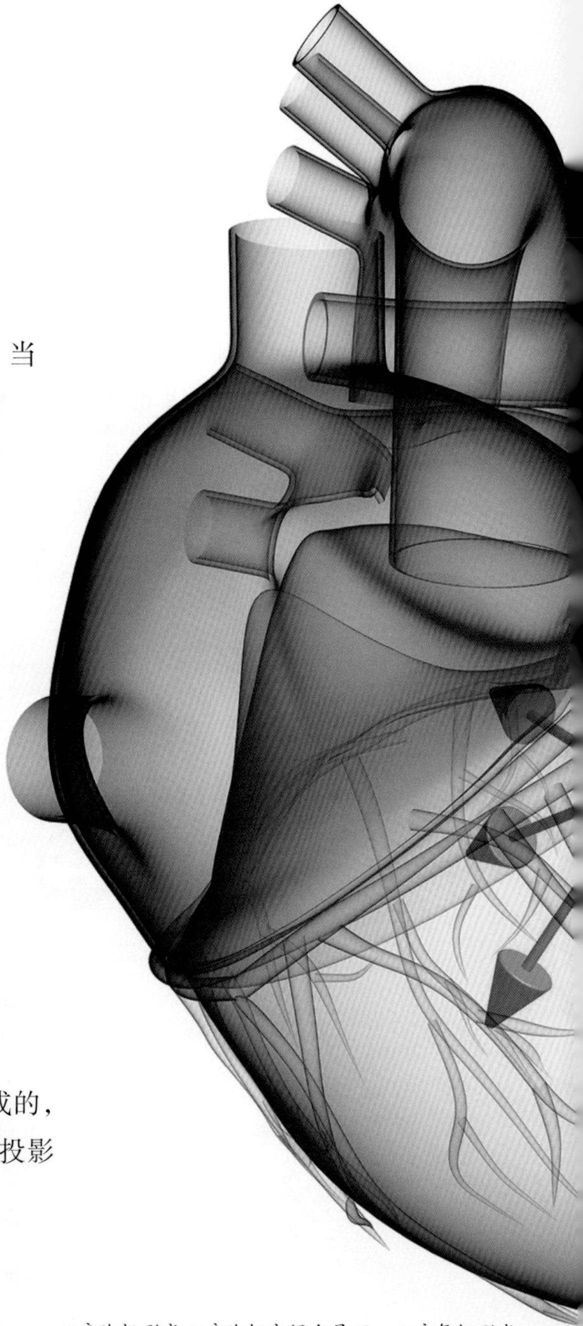

心房除极形成心房除极空间向量环，心房复极形成心房复极空间向量环，心室除极形成心室除极空间向量环，心室复极形成心室复极空间向量环。

知识拓展

空间心电向量环是一个三维向量环，携带心脏电活动的空间信息。我们用一个立方体展示空间心电向量环，在三维空间里，环体有左右方、上下方和前后方的空间关系。整体心脏进行电活动时，无论心房或是心室，都有一个总的空间电势，例如右心房位于左心房的前方、右方和上方，那么当心房除极时，右心房至左心房的总的除极电势从右心房朝向左心房时，可以想象这样得到的空间心房除极向量环朝向后方、左方和下方。

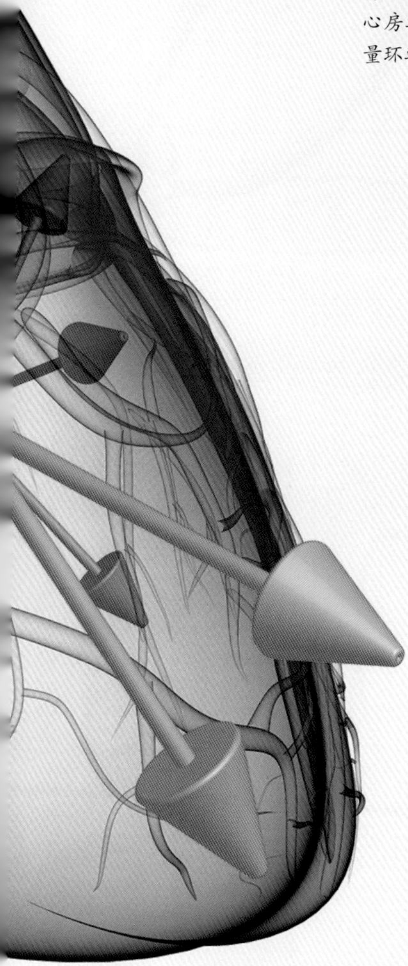

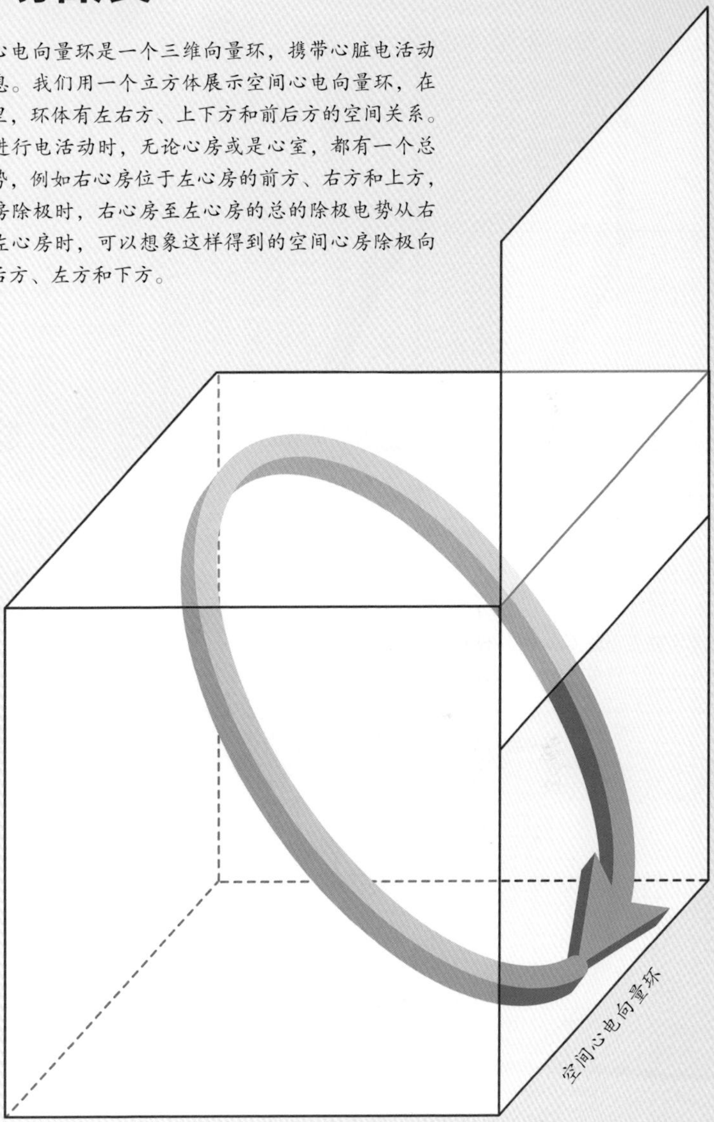

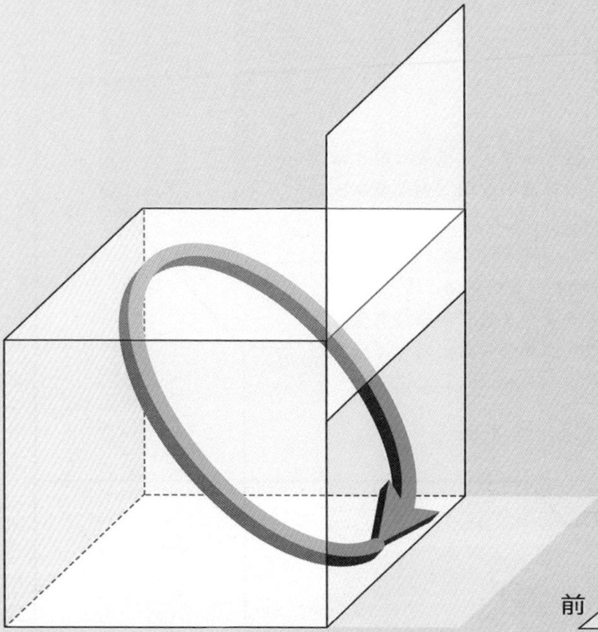

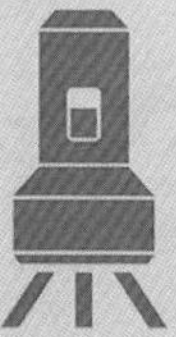

当光束垂直于横面从上至下照射空间心电向量环时，其在横面上投影就形成了横面心电向量环。

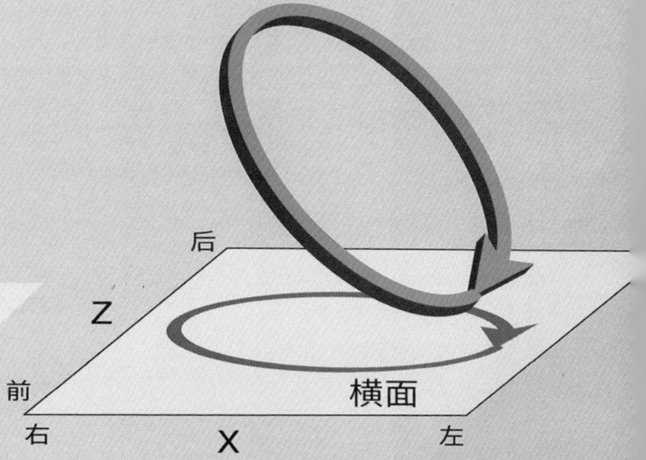

当光束垂直于额面从前至后照射空间心电向量环时，其在额面上投影就形成了额面心电向量环。

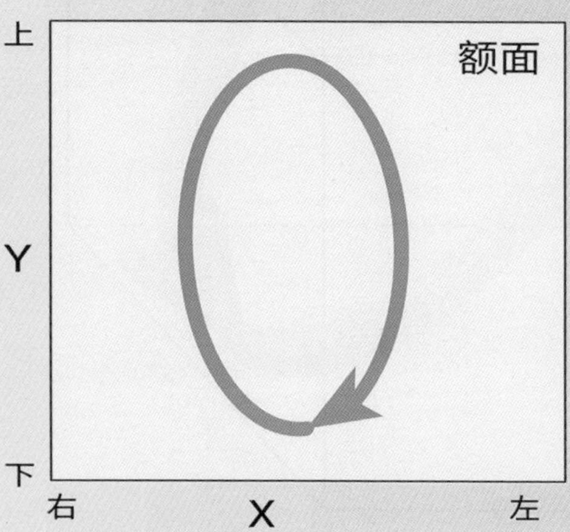

当光束垂直于侧面从左至右照射空间心电向量环时，其在侧面上投影就形成了侧面心电向量环。

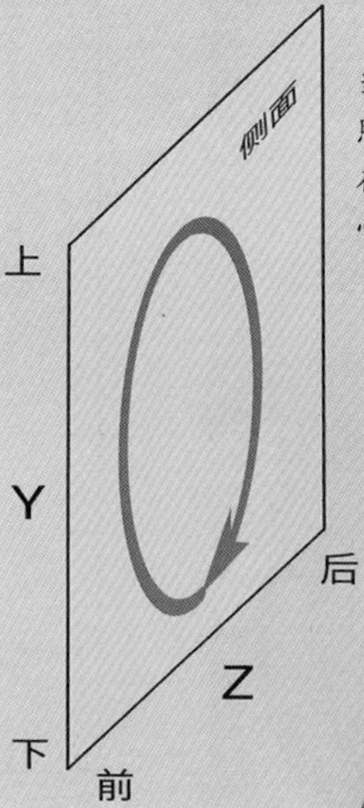

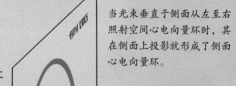

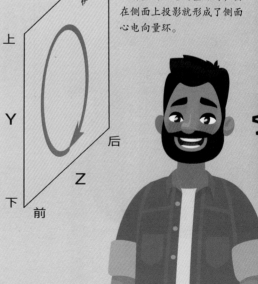

27. 投影（Ⅰ）

投影是用一束光线照射物体，在一个平面上得到其影子。只要一提到心电图学理论，很多初学者总觉得非常深奥，其实投影原理非常简单，类似于我们生活中的手影游戏。

空间心电向量环是一个立体环，无论是心电图纸或心电监护仪，都是二维平面。空间心电向量环要转化为心电图，首先要投影在二位平面上，形成平面心电向量环。投影的方式如同手影游戏。

当空间心电向量环要投影在一个平面时，就用垂直于这个平面的光束照射之，观察空间心电向量环在这个平面上形成的阴影。

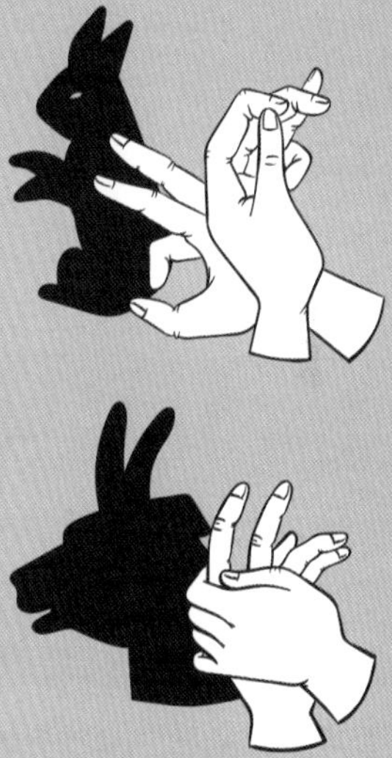

生活中的手影游戏就是一种投影

我们做平面坐标轴，横面由左右方X轴和前后方向Z轴组成，额面由左方向X轴和上下方向Y轴组成，这样间心电向量环就转位为横面、额面和面三个平面向量环，每个平面得到的体大小和方向不同。

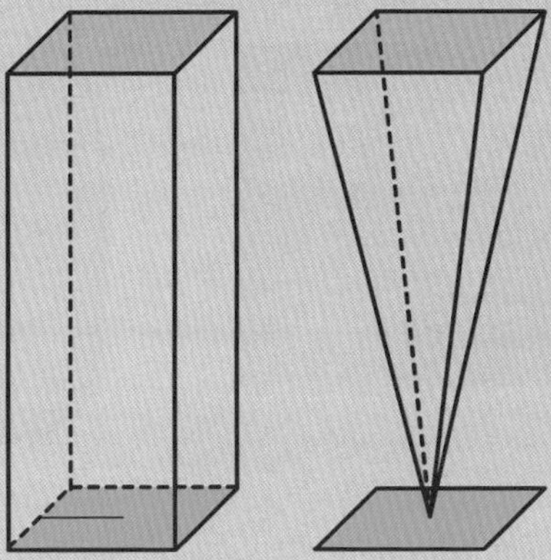

空间物体在平面形成的投影都是有损的，如两个顶部面积相同的立方体和三角锥，尽管横面投影形成面积和形状相同的平面，但实际上两个立方体的空间细节是不同的。换言之，空间心电向量环投影形成平面向量环，要丢失很多空间信息，信息量大打折扣。

28. 平面心电向量环

空间心电向量环投影在额面、横面和侧面就形成了额面心电向量环、横面心电向量环和侧面心电向量环。空间心电向量环投影形成平面心电向量环，这是人体心电的第一次投影。

常规 12 导联心电图包括肢体导联系统和胸导联系统，肢体导联系统属于额面心电图，胸导联属于横面心电图，这样，我们就可以在额面心电向量环和横面心电心电环所在平面建立各自的导联轴系统。

右图是一个额面心电向量环的实例。环体呈变形的心形，逆时针运行，初始部分位于右方，终末部分位于左方，主体位于左下象限。当把额面导联系统放在这个额面心电向量环中时，我们可以发现平面心电向量环、肢体导联轴、度数等信息都整合在一起了，为下一步心电图的形成做好了准备。

心房除极形成心房除极环（P 环），心房复极形成心房复极环（Pa 环），心室除极形成心室除极环（QRS 环），心室复极形成心室复极环（T 环）。

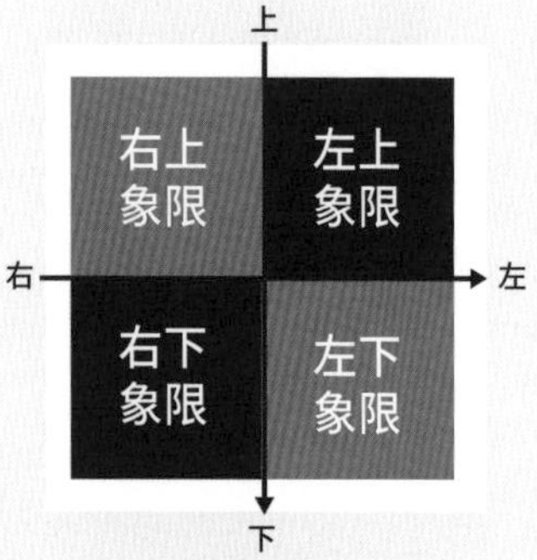

额面与轴向

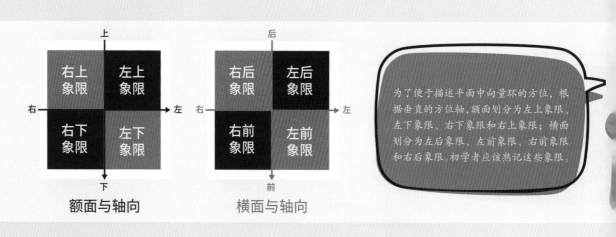

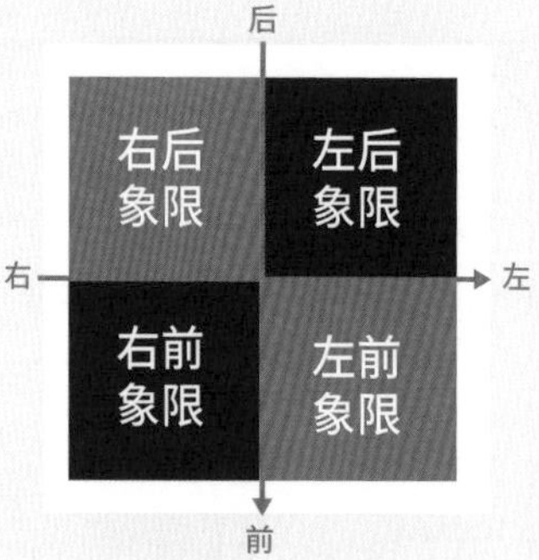

横面与轴向

为了便于描述平面中向量环的方位，根据垂直的方位轴，额面划分为左上象限、左下象限、右下象限和右上象限；横面划分为左后象限、左前象限、右前象限和右后象限。初学者应该熟记这些象限。

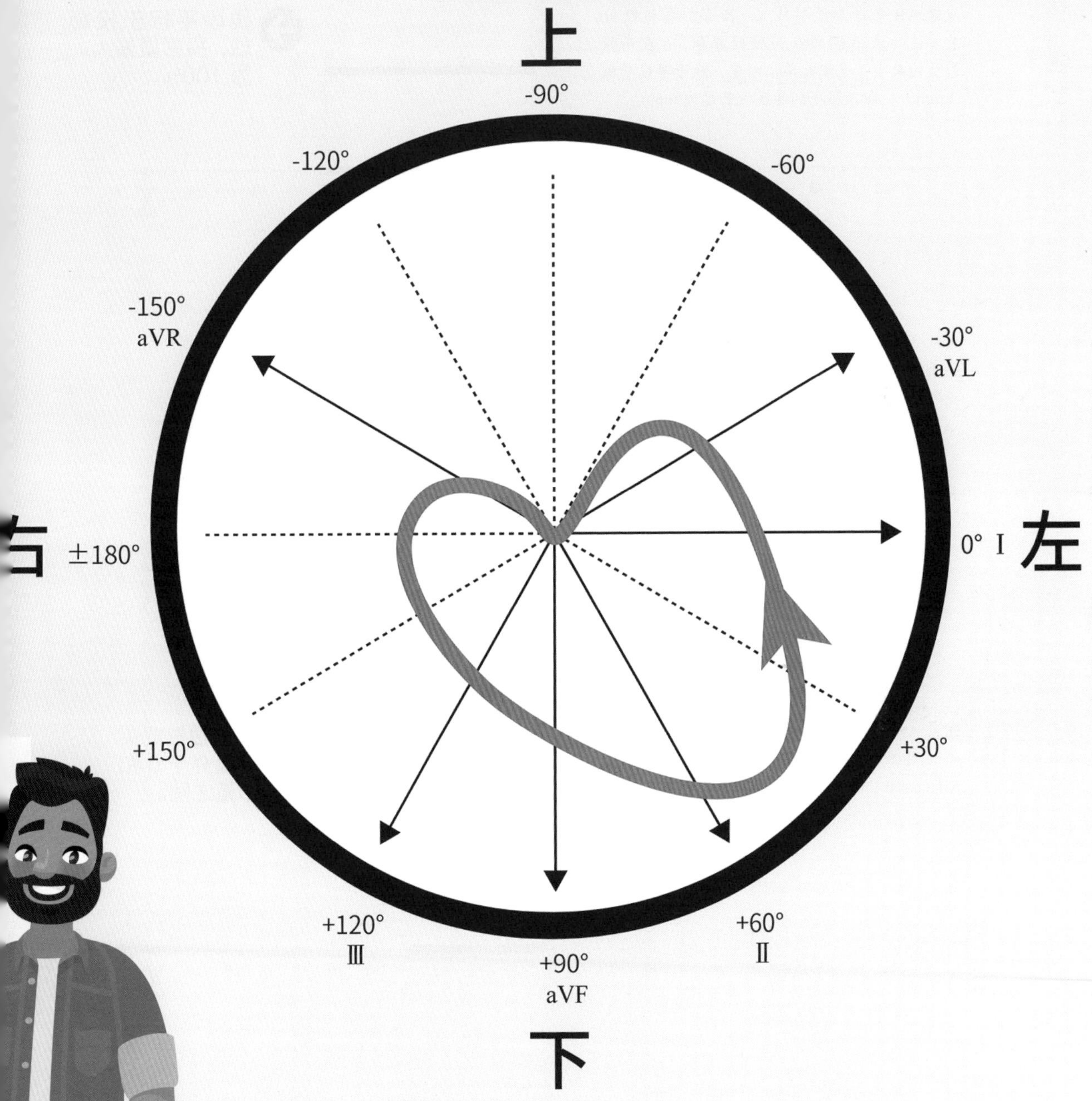
额面QRS环
上
-90°
-120°
-60°
-150°
aVR
-30°
aVL
右
±180°
0° Ⅰ
左
+150°
+30°
+120°
Ⅲ
+60°
Ⅱ
+90°
aVF
下

线段 AB 平行于投影轴 X，投影形成线段 ab 为 +6。+ 表示投影在 X 轴的正侧，6 表示投影量的大小，这里是单位刻度，赋予单位毫米（mm），即投影得到的线段长度为 6mm。

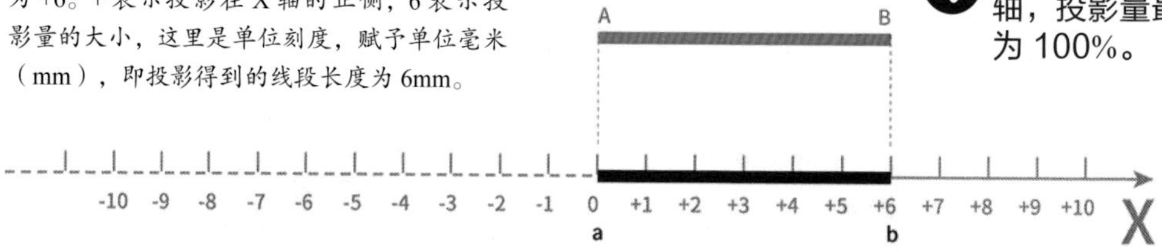

➔ 线段平行于投影轴，投影量最大，为 100%。

线段 AB 垂直于投影轴 X，投影形成线段 ab 为 0mm。当一个线段进行垂直投影时，投影形成一个点，长度近乎为零。

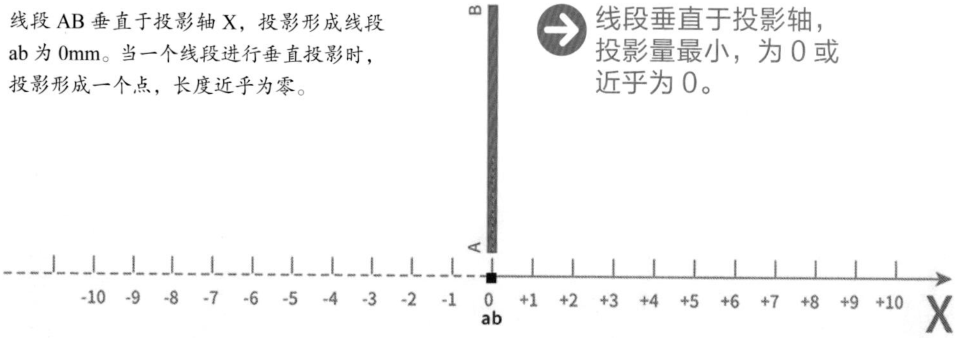

➔ 线段垂直于投影轴，投影量最小，为 0 或近乎为 0。

线段 AB 和投影轴存在一定夹角时，可以利用三角函数公式求得线段 ab。$ab = AB \times \cos\theta$，θ 是线段 AB 和投影轴的夹角。

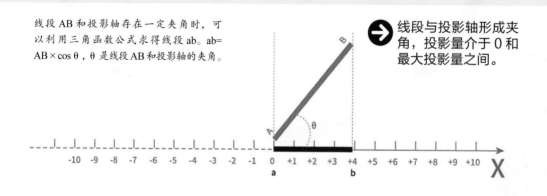

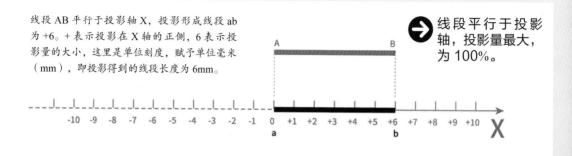

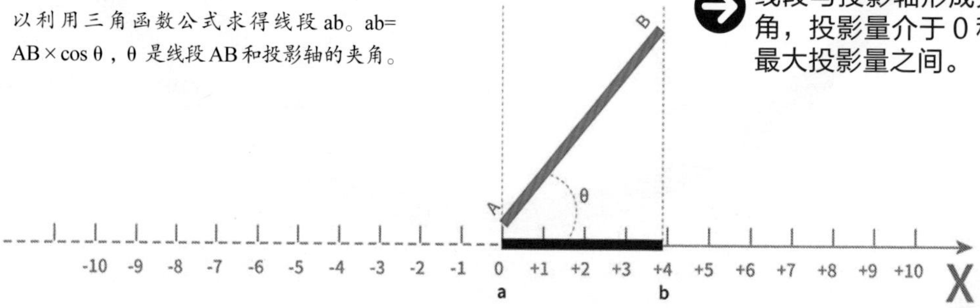

➔ 线段与投影轴形成夹角，投影量介于 0 和最大投影量之间。

29. 投影（Ⅱ）

平面心电向量环继续投影在导联轴上，就形成了心电图，这是人体心电的第二次投影。

比较人体心电的两次投影

	第一次投影	第二次投影
原始信息	空间向量环	平面向量环
投影方向	平面	导联轴（线）
投影信息	平面向量环	心电图

初学者只要掌握三个最重要的投影原理即可用于心电图的产生以及波形特征分析。心房除极环投影在导联轴形成心房除极波，即 P 波；心房复极环投影在导联轴形成心房复极波，即 Ta 波；心室除极环投影在导联轴形成心室除极波，即 QRS 波；心室复极环投影在导联轴形成心室复极波，即 T 波。

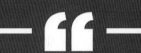

> “
> ■ 线段与投影轴平行，投影量最大。
> ■ 线段与投影轴垂直，投影量最小。
> ■ 线段与投影轴成一定夹角，投影量介于最小和最大投影量之间。
> ”

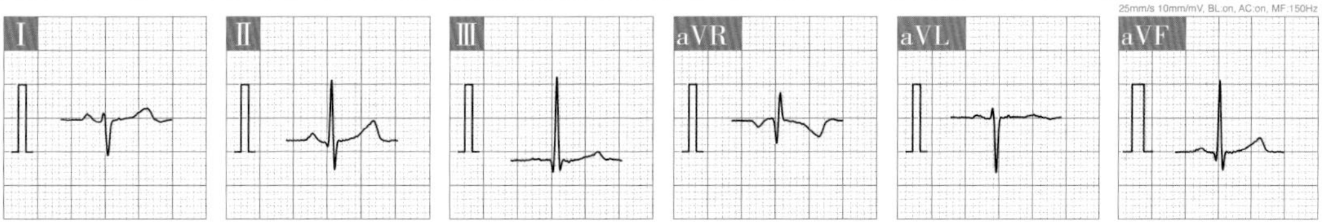

心电图图例 6

观察 6 个肢体导联。推导这份肢体导联心电图的额面 QRS 环最倾向平行于哪个导联的导联轴？

30. 形形色色的平面 QRS 环

心电图学教科书多用平面 QRS 环为例解释第二次投影，这是因为一次心电活动中，因心室质量最大，所以心室除极产生的平面 QRS 环通常也最大，形成心电波中振幅最大的 QRS 波。

健康的心脏和罹患疾病的心脏可以产生形形色色的平面 QRS 环。我们并不需要去记忆这些平面心电向量环的形态，只需要掌握几个“关键词”，就可以很好地理解心电波的形成原理和机制了。

原点。是平面心电向量环的发出部位。

运行方向。环体可以逆钟向运行、顺钟向运行、8 字运行、线性运行等[52]。试一试描述右图不同平面 QRS 环运行方向。

初始向量。通常指环体运行 10 ~ 20ms 时所在的向量部位[52, 53]。知道了原点，知道了初始向量，其实就很容易理解环体的运行方向了。

最大向量。环体逐渐远离原点的部分称为离心支。离心支到达距离原点最远的距离时，称为最大向量。最大向量决定了环体的主体特征，包括方向和面积，决定心电波形极性和振幅。准备好一支铅笔和三角尺，试一试做出图 B ~ 图 I 的最大向量。

终末向量。环体越过最大向量后，逐渐向原点回归的部分称为归心支。终末 10ms 时的向量部位称为终末向量[54]。

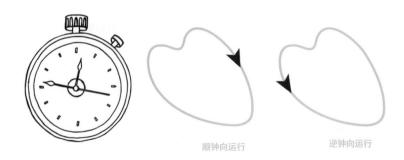

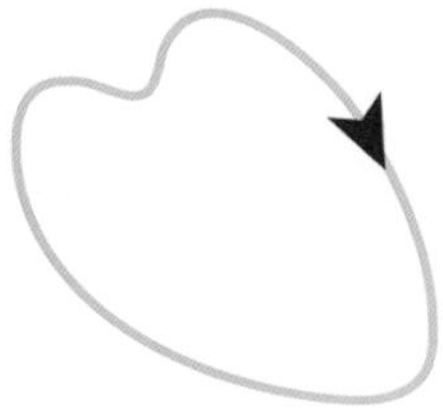

顺钟向运行

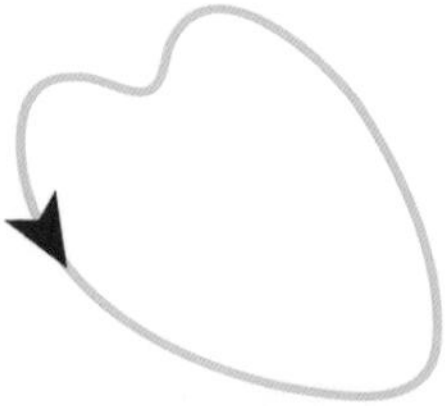

逆钟向运行

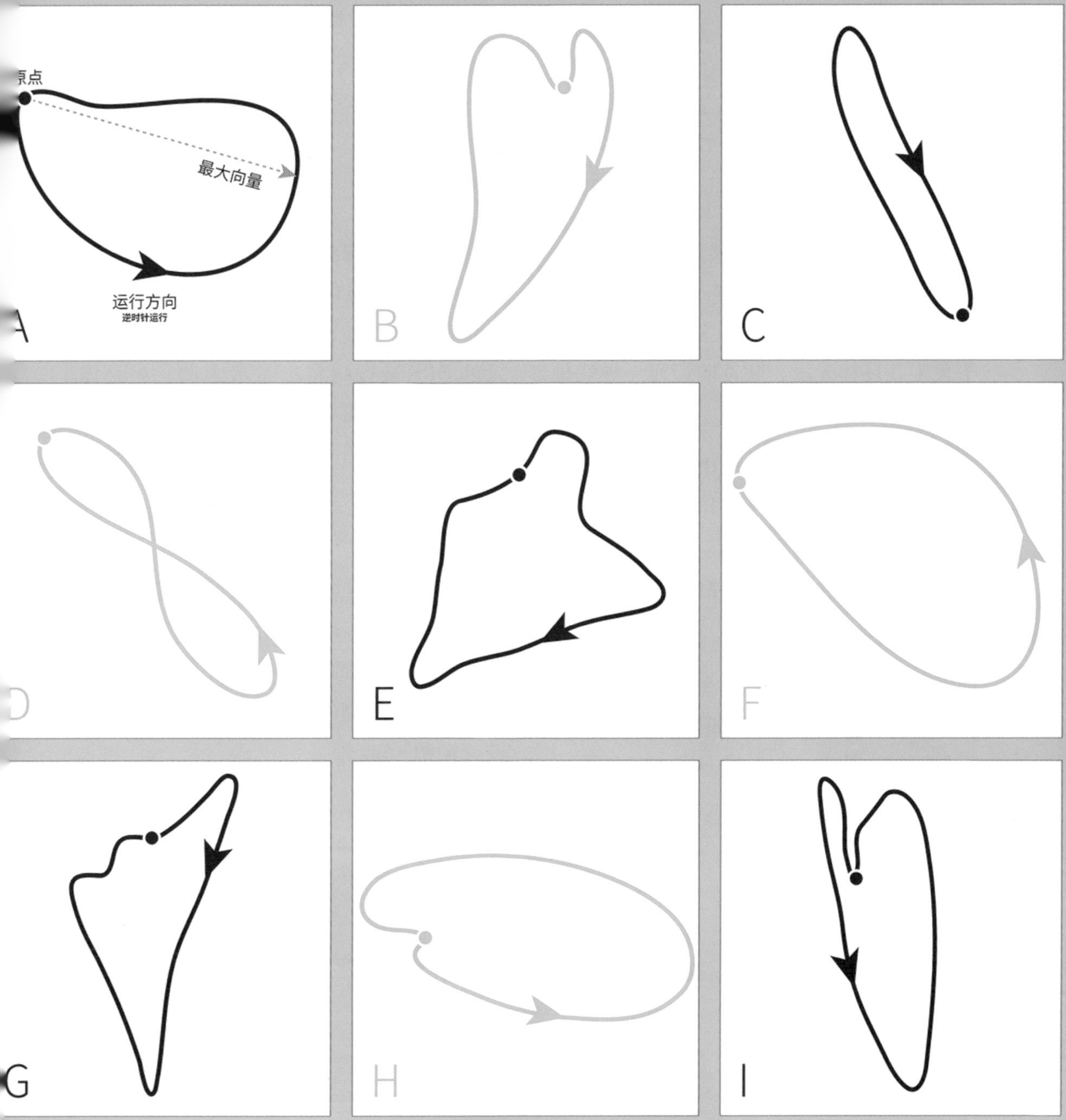
原点
最大向量
运行方向
逆时针运行
A
B
C
D
E
F
G
H
I

31. 心电图的产生

我们用前面介绍的额面QRS环学习Ⅰ导联QRS波的形成。右侧彩色的额面QRS环分布于四个象限，主体部分位于左下象限，环体光滑，顺钟向运行。导联轴单位为mm。

初始向量。该额面QRS环从原点发出后，向左上象限运行，10ms时运行在a点，a点为最大初始向量。我们观察到a点投影在Ⅰ导联轴正侧，振幅为3.8mm。

Ⅰ导联最大向量。环体运行到b点处时，位于Ⅰ导联轴正侧，振幅为8.6mm。初始向量和Ⅰ导联轴最大向量都位于Ⅰ导联轴正侧，两者一起形成一个正向R波。

整体最大向量。从图中我们看到，整个环体最大向量位于c点，位于左下象限，最靠近Ⅱ导联轴，肢体导联中，Ⅱ导联记录的QRS波振幅将会是最大的。当整体最大向量和投影导联轴平行时，导联轴最大向量和环体最大向量相同；本图中整体最大向量平行于Ⅱ导联，与投影的Ⅰ导联存在一定距离，故Ⅰ导联最大向量和整体最大向量不同。

终末向量。环体最后在右上象限回归到原点，终末部d点是最大终末向量，投影在Ⅰ导联轴的负侧，故形成终末负向波，振幅 -5mm。

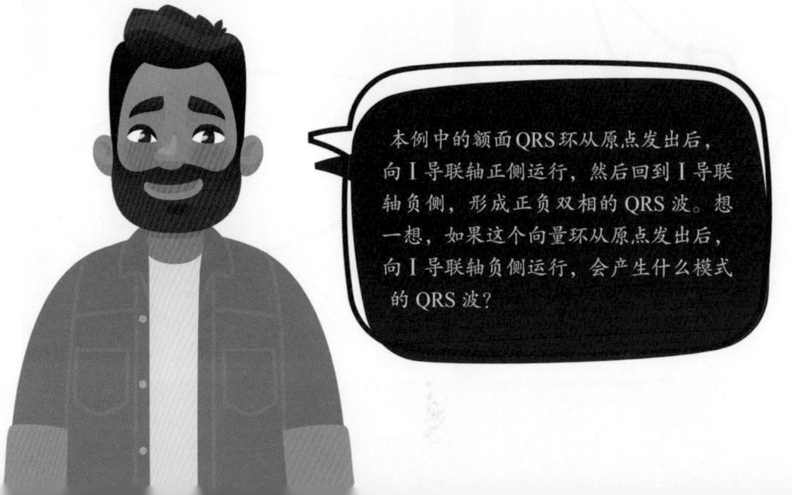

本例中的额面QRS环从原点发出后，向Ⅰ导联轴正侧运行，然后回到Ⅰ导联轴负侧，形成正负双相的QRS波。想一想，如果这个向量环从原点发出后，向Ⅰ导联轴负侧运行，会产生什么模式的QRS波？

> 向量位于导联轴正侧，投影产生正向心电波；向量位于导联轴负侧，投影产生负向心电波。

额面QRS环

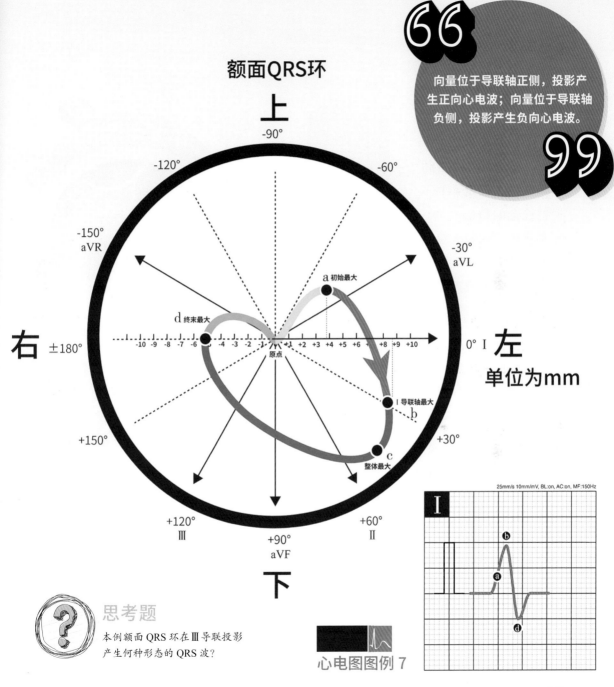

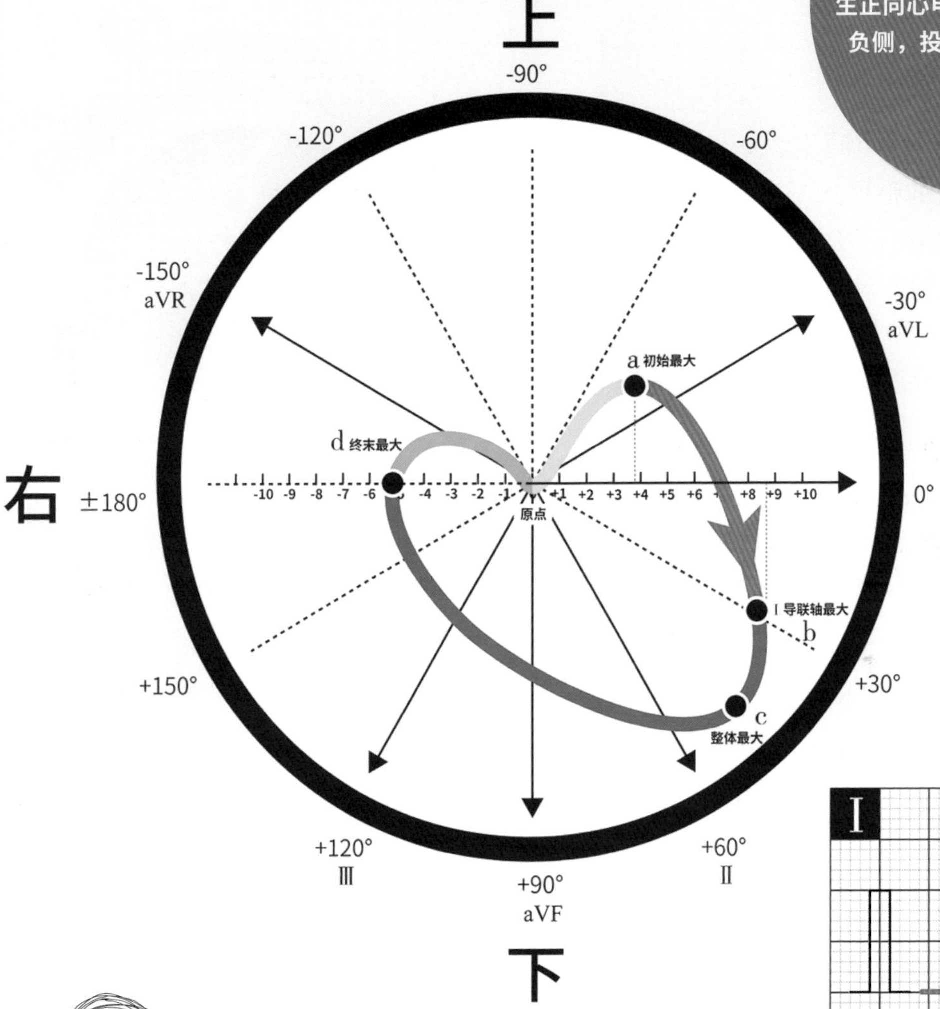

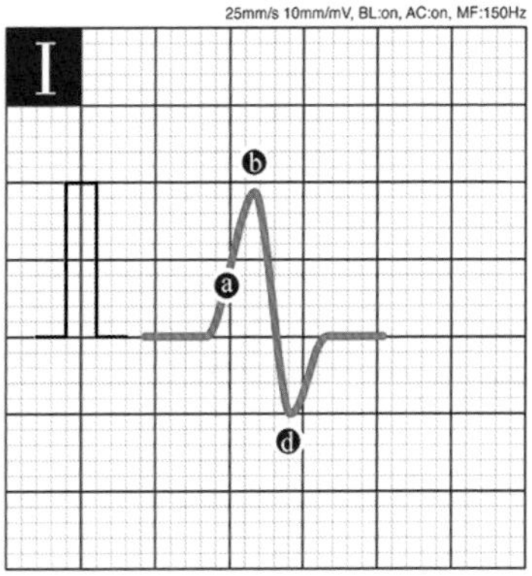

心电图图例 7

思考题

本例额面 QRS 环在Ⅲ导联投影产生何种形态的 QRS 波？

32. 自律性

一些心肌细胞的4相膜电位不稳定，并不保持稳定的静息电位，而是复极达到最大负电位后，膜电位负值逐渐减少（膜电位逐渐变正），一旦达到阈电位，即产生新的动作电位。

这种在无刺激的情况下，细胞膜电位自发性除极产生动作电位的能力，称为自律性[55]。

在心脏中，具有自律性的细胞有窦房结、房室结和浦肯野细胞，非自律性细胞称为普通工作肌细胞，包括普通心房肌和心室肌细胞。

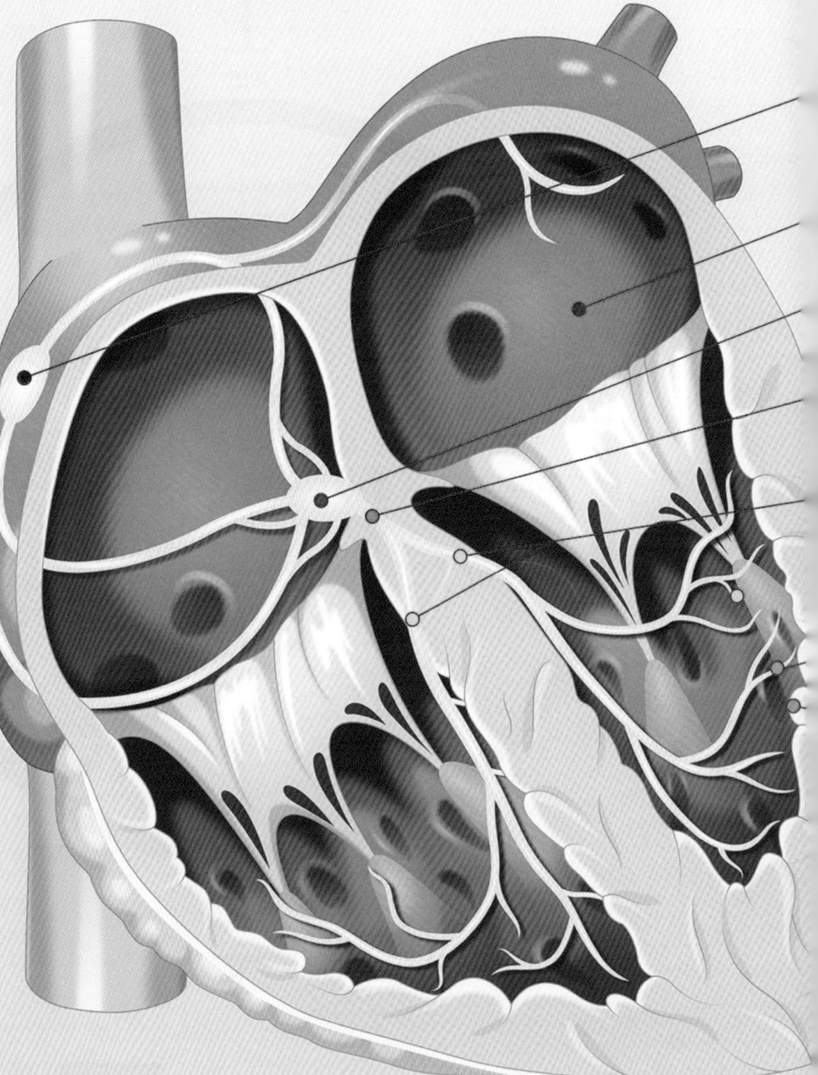

不同部位的心肌细胞，动作电位曲线的形态不同。

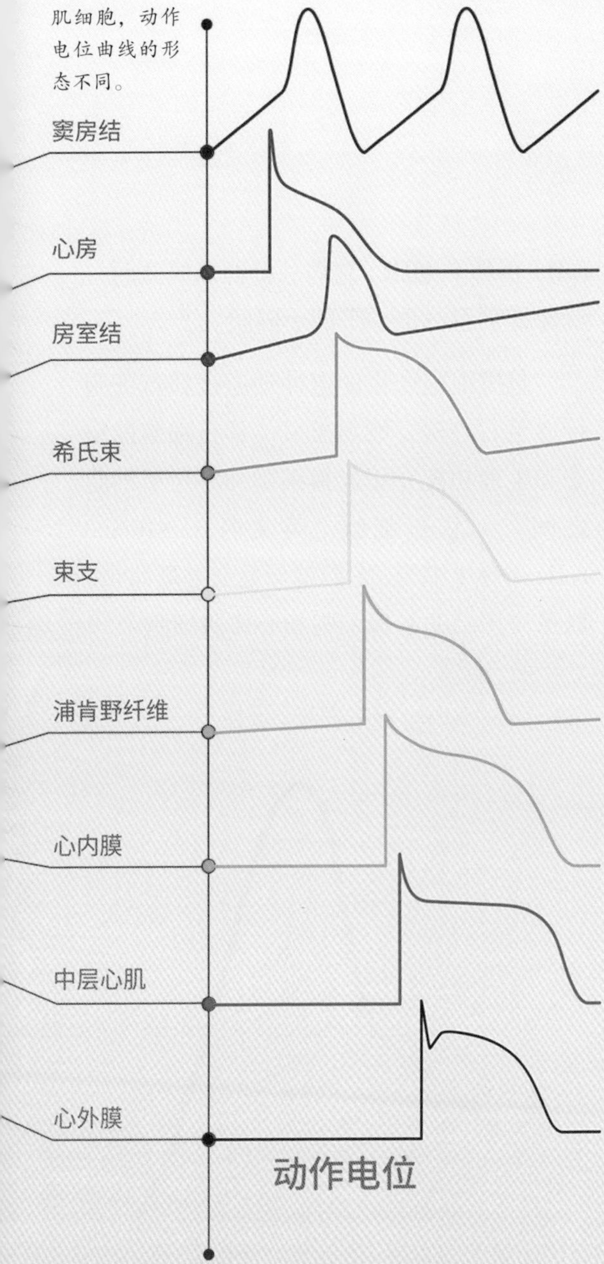

注意，普通工作心室肌的 4 相膜电位稳定，称为静息电位；而窦房结的 4 相膜电位不稳定，复极抵达最大负电位以后，在此基础上自发性除极。4 相相当于心肌细胞的舒张期，因而 4 相自发性除极又称为舒张期除极。

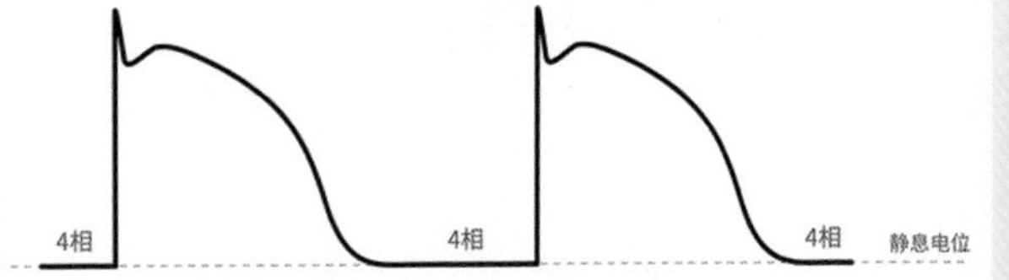

普通工作心室肌的动作电位曲线

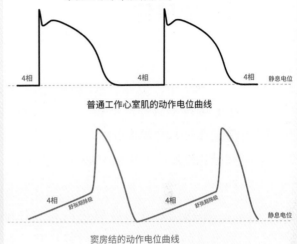

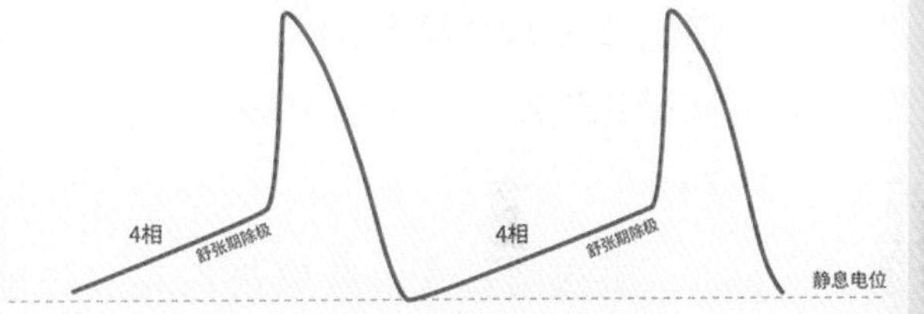

窦房结的动作电位曲线

正常自律性是心脏能够维持心跳的生理学机制。异常自律性包括原有自律性细胞的自律特性改变，或普通工作肌细胞病变具备自律性，或胚胎发育问题，心脏不应该有自律性细胞的地方出现了自律性细胞等，是临床一些主动性心律失常的细胞学机制，如期前收缩、短阵心动过速等。

33. 窦房结

1907 年，窦房结被发现，从此解开了心脏自动跳动的奥秘[56~58]。人类的窦房结位于上腔静脉和右心房的交界部，大致呈纺锤形，平均长 15mm、宽 5mm、厚 2mm[59~61]。

窦房结富含由胶原蛋白和成纤维细胞组成的结缔组织，它们好比建造蜂巢的材料[62]。起搏细胞，英文名 pacemaker cell，俗称 P 细胞。它们一群群蜗居其间，就像蜂巢里一个一个的小隔间。

起搏细胞产生的电冲动通过移行细胞传递至右心房。顾名思义，移行细胞的形态和生理功能介于起搏细胞和心房肌细胞之间[63]。移行细胞，英文名 transitional cell，俗称 T 细胞，它们就像是交通联络员，联系窦房结的起搏细胞和心房肌细胞。

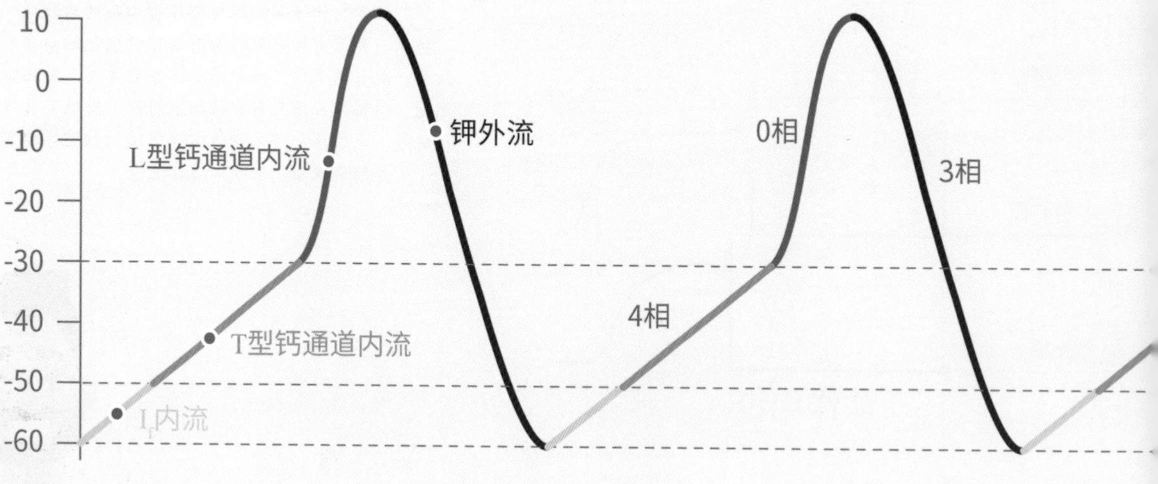

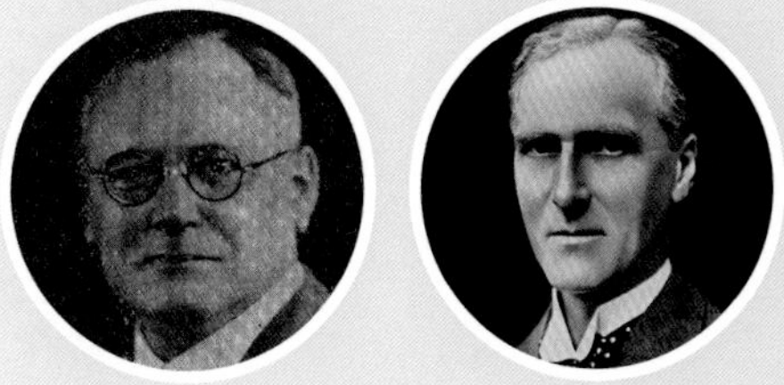

英国生理学家亚瑟·基思（Arthur Keith，1866 ~ 1955）爵士和马丁·威廉·弗莱克（Martin William Flack，1882 ~ 1931）共同发现了窦房结。

思考题

在临床上，哪些药物通过阻断 I_f 通道减慢窦性心率？

窦房结起搏电流的秘密

窦房结起搏电流可以看作为多种离子通道（电流）的接力赛。当窦房结复极到最大负电位 –60mV 时，一种可以同时通透钠离子和钾离子的电流（I_f 电流）开放，阳离子进入细胞，细胞膜负电位逐渐减少。当膜电位负值减少至 –50mV 时，T 型钙通道开放，钙离子进入细胞，细胞膜负电位进一步减少。当细胞膜负电位减少至 –40 ~ –30mV 时，第二种钙通道（L 型钙通道）开放，钙离子快速进入细胞内，产生动作电位上扬支[64~66]。生理情况下，窦房结的起搏电流形成速率是自律性细胞中最快的，所以窦房结成为绝大多数个体的正常心律主宰。

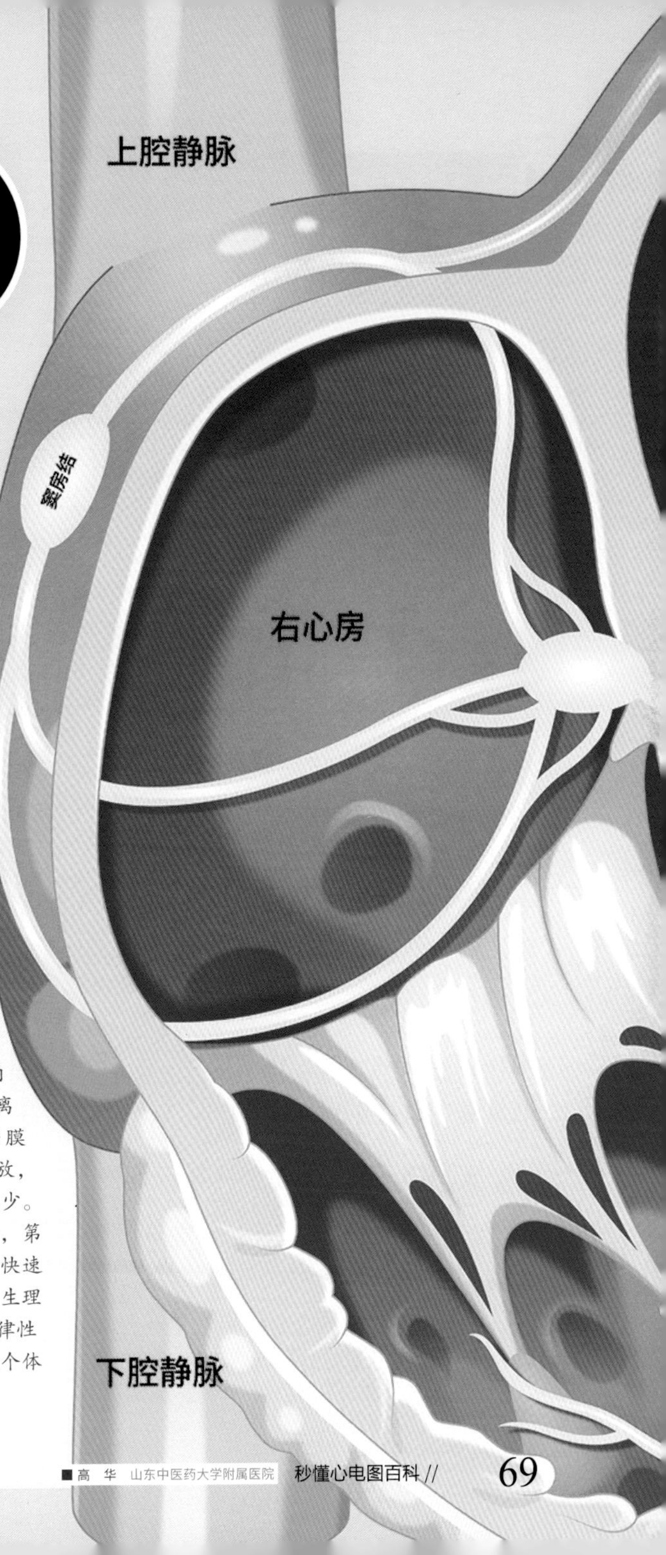

34. 窦房结动脉

迄今，来自基础和临床的大量研究已经重新定义了窦房结。窦房结是一个不连续的异质性复合体，具有独特的电生理学和结构特征[66]。尽管窦房结是一个微小的结构，解剖上却有一条相对粗大的动脉横贯其间，为其提供血液，称为窦房结动脉。窦房结动脉平均直径约为 2mm[67]。

在 68% 的个体中，窦房结动脉来自右冠状动脉近段，接近 22% 的个体来自左旋支，2% 的个体由右冠状动脉和左旋支的分支提供双重供血[68]。窦房结动脉缺血时，将引起急性窦房结功能障碍，起搏细胞起搏功能衰退或停止，移行细胞传导功能减弱或中断，临床出现严重的窦性心动过缓、窦房阻滞和窦性停搏等缓慢性心律失常。引起急性下壁心肌梗死的闭塞血管多数是右冠状动脉，故急性下壁心肌梗死患者常伴急性病态窦房结综合征。

当心脏外科手术的右心房切口、外伤、心脏介入诊疗等操作损伤窦房结动脉时，也会导致缓慢性窦性心律失常，有些能够逐渐恢复，有些则引起永久性医源性病态窦房结综合征。

窦房结受到丰富的自主神经调控。交感神经兴奋时，窦房结起搏电流加速，心率增快；而迷走神经兴奋时，窦房结起搏电流减慢，心率减慢。

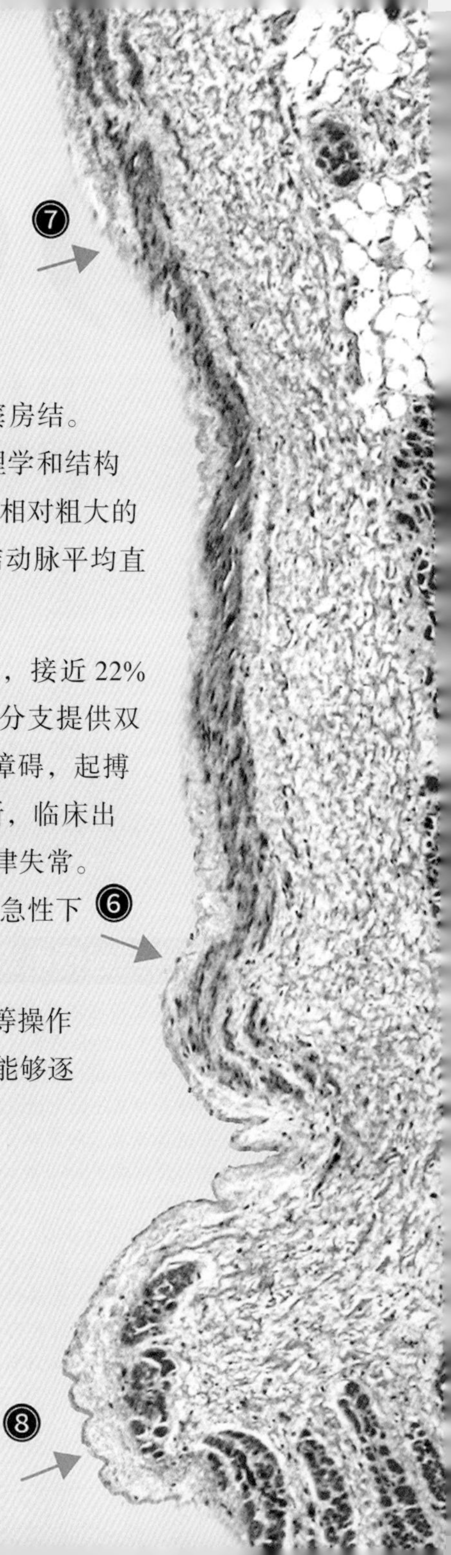

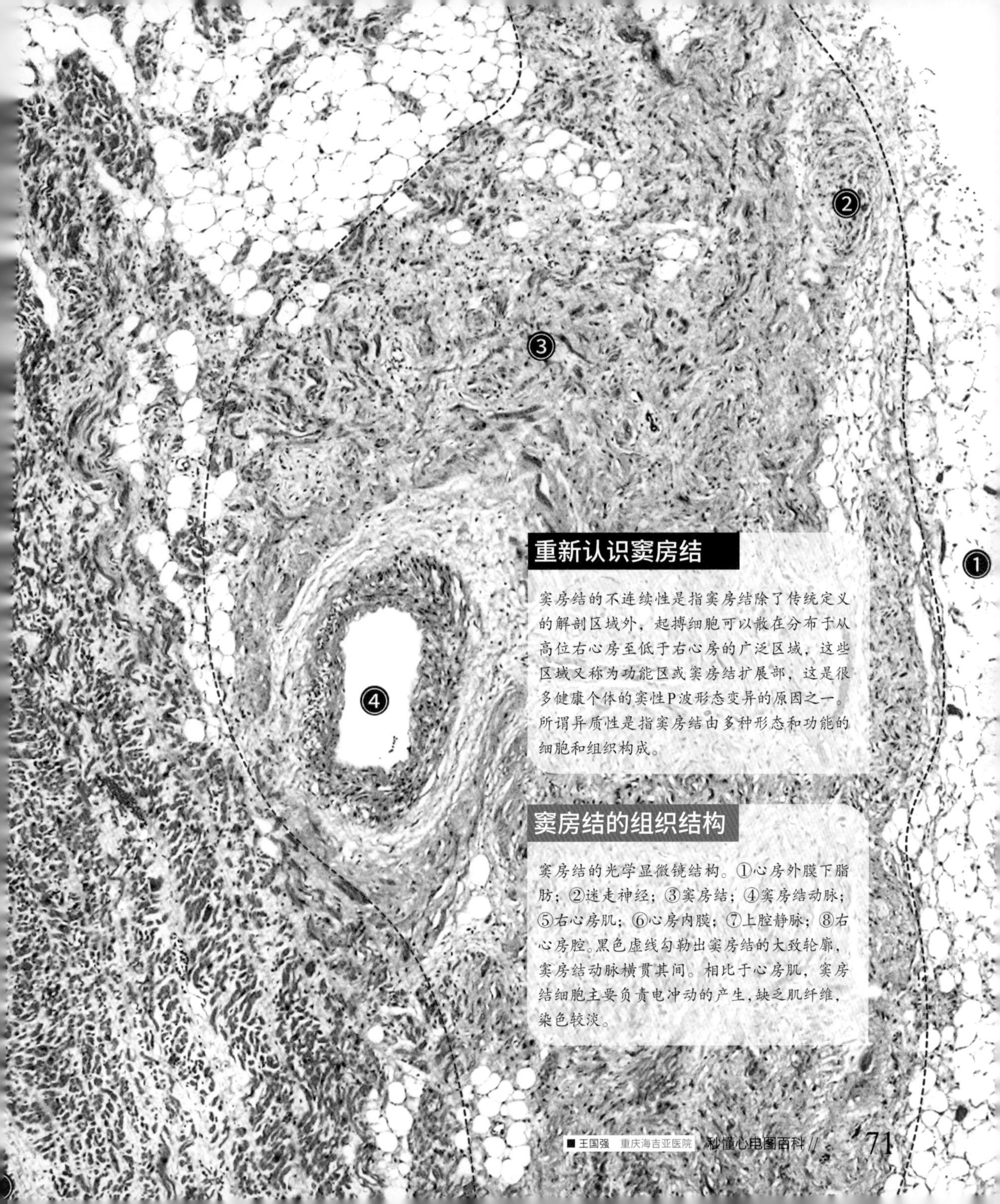

重新认识窦房结

窦房结的不连续性是指窦房结除了传统定义的解剖区域外，起搏细胞可以散在分布于从高位右心房至低于右心房的广泛区域，这些区域又称为功能区或窦房结扩展部，这是很多健康个体的窦性P波形态变异的原因之一。所谓异质性是指窦房结由多种形态和功能的细胞和组织构成。

窦房结的组织结构

窦房结的光学显微镜结构。①心房外膜下脂肪；②迷走神经；③窦房结；④窦房结动脉；⑤右心房肌；⑥心房内膜；⑦上腔静脉；⑧右心房腔。黑色虚线勾勒出窦房结的大致轮廓，窦房结动脉横贯其间。相比于心房肌，窦房结细胞主要负责电冲动的产生，缺乏肌纤维，染色较淡。

35. 认识常见的心电波

学习心电图，首先要学习常见心电波的分析，包括形态、时限和振幅。初学者可能很畏惧众多的测值和心电数据，不过，心电图学是一门实践性很强的学科，通过临床大量阅读和分析心电图，反复训练分析技能，总有一天，你会发现自己已经轻而易举地记住了常用测值数据。

一个对初学者的建议是：先理解并掌握各个心电波的产生机制和意义，在阅读本书的过程中，不断查阅列举的测值数据，每一周熟记一个参数，坚持学习，等看完本书，你将会掌握基本的分析测值数据！

另一个重点是不断积累常见正常变异心电图知识，因为学会辨识正常变异心电图是区分异常心电图的基础。

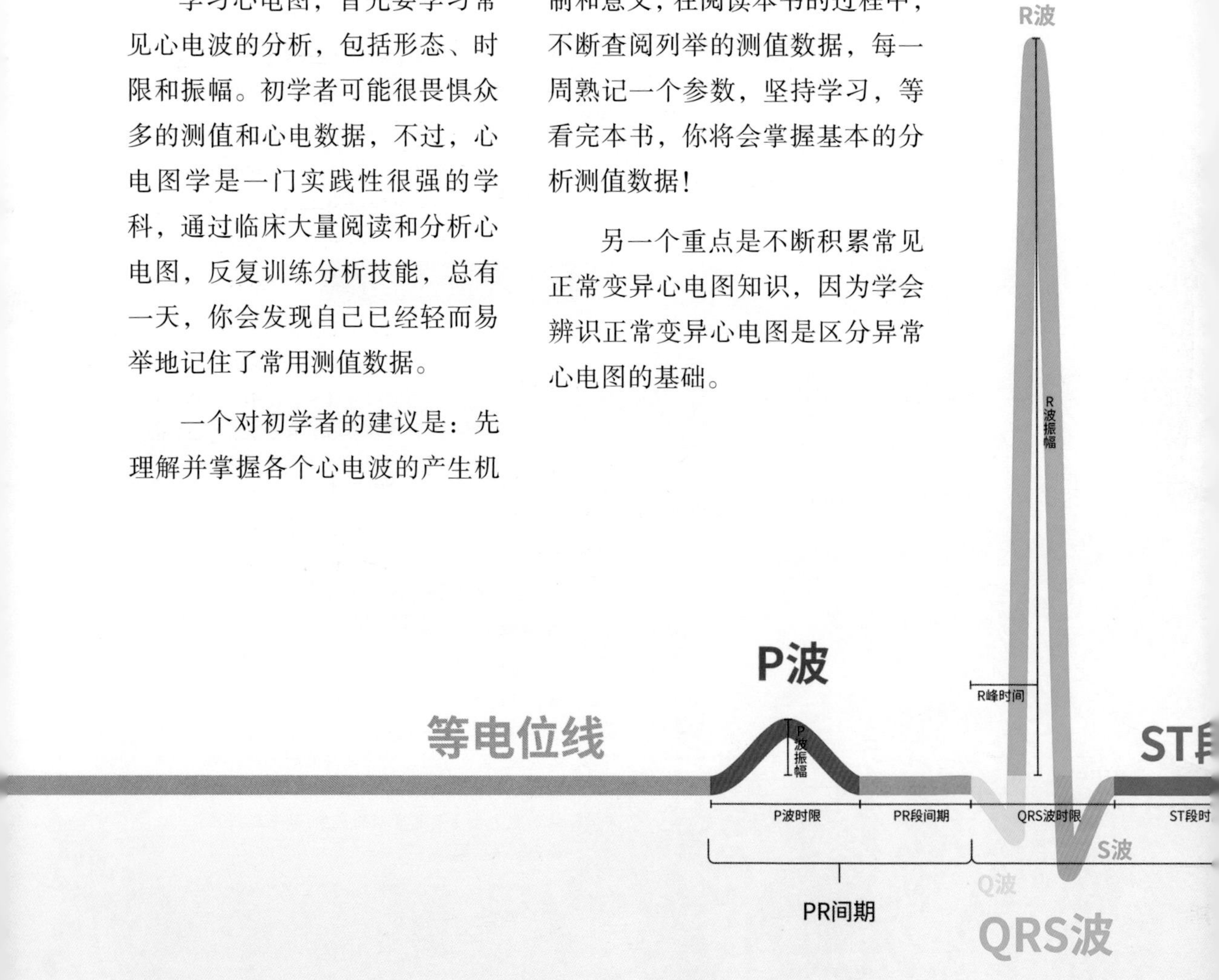

心电图图例 8

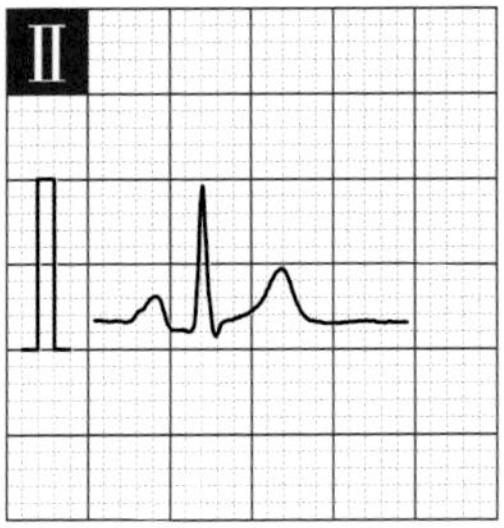

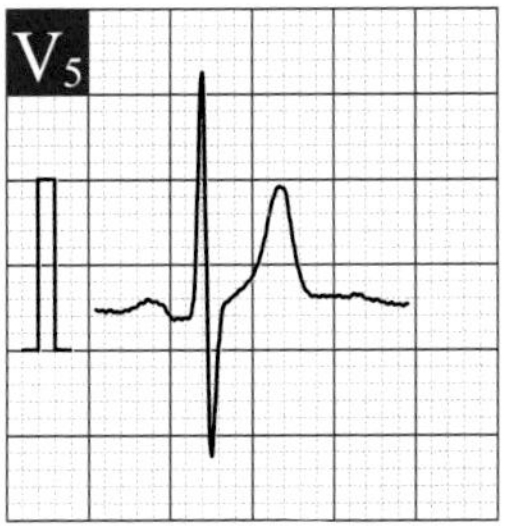

25mm/s 10mm/mV, BL:on, AC:on, MF:150Hz

没有过不去的坎，没有学不会的心电图。根据模式图，标注图例心电波并测量各种测值。

常见心电波的产生机制和正常测值

心电波	产生机制	正常测值（成人）
P 波	心房肌除极	时限：＜ 120ms 振幅：肢体导联≤ 2.5mm 胸导联＜ 1.5mm
PR 间期	冲动在心房、房室结、希氏束、束支和终末浦肯野纤维网络的传导时间	120 ～ 200ms
QRS 波	心室肌除极	时限：＜ 110ms 振幅：V_5 导联 R 波振幅＜ 25mm
ST 段	心室肌复极 2 相	时限：80 ～ 120ms 振幅：压低不应超过 0.5mm 肢体导联抬高不应超过 1mm 右胸导联抬高不应超过 3.5mm 左胸导联抬高不应超过 1mm
T 波	心室肌复极 3 相	时限：160ms 振幅：不应低于同导联 R 波振幅的 1/10 胸导联男性上限 16mm 胸导联女性上限 10mm
QT 间期	心室肌除极和复极总时间	400 ～ 440ms
U 波	电 - 机械反馈波	时限：140 ～ 200ms 振幅：0.33 ～ 1mm

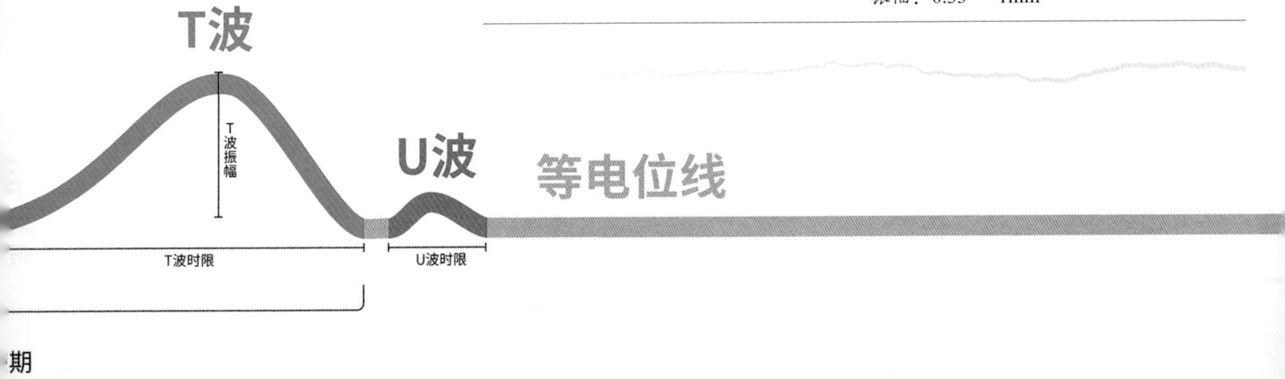

单元测试 II

1. 维持心肌细胞静息电位的离子是（　　）。

A. 钠离子

B. 钙离子

C. 钾离子

D. 镁离子

E. 氯离子

2. 在电生理学上，属于慢反应细胞的是（　）。

A. 心房肌细胞

B. 窦房结的起搏细胞

C. 心室的心内膜细胞

D. 浦肯野细胞

E. 心室的心外膜细胞

3. 快反应细胞 0 相除极的离子流是（　　）。

A. 钠离子

B. 钙离子

C. 钾离子

D. 镁离子

E. 氯离子

4. 心室肌的兴奋 - 收缩耦联发生于（　　）。

A. 动作电位 0 相

B. 动作电位 1 相

C. 动作电位 2 相

D. 动作电位 4 相

E. 静息电位

5.3 相复极的主要离子流是（　　）。

A. 钠离子内流

B. 钠离子外流

C. 钾离子内流

D. 钾离子外流

E. 钙离子外流

6. 慢反应细胞 0 相除极的离子流是（　　）。

A. 钠离子

B. 钙离子

C. 钾离子

D. 镁离子

E. 氯离子

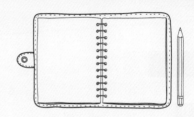

7. 空间心电向量环第一次投影形成（　　）。

A. 心电图

B. 晚电位

C. 食道心电图

D. 平面向量图

E. 运动心电图

8. 有关额面，下列说法正确的是（　　）。

A. 由上下方和前后方组成

B. 由上下方和左右方组成

C. 由左右方和前后方组成

D. 代表胸导联系统所在平面

E. 平行于矢状面

9. 线段 A 长度 15cm，平行于平面 B。那么线段 A 在平面 B 上形成的投影长度是（　　）。

A.0cm

B.5cm

C.10cm

D.15cm

E.20cm

10. 以下哪个是心室除极平面向量环？（　　）

A.P 环

B.QRS 环

C.T 环

D.S 环

E.U 环

11. 探查电极朝向电源，记录到（　　）。

A. 正向波

B. 负向波

C. 等电位线

D. 正负双相波

E. 负正双相波

12. 有关窦房结的叙述，错误的是（　　）。

A. 静息膜电位不稳定

B. 具有自律性

C.0 相除极依赖于镁离子内流

D. 位于高位右心房

E. 窦房结动脉多数起源于右冠状动脉

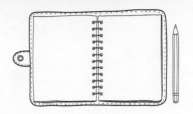

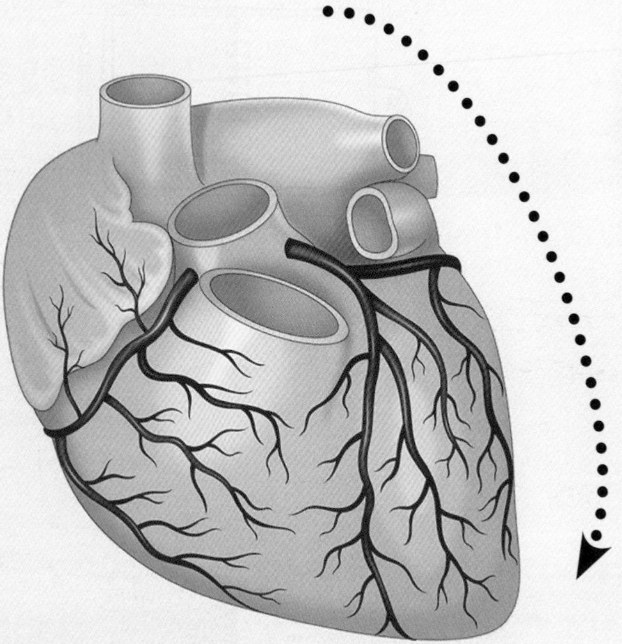

> 窦性冲动先后引起心房和心室除极，因此正常情况下，整体心脏除极遵循从高位至低位的顺序，亦即从上方朝向下方的模式。

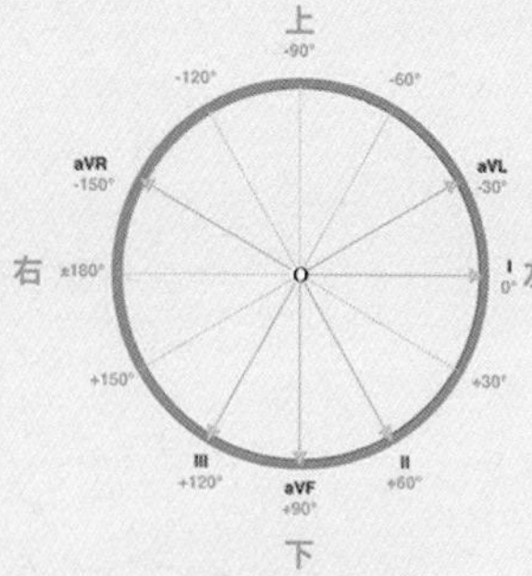

肢体导联 额面导联系统

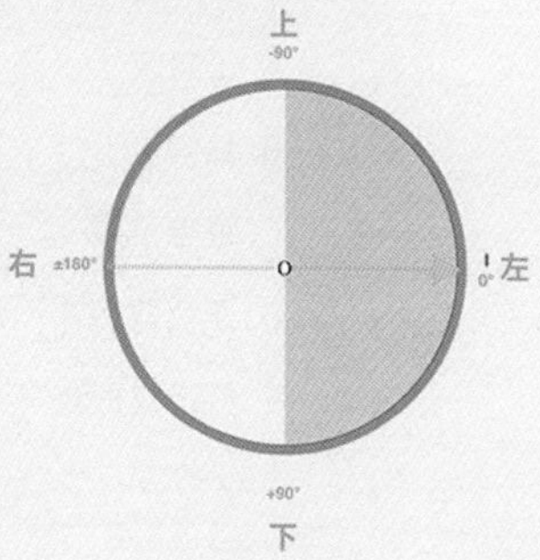

I 导联

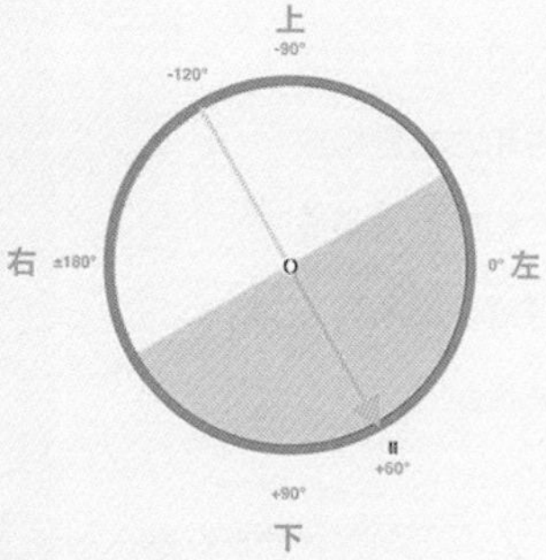

II 导联

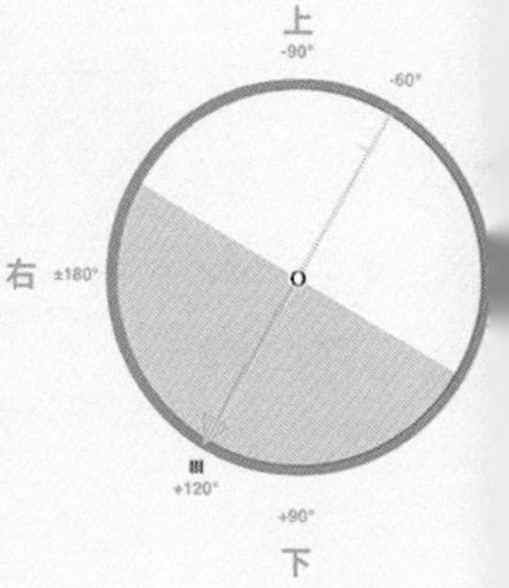

III 导联

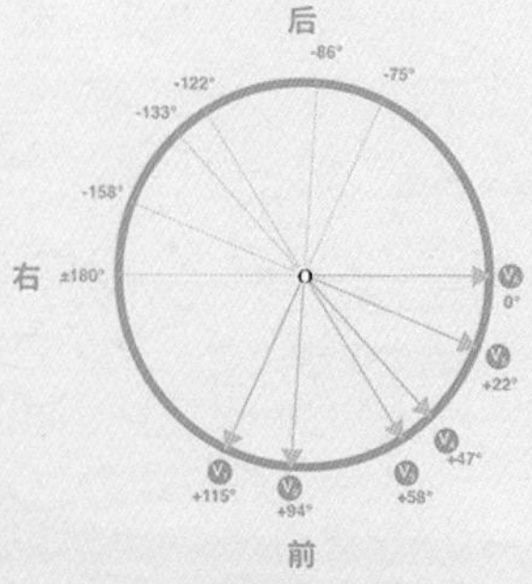

胸导联 横面导联系统

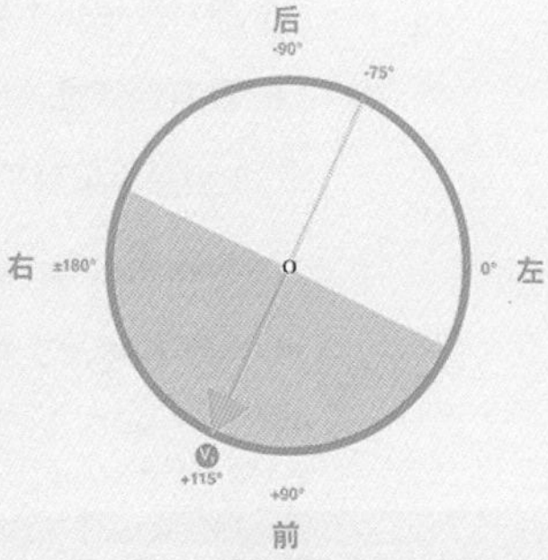

V_1导联

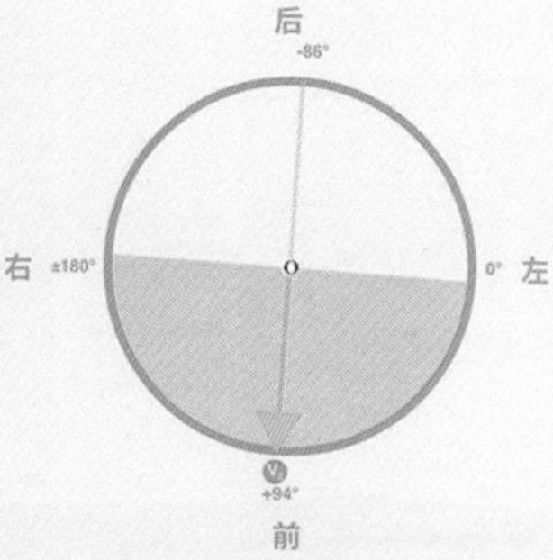

V_2导联

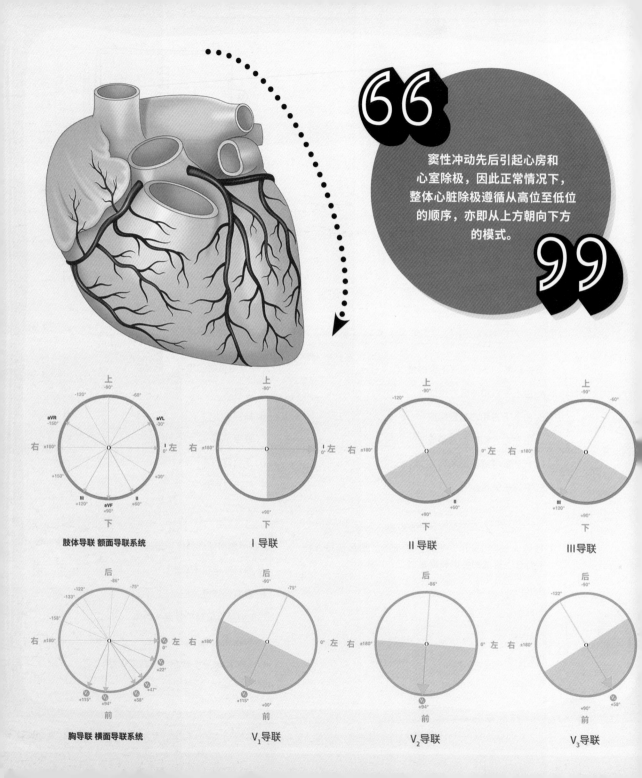

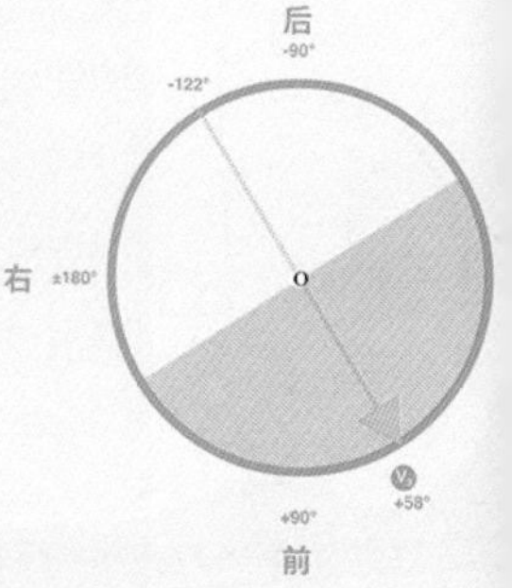

V_3导联

36. 导联轴的正侧和负侧

常规 12 导联心电图由 6 个肢体导联（额面导联系统）和 6 个胸导联（横面导联系统）组成。沿每个导联轴的中点做导联轴的垂线，可以把导联轴分为两部分，中点与箭头的部分为导联轴正侧（图中各导联的阴影部分），中点与箭尾的部分为导联轴负侧。

心脏除极时，除极向量或除极电势朝向导联轴正侧，该导联将记录到正向心电波；反之除极向量或除极电势朝向导联轴负侧，该导联将记录到负向心电波。因此，熟悉导联轴正侧和负侧的分配空间，有助于理解心电波的产生机制，而不用死记硬背心电波的特征。

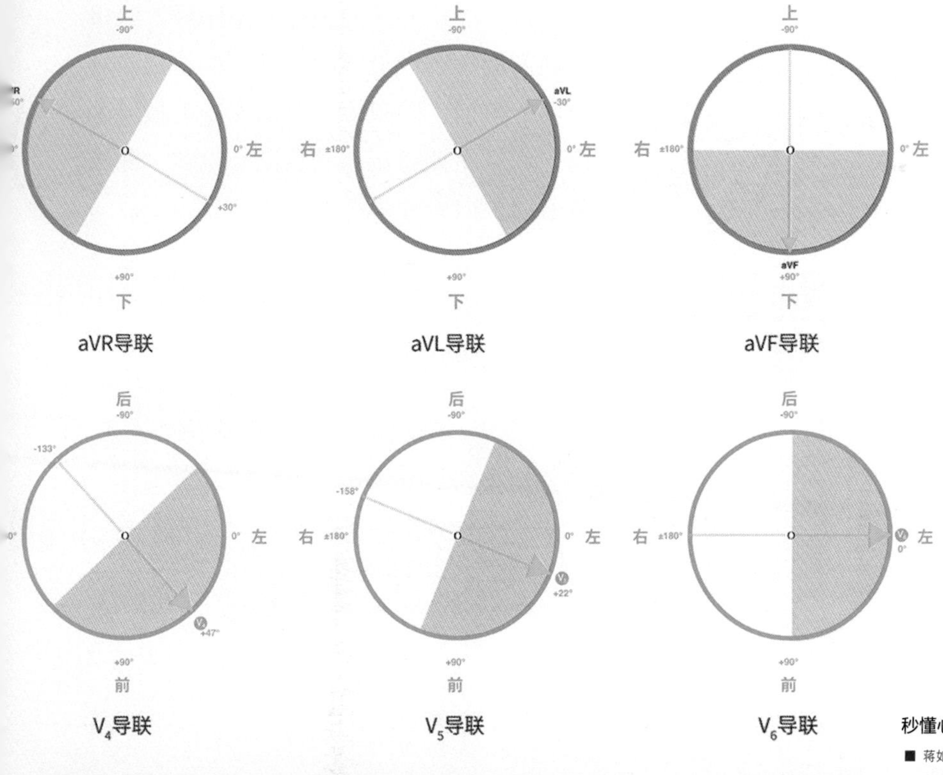

aVR导联　aVL导联　aVF导联

V_4导联　V_5导联　V_6导联

要善于归纳和总结知识点。从该图中我们发现Ⅰ、aVL、V_5 和 V_6 导联轴的正侧主要或多数位于左方，这些导联属于左心室导联，心电波相似；Ⅱ、Ⅲ和 aVF 导联轴的共同点是正侧主要或多数位于下方，属于下壁导联组，心电波相似。

■ 蒋如芳　兰溪市人民医院

37. 多个心肌细胞的除极

多个心肌细胞的除极尽管是无数电偶的矢量和，但并不需要探寻电偶合成细节，笼统掌握探查电极和心电波记录的一般原理即可。

当电极刺激一块心肌时，可以把整块心肌想象成一个大电偶，探查电极朝向除极方向，记录到正向波，反之探查电极背离除极方向，记录到负向波。

如果两块质量不同的心肌同时受到刺激开始除极，探查电极记录的心电波是两块心肌除极电势对抗的结果。探查电极朝向质量较大的心肌时，综合除极电势朝向探查电极，仍记录到正向波。探查电极朝向质量较小的心肌时，综合除极电势背离探查电极，将记录到负向波，可以是完全负向波或仍记录到一个正向初始波，其余大部分时间除极形成的主波负向。

整体心脏的除极类似于多个心肌细胞的除极，无论心房除极或心室除极，除极方向朝向探查电极或导联轴正侧将记录到正向心电波，除极方向背离探查电极或朝向导联轴负侧将记录到负向心电波。除极从心内膜向心外膜推进。

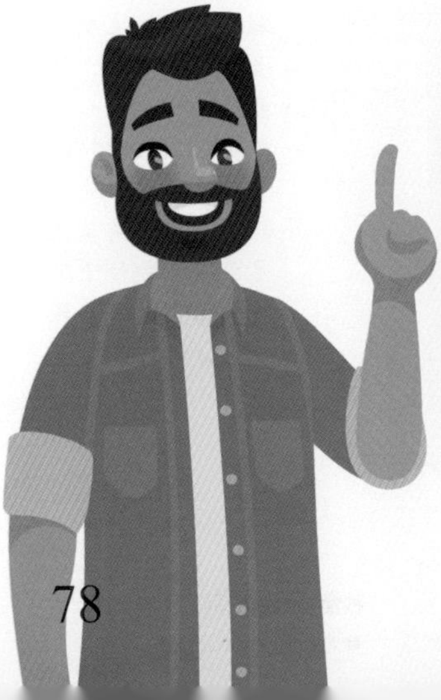

熟记！

“电势方向（正电势）朝向探查电极或导联轴正侧，记录到正向波；反之，电势方向背离探查电极或导联轴正侧，或负电势朝向探查电极或导联轴正侧，记录到负向波。”

除极方向与导联轴的关系

仔细体会本页的医学插画，你应该会得到一个很重要的信息：多个心肌除极时，除极方向和电势方向是相同的。无论除极方向还是电势方向，朝向探查电极就记录到正向波，背离探查电极就记录到负向波。把这个结论推演到第 39 章介绍的导联系统中，除极方向或电势方向朝向某个导联轴的正侧，该导联就会记录到正向波。

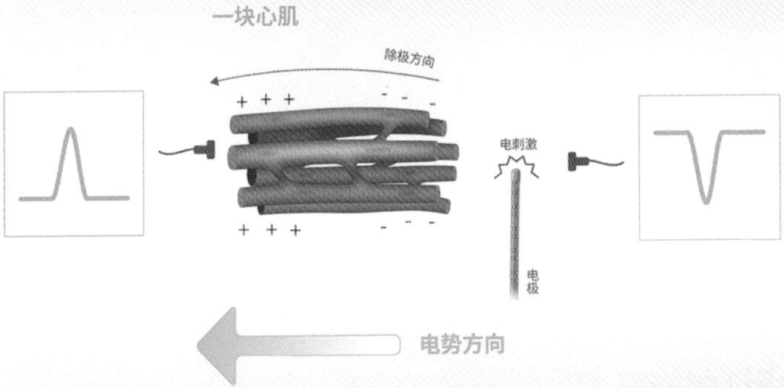

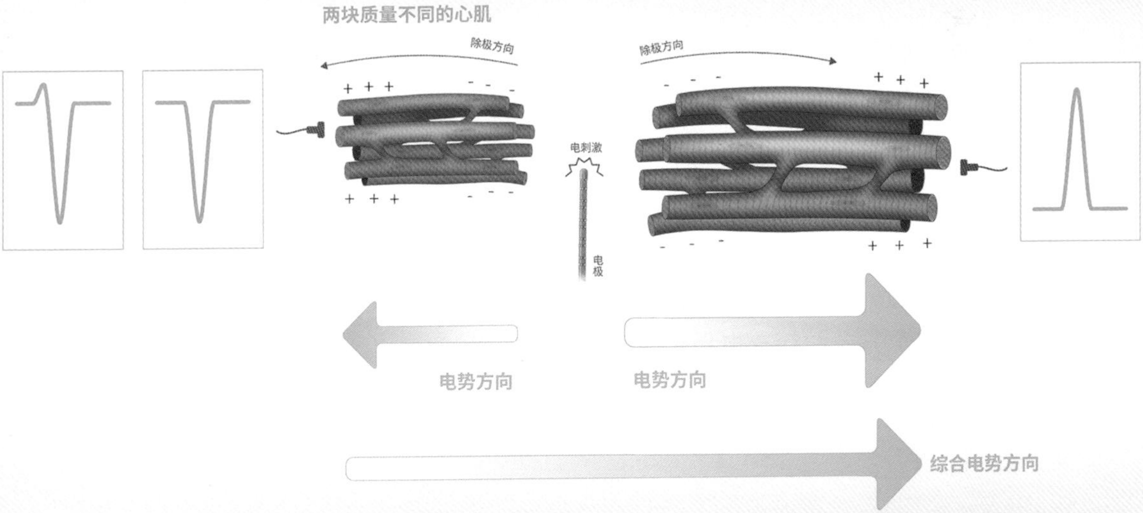

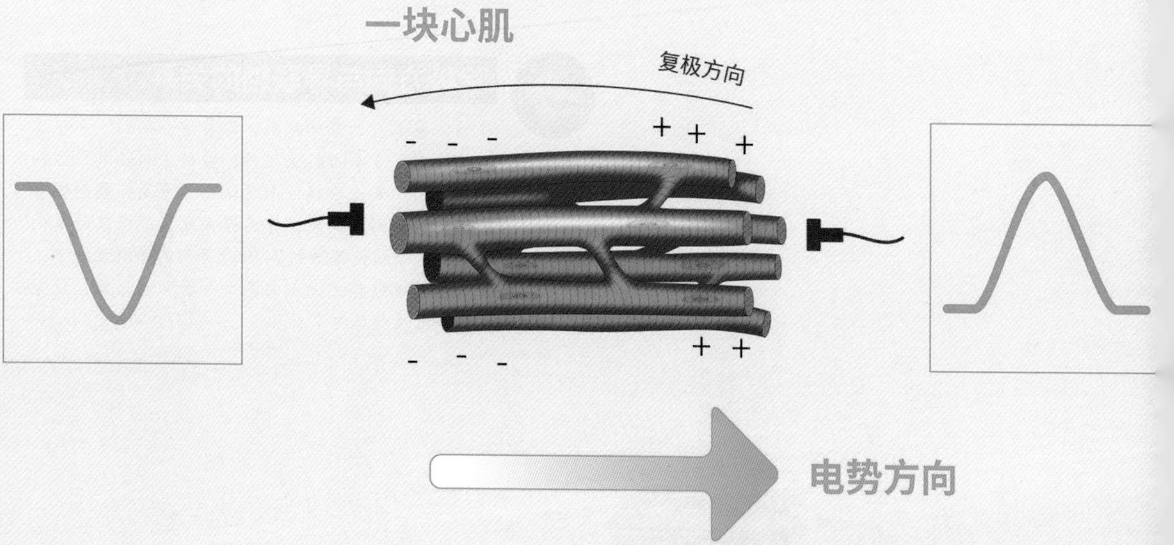

38. 多个心肌细胞的复极

多个心肌细胞复极时，先复极的心肌细胞膜外表面恢复为正电荷，形成电源(正电势)，尚未复极的心肌细胞表面带有负电荷，形成电穴（负电势），故复极方向与电势方向相反，朝向负电势(复极方向)的探查电极记录到负向复极波，而朝向正电势（背离复极）方向的探查电极记录到正向复极波。

注意：在整体心房和心室中，复极模式不同，不能简单类推。

不同部位心房肌的厚度不同。人类心房肌的厚度范围为 2.2 ~ 6.5mm，比心室壁薄，复极遵循简单的解剖，从心内膜向心外膜推进，但电势方向从心外膜朝向心内膜，背离体表的探查电极，记录到负向心房复极波[69]。

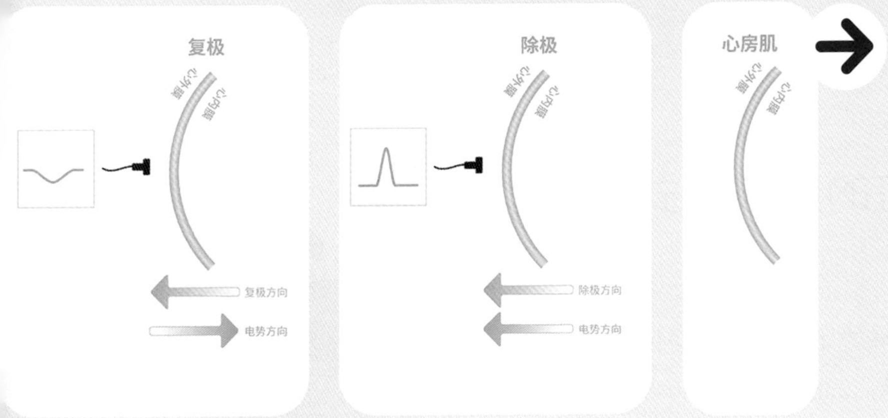

心房复极

先除极的心房肌先复极，除极和复极的电势方向相反，故心房复极波（Ta 波）方向与心房除极波（P 波）方向相反。

心房除极和复极的方向相同，电势相反，故心电波反向。

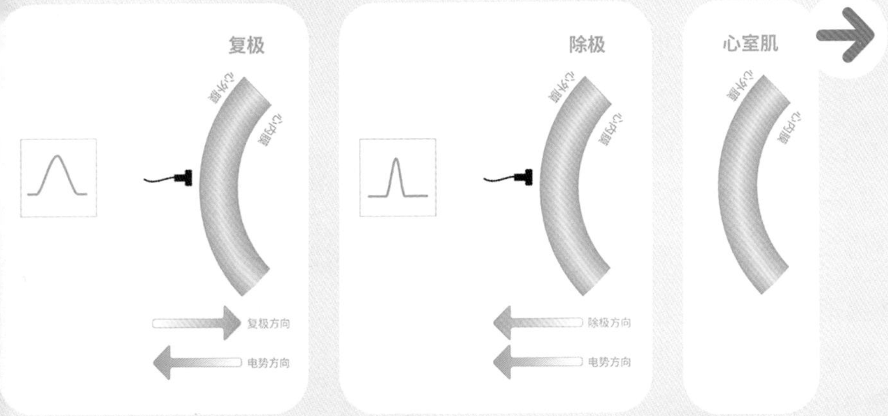

心室复极

先除极的心室肌后复极，除极和复极的电势方向相同，故心室复极波（T 波）方向与心室除极波（R 波）方向相同。

心室除极和复极的方向相反，电势相同，故心电波同向。

心电图图例 9

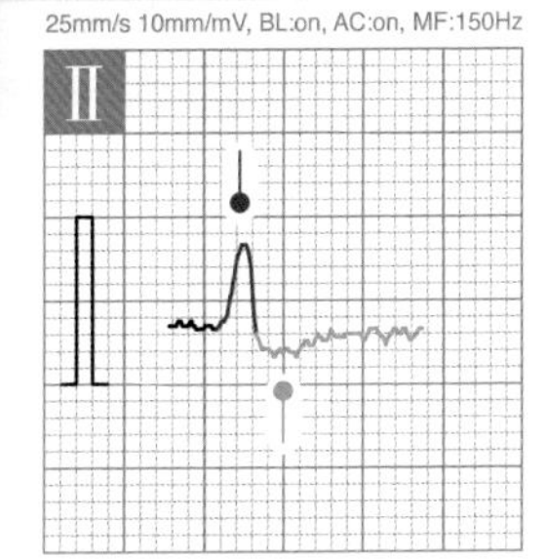

1 例真实心房电活动的心电图记录。红色曲线是心房除极形成的直立窦性 P 波，蓝色曲线是心房复极形成的心房复极波（Ta 波）。

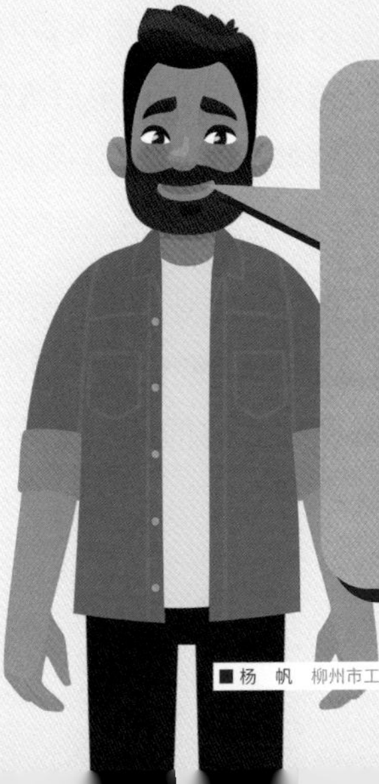

心室肌较厚，左心室最厚处 12 ～ 15mm，右心室＜5mm；此外，心外膜 I_{to} 通道的含量比心内膜丰富，这是一种能把动作电位从除极切换为复极的关键离子通道[70~74]。正常情况下，心室复极从心外膜向心内膜推进，电势方向与除极的电势方向相同，故体表心电图记录到心室复极波仍直立。

39. 整体心房的除极模式

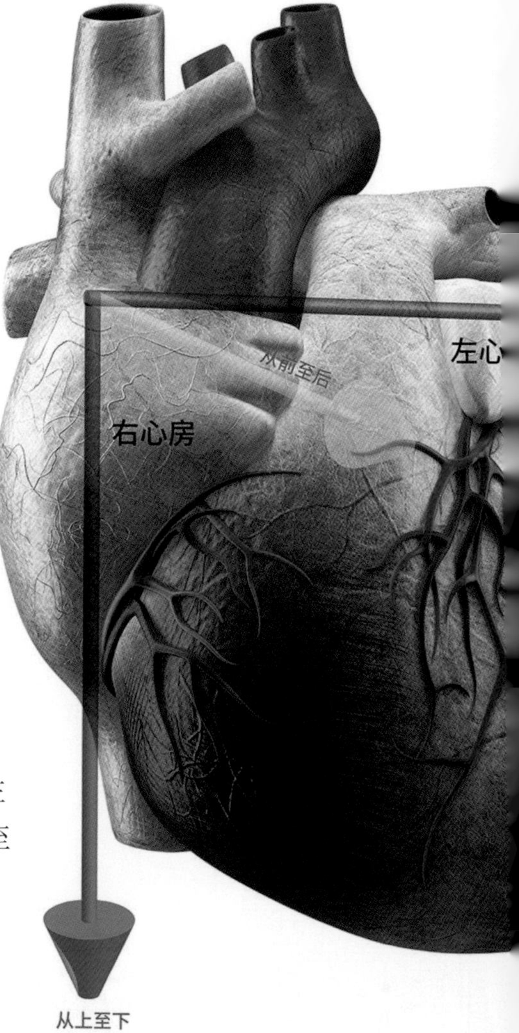

在解剖上，相比于左心房，右心房位于右方和前方，相比于右心房，左心房位于左方和后方。当窦房结的冲动抵达右心房以后，右心房开始除极，我们从三维模型理解整体心房的除极模式。

窦房结位于高位右心房，因而在上下方向上，整体心房除极遵循从上方朝向下方的模式（右图中蓝色 3D 箭头所示）。

右心房兴奋后，还会把冲动传导至左心房，因而在左右方向上，整体心房除极遵循从右至左的模式（右图中橙色 3D 箭头）。

窦房结也位于右心房后外侧壁，右心房兴奋时，冲动先向右心房前部扩布，随后冲动扩布至后方的左心房，因而在前后方向上，整体心房除极遵循从前至后的模式（右图中白色 3D 箭头）。

瞧，我们根本无需掌握复杂的心脏电生理知识，就能很好地理解窦性冲动是如何引起心房除极的，这可帮助我们正确理解正常窦性 P 波的形态。

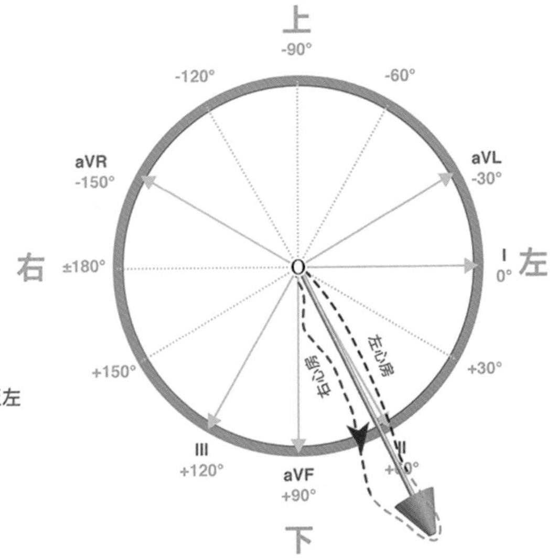

肢体导联
额面导联系统

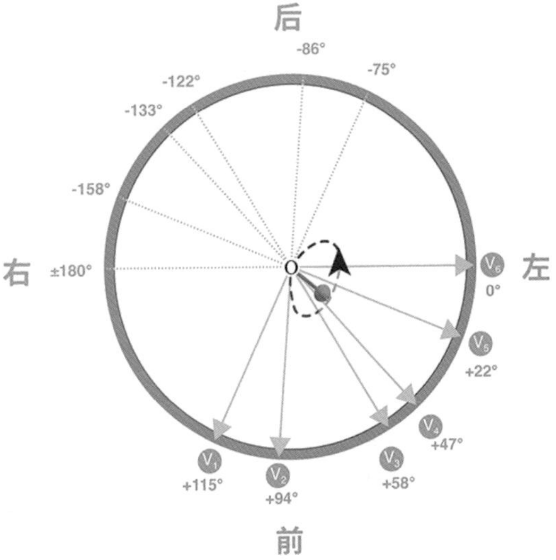

胸导联
横面导联系统

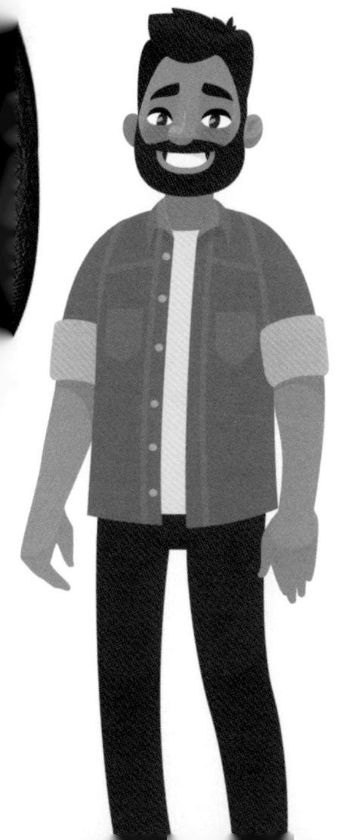

我们熟悉了整体心房的除极模式后，就可以很好地理解心房除极在我们的两大导联系统上形成的投影，即平面心房除极向量环（P 环）！空间上，整体心房的除极电势朝向下方、左方和后方。投影在额面导联系统上，P 环位于左下象限且逆钟向运行，向下是指整体心房从高位向低位除极，向左是指右心房冲动向左心房扩布，两个方向的除极决定了环体的运行模式。P 环朝向Ⅰ、Ⅱ、Ⅲ、aVL 和 aVF 导联轴正侧，于是在这些导联轴常常形成正向窦性 P 波（或直立 P 波），整个环体背离 aVR 导联轴正侧，aVR 导联轴的窦性 P 波常常是倒置的。最大心房除极电势往往位于 +60° ~ +90° 方位，平行于Ⅱ导联轴正侧，因此，在肢体导联系统中，Ⅱ导联的 P 波振幅常常最高[75]。

横面导联系统中，右心房先向前除极，然后向后除极左心房，横面 P 环从右前方向左后方逆钟向运行。我们观察心脏的 3D 模型，可见整体心房的纵径长度不及横径长度，故横面 P 环较小，换言之，它投影在胸导联轴形成的窦性 P 波振幅低于肢体导联 P 波振幅。我们可以看到，横面 P 环大部分朝向前方，故胸导联窦性 P 波通常直立。

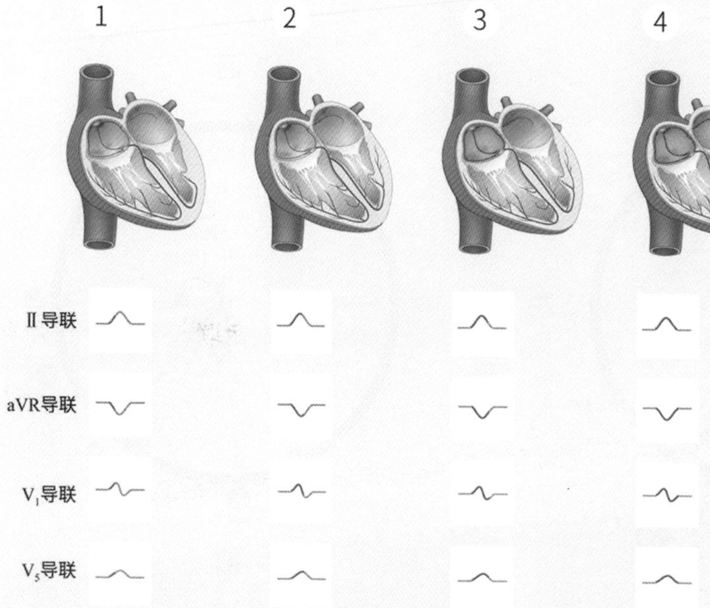

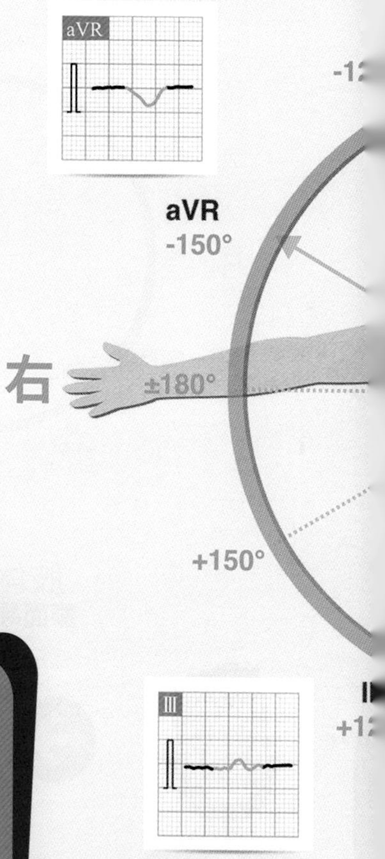

为了便于初学者能够更清晰的识别窦性P波形态，这里的真实窦性P波被放大四倍。从图中我们可以得到正常窦性P波（蓝色曲线）的几个重要特征：

①下壁导联直立，通常Ⅱ导联振幅最高；

②窦性P波的形成可以大致分为右心房除极部分、左右心房同时除极部分和左心房除极部分；

③aVR导联倒置；

④V_1导联正负双相，正相部分代表右心房除极，负相部分代表左心房除极。

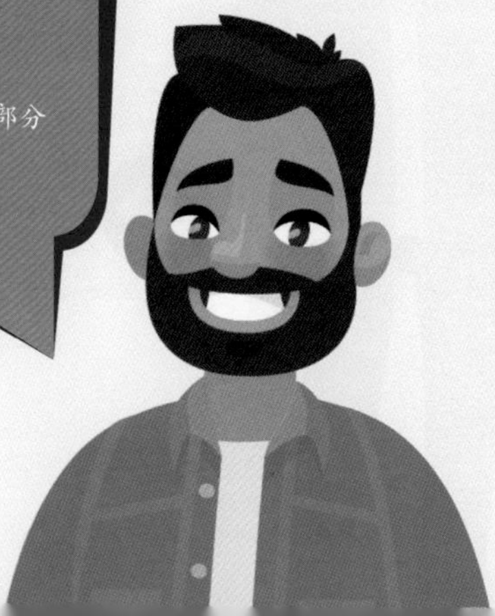

40. 心电图窦性 P 波的形成

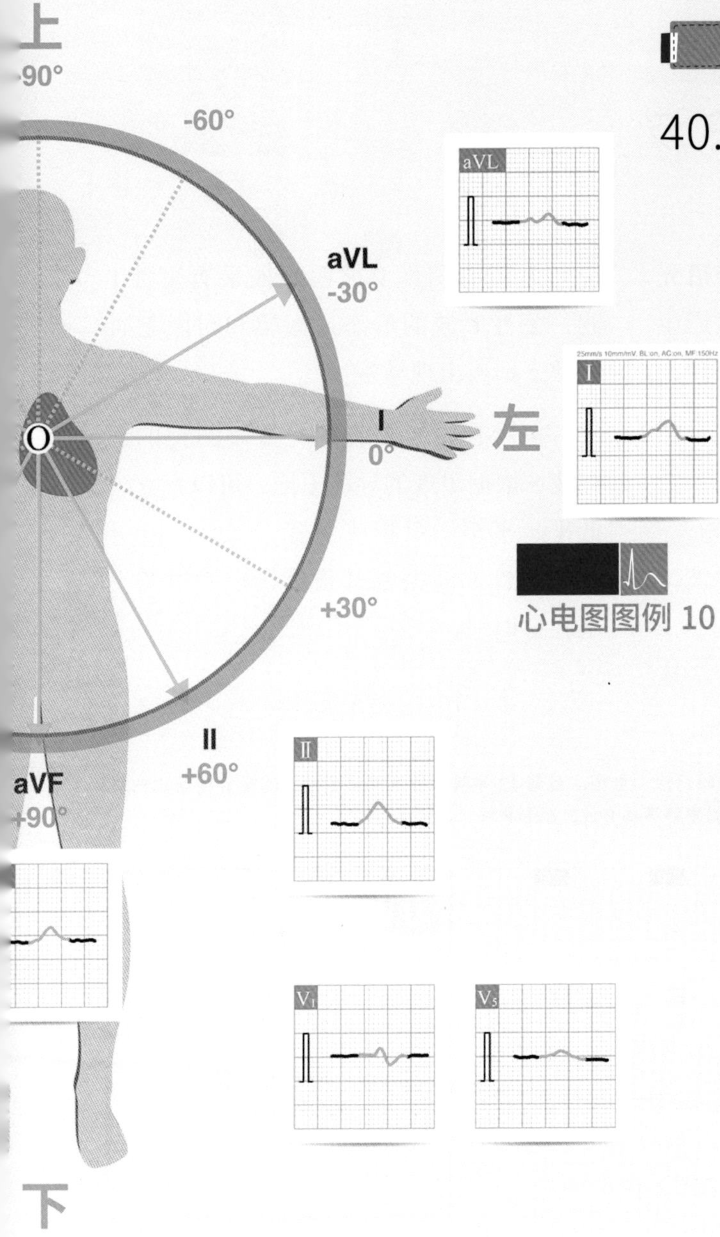

心电图图例 10

第一步：高位右心房开始除极，开始形成Ⅱ导联窦性 P 波的升支、aVR 导联窦性 P 波的降支和 V_1 导联窦性 P 波的直立部分。

第二步：右心房继续除极，同时左心房开始除极，Ⅱ导联窦性 P 波振幅逐渐达到波峰，aVR 导联的窦性 P 波逐渐达到谷底。

第三步：右心房除极完毕，左心房继续除极，开始形成Ⅱ导联窦性 P 波的降支、aVR 导联窦性 P 波的升支和 V_1 导联窦性 P 波的倒置部分。

第四步：剩余部分的左心房除极完毕，Ⅱ导联窦性 P 波降支、aVR 导联窦性 P 波升支和 V_1 导联窦性 P 波的负向部分升支逐渐恢复到等电位线。

41. 认识正常的窦性 P 波

在我们的心脏中，尽管窦房结最先激动，由于窦房结质量实在太小，产生的电势微弱，常规心电图机无法探查到，因此，心电图上第一个心电波是窦房结发放的冲动传导至心房，心房除极形成的 P 波。

窦性冲动所致心房除极产生的 P 波，称为窦性 P 波。学会识别并判读窦性 P 波是最基础的心电图分析技能之一。这份心电图有窦性 P 波吗？如果有窦性 P 波，窦性 P 波的形态、振幅和时限是否正常，抑或出现异常。

窦性 P 波常常表现为低矮圆钝的心电波，依据出现的导联不同，可以直立、低平、平坦、双相或倒置。有时，12 导联的窦性 P 波振幅都很低，在心电图上不容易识别。

心电图图例 11

1 位 17 岁健康女性的门诊心电图。观察 12 导联的窦性 P 波形态，测量右侧等比例放大的橙色网格心电图中的窦性 P 波时限和振幅，描述其形态。

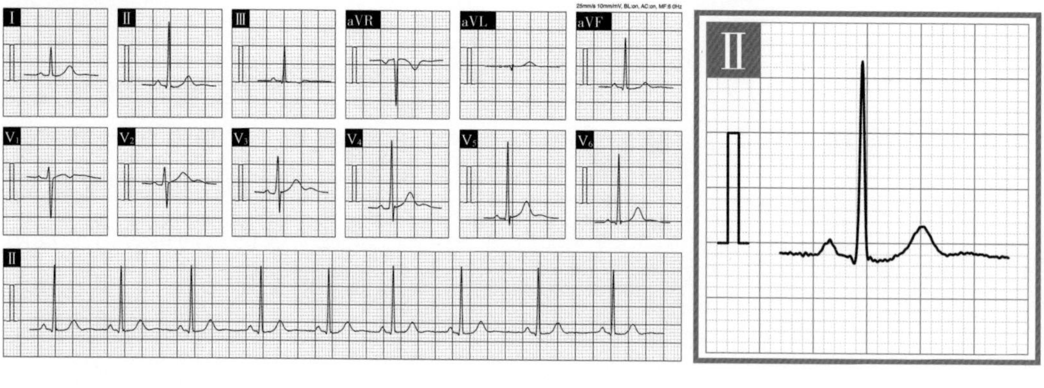

正常窦性 P 波的心电图判读[5, 58]

对照诊断标准和心电图图例 10，学会识别窦性 P 波！

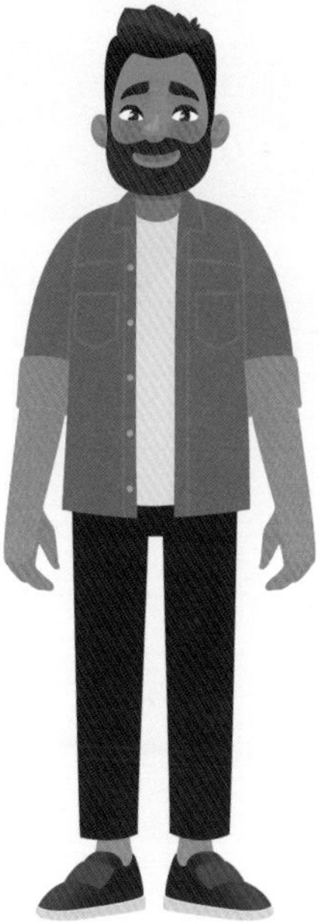

形态

□ Ⅰ、Ⅱ和 aVF 导联的 P 波直立。

核心：通常Ⅱ导联窦性 P 波直立。Ⅱ导联振幅低矮时，Ⅰ导联 P 波直立。

□ aVR 导联的 P 波倒置。

核心：aVR 导联的窦性 P 波不会直立。

□ Ⅲ和 aVL 导联的 P 波可以直立、平坦、双相或倒置。

次要：这两个导联的窦性 P 波形态容易受呼吸、体位和体型等影响。

□ V_1 和 V_2 导联的 P 波可以直立、正负双相或倒置。

核心：V_1 导联 P 波正负双相，高度提示窦性 P 波。

□ V_3 ～ V_6 导联的 P 波直立。

核心：Ⅱ导联振幅低矮不易识别时，V_5 或 V_6 导联 P 波应直立。

振幅

□肢体导联 P 波振幅应≤ 2.5mm，胸导联＜ 1.5mm。

核心：通常，肢体Ⅱ导联 P 波振幅最高，胸 V_1 导联 P 波振幅最高。

时限

□正常窦性 P 波时限应＜ 120ms。

核心：正常窦性 P 波宽度不会超过心电图网格的 3 小格。

正常窦性心律的心电图判读[58]

- ☐ 序贯出现的窦性 P 波，频率 60 ～ 100 次 / 分。
  核心：该标准适用于 18 周岁以上成年人。
- ☐ P-P 间期差异＜ 120ms。
  核心：窦性心律不齐需要另行诊断。
- ☐ PR 间期 120 ～ 200ms。
  核心：房室传导正常。

不同年龄组人群的正常心率参考[77, 78]

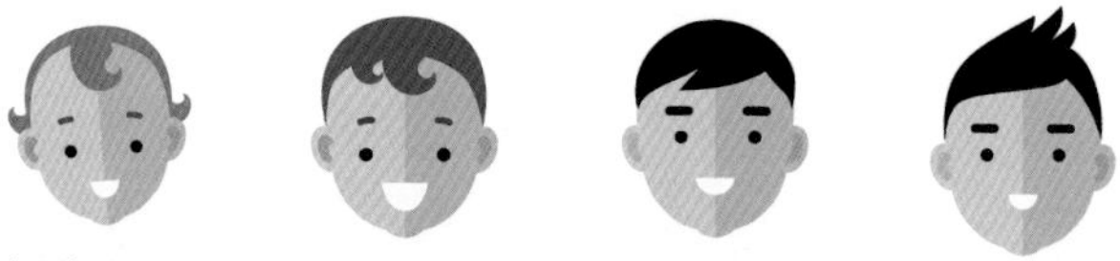

新生儿	0 ～ 3 岁	3 ～ 6 岁	6 ～ 18 岁
100 ～ 160 次 / 分	110 ～ 140 次 / 分	95 ～ 120 次 / 分	80 ～ 100 次 / 分

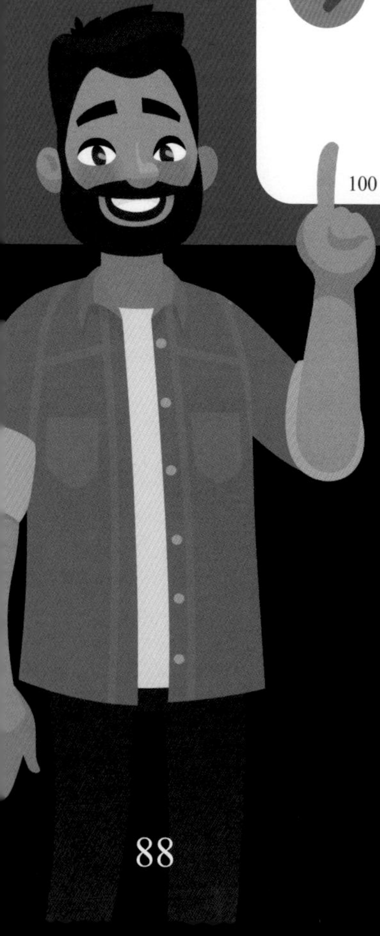

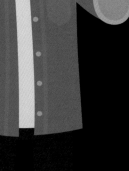

注意哦，不同年龄段的人群，窦性心率的正常值范围不同。

心电图图例 12

图 A 和图 B 均为窦性心律，测量每一条心电图的窦性周期（P-P 间期），然后诊断哪一份是窦性心律不齐心电图。

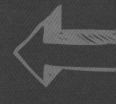

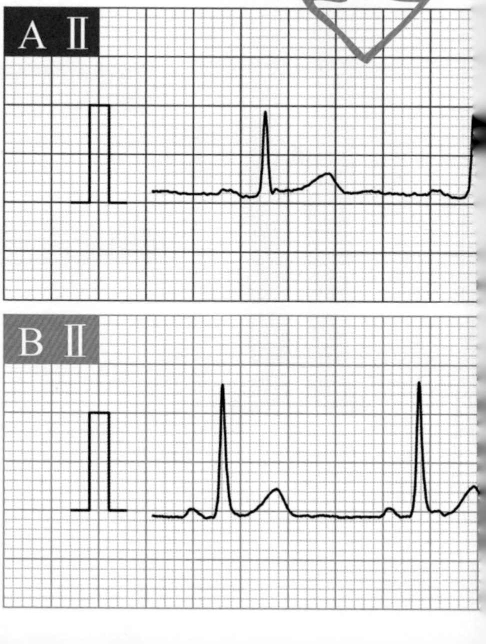

42. 认识正常的窦性心律

当窦性 P 波序贯出现时，就称为窦性心律。在人类心脏中，由于窦房结的自律性最高，窦性心律是多数个体唯一的正常心律。我们可以根据窦性心律的规整与否、频率快慢等推导窦房结的功能是否正常。

健康个体的窦性心律很少绝对规整，窦性周期（P–P 间期）存在轻度变化，这种现象称为心率变异性，是自主神经功能良好的表现。

然而，一旦窦性周期的变动 > 120ms 时，称为窦性心律不齐[76]。多数人的窦性心律不齐与呼吸运动有关，吸气时心率增快，呼气时心率减慢，心率随呼吸运动周期性波动，称为呼吸性窦性心律不齐，这也是一种生理性现象，常见于儿童和青少年。

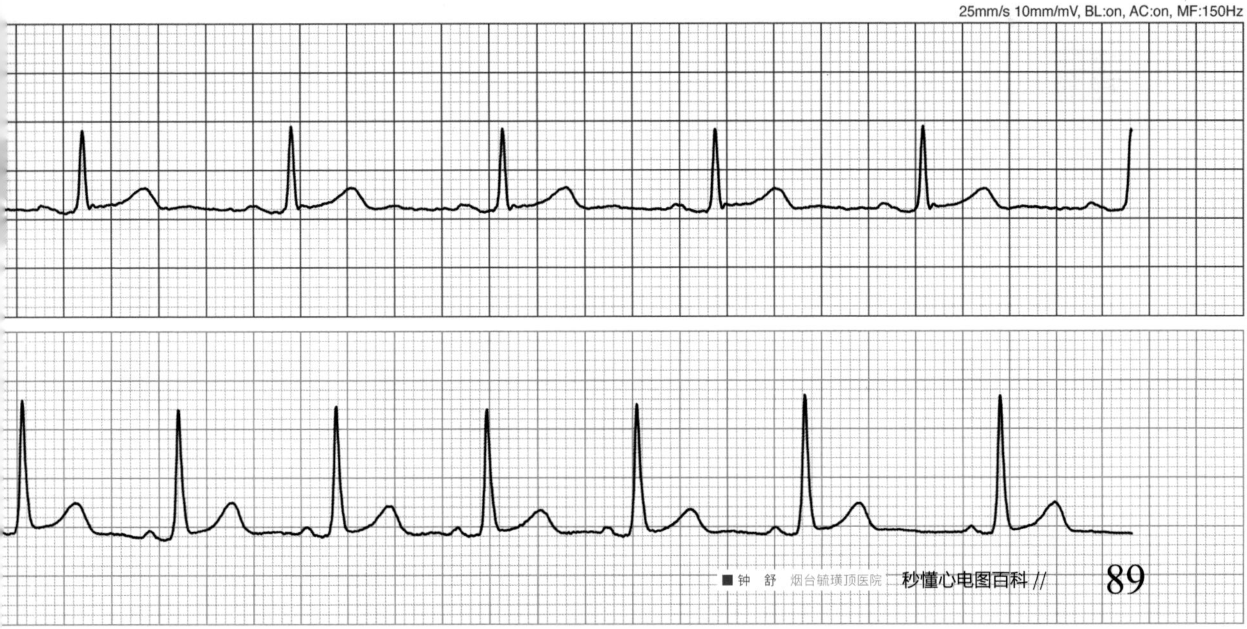

43. Ⅱ导联低振幅的窦性 P 波

我们常常习惯通过观察Ⅱ导联的 P 波直立，判读窦性 P 波。不过，有很多健康人或心脏病患者的窦性 P 波在Ⅱ导联的振幅很低，甚至平坦，近乎等电位线，是很多心电图初学者的诊断难点。仔细观察右图中的 12 导联心电图，窦性 P 波存在吗？

尽管Ⅱ导联的 P 波振幅很低，但我们可以通过窦性 P 波的其他核心诊断指标判读为窦性 P 波：① aVR 导联 P 波倒置，提示整体心房仍然遵循从高位至低位的除极模式；② V_5 导联 P 波直立，提示心房除极从右心房至左心房；③ PR 间期 > 120ms，排除交界性节律。结合①和②我们可以推导这个心房除极仍产生于高位右心房，支持诊断窦性 P 波。

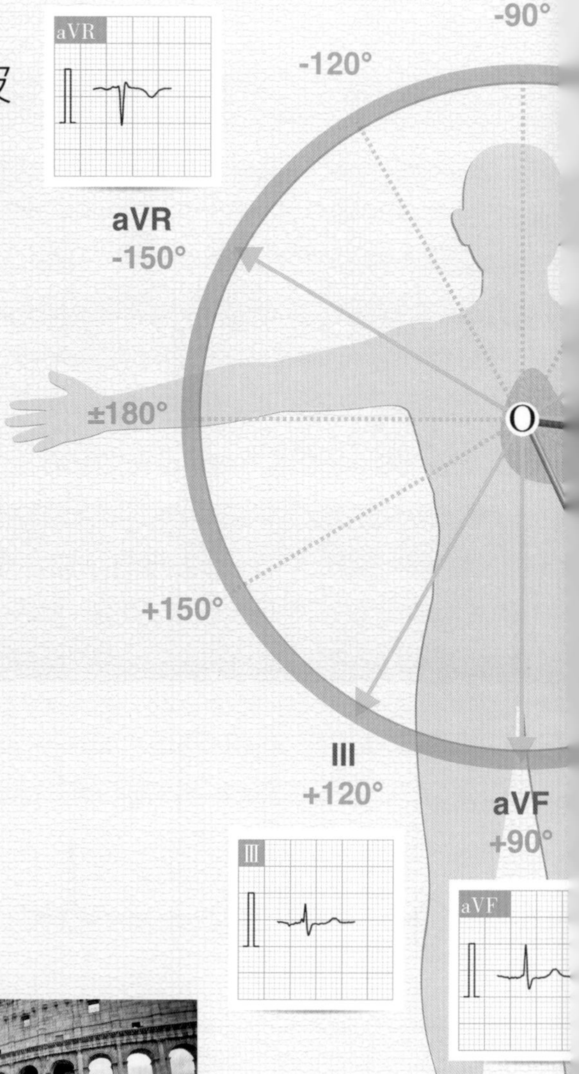

哦，罗马！

进行心电图诊断时，不要局限于某个主要诊断标准。如果在一份心电图上，这个主要标准隐晦或不突出时，可以尝试其他主要诊断标准，通常符合的诊断标准越多，诊断也就越可靠。换言之，学习心电图应该牢牢抓住核心诊断标准，灵活运用核心诊断标准，达到“条条大路通罗马”的目的。

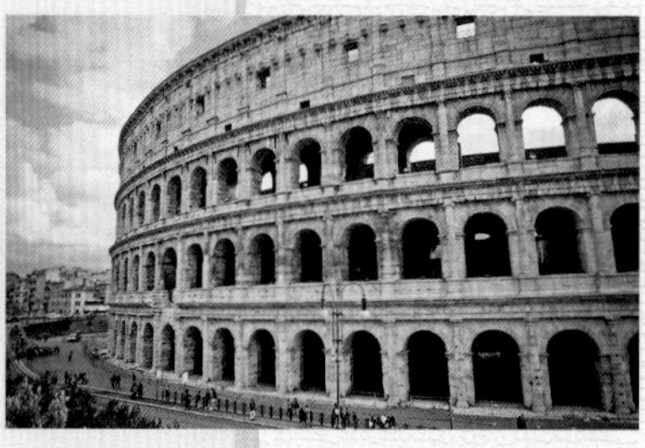

额面导联系统中，整体心房除极的最大电势朝向左、下方，正常范围位于0° ~+75°，即朝向左下象限[79]。当最大窦性P波电势位于+30° ~+90°时（蓝色3D箭头），最大电势平行于Ⅱ导联轴，因此，Ⅱ导联窦性P波振幅最高；然而，当最大窦性P波电势位于0° ~+30°时（红色2D箭头），最大电势平行于Ⅰ导联轴，因此，Ⅰ导联窦性P波振幅最高。换言之，正常P波电势越靠近Ⅰ导联，Ⅰ导联的窦性P波振幅越高，与此同时，P波电势越远离Ⅱ导联，Ⅱ导联的窦性P波振幅越低。这是窦性P波在Ⅱ导联低矮、低平或平坦的向量理论解释。

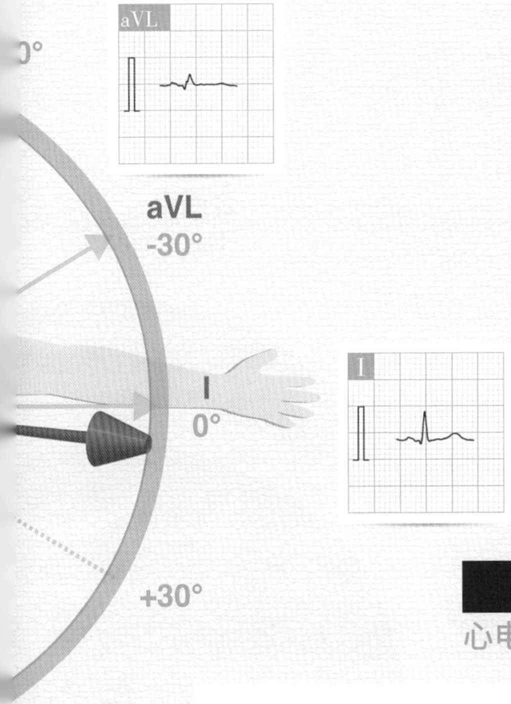

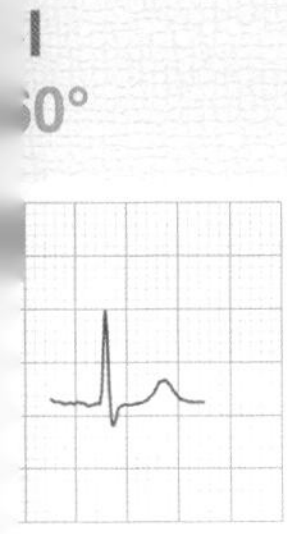

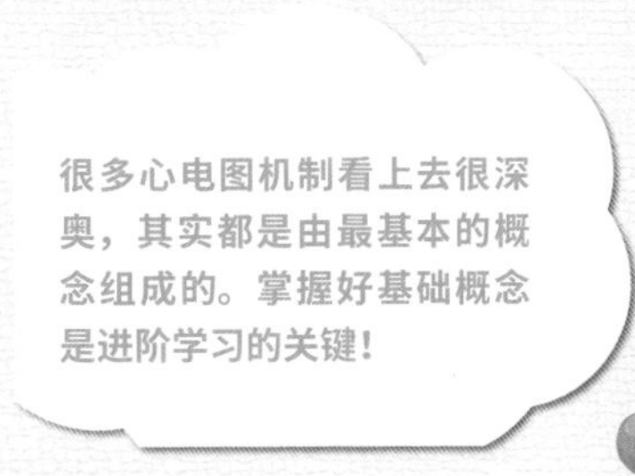

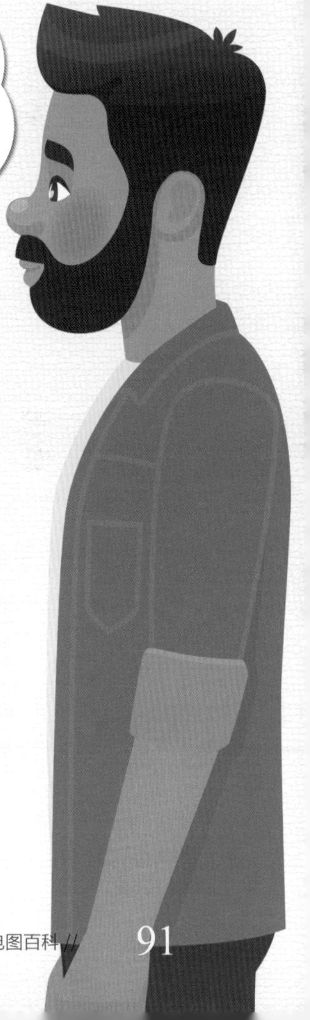

心电图图例 13

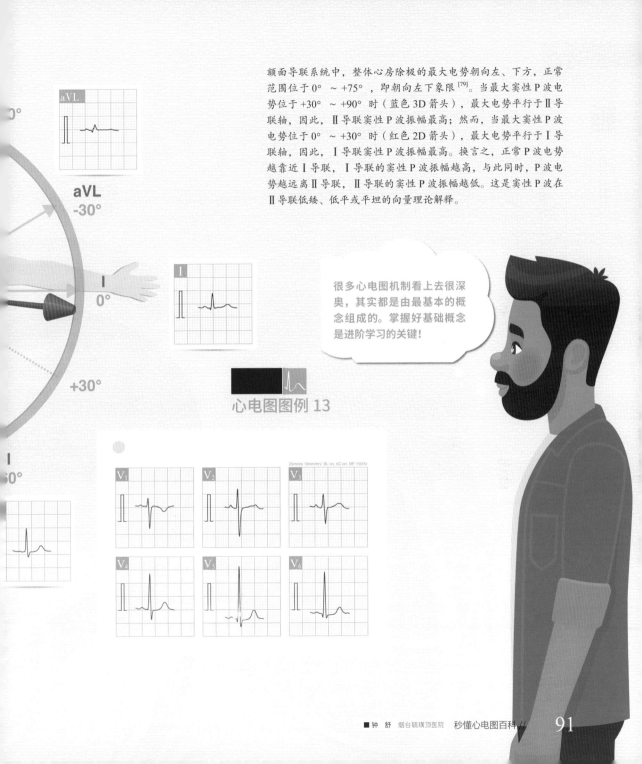

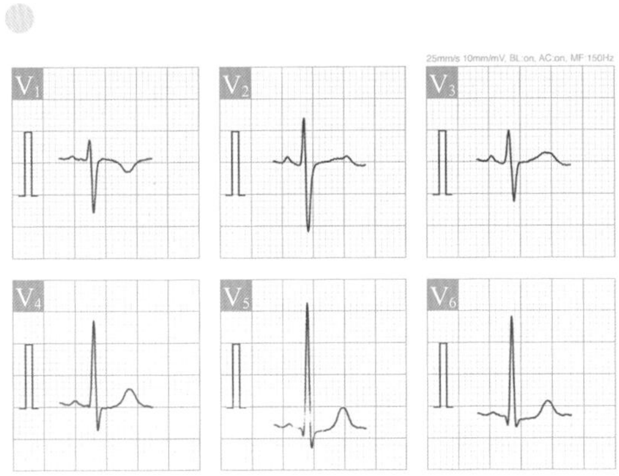

心电图图例 14

25mm/s 10mm/mV, BL:on, AC:on, MF:150Hz

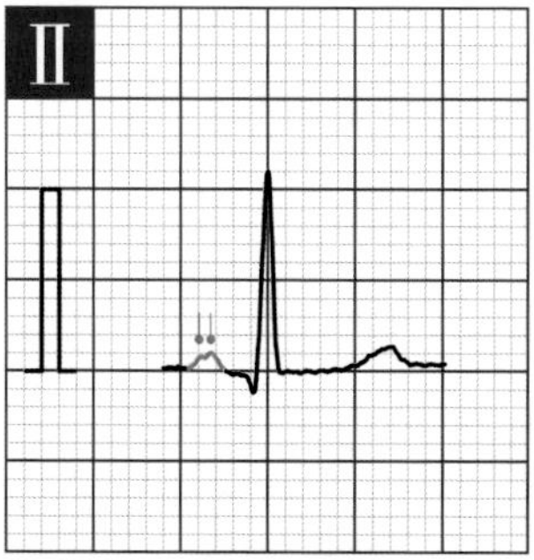

正常情况下，窦性P波可以是单纯的圆钝波，也可以是切迹型圆钝波。通常，左心房在右心房开始激动后20 ~ 40ms左右除极，窦性P波出现切迹时，第一峰是右心房除极，第二峰表示左心房开始除极[85, 87, 88]。正常切迹窦性P波的判读标准是P波时限和振幅正常，第一峰和第二峰时间间期< 40ms[5]。

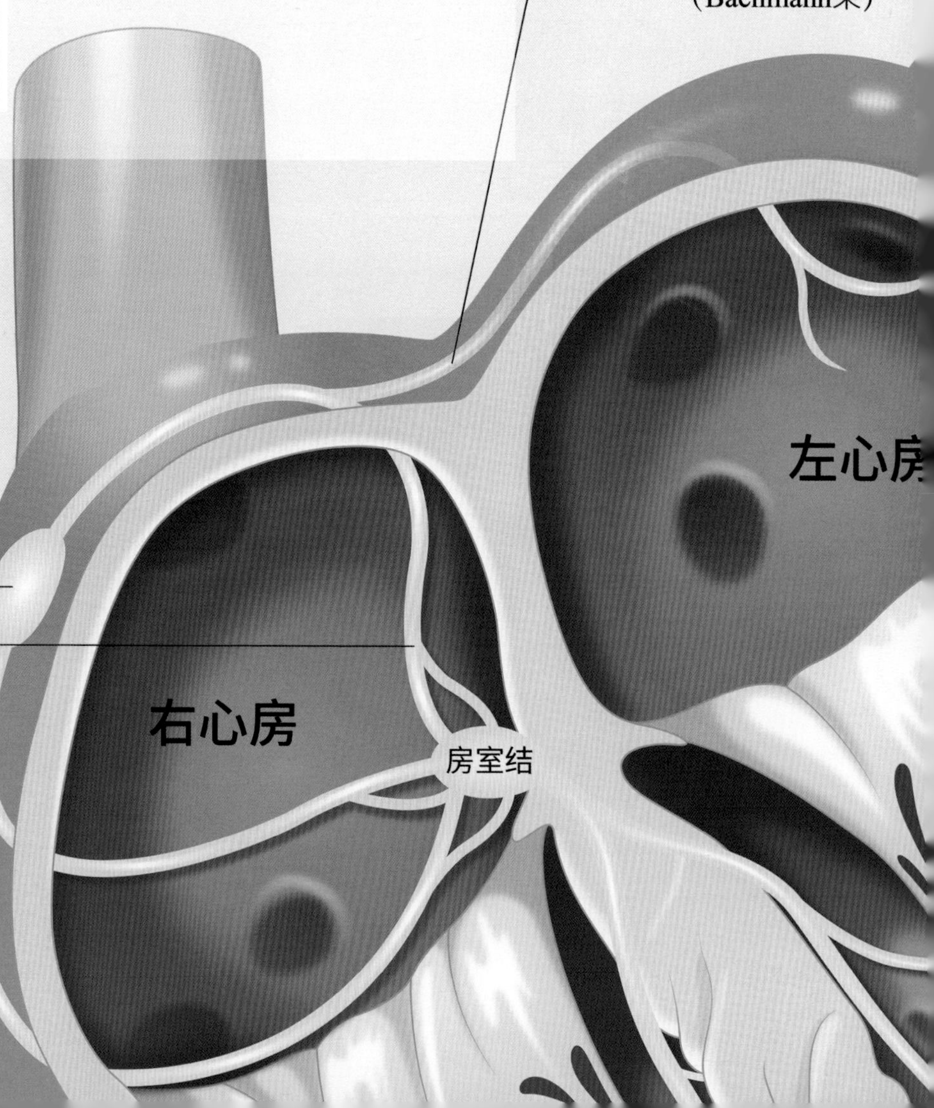

44. 心房内的传导通路

一些心房肌细胞，在电学特性上和普通工作心房肌（负责心房舒张和收缩）不同，它们能够快速传导电冲动，这些细胞就形成了心房内优势电传导通路。

在人类心房中，主要有三条优势电传导通路，分别是前结间束、中结间束和后结间束[80, 81]。这些心房内的优势电传导通路的终极作用是把窦房结产生的电冲动传导至房室结。

前结间束一方面沿房间隔下行，同时在心房顶部发出一个分支进入左心房，形成房间传导通路，借此把右心房的电冲动传导至左心房。

心房间传导束又称为巴赫曼（Bachmann）束，这一命名是为了纪念1916年美国佐治亚州亚特兰大大学的巴赫曼教授对于心房间传导的开创性研究[82]。

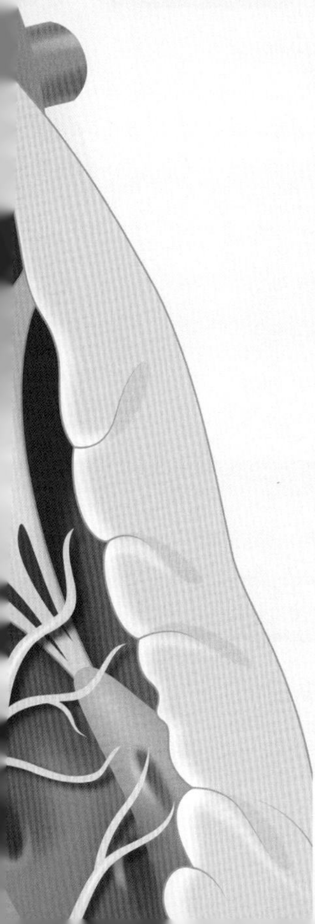

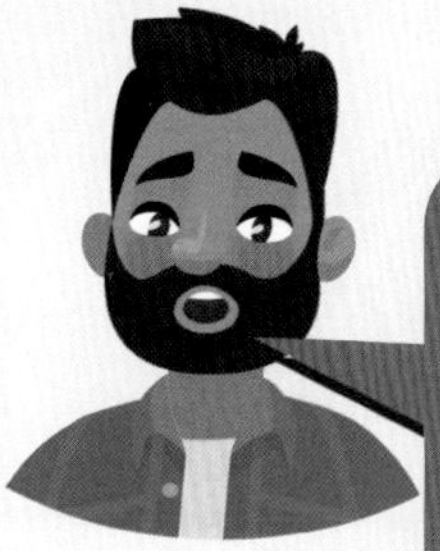

Bachmann束在心电图学中俗称为巴氏束。电生理研究证实，普通心房肌的传导速度为0.88m/s，巴氏束的传导速度为1.66m/s，大多数人的窦性冲动优先通过巴氏束传导至左心房[83~86]。巴氏束病变，例如纤维化、淀粉样变性、缺血等，将会导致房间传导阻滞，即右心房至左心房的电传导时间延缓或中断。

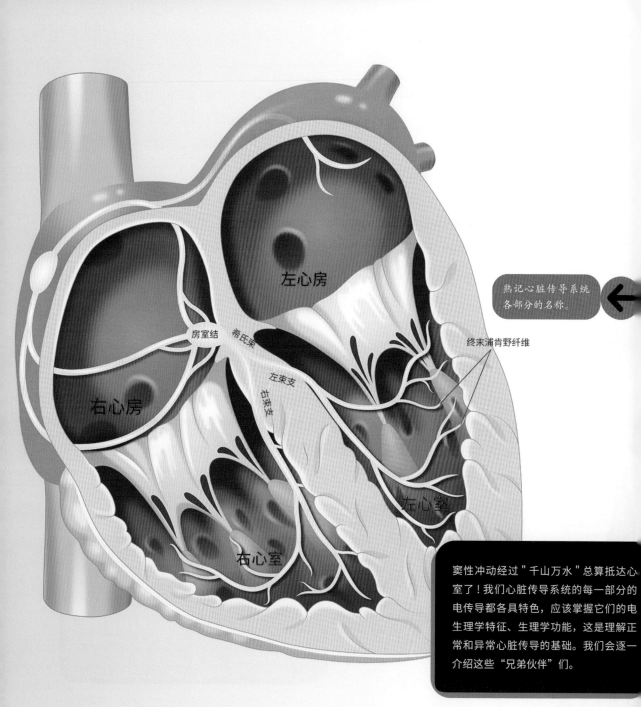

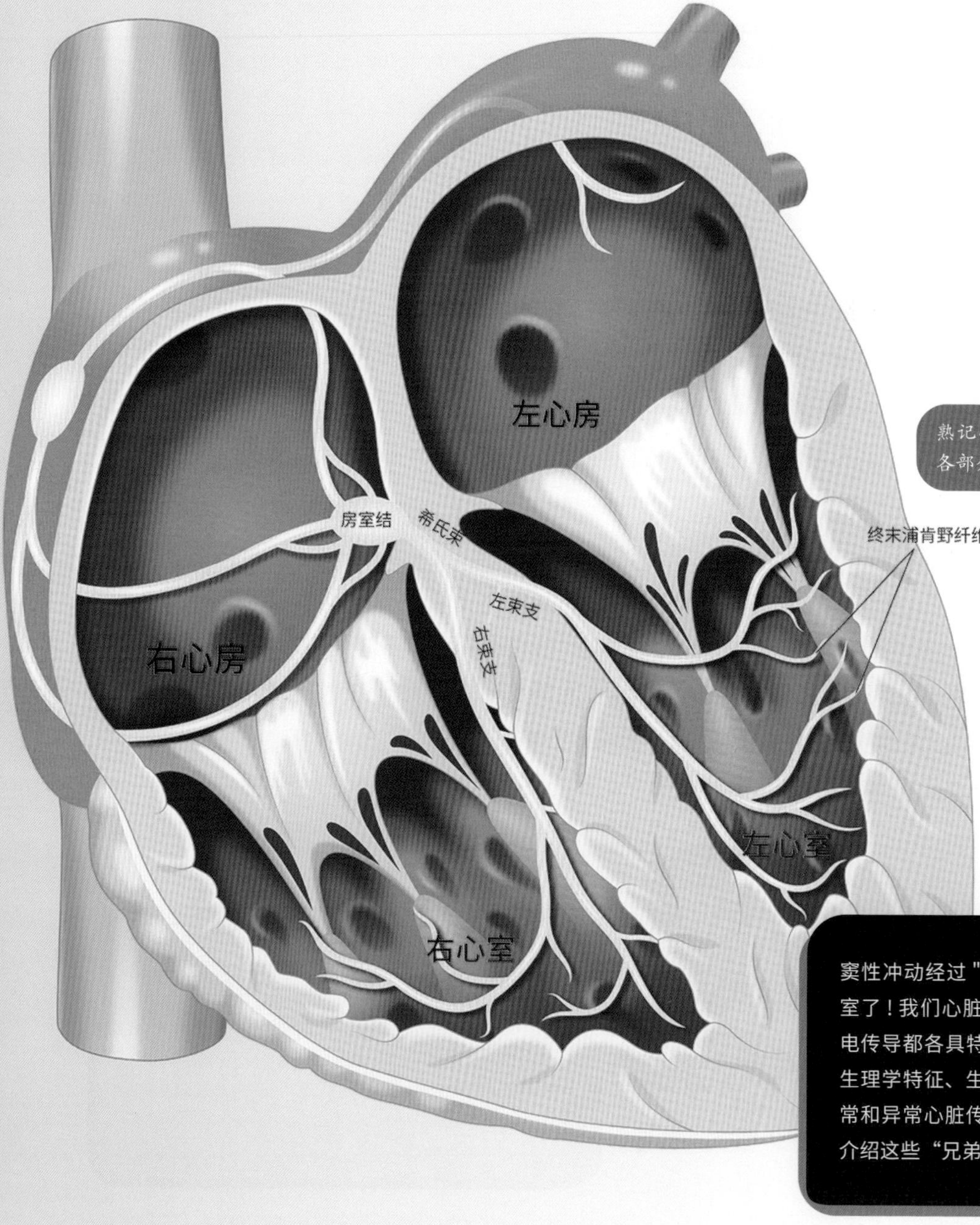

熟记心脏传导系统各部分的名称。

窦性冲动经过"千山万水"总算抵达心室了！我们心脏传导系统的每一部分的电传导都各具特色，应该掌握它们的电生理学特征、生理学功能，这是理解正常和异常心脏传导的基础。我们会逐一介绍这些“兄弟伙伴”们。

45.PR 间期

窦性冲动经由心房优势传导通路激动心房后，冲动抵达房室结，然后继续经希氏束、左右束支，直至终末浦肯野纤维。

尽管窦性冲动要经由传导系统的多个“关卡”，才能抵达心室肌（终末浦肯野纤维），为心室激动做好准备，但由于这些传导系统的总质量很小，产生的电势微弱，心电图机不能记录到它们的电活动，心电图上表现为等电位线，即 PR 段。

在心电图上，从窦性 P 波起点至 QRS 波起点之间的时间间期，称为 PR 间期，代表窦性冲动在心房、房室结、希氏束 – 浦肯野系统内传导时所花费的时间。

成人 PR 间期的正常值范围为 120 ～ 200ms[89]。

心电图图例 15

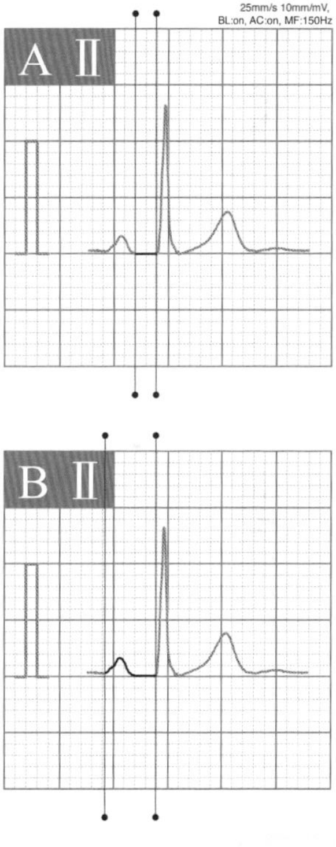

先自行标注出灰色心电波的各个组成部分。图 A 用深蓝色重点标示出 PR 段，测值 80ms；图 B 用深蓝色重点标示出 PR 间期，测值 190ms。比较图 A 和图 B，体会 PR 段和 PR 间期的含义以及它们的心脏电生理意义。

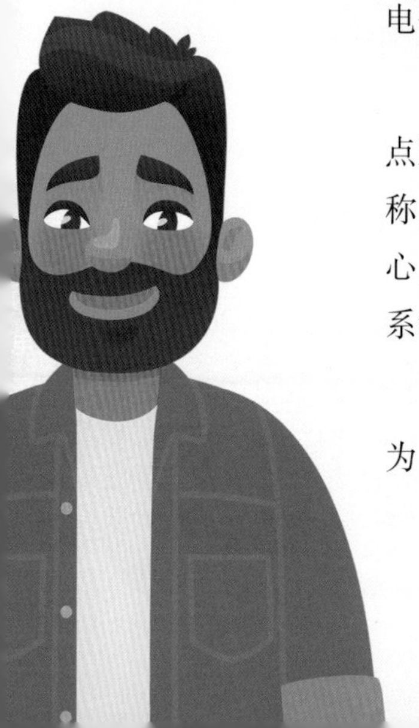

46. 房室结生理

房室结位于右心房下部，在房间隔右侧面靠近冠状窦口处，体积微小，成人的房室结约 1mm × 3mm × 5mm 大小，负责把心房传来的电冲动“收集整理”，然后继续向下传导[90]。85% ~ 90% 的房室结动脉起源于右冠状动脉，因此，右冠状动脉闭塞所致急性下壁心肌梗死常常伴随各种类型的房室传导阻滞[91~93]。

在电生理学上，人为按照解剖和功能把房室结分为三个区[90, 94]。最上层是房结区，心房优势传导通路逐渐汇集于房结区，该区的传导速度最慢，是二度 I 型房室阻滞和迷走神经张力增高相关房室阻滞的好发部位。

房室结中部是致密的结区，这部分的细胞代表了真正意义上的房室结细胞，细胞排列呈无序状，传导速度慢[90]。房室结细胞具有自律性，生理性固有频率为 40 ~ 60 次 / 分，是心脏中仅次于窦房结的最重要的次级起搏点[94, 95]。当窦房结病变时，房室结会控制心室，防止心室停搏，这也是交界性逸搏发生的细胞学机制。

最下一部分是房室结和希氏束的交界区，称为结希区，细胞排列逐渐变得有序起来，传导速度开始加快[90]。

房室结的缓慢传导会产生房室延搁，具有重要的生理意义。在心电学上形成心电图的 PR 段，在力学上让心室收缩不会紧随心房收缩之后发生，心房收缩会让心室舒张末期获得额外 20% ～ 30% 的血量，有利于提高心输出量[96]。

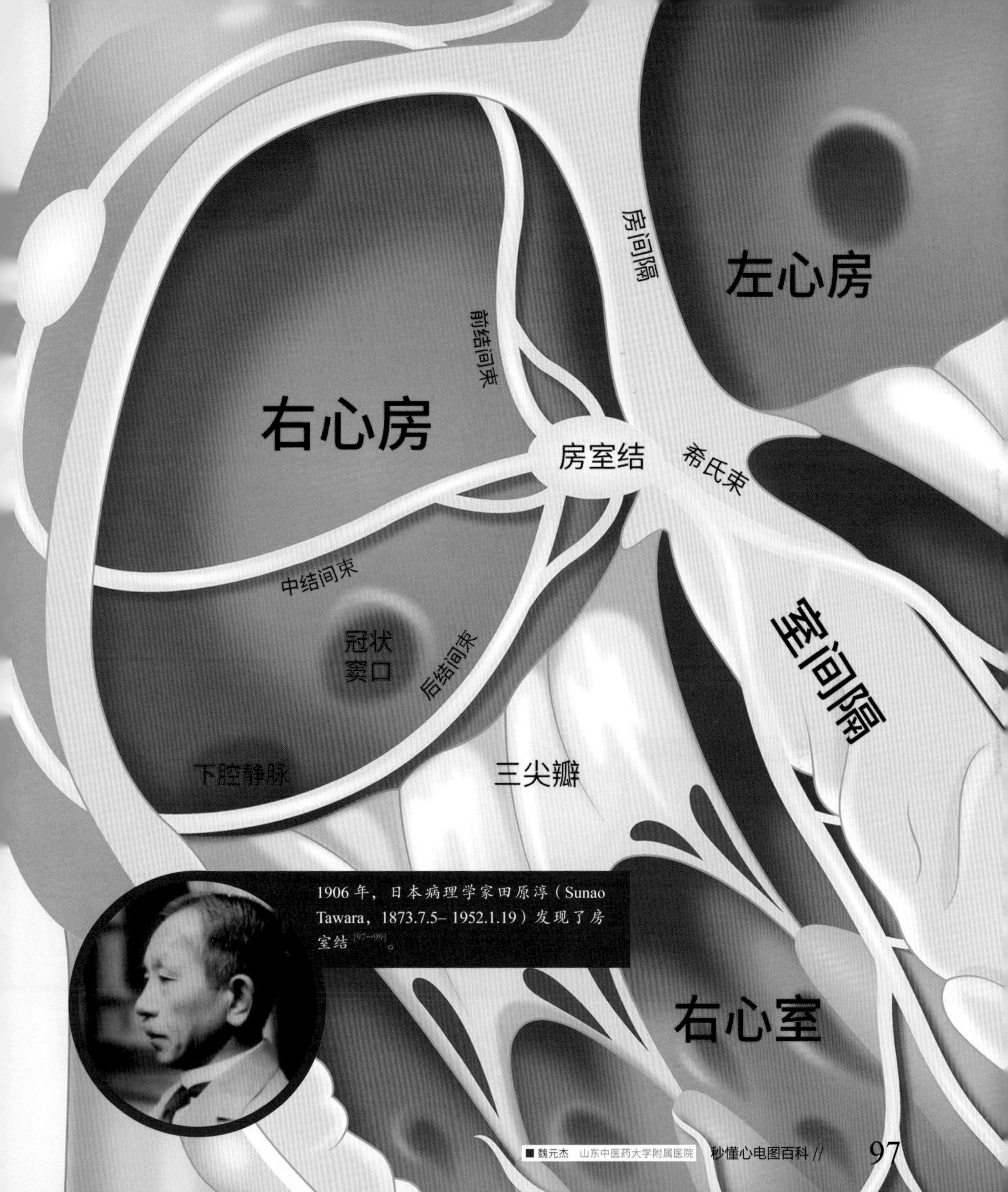

1906年，日本病理学家田原淳（Sunao Tawara，1873.7.5– 1952.1.19）发现了房室结[97~99]。

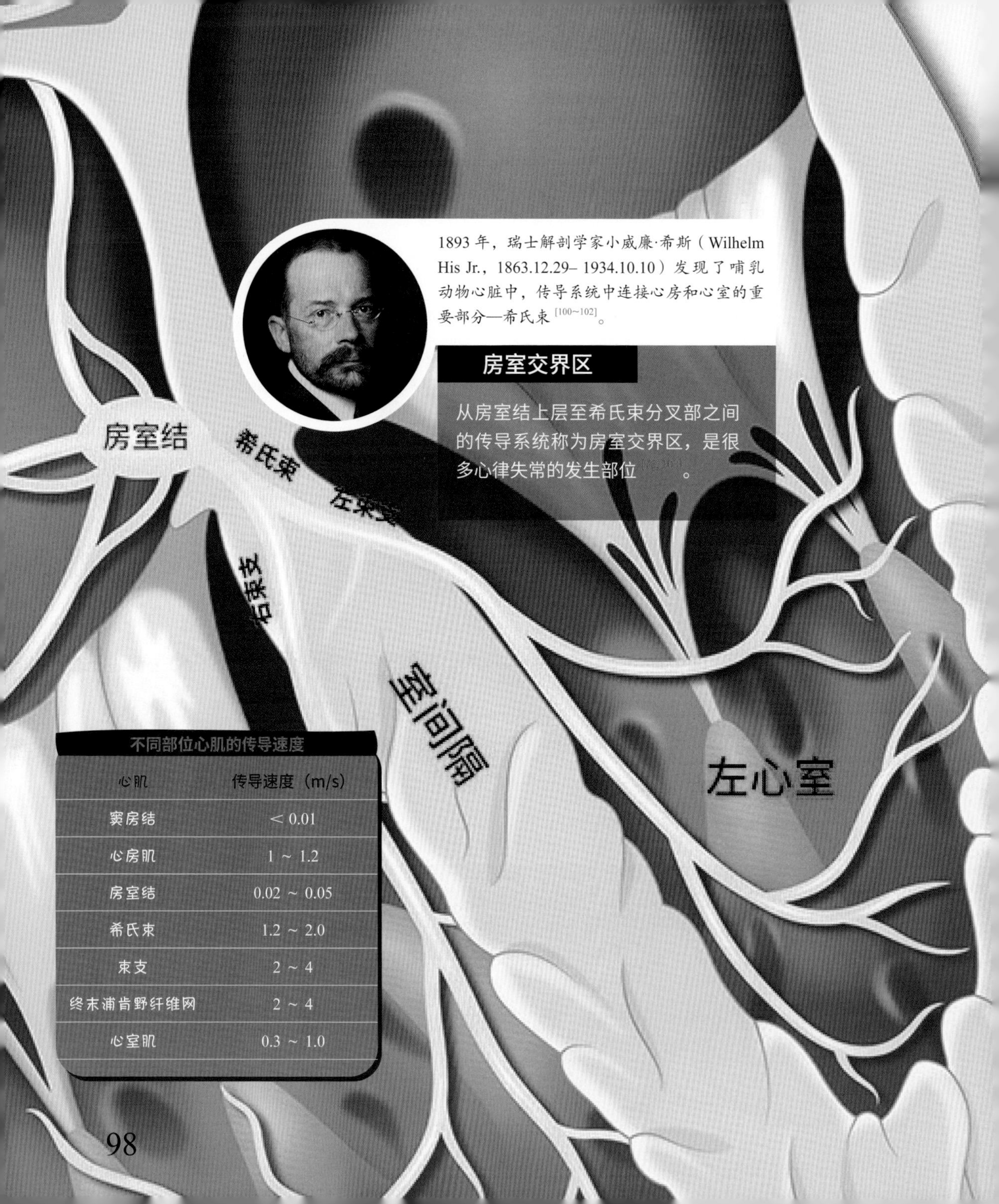

1893 年，瑞士解剖学家小威廉·希斯（Wilhelm His Jr.，1863.12.29– 1934.10.10）发现了哺乳动物心脏中，传导系统中连接心房和心室的重要部分—希氏束[100~102]。

房室交界区

从房室结上层至希氏束分叉部之间的传导系统称为房室交界区，是很多心律失常的发生部位[illegible]。

不同部位心肌的传导速度

心肌	传导速度（m/s）
窦房结	＜ 0.01
心房肌	1 ~ 1.2
房室结	0.02 ~ 0.05
希氏束	1.2 ~ 2.0
束支	2 ~ 4
终末浦肯野纤维网	2 ~ 4
心室肌	0.3 ~ 1.0

47. 希氏束

在房室结下部，浦肯野细胞的排列逐渐变得有序起来，排列成束，外裹结缔组织，形成心脏传导系统的重要部分——希氏束。

希氏束宽 4mm、长 20mm，沿膜部室间隔走行，在肌性室间隔部位分为左束支和右束支，分别进入左心室和右心室，束支这种分布模式会让左心室和右心室保持同步收缩，有利于心脏泵血[90]。

房室结的结细胞具有缓慢传导特性，传导速度仅为 0.05m/s，而希氏束的传导速度显著加快为 1.5m/s[104, 105]。传导系统从希氏束直至心室内的终末浦肯野纤维网络，电学细胞是浦肯野细胞，传导速度不断加快，为即将到来的心室除极做好准备[106]。

浦肯野细胞也具有自律性，生理频率比房室结低，如希氏束的浦肯野细胞只有 25 ~ 40 次 / 分，属于第三级起搏点[106]。

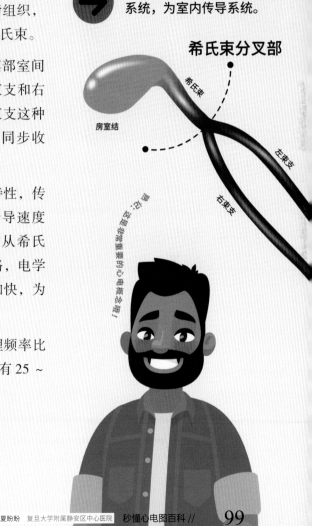

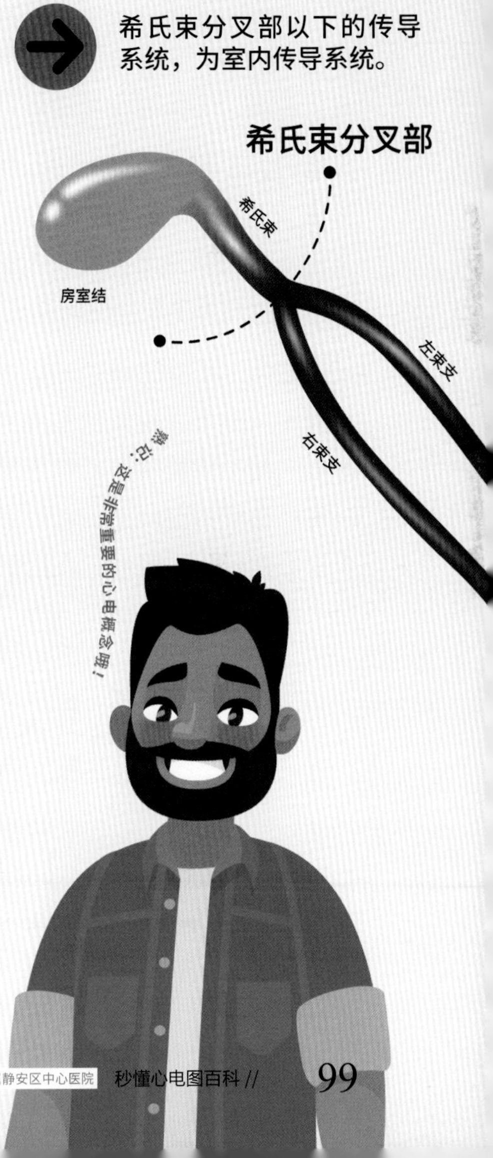
希氏束分叉部以下的传导系统，为室内传导系统。
希氏束分叉部
希氏束
房室结
左束支
右束支
难点：这是非常重要的心电概念哦！

48. 心室初始除极

窦性冲动通过束支系统终于抵达了心室。令人惊奇的是，冲动在双侧束支中并不是同步抵达心室的，左束支传导的冲动领先右束支 5 ~ 10ms，可能与左束支先从希氏束发出有关，于是心室除极先开始于左侧室间隔[107]。

通常，心室除极先开始于室间隔中三分之一位置的左侧面，即心室初始除极从左心室朝向右心室；在解剖空间上，右心室位于左心室前面，因此，在前后方向上，心室初始除极从后至前[107]。这样，我们就得到了心室初始除极在横面导联系统（胸导联）的方向：朝向右方和前方。

朝向右前方的心室初始除极，正好面对位于右胸的 V_1 导联轴的正侧，V_1 导联记录到初始正向波（r 波），而背离位于左胸的 V_5/V_6 导联轴正侧，V_5/V_6 导联记录到初始负向波（q 波）。

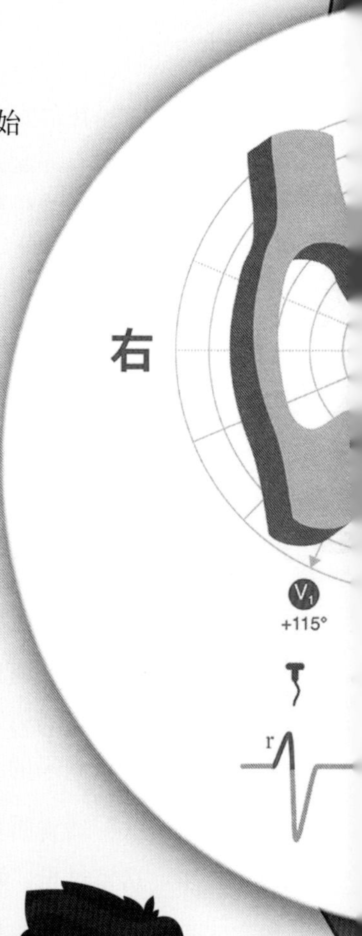

“心室初始除极时间多数是指心室开始除极后 10 ～ 20ms 的时间，此时参与心室除极的心肌数量少，质量小，产生的电势小，形成的心电波振幅低[75, 107, 108]。”

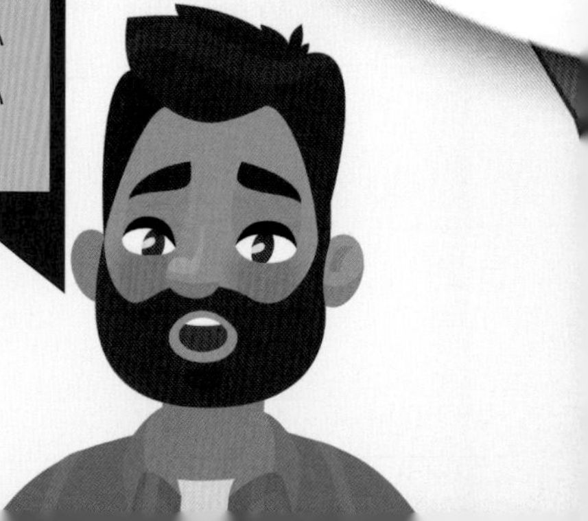

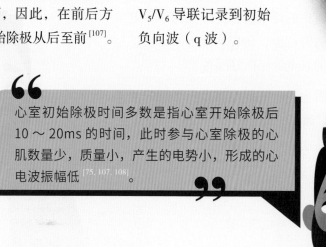

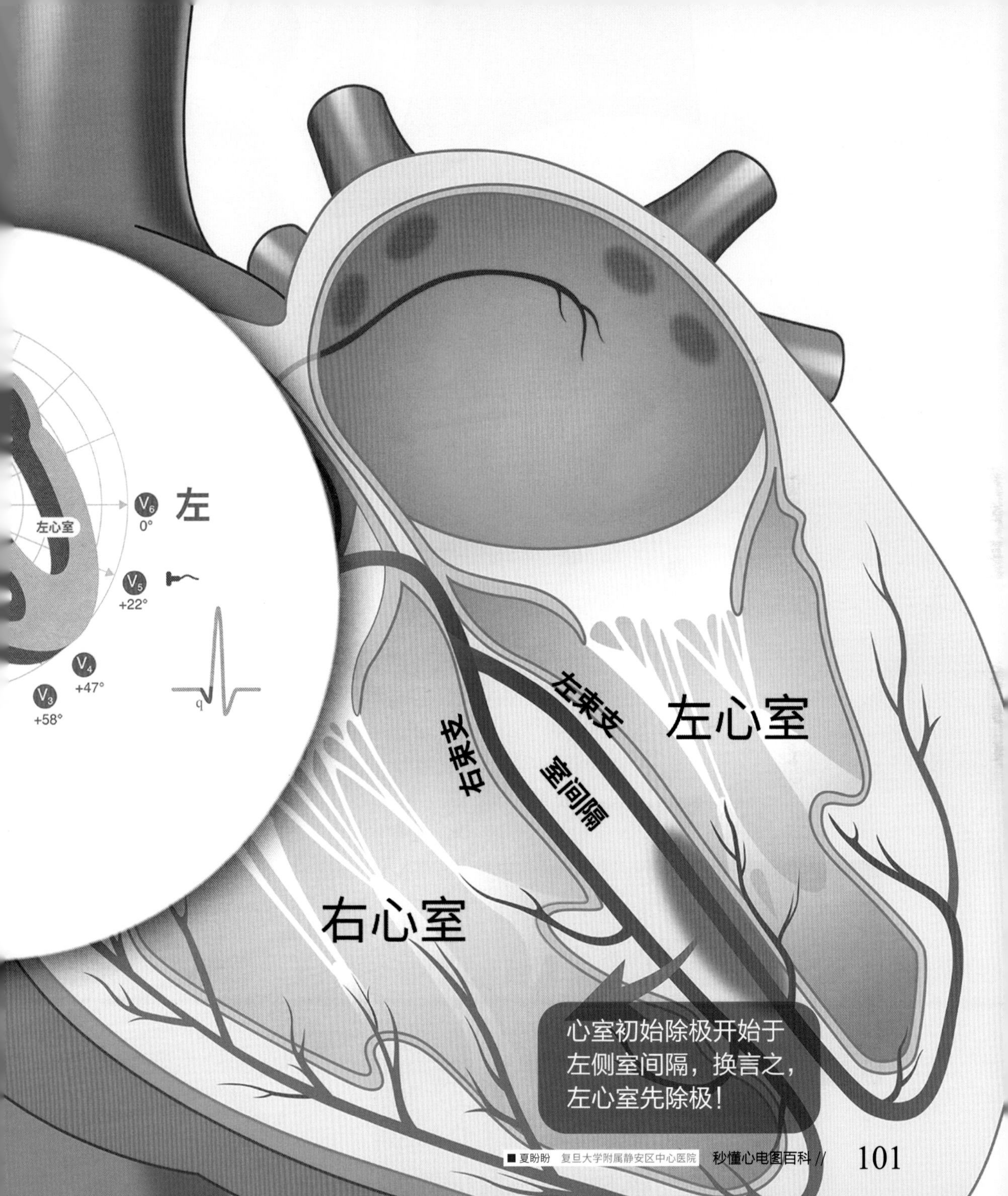
左
V6
0°
左心室
V5
+22°
V4
+47°
V3
+58°
q
左束支
右束支
室间隔
左心室
右心室
心室初始除极开始于
左侧室间隔，换言之，
左心室先除极！

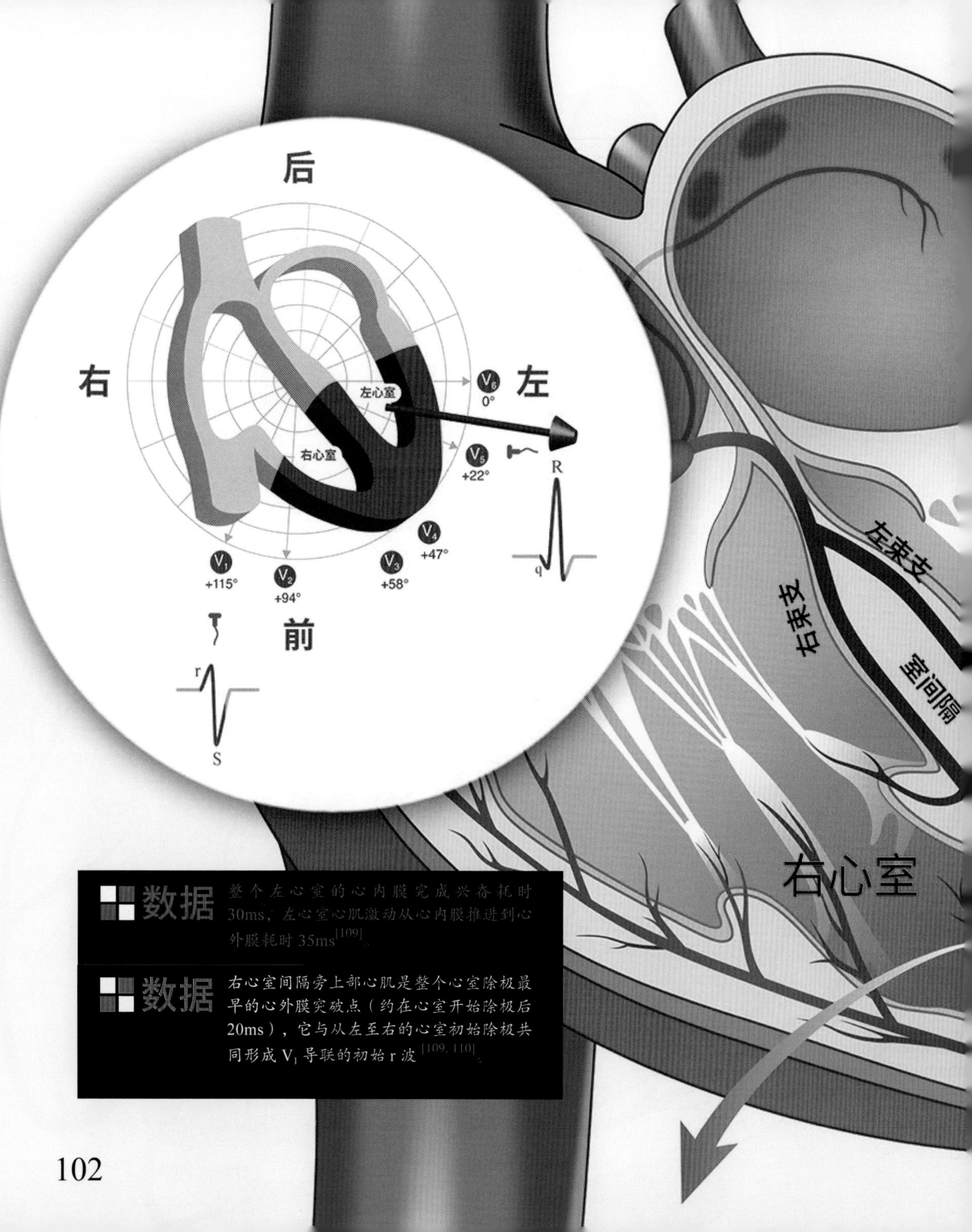

数据 整个左心室的心内膜完成兴奋耗时30ms，左心室心肌激动从心内膜推进到心外膜耗时35ms[109]。

数据 右心室间隔旁上部心肌是整个心室除极最早的心外膜突破点（约在心室开始除极后20ms），它与从左至右的心室初始除极共同形成 V_1 导联的初始 r 波[109, 110]。

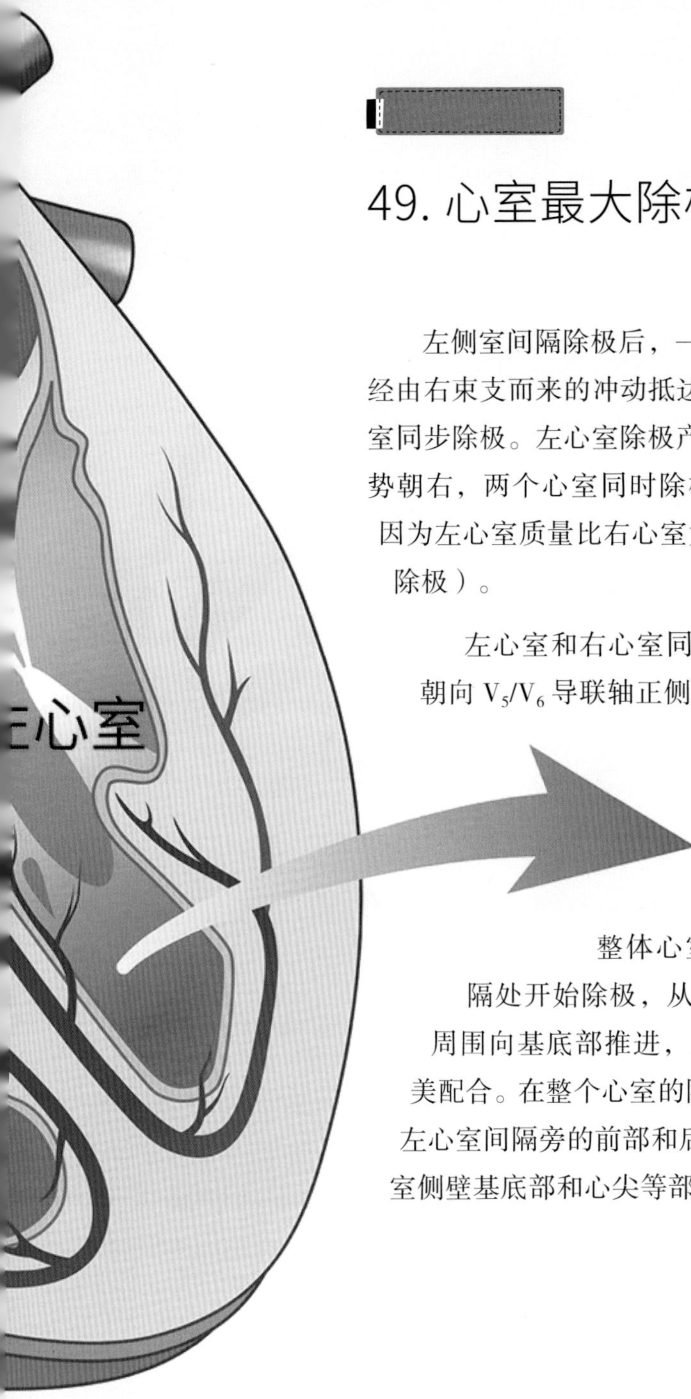

49. 心室最大除极

左侧室间隔除极后，一方面左心室心肌继续除极，另一方面经由右束支而来的冲动抵达右心室，右心室也开始除极，双侧心室同步除极。左心室除极产生的电势朝左，右心室除极产生的电势朝右，两个心室同时除极时，产生的综合电势朝向左心室，因为左心室质量比右心室大很多（参见第 39 章多个心肌细胞的除极）。

左心室和右心室同步除极时，综合除极电势朝向左方，朝向 V_5/V_6 导联轴正侧，记录到正向波，而背离 V_1 导联轴正侧，V_1 导联记录到负向波。无论正向波还是负向波，此时除极的心肌数量多，质量大，产生的心电波振幅高。

整体心室除极遵循的模式如下：从左侧室间隔处开始除极，从心内膜向心外膜推进，从间隔部及其周围向基底部推进，这些电学扩布顺序与心室有序收缩完美配合。在整个心室的除极过程中，室间隔、右心室游离壁、左心室间隔旁的前部和后部心肌先除极，室间隔基底部、左心室侧壁基底部和心尖等部位最后除极[109]。

50. 心室终末除极

心室基底部处的心肌最后除极，包括右心室流出道、室间隔基底部和左心室游离壁基底部，因为这些部位的终末浦肯野纤维数量少[111]。

心室除极的最后 20ms 产生终末电势，朝向右方和后方，背离 V_5/V_6 导联轴的正侧，形成终末负向波，随着除极的完毕，心电波恢复到等电位线；同时朝向 V_1 导联轴正侧，负向波逐渐恢复到等电位线[111, 112]。

通常，健康成人的心室完成除极需要耗时 60 ~ 100ms，平均 70 ~ 80ms，这是正常 QRS 波时限的生理基础[107, 109]。

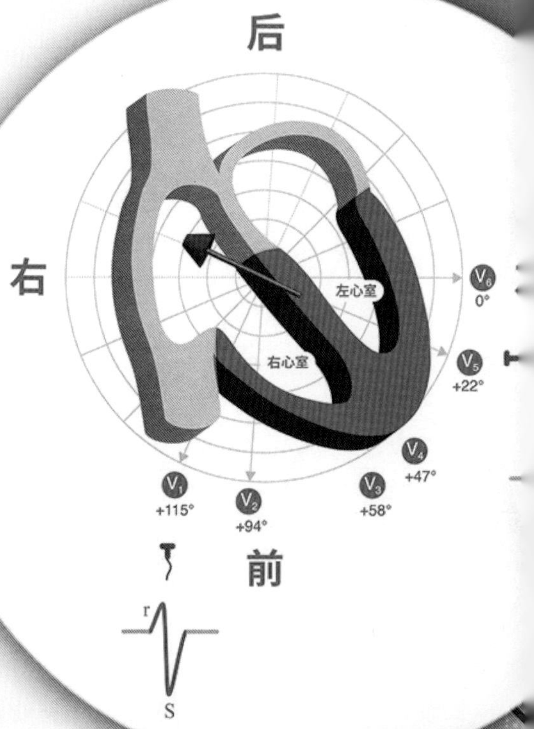

理解正常心室兴奋是学习疾病心电图的基础，只要初学者熟悉心脏解剖、传导系统走行和“心室除极三部曲”，就能够很好地理解正常和异常 QRS 波的产生机制。

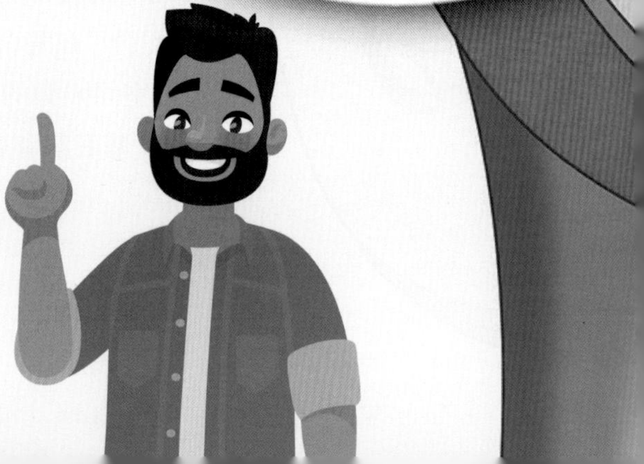

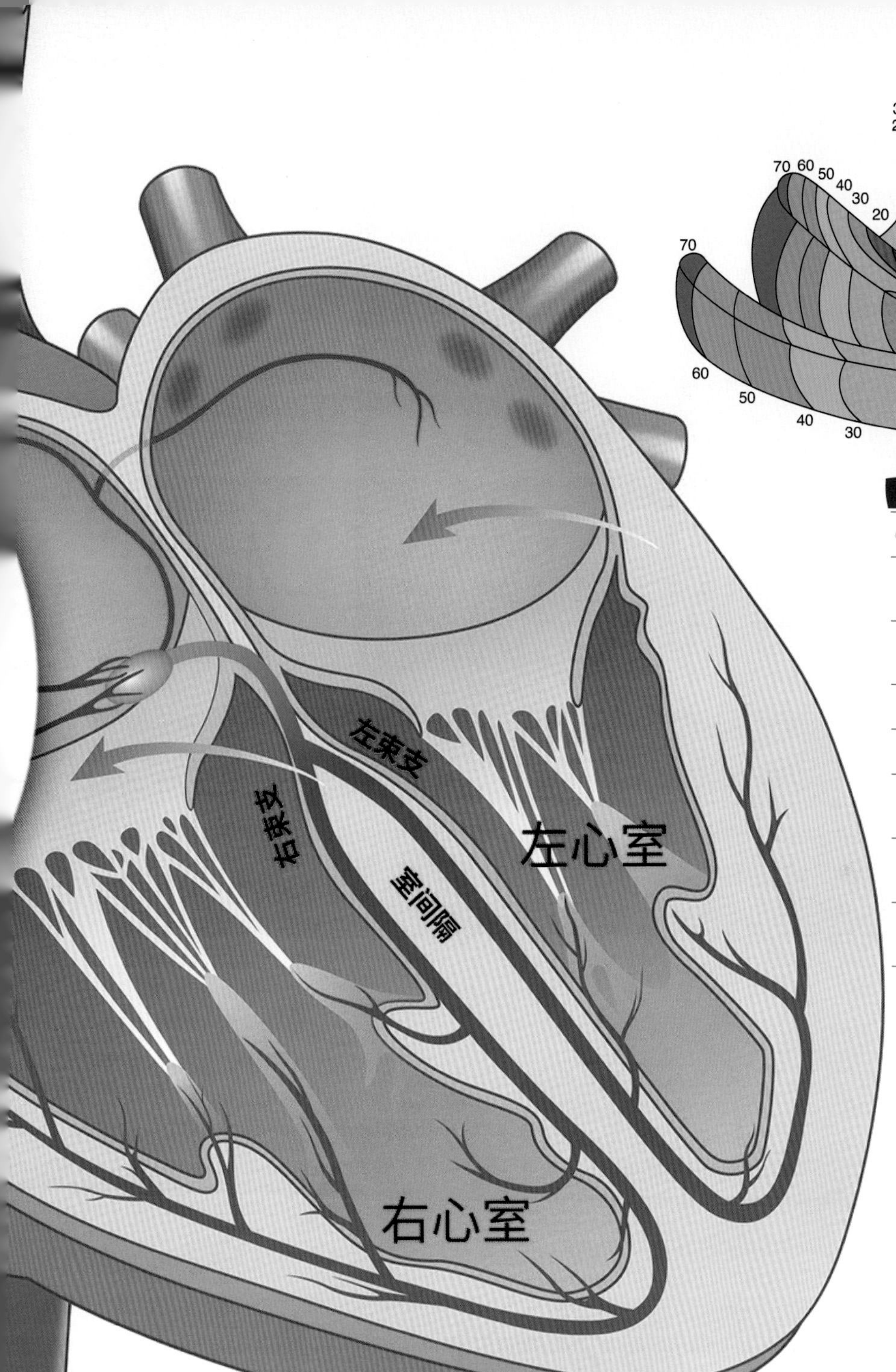

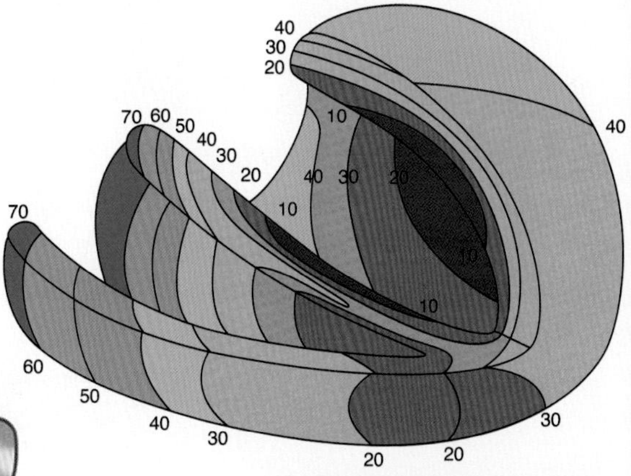

心室激动顺序

时间（ms）	部位
10	左侧室间隔 右心室前乳头肌
20	左心室间隔前后部位 右心室
30	左、右心室游离壁
40	左、右心室侧壁
50	心尖部 左、右心室侧壁
60	左心室后基底部 右心室基底部
70	右心室流出道 左心室后基底部

51.QRS 波

心室除极生成心电图的 QRS 波。在整个心脏中，心室质量最大，因而QRS波通常是振幅最高大的心电波。

在心电图学上，当 QRS 波群的组成波振幅 ≥ 5mm 时，用大写字母 Q、R、S 命名；而当组成波振幅 < 5mm 时，用小写字母 q、r、s 命名[113]。

用 Q、R、S 三个字母命名心室除极波，是埃因托芬最早创立心电图理论时采用的，习用至今[114]。正常心电图和异常心电图会产生很多形态的 QRS 波，为了便于描述 QRS 波的形态，心电图学规定了一套 QRS 波命名原则，这也是初学者应该掌握的一项必备技能。

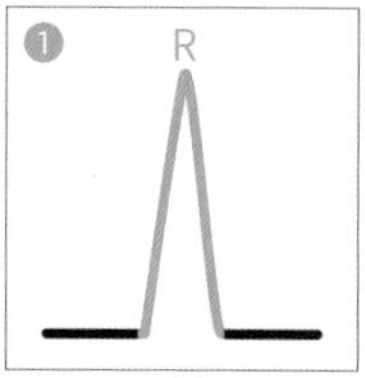

R波

R 波 / 单相波

只有 1 个正向波。

生理性：正常 QRS 波。
病理性：心室异位激动，心室预激。

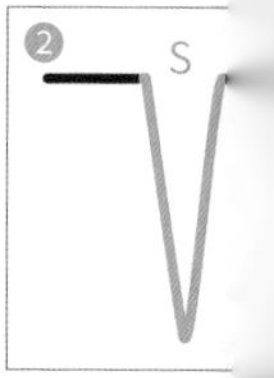

QS波

QS 波 / 单相波

单相波，只有 1 个
实际是一个大 Q 波

生理性：aVR 导联
病理性：心肌缺失

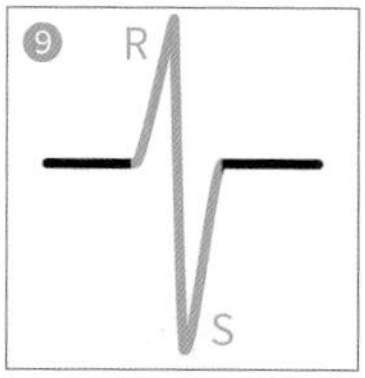

RS波

RS 波 / 双相波

R 波后跟随 1 个负向波。

生理性：V_3 和 V_4 导联。
病理性：心室肥厚。

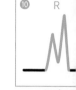

切迹R波

切迹 R 波 / 单相

1 个正向波伴多个

生理性：Ⅲ、avF 导
病理性：左束支阻滞

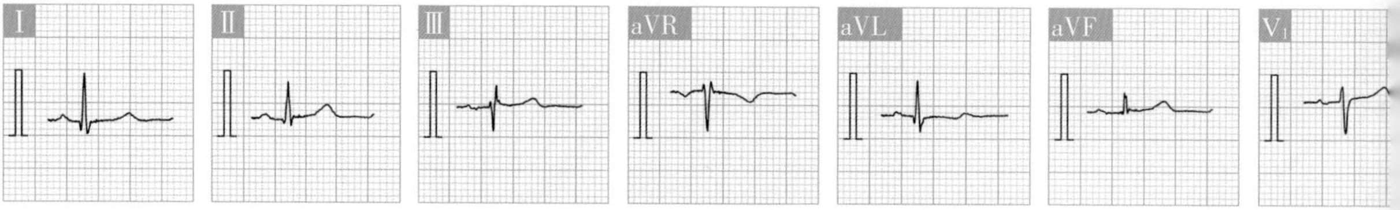

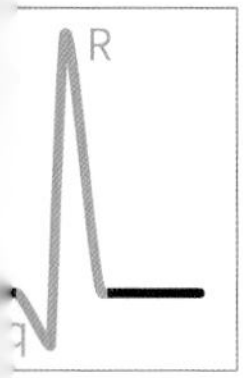

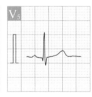

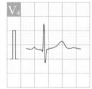

qR波

双相波

的负向波，命名

Ⅰ、aVL、V_5 和 V_6 导联。

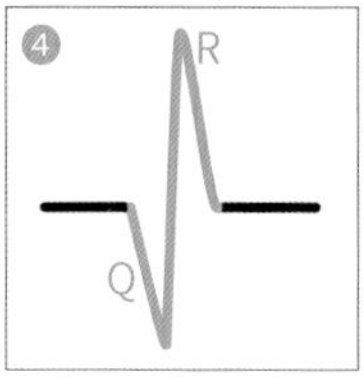

QR波

QR 波 / 双相波

Q 波之后跟随 1 个正向波。

生理性：Ⅲ和 aVL 导联。
病理性：心肌缺失。

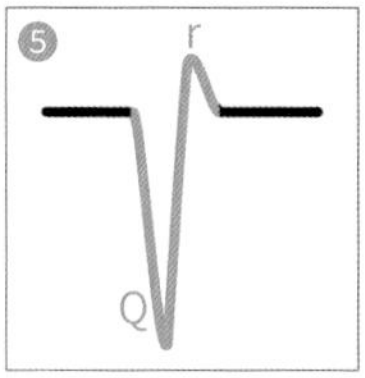

Qr波

Qr 波 / 双相波

Q 波之后跟随 1 个正向波。

生理性：Ⅲ、aVR 和 aVL 导联。
病理性：心肌缺失。

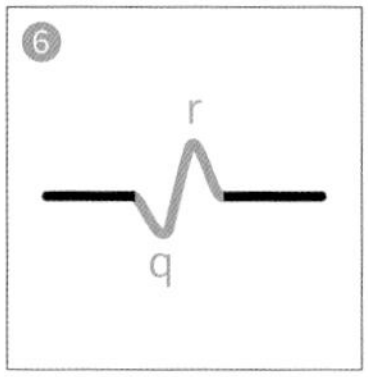

qr波

qr 波 / 双相波

q 波之后跟随 1 个正向波。

生理性：Ⅲ和 aVL 导联。
病理性：心肌缺失。

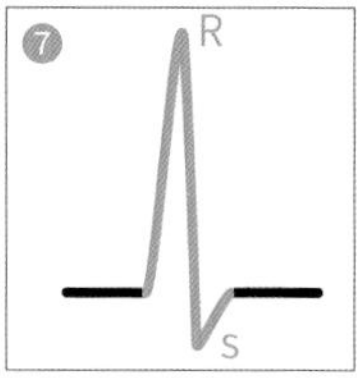

Rs波

Rs 波 / 双相波

R 波之后的第一个负向波，命名为 s 波。

生理性：Ⅰ、Ⅱ、Ⅲ、aVL、aVF、V_5 和 V_6 导联。

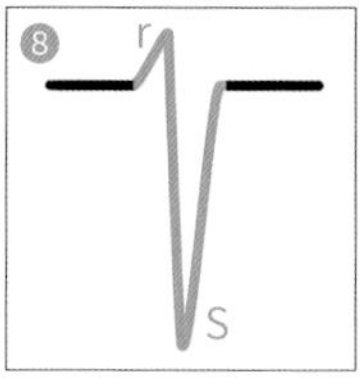

rS波

rS 波 / 双相波

r 波跟随 1 个负向波。

生理性：V_1 和 V_2 导联。
病理性：顺钟向转位图形。

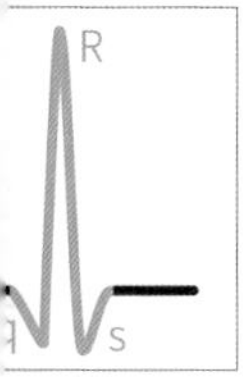

qRs波

/ 三相波

各有 1 个负向波

V_5 和 V_6 导联。

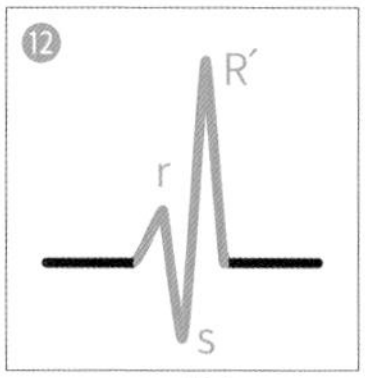

rsR´波

rsR' 波 / 三相波

s 波之后再次出现正向波，命名为 R' 波。

生理性：Ⅲ和 aVL 导联。
病理性：右束支阻滞。

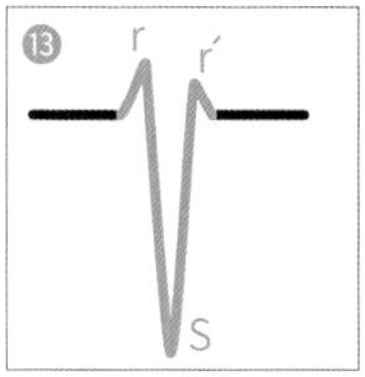

rSr´波

rsr' 波 / 三相波

S 波之后再次出现正向波。

生理性：V_1 和 V_2 导联。
病理性：右心室疾病。

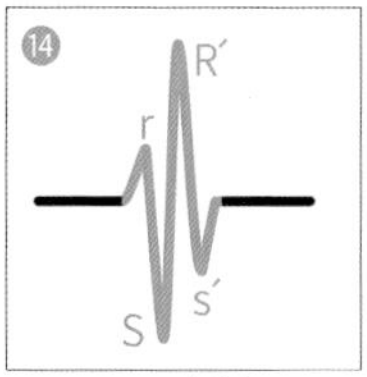

rSR´s´波

rSR's' 波 / 多相波

R' 后出现第 2 个负向波，命名为 s' 波。

病理性：房间隔缺损。

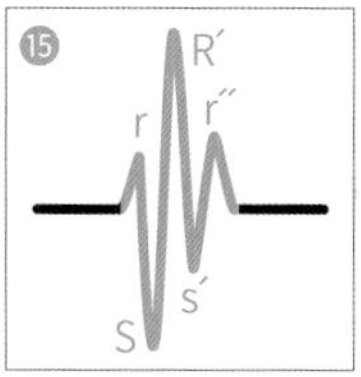

rSR´s´r˝波

rSR's'r'' 波 / 多相波

s' 波后出现第 3 个正向波，命名为 r'' 波。

病理性：心肌瘢痕。

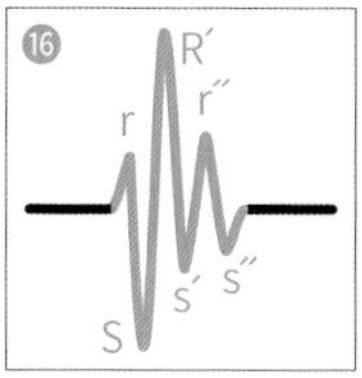

rSR´s´r˝s˝波

rSR's'r''s'' 波 / 多相波

r'' 波后出现第 3 个负向波，命名为 s'' 波，此后正向波和负向波的命名以此类推。

病理性：心肌瘢痕。

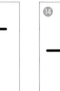

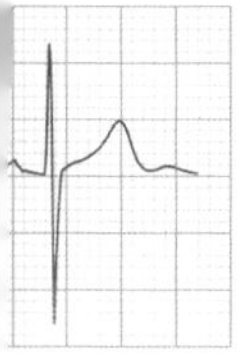

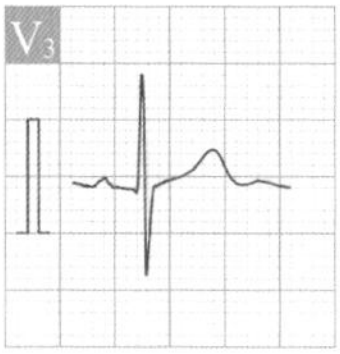

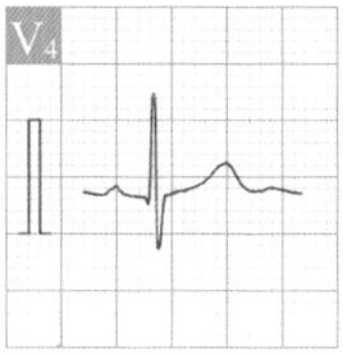

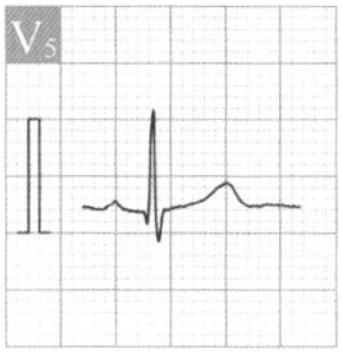

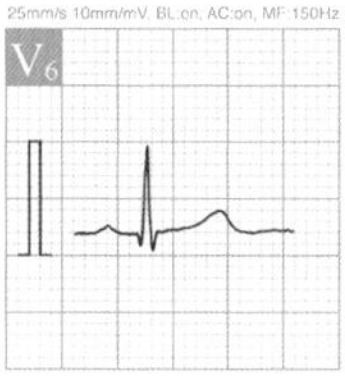

心电图图例 16

1 位 72 岁健康男性的门诊心电图。观察 12 导联的 QRS 波形态，请把各个导联的 QRS 波形态学名称写下来。

52. 额面最大 QRS 电势

据估计，成人左心室有 5.8 亿个心肌细胞，右心室有 2 亿个心肌细胞[115]。对于整体心室除极而言，无论是初学者还是专业心电图医生，都无法细究每个心室肌细胞的除极模式，也无法细究每个时间点的心室除极电势，因为这样的时间点理论上是无穷的。

在心电图学上，为了方便了解整体心室是否正常，采用了一个非常简便的方法，即观察整体心室除极产生的最大电势。成人的心脏是左心室占优势，在解剖空间上，左心室位于右心室的左方、后方和下方，因此，整体心室除极时，最大除极电势在额面导联系统上通常位于左下象限。

多数人的额面最大 QRS 波电势（蓝色 3D 箭头）朝向左下象限，我们仔细观察右图，会发现它正好朝向Ⅰ、Ⅱ、Ⅲ、aVL 和 aVF 导联轴的正侧，故在这些导联产生正向 QRS 波或 QRS 主波向上；背离 aVR 导联轴正侧，故 aVR 导联产生负向 QRS 波或 QRS 主波向下。

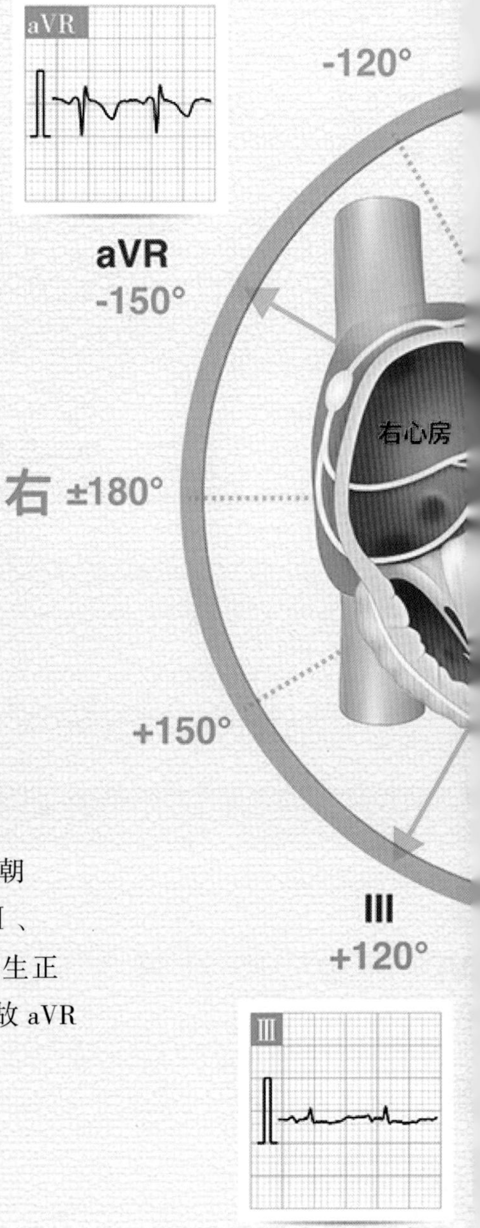

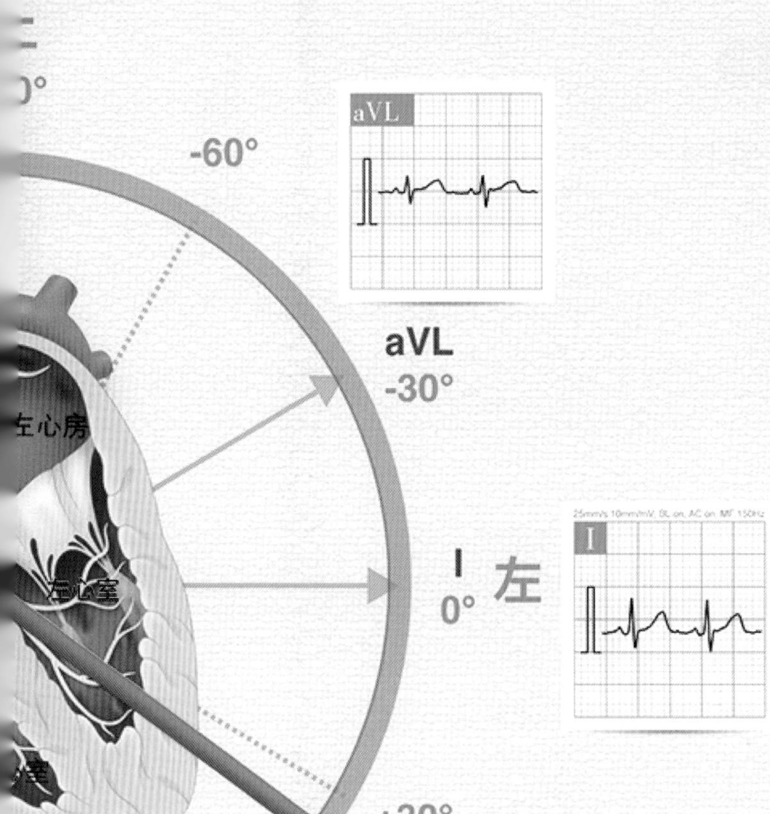

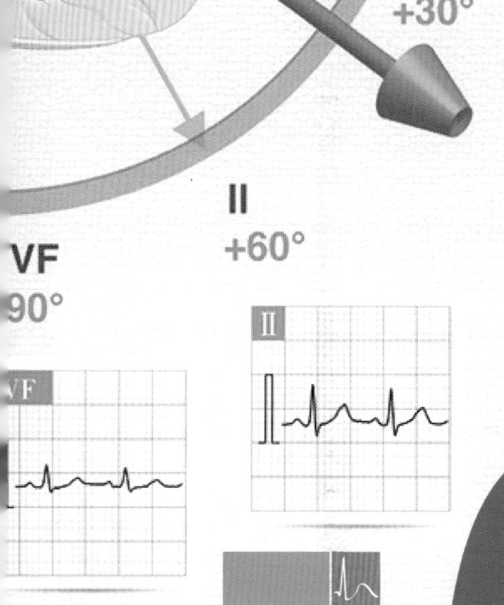

心电图图例 17

在心电图学上，一些概念看上去高大上，很多都有通俗的名称，例如额面最大 QRS 电势在心电向量图学中也称为额面 QRS 最大向量。

心电图图例 18

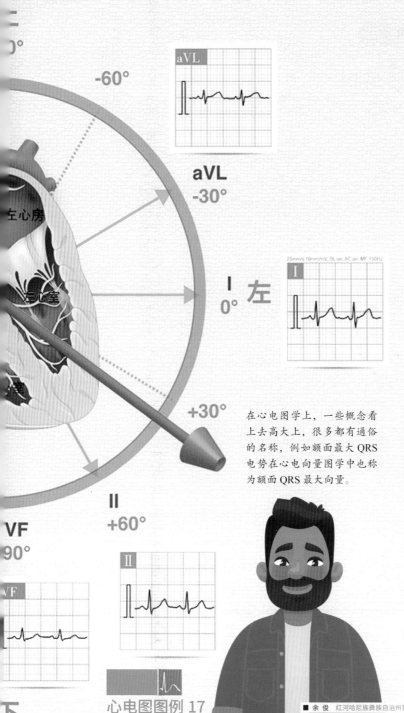

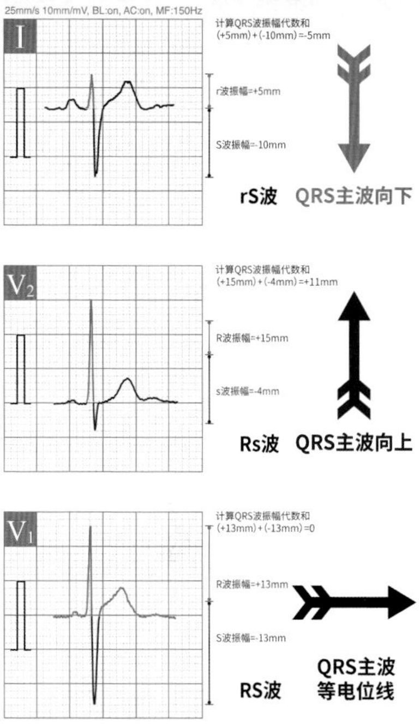

判读 QRS 主波

在一份心电图上，每个导联的 QRS 主波可能不同，主波判读是 QRS 振幅代数和，振幅代数和＞0，判读为主波正向；振幅代数和＜0，判读为主波负向；振幅代数和 =0，判读为主波等电位线。单相 QRS 波的主波与其极性一致；双相波、三相波以及多相波的主波判读需要计算代数和。有时，QRS 波群的组成波在某个方向特别突出，目测正向波和负向波振幅即可判读 QRS 主波。

单元测试Ⅲ

1.V_4 导联的导联轴正侧朝向（　　）。

A. 左下象限

B. 左上象限

C. 左前象限

D. 左后象限

E. 右前象限

2. 正常成人左心室和右心室除极的综合电势（　　）。

A. 朝向右心室

B. 朝向室间隔

C. 朝向左心室基底部

D. 朝向左心室心尖部

E. 朝向右心室流出道

3.P 波倒置时，心房复极波表现为（　　）。

A. 正向波

B. 负相波

C. 等电位线

D. 正负双相波

E. 负正双相波

4. 正常情况下，振幅最高的心电波是（　　）。

A.P 波

B.QRS 波

C.J 波

D.T 波

E.U 波

5. 多数人的正常心律来自（　　）。

A. 窦房结

B. 心房

C. 房室结

D. 希氏束

E. 心室

6. 关于窦性 P 波，下列说法错误的是（　　）。

A. Ⅰ导联可以倒置

B. Ⅱ导联不应倒置

C. Ⅲ导联可以倒置

D.aVL 导联可以倒置

E.V_1 导联可以倒置

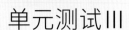

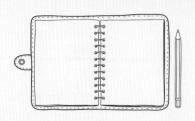

7. 成人正常窦性心率范围是（　　）次 / 分。

A.50 ～ 90

B.55 ～ 95

C.60 ～ 100

D.65 ～ 105

E.70 ～ 110

8. 心室初始除极，在 V_1 导联形成（　　）。

A.q 波

B.P 波

C.r 波

D.T 波

E.s 波

9. 有关 PR 段的说法，错误的是（　　）。

A. 整体心房除极时间

B. 左心房除极时间

C. 房室结传导时间

D. 希氏束传导时间

E. 房室结 - 希浦系统传导时间

10. 正常 qRs 波常见于（　　）。

A.V_1 导联

B.V_2 导联

C.V_3 导联

D.V_4 导联

E.V_5 导联

11.Rs 波的主波（　　）。

A. 正向

B. 负向

C. 等电位线

D. 正负双相

E. 无法判断

12. 有关整体心室除极的最大电势，以下说法错误的是 (　　)。

A. 额面导联系统朝向左下象限

B. 横面导联系统朝向左前象限

C. 决定 QRS 波最大振幅

D. 主要由心腔大小决定

E. 主要由心室质量大小决定

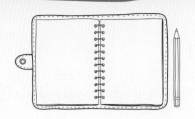

53. 规整节律的心率计算

生理条件下，窦性心律的频率存在轻微变动，称为心率变异性，这是迷走神经功能良好的表现；相反，绝对规整的窦性心律反而是一种不良表现。通常，心动周期变动 < 120ms 时，认为心脏节律规整[76]。

当心房和心室保持 1:1 传导关系时，任选 P 波或 QRS 波都可以计算出心率。在图 A 中，我们选取窦性 P 波测量心动周期，测量相邻两个窦性 P 波的间期，即 P-P 间期为 820ms，然后用 60 000ms 来除，就可以得到这份心电图的窦性心率为 73 次 / 分。因为很多导联的 QRS 波是双相波或多相波，为了简便，心室周期习惯上称为 R-R 间期，而不是繁琐的 QRS-QRS 间期。

当心房和心室非 1:1 传导关系时，就需要单独计算心房率和心室率。请读者自行完成图 B 的心率计算，尝试评估房室传导关系出现了什么问题？

测量心电图的各种间期或分析心脏节律时，常常需要用到分轨这个小工具。注意：分轨的两头尖，并不是圆规哦！我们可以在各类文具和测绘商店买到分轨，当然网店购物也很快捷。

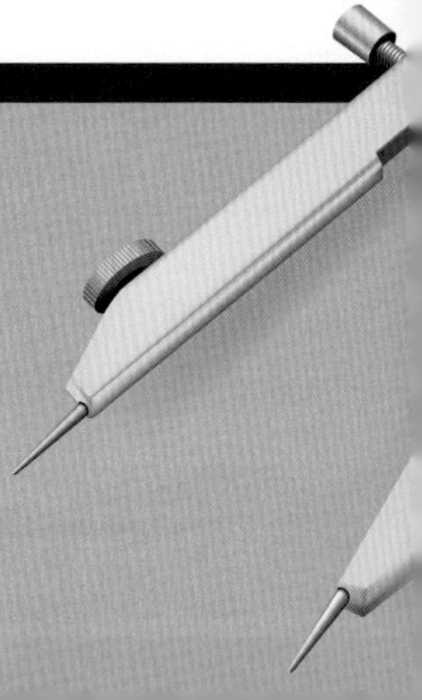

心电图图例 19

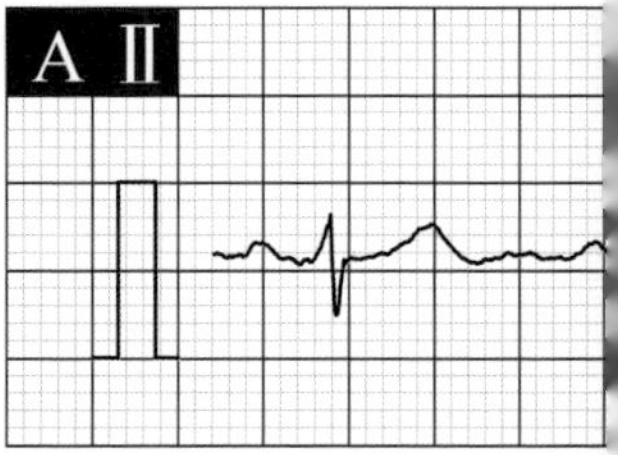

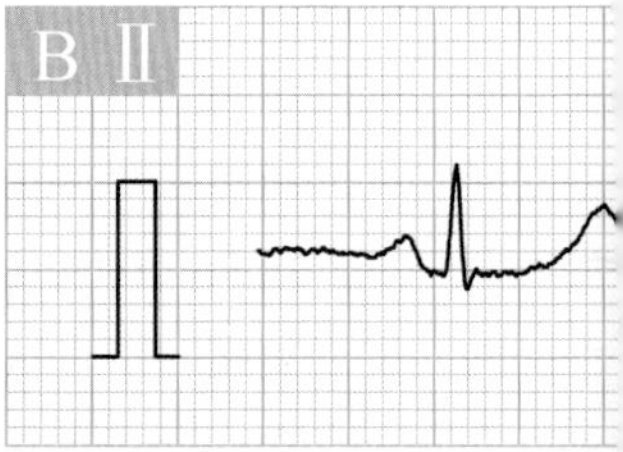

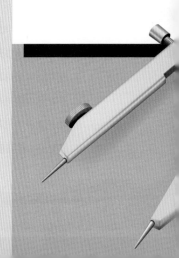

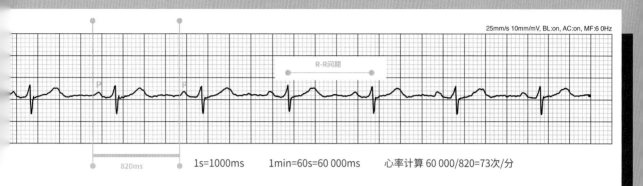

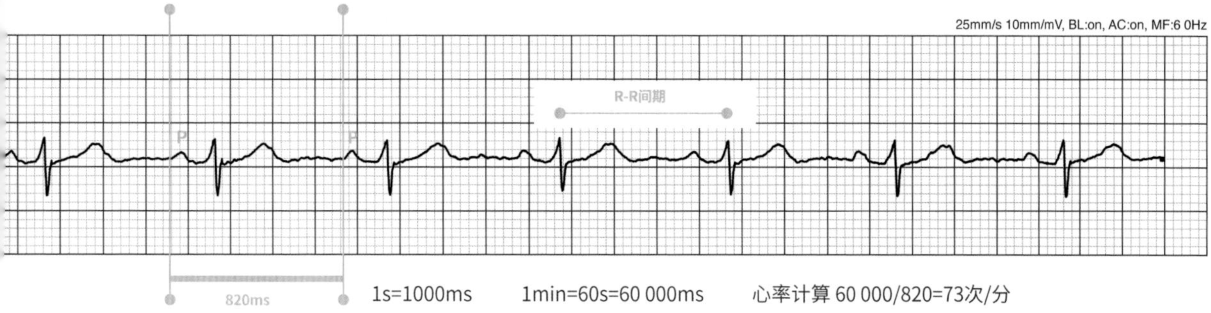

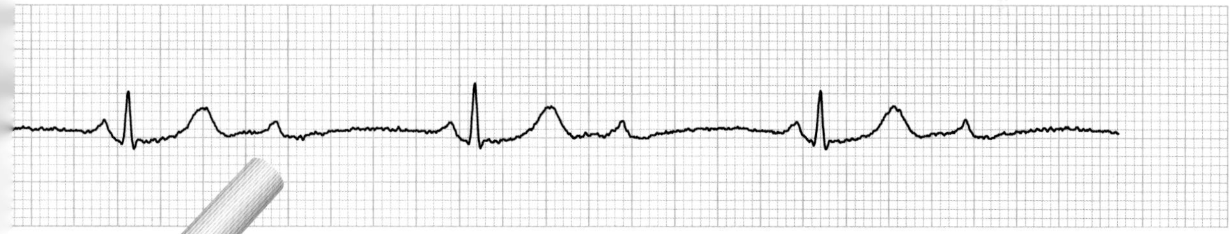

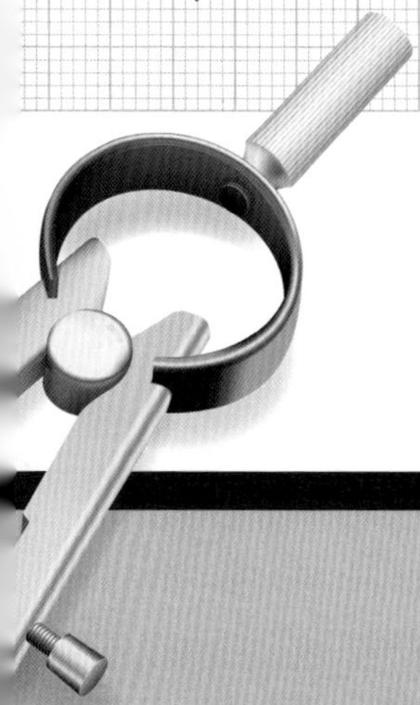

P-P间期=　　　　ms，P波频率=　　　　次/分

R-R间期=　　　　ms，QRS波频率=　　　　次/分

P:QRS频率比值=

“尽管当前的各类心电图机可以自动打印包括心率在内的自动分析结果，但时常出现错误，需要进行人工校对！”

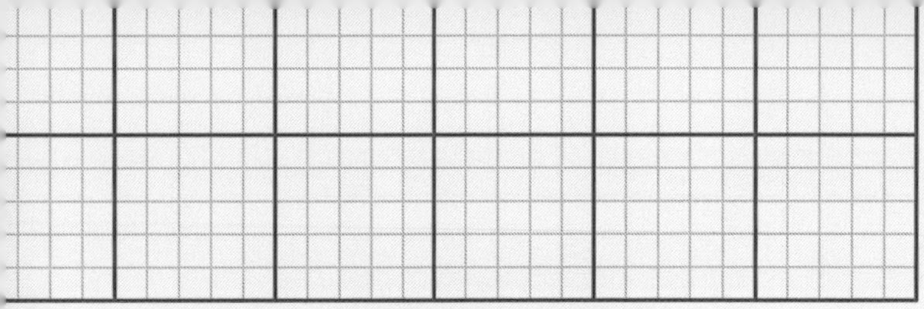

1个中格 200ms

心率 次/分	中格数
600	0.5
300	1
200	1.5
150	2
120	2.5
100	3
75	4
60	5
	5

"通常，心电图机的走纸速度设置为 25mm/s，每 1 个小格占时 40ms，每 1 个中格（5 个小格）占时 200ms，即 0.2s。当 P-P 间期或 R-R 间期占据 1 中格时，心率为 60/0.2=300（次 / 分），我们可以利用这个规律数数一个心动周期所占中格数，快速评估心率。显然，一个心动周期所占中格数越多，心率越慢。请读者自行把心动周期占据 5.5 个中格以后所对应的心率计算出来，并写在右侧白色框中。"

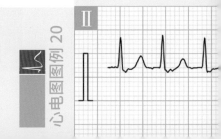

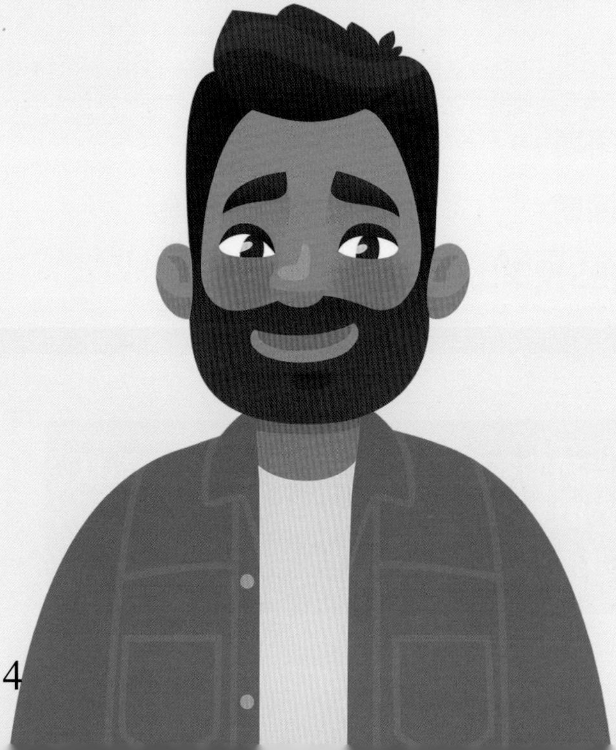

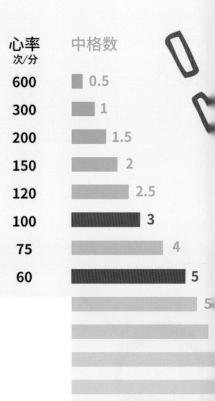

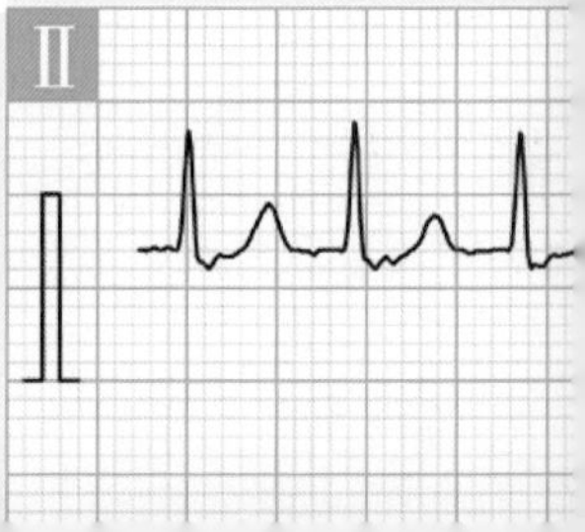

心电图图例 20

54. 快速判读心率

快速判读，重点在于掌握四个关键点心率。

第 1 个关键点心率是一个心动周期占据 1 个中格，代表频率 300 次 / 分，心房率达到 300 次 / 分，多提示心房扑动。

第 2 个关键点心率是一个心动周期占据 2 个中格，代表频率 150 次 / 分，提示节律为心动过速。

第 3 个关键点心率是一个心动周期占据 3 个中格，代表频率 100 次 / 分，这是心动过速的判读连接点。心动周期不足 3 个中格，均为心动过速。

第 4 个关键点心率是一个心动周期占据 5 个中格，代表频率 60 次 / 分，这是心动过缓的判读连接点。心动周期超过 5 个中格，均为心动过缓。

只要 1 个心动周期占据 3 ～ 5 个中格，心率都是正常的，即 60 ～ 100 次 / 分。请读者自行判读底部心电图的心室率，并尝试分析是什么节律。

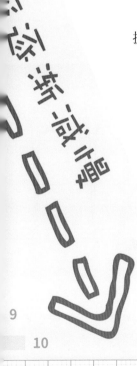

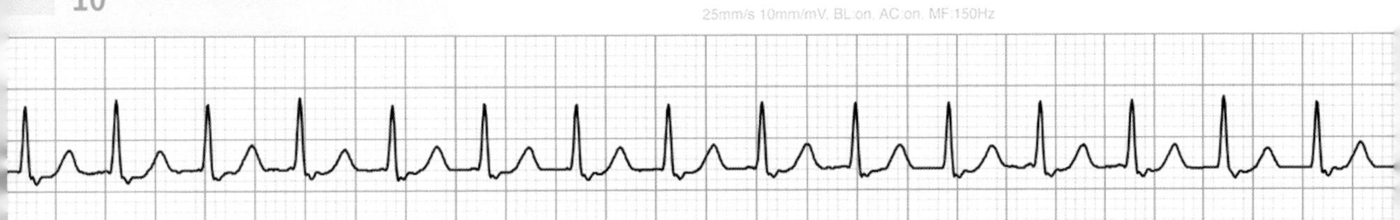

55. 估算不规整的心室率

在临床上，很多心律失常的心房率和（或）心室率不规整，评估心率只能采取计算平均心室率的方法。

平均心动周期法。任选 10 个 QRS 波，测量所占时间，计算平均心动周期。60s 除以平均心动周期就是平均心率。

直接乘积法。任选 6s，计数其中包含的 QRS 波个数（有时包含部分 QRS 波则计为 0.5 个），然后乘以 10 即为估算心率。单位时间可任意设定为 5s、6s、10s、15s 等，通常选取时间越长，估算心率越接近真实平均心率。

间接乘积法。任选 6s，计数其中包含的 QRS 波个数（有时包含部分 QRS 波则计为 0.5 个），然后计算平均心动周期，再利用平均心动周期估算心率。

右图利用第一种方法估算的心率为 124 次 / 分，利用第二种方法估算的心率为 120 次 / 分，利用第三种方法估算的心率为 120 次 / 分。由此看来，采用计算平均心动周期的方法会减小随机误差。

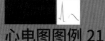

心电图图例 21

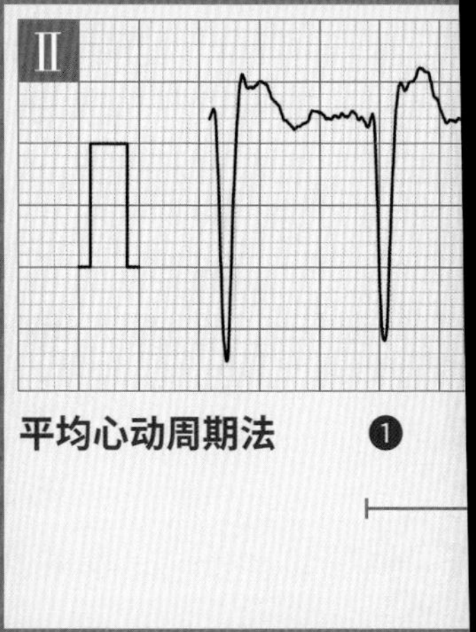

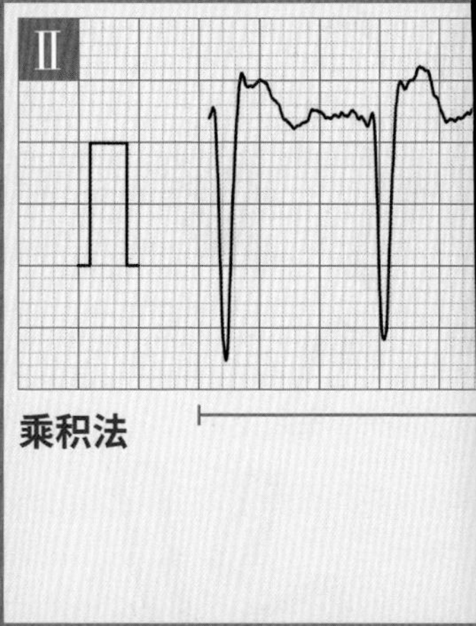

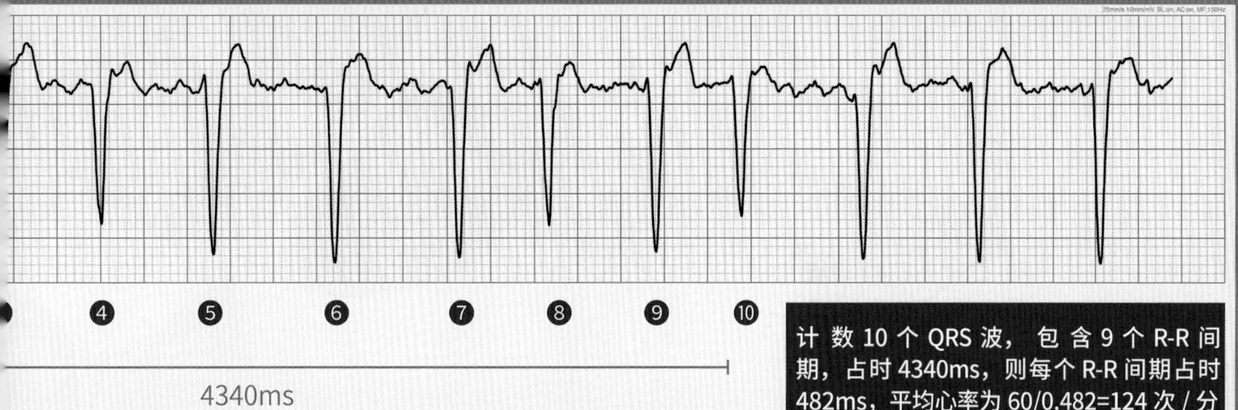

计数10个QRS波，包含9个R-R间期，占时4340ms，则每个R-R间期占时482ms，平均心率为60/0.482=124次/分

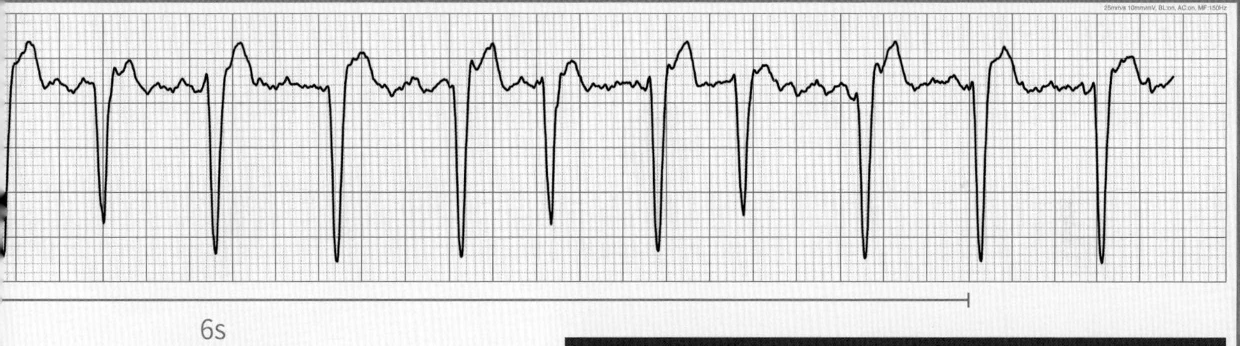

任意选取6秒，计数包含12个QRS波，则60s应包含120个QRS波，则心率为120次/分

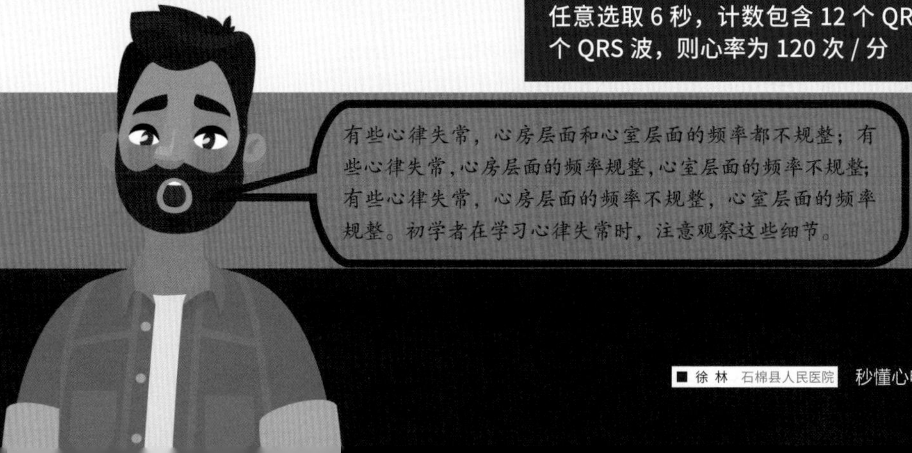
有些心律失常，心房层面和心室层面的频率都不规整；有些心律失常，心房层面的频率规整，心室层面的频率不规整；有些心律失常，心房层面的频率不规整，心室层面的频率规整。初学者在学习心律失常时，注意观察这些细节。

心电图图例 22

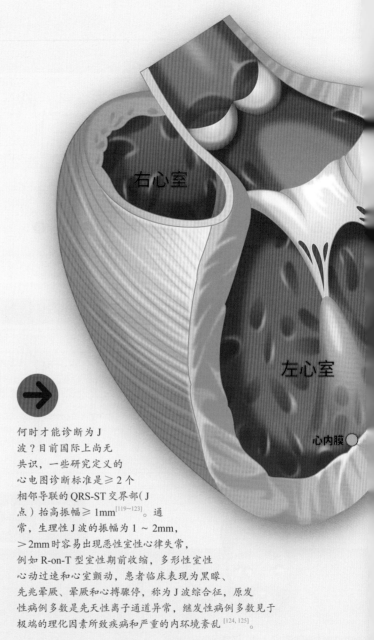

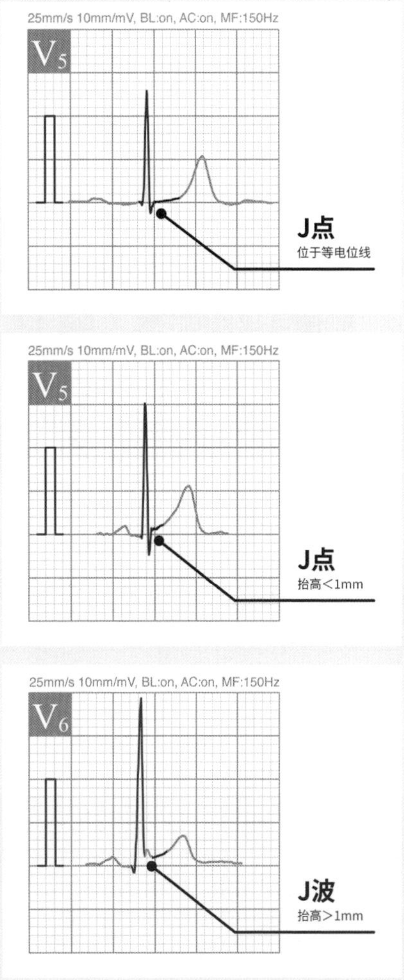

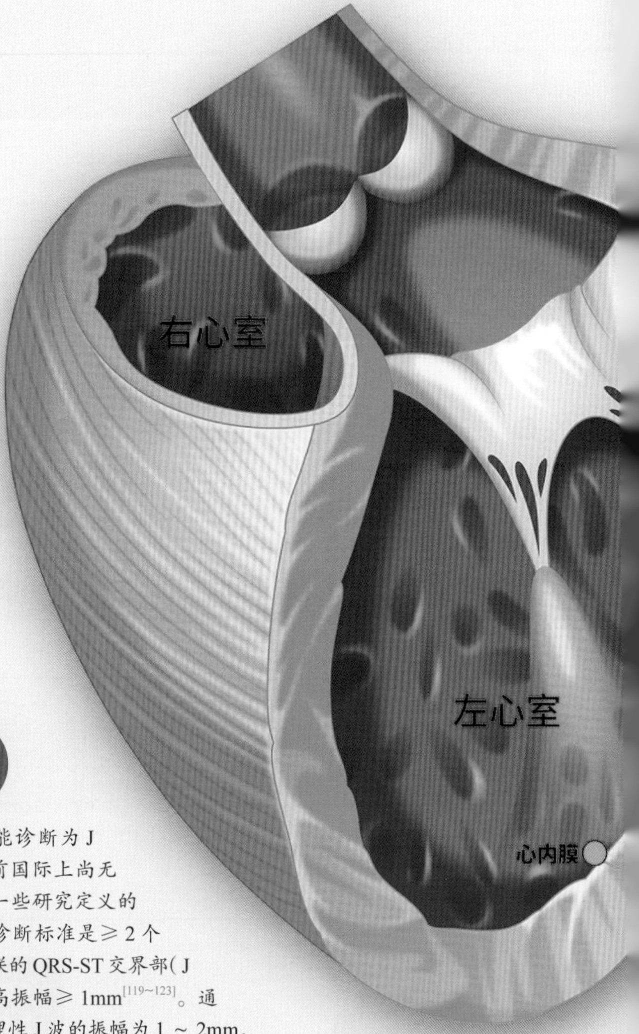

何时才能诊断为 J 波？目前国际上尚无共识，一些研究定义的心电图诊断标准是≥ 2 个相邻导联的 QRS-ST 交界部（J 点）抬高振幅≥ 1mm[119~123]。通常，生理性 J 波的振幅为 1 ~ 2mm，＞2mm 时容易出现恶性室性心律失常，例如 R-on-T 型室性期前收缩，多形性室性心动过速和心室颤动，患者临床表现为黑矇、先兆晕厥、晕厥和心搏骤停，称为 J 波综合征，原发性病例多数是先天性离子通道异常，继发性病例多数见于极端的理化因素所致疾病和严重的内环境紊乱[124, 125]。

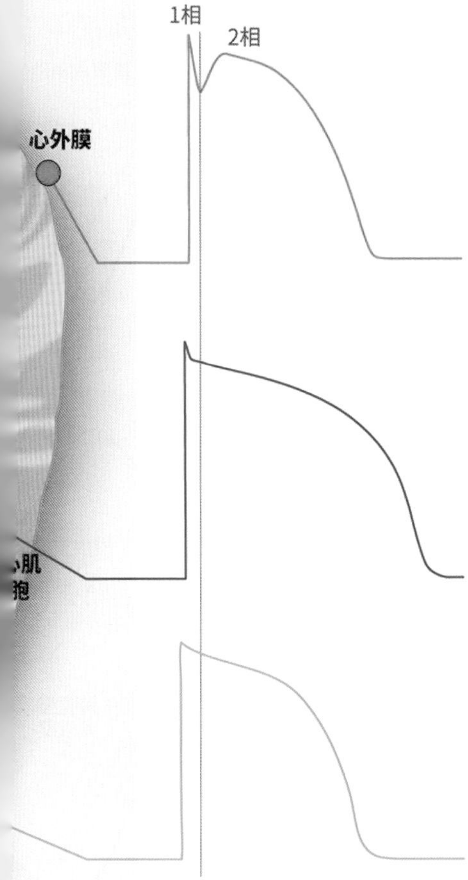

a

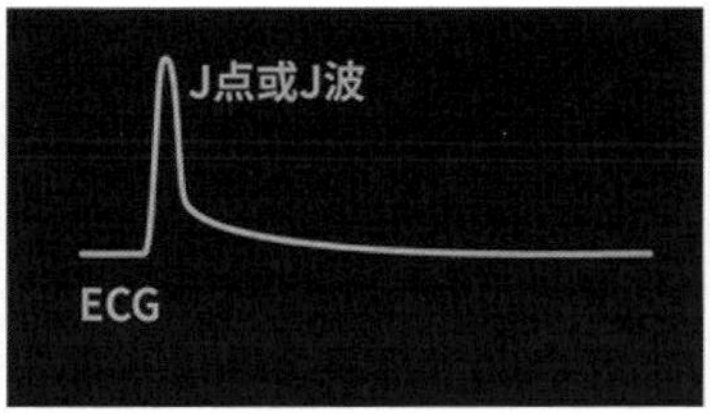

56.J 点和 J 波

在心电图上，QRS 波终点与 ST 段的交界点称为 J 点，代表心室除极完毕，心室复极开始的转折点。通常，J 点位于等电位线。

从心室壁心内膜至心外膜全程，不同部位心肌的动作电位形态和时程不同，特别是复极时期。例如心外膜 1 相切迹显著，心内膜则不明显，原因是心室肌中的离子通道类型和数量的分布是不均衡的，心外膜心肌富含 I_{to} 通道，钾电流外流密度大，1 相切迹显著[73, 74, 116]。

心外膜和心内膜的复极 1 相切迹不同（电流大小不同），导致复极心室壁存在电势差，称为跨室壁复极离散度（TDR）[117]。生理条件下，人类心外膜的 I_{to} 通道密度比心内膜多 1.5 倍，但却可以产生四倍的复极电势差异[118]。

生理条件下，心室肌的 1 相 TDR 很微弱，尚不足以引起心电图的 J 点偏移；然而一些健康人的 1 相 TDR 增大，心电图出现 J 点生理性抬高。疾病条件下，1 相 TDR 增大甚至导致心电图出现 J 波，可诱发恶性室性心律失常。

57.ST 段

心电图的 ST 段对应于心室肌动作电位的 2 相，即平台期。生理条件下，心室肌的心外膜和心内膜的动作电位的形态不同，2 相也存在跨室壁复极离散度，只是两者的电势差异很小，无法被心电图机探查，故 ST 段常常位于等电位线上（右上图 A 和右图）。

生理条件下，一些个体心室肌的跨室壁复极离散度增大，心外膜和心内膜电势差增大，电势朝向心外膜，引起生理性 ST 段抬高，常见于早期复极。疾病条件下，心外膜和心内膜的动作电位改变不同，2 相跨室壁复极离散度更加增大，电势朝向心外膜时，ST 段抬高更加显著，常见于急性心肌梗死、急性心肌炎、急性心包炎和 Brugada 综合征[126]。

正常情况下，ST 段位于等电位线上，可以轻微压低或轻微抬高，占时 80 ~ 120ms[127]。

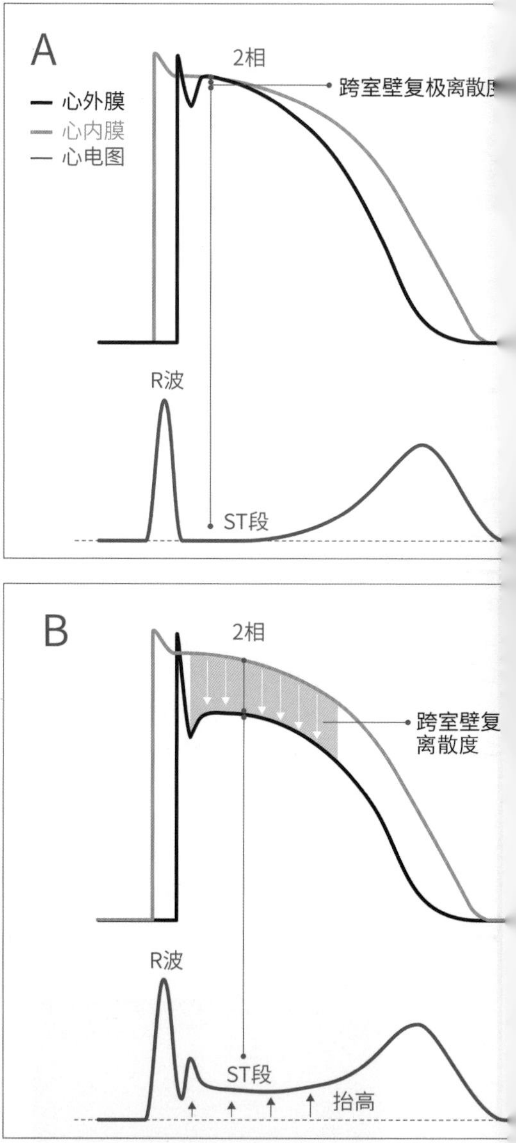

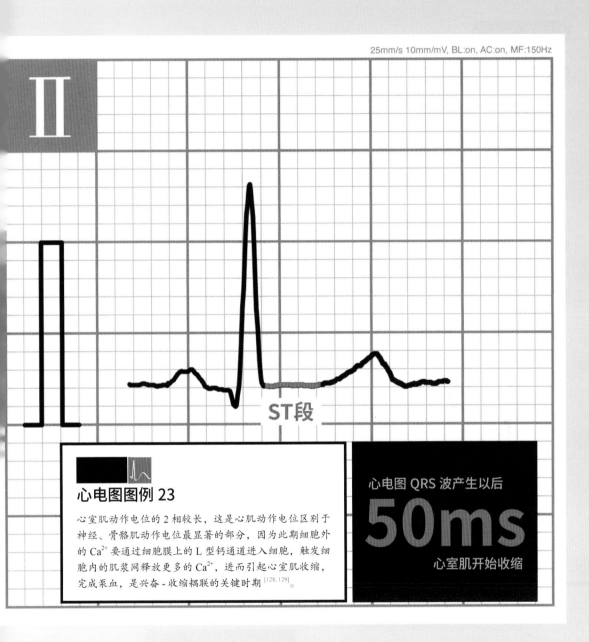

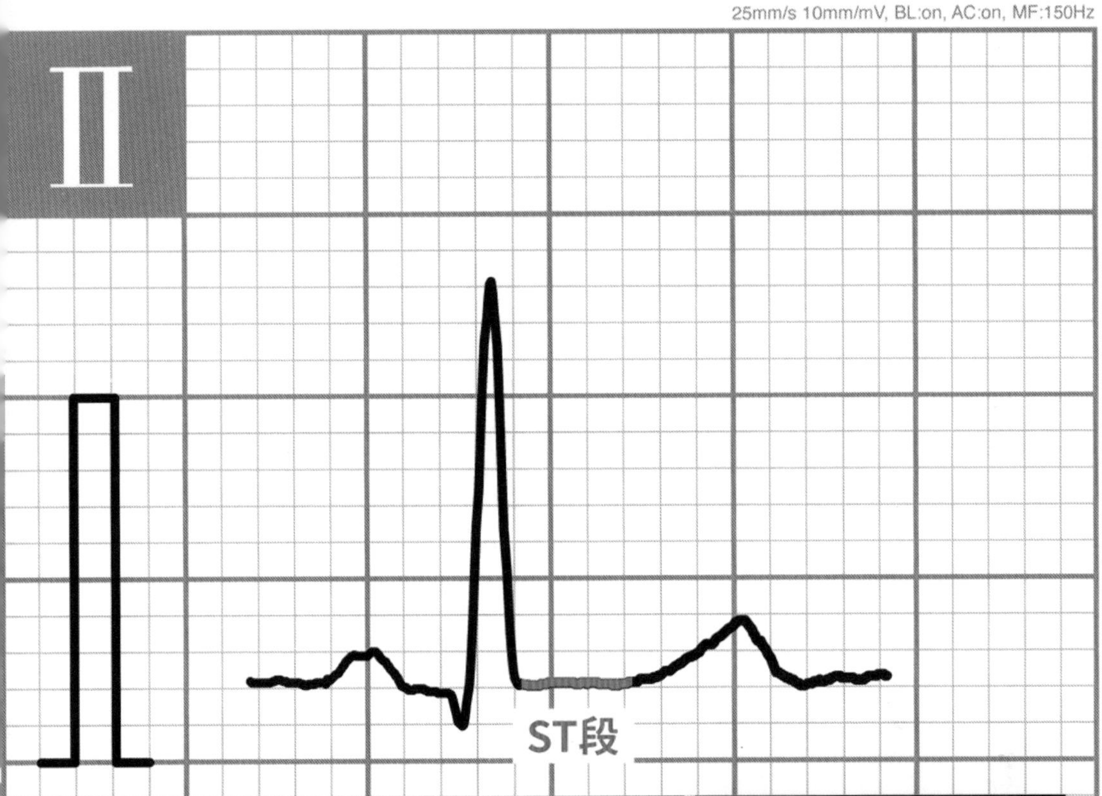

心电图图例 23

心室肌动作电位的 2 相较长，这是心肌动作电位区别于神经、骨骼肌动作电位最显著的部分，因为此期细胞外的 Ca^{2+} 要通过细胞膜上的 L 型钙通道进入细胞，触发细胞内的肌浆网释放更多的 Ca^{2+}，进而引起心室肌收缩，完成泵血，是兴奋 - 收缩耦联的关键时期 [128, 129]。

心电图 QRS 波产生以后

50ms

心室肌开始收缩

58.ST 段偏移的形态学

病理性 ST 段的偏移包括 ST 段压低和 ST 段抬高。ST 段起点也就是 J 点，终点是 T 波起点（尽量靠近等电位线），首先观察 J 点相对于心电图基线是抬高还是压低，然后观察 J 点与 ST 段终点的连线相对于基线和 ST 段的位置，便可定性描述 ST 段偏移的形态学[130, 131]。

当 J 点高于基线时，要注意分析 ST 段抬高。

①当 ST 段未偏离 J 点与 ST 段终点的连线时，称为斜直型抬高；

②当 ST 段位于 J 点与 ST 段终点的连线上方时，称为凹面向下型抬高；

③当 ST 段位于 J 点与 ST 段终点的连线下方时，称为凹面向上型抬高。

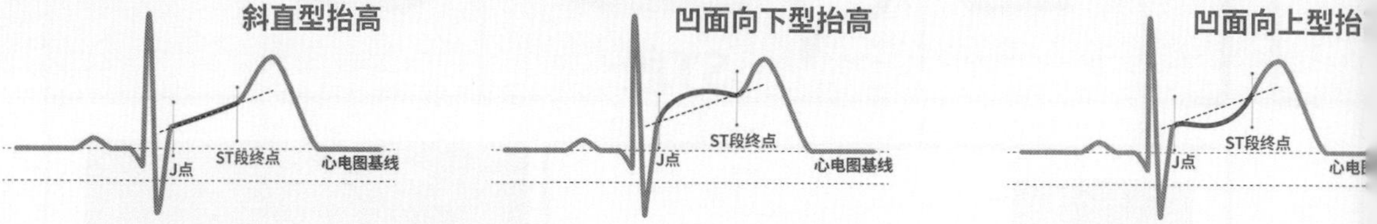

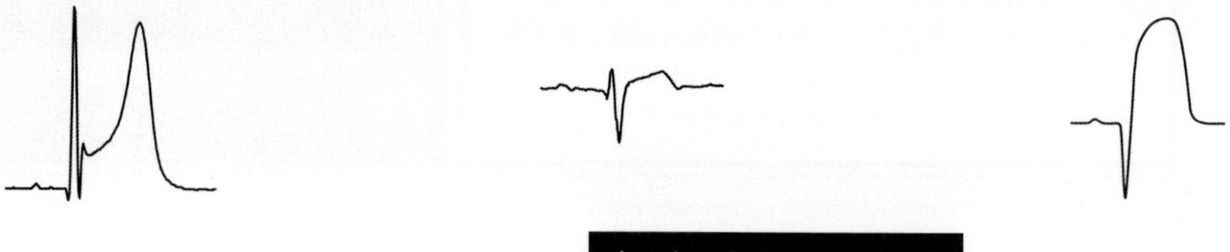

请读者观察模式图和下方真实心电图，连线真实心电图的 ST 段抬高模式。

当J点低于基线时，要注意分析ST段压低。

①当J点和ST段终点位于相同水平线时，称为水平型压低；

②当ST段终点低于J点时，称为下斜型压低；

③当ST段终点高于J点时，称为上斜型压低。

实际上，ST段偏移的形态远比本章所介绍的多，例如J点和ST段抬高至相同水平线时，为水平型抬高；服用地高辛的患者，还可以观察到压低的ST段曲面化，形似鱼钩，称为鱼钩样改变。同一患者的一份心电图上，可以观察到不同形态的ST-T改变。

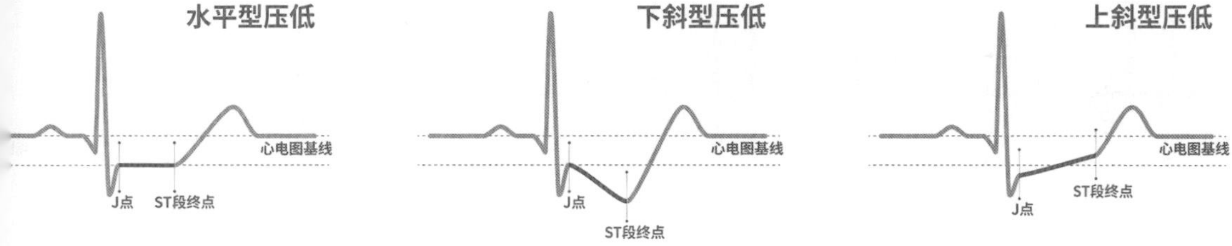

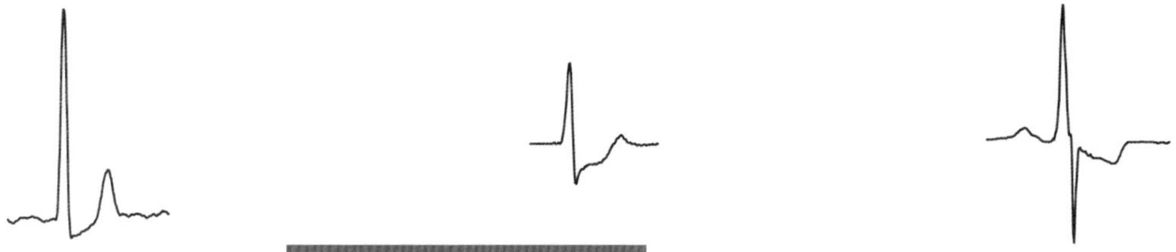

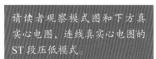

请读者观察模式图和下方真实心电图，连线真实心电图的ST段压低模式。

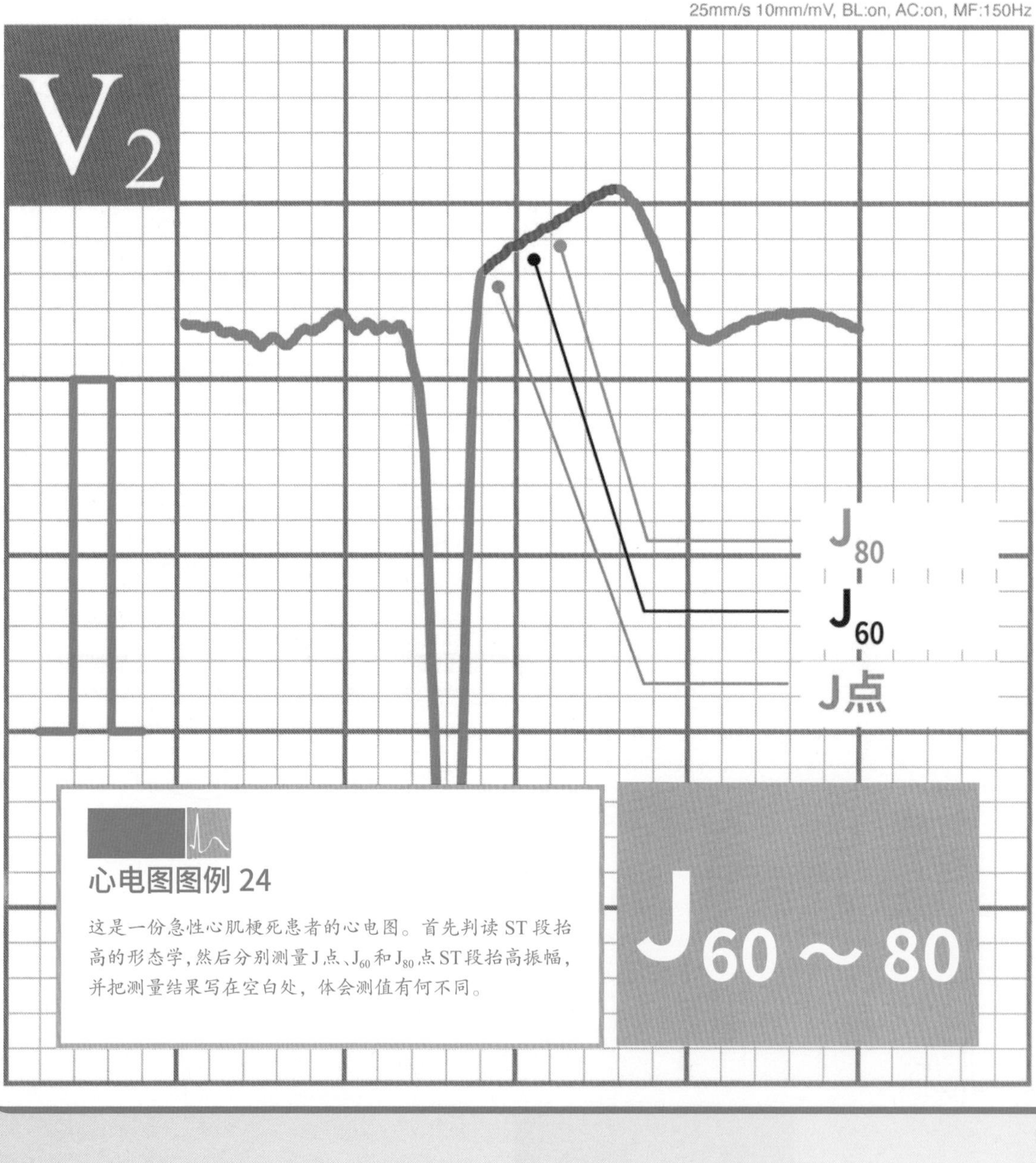

心电图图例 24

这是一份急性心肌梗死患者的心电图。首先判读 ST 段抬高的形态学，然后分别测量J点、J_{60}和J_{80}点ST段抬高振幅，并把测量结果写在空白处，体会测值有何不同。

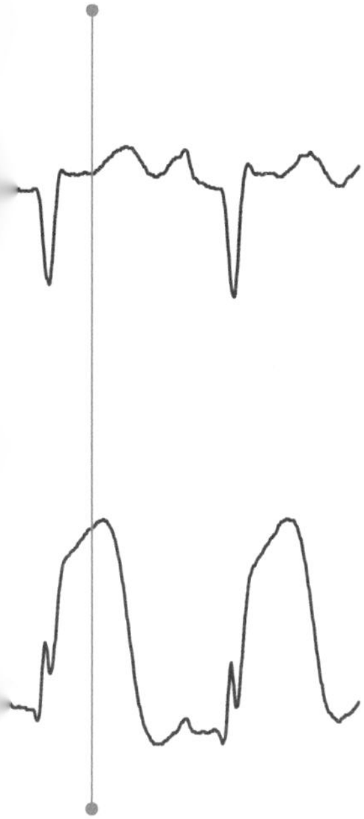

时，某个导联的ST段和T波慢接合或完全融合，难以判读段终点。观察12导联心电图，取T波起点容易识别的导联，应时间点可以大致作为其他导ST段终点的判读点。

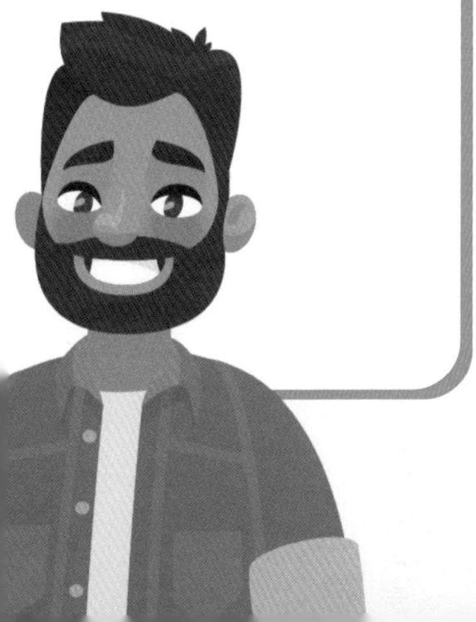

59.ST 段偏移的振幅

ST段偏移时，当J点和ST段终点位于相同水平线时，即ST段水平型偏移，在ST段任何位置选择观测点评估ST段偏移振幅，测值都是具有一致性的。

ST段偏移时，当J点和ST段终点位于不同水平线时，即ST段斜型偏移，2009年AHA/ACCF/HRS《心电图标准化和解析建议》推荐在J点后60ms（J_{60}）处判读ST段偏移振幅[126]。

很显然，ST段斜型偏移时，直接选取J点作为ST段偏移振幅，不能代表ST段偏移的真实水平；此外，选取J点以后的时间点过晚，例如超过80ms，不能代表心肌病变的真实状况，因此，在临床上，判读ST段偏移振幅可以选取J点后60 ~ 80ms之间的参考点[132, 133]。

测量ST段偏移振幅也是分析心电图的必备技能之一，尽管如此，有经验的医生测量误差也接近30%[134]。你也可以做个小试验：任选2份心电图，请两位同事同时判读ST段偏移振幅，然后评估判读的吻合率。

ST 段偏移阈值

	I 导联	II 导联	III导联	aVR 导联	aVL 导联
ST 段抬高阈值					
男性：＜40 岁	1mm	1mm	1mm	1mm	1mm
男性：＞40 岁	1mm	1mm	1mm	1mm	1mm
女性：任何年龄	1mm	1mm	1mm	1mm	1mm
ST 段压低阈值	1mm	1mm	1mm	1mm	1mm

60.ST 段偏移阈值

2009 年 AHA/ACCF/HRS《心电图标准化和解析建议》推荐了 ST 段偏移振幅阈值，当心电图的 ST 段偏移超过推荐阈值，需要考虑病理性 ST 段偏移[135]。

值得注意的是，AHA 也指出很多健康个体的 ST 段偏移超出指南推荐值，例如 V_2 导联的 ST 段生理性抬高会达到 3 ~ 4mm，常见于心率偏慢、经常运动以及身体健硕的青年男性[128]。

运动、深呼吸、进食大量碳水化合物、焦虑等生理性活动可以引起 ST 段偏移；另一方面，心脏疾病患者的 ST 段可以正常，因此，对 ST 段偏移的合理解释必须结合临床，包括患者有无器质性疾病、症状和其他临床检查信息。有时候需要动态随访，了解 ST 段偏移有无动态改变。

V_1 导联	V_2 导联	V_3 导联	V_4 导联	V_5 导联	V_6 导联
1mm	2.5mm	2.5mm	1mm	1mm	1mm
1mm	2mm	2mm	1mm	1mm	1mm
1mm	1.5mm	1.5mm	1mm	1mm	1mm
1mm	0.5mm	0.5mm	1mm	1mm	1mm

只有 V_2 和 V_3 导联阈值不同于其他导联，其余导联无论 ST 段压低或抬高阈值均为 1mm。

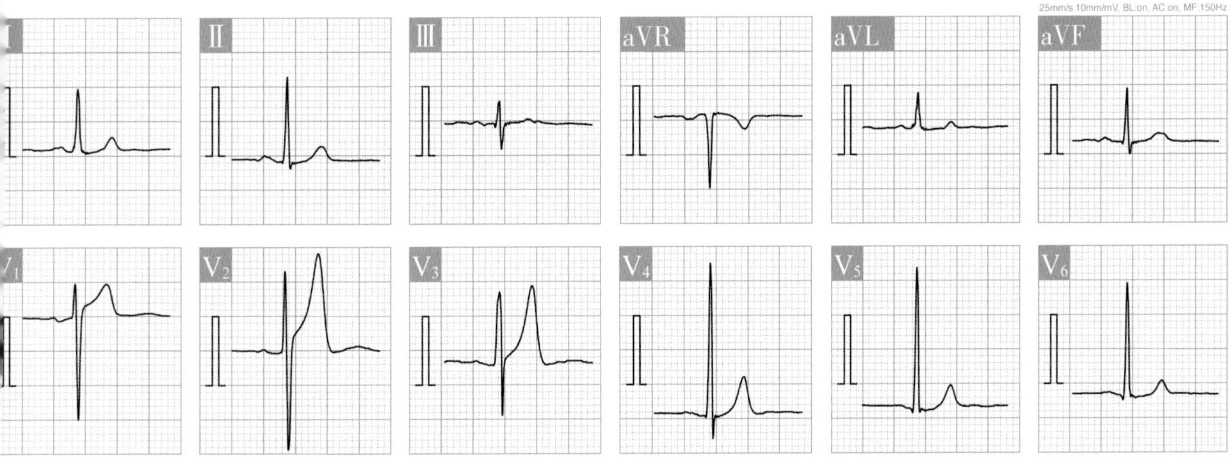

心电图图例 25

一位 32 岁健康男性的正常心电图。尽管按照指南建议，V_1 和 V_2 导联 ST 段抬高超标，仍判读为正常心电图，理由如下：①受检者无器质性疾病；②描记心电图时无任何症状；③其他辅助检查均未提示心脏疾病。

61. 正常 T 波的形态

T 波相对于心室肌动作电位的 3 相，是心室复极的体表心电图体现。相比于心室除极，心室复极缓慢，T 波时限较宽，成年男性平均 215ms，成年女性平均 206ms[136]。正常 T 波的时限范围较大，为 100 ~ 250ms，与年龄、性别、心率等有关[137]。

很多时候，精确测量T波的时限并非易事，T 波起始部和终末部可以分别缓慢融合于 ST 段和基线，很难确定 T 波起点和终点。粗略测量允许 40ms 的测量误差[138]。实际上，临床很少测量 T 波时限，应用更多的其实是 QT 间期。

通常，T 波的升支形成缓慢而降支形成陡峭，T 波形态不对称，这与心室肌动作电位的 3 相形态一致。

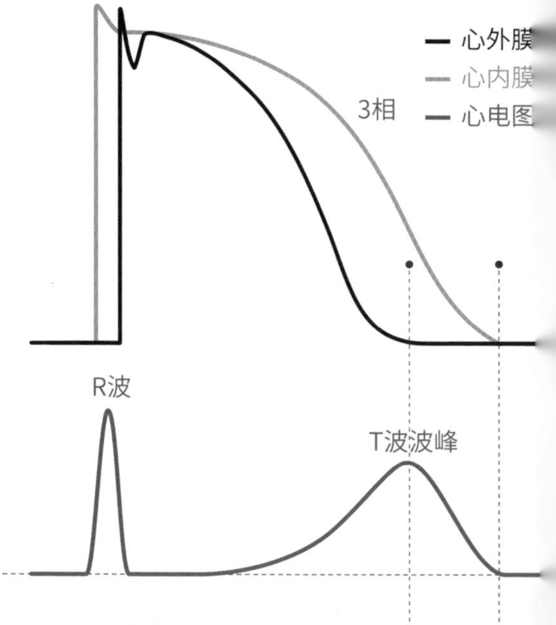

现代心电图的细胞学机制研究已经证实，心室壁外膜和内膜复极共同参与 T 波的形成。心外膜动作电位时程短，结束形成 T 波顶峰；而心内膜动作电位时程长，结束形成 T 波终末部[139]。

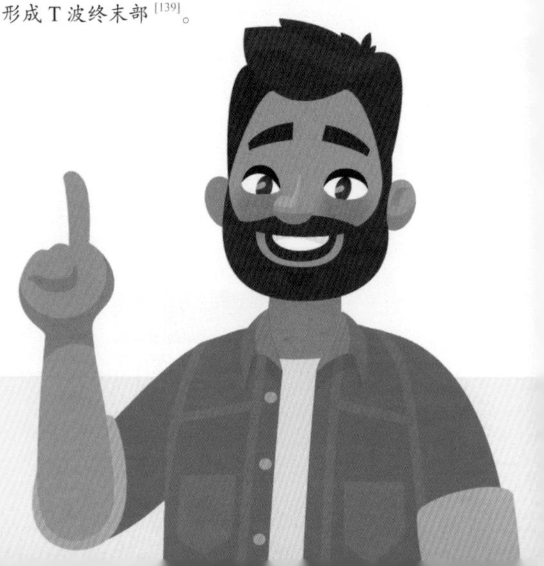

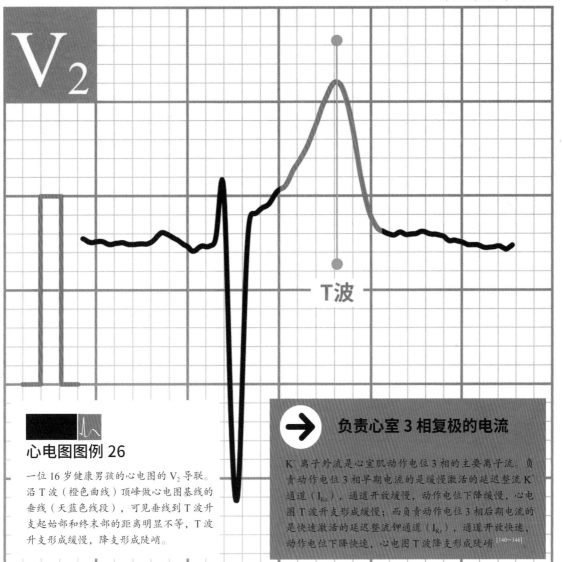

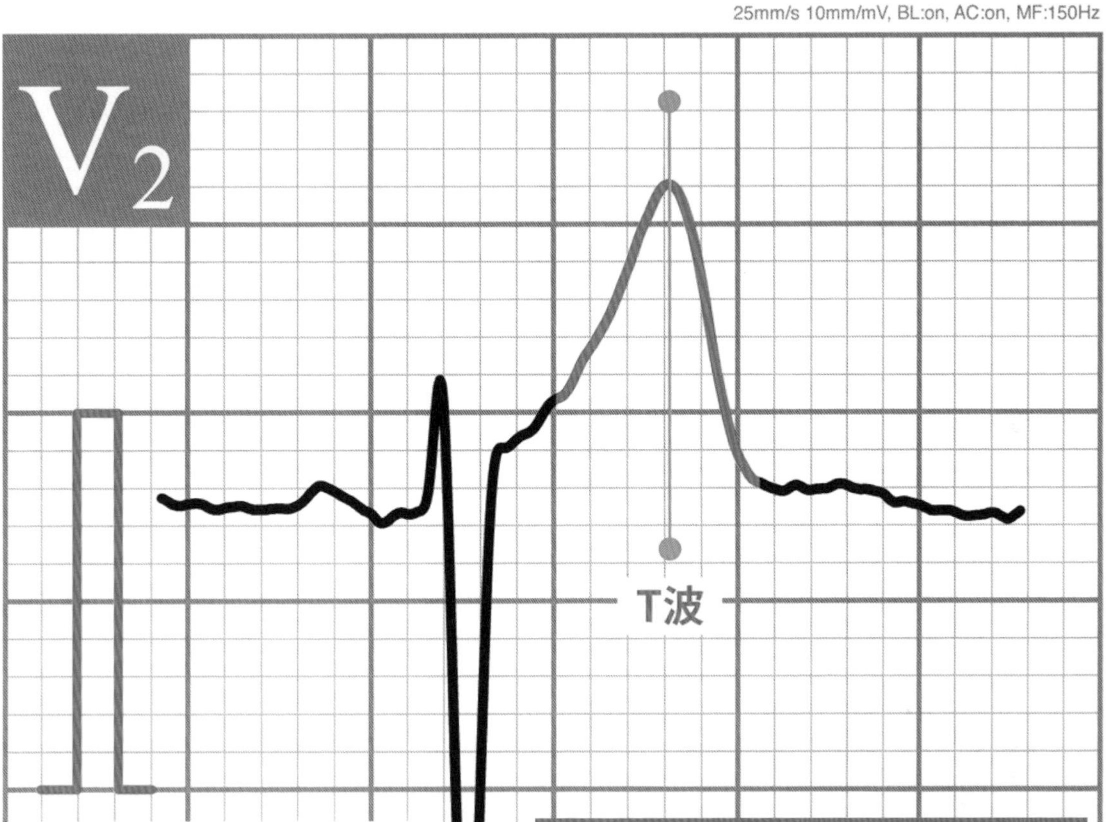

心电图图例 26

一位 16 岁健康男孩的心电图的 V_2 导联。沿 T 波（橙色曲线）顶峰做心电图基线的垂线（天蓝色线段），可见垂线到 T 波升支起始部和终末部的距离明显不等，T 波升支形成缓慢，降支形成陡峭。

负责心室 3 相复极的电流

K^+ 离子外流是心室肌动作电位 3 相的主要离子流。负责动作电位 3 相早期电流的是缓慢激活的延迟整流 K^+ 通道（I_{Ks}），通道开放缓慢，动作电位下降缓慢，心电图 T 波升支形成缓慢；而负责动作电位 3 相后期电流的是快速激活的延迟整流钾通道（I_{Kr}），通道开放快速，动作电位下降快速，心电图 T 波降支形成陡峭[140~146]。

62. 正常 T 波的极性

12 导联心电图上，T 波极性通常与同导联 QRS 主波的极性一致。

QRS 主波直立的导联，T 波直立，即 QRS 主波和 T 波的极性一致，常见于朝向左心室的导联，如 Ⅰ、Ⅱ、V_5 ~ V_6 导联。

aVR 导联的 QRS 主波负向，呈 QS 波、Qr 波、rSr' 波等，因此，T 波极性负向。

尽管 V_1 和 V_2 导联的 QRS 主波负向，T 波可以倒置或仍保存直立。V_1 和 V_2 导联的 T 波可以同时倒置，也可以同时直立，也可以 V_1 导联 T 波倒置而 V_2 导联 T 波直立，这些都是正常心电图变异。不过，V_1 导联 T 波直立后，V_2 导联 T 波倒置则是一种病理性改变。

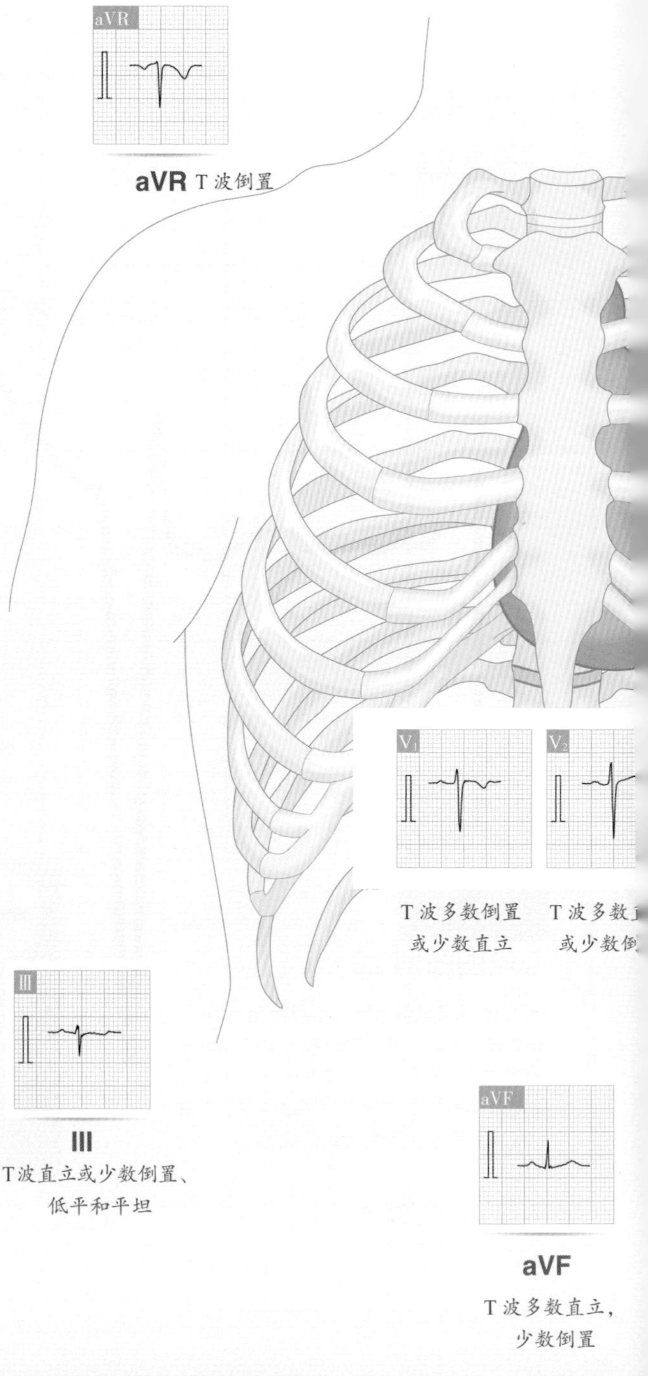

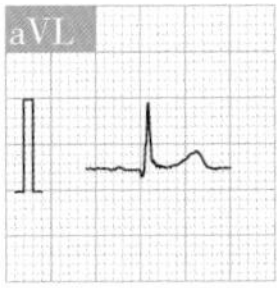

aVL T 波直立或少数倒置、低平和平坦

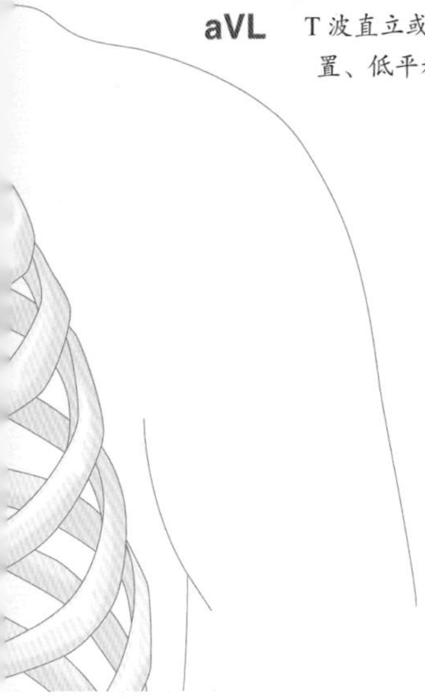

> 额面导联系统上，Ⅲ导联和 aVL 导联轴正侧分别位于右下象限和左上象限，处于边缘位置，QRS 波和 T 波极性很容易受到呼吸、体型以及心脏在胸腔中的解剖位置的影响而发生变化。Ⅲ和 aVL 导联的 T 波可以直立、平坦、双相或倒置。通常，aVL 导联的 T 波生理性倒置时，Ⅰ导联的 T 波应该直立；而Ⅲ导联的 T 波倒置时，Ⅱ导联的 T 波应该直立，否则需要考虑病理性倒置。

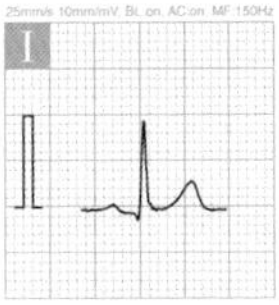

T 波直立

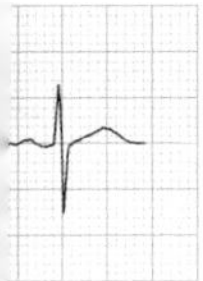

多数直立，
少数倒置

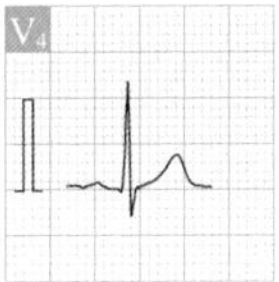

T 波直立

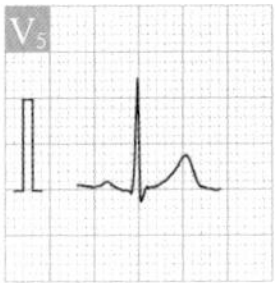

T 波直立

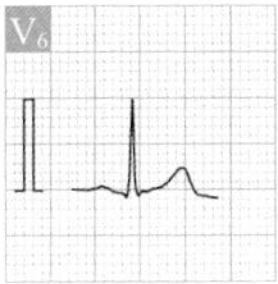

T 波直立

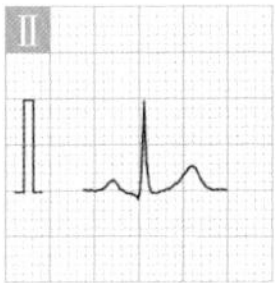

Ⅱ
T 波直立

心电图图例 27

一位 24 岁健康女性的正常心电图。

V_1 导联的 T 波

V_1 导联的 T 波多数倒置，9% ~ 20% 的个体直立[147]。在临床上，V_1 导联的 T 波振幅 ≥ 1.5mm 判读为 T 波直立[148]。V_1 和 V_2 导联的 T 波同时倒置在男性人群中的发生率为 2.8%，在女性人群中的发生率为 1.0%，一些个体的 V_1 导联 T 波倒置持续终生，但多数人在年龄 > 12 岁后，V_2 导联的 T 波逐渐直立[149, 150]。

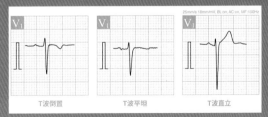

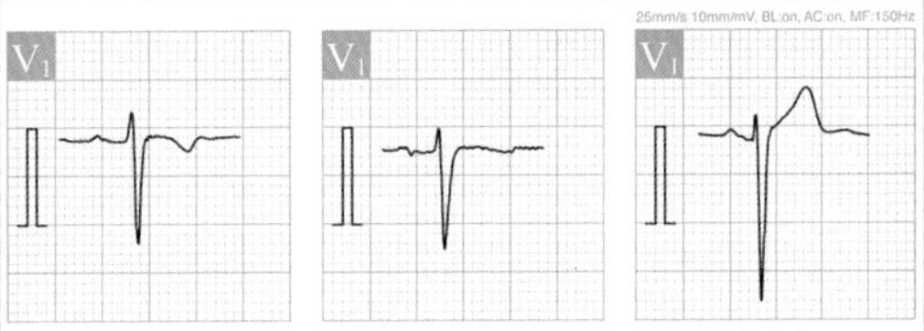

T波倒置　　T波平坦　　T波直立

25mm/s 10mm/mV, BL:on, AC:on, MF:150Hz

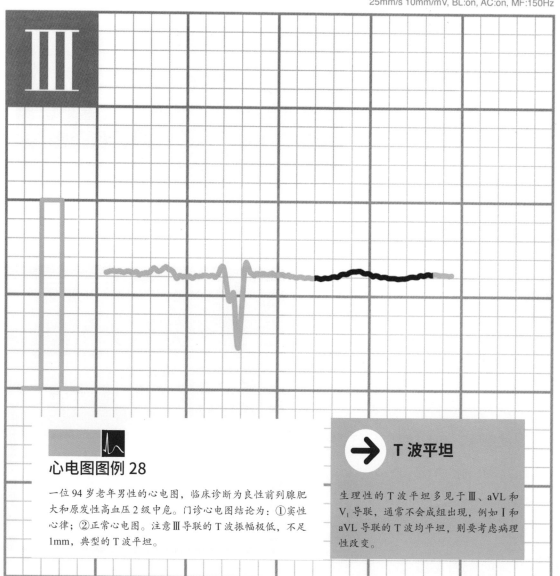

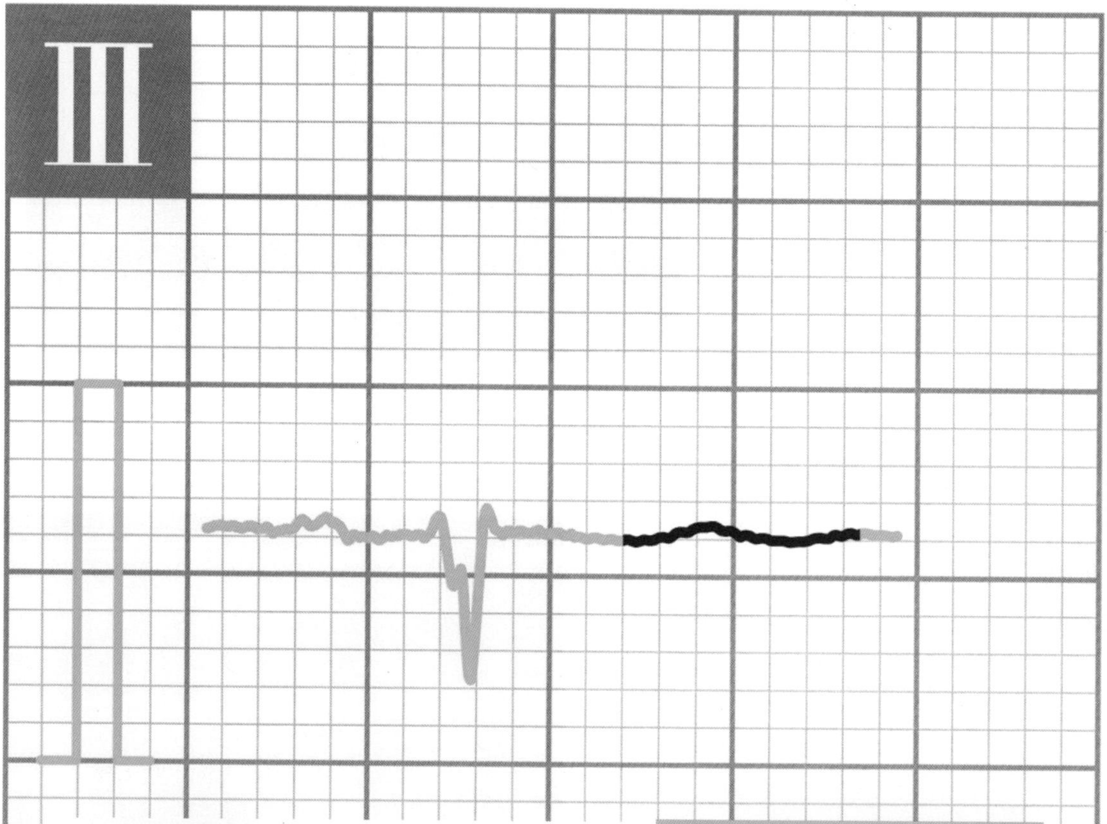

心电图图例 28

一位 94 岁老年男性的心电图，临床诊断为良性前列腺肥大和原发性高血压 2 级中危。门诊心电图结论为：①窦性心律；②正常心电图。注意Ⅲ导联的 T 波振幅极低，不足 1mm，典型的 T 波平坦。

T 波平坦

生理性的 T 波平坦多见于Ⅲ、aVL 和 V_1 导联，通常不会成组出现，例如Ⅰ和 aVL 导联的 T 波均平坦，则要考虑病理性改变。

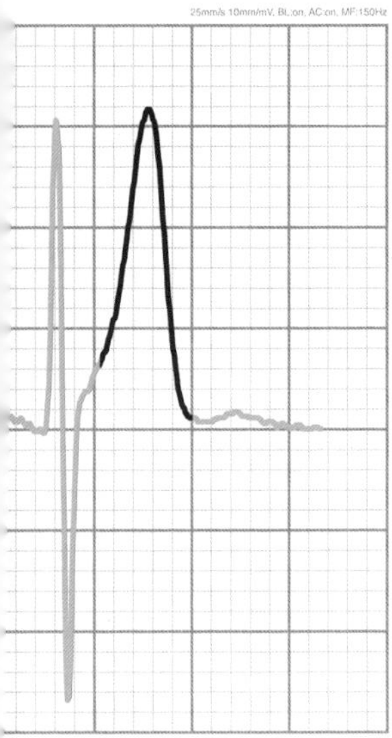

图图例 29

5岁，临床诊断胃部占位性病变待
心血管疾病病史和心血管疾病危险
描记心电图时血钾4.11mmol/L。
联的T波高大考虑正常变异。对心
T波改变的合理解释，必须紧密结
。

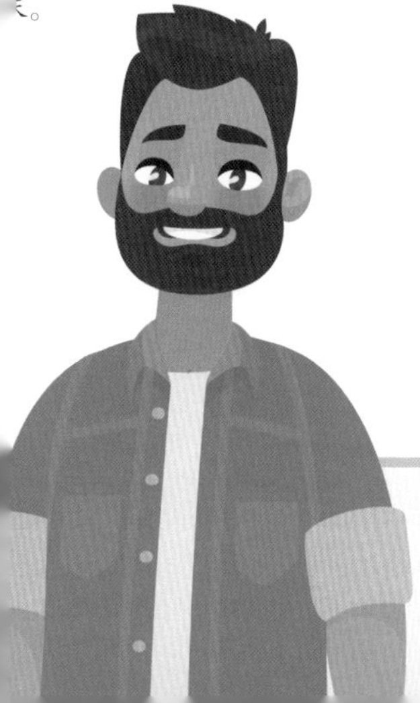

63. 正常 T 波的振幅

正常情况下，肢体导联的T波振幅应<5mm，胸导联的T波振幅应<10mm，超过以上标准，即为T波振幅增高，临床习惯用T波高大、T波高耸等术语[151]。

T波振幅与同导联QRS波振幅有关，生理情况下，QRS波振幅越高，T波振幅相应增加，一些健康个体的T波振幅会超出以上标准。通常，V_2和V_3导联的T波振幅最高，18～29岁的健康成年男性的T波振幅甚至可以达到16mm，女性为7～10mm[125]。熟悉这些正常变异心电图，有助于区分病理性T波振幅增高。

正常T波振幅不应低于同导联R波振幅的1/10，否则应判读为T波低平[125]。判读T波低平时，若T波为单相波，则振幅应≥1mm；若T波为双相波，无论是正负双相T波，还是负正双相T波，T波总振幅应≥2mm。

当T波振幅不足1mm，为−1～+1mm之间时，称为T波平坦[125]。T波平坦时，T波可以是低矮的正相波、低矮的负相波、等电位线或低矮的双相波。当Ⅰ、Ⅱ、aVL、V_4～V_6导联的R波振幅<3mm时，常见T波平坦。

64. 持续性幼年 T 波模式

胎儿的血液循环以肺循环为主，出生后至幼年儿童的心脏以右心室占据优势，属于生理性右心室肥厚，心电图常见 V_1 ~ V_3 导联 T 波倒置。随着年龄的增长，体循环压力增高，心脏开始以左心室占优势，12 岁以后 V_2 ~ V_3 导联的 T 波开始直立[150]。

有时，一些青少年和成人的 V_1 ~ V_3 导联可以持续出现 T 波倒置，发生率为 0.1% ~ 3%，称为持续性幼年 T 波模式，女性比男性多见[152~156]。

持续性幼年 T 波模式是常见的正常变异心电图，需要与病理性右胸导联 T 波倒置鉴别，如年轻人需要鉴别致心律失常右室心肌病、先天性心脏病引起的右心室肥厚、肥厚型心肌病，胸痛患者需要鉴别急性肺栓塞和急性冠脉综合征[157~163]。

心电图图例 30

两份心电图均为 35 岁的健康男性的心电图，临床无器质性心脏病。你能发现它们的不同之处吗?

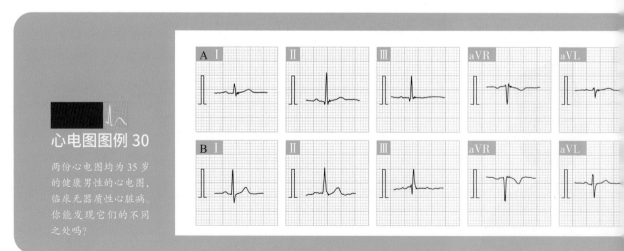

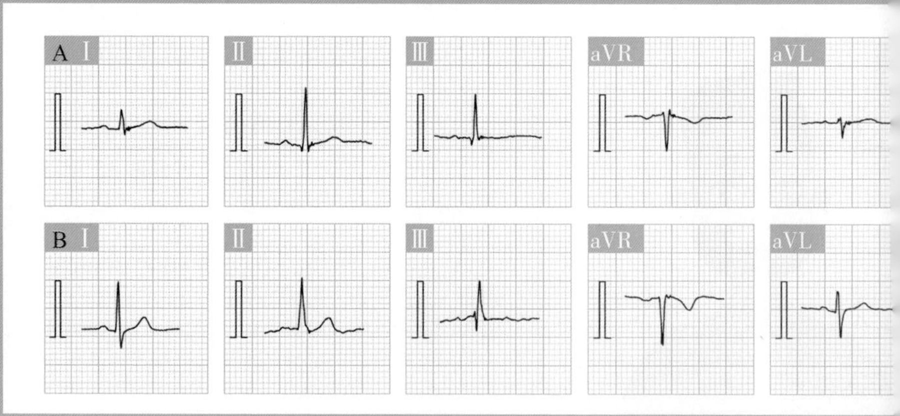

鉴别生理性和病理性右胸导联（V_1～V_3）T波倒置

性幼年T波模式	急性肺栓塞	急性冠脉综合征	致心律失常右室心肌病
少年和成人	≥50岁	40～70岁	20～40岁
——	下肢深静脉血栓形成	冠心病危险因素	遗传
——	呼吸困难、咯血和胸痛	胸痛	右心衰竭和心律失常
阴性	可以阳性	阳性	阴性
——	肺动脉造影或CT	冠状动脉造影或CT	超声心动图
正常	右束支阻滞，右心室肥厚	病理性Q波	epsilon波
不变	右偏多见	左偏多见	左偏多见（22%）
正常	病理性压低或抬高	病理性压低或抬高	多数正常
V_1～V_3/V_4	V_1～V_3，严重V_1～V_6	任何导联组≥2个导联	V_1～V_3，严重V_1～V_6
不对称	不对称	对称性增加	不对称
罕见	可有	常见	少见
无	恢复直立	恢复直立或倒置加深	无

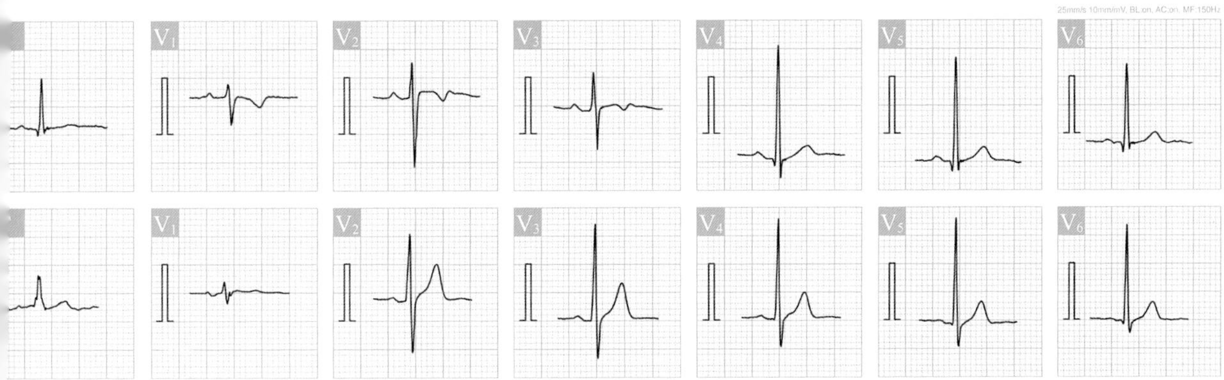

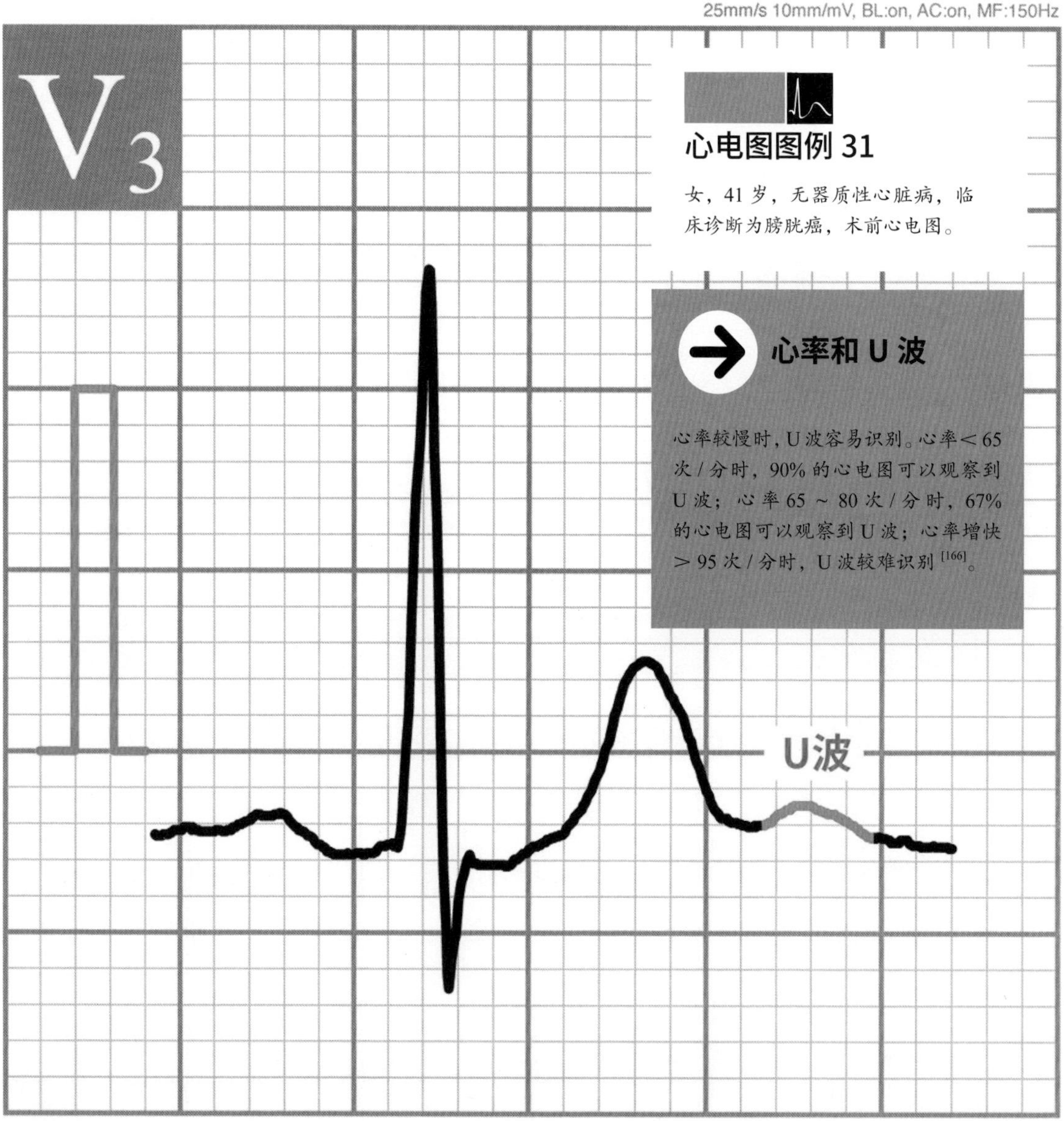

心电图图例 31

女，41 岁，无器质性心脏病，临床诊断为膀胱癌，术前心电图。

心率和 U 波

心率较慢时，U 波容易识别。心率＜65 次 / 分时，90% 的心电图可以观察到 U 波；心率 65 ~ 80 次 / 分时，67% 的心电图可以观察到 U 波；心率增快＞95 次 / 分时，U 波较难识别[166]。

25mm/s 10mm/mV, BL:on, AC:on, MF:150Hz

心电图图例 32

女，53 岁，临床诊断为肾癌，慢性肾功能衰竭。V_5 导联 R 波振幅高达 66.6mm，T 波直立。注意：T 波之后出现一个负向小波，为倒置的 U 波。U 波倒置多数是病理性改变，临床最常见的原因是冠心病和高血压。

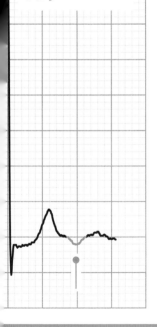

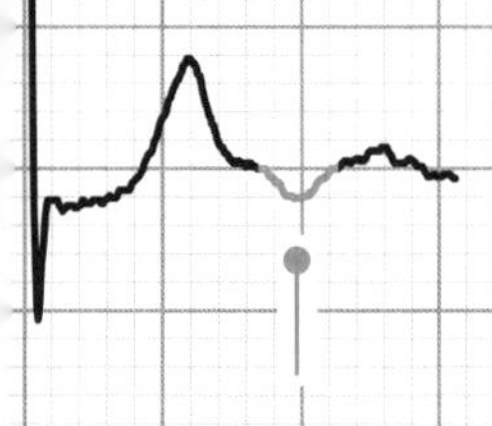

65.U 波

U 波是紧随 T 波之后的低振幅小波，发生机制尚有争议，有研究认为是心室的电－机械耦联现象，有研究认为与心室动作电位的后电位有关 [164, 165]。

通常，U 波形态不对称，升支形成陡峭，降支形成较为平缓，这些特征与正常 T 波恰恰相反 [166]。心率 50 ~ 100 次 / 分时，U 波波峰与 T 波终点的距离平均为 90 ~ 110ms[167]。

U 波振幅平均为 0.33mm 或同导联 T 波振幅的 11%，V_2 ~ V_4 导联最容易识别 [125, 167]。正常情况下，U 波振幅远远低于同导联 T 波振幅。当 U 波振幅≥ 1.5mm 时，称为 U 波高大，常见于低钾血症、长 QT 综合征等情况 [167]。

正常成人的 U 波时限为 140 ~ 200ms[167]。

正常情况下，U 波极性与同导联 T 波的极性一致，Ⅰ和 aVL 导联的 U 波可以平坦，Ⅱ、Ⅲ和 aVF 导联的 U 波直立，aVR 导联的 U 波倒置，V_2 ~ V_6 导联的 U 波直立，V_1 导联的 U 波极性跟随 T 波极性，可以直立、平坦或倒置 [167]。

66.QT 间期

在 12 导联心电图上，QT 间期是指最早 QRS 波起点至最晚 T 波终点的时间间期，代表心室整个电活动（除极和复极）的综合时间[125]。注意：最早 QRS 波起点和最晚 T 波终点可能分属不同导联。

然而，在临床上，医生为图方便，常常在一个导联上测量一个心电波的 QT 间期，这是很粗略的评估方法，因为严格测量 QT 间期需要取 3 ~ 5 个心电波的 QT 间期平均值，多用于研究目的[168]。推荐在Ⅱ、V_5 和 V_6 等 T 波终点明确的导联上测量 QT 间期[169]。

QT 间期的正常值受心率、年龄、性别、自主神经等生理因素影响较大，成人正常 QT 间期范围为 400 ~ 440ms，男性平均为 400ms，女性平均为 440ms[89, 130, 170]。QT 间期过短或过长都是不正常的，患者的致心律失常风险增高。

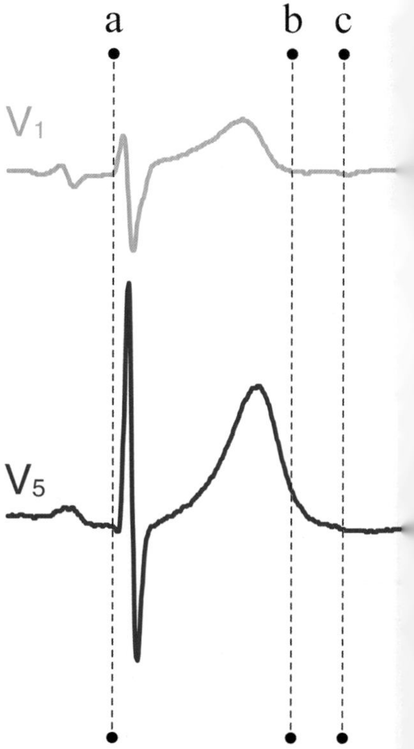

男，52 岁，临床诊断为蛛网膜下腔出血。仔细观察 V_1 导联和 V_5 导联的 QT 间期，我们会发现 V_1 导联的 QT 间期在 b 点结束，V_5 导联的 QT 间期在 c 点结束。12 导联心电图上，QT 间期不一致的现象，称为 QT 离散。QT 离散可以简单定义为 12 导联心电图上最长 QT 间期和最短 QT 间期的差值，是不同部位心室复极不均一的心电图标志[171]。正常 QT 离散值≤ 50ms[172]。年龄≥ 55 岁成人，QT 离散值＞ 60ms 是心源性死亡风险增高的心电图标志。

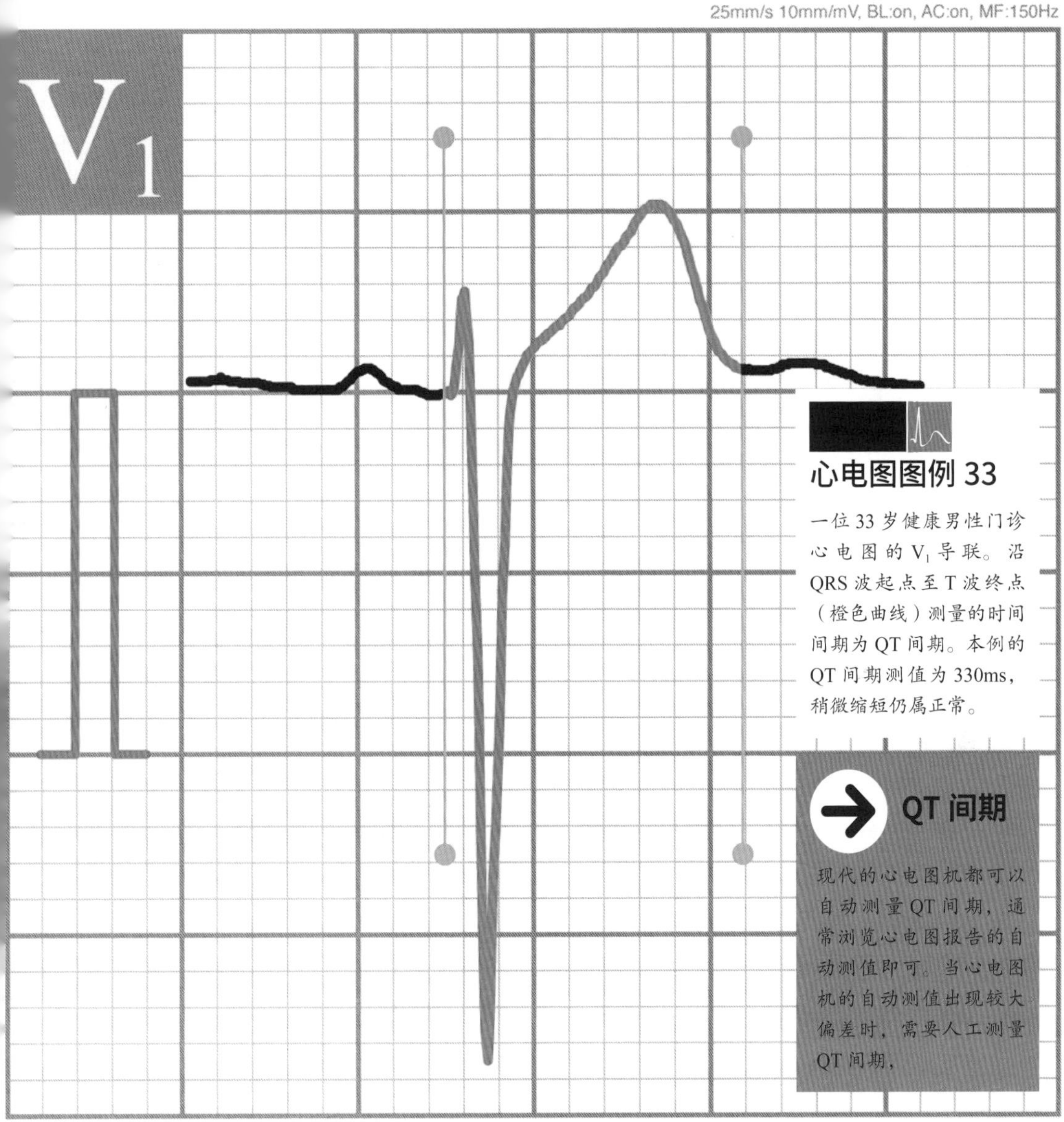

心电图图例 33

一位33岁健康男性门诊心电图的 V_1 导联。沿QRS波起点至T波终点（橙色曲线）测量的时间间期为QT间期。本例的QT间期测值为330ms，稍微缩短仍属正常。

QT 间期

现代的心电图机都可以自动测量QT间期，通常浏览心电图报告的自动测值即可。当心电图机的自动测值出现较大偏差时，需要人工测量QT间期，

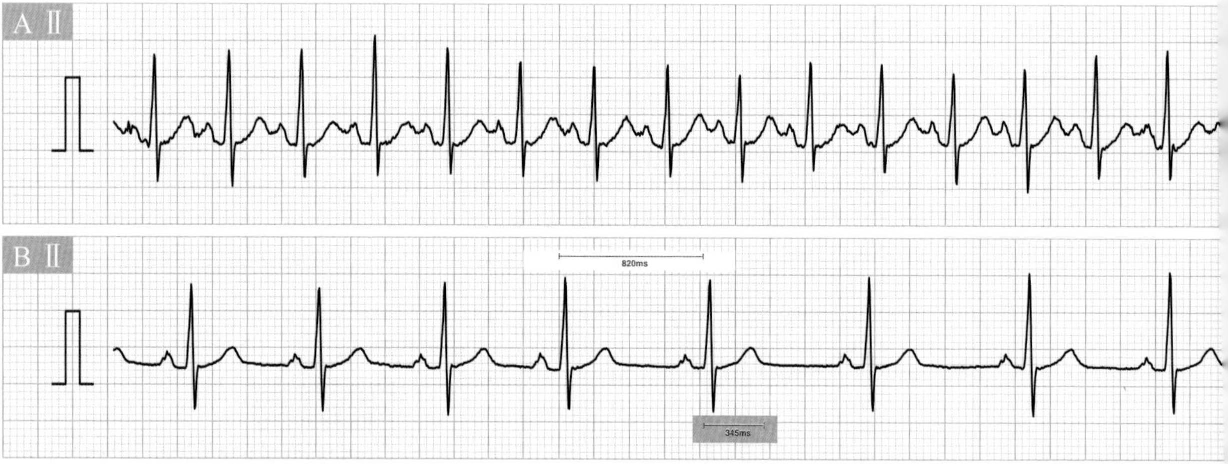

67.QT_c

20 世纪初叶，自从心电图进入临床以后，人们就注意到一些心电图测值和心率有关，如 P 波振幅、PR 间期、QRS 时限以及 QT 间期等。

在生理上，心率越慢，QT 间期越长，而心率越快，QT 间期越短。QT 间期与心率的关系，也是心室肌动作电位时程相应改变的结果。因此，当比较不同 QT 间期值时，必须消除心率对 QT 间期的影响，从而提高 QT 测量的可靠性。为此，研究者们开发了很多计算公式，利用心率来“校正”测得的 QT 值，即为 QTc。符号 QTc 中的 QT 代表 QT 间期，c 为“校正”英文“correction”的首写字母。

心电图图例 34

男，19 岁，健康。1 天中不同时间段采集的心电图。试分析：

①两份心电图心律是什么？

②两份心电图节律是否规整？

③计算两份心电图的心率；

④比较两份心电图的 QT 间期有何不同？

成人正常 QT_c

成年男性
390 ～ 450ms

成年女性
390 ～ 460ms

时至今日，临床最常使用的 QT 校正公式是 1920 年由生理学家亨利·卡斯伯特·巴塞特发明的，俗称巴塞特公式（Bazett's formula）[169, 174]。

我们利用 Bazett 公式计算图 B 第 5 个 QRS 波的 QT_c。实测 QT 值为 345ms；前一个心动周期为 820ms，RR 平方根为 0.91，QTc=345/91=379ms，为异常 QT_c。实际上，Bazett 公式有很多缺陷，心率较慢时校正不足，心率过快时校正过度，最佳工作心率范围为 60 ～ 100 次 / 分[125, 169]。

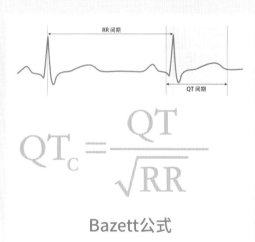

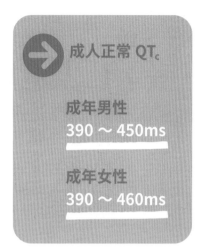

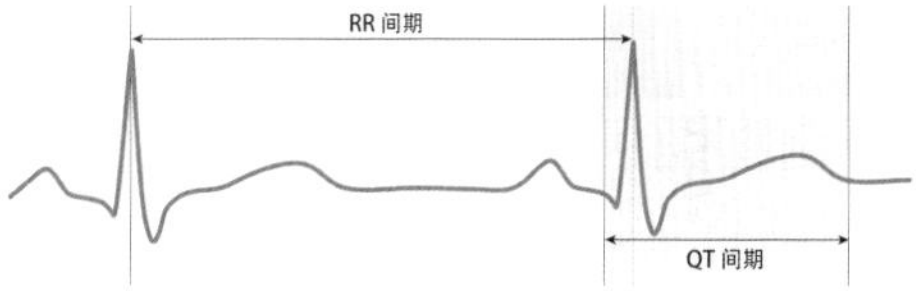

$$QT_C = \frac{QT}{\sqrt{RR}}$$

Bazett公式

公式中 QT 间期单位为 ms，RR 间期单位为 s。

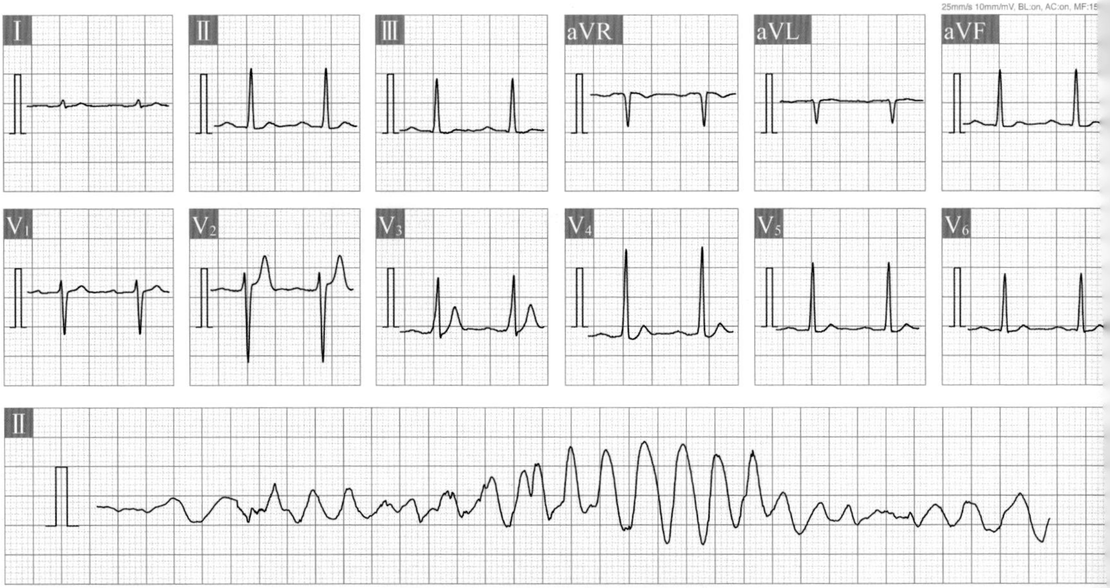

心电图图例 35

男，25 岁，因反复出现不明原因的晕厥 2 个月就诊。其大哥在 35 岁时猝死。

12 导联心电图为窦性心动过速，心率为（　　　）次 / 分。心电图最突出的特征是 QT 间期缩短，我们取 V_3 导联的心电波放大，实测 QT 间期为（　　　）ms，结合心率，计算 QT_c 为（　　　）ms。患者收治入院当晚，突发晕厥，心电监护提示多形性室性心动过速，给予电转律后恢复为窦性心律。患者最后接受了 ICD 治疗。

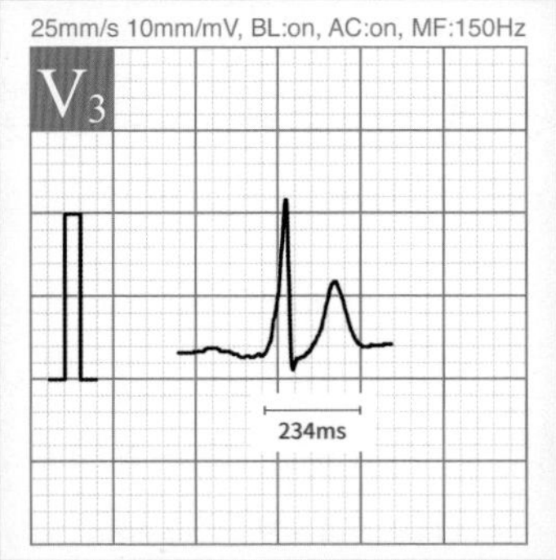

68. 短 QT 综合征

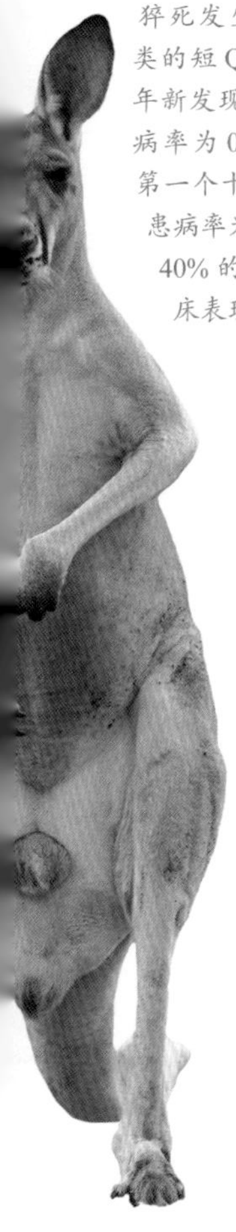

袋鼠是心电图短 QT 间期常见的物种，QT 间期甚至短至 190ms，猝死发生率很高[178]。人类的短 QT 综合征是 2000 年新发现的疾病，儿童患病率为 0.05%，常在生命第一个十年内发病，成人患病率为 0.02%～0.1%，40% 的成年患者首发临床表现为猝死[179~181]。

2009 年 AHA/ACCF/HRS《心电图标准化和解析建议》推荐心电图 $QT_c \leqslant 390ms$ 考虑短 QT[125]。引起 QT 间期缩短的原因包括遗传性（原发性）和获得性（继发性），当患者出现 QT 间期缩短相关心律失常、晕厥、心搏骤停以及猝死等表现时，称为短 QT 综合征。

遗传性短 QT 综合征的发病机制是心脏离子通道基因突变，动作电位复极期的内向 Ca^{2+} 流减弱，外向 K^+ 流增强，心室肌动作电位时程缩短，心电图 QT 间期缩短[175]。2015 年，欧洲 ESC 指南推荐心电图 $QT_c \leqslant 340ms$ 时，直接诊断短 QT 综合征；$QT_c \leqslant 360ms$ 时，满足 ≥ 1 个以下条件时，可以诊断短 QT 综合征：①基因诊断证实离子通道突变；②有短 QT 综合征家族史；③家族中有年龄 < 40 岁的成员猝死；④无器质性心脏病而发生室性心动过速和 / 或心室颤动的幸存者[176]。

在临床上，获得性短 QT 综合征见于高钙血症、高钾血症、酸中毒、急性心肌缺血、高热和自主神经张力改变[177]。

遗传性短 QT 综合征的有效治疗是置入 ICD，获得性短 QT 综合征患者积极治疗原发疾病以及消除诱因后，预后良好，无需额外长期治疗。

69. 离子通道

细胞虽然微小，却是各路“技术人员”齐全、热闹的细胞工厂，健全的细胞功能是人体执行正常生理功能的基础保障。

心脏的离子通道本质是蛋白质，组成蛋白质的最基本的生化物质是氨基酸。众多的氨基酸首尾相连，先组成肽链，肽链中的一些基团相互吸引和作用，让肽链具有三维空间结构，最终形成让离子穿行进出心肌细胞的离子通道。

有时，离子通道为了完成复杂而精细的生理功能，由几种蛋白质组成，参与形成离子孔道的蛋白质，称为孔形成蛋白或 α 亚基；而其他蛋白质起调节作用，让通道能够在不同环境下，配合细胞完成生理功能，根据调节蛋白质的多少，分别称为 β、γ、δ 等亚基[182]。

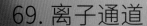

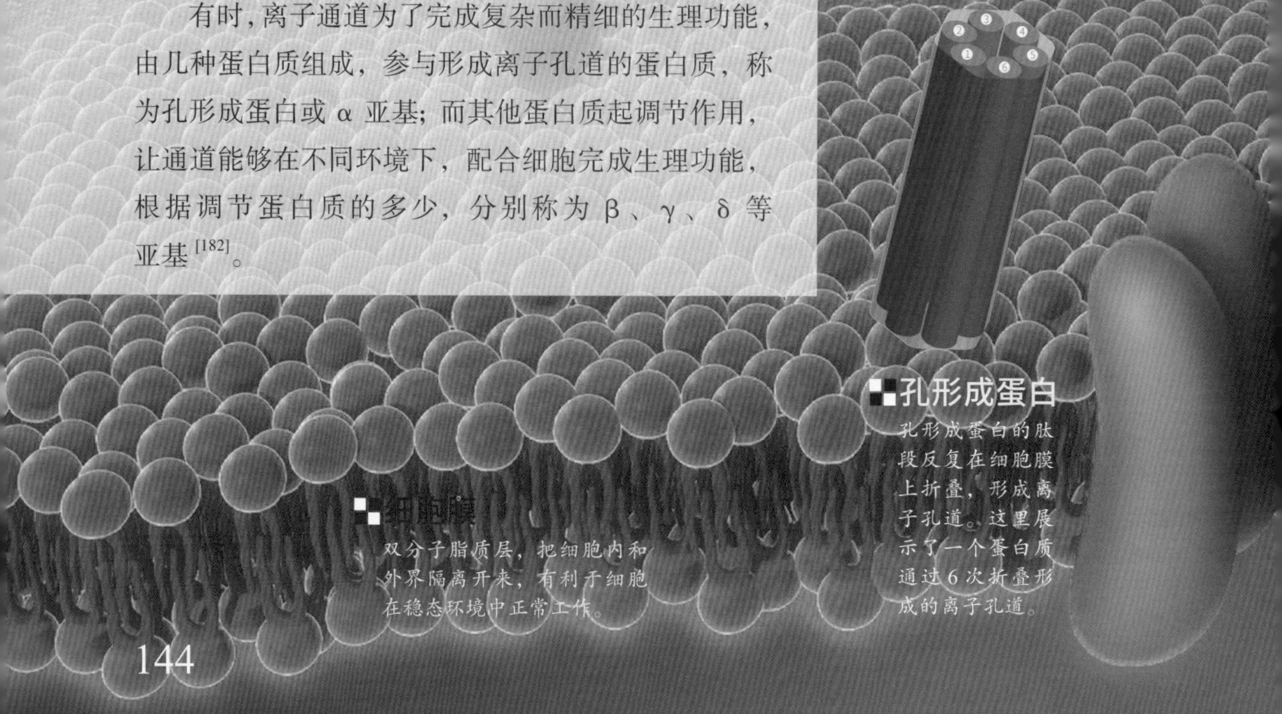

孔形成蛋白

孔形成蛋白的肽段反复在细胞膜上折叠，形成离子孔道。这里展示了一个蛋白质通过 6 次折叠形成的离子孔道。

细胞膜

双分子脂质层，把细胞内和外界隔离开来，有利于细胞在稳态环境中正常工作。

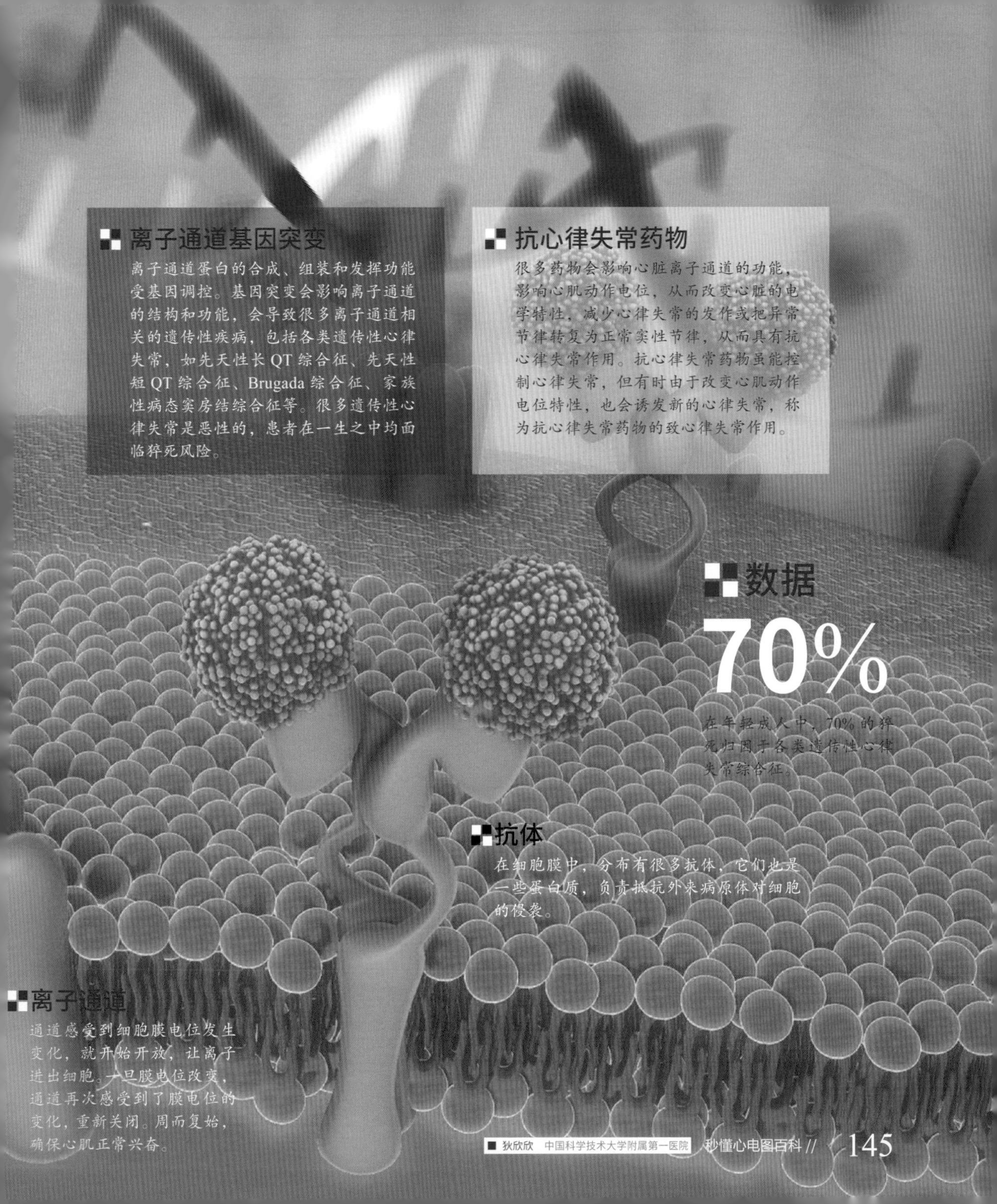

离子通道基因突变

离子通道蛋白的合成、组装和发挥功能受基因调控。基因突变会影响离子通道的结构和功能，会导致很多离子通道相关的遗传性疾病，包括各类遗传性心律失常，如先天性长 QT 综合征、先天性短 QT 综合征、Brugada 综合征、家族性病态窦房结综合征等。很多遗传性心律失常是恶性的，患者在一生之中均面临猝死风险。

抗心律失常药物

很多药物会影响心脏离子通道的功能，影响心肌动作电位，从而改变心脏的电学特性，减少心律失常的发作或把异常节律转复为正常窦性节律，从而具有抗心律失常作用。抗心律失常药物虽能控制心律失常，但有时由于改变心肌动作电位特性，也会诱发新的心律失常，称为抗心律失常药物的致心律失常作用。

数据

70%

在年轻成人中，70% 的猝死归因于各类遗传性心律失常综合征。

抗体

在细胞膜中，分布有很多抗体，它们也是一些蛋白质，负责抵抗外来病原体对细胞的侵袭。

离子通道

通道感受到细胞膜电位发生变化，就开始开放，让离子进出细胞。一旦膜电位改变，通道再次感受到了膜电位的变化，重新关闭。周而复始，确保心肌正常兴奋。

单元测试Ⅳ

1. 心脏离子通道的生化物质是（　　）。

A. 糖类

B. 脂肪

C. 核酸

D. 遗传基因

E. 蛋白质

2.J 点是（　）。

A.P 波终点

B.QRS 起始部

C.QRS 终末部

D.ST 段终点

E.U 波起点

3. 心律规整，连续 R-R 间期占时 1.6 中格，心室率为（　　）次 / 分。

A.200

B.188

C.175

D.160

E.150

4. 判读 ST 段偏移振幅，最佳点为（　　）。

A.J 点

B.J 点后 20ms

C.J 点后 40ms

D.J 点后 60ms

E.J 点后 100ms

5. 生理性 ST 段抬高见于（　　）。

A. 急性心肌缺血

B. 急性心肌炎

C. 急性心包炎

D.Brugada 综合征

E. 良性早期复极

6. 成年女性 aVF 导联正常抬高应在（　　）以内。

A.0.5mm

B.0.75mm

C.1mm

D.1.5mm

E.2mm

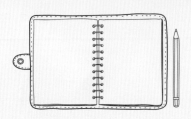

7. III导联正常 T 波极性，正确的是（　　）。

A. 一定是直立的

B. 一定是倒置的

C. 一定是正负双相的

D. 一定是负正双相的

E. 可以低平

10. 正常 U 波振幅不超过（　　）mm。

A.0.5

B.1.0

C.1.5

D.2.0

E.2.5

8. 有关 V_1 导联的 T 波，以下说法正确的是（　　）。

A. 可以直立

B. 可以正负双相

C. 可以低平

D. 可以倒置

E. 以上均有可能

11. 通常，U 波振幅最高的导联是（　　）。

A. I 导联

B. II 导联

C.aVF 导联

D.V_3 导联

E.V_5 导联

9.V_5 导联 R 波的振幅 20mm，有关 T 波振幅，下列数值不正常的是（　　）。

A.1.5mm

B.3mm

C.4.5mm

D.6mm

E.7.5mm

12. 成人 QTc 短于（　　）ms，可以直接诊断短 QT 综合征。

A.390

B.360

C.340

D.320

E.300

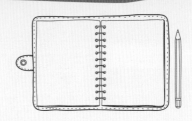

70. 心影与心脏长轴

在前后位胸片上，右侧心影主要由上腔静脉和右心房构成，左侧心影主要由主动脉、左心房、左心室构成。如果我们沿心底部至心尖部做一个轴线，这就是心脏的长轴。

沿心脏长轴观察，左心室位于左侧心影下方，如果我们把额面导联系统与之结合起来，整体心电除极产生的最大电势朝向额面导联系统的左下象限就很好理解了。

我们继续观察额面导联系统，左下象限包括Ⅰ、Ⅱ和 aVF 导联轴正侧，最大心室除极电势朝向左下象限时，势必在这些导联上形成以 R 波为主的 QRS 波，换句话说，Ⅰ、Ⅱ和 aVF 导联的 QRS 主波正向。在 0° ～ +90° 范围以内，额面 QRS 最大电势越靠近（或越平行）哪个导联轴的正侧，该导联的 R 波振幅最高。

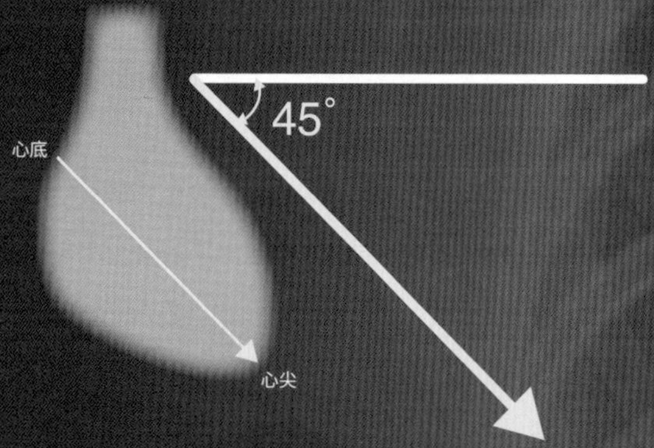

斜位心

在前后位胸片上，心脏长轴与水平线的夹角为 45° 时，称为斜位心，见于大多数健康人的心影[184]。

解剖学轴和电学轴

影像学上的心脏轴向，如长轴称为解剖学轴。心电图导联系统的心室最大除极电势称为电学轴。心脏的解剖学轴和电学轴仅有少数部分完全吻合。

在额面导联系统中，当心室最大除极电势位于左下象限时，部分也处于aVL导联轴正侧，该导联的QRS主波正向，因为该导联轴的正侧位于左方。请注意，aVL导联轴与Ⅱ导联轴垂直，一旦最大电势超过+60°，将位于aVL导联轴负侧，此时QRS主波负向。

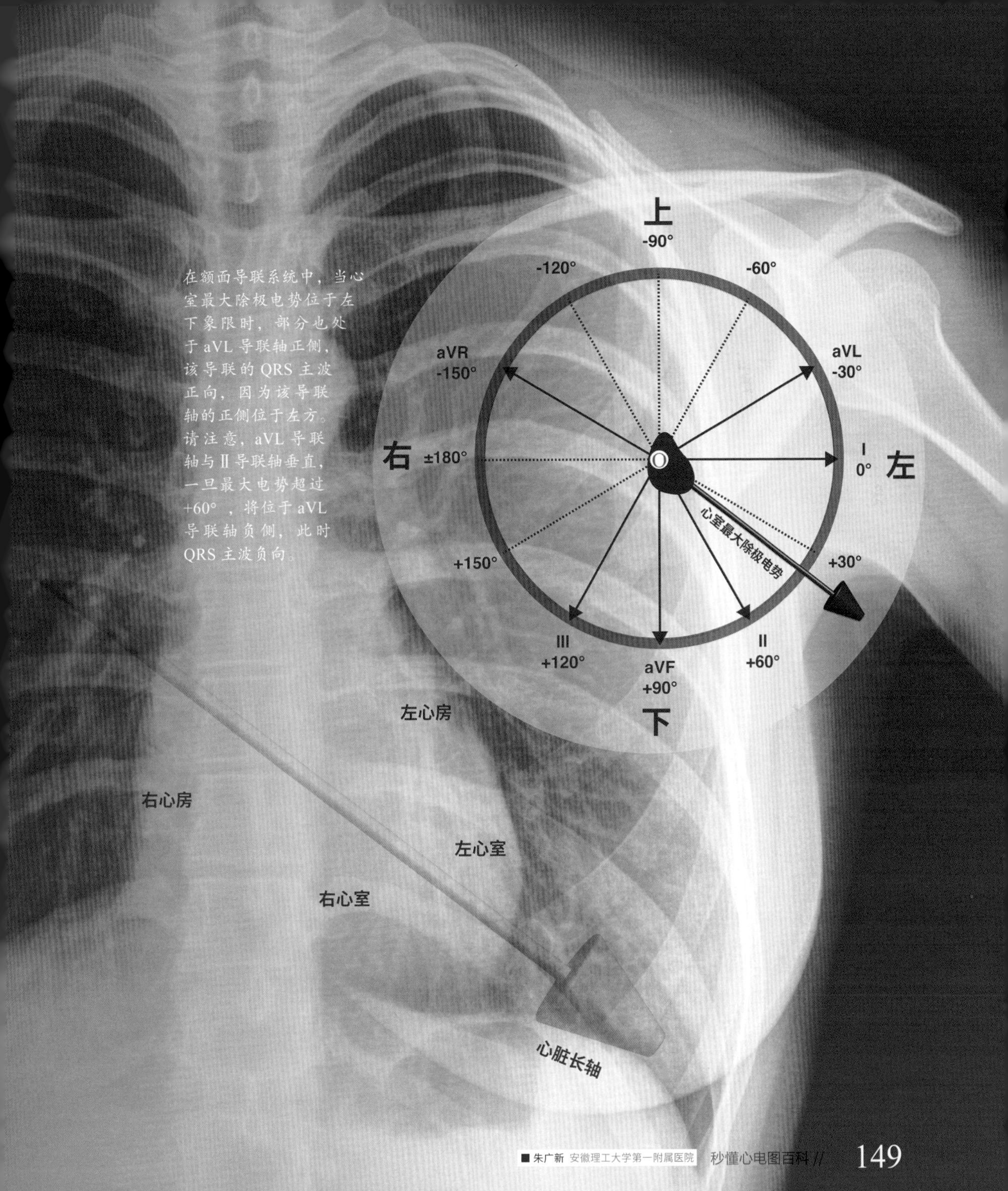

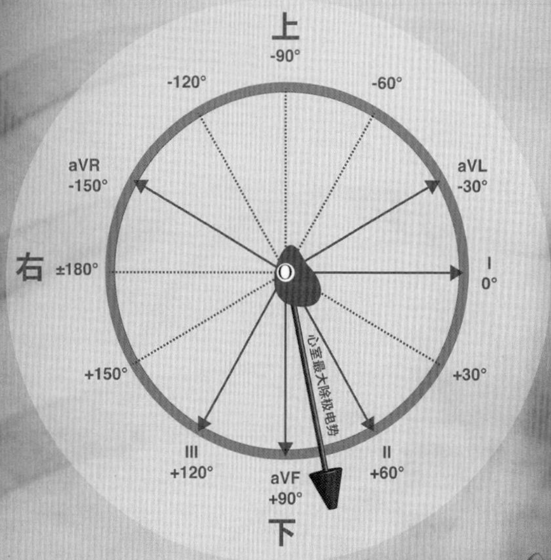

垂位心时，左心室更加靠近下方，相比于斜位心，在额面导联系统上，心室除极最大电势更加靠近 aVF 导联，Ⅱ、Ⅲ和 aVF 导联 QRS 主波正向；一旦超过 +60° 以后，aVL 导联的 QRS 主波负向，甚至出现 QS 波，这是生理性 Q 波的形成原因之一。注意：尽管心室最大除极可以位于 aVL 导联轴负侧，但只要位于左下象限，始终位于Ⅰ导联轴正侧，Ⅰ导联的 QRS 主波正向，因此生理性 Q 波多见于孤立导联，很少在成组导联中出现。心室除极最大电势位于左下象限时，始终位于 aVR 导联轴负侧，aVR 导联的 QRS 主波始终负向。

垂位心

在前后位胸片上，心脏长轴与水平线的夹角＞45°时，称为垂位心，生理性见于体型瘦长者，病理性见于肺部疾病患者。

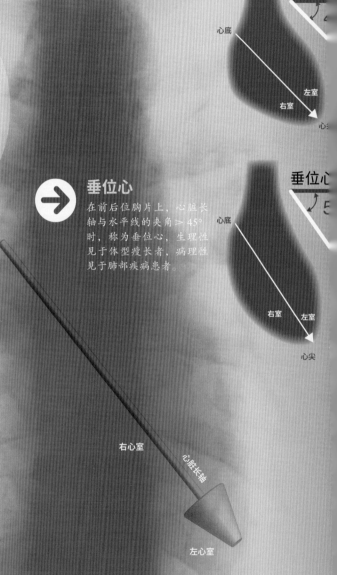

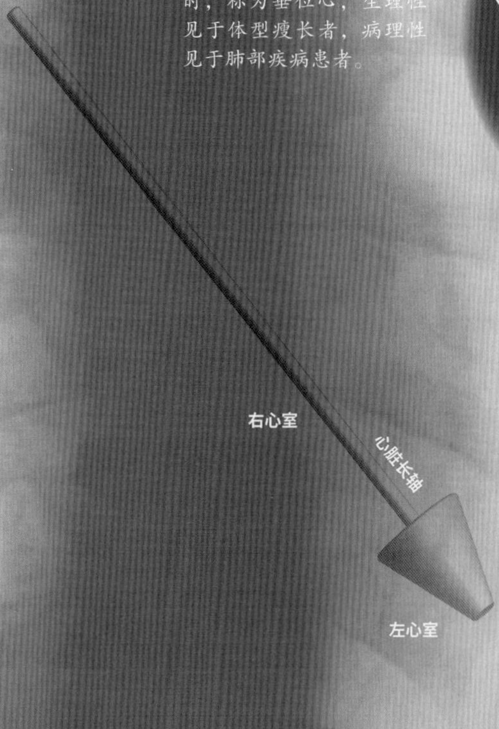

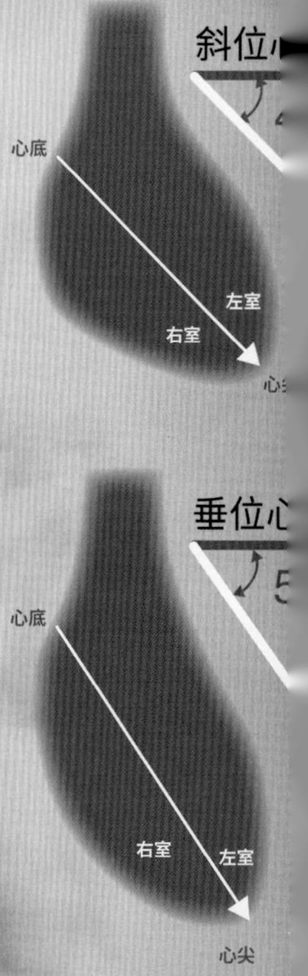

71. 垂位心与心电图

体型瘦长、横膈下移、胸廓下垂的健康人，慢性阻塞性肺疾病以及慢性消耗性疾病等患者的前后位胸片上，心脏长轴与水平面的夹角增大（或心脏长轴更加与水平面垂直），通常为 52° ~ 55°，左心室更靠近左下方，这种类型的心影即为垂位心[184]。

事实上，横位心和垂位心相当于心脏的长轴和横轴不变，心脏沿前后轴转位。

在额面导联系统上，垂位心受检者的心室除极最大电势更偏向左下象限，甚至跨过Ⅱ导联轴正侧，平行于 aVF 导联轴，通常 aVF 导联的 R 波振幅最高；此时，心室除极最大电势位于 aVL 导联轴负侧，aVL 导联的 QRS 主波向下，为 rS 波或 QS 波。

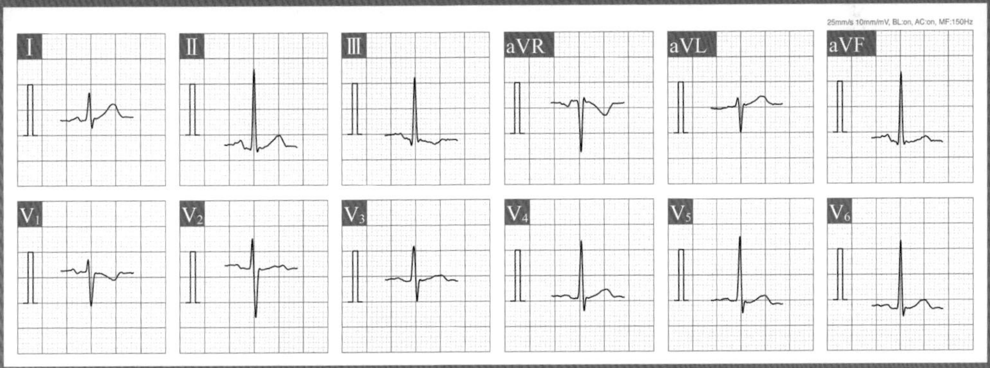

心电图图例 36

女，21 岁，妊娠 4 个月。门诊随访心电图正常。仔细观察 aVL 导联 QRS 波呈 rS 形，主波负向，提示额面导联系统中，最大心室除极电势远离 aVL 导联轴正侧，偏向 aVF 导联轴正侧。

72. 横位心与心电图

体型矮胖、横膈上抬、胸廓宽阔的健康人，妊娠女性，大量腹水或腹腔占位性病变等患者，前后位胸片上，心脏长轴与水平面的夹角减小（或心脏长轴更加与水平面平行），通常为32° ~ 35°，左心室更靠近左上方，这种类型的心影即为横位心[184]。

在额面导联系统上，横位心受检者的心室最大除极电势向左上象限偏移，平行于Ⅰ导联轴，故Ⅰ导联的R波振幅最高；一旦跨过+30°即Ⅲ导联轴的垂直平分线时，心室除极最大电势位于Ⅲ导联轴负侧，Ⅲ导联的QRS主波向下，为rS波或QS波。

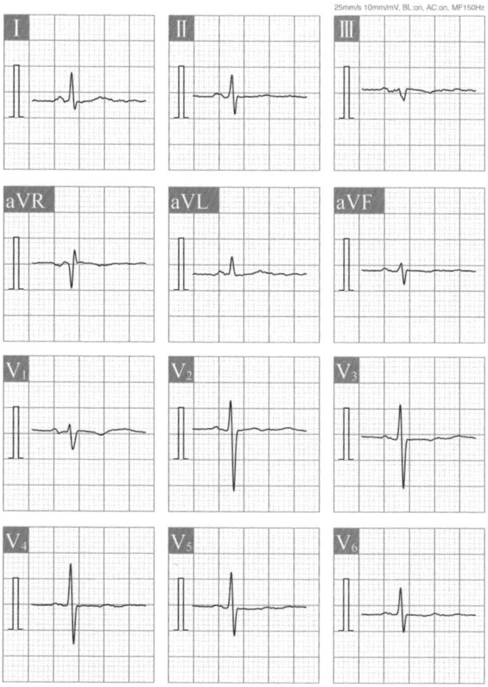

心电图图例 37

女，74岁，临床诊断为慢性萎缩性胃炎。心电图诊断：①窦性心律；②T波改变：Ⅱ、aVF、V_2 ~ V_6导联T波平坦。仔细观察Ⅲ导联QRS波呈QS形，主波负向，提示额面导联系统中，最大心室除极电势远离Ⅱ导联轴正侧，靠近Ⅰ导联轴正侧。

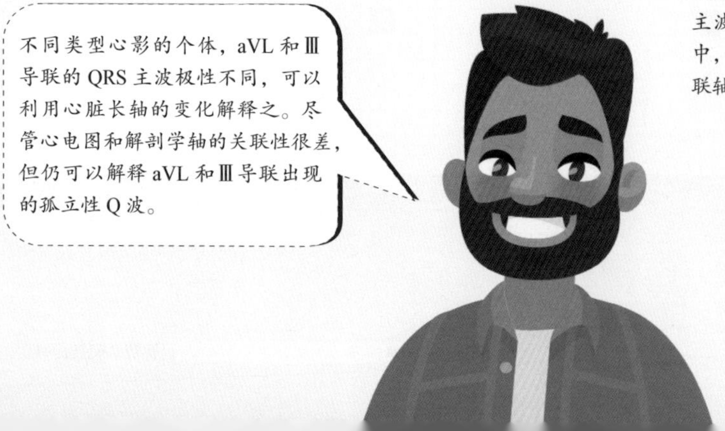
不同类型心影的个体，aVL和Ⅲ导联的QRS主波极性不同，可以利用心脏长轴的变化解释之。尽管心电图和解剖学轴的关联性很差，但仍可以解释aVL和Ⅲ导联出现的孤立性Q波。

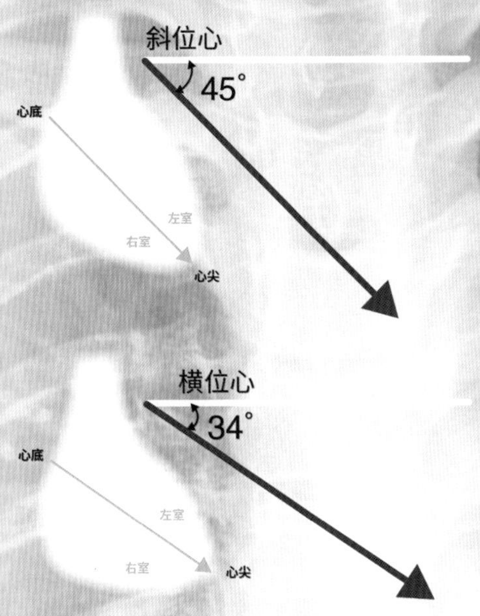

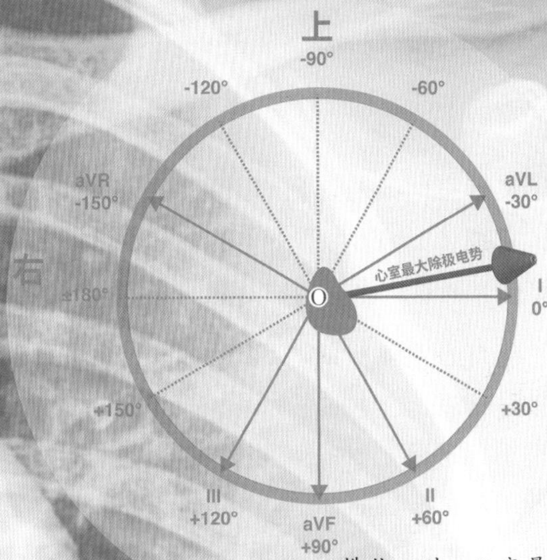

横位心时，心室最大除极电势靠近Ⅰ导联，当位于-30°～+30°范围时，Ⅰ导联的R波振幅会超过Ⅱ导联；同时，Ⅲ导联的QRS主波负向，甚至出现QS波。心室最大除极电势位于0°～+30°范围时，仍朝向aVF导联轴正侧，aVF导联QRS主波正向；而位于0°～-30°范围时，朝向aVF导联轴负侧，aVF导联QRS主波负向，甚至出现QS波。生理情况下，额面心室最大除极电势不会超过-30°，始终位于Ⅱ导联轴正侧，Ⅱ导联的QRS主波正向；一旦Ⅱ、Ⅲ和aVF导联的QRS主波均负向，多考虑病理性原因。

横位心

在前后位胸片上，心脏长轴与水平线的夹角＜45°时，称为横位心，生理性见于体型矮胖者，病理性见于罹患引起膈肌上抬的疾病。

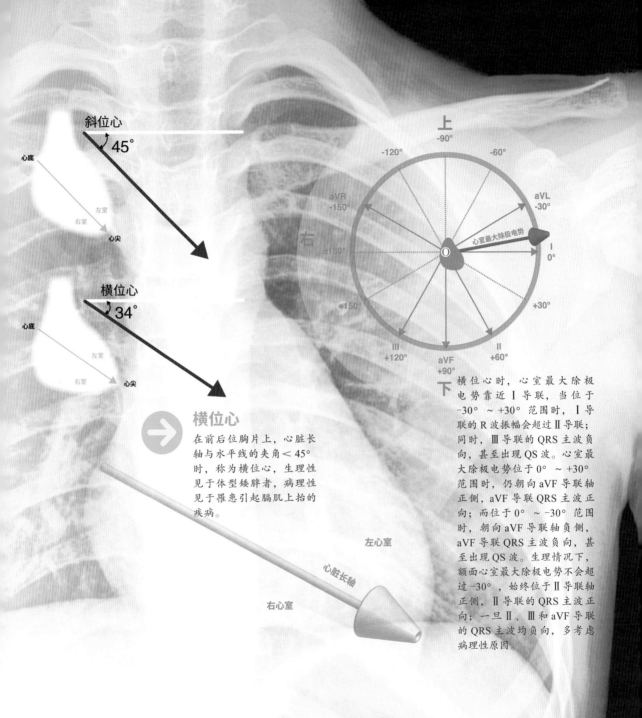

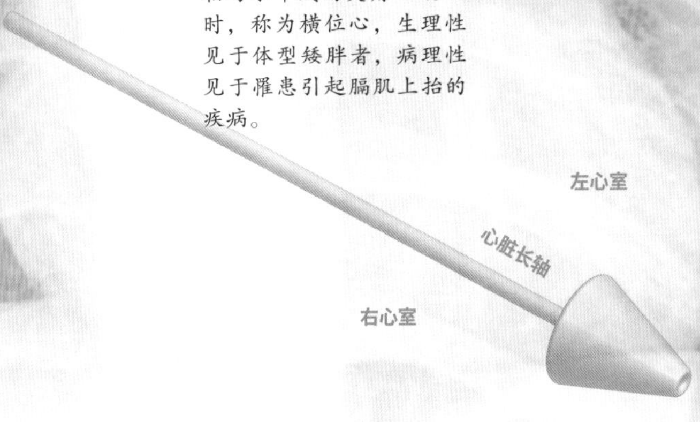

73. 正常 q 波

左侧室间隔从左向右开始的心室初始除极，背离Ⅰ、aVL、V_5 和 V_6 等左侧导联轴，在这些导联投影形成初始 q 波。

参与心室除极的心肌仅占很小一部分，除极时间短，产生的电势小，故正常的初始 q 波很小，时限 < 40ms，振幅 < 同导联 R 波振幅的 1/4 或 < 1mm[130]。心室初始除极产生的 q 波，习惯上又被称为间隔 q 波。

通常，间隔 q 波在肢体Ⅰ、aVL 导联和胸 V_5、V_6 导联明显，由于这四个导联的导联轴正侧均朝向左方，心电波有一些相似性，习惯上称为左侧导联。相反，肢体Ⅲ、aVR 导联和胸 V_1、V_2 导联的导联轴均朝向右方，心电图也有一些共性，习惯上称为右侧导联。

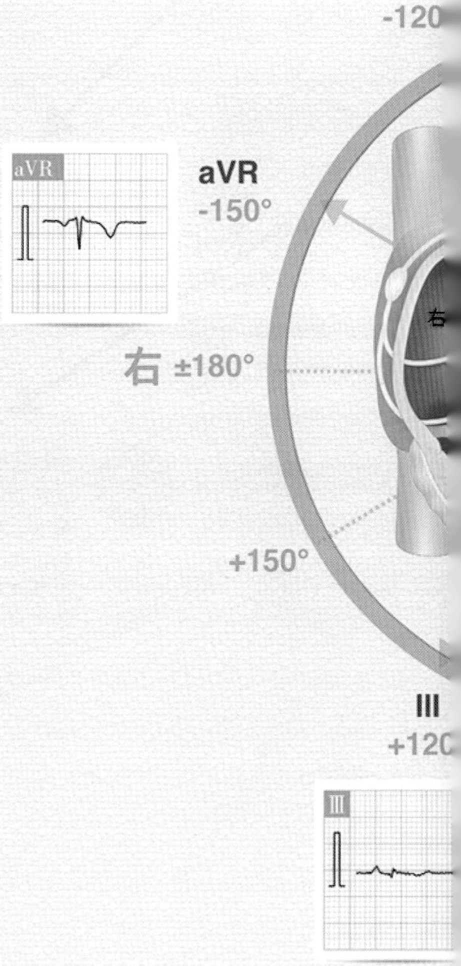

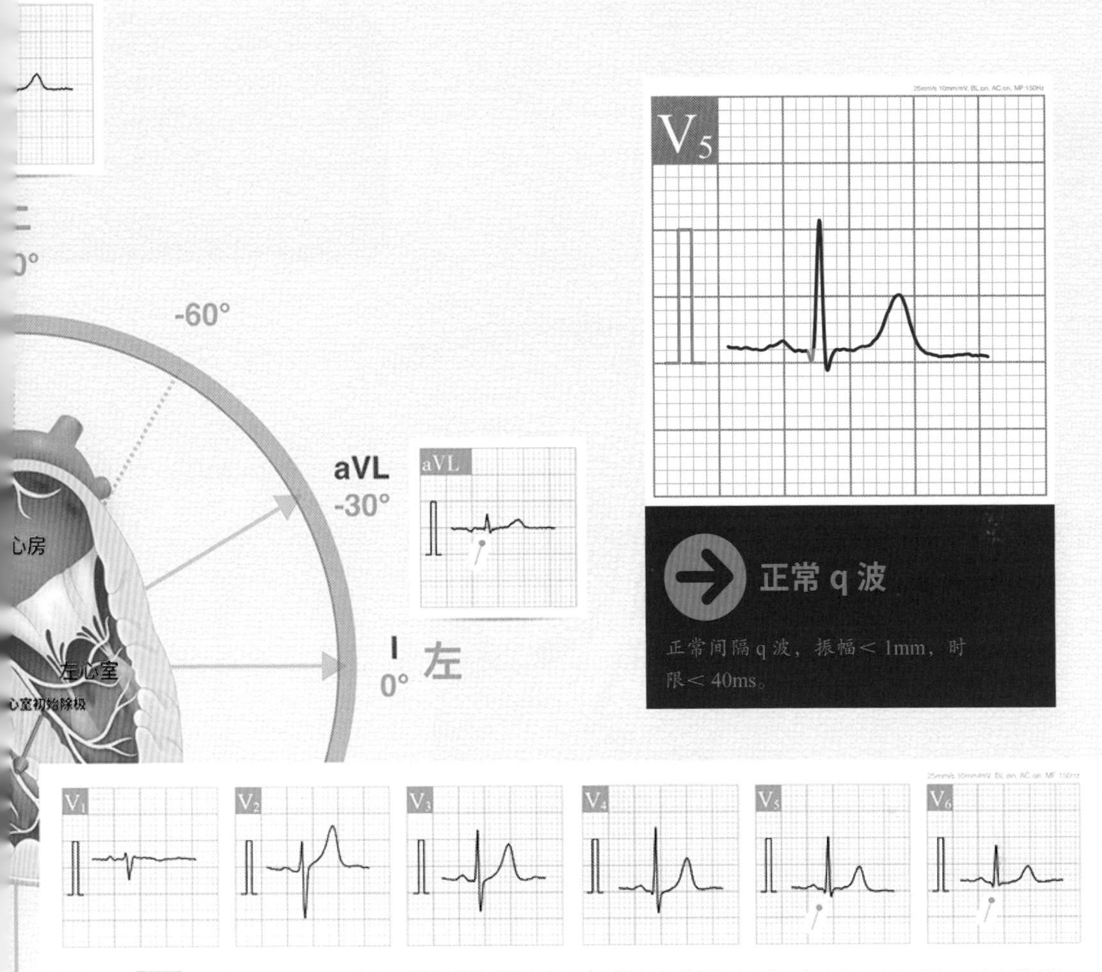

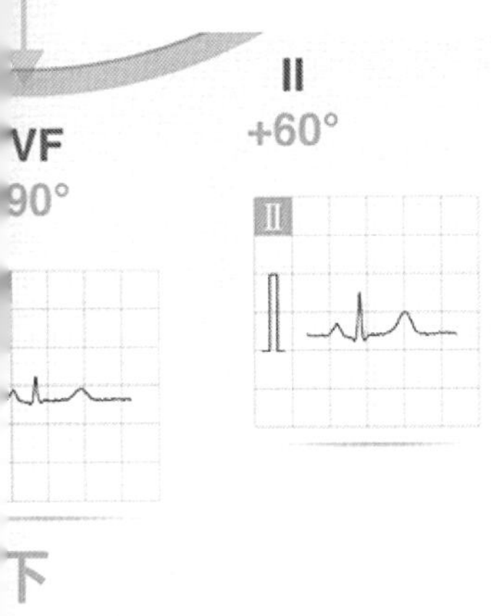

心电图图例 38

女，45 岁，临床诊断为高脂血症。门诊心电图正常。仔细观察 I 、aVL、V_5 和 V_6 导联四个左侧导联 QRS 波的初始部分，会发现小的负向波，即为初始 q 波，反映了正常的室间隔从左侧向右侧的初始除极。

心电图图例 39

女，72 岁，临床诊断为高脂血症，健康体检心电图。仔细观察 Ⅰ、V_5 和 V_6 导联的间隔 q 波丢失。

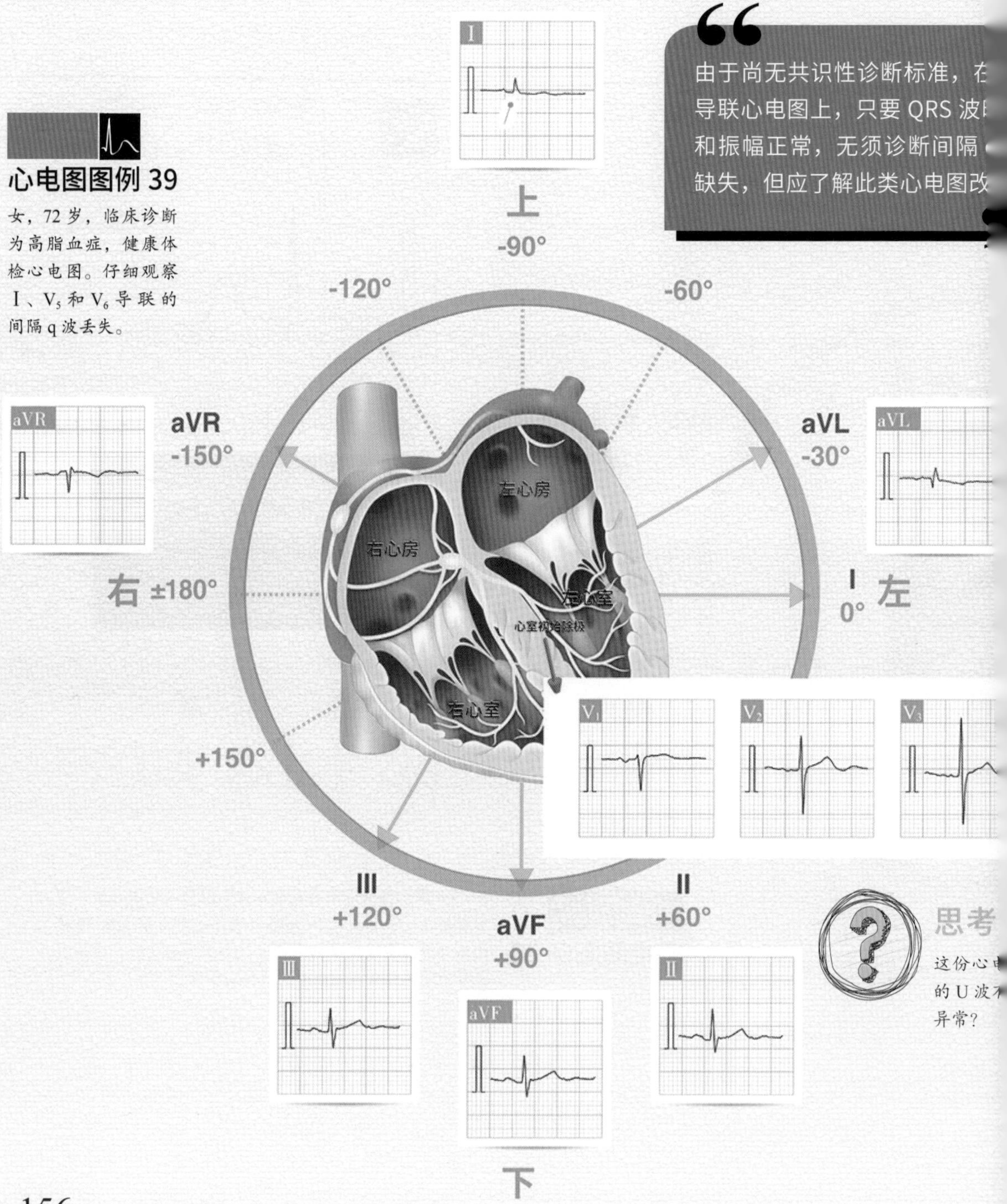

由于尚无共识性诊断标准，在
导联心电图上，只要 QRS 波
和振幅正常，无须诊断间隔
缺失，但应了解此类心电图改

思考

这份心电
的 U 波不
异常？

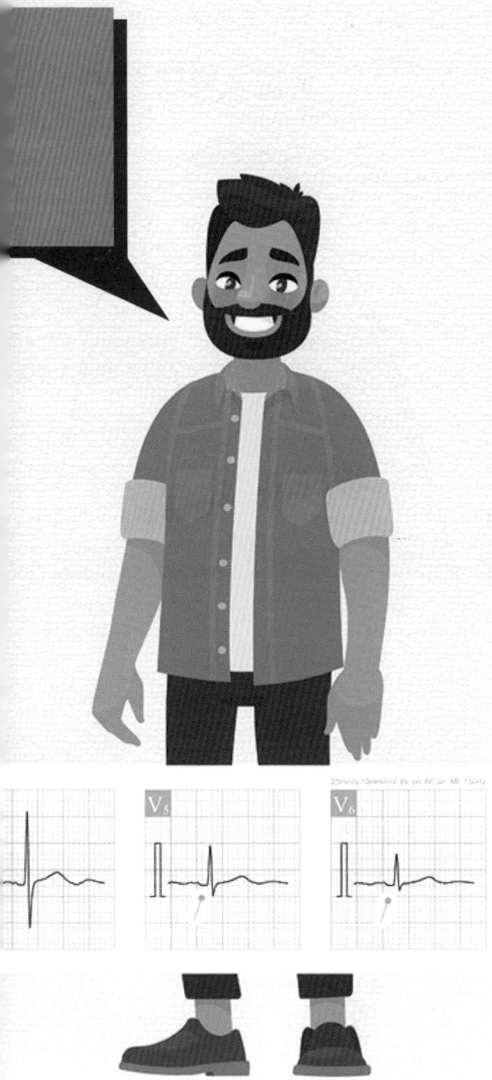

74. 间隔 q 波缺失

在四个左侧导联中，肢体导联系统的Ⅰ导联和胸导联系统的 V_6 导联的导联轴平行于 X 轴，左右方向的关联性最强，从左至右的心室初始除极背离这两个导联轴的正侧，容易在Ⅰ和 V_6 导联记录到间隔 q 波。

在临床上，很多正常人和心血管疾病患者的心电图在Ⅰ和 V_6 导联上记录不到间隔 q 波，称为间隔 q 波缺失[185]。有时，一些个体心电图的Ⅰ、aVL、V_5 和 V_6 导联的间隔 q 波全部丢失[186]。

间隔 q 波缺失是常见的心电图现象，发生率有随年龄增长而增加的趋势，例如 10 ~ 19 岁人群的发生率为 7.7%，40 ~ 49 岁人群的发生率为 7.5%，60 ~ 69 岁人群的发生率为 8.9%，80 ~ 89 岁人群的发生率为 15.8%[186]。

间隔 q 波缺失的原因包括生理性和病理性：前者的机制是心室初始除极不仅从左至右，还偏前、偏上，会导致 aVL、V_5 和 V_6 导联记录不到 q 波，室间隔正常增龄性纤维化，心室初始除极方向改变等；病理性原因包括左侧室间隔局部缺血、微小梗死、纤维化、不完全性左束支阻滞等。

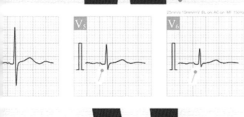

75. 导联组

为了便于心脏影像学检查结果与真实解剖的描述一致，为了便于对心脏影像学检查结果进行精准地解剖定位，2002 年，AHA 心脏成像委员会颁布了《心脏断层成像的心肌节段标准化和命名》，把左心室分为 17 个节段[187]。

在心脏长轴切面上，根据解剖标志把左心室分为三部分：基底部从主动脉根部至二尖瓣叶尖，中部从二尖瓣叶尖至乳头肌，心尖部从乳头肌以下至心腔顶端，纵径方向上基底部和中部心腔各占 35%，心尖部占 30%[1]。

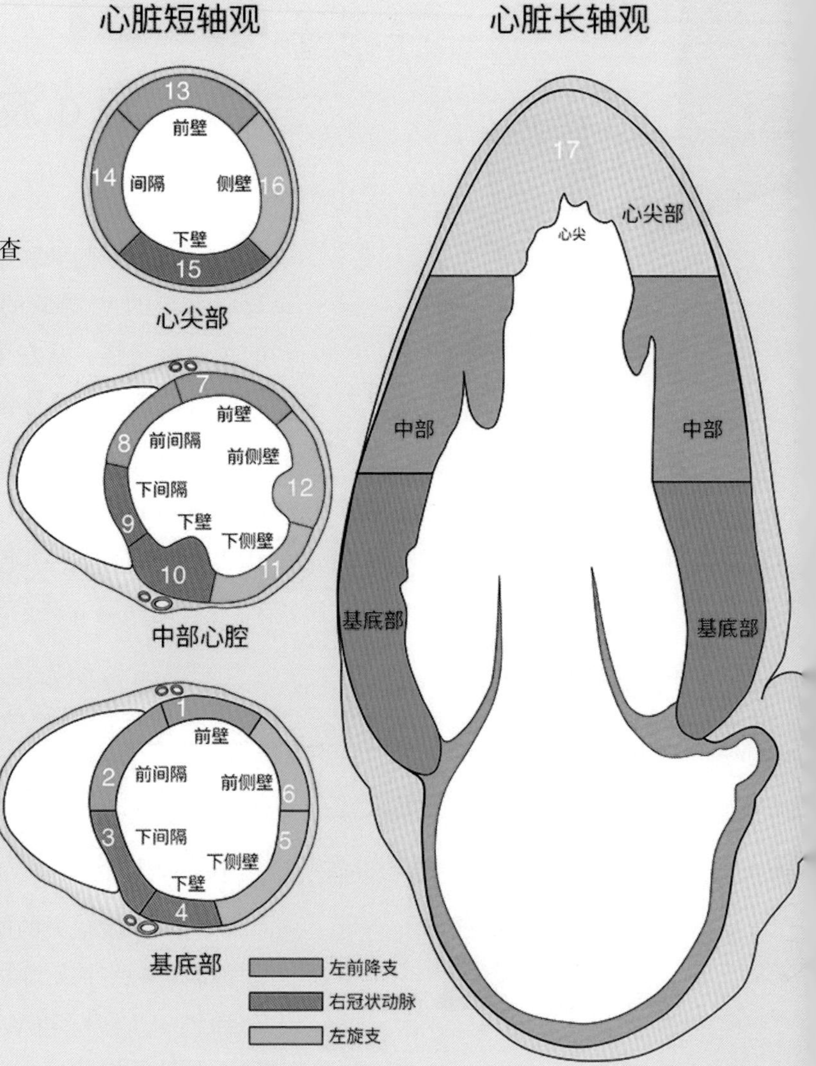

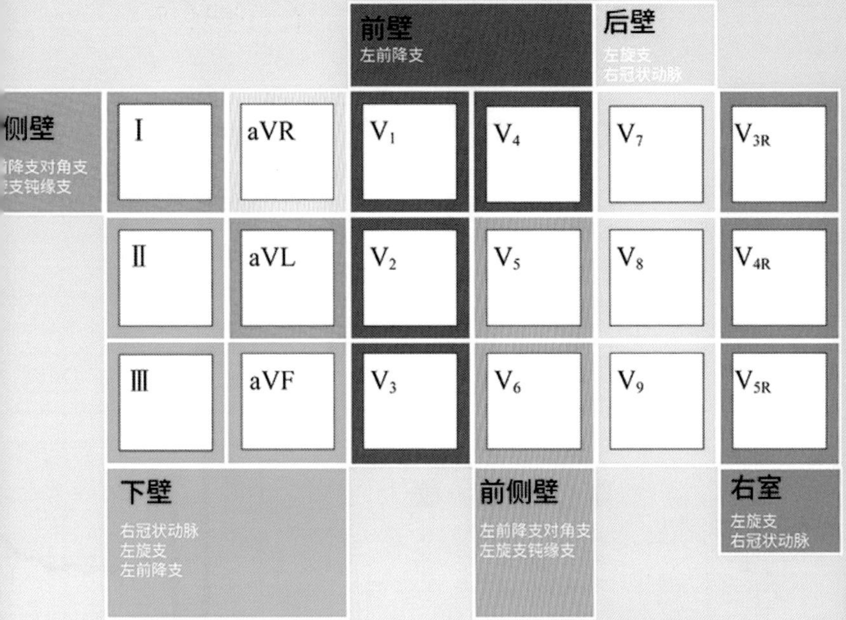

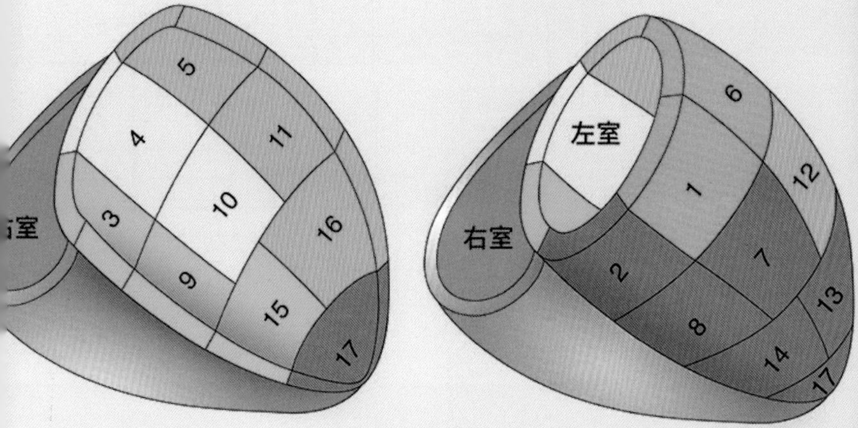

基底部

1-基底部前段
2-基底部前间隔段
3-基底部下间隔段
4-基底部下段
5-基底部下侧壁段
6-基底部前侧壁段

中部

7-中部前段
8-中部前间隔段
9-中部下间隔段
10-中部下段
11-中部下侧壁段
12-中部前侧壁段

心尖部

13-心尖前段
14-心尖间隔段
15-心尖下段
16-心尖侧段
17-心尖

解剖相邻导联

为了把急性心肌缺血或梗死的心肌解剖部位、冠状动脉供血心肌范围和心电图导联联系起来，心电图学上采用了解剖相邻导联的概念。V_1 ~ V_6 导联代表从右心室至左心室的解剖相邻心肌，但肢体导联探查的心肌，解剖不相邻。结合胸导联和肢体导联划分为解剖相邻导联组，分别是：

高侧壁导联组—Ⅰ、aVL 导联，探查左心室前上部分心肌；

下壁导联组—Ⅱ、Ⅲ和 aVF 导联，探查膈面心肌，包括室间隔膈面右侧和左侧心肌；

右胸导联组—V_1 和 V_2 导联，探查右心室和室间隔上段心肌；

心尖导联组—V_3 和 V_4 导联，探查室间隔下段及其周围心尖部心肌；

左胸导联组—V_5 和 V_6 导联，探查左心室前侧壁心肌；

后壁导联组—V_7 ~ V_9 导联，探查左心室正后壁心肌；

右心室导联组—V_{3R} ~ V_{5R} 导联，探查右心室心肌。

判读解剖相邻导联组的标准是同导联组≥ 2 个导联心电图改变 [135]。

心电图图例 40

男，52 岁，临床诊断为冠心病、不稳定型心绞痛，缺血性心肌病。门诊心电图为窦性心律，注意Ⅰ、aVL 导联的 Q 波时限＞ 40ms，振幅＞同导联 R 波振幅的 1/4，达到病理性 Q 波诊断标准；V_4 ～ V_6 导联的 QRS 波为 QS 形态，实际也是一个病理性大 Q 波。请尝试分析心电图：

①心律：

②电轴：

③ P 波分析：

④ QRS 波分析：

⑤房室传导：

⑥房室关系：

⑦ ST-T：

⑧ U 波分析：

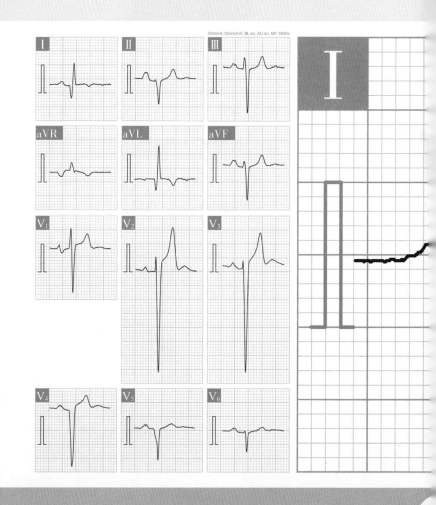

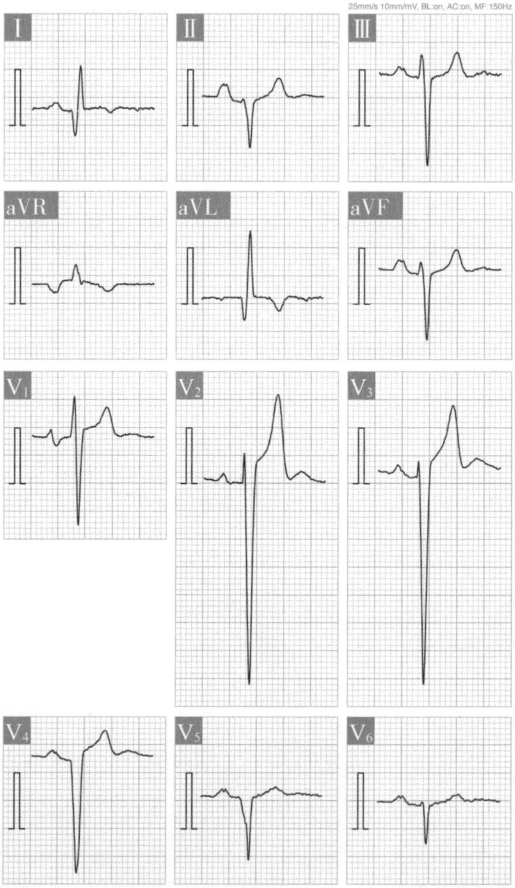

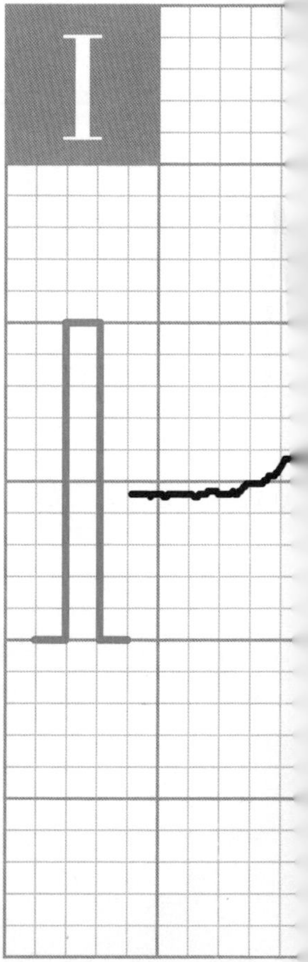

76. 病理性 Q 波

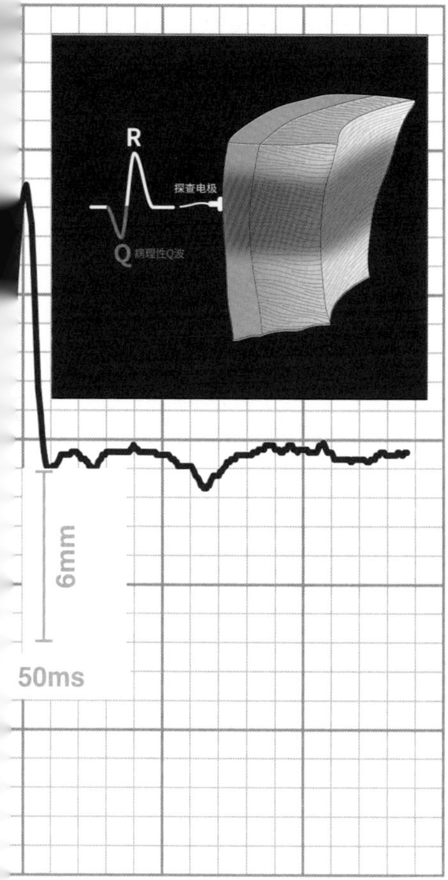

一旦 Q 波时限 ≥ 40ms，振幅 > 同导联 R 波振幅的 1/4，则判读为病理性 Q 波，这也是病理性 Q 波最经典的定义，习用至今[188]。病理性 Q 波是器质性心脏病的心电图标志，提示探查电极面对的心肌存在大面积坏死、丢失或瘢痕形成等，常见于心肌梗死、心肌病、心脏外科术后、心肌炎、心肌浸润等。

病理性 Q 波诊断的两个标准中，最为重要的是时限 ≥ 40ms，只要时限达标，有时振幅未达标仍可以判读为病理性 Q 波[189]。器质性心脏病患者的病理性 Q 波，常在心电图导联上成组出现，即 ≥ 2 个解剖相邻导联同时出现病理性 Q 波。

需要指出的是，心肌梗死只是引起病理性 Q 波的众多心脏疾病之一，不能根据病理性 Q 波直接诊断为心肌梗死，而是应该结合患者的病史、既往心电图以及其他辅助检查信息合理地解释病理性 Q 波。

肌出现大面积丢失、坏死或被电惰性物质时，病变部位的心肌不能组织起有效除极，电极记录到病理性 Q 波；病变周围的健康形成随后的 R 波，最终形成 QR 波或 Qr 波；查电极面对更大面积的病变心肌，完全记到有效除极，则形成 QS 波。

数据 年龄 < 40 岁人群中，心肌梗死仅占心电图病理性 Q 波病因的 15.9%，而年龄 ≥ 40 岁的人群中则占比 68.3%[190]。

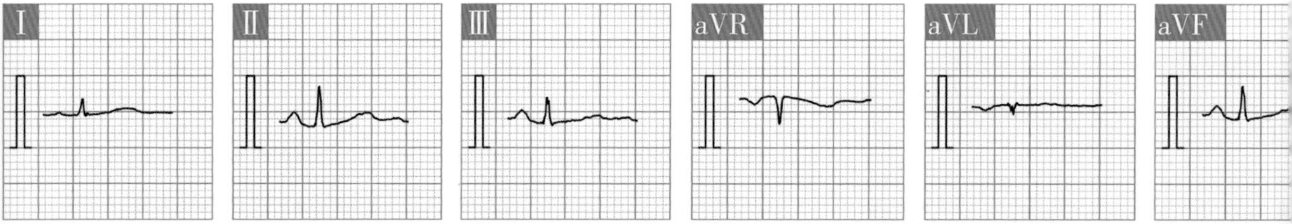

77. 胸导联 QRS 波正常演变

胸导联 V_1 ~ V_6 逐渐从探查右心室过渡到左心室，QRS 波形态相应从右心室转变为左心室形态，从右胸 V_1/V_2 导联的 rS 波（r/S 振幅比值 < 1）过渡到左胸 V_5/V_6 导联的 qR 波或 qRs 波（R/s 振幅比值 > 1），简而言之，S 波振幅逐渐减小，R 波振幅逐渐增大。

通常，V_3 和 V_4 导联同时记录到高振幅的 R 波和 S 波，QRS 波呈 RS 波形，R/S 振幅比值 =1 或近乎为 1，称为移行导联。

QRS 波的正常振幅与年龄、种族、性别、心脏质量、体位、胸壁厚度、前负荷以及生理功能等有关，个体的测值有波动。

S波可以存在于 V_1 ~ V_6 导联，但有时 V_5/V_6 导联记录不到 S 波。尽管从 V_1 ~ V_6 导联的 S 波总的演变趋势是振幅逐渐降低，甚至消失，一些个体的 V_2 导联 S 波振幅最大，T 波振幅增高、J 点和 ST 段抬高，这些都属于正常生理变异。

成人 V_1 和 V_2 导联的正常 S 波振幅范围为 3 ~ 27mm[89]。值得注意的是，少数正常人无 S 波或 S 波振幅增高（甚至可达 40mm），无器质性心脏病的受检者需考虑这些正常变异[191]。

心电图图例 41

女，56 岁，罹患高脂血症 10 年。仔细观察，胸导联从 V_1 ~ V_6 的 QRS 波演变有何特点？本例心电图的移行导联位于何处？

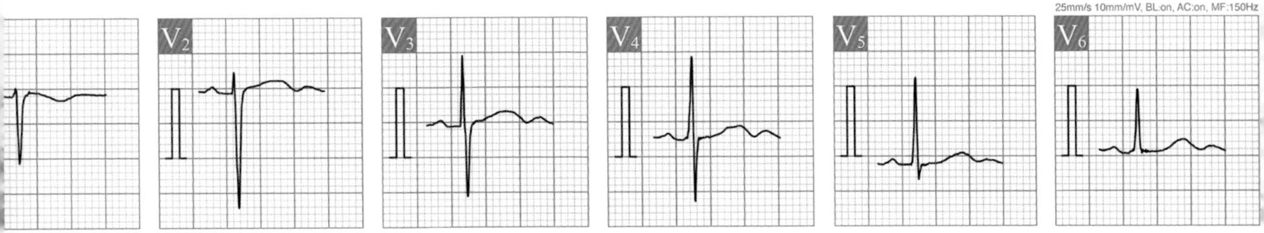

R 波从 V_1 ~ V_6 导联总的演变趋势是振幅逐渐递增，有时 V_4 或 V_5 导联的 R 波振幅最高，V_6 导联的 R 波振幅不及 V_5 导联，可能与 V_6 导联与左心室的距离较远有关[192]。

正常情况下，V_1 ~ V_3 导联 R 波的振幅应该逐渐递增且 V_3 导联的 R 波振幅应 ≥ 3mm，称为 R 波递增良好[193]。

通常，V_5 和 V_6 导联的 R 波振幅应该 < 27mm[191]。一些正常中国成年男性的 V_5 导联 R 波振幅可以达到 29mm[191]。

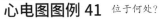

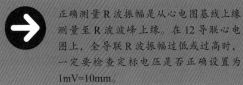

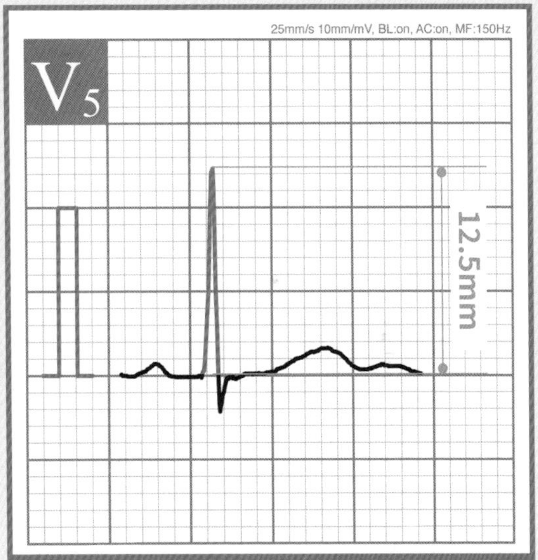

正确测量 R 波振幅是从心电图基线上缘测量至 R 波波峰上缘。在 12 导联心电图上，全导联 R 波振幅过低或过高时，一定要检查定标电压是否正确设置为 1mV=10mm。

78. 逆钟向转位

当胸导联的移行导联跨越 V_3 导联向右胸导联偏移时，V_2 导联甚至 V_1 导联的 R/S 振幅比值 > 1，右胸导联记录的 QRS 波模式呈现左胸 V_5 和 V_6 导联的图形（qRs 波或 qR 波），称为逆钟向转位[194]。

胸导联 QRS 波的逆钟向演变仿似沿心脏长轴从心尖部至心底部观察心脏，心脏逆钟向沿长轴转位，左心室“侵占”原右心室的解剖空间，导致右胸 V_1 和 V_2 导联记录到左心室模式的 QRS 波，移行导联甚至可以超出 V_1 导联，$V_1 \sim V_6$ 导联的 QRS 波均以 R 波为主或 R/S 振幅比值 > 1。

普通人群中，胸导联 QRS 波演变模式以逆钟向转位最为多见，占 52.9%，正常演变占 40.5%，这可以解释为何临床心电图中常见逆钟向转位[194]。换言之，逆钟向转位是健康人群的一种常见正常心电图变化。

钟向转位只是心电图描述胸导联 QRS 波的演变模式，无临床治疗意义。

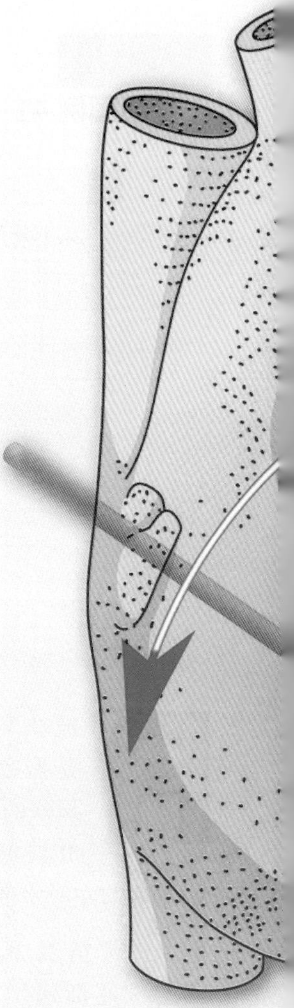

心电图图例 42

女，17 岁，健康体检。仔细观察，胸导联从 $V_1 \sim V_6$ 的 QRS 波演变有何特点？本例心电图的移行导联位于何处？

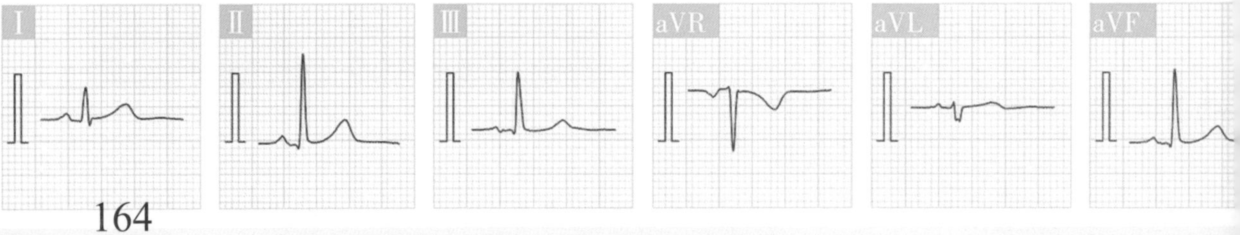

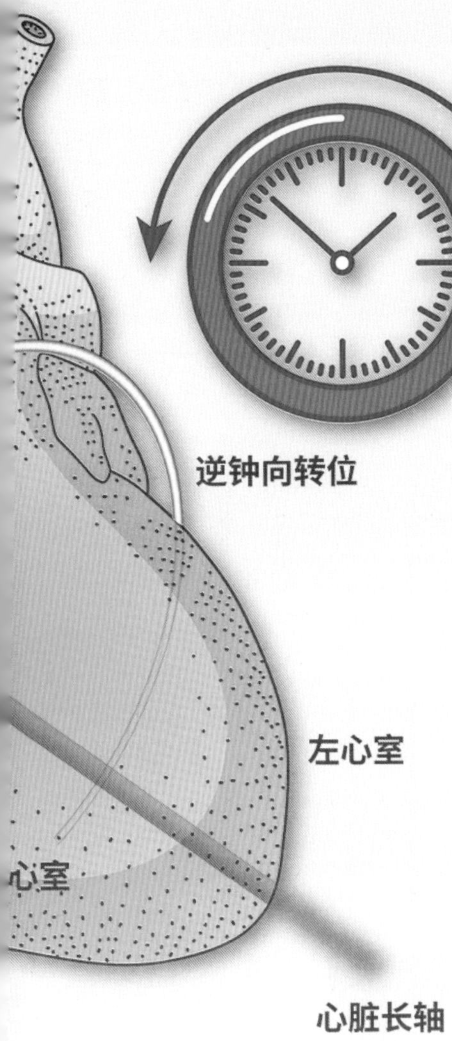

解剖学轴和电学轴

除了生理性的逆钟向转位，临床上一些引起左心室肥厚的疾病，左心室肥厚到一定程度，存在病理性逆钟向转位。

实际上，有关心电图钟向转位与真实解剖转位、磁共振心脏长轴相关性的研究发现，真实心脏解剖长轴和心电图胸导联钟向转位的吻合性很差，换言之，即使一位高血压患者，超声心动图证实左心室肥厚，心电图出现逆钟向转位，考虑病理性转位可能，真实解剖中患者的左心室可能并没有发生逆钟向转位[195~197]。

心电图记录的电学解剖与心脏真实解剖不匹配的现象说明心电图构建心脏解剖的局限性，一种可能的解释是心室终末浦肯野纤维的分布可能影响胸导联 QRS 波形态。

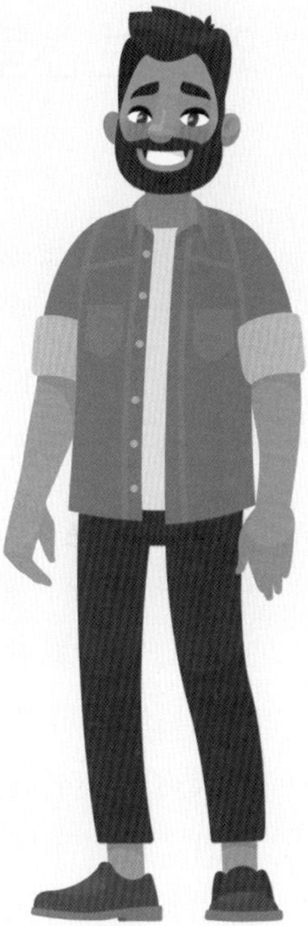

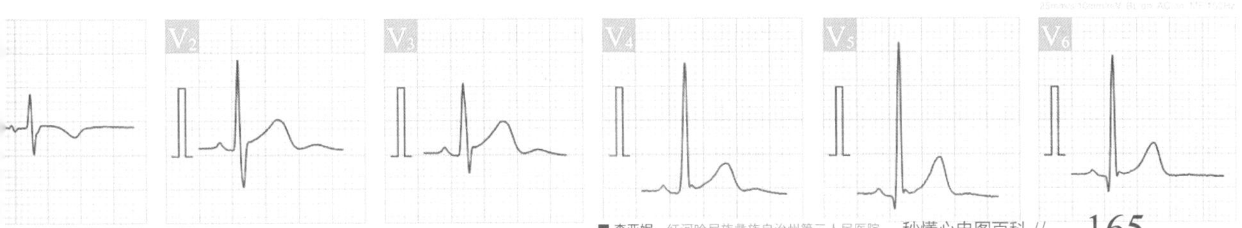

79. 左心室高电压

QRS 波振幅与心室质量有关，左心室质量增加会导致 V_5/V_6 导联的 R 波振幅增加，因此，左胸导联的 R 波振幅常常作为左心室肥厚的心电图判读指标。

2009 年 AHA/ACCF/HRS《心电图标准化和解析建议》推荐成人 V_5 导联 R 波振幅 > 33mm，V_6 导联 R 波振幅 > 25mm（Wilson 标准）或任何胸导联 R 波振幅 > 26mm（McPhie 标准）判读为左心室高电压[5]。左心室高电压要注意区分三种临床情况，即单纯的左心室高电压、运动员良性左心室肥厚和器质性心脏病的病理性左心室肥厚。

单纯左心室高电压

单纯左心室高电压是常见的正常心电图变异，受检者无器质性心脏病或引起左心室肥厚的其他系统疾病，缺乏左心室肥厚的影像学证据（例如超声心动图未能发现左心室肥厚），心电图除左心室高电压外无其他异常。在临床上，青少年、消瘦、胸壁脂肪较薄以及接受左侧乳腺切除术等人群容易被采集到单纯左心室高电压心电图[198~200]。

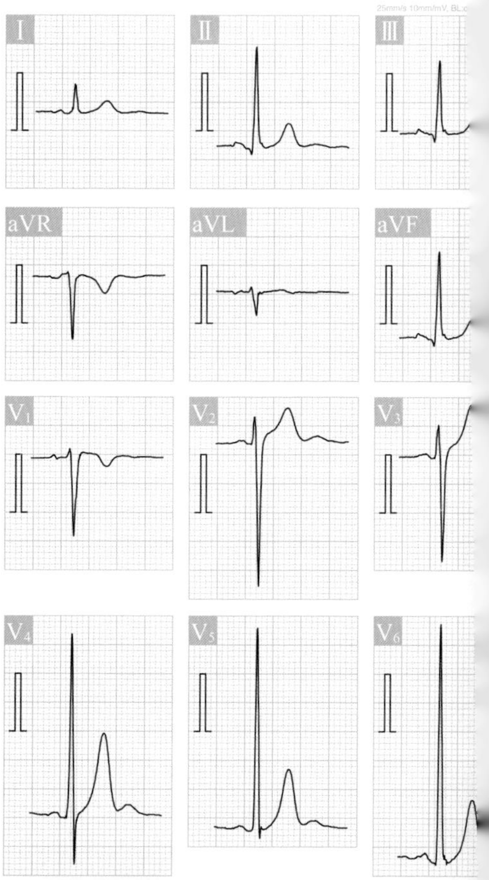

心电图图例 43

男，38 岁，临床诊断为胃溃疡
12 导联心电图有何异常？请
者描述每个导联的 QRS 波
态，并测量它们的 R 波和 S
振幅。患者超声心电图未发
左心室肥厚。心电图诊断：
窦性心律；②左心室高电压。

鉴别生理性和病理性左心室高电压

	单纯生理性高电压	运动员良性左心室肥厚	器质性心脏病的病理性左心室肥厚
原因	心肌电学，胸壁较薄	生理性适应性代偿	病理性代偿
心脏超声	无左心室肥厚	左心室肥厚	左心室肥厚
临床症状	无	通常无	劳力性呼吸困难
临床进展	无	多数可以逆转	多数不能逆转
心律失常	无	常见缓慢性心律失常	常见快速性心律失常
心功能	正常	正常或超常	下降
P 波	正常	可见左心房异常	常见左心房异常
QRS 电轴	正常	可有电轴左偏	常见电轴左偏
QRS 波时限	正常	可增宽	常见增宽
ST 段	正常	可出现压低	常见压低
T 波	正常	可低平、平坦或倒置	常见低平、平坦或倒置
预后意义	无影响	多数良好	心力衰竭，心律失常，猝死

常用 12 导联心电图正常 R 波值范围

导联	I	II	III	aVR	aVL	aVF	V_1	V_2	V_3	V_4	V_5	V_6
振幅 (mm)	< 15	< 21	< 17	< 4	< 11	< 20	< 6	< 20	< 30	< 40	< 33	< 25

肺气肿心电图

在临床上，肺气肿多见于老年性肺气肿、慢性阻塞性肺疾病等情况。患者肺脏含气量增加，过度膨胀，膈肌下移，心脏垂位，不仅胸导联容易出现顺钟向转位 QRS 演变；还可出现肢体 aVL 导联的 QRS 主波负向，aVF 导联 QRS 主波正向，呈垂位心心电图模式；肺动脉高压显著者还会出现电轴右偏、右心房异常和右心室肥厚等心电图改变。

当心脏在一个轴线显著转位时，实际也会影响其他轴上的心电图图形，肢体导联和胸导联的心电图波形都会发生改变。60% ~ 80% 的 COPD 患者心电图具有顺钟向转位图形[201~203]。

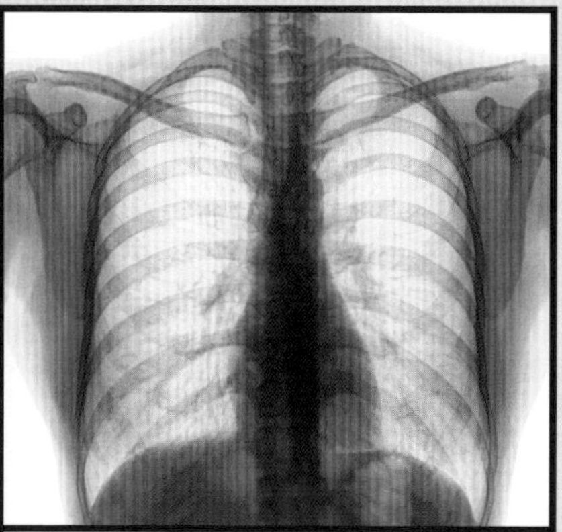

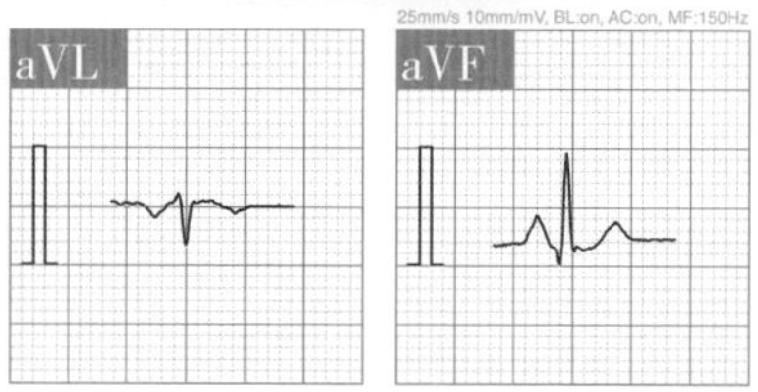

上图：1 例肺气肿前后位胸片，心影垂位。

下图：男，80 岁，临床诊断为 COPD。心电图胸导联为顺钟向转位，肢体 aVL 导联 QRS 主波负向，aVF 导联 QRS 主波正向，为垂位心心电图模式。

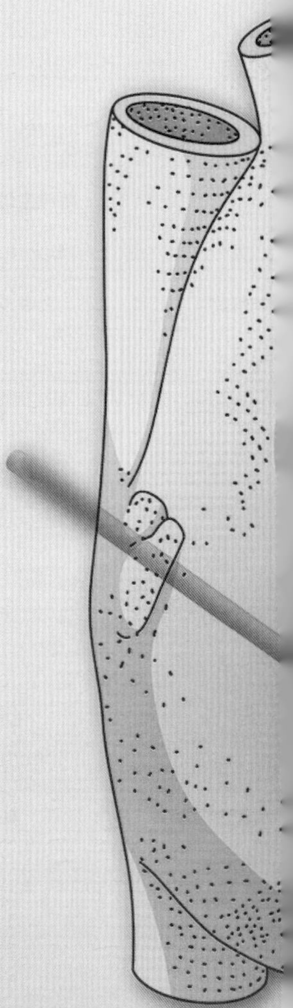

心电图图例 44

男，64 岁，临床诊断为左侧肱骨粉碎性骨折，外科术前心电图，无器质性心脏病和慢性阻塞性肺病。仔细观察，胸导联从 V_1 ~ V_6 的 QRS 波演变有何特点？本例心电图的移行导联位于何处？

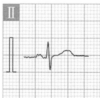

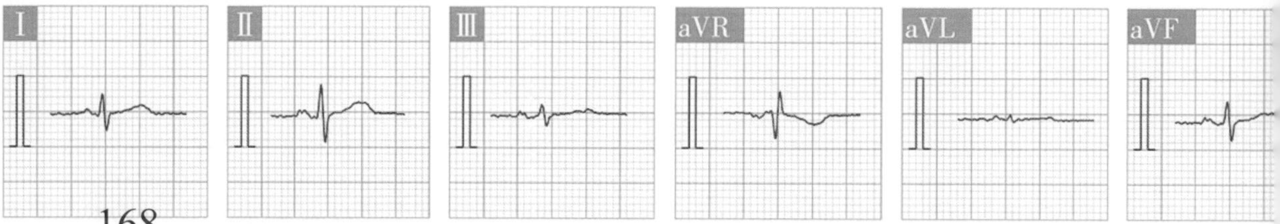

80. 顺钟向转位

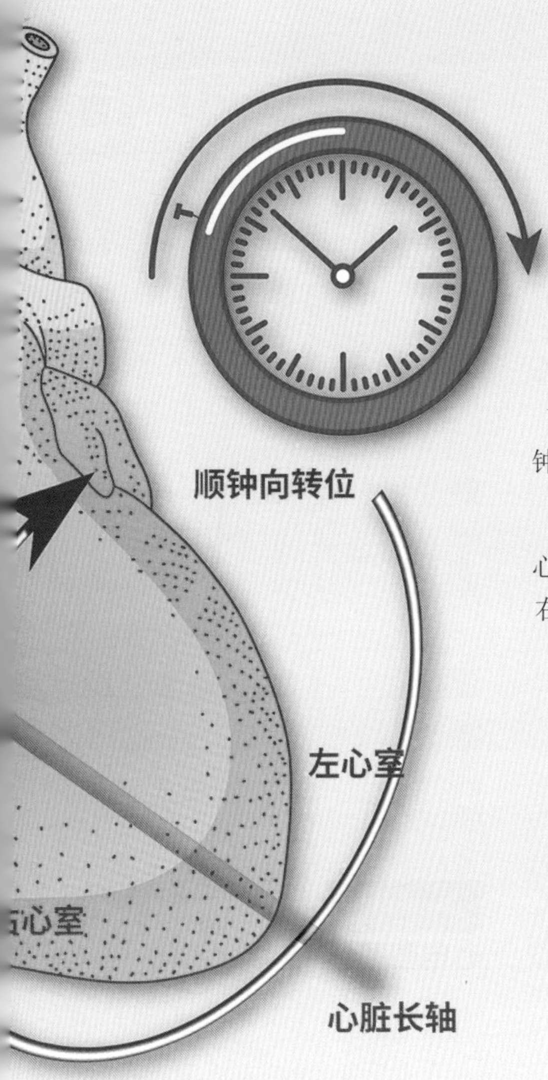

当胸导联的移行导联跨越 V_5 导联向左胸导联偏移时，V_5 导联甚至 V_6 导联的 R/S 振幅比值 < 1，左胸导联记录的 QRS 波模式呈现右胸 V_1 和 V_2 导联的图形（rS 波，r/S 振幅比值 < 1），称为顺钟向转位[194]。

胸导联 QRS 波的顺钟向演变仿似沿心脏长轴从心尖部至心底部观察心脏，心脏顺钟向沿长轴转位，右心室“侵占”原左心室的解剖空间，导致左胸 V_5 和 V_6 导联记录到右心室模式的 QRS 波，移行导联甚至可以超出 V_6 导联，导致 V_1 ~ V_6 导联的 QRS 波均呈 rS、RS 波形或 R/S 振幅比值 < 1。

普通人群中，胸导联 QRS 波演变模式中顺钟向转位占 6.6%，这可以解释为何临床心电图中顺钟向转位少见[194]。与逆钟向转位不同的是，顺钟向转位可能是一种不良心电图现象，流行病学调查发现无器质性心脏病伴顺钟向转位的个体全因死亡率增加[194]。

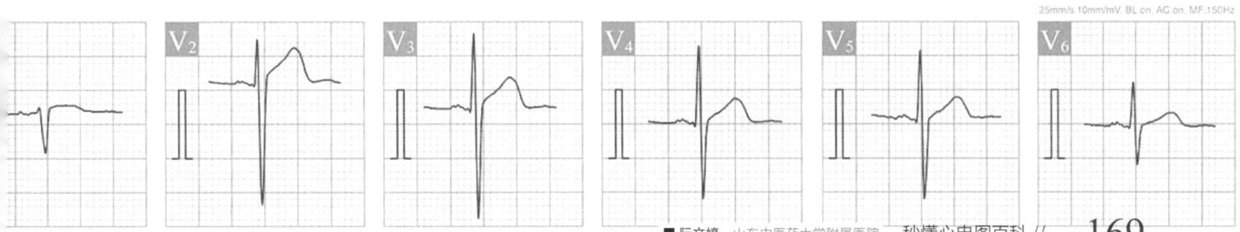

81. 右心室高电压

右心室靠近室间隔附近心肌的除极参与了 V_1 和 V_2 导联初始 r 波的形成。右心室肥厚时，参与心室初始除极的右心室质量增大，V_1 和 V_2 导联的初始 r 波振幅增加，甚至出现 R 波，因此，右胸导联的 R 波振幅常常作为右心室肥厚的心电图判读指标。

2009 年 AHA/ACCF/HRS《心电图标准化和解析建议》推荐成人 V_1 导联 R 波振幅 > 6mm（Myers 标准）判读为右心室高电压[5]。右心室高电压需要区分单纯生理性右心室高电压和器质性心脏病的病理性右心室肥厚。

单纯生理性右心室高电压

单纯生理性右心室高电压也是一种正常变异心电图，受检者无器质性心脏病或引起右心室肥厚的其他系统疾病，缺乏右心室肥厚的影像学证据（例如超声心动图未能发现右心室肥厚），心电图除右心室高电压外无其他异常。在临床上，儿童、运动员、右位心以及接受右侧乳腺切除术等人群容易被采集到单纯生理性右心室高电压心电图，见于 1% 的健康者[198, 204,205]。

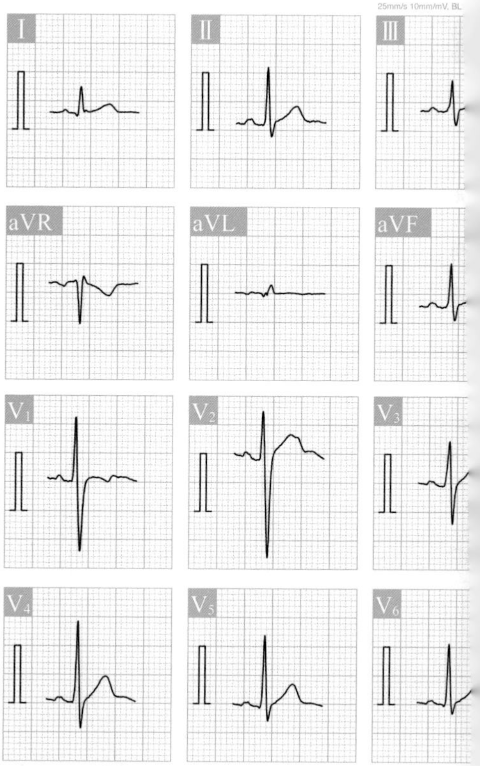

心电图图例 45

男，22 岁，健康。12 导联
电图有何异常？请读者描述
个导联的 QRS 波形态，并
量它们的 R 波和 S 波振幅。
者超声心电图未发现右心室
厚。心电图诊断：①窦性心
②右心室高电压。

鉴别生理性和病理性右心室高电压

	单纯生理性右心室高电压	器质性心脏病的病理性右心室肥厚
机制	心肌电学，右位心	病理性代偿
心脏超声	无右心室肥厚	右心室肥厚
临床症状	无	双下肢水肿，颈静脉怒张
临床进展	无	多数不能逆转
心律失常	无	常见快速性心律失常
心功能	正常	下降
P 波	正常	常见右心房异常
QRS 电轴	正常或右偏	常见电轴右偏
QRS 波时限	正常	V_1 导联出现 q 波
ST 段	正常	常见压低
T 波	正常	常见低平、平坦或倒置
预后意义	无影响	心力衰竭，心律失常，猝死

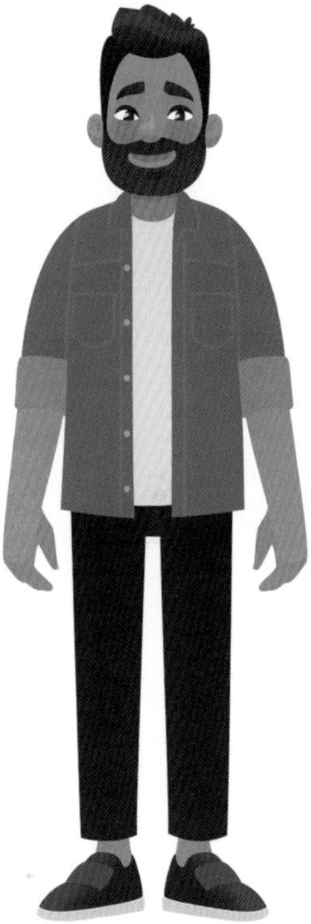

相对右心室高电压

正常 V_1 和 V_2 导联的 QRS 波呈 rS 形态且 r/S 振幅比值＜1。当 V_1 导联的 R/s、r/s 振幅比值＞1 且 R 波振幅正常（＜6mm）时，称为相对右心室高电压，临床需要排查是否存在病理性原因，如后外侧心肌梗死、室间隔纤维化等。

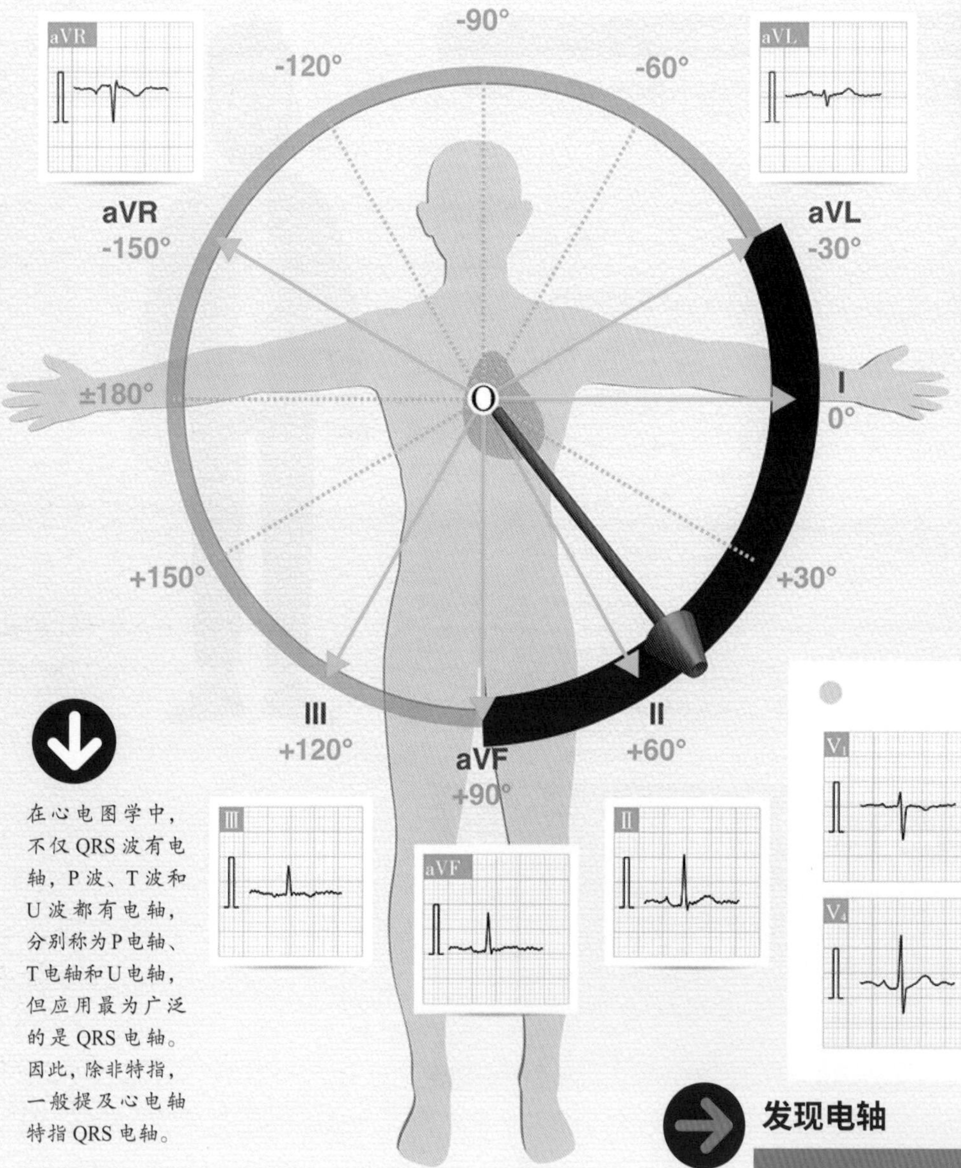

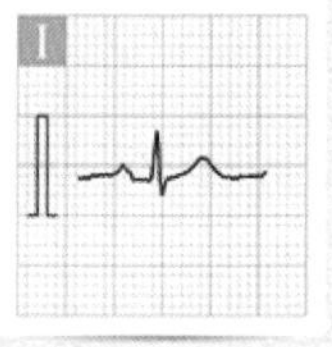

心电图图例 46

女，18 岁，健康。仔细观察肢体导联，哪个导联的 R 波振幅最大？该导联轴的正侧方向度数为多少？

在心电图学中，不仅 QRS 波有电轴，P 波、T 波和 U 波都有电轴，分别称为 P 电轴、T 电轴和 U 电轴，但应用最为广泛的是 QRS 电轴。因此，除非特指，一般提及心电轴特指 QRS 电轴。

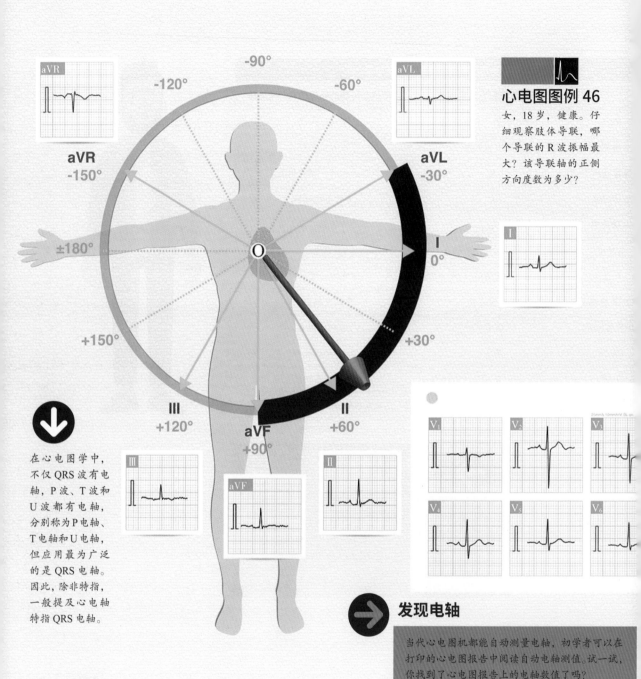

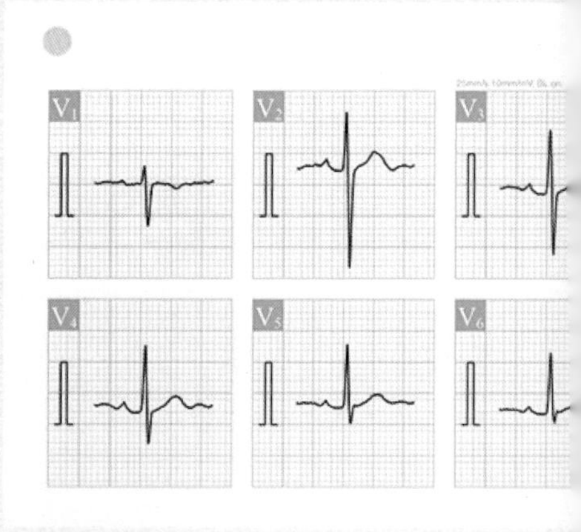

发现电轴

当代心电图机都能自动测量电轴，初学者可以在打印的心电图报告中阅读自动电轴测值。试一试，你找到了心电图报告上的电轴数值了吗？

82. 正常 QRS 电轴

在额面导联系统上，通过观察心室最大除极电势，也就是最大 QRS 向量了解整体心室除极情况。在心电图学上，心室最大除极电势更为专业的术语是 QRS 电轴。顾名思义，额面心室最大除极电势就是额面 QRS 电轴。

2009 年 AHA/ACCF/HRS《心电图标准化和解析建议》定义的正常额面 QRS 电轴范围为 -30° ~ +90°，包括部分左上象限和全部左下象限[206]。

事实上，空间心电向量环投影的三个平面都有各自的心电轴，临床广为应用的是额面电轴，习惯上直接简称为 QRS 电轴。

快速判读电轴

Ⅰ导联代表左手，Ⅲ导联代表右手。Ⅰ导联 QRS 主波向上，举左手；Ⅲ导联 QRS 主波向上，举右手，换言之，双手同举，电轴正常。

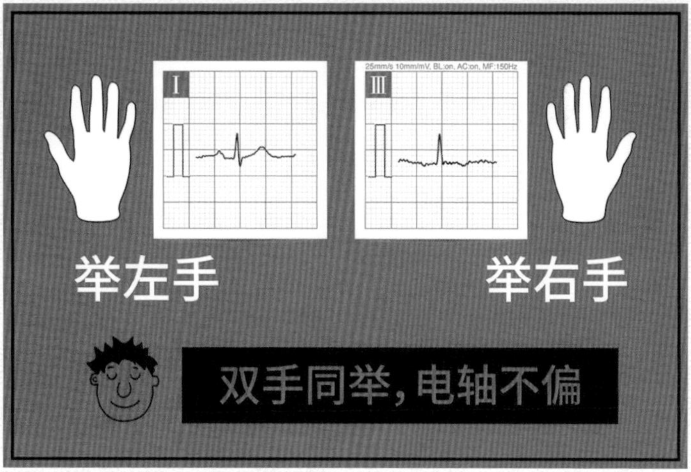

83. 电轴左偏

2009 年 AHA/ACCF/HRS《心电图标准化和解析建议》定义的额面 QRS 电轴左偏范围为 −30° ~ −90°，位于左上象限[206]。

观察额面六轴导联系统，电轴左偏时，心室除极最大电势均位于Ⅱ、Ⅲ和 aVF 导联轴负侧，故Ⅱ、Ⅲ和 aVF 导联的 QRS 主波均负向；而位于Ⅰ和 aVL 导联轴正侧，Ⅰ和 aVL 导联的 QRS 主波正向；当电轴左偏超过 −30° 时，心室最大除极电势靠近 aVL 导联轴，观察 aVL 导联 R 波振幅 > Ⅰ导联也可以快速判读电轴左偏。

临床上，电轴左偏的常见原因有：①正常变异，多见于老年人；②器质性心脏病，如高血压、冠心病、先天性心脏病、心肌梗死和左前分支阻滞等；③心电疾病，如预激综合征、异位室性心搏等[207]。

快速判读电轴

Ⅰ导联代表左手，Ⅲ导联代表右手。Ⅰ导联 QRS 主波向上，举左手；Ⅲ导联 QRS 主波向下，垂右手，换言之，单举左手，电轴左偏。

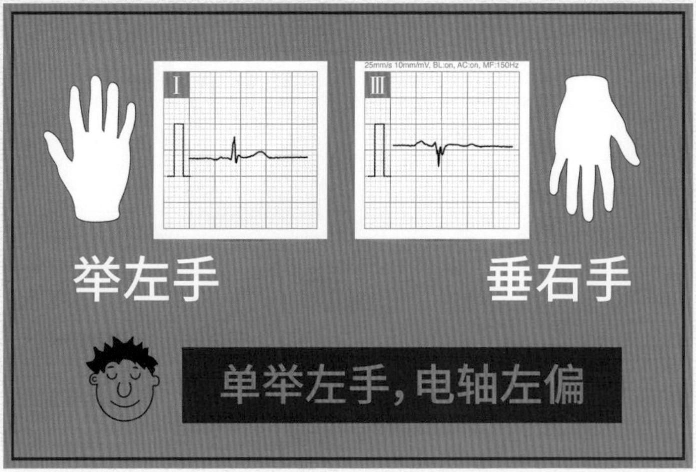

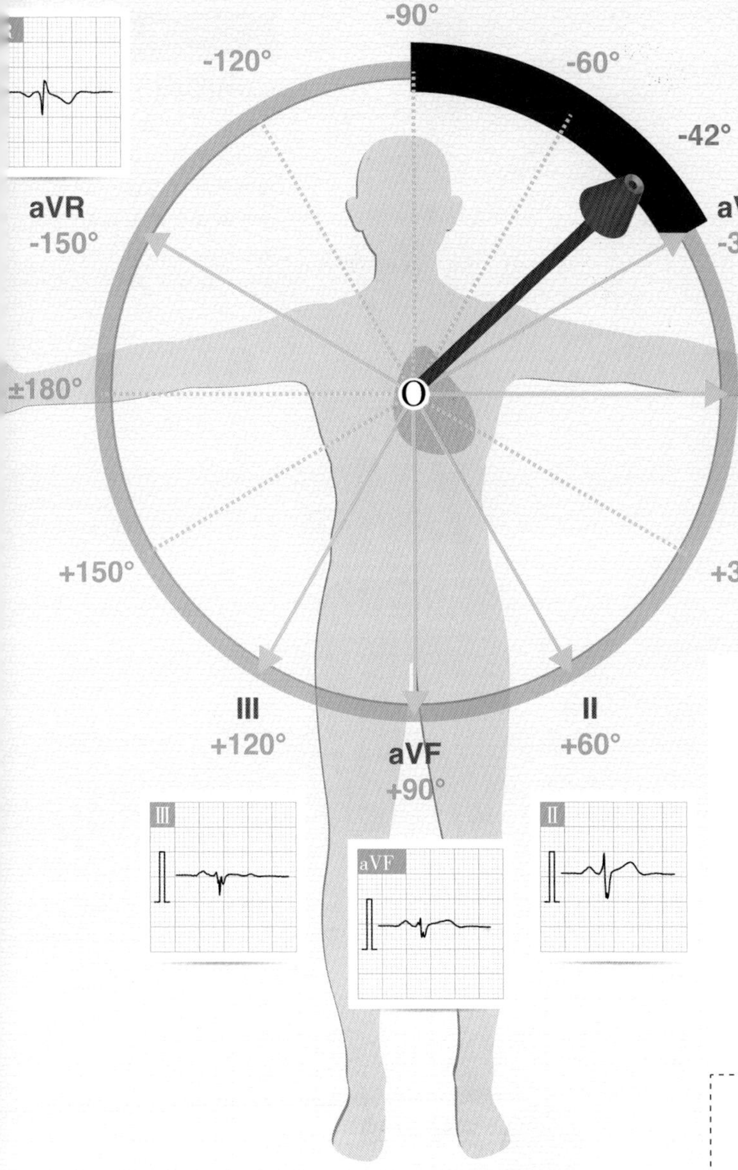

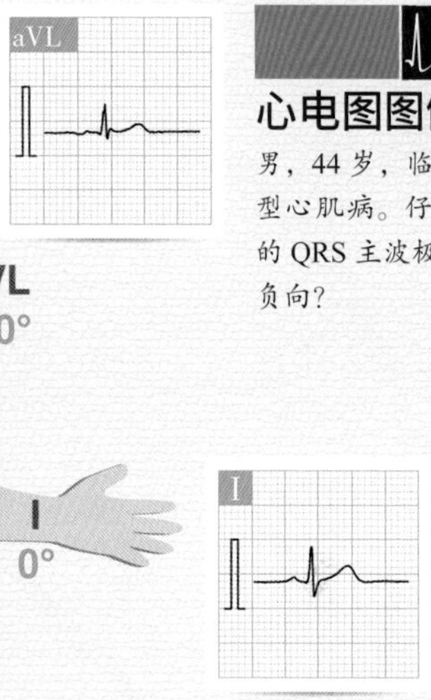

心电图图例 47

男，44 岁，临床诊断为扩张型心肌病。仔细观察Ⅱ导联的 QRS 主波极性是正向还是负向？

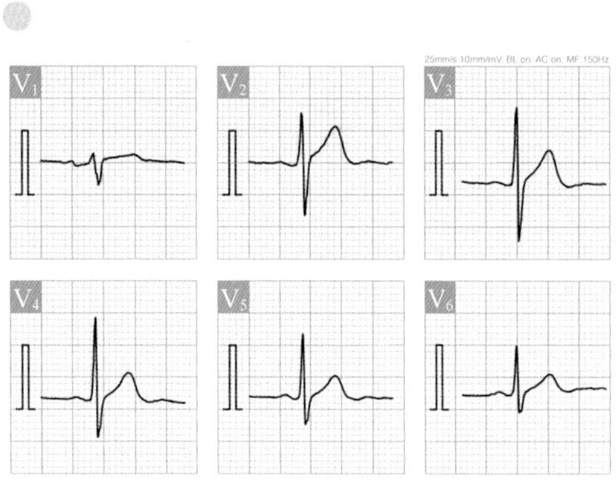

思考题

可以直接比较 I 和 aVL 导联的 R 波振幅吗？为什么？

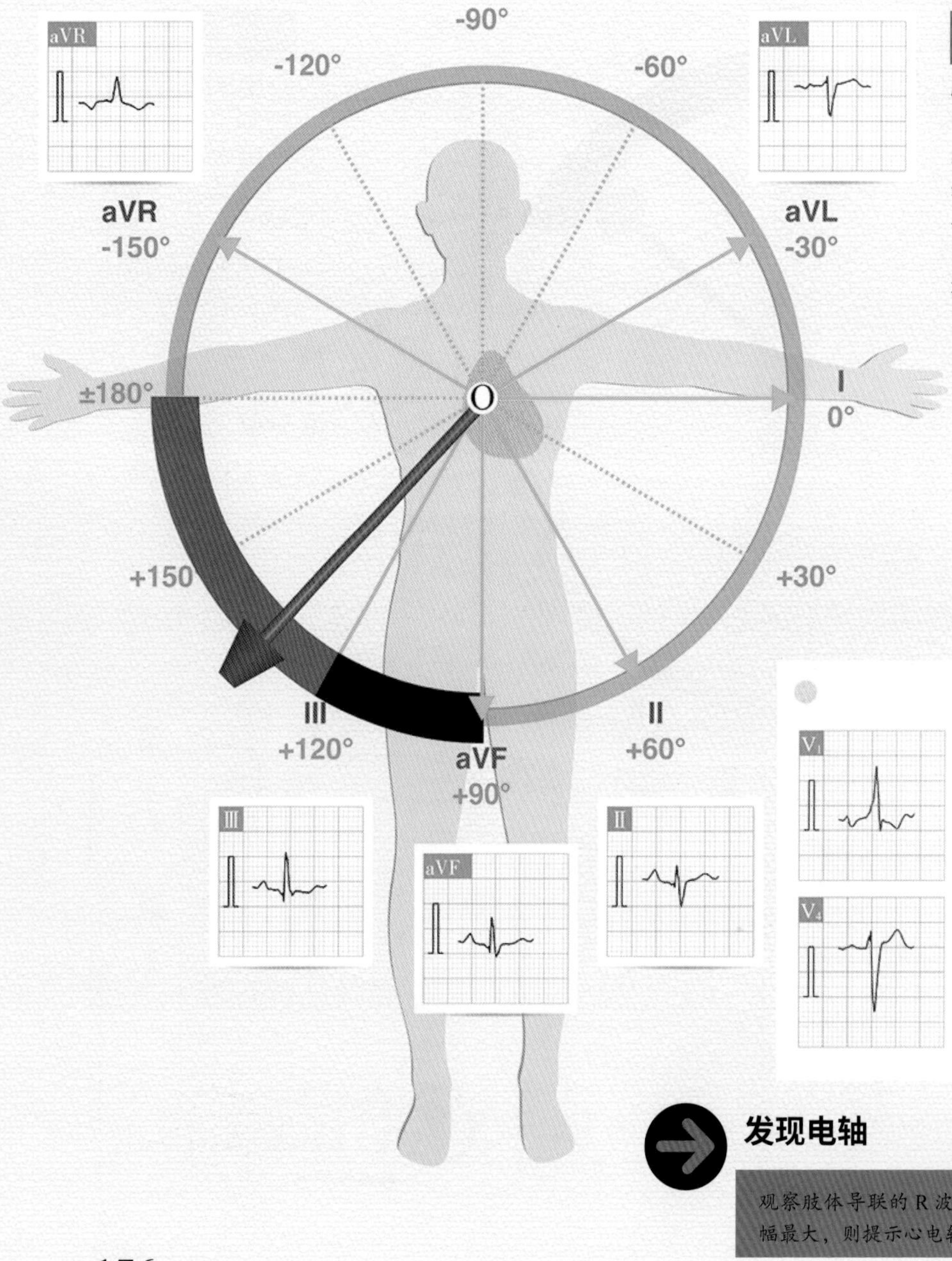

心电图图例 48

男，49 岁，临床诊断为房间隔缺损。仔细观察肢体导联，哪个导联的 R 波振幅最高？该导联轴的正侧方向度数为多少？

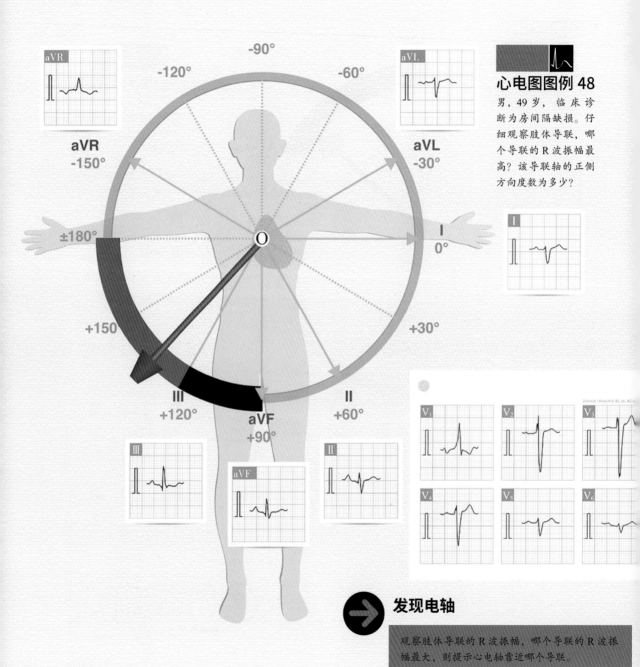

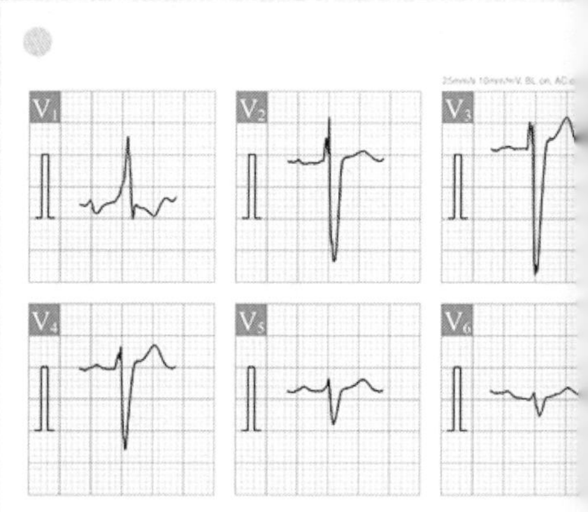

发现电轴

观察肢体导联的 R 波振幅，哪个导联的 R 波振幅最大，则提示心电轴靠近哪个导联。

84. 电轴右偏

2009 年 AHA/ACCF/HRS《心电图标准化和解析建议》定义的额面 QRS 电轴右偏范围为: 中度右偏 +90° ~ +120°（左图深蓝色粗曲线），重度右偏 +120° ~ +180°（左图橙色粗曲线），两者均位于右下象限[206]。

观察额面六轴导联系统，电轴右偏时，心室最大除极电势靠近Ⅲ导联轴正侧，Ⅲ导联 QRS 主波正向且 R 波振幅最高；心室最大除极电势向下，也朝向Ⅱ和 aVF 导联轴正侧，Ⅱ和 aVF 导联 QRS 主波正向但振幅不及Ⅲ导联；由于心室最大除极电势位于Ⅰ和 aVL 导联轴负侧，Ⅰ和 aVL 导联的 QRS 主波负向。

临床上，电轴右偏的常见原因有：①正常变异，多见于儿童和青少年；②器质性心脏病，如慢性阻塞性肺疾病、急性肺栓塞、原发性肺动脉高压、先天性心脏病、心肌梗死和左后分支阻滞等；③心电疾病，如预激综合征、异位室性心搏等[207]。

快速判读电轴

Ⅰ导联代表左手，Ⅲ导联代表右手。Ⅰ导联 QRS 主波向下，垂左手；Ⅲ导联 QRS 主波向上，举右手，换言之，单举右手，电轴右偏。

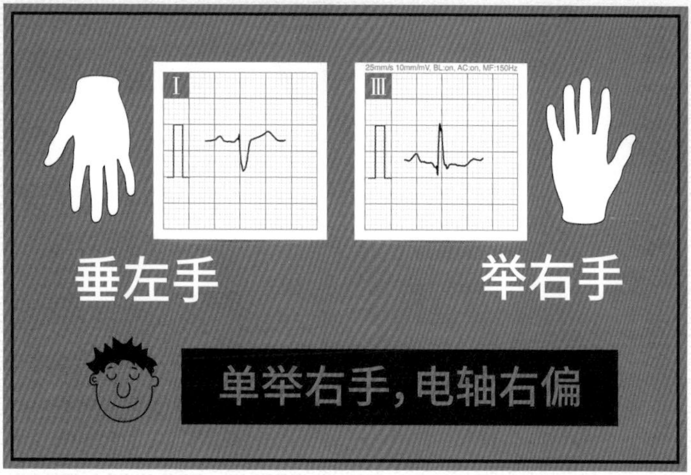

85. 无人区电轴

在额面导联系统上，当心室最大除极电势处于 ±180° ~ -90° 范围时，电轴位于右上象限，这种类型的电轴分布称为电轴极度右偏，文献上也称为西北电轴或无人区电轴[207~209]。

在额面导联系统上，无人区电轴的心室最大除极电势朝向 aVR 导联轴正侧，aVR 导联主波正向；位于Ⅰ、Ⅱ和 aVF 导联轴负侧，故Ⅰ、Ⅱ和 aVF 导联的 QRS 主波均负向；当电轴极度右偏越过 +240°（-120°）时，Ⅲ导联 QRS 主波负向。

在临床上，无人区电轴少数见于正常变异，例如儿童、体形消瘦者；多数见于器质性心脏病，例如严重的左心室和（或）右心室疾病、室性心动过速、心室起搏节律等[207]。

快速判读电轴

Ⅰ导联代表左手，Ⅲ导联代表右手。Ⅰ导联 QRS 主波向下，垂左手；Ⅲ导联 QRS 主波向下，垂右手，换言之，同垂双手，无人区电轴。

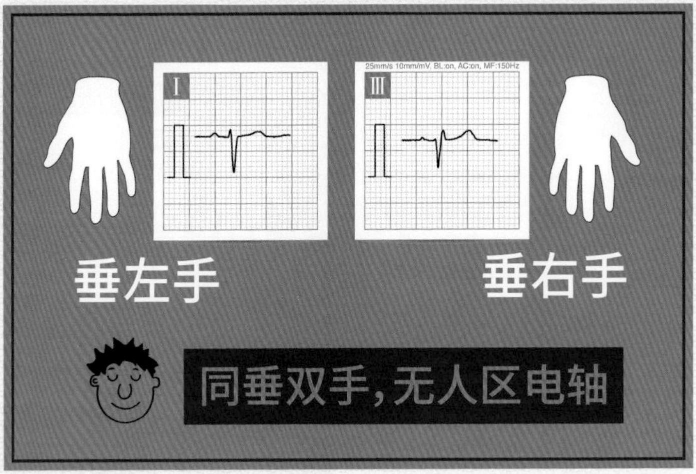

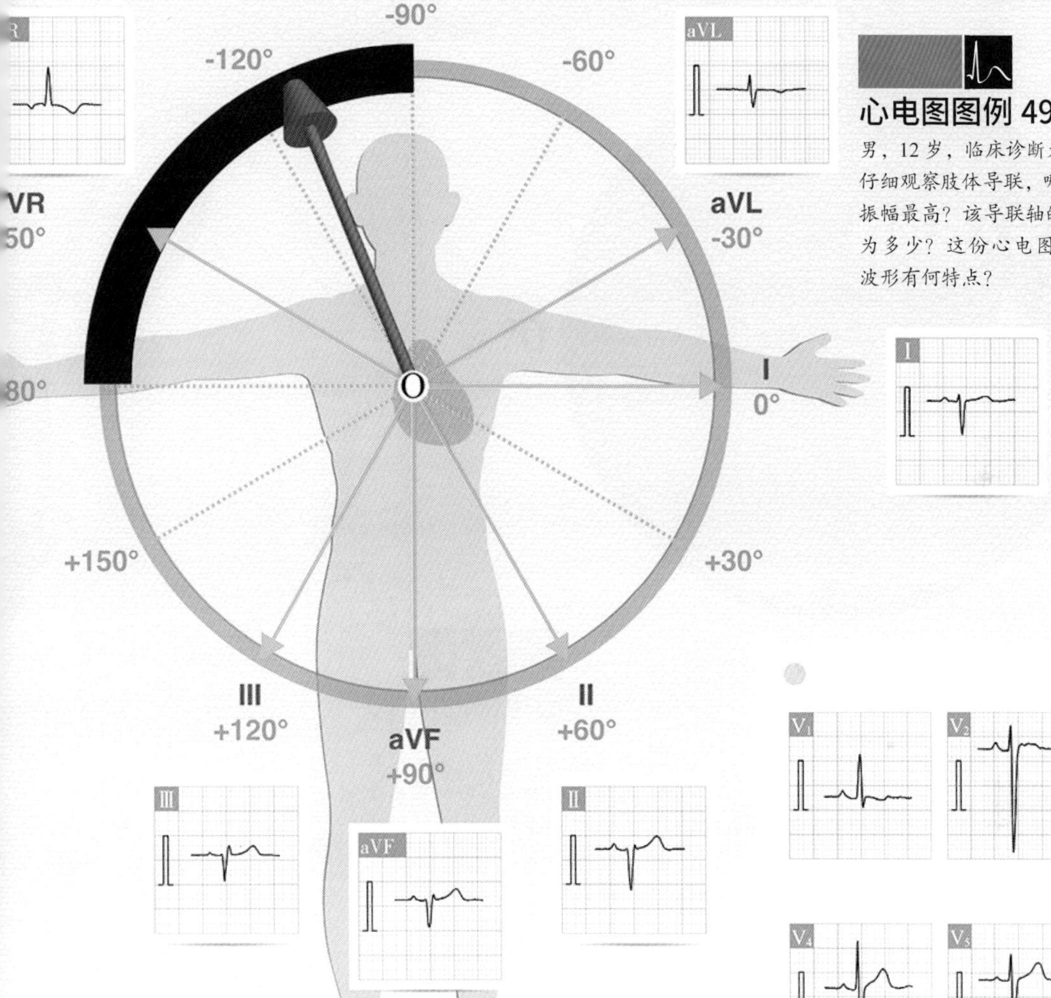

心电图图例 49

男，12 岁，临床诊断为法洛四联症。仔细观察肢体导联，哪个导联的 R 波振幅最高？该导联轴的正侧方向度数为多少？这份心电图的胸导联 QRS 波形有何特点？

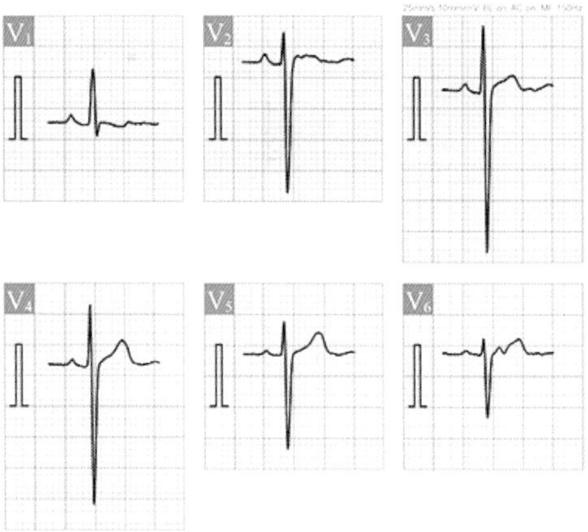

$S_{Ⅰ}S_{Ⅱ}S_{Ⅲ}$图形

额面电轴位于右上象限时，Ⅰ、Ⅱ和Ⅲ导联的 QRS 主波均可以负向，特别是Ⅰ导联S波增深（>1mm），形成独特的$S_{Ⅰ}S_{Ⅱ}S_{Ⅲ}$图形[210]。

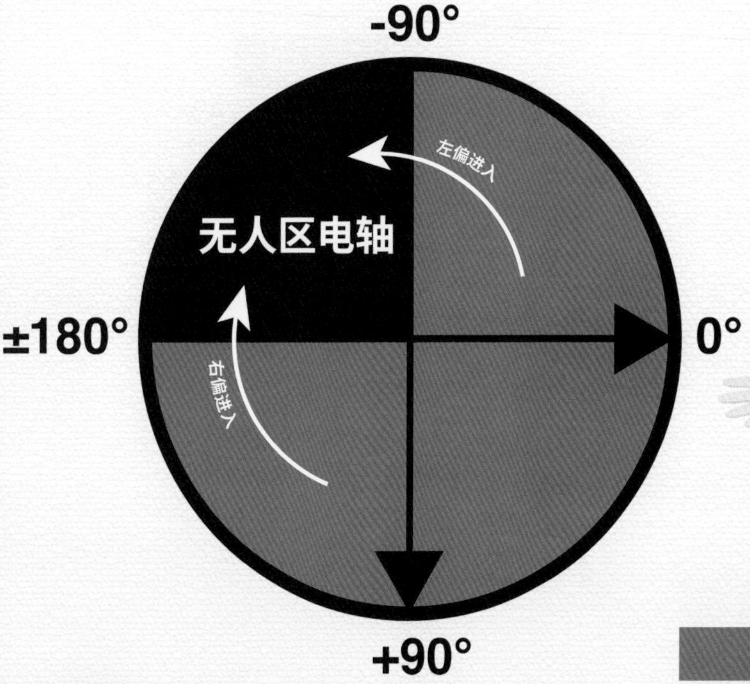

进入“无人区”

通过前面几章额面电轴的学习，我们会自然地想到，电轴要进入“无人区”，在额面6轴导联系统上，可以从左上象限进入（极度电轴左偏），也可以从右下象限进入（极度电轴右偏），因此，一些位于“无人区”的电轴可以通过观察其他心电图改变（P波改变和QRS波形态），结合临床病史推导，例如1位56岁的二尖瓣狭窄患者，主要是右心系统受累，电轴位于无人区首先考虑极度电轴右偏。因此，无人区电轴和不确定电轴是两个不同的概念，不能混淆。只有位于–150° ～–90° 的无人区电轴，电轴确定困难，才是真正的不确定电轴。

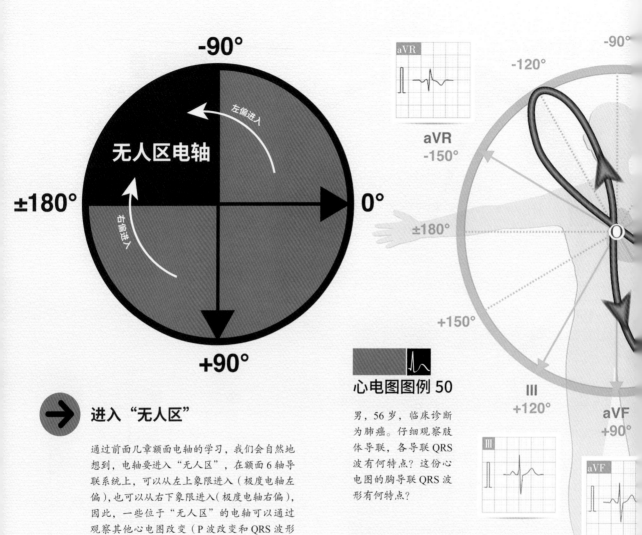

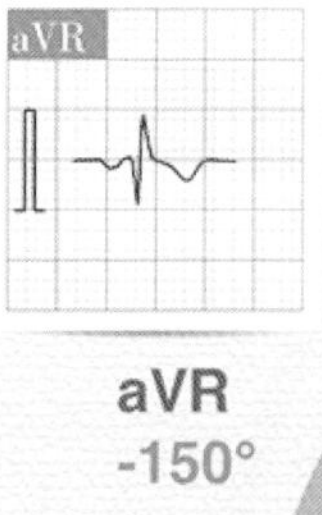

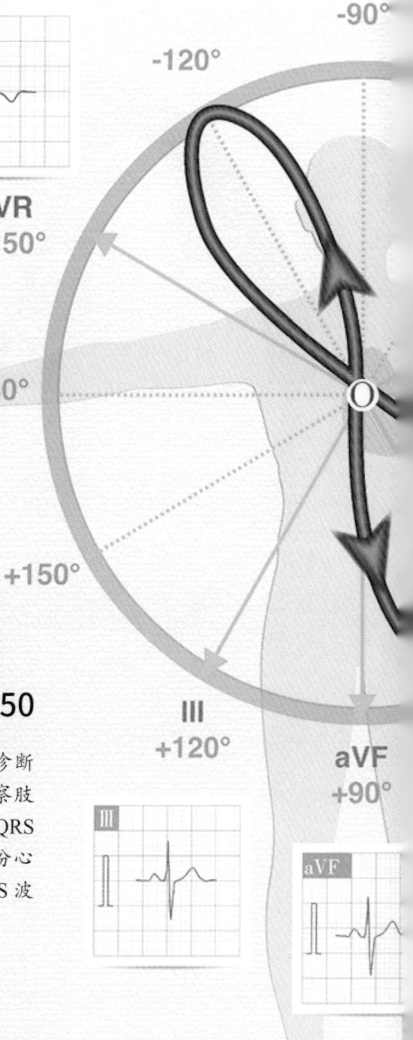

心电图图例 50

男，56岁，临床诊断为肺癌。仔细观察肢体导联，各导联QRS波有何特点？这份心电图的胸导联QRS波形有何特点？

发现电轴

自我总结下，额面QRS电轴有几种常见模式？和同事进行比赛，试分析20份心电图的电轴，看谁的判读正确率高？

86. 不确定电轴

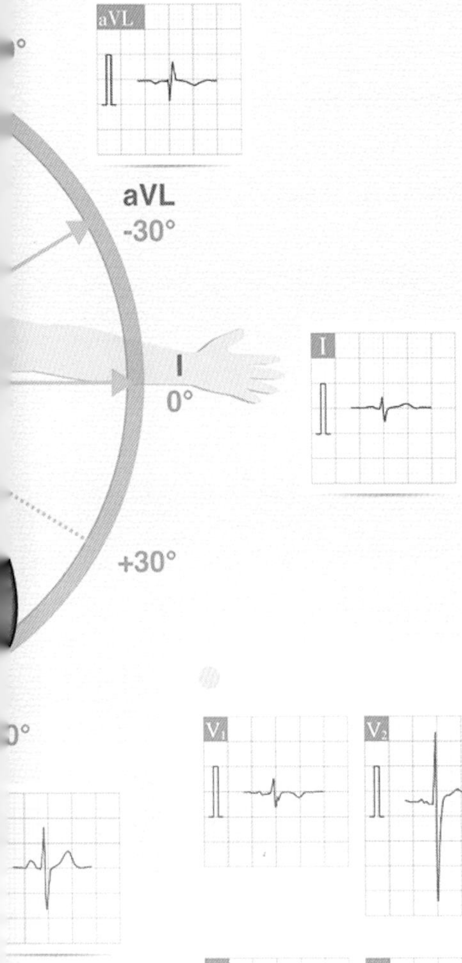

少见情况下，额面QRS电轴无法确定，这是由于额面QRS环呈线形或8字形运行，在6个肢体导联对称分布，无法判读心室最大除极电势究竟朝向何方！

不确定电轴会在肢体导联形成两类独特的QRS波群：①6个肢体导联的QRS波振幅极低，近乎等电位线；②6个肢体导联的QRS波均为双相波（rs、RS、qr或QR波）且各导联振幅代数和为零。

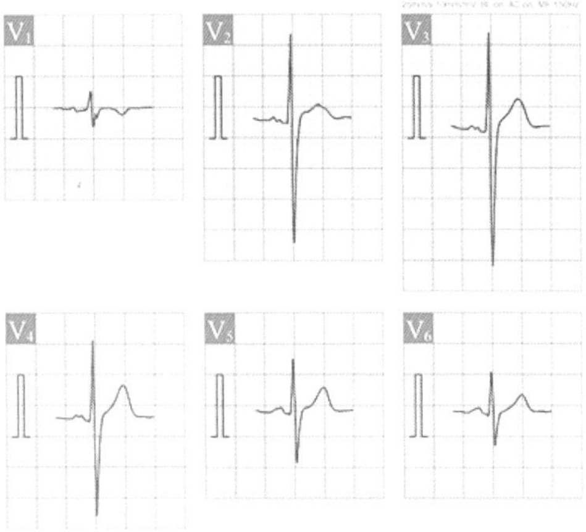

20%的不确定电轴见于正常人或正常变异（直背综合征），更多见于器质性心脏病患者，例如高血压、慢性阻塞性肺疾病、冠心病、心肌病和主动脉瓣反流[207]。

单元测试Ⅴ

1. 额面心室最大除极电势位于左下象限时（　　）。

A.aVF 导联 QRS 主波直立

B.aVF 导联 QRS 主波倒置

C.aVF 导联 QRS 主波等电位线

D.aVF 导联 QRS 主波正负双相

E.aVF 导联 QRS 主波负正双相

2. 垂位心时，哪个导联 QRS 主波容易负向（　　）。

A. Ⅰ导联

B. Ⅱ导联

C. Ⅲ导联

D.aVL 导联

E.aVF 导联

3. 横位心时，哪个导联 QRS 主波容易负向（　　）。

A. Ⅰ导联

B. Ⅱ导联

C. Ⅲ导联

D.aVL 导联

E.aVF 导联

4. 间隔 q 波出现的导联，不包括（　　）。

A. Ⅰ导联

B. Ⅱ导联

C.aVL 导联

D.V_5 导联

E.V_6 导联

5. 胸导联的正常移行导联位于（　　）。

A.V_1

B.V_2

C.V_3

D.V_5

E.V_6

6. 间隔 q 波丢失，以下可能原因哪项不正确（　　）。

A. 正常变异

B. 不完全性左束支传导阻滞

C. 心室预激

D. 心肌梗死

E. 左侧室间隔纤维化

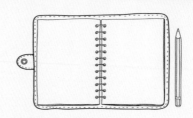

7. 病理性 Q 波最重要的判读标准是（　　）。

A.Q 波振幅＞同导联 R 波振幅 1/4

B.Q 波切迹

C.QS 波

D.Q 波时限＞ 40ms

E. ≥ 2 个同组导联出现 Q 波

8. 关于单纯左心室高电压，以下不正确的是（　　）。

A. 受检者无器质性心脏病

B. 可有左心房异常

C. 无 ST-T 改变

D. 超声心动图未发现心室肥厚

E. 可见于健康男性青少年

9.2009 年，美国 AHA 推荐的 V_1 导联 R 波振幅超过多少 mm 为右心室高电压（　　）。

A.5mm

B.6mm

C.9mm

D.10mm

E.12mm

10.V_1 ～ V_6 导联均为 rS 图形为（　　）。

A. 横位心心电图

B. 垂位心心电图

C. 逆钟向转位

D. 顺钟向转位

E.R 波递增不良

11. 以下哪种疾病不会引起电轴左偏（　　）。

A. 慢性阻塞性肺疾病

B. 原发性高血压

C. 继发性高血压

D. 冠心病

E. 主动脉瓣狭窄

12. 以下哪种疾病不会引起电轴右偏（　　）。

A. 原发性肺动脉高压

B. 急性肺栓塞

C. 房间隔缺损

D. 原发性高血压

E. 法洛四联症

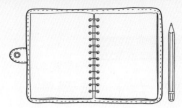

87. 左心房异常

左心房的解剖学和电学病变会导致左心房异常心电图的发生[5, 212]。

疾病引起的左心房解剖学病变包括左心房扩大、纤维化、淀粉样变性、缺血坏死等，左心房组织学改变可使左心房除极时间延长，P 波时限增宽。

此外，单纯 Bachmann 束病变会影响窦性冲动通过 Bachmann 束从右心房传导至左心房以致左心房激动模式改变，也会引起左心房异常心电图。

实际上，很多疾病引起的左心房病变既包括解剖学病变，也包括电学病变，不仅临床很难区分孰轻孰重，心电图也难以明确原因，只能笼统诊断为左心房异常。

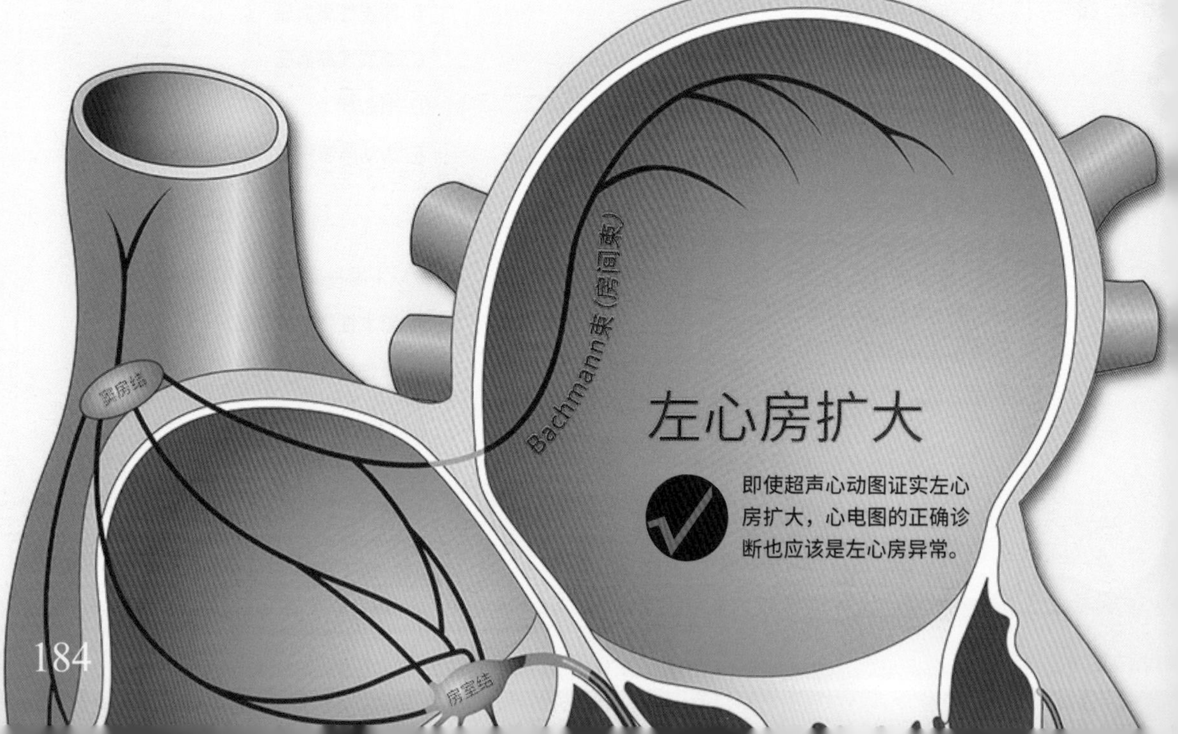

左心房异常的特征

宽

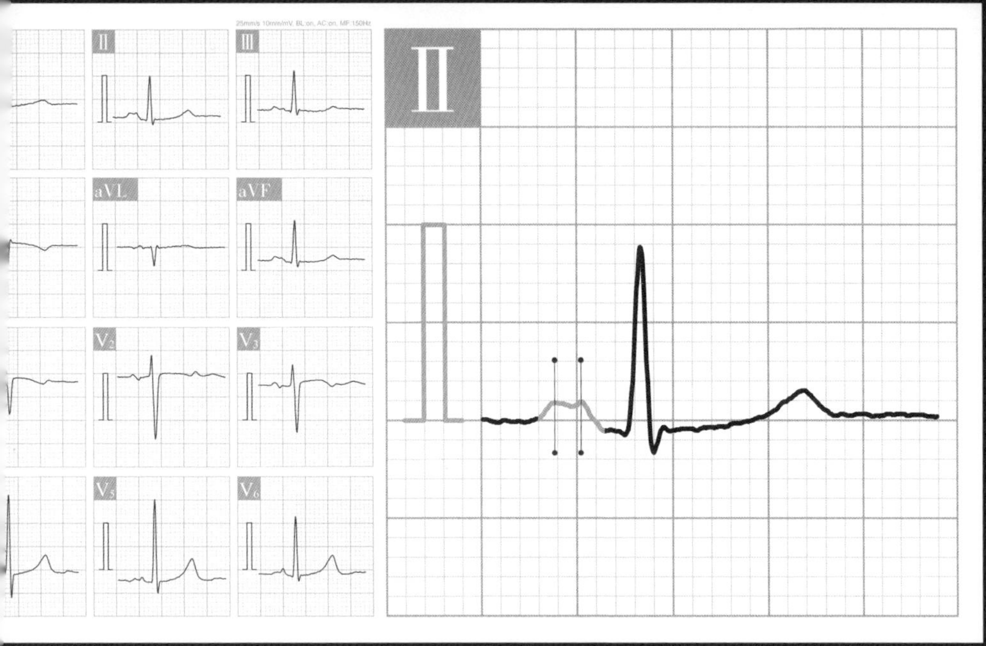

心电图图例 51

男，55岁，临床诊断为二尖瓣狭窄。仔细观察Ⅱ导联窦性P波，有何异常？

左心房异常心电图诊断标准

① P波增宽，时限≥120ms

评价：核心诊断标准。P波宽度超过3小格

② P波双峰或切迹P波，峰-峰间距≥40ms

评价：次要诊断标准

③ V_1导联P波终末电势绝对值增大，≥0.04mm·s

评价：次要诊断标准。

2009年AHA/ACCF/HRS《心电图标准化和解析建议》推荐用“左心房异常”诊断术语取代“左心房扩大”“左心房肥大”等术语。

超声心动图 左心房扩大

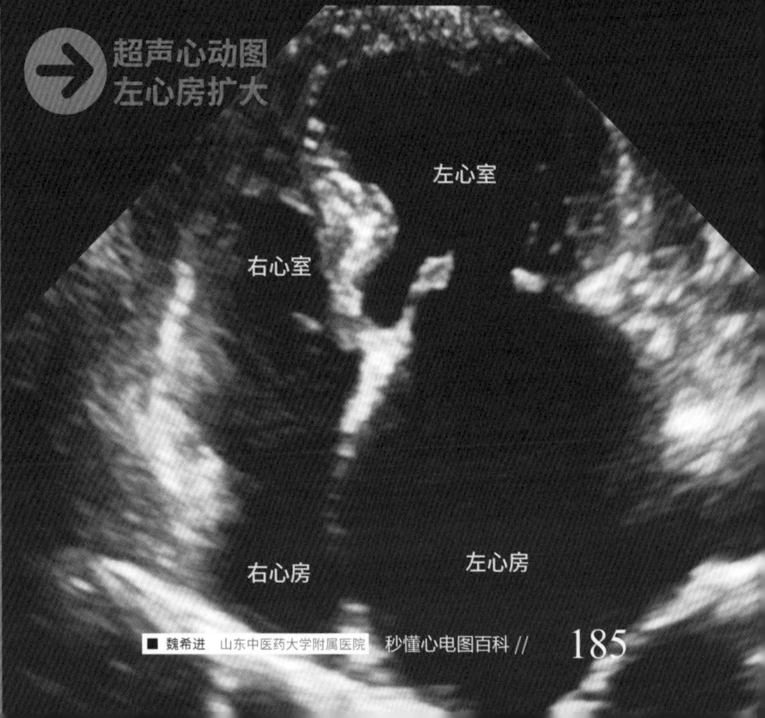

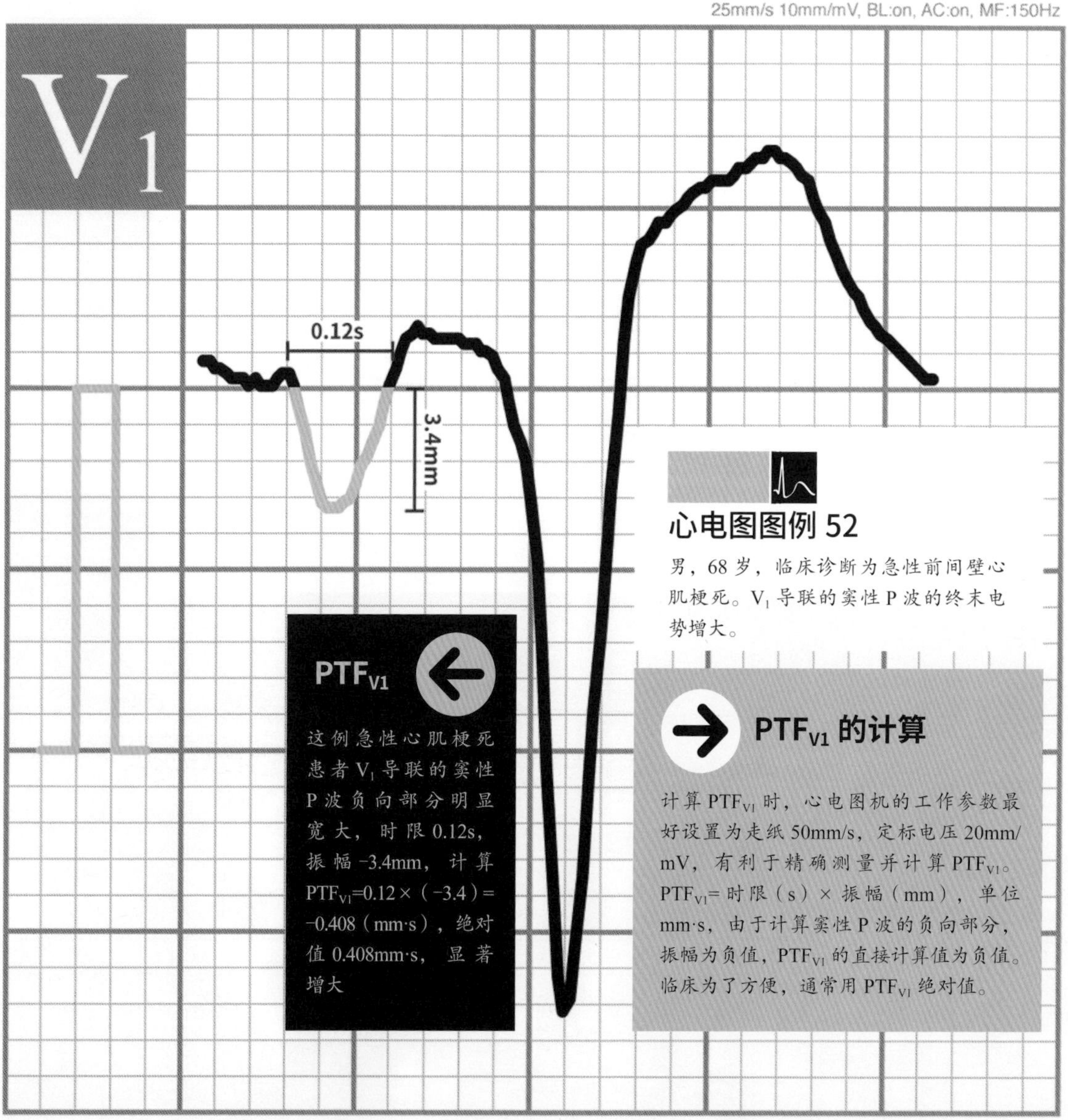

心电图图例 52

男，68 岁，临床诊断为急性前间壁心肌梗死。V_1 导联的窦性 P 波的终末电势增大。

PTF_{V1}

这例急性心肌梗死患者 V_1 导联的窦性 P 波负向部分明显宽大，时限 0.12s，振幅 −3.4mm，计算 PTF_{V1}=0.12×（−3.4）=−0.408（mm·s），绝对值 0.408mm·s，显著增大

PTF_{V1} 的计算

计算 PTF_{V1} 时，心电图机的工作参数最好设置为走纸 50mm/s，定标电压 20mm/mV，有利于精确测量并计算 PTF_{V1}。PTF_{V1}= 时限（s）× 振幅（mm），单位 mm·s，由于计算窦性 P 波的负向部分，振幅为负值，PTF_{V1} 的直接计算值为负值。临床为了方便，通常用 PTF_{V1} 绝对值。

88.V_1 导联 P 波终末电势

当 V_1 导联的窦性 P 波呈正负双相时，P 波负向部分的时限（s）和负向振幅（mm）的乘积，称为 V_1 导联 P 波终末电势（PTF_{V1}，单位 mm·s），它是一个重要的临床心电图指标[213, 214]。正常情况下，PTF_{V1} 绝对值应 < 0.04mm·s 或 P 波负向部分不超过 1 小格[214]。

V_1 导联窦性 P 波的负向部分是左心房除极的反映，因此，左心房病变时，PTF_{V1} 绝对值增大。左心房扩大（解剖学病变）、左心房内除极改变（电学病变）或两者兼而有之都能引起 PTF_{V1} 异常。1/3 的 PTF_{V1} 异常患者归因于左心房电学异常，超声心动图未能发现左心房扩大[215]。

无器质性心脏病的普通人群中，PTF_{V1} 异常的发生率随年龄增长而增高，50 ~ 59 岁组人群为 7.5%，代表亚临床的左心房病变，未来可能与心房颤动的发生有关[216]。

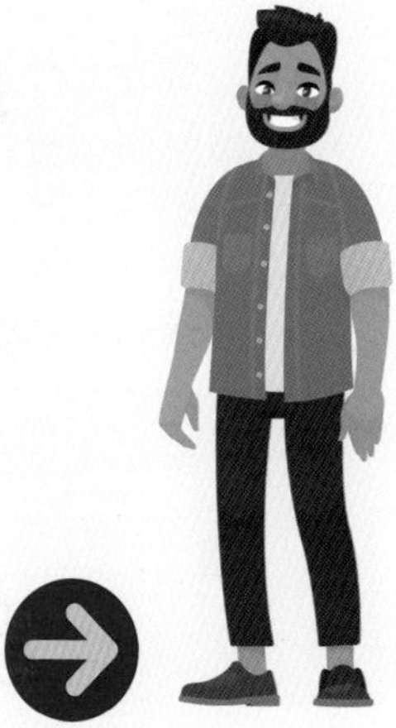

在临床上，PTF_{V1} 异常的受检者多数伴有 P 波时限延长，心电图能诊断为左心房异常；但有一部分只有孤立的 PTF_{V1} 异常，P 波时限正常，此时也能诊断左心房异常。

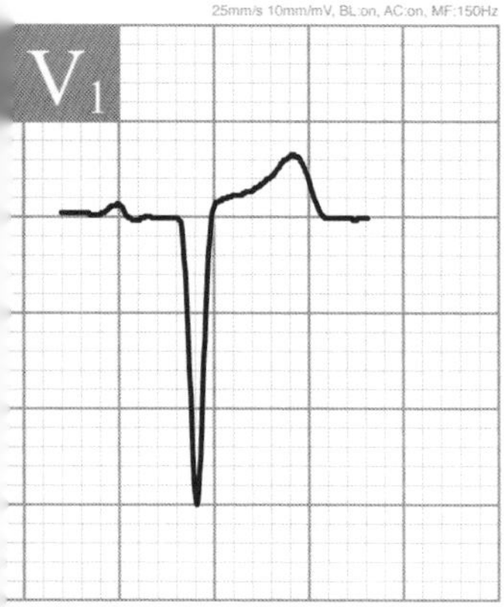

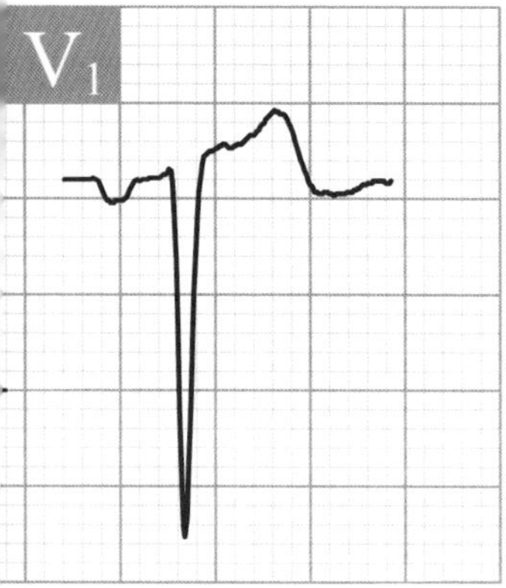

心电图图例 53

仔细观察 A 和 B 的 PTF_{V1}，哪份心电图的 PTF_{V1} 异常？

89. 右心房异常

疾病引起的右心房解剖学病变、电学病变或两者均存在病变时，右心房除极时间延长，心电图上会出现右心房异常改变。与左心房异常所致窦性P波增宽不同，右心房异常导致P波振幅增高，整体心房除极时间多数在正常范围内。

右心房异常的心电图诊断标准为：①肢体导联的窦性P波振幅＞2.5mm，重点观察的导联是Ⅱ导联；②胸导联的窦性P波振幅≥1.5mm，重点观察的导联是V_1和V_2导联[5]。

由于心电图很难明确右心房异常的确切原因，2009年AHA/ACCF/HRS《心电图标准化和解析建议》推荐用“右心房异常”诊断术语取代“肺性P波”等术语，建议初学者尽量采用国际标准诊断术语。

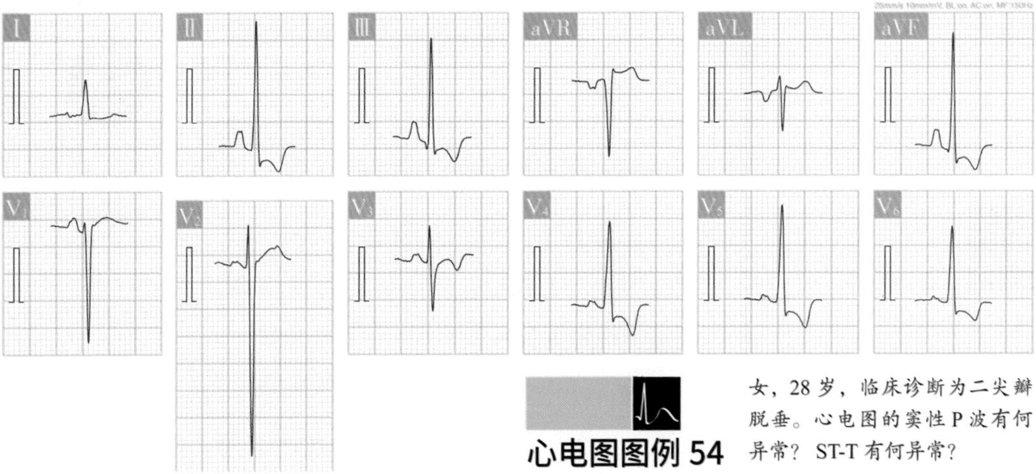

心电图图例 54

女，28岁，临床诊断为二尖瓣脱垂。心电图的窦性P波有何异常？ST-T有何异常？

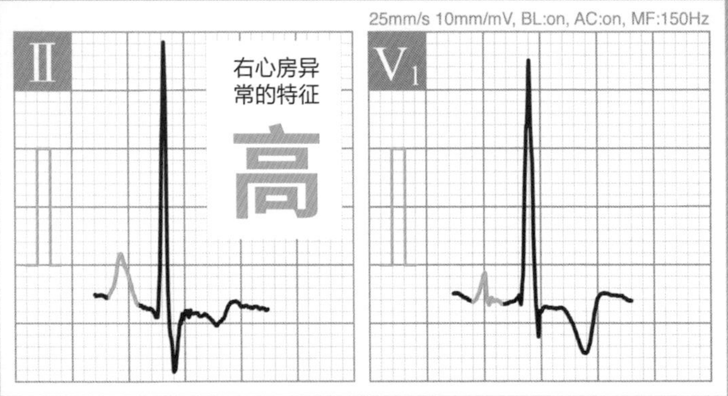

心电图图例 55

在 12 导联心电图上，只要 P 波振幅达标即可诊断右心房异常。一个经验是，慢性肺部疾病的患者，重点观察肢体导联 P 波振幅是否达标，而先天性心脏病患者，重点观察胸导联 P 波振幅是否达标，因为不同疾病对 P 电轴的影响不同。

右心房异常

右心房扩大时，理论上右心房的除极时间延长，但尚不至于超过左心房除极时间，故 P 波时限多数正常。

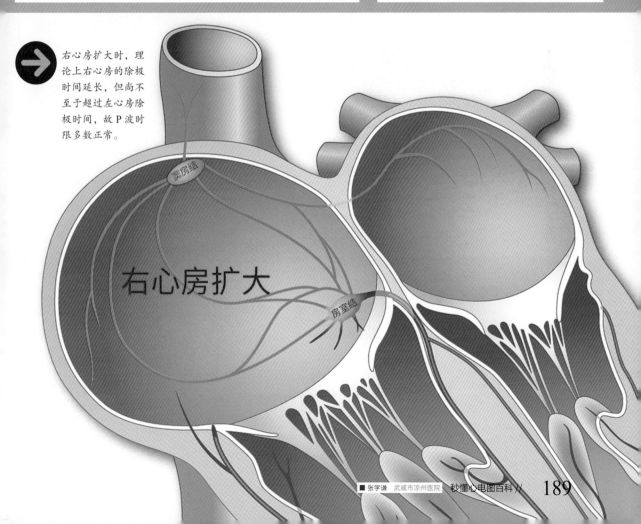

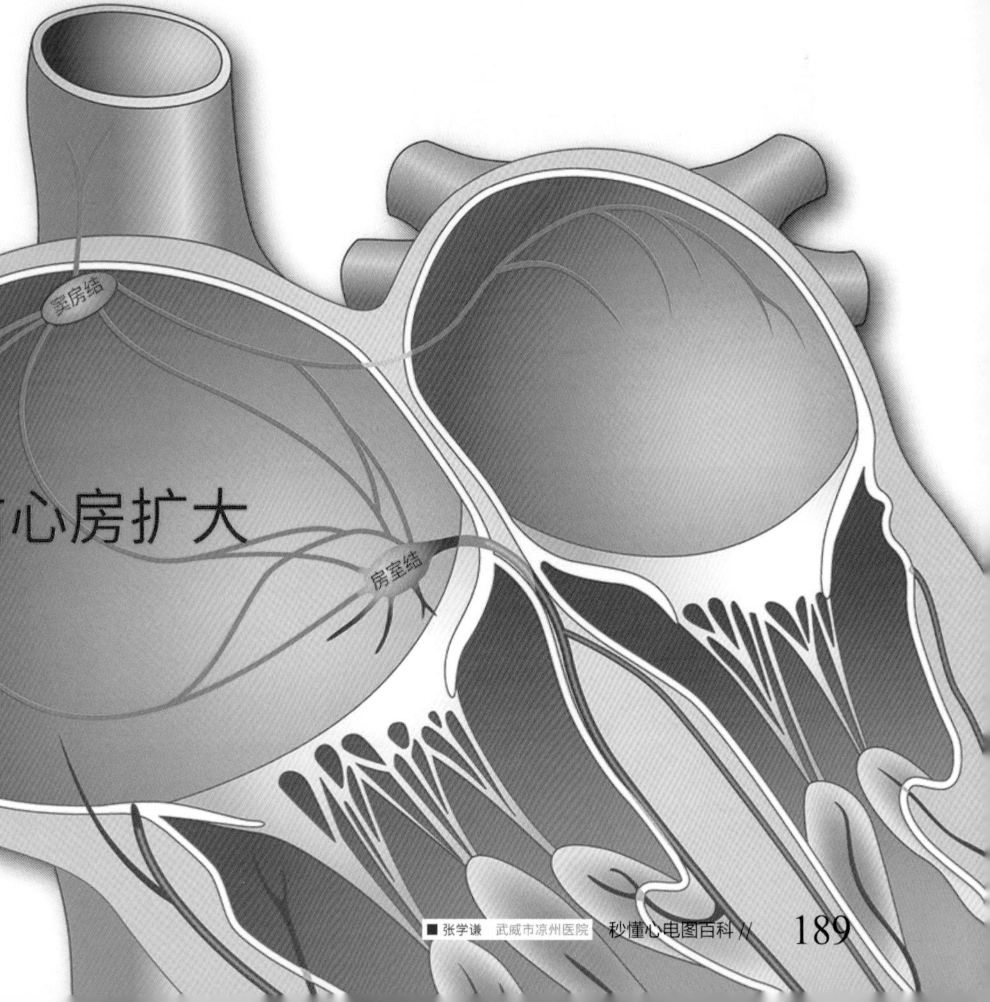

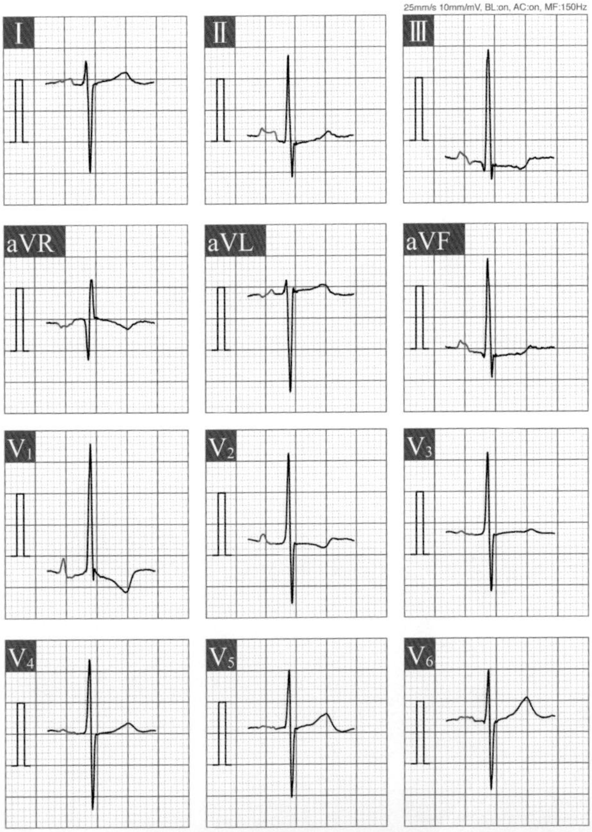

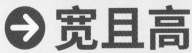

心电图图例 56

女，46 岁，临床诊断为二尖瓣狭窄。心电图的窦性 P 波有何异常？ QRS 波有何异常？电轴有何异常？ ST-T 有何异常？尝试诊断这份心电图。

双心房异常的特征：P 波

➔ 宽且高

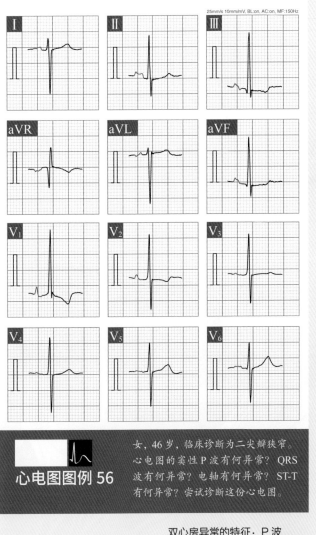

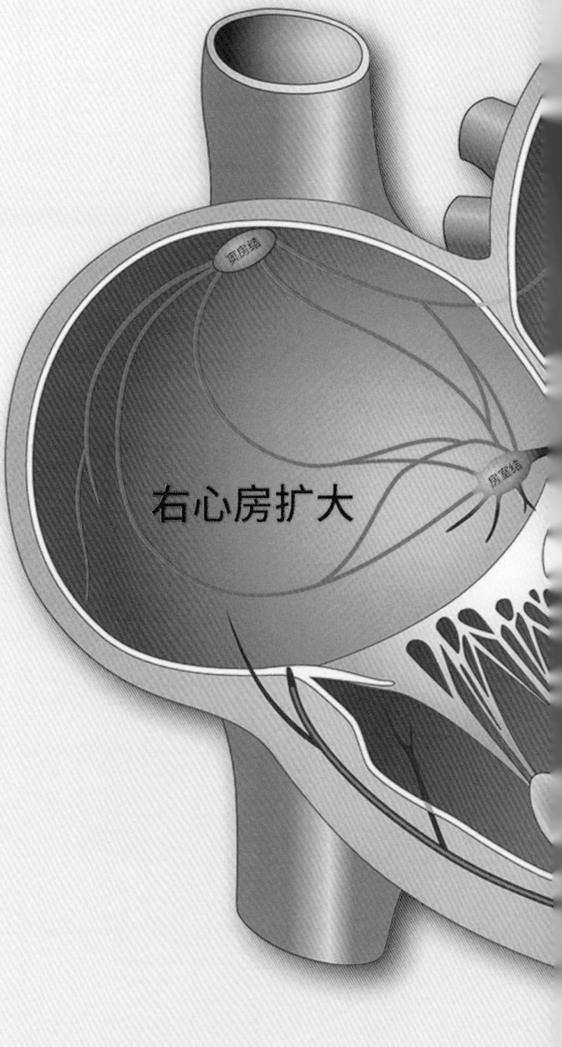

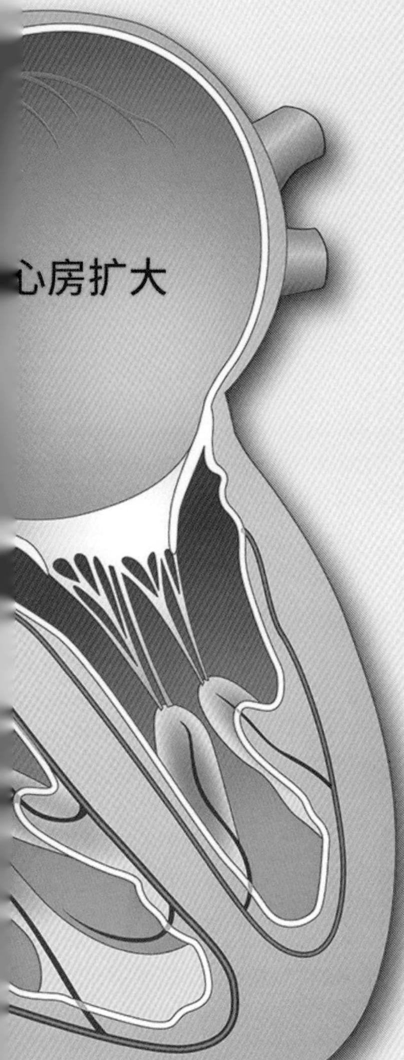

90. 双心房异常

当疾病引起左心房和右心房同时病变时，心电图可以同时出现左心房和右心房异常的心电图改变，称为双心房异常。根据前面章节学习的内容，请读者自行完成双心房异常的心电图诊断标准表格。

双心房异常的心电图诊断标准
左心房异常
①
②
③
右心房异常
①
②

在 12 导联心电图上，观察和测量 P 波时限和振幅，只要满足任何一个左心房异常和右心房异常诊断标准，就可以诊断双心房异常。在临床上，双心房异常患者常有严重的器质性心脏病。

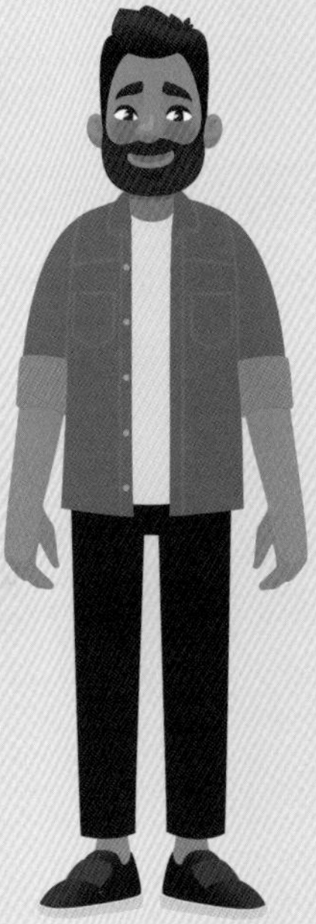

心房异常是学习疾病心电图的入门内容，诊断也较为简单，初学者应通过工作中的心电图，反复加以练习。

91.R 峰时间

在心电图研究的早期，探查电极直接安放于开胸犬的左心室外膜，记录到直立的 R 波，随后波形下降支逐渐恢复到基线，称为本位曲折[217]。这种直接接触心脏的导联，称为直接导联。

然而，临床心电图的胸导联电极安放于体表皮肤，并不直接接触心脏，称为半直接导联，体表心电图记录的 R 波与本位曲折也不完全相同，称为类本位曲折。这个概念是美国心电图学家威尔逊（Wilson）于 1930 年提出的[219]。

在 12 导联心电图上，V_5 和 V_6 导联的 QRS 波形呈 qRs、Rs、R 波，无论哪种波形，从 QRS 波起点至 R 波顶峰的时间，称为 R 峰时间，代表左心室激动从心内膜除极至心外膜的时间，正常测值 < 50ms[220]。

思考：左心室肥厚时，左心室室壁变厚，从左心室心内膜至心外膜花费的除极时间增加，QRS 时限增宽，R 峰时间也会延长，是心电图诊断左心室肥厚的一项辅助指标。

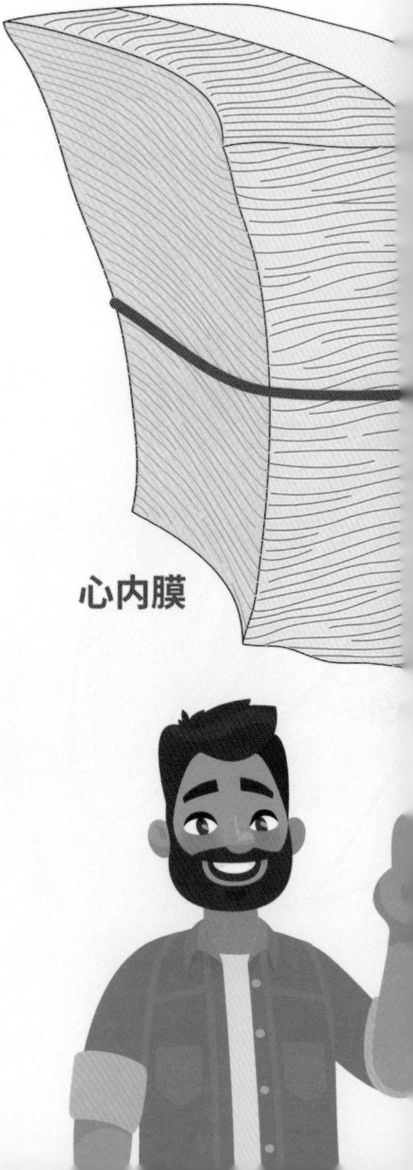

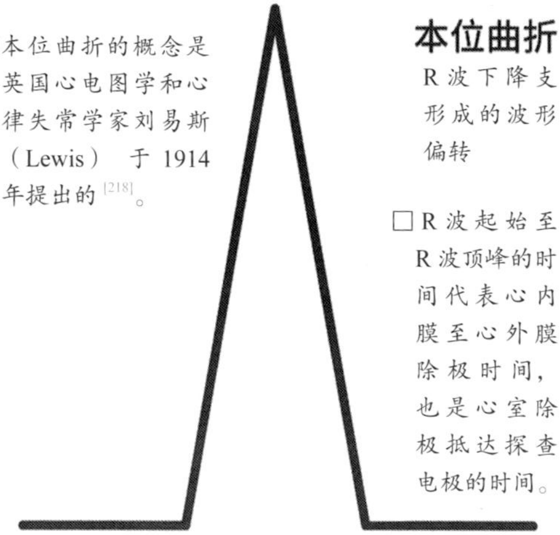

□本位曲折的概念是英国心电图学和心律失常学家刘易斯（Lewis） 于 1914 年提出的[218]。

□R波起始至R波顶峰的时间代表心内膜至心外膜除极时间，也是心室除极抵达探查电极的时间。

右心室 R 峰时间

右心室肥厚时，右胸 V_1 导联会出现 qR 波、Rs 波或 R 波，R 波振幅增高的同时，有时右胸导联的 R 峰时间也会延长，反映右心室从心内膜到心外膜的除极时间延长，V_1 导联的 R 峰时间 ≥ 35ms 是右心室肥厚的心电图辅助诊断指标[5]。

外膜

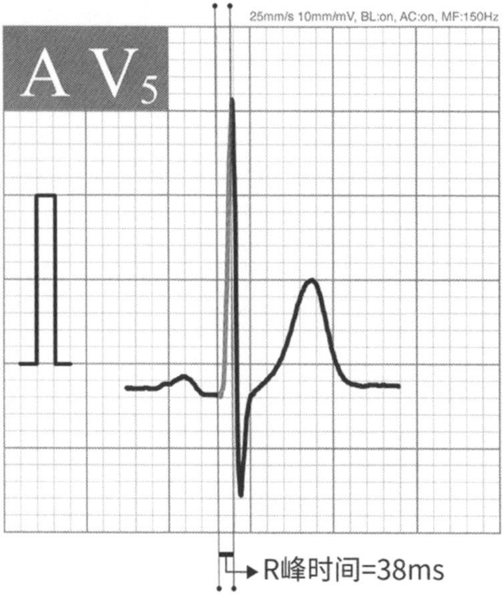

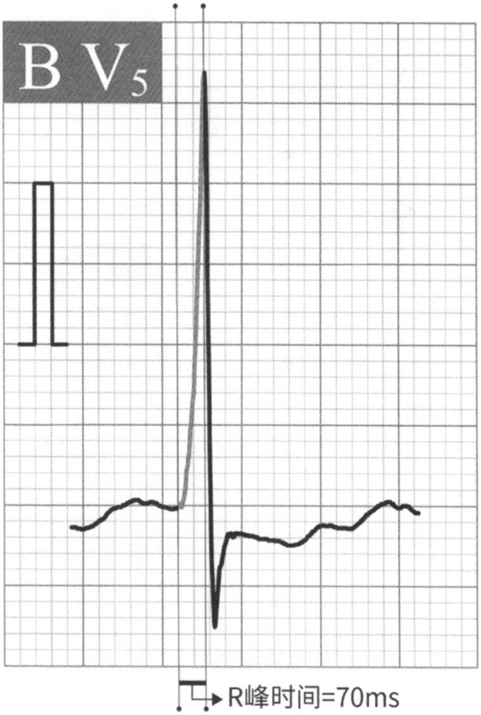

心电图图例 57

仔细观察 A 和 B 两份心电图，比较 R 峰时间有何差异？图 A 取自一份正常心电图，图 B 取自一份左心室肥厚心电图。

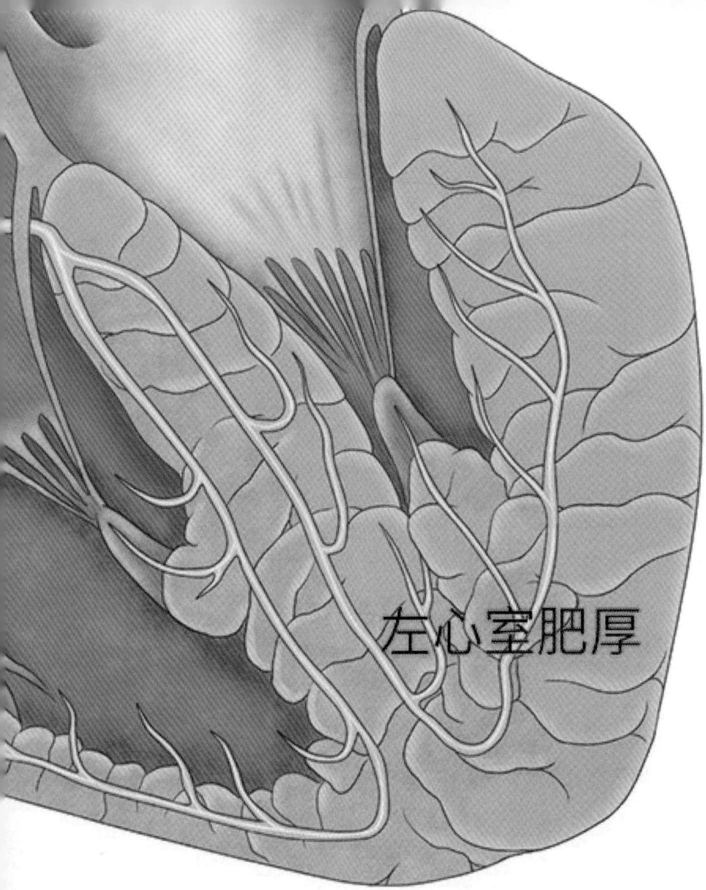

左心室肥厚

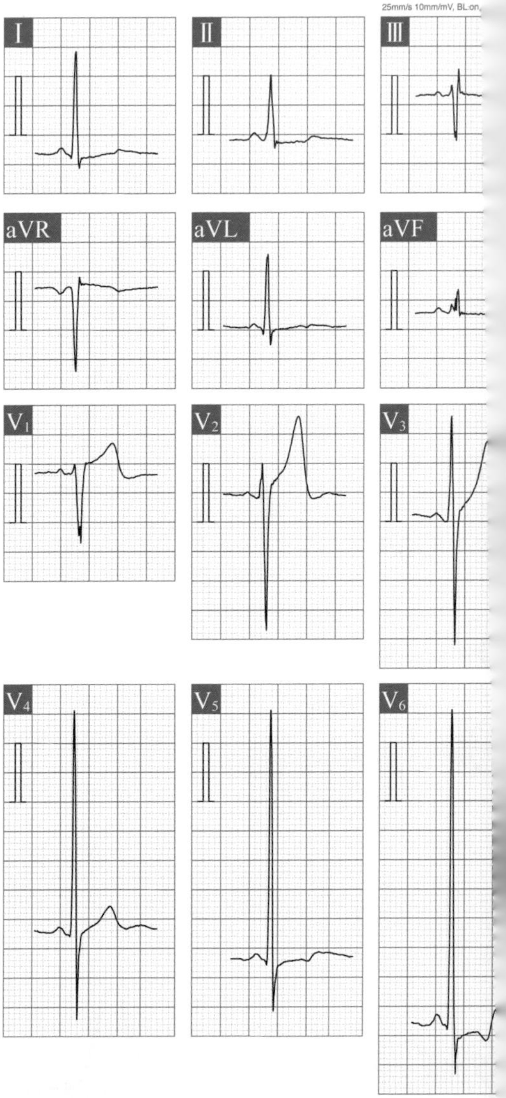

肥厚的左心室不仅会导致除极异常，心电图出现 QRS 波增宽、左心室高电压和左胸导联 R 峰时间延长等改变，肥厚的左心室由于氧供 - 氧需失衡、心内膜下层心肌代谢障碍、室壁应力改变、组织重塑等病理生理改变，还会引起左心室复极改变，包括 ST 段压低、T 波改变以及联合 ST-T 改变，预后比不伴 ST-T 改变的左心室肥厚患者差 [223]。

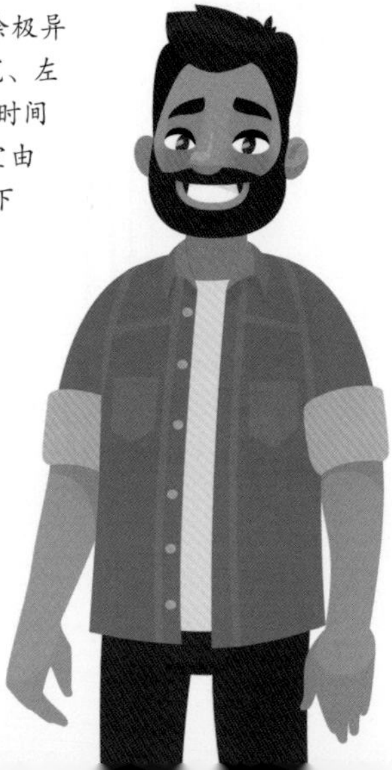

心电图图例 58

男，48 岁，临床诊断为原发
高血压，平素未正规治疗。
量各导联 QRS 波振幅，有何
常？请完整诊断这份心电图。

①____________________

②____________________

③____________________

92. 左心室肥厚 I

Sokolow-Lyon 指标

正常成年男性的左心室质量为 96 ~ 132g，女性为 71 ~ 99g[221]。疾病引起左心室肥厚时，左心室质量增加，除极的电偶数增多，心电图 V_5 和 V_6 导联出现 R 波高电压，同时 V_1 和 V_2 导联的 S 波加深。

心电图诊断左心室肥厚的核心标准是左心室高电压，其他改变包括肥厚心肌引起的复极改变，合并左心房病变所致的左心房异常以及心律失常等。

心电图诊断左心室肥厚最常使用的电压标准是 1949 年美国加利福尼亚医学院的莫尼斯·索科洛（Maurice Sokolow）和托马斯·里昂（Thomas Lyon）医生提出的 $R_{V5}+S_{V1}$ 标准，故文献称为 Sokolow-Lyon（索科洛 - 里昂）指标[222]。

心电图对左心室肥厚的检出率不及 50%，不过一旦心电图诊断成立，85% ~ 90% 的患者有超声心动图证实的左心室肥厚[5]。

心电图诊断左心室肥厚

核心胸导联电压标准	振幅标准
S_{V1}	> 23mm
S_{V2}	> 25mm
R_{V5}	> 33mm
R_{V6}	> 25mm
$S_{V1}+R_{V5}$	> 35mm
$S_{V2}+R_{V4/V5/V6}$	> 45mm
辅助诊断标准	
QRS 波时限	增宽
ST 段	压低
T 波	改变
U 波	倒置
心房	左心房异常
电轴	常见左偏
心律失常	常有

以上胸导联电压核心标准，任何一条达标都可以诊断左心室肥厚，常用 Sokolow-Lyon 指数。

93. 左心室肥厚 II

Cornell 指标

心电图诊断左心室肥厚	
核心肢体导联电压标准	振幅标准
R_{I}	> 15mm
R_{aVL}	> 11mm
R_{aVF}	> 20mm
Q 或 S_{aVR}	> 19mm
$R_{I}+S_{III}$	> 25mm
任何肢体导联 R+S	> 19mm
$(R_{I}-S_{I})+(S_{III}-R_{III})$	> 16mm
核心肢体导联联合胸导联电压标准	
$S_{V3}+R_{aVL}$（男）	> 28mm
$S_{V3}+R_{aVL}$（女）	> 20mm
2017 年新标准	
胸导联最深 S 波振幅 $+S_{V4}$（女）	≥ 23mm
胸导联最深 S 波振幅 $+S_{V4}$（男）	≥ 28mm

不同疾病引起不同类型的左心室肥厚以及患者的个体化差异等因素，导致左心室肥厚的病理学改变不尽相同。有时，一些解剖学证实的左心室肥厚，心电图并无 V_5 和 V_6 导联 R 波高电压，而表现为肢体导联 R 高电压和胸导联深 S 波。

1985 年，美国洛克菲勒大学纽约医院康奈尔（Cornell）医学中心的保罗・卡萨莱（Paul Casale）等提出 $R_{aVL}+S_{V3}$ 指标，文献称为 Cornell 指标[219, 225]。

2017 年，美国哥伦比亚大学胡里奥・佩格罗（Julio Peguero）等医生提出：左心室肥厚时，肢体导联和胸导联均无 R 波高电压时，可以依靠胸导联 S 波振幅进行诊断[226]。

左心室肥厚时，脏也会变得更加位，根据前面学的心脏解剖和心图的关系，心脏横位，在额面导系统上，心室最除极电势越向左方偏移，aVL 导的 R 波振幅增加多[227, 228]。

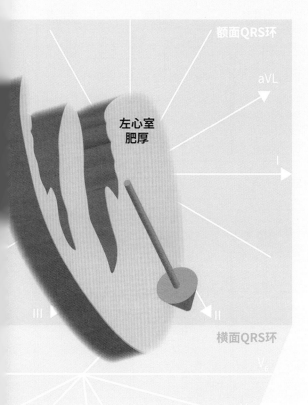

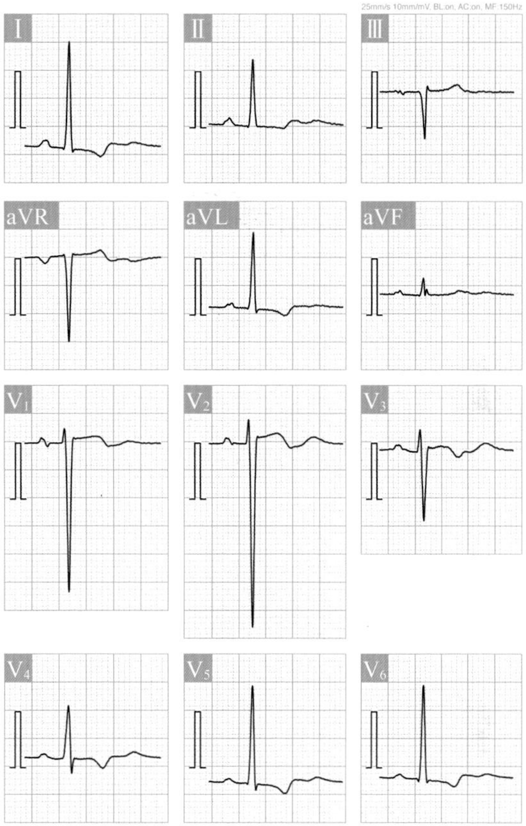

左心室肥厚时，一些患者的左心室会向左方、后方和下方转位，心室最大除极电势逐渐背离左胸的导联轴，左胸导联R波高电压不明显或缺乏，而表现为右胸导联S波增深；同时，额面导联系统向左的电势增大，Ⅰ、Ⅱ、aVL和aVF导联可以出现R波高电压，因此，肢体导联R波振幅常常联合胸导联S波振幅诊断左心室肥厚。在众多的左心室肥厚心电图诊断标准中，推荐Sokolow-Lyon指标、Cornell指标和2017年新指标。值得注意的是，一份左心室肥厚心电图，并非满足所有电压标准，≥2个指标达标即可诊断。

心电图图例 59

女，32岁，临床诊断为扩张型心肌病。单独的V_5和V_6导联的R波振幅未达到左心室肥厚诊断标准，但结合$S_{V1}+R_{V5}$指标达到诊断标准；此外，肢体导联Ⅰ和aVL导联R波高电压达到左心室肥厚诊断标准，$S_{V3}+R_{aVL}$指标达到诊断标准。自行测量以上QRS波振幅，体会左心室肥厚的心电图诊断标准。

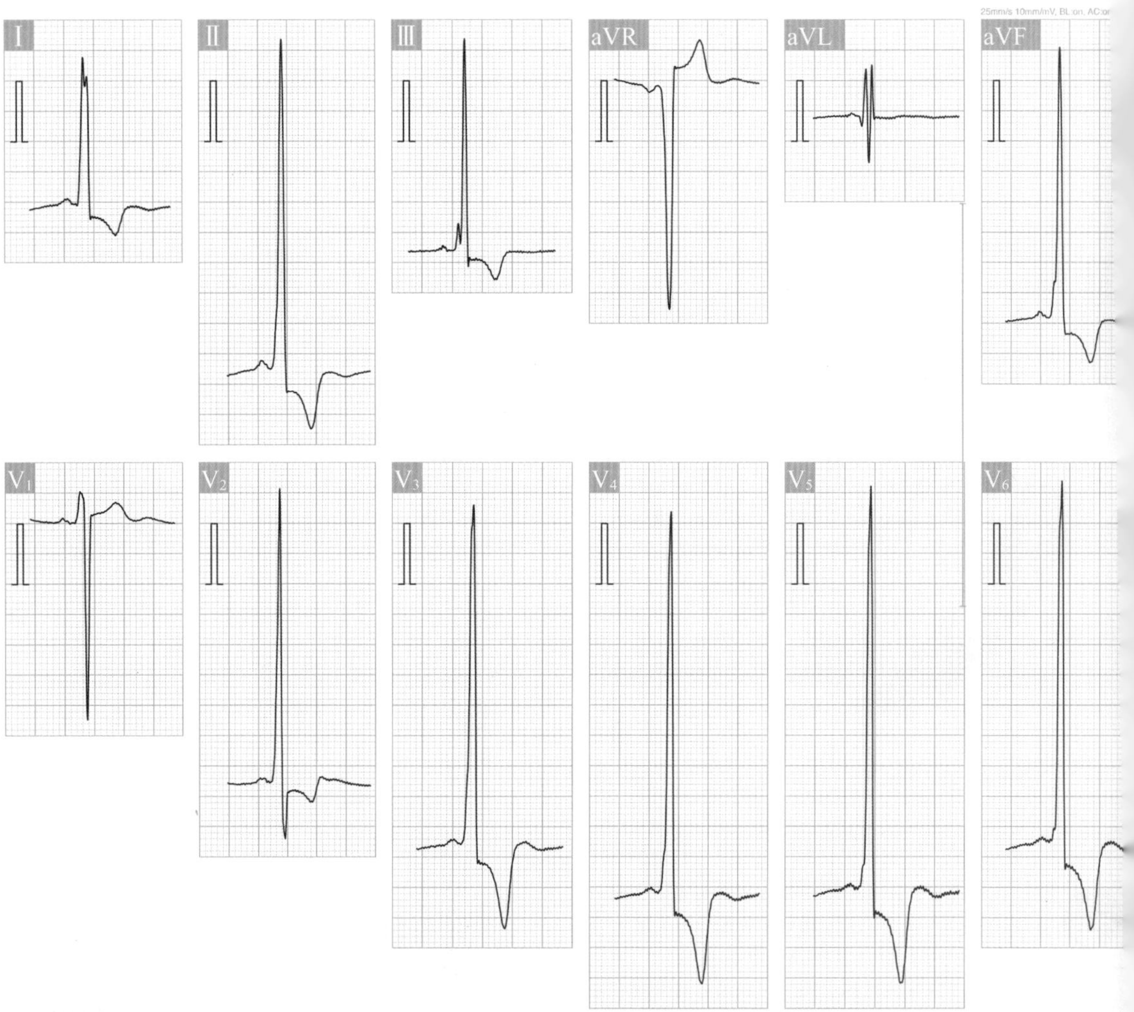

心电图图例 60

女，20 岁，因活动后呼吸困难 2 个月就诊。这份心电图最典型的特征是什么？首先考虑什么疾病？需要和哪些疾病进行鉴别诊断？94%的心尖肥厚型心肌病患者的心电图异常，63% 有左心室肥厚，93% 有 T 波倒置，但巨大 T 波倒置仅占 47%[230]。

94. 心尖肥厚型心肌病

心电图同时出现极度左心室肥厚和巨大T波倒置时，高度提示受检者罹患心尖肥厚型心肌病。Sokolow-Lyon 指标≥50mm 时，为极度左心室肥厚，这是肥厚型心肌病的一项心电图指标；若同时伴巨大T波倒置，进一步提示心尖肥厚型心肌病[228]。

心尖肥厚型心肌病是肥厚型心肌病的一种亚型，特征是左心室心尖部非梗阻性肥大，超声心动图中左心室腔表现为“黑桃 A”形态，左心室心尖部室壁厚度≥15mm 或心尖部与后壁厚度最大比值≥1.5[229~231]。

心尖肥厚型心肌病在亚洲人群中占肥厚型心肌病的 25%，在非亚洲人群占 1% ~ 10%[232, 233]。心尖肥厚型心肌病患者有发生心房颤动和猝死的风险，一旦心电图疑诊，应尽早敦促患者完善超声心动图检查以明确诊断。

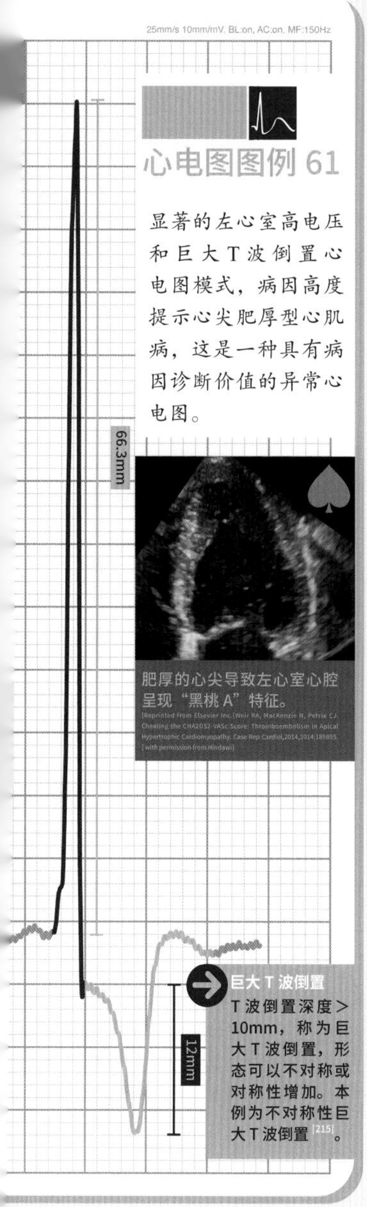

心电图图例 61

显著的左心室高电压和巨大T波倒置心电图模式，病因高度提示心尖肥厚型心肌病，这是一种具有病因诊断价值的异常心电图。

肥厚的心尖导致左心室心腔呈现“黑桃 A”特征。
[Reprinted from Elsevier Inc.[Weir RA, MacKenzie N, Petrie CJ. Cheating the CHA2DS2-VASc Score: Thromboembolism in Apical Hypertrophic Cardiomyopathy. Case Rep Cardiol,2014,2014:189895.] with permission from Hindawi]

巨大 T 波倒置

T 波倒置深度＞10mm，称为巨大T波倒置，形态可以不对称或对称性增加。本例为不对称性巨大T波倒置[215]。

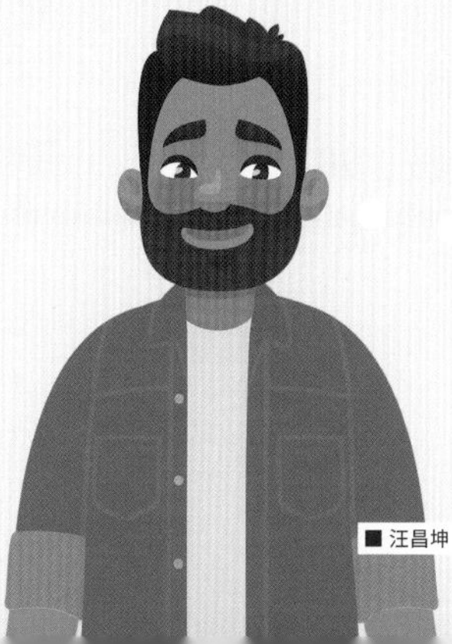

一些疾病具有特征性心电图改变，一旦受检者被记录到这些异常心电图，能够直接进行病因诊断或高度疑诊，故心电图具有病因诊断价值。

95. 右心室肥厚 I

心电图发生的病理生理机制

右心室的质量远远低于左心室，健康成年男性为 52 ~ 57g，尸检病理证实的左心室和右心室质量比值为 3.4 : 1[234]。左心室和右心室这种不对称质量关系能影响心电图探查右心室肥厚的效能。

轻度右心室肥厚时，心电图可以正常，此时，肥厚的右心室尚不足以对抗左心室除极，V_1 和 V_5、V_6 导联的 QRS 波正常。

中度右心室肥厚时，肥厚的右心室除极电势开始对左心室除极电势产生抵消效应，虽不足以对抗左心室除极电势，但右胸导联 R 波振幅开始增高。

重度右心室肥厚时，肥厚的右心室除极电势不仅能充分对抗甚至超过左心室除极电势，整体心室除极电势向右心室偏转，额面导联系统出现电轴右偏，横面导联系统 V_1 导联 QRS 主波正向，以 R 波、qR 波、Rs 波为主，同时 V_5、V_6 导联的 S 波振幅增深甚至 R/S 振幅比值 < 1。

重度右心室肥厚时，右心室除极电势增大且超过左心室以后，电轴右偏，右胸导联的 QRS 波形以 R 波为主，左胸导联以 S 波为主，不仅 S 波振幅增深，甚至出现 R/S 振幅比值< 1。

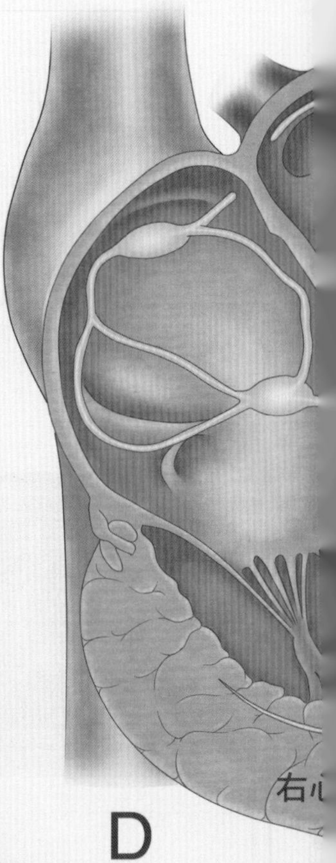

D

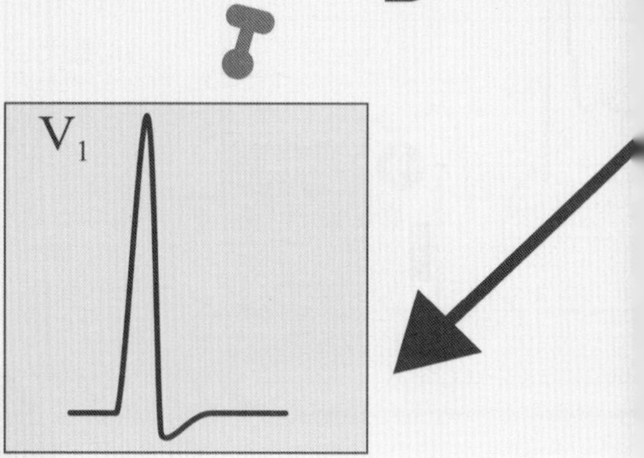

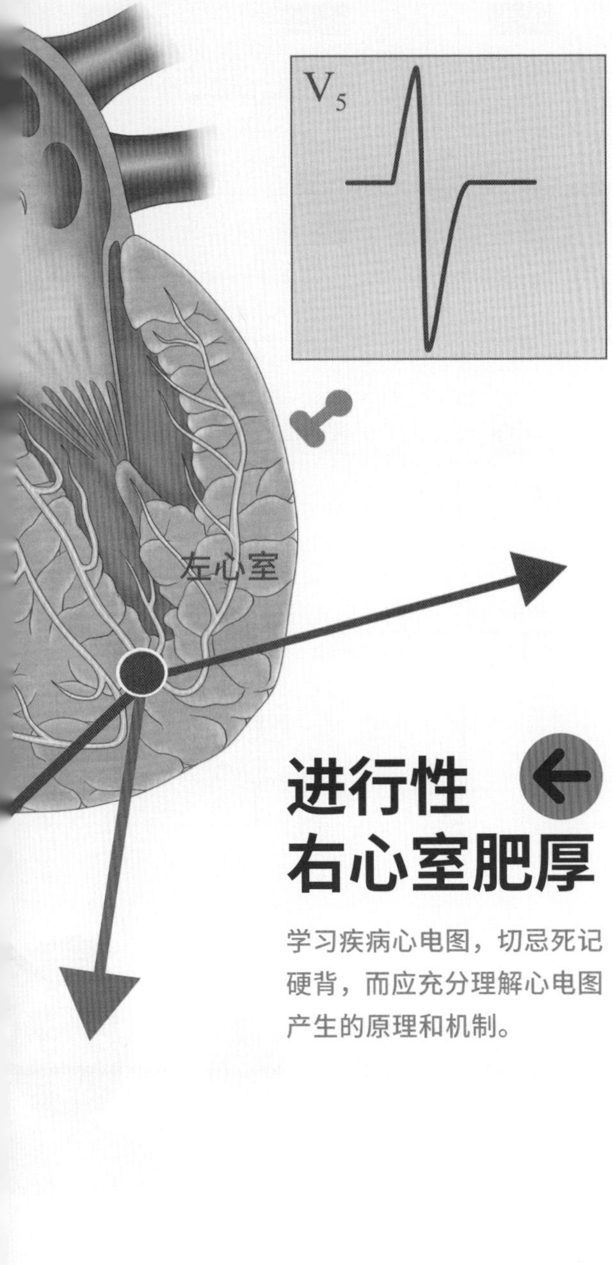

进行性右心室肥厚

学习疾病心电图，切忌死记硬背，而应充分理解心电图产生的原理和机制。

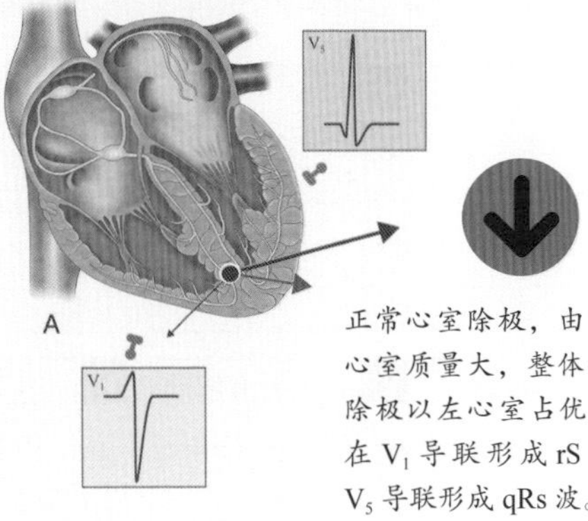

正常心室除极，由于左心室质量大，整体心室除极以左心室占优势，在 V_1 导联形成 rS 波，V_5 导联形成 qRs 波。

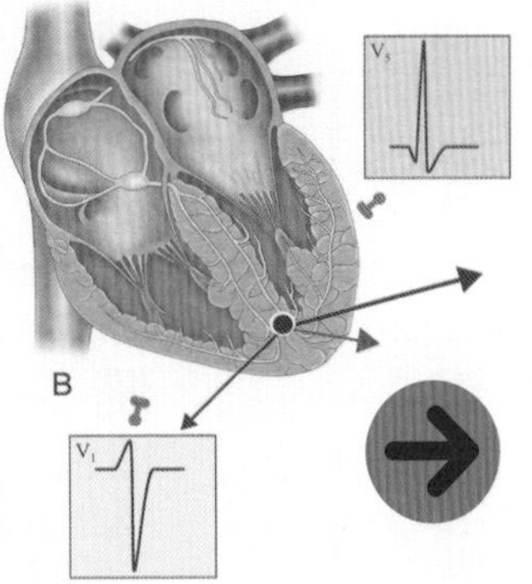

轻度右心室肥厚时，右心室的除极电势虽有增大，但尚不足以对抗左心室除极电势，整体心室除极仍以左心室占优势，在 V_1 导联形成 rS 波，V_5 导联形成 qRs 波，V_1 导联 r 波振幅正常。

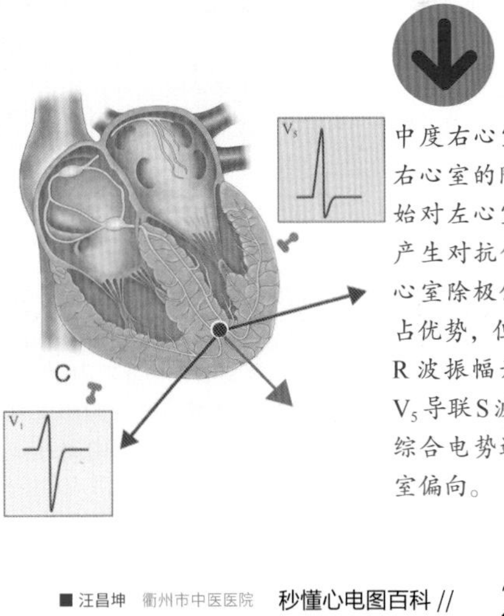

中度右心室肥厚时，右心室的除极电势开始对左心室除极电势产生对抗作用，整体心室除极仍以左心室占优势，但 V_1 导联的 R 波振幅开始增大，V_5 导联 S 波振幅增深，综合电势逐渐向右心室偏向。

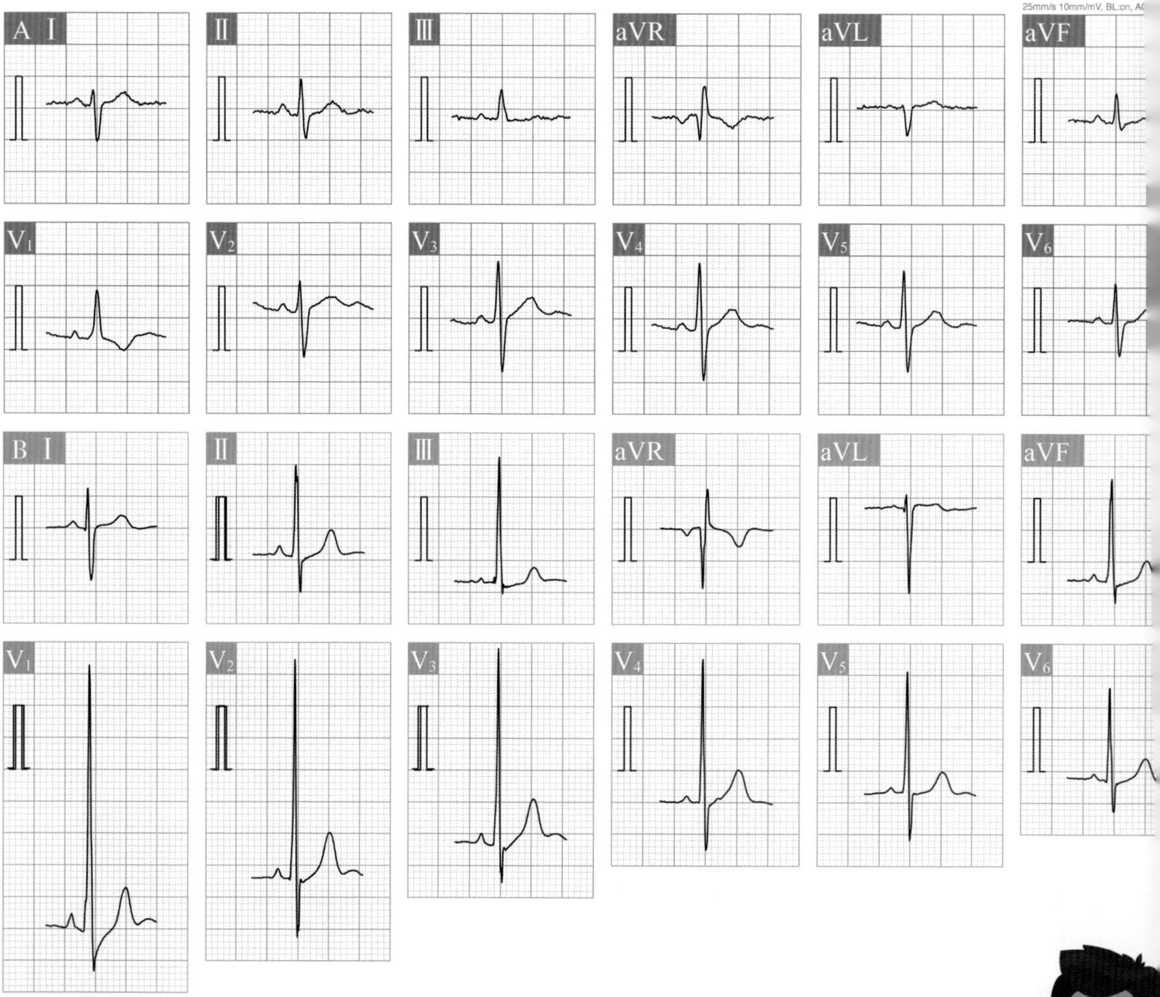

心电图图例 62

2 例患者均诊断为肺动脉瓣狭窄。A. 患者为 43 岁女性，12 导联心电图有哪些指标支持诊断右心室肥厚？B. 患者为 5 岁女童，12 导联心电图有哪些指标支持诊断右心室肥厚？比较 2 份右心室肥厚心电图，有何异同？

严重的右心室肥厚可以在 V_1 ～ V_6 导联形成 R 波，R 波振幅从 V_1 ～ V_6 导联逐渐降低，并非逆钟向转位。

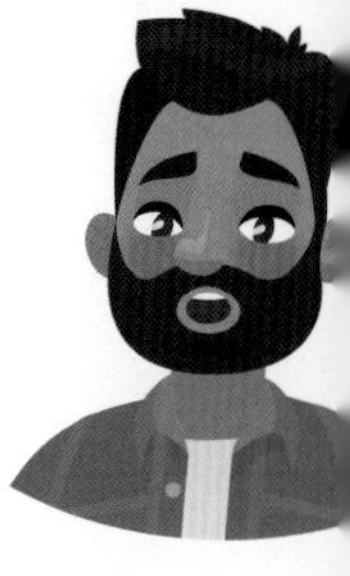

96. 右心室肥厚 II

电压标准

心电图诊断右心室肥厚主要依靠右胸导联的 R 波振幅和左胸导联的 S 波振幅，R_{V1} 振幅 > 6mm（Myers 指标）、S_{V5} 振幅 > 10mm（Myers 指标）以及 $R_{V1}+S_{V5}$ 振幅 > 10.5mm（Sokolow-Lyon 指标）是常用的电压指标[5]。1948 年，美国底特律的医生迈尔斯（Myers）提出了习用至今的右心室肥厚心电图诊断标准[235]。

当肥厚的右心室除极电势超过左心室除极电势时，整体心室除极电势会偏向右心室，额面导联系统出现电轴右偏。

由于左、右心室生理质量的关系，轻度至中度右心室肥厚时，心电图可以正常或仅有非特异性改变，导致心电图对右心室肥厚的检出率很低；另一方面，心电图一旦诊断右心室肥厚，患者多数有超声心动图证实的解剖学肥厚，简而言之，心电图对右心室肥厚的诊断效能是“检出率不高，可靠性很高”[236]。

心电图诊断右心室肥厚

核心导联电压标准	振幅标准
R_{V1}	＞ 6mm
S_{V5}	＞ 10mm
S_{V6}	＞ 3mm
R_{aVR}	＞ 4mm
S_{V1}	＜ 2mm
$R_{V1}+S_{V5/V6}$	＞ 10.5mm
V_1 导联 R:S 振幅比值	＞ 1
V_1 导联 R 峰时间	＞ 35ms
辅助诊断标准	
V_1 导联 RSR ' 波 (QRS 时限＞ 120ms）	+
Ⅰ、Ⅱ、Ⅲ导联 S/R ＞ 1	+
$S_{Ⅰ}$ 和 $Q_{Ⅲ}$	+
V_1 R:S 振幅比值＞ V_3、V_4	+
V_1 ～ V_3 导联 T 波倒置	+
Ⅱ导联 P 波振幅	＞ 2.5mm

诊断标准符合越多，越支持心电图诊断右心室肥厚。

97. 右心室肥厚Ⅲ

波形标准

电压达标是心电图诊断心室肥厚的核心，但右心室肥厚的心电图诊断标准中有一个波形诊断的特例，即 V_1 导联出现 q 波或 Q 波，QRS 波呈 qr、qR、Qr、QR 等形态，无论 R 波电压如何，直接根据 q 波或 Q 波的出现诊断右心室肥厚[5]。

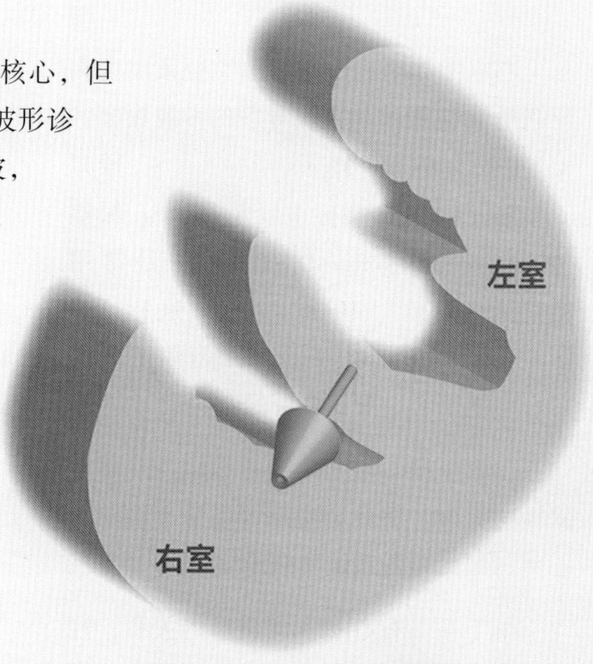

右心室肥厚时，右胸导联初始 r 波的丢失可能与多种机制有关，其中一种解释是肥厚到一定程度的右心室将影响从左至右的心室初始除极，导致右胸导联 r 波振幅降低或消失，胸导联中 q 波或 Q 波出现的导联对应右心室肥厚的部位[237]。

值得注意的是，V_1 导联出现 q 波或 Q 波也并非诊断右心室肥厚的最佳心电图指标，尸检和心电图对照研究表明，解剖学证实的右心室肥厚患者，仅有 15% 的 V_1 导联出现 qR 波[236]。

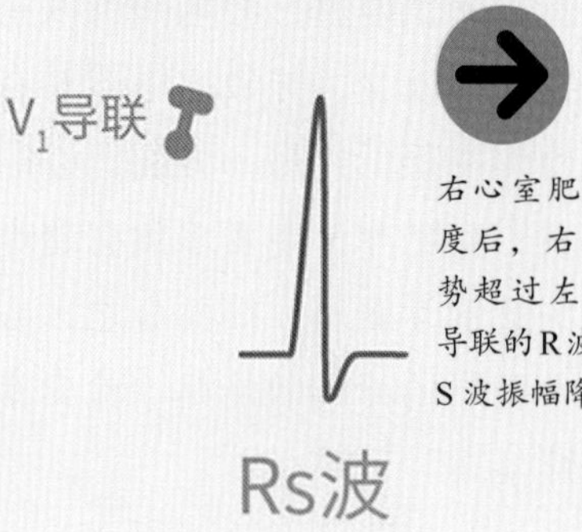

右心室肥厚到一定程度后，右心室除极电势超过左心室，右胸导联的 R 波振幅增高，S 波振幅降低。

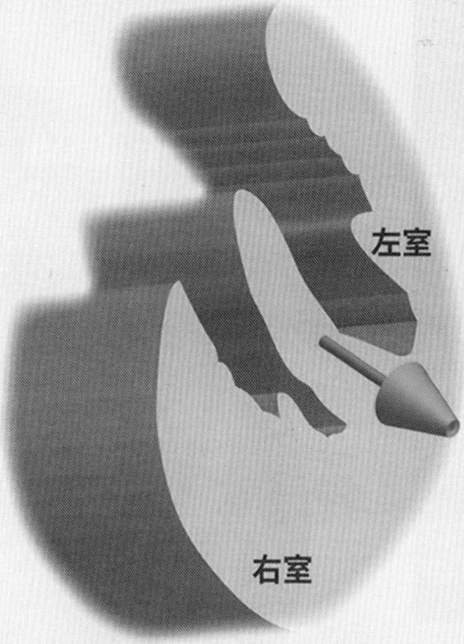

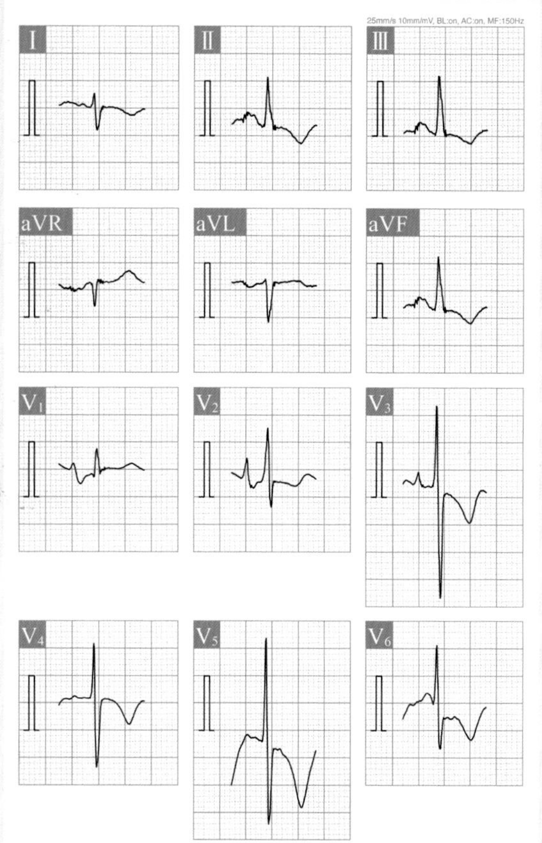

V_1导联

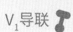

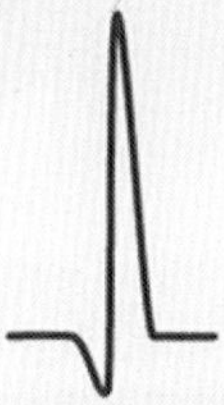

qR波

严重的右心室肥厚并伴顺钟向转位时，室间隔的解剖空间相对于 V_1 导联轴正侧发生改变，初始心室除极电势偏向左前方，背离 V_1 导联轴正侧，记录到初始 q 波。

心电图图例 63

男，38 岁，临床诊断为二尖瓣重度狭窄。患者的心电图有哪些指标支持诊断右心室肥厚？ P 波有何异常？ ST-T 有何异常？认真分析这份心电图，体会右心室肥厚的核心心电图诊断标准。

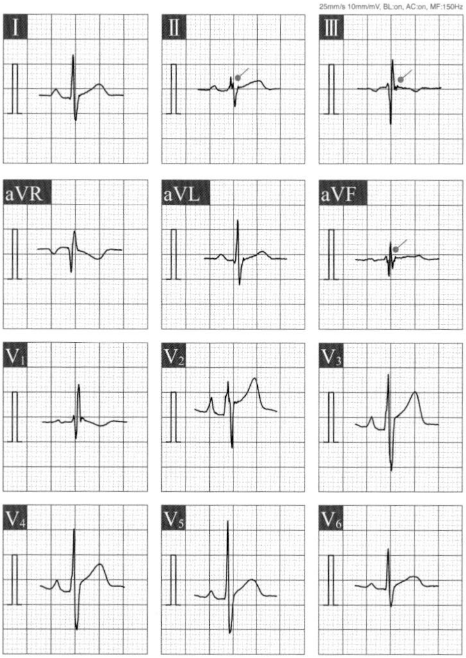

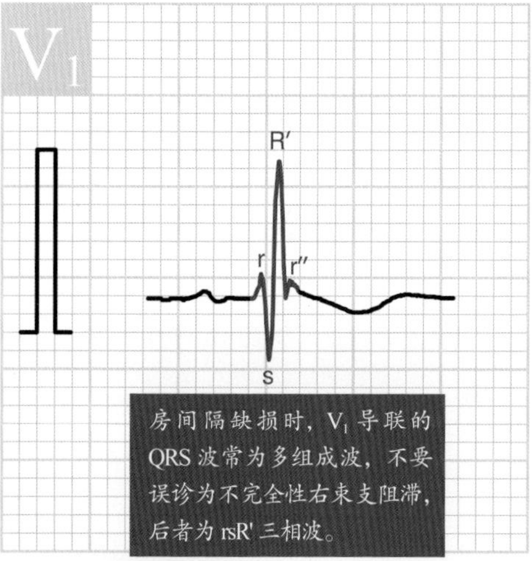

房间隔缺损时，V_1 导联的 QRS 波常为多组成波，不要误诊为不完全性右束支阻滞，后者为 rsR' 三相波。

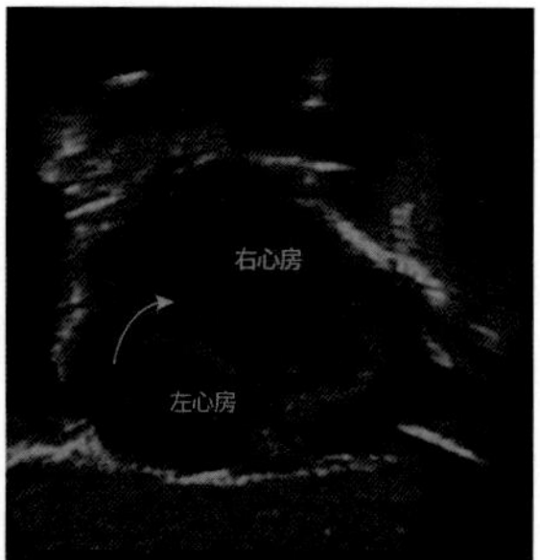

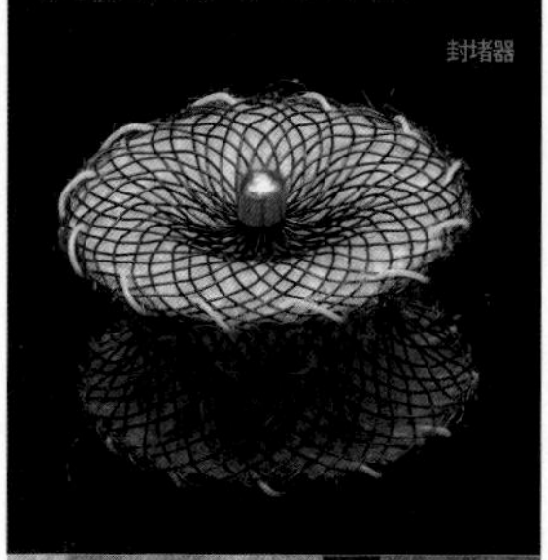

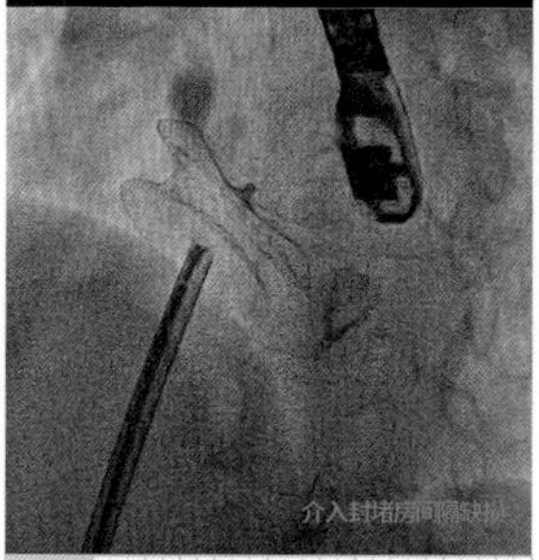

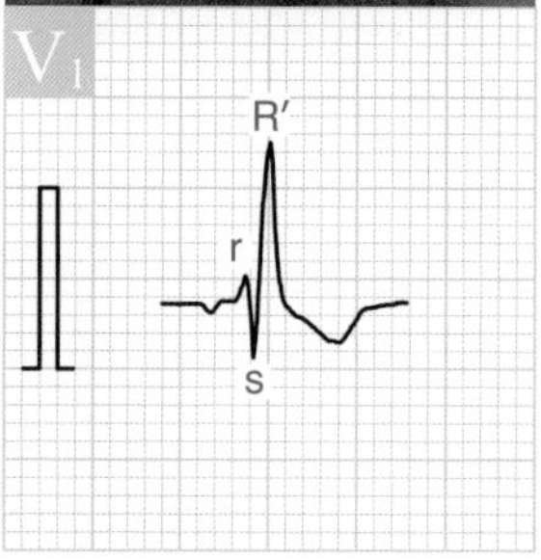

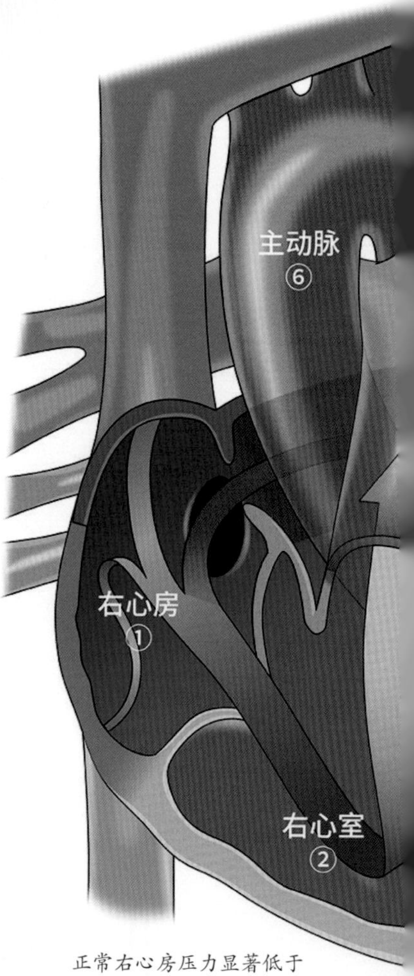

正常右心房压力显著低于左心房，故房间隔缺损在心房层面存在从左心房至右心房的分流，右心房扩张，右心室前负荷增加，缺损大小决定了分流量多少和病情严重程度。

心电图图例 64

男，46 岁，临床诊断为房间隔缺损。注意下壁导联 QRS 波多切迹或多组成波，V_1 导联 QRS 波为 rsR'r'' 波形。这份心电图的电压指标达到右心室肥厚的诊断标准了吗？右列图从上至下分别为房间隔缺损的心脏超声，左心房向右心房分流；缺损封堵器（Amplatzer 伞）；介入封堵房间隔缺损；不完全性右束支阻滞心电图。

98. 房间隔缺损

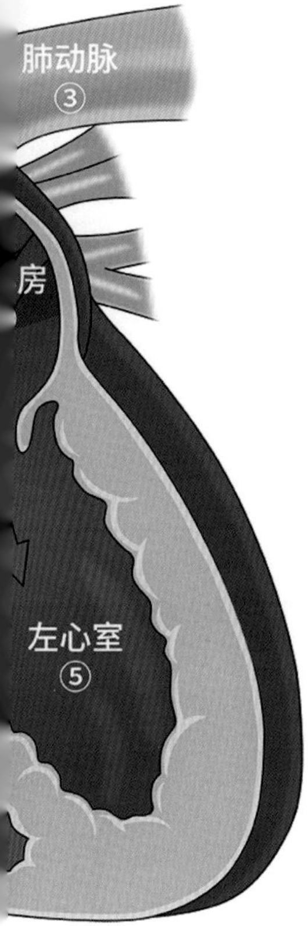

房间隔缺损是儿童中位居第二位的先天性心脏病，每1000名活产婴儿中就有1.6例房间隔缺损，越南流行病学调查表明女性患病率（25.9%）高于男性（16.0%）[238, 239]。

房间隔缺损的 V_1 导联QRS波常呈现rsR's'、rsR'r''、rSR's'、rSR'r''、rsR's'r''等多相波，既往长期诊断为不完全性右束支阻滞，电生理研究发现这些患者的右束支并无传导延迟，而与房间隔缺损大小、右心室以及右心室流出道扩张有关，实际是右心室负荷过重的心电图征象；而真正的不完全性右束支阻滞，V_1 导联QRS波多为rsR'、rSR'等典型的三相波，时限110～120ms[206, 240]。

房间隔缺损另一个常见的心电图征象是下壁Ⅱ、Ⅲ和aVF导联QRS波出现切迹，多见于R波波峰或下降支，称为钩形征[241]。下壁导联钩形征与房间隔缺损的分流量有关，35.1%的患者经手术治疗血流动力学改善后下壁导联钩形征消失[242]。

房间隔缺损患者的心电图可以完全正常，甚至无任何临床症状。一个经验是12导联心电图上，当发现下壁导联联合 V_1 导联的QRS波呈多相波或有切迹时，要警惕患者是否罹患房间隔缺损。单独的 V_1 导联QRS波为多组成波对房间隔缺损的检出率只有36.1%[243]。

99. 急性肺栓塞

下肢深静脉血栓脱落，沿下腔静脉上行，通过右心系统堵塞肺动脉而引起急性肺栓塞。大面积肺栓塞的患者会因严重缺氧和循环崩溃而发生心搏骤停，4.8% 的心搏骤停归因于急性肺栓塞[244]。

急性肺栓塞导致右心室后负荷骤然增加，右心室急剧扩张，接近 70% 的患者心电图异常[245]。窦性心动过速、右胸导联（V_1 ~ V_3）T 波倒置和 aVR 导联 ST 段抬高是急性肺栓塞最常见的心电图征象[246]。

Ⅰ导联 S 波振幅增大，Ⅲ导联出现 Q 波伴 T 波倒置，称为 $S_{Ⅰ}Q_{Ⅲ}T_{Ⅲ}$ 征（或称麦金 - 怀特征、McGinn-White 征），其也是急性肺栓塞的特征性心电图，但发生率仅有 24%，若患者心电图未出现此图形，不能断然排除急性肺栓塞[245~247]。

胸痛、呼吸困难以及咯血患者，心电图 V_1 ~ V_3 导联 T 波倒置要警惕急性肺栓塞，若肢体导联发现 $S_{Ⅰ}Q_{Ⅲ}T_{Ⅲ}$ 征，则病因诊断的可靠性会提高[245]。

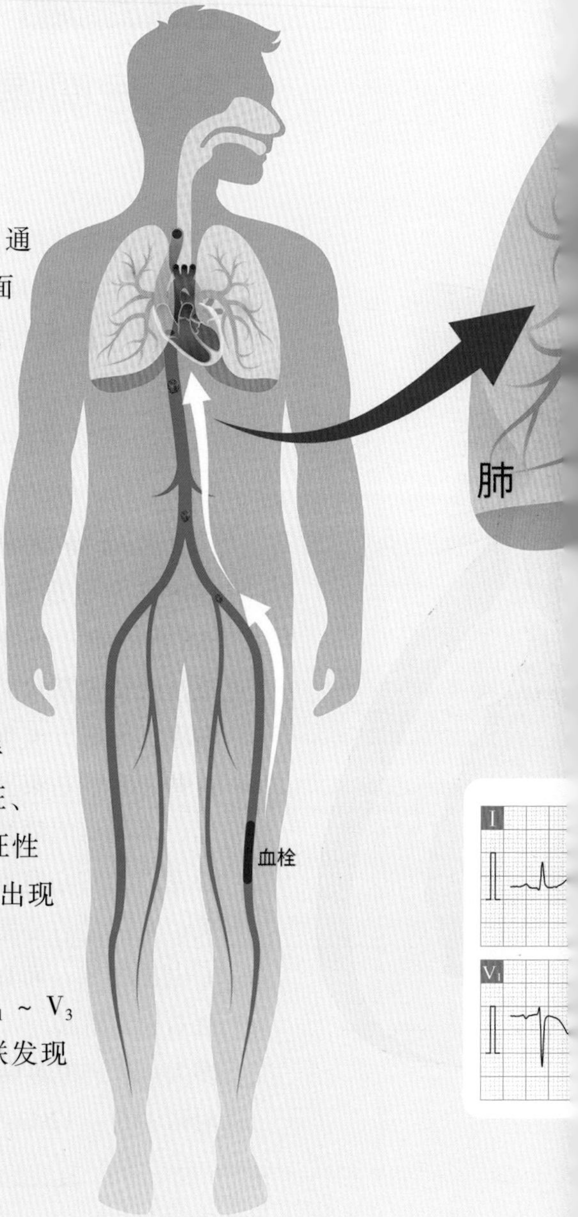

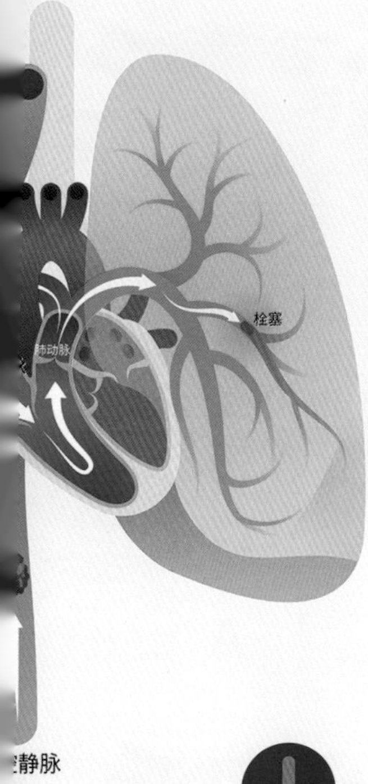

$S_{Ⅰ}Q_{Ⅲ}T_{Ⅲ}$征

1935 年，美国医生 McGinn 和 White 报道了Ⅰ导联 S 波振幅＞ 1.5mm，Ⅲ导联 Q 波振幅＞ 1.5mm 伴 T 波倒置，即 $S_{Ⅰ}Q_{Ⅲ}T_{Ⅲ}$征是一部分急性肺栓塞患者的特征性心电图表现[248]。需要指出的是，$S_{Ⅰ}Q_{Ⅲ}T_{Ⅲ}$征也见于其他器质性心脏病，并非急性肺栓塞所特有。

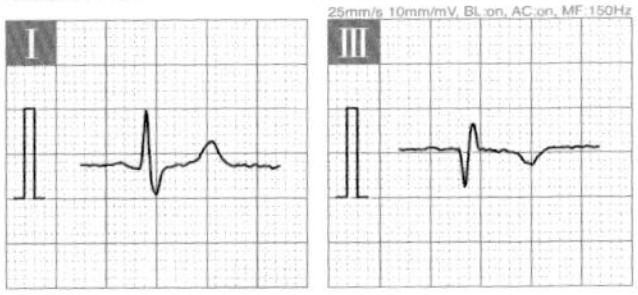

数据

肺动脉血管床闭塞面积＞ 50% 时，称为大面积肺栓塞，患者收缩压＜ 90mmHg，院内死亡率高达 30% ～ 60%，死亡多数发生在起病 1 ～ 2 小时内[249, 250]。

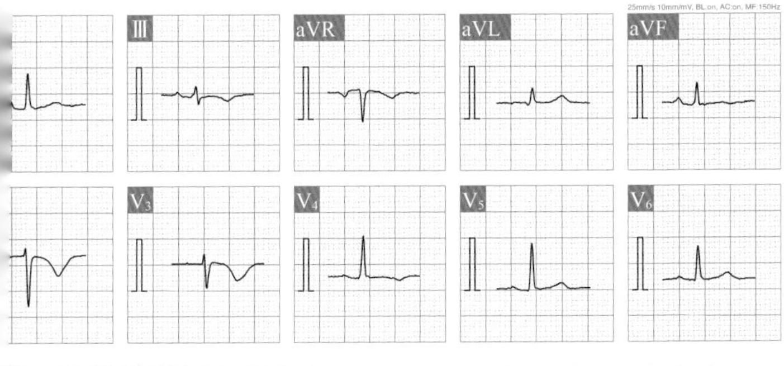

心电图图例 65

，50 岁，临床诊断为急性肺栓塞。心电图特征是 ～ V_4 导联 T 波倒置，倒置深度从 V_1 到 V_4 导联有渐减小趋势，提示 T 波倒置是右心室负荷过重的心图反应。急性肺栓塞的右胸导联 T 波倒置需要与其病因所致右胸导联 T 波倒置鉴别。

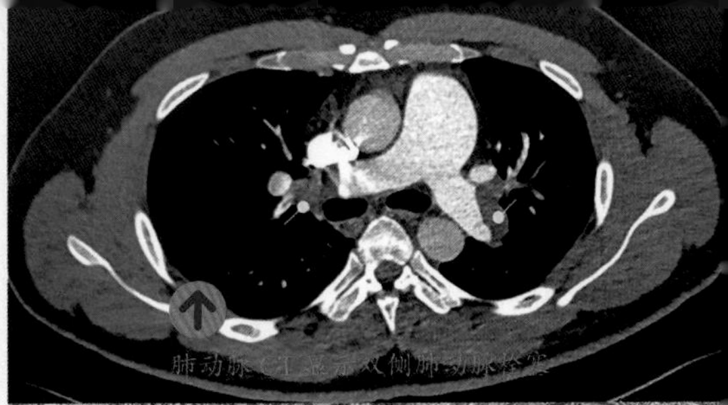

肺动脉CT显示双侧肺动脉栓塞

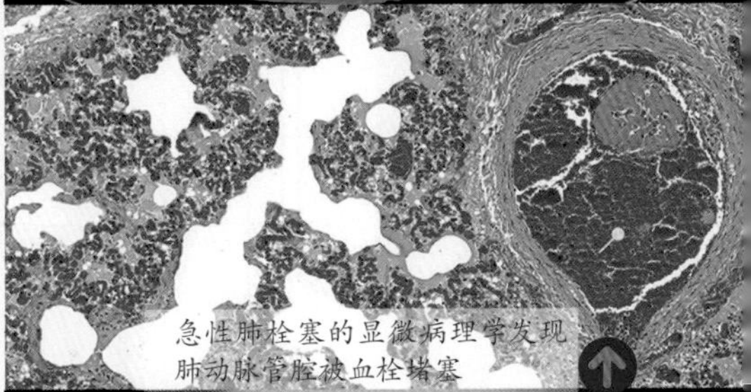

急性肺栓塞的显微病理学发现
肺动脉管腔被血栓堵塞

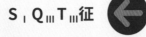

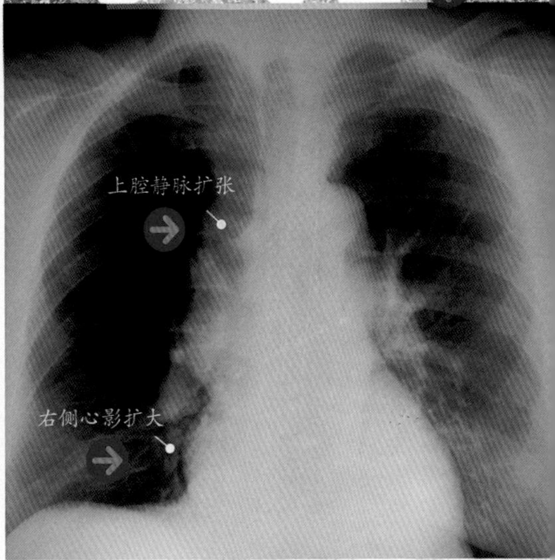

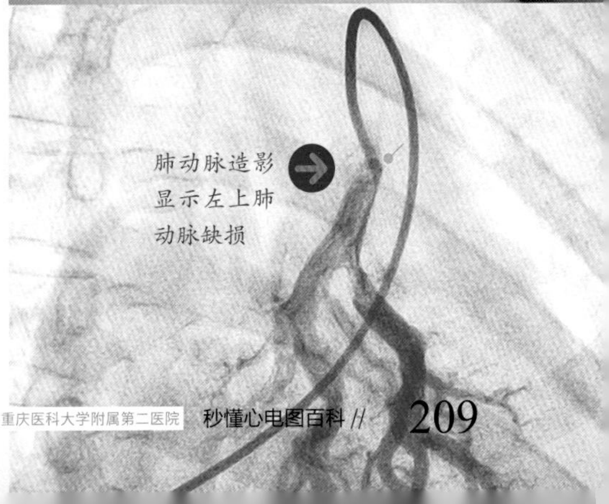

Katz-Wachtel现象心电图可见于室间隔缺损、房间隔缺损、动脉导管未闭、完全性大动脉转位、法洛四联症等多种先天性心脏病。

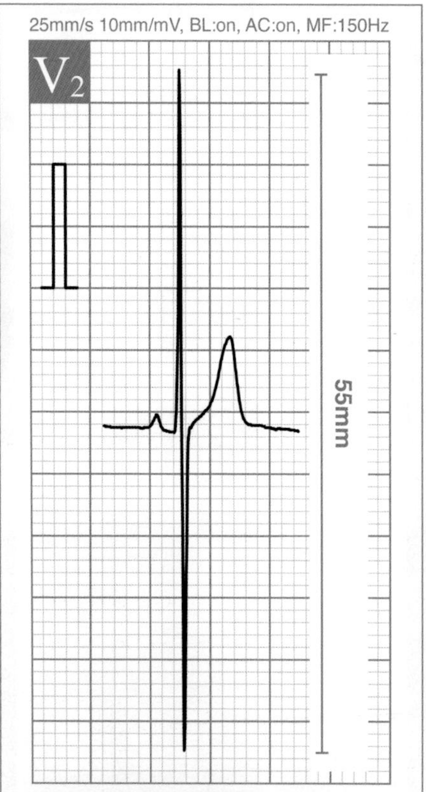

Katz-Wachtel 现象

$V_2 \sim V_4$ 导联的 QRS 波呈 RS 模式且 RS 振幅 > 50mm，称为 Katz-Wachtel 现象，是探查双心室肥厚的一个心电图指标[251]。这是 1937 年美国芝加哥医生卡兹（Katz）和瓦赫特尔（Wachtel）提出的双心室肥厚心电图指标[252]。

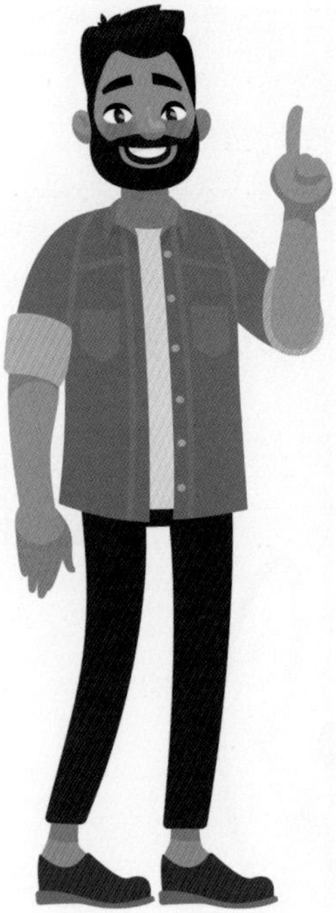

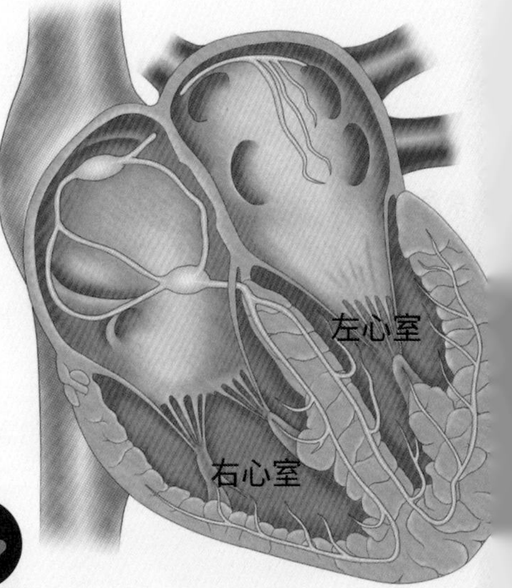

正常心脏，左心室比右心室厚，整体心室除极偏向左心室。 A

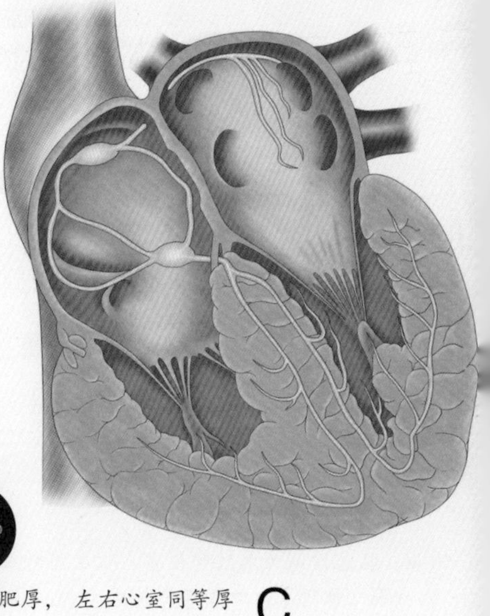

双心室肥厚，左右心室同等厚度，双侧心室除极电势完全对抗，心电图可能正常或仅有轻微的非特异性改变。 C

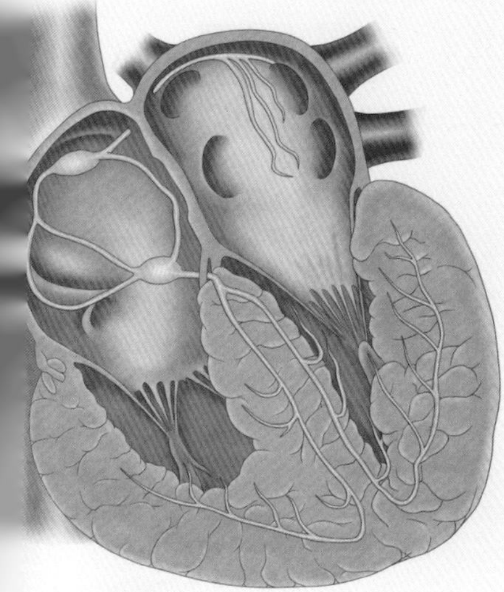

B 双心室肥厚，左心室比右心室厚，心室除极仍以左心室占据优势，心电图只出现单独的左心室肥厚，本型多见。

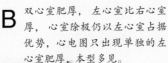

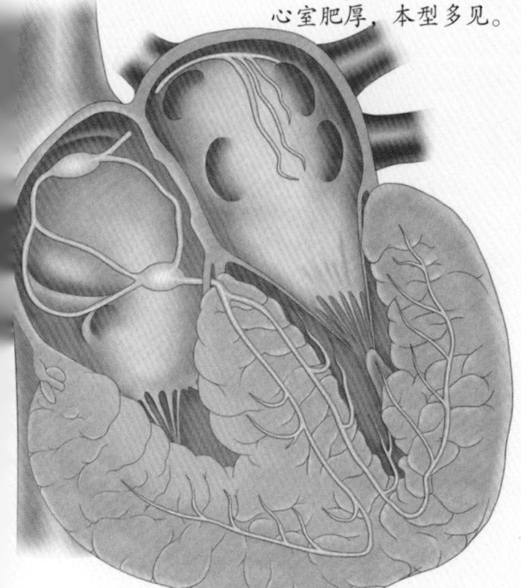

D 双心室肥厚，右心室比左心室厚，心室除极以右心室占据优势，心电图可能只出现单独的右心室肥厚。

100. 双心室肥厚 I

在临床上，一些疾病能同时导致左心室和右心室肥厚，例如主动脉瓣狭窄合并肺动脉瓣狭窄、自然病程的室间隔缺损、高血压合并特发性肺动脉高压等。根据病理生理条件的不同，双侧心室肥厚可以相继出现，亦可以同时发生，双侧心室肥厚的速度、程度可以不同。无论如何，当病因持续存在时，终将导致严重的双心室肥厚。

从病理生理角度看，双心室肥厚心电图主要有三种类型：①正常型：心电图正常或大致正常或仅有非特异性改变，不能直接诊断双心室肥厚；②单侧心室肥厚型，一侧心室肥厚掩盖另一侧心室肥厚，本型以左心室肥厚多见，通过观察一些心电图现象可以推导出另一侧心室肥厚；③双心室肥厚型：同时出现双心室肥厚心电图改变。

初学者学习双心室肥厚，应以第三种类型为主，体会 12 导联心电图上，V_1 导联和 V_5、V_6 导联同时出现 R 波高电压的心电图模式，即右心室高电压合并左心室高电压需考虑双心室肥厚可能。

101. 双心室肥厚 II

双心室肥厚心电图提示受检者罹患器质性心脏病或其他系统疾病波及双侧心室，心电图除了 R 波高电压外，还常合并心房异常、电轴异常、QRS 时限增宽、ST-T 改变以及心律失常等。

单纯的左心室肥厚心电图出现以下任何一条心电图特征，要警惕合并右心室肥厚：①电轴右偏；②显著顺钟向转位；③ V_1 导联 R/S 振幅比值 >1；④ V_5 导联 R/S 振幅比值 <1；⑤ aVR 导联 R 波振幅 ≥ 5mm；⑥右心房异常；⑦ V_1 导联室壁激动时间 >35ms。

单纯的右心室肥厚心电图出现以下任何一条心电图特征，要警惕合并左心室肥厚：①电轴左偏；②左心房异常；③ V_5 导联 R 波振幅 > 33mm；④ V_6 导联 R 波振幅 > 25mm；⑤ $R_{V5}+S_{V1}$>45mm；⑥ V_5 导联室壁激动时间 >50ms。

需要指出的是，以上诊断指标多数都是经验性的，单侧心室肥厚心电图疑诊双侧心室肥厚时，初学者最好结合患者的心脏超声检查报告进行诊断，体会不同指标的诊断效能。

心电图图例 66

图 A：女，54 岁，临床诊断为
性心脏病合并原发性高血压。
Wachtel 现象不显著，RS 波高振
出现于 V_5 导联，V_1 导联 R 波高
支持诊断右心室肥厚，V_5/V_6 导
波高电压支持诊断左心室肥厚，
以上意见，考虑双心室肥厚。请
心电图诊断，你的诊断应不少于
标号：

①

②

③

④

⑤

图 B：男，11 岁，临床诊断为动
管未闭，V_2 ～ V_4 导联有显著的 K
Wachtel 征。请完善心电图诊断，
诊断应不少于以下标号：

①

②

③

④

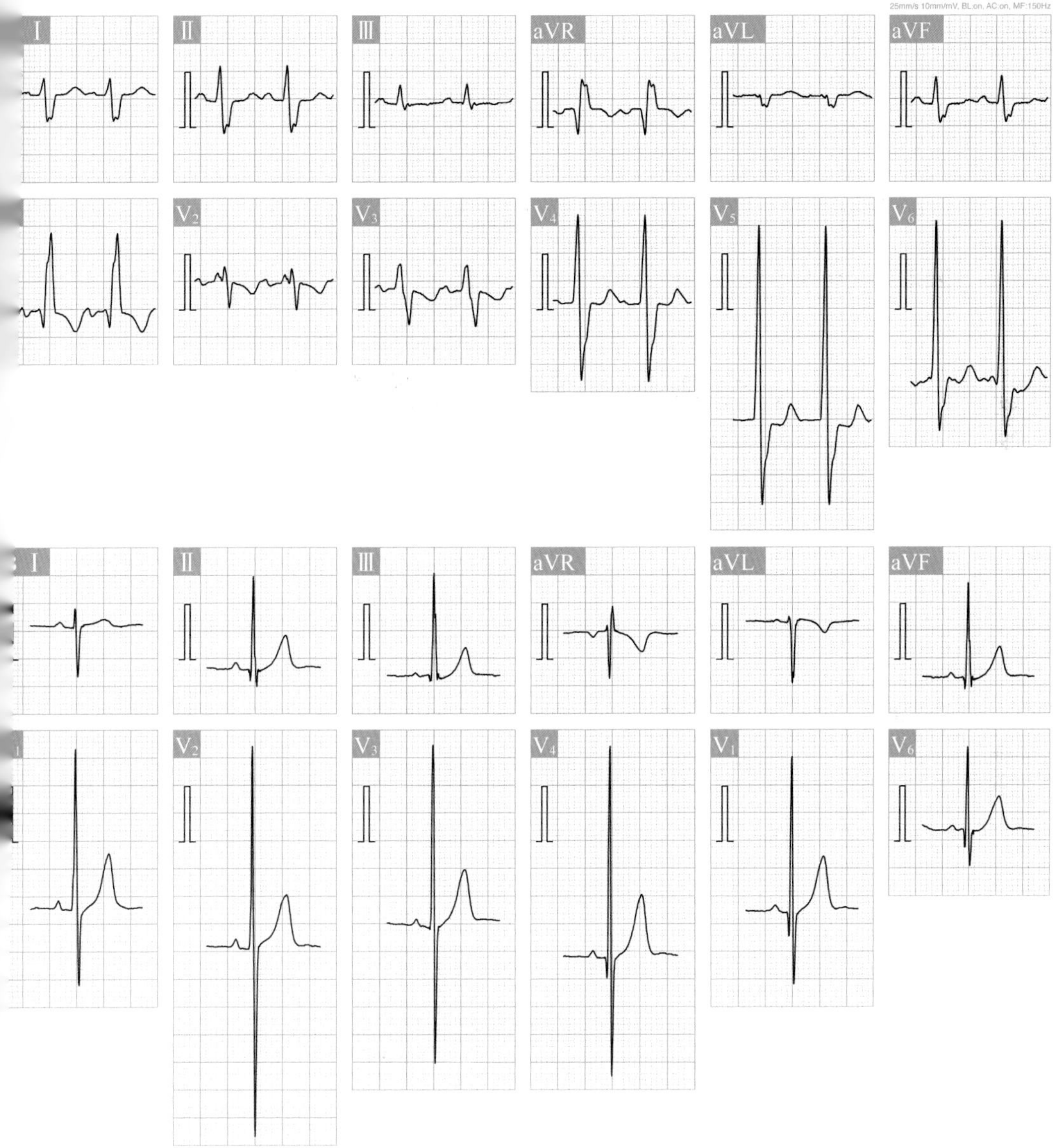
25mm/s 10mm/mV, BL:on, AC:on, MF:150Hz
Ⅰ
Ⅱ
Ⅲ
aVR
aVL
aVF
V_2
V_3
V_4
V_5
V_6
Ⅰ
Ⅱ
Ⅲ
aVR
aVL
aVF
V_2
V_3
V_4
V_1
V_6

新生儿额面 QRS 电轴分配

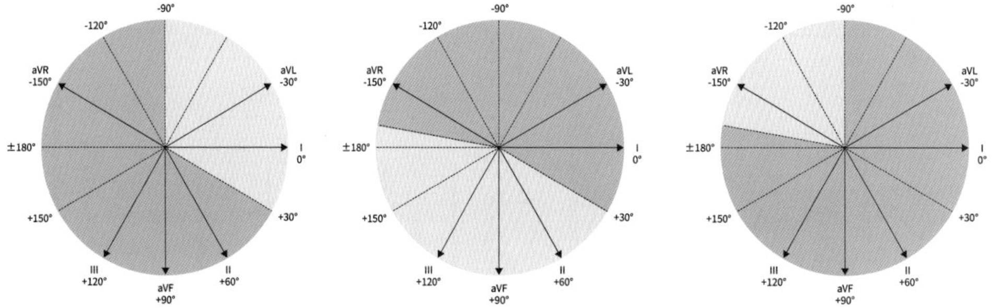

电轴左偏	正常电轴	电轴右偏
+30°～-90°	+30°～+190°(-170°)	+190°(-170°)～-90°

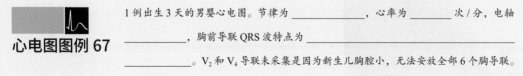

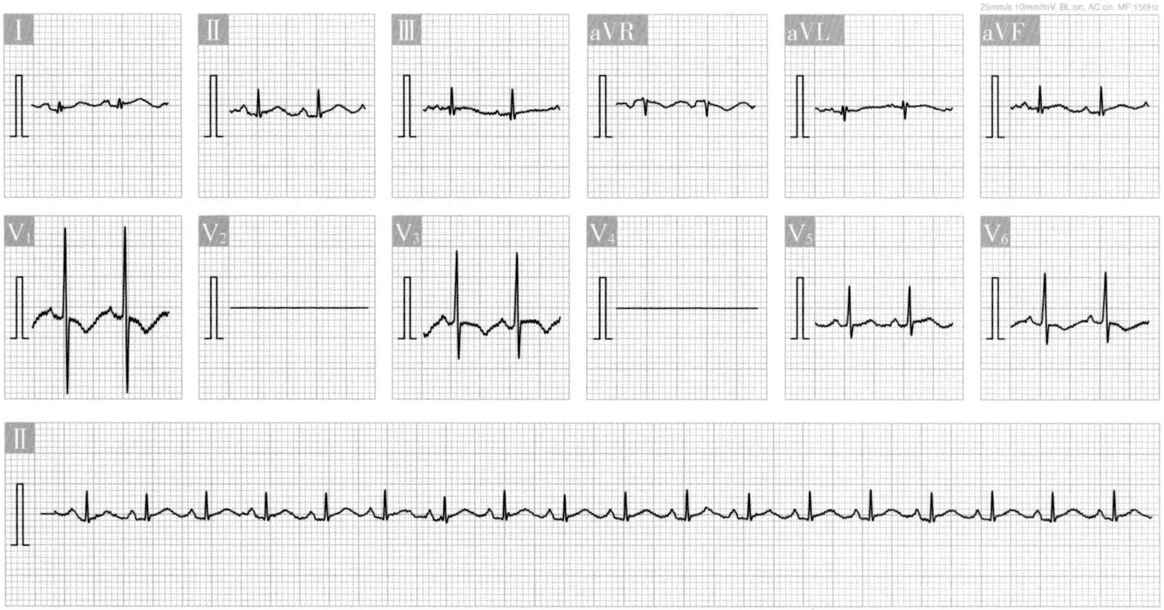

心电图图例 67

1 例出生 3 天的男婴心电图。节律为 ____________，心率为 ________ 次 / 分，电轴 ____________，胸前导联 QRS 波特点为 ________________________________ ____________。V_2 和 V_4 导联未采集是因为新生儿胸腔小，无法安放全部 6 个胸导联。

102. 新生儿心电图

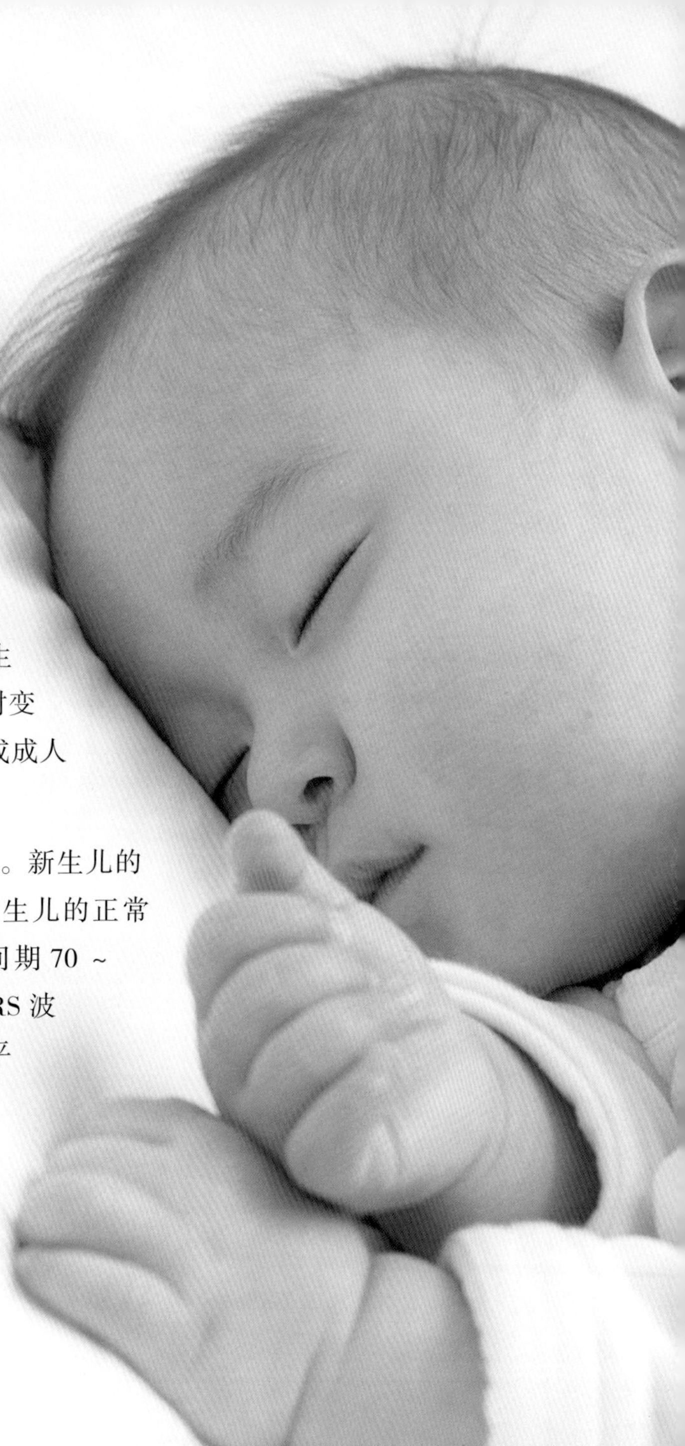

出生前，胎儿肺循环阻力高于体循环阻力，从妊娠第35周开始，右心室质量超过左心室[253]。出生后，随着肺部打开，肺循环阻力下降，卵圆孔关闭以及体循环的建立，左心室质量开始逐渐超过右心室质量，左右心室质量比值从出生时的0.8∶1，1个月后变为1.5∶1，6个月时变为2 ∶1，然后在生长发育过程中慢慢变成成人比值2.5 ∶1[253]。

新生儿是指出生不足28天的婴儿[254]。新生儿的心率比成人快，哭闹时心率更快[255]。新生儿的正常额面QRS电轴为+30° ~ +190°，PR间期70 ~ 140ms，平均100ms[206, 255]。新生儿的QRS波很窄，时限 < 80ms[255]。生命第4天平均QTc为380 ~ 400ms，正常上限值为440ms[255]。

新生儿胸导联QRS波呈右心室优势型，右胸导联以R波为主，R/S振幅比值 > 1；左胸导联S波振幅大，R/S振幅比值 < 1或 > 1。

■魏　丽　四川大学华西第二医院

103. 儿科心电图

生长发育中的儿童，心电图模式逐渐演变为左心室优势型，同时由于儿童身体有些方面不同于成人，例如胸壁厚度、皮下脂肪、心脏电生理参数等，一些心电图正常值范围具有年龄分布特征。

婴儿心率 100 ~ 150 次时，PR 间期 80 ~ 110ms，偶有 150ms[256]。心率较慢的青少年，PR 间期上限可达 180ms[256]。

年龄 < 8 岁的儿童，QRS 波时限应 < 80ms，年龄 8 ~ 16 岁的儿童，QRS 波时限应 < 90ms，年龄 16 ~ 18 岁的儿童标准同成人 < 110ms[206]。

心电图诊断儿童左心室肥厚

心电图指标	振幅				
	0 ~ 7 天	7 天 ~ 1 岁	1 ~ 3 岁	3 ~ 5 岁	> 5 岁
R_{V6}	> 12mm	> 23mm	> 23mm	> 25mm	> 27mm
S_{V1}	> 23mm	> 18mm	> 21mm	> 22mm	> 26mm
$S_{V1}+R_{V6}$	> 28mm	> 35mm	> 38mm	> 42mm	> 47mm

心电图诊断儿童右心室肥厚

心电图指标	振幅				
	0 ~ 7 天	7 天 ~ 1 岁	1 ~ 3 岁	3 ~ 5 岁	> 5 岁
R_{V1}	> 27mm	> 22mm	> 18mm	> 18mm	> 13mm
S_{V6}	> 10mm	> 10mm	> 7mm	> 6mm	> 4mm
$R_{V1}+S_{V6}$	> 37mm	> 43mm	> 30mm	> 24mm	> 17mm

1个月～1岁儿童的电轴分配

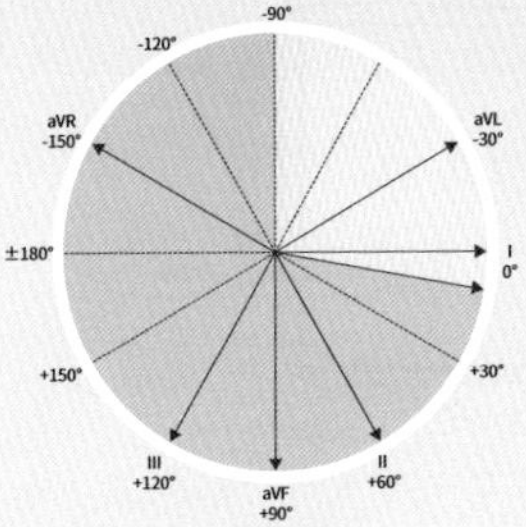

电轴左偏
+10°～-90°

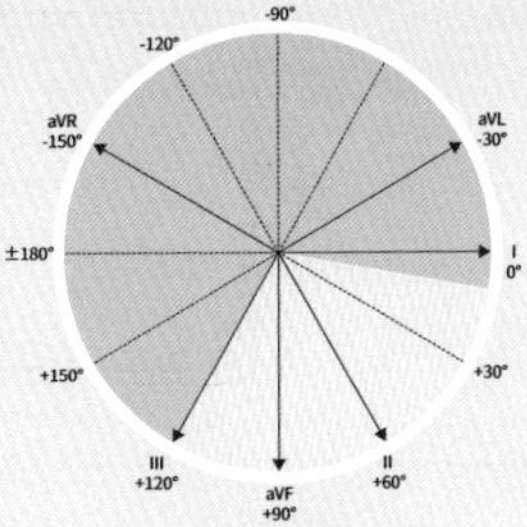

正常电轴
+10°～+120°

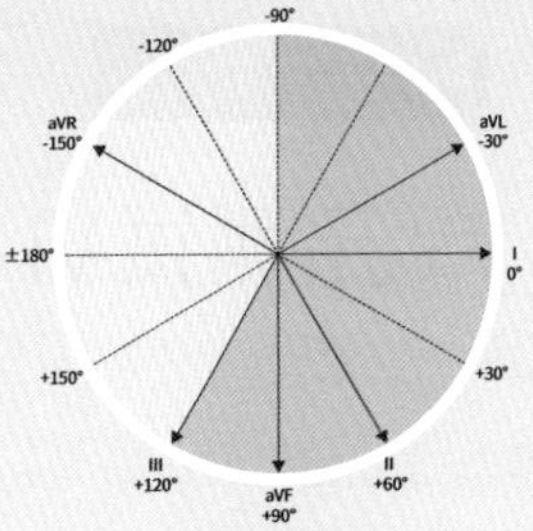

电轴右偏
+120°～-90°

1～5岁儿童的电轴分配

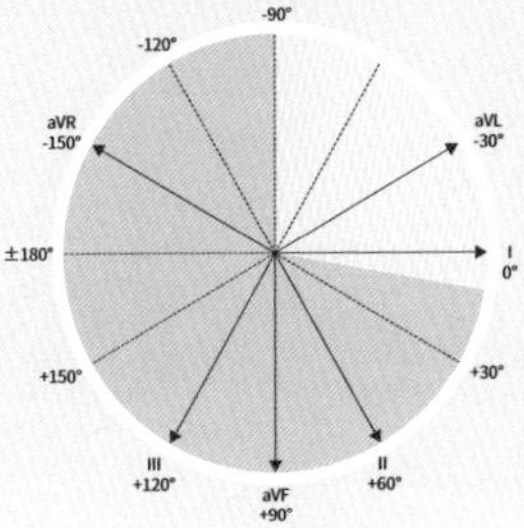

电轴左偏
+5°～-90°

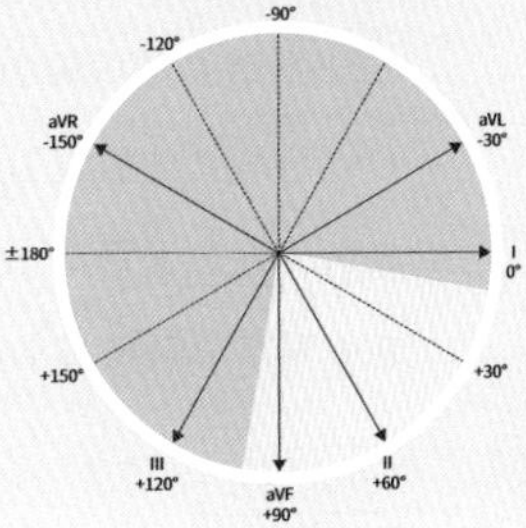

正常电轴
+5°～+100°

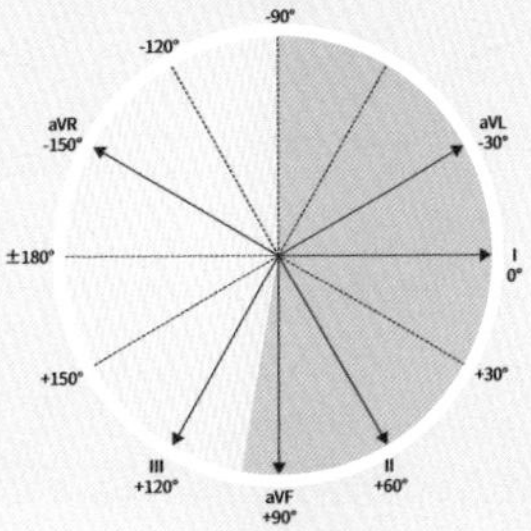

电轴右偏
+100°～-90°

5～8岁儿童的电轴分配

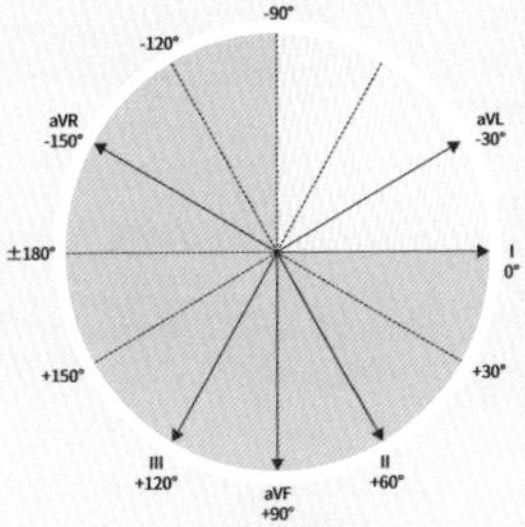

电轴左偏
+0°～-90°

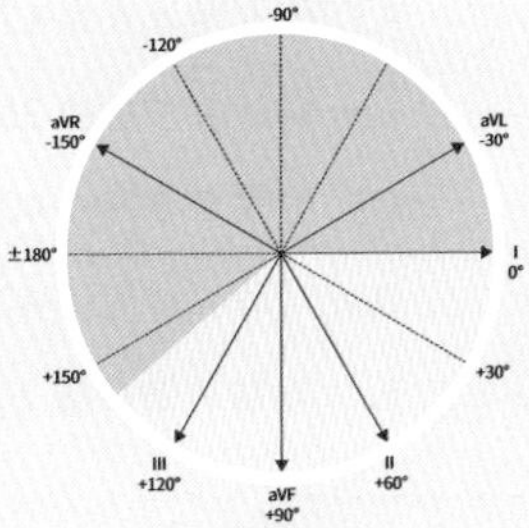

正常电轴
+0°～+140°

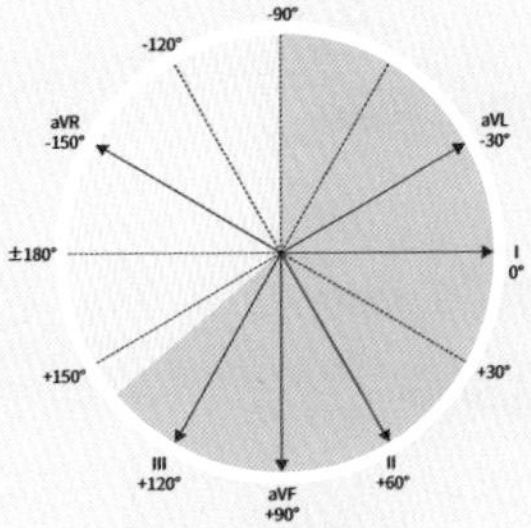

电轴右偏
+140°(-170°)～-90°

8～16岁儿童的电轴分配

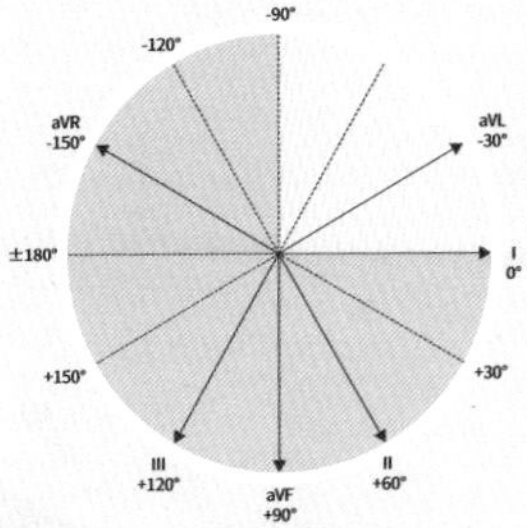

电轴左偏
+0°～-90°

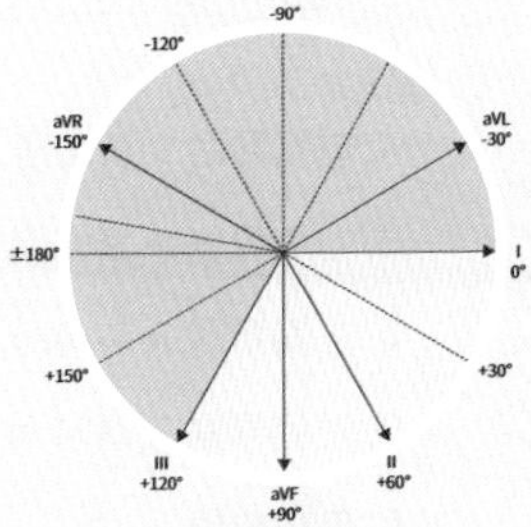

正常电轴
+0°～+120°

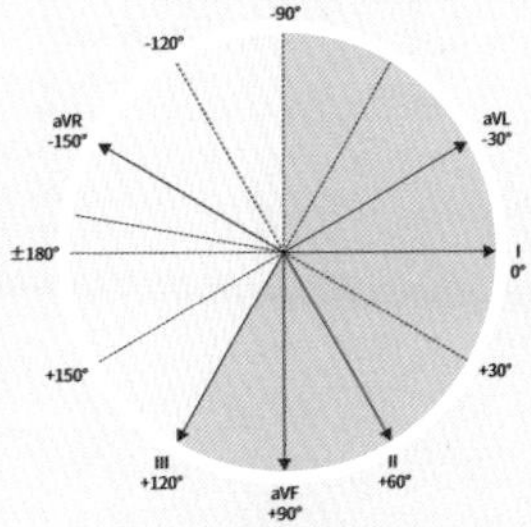

电轴右偏
+120°(-170°)～-90°

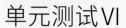

单元测试VI

1. 窦性冲动通过（ ）传导至左心房。

A. 窦房传导通路

B.Bachmann 束

C. 后结间通路

D. 希氏束

E. 左束支

2. 下列心电图诊断标准，符合左心房异常的是（ ）。

A.P 波时限＞ 120ms

B.P 波切迹，峰 - 峰间距＜ 40ms

C.P 波振幅＞ 2.5mm

D.V_1 导联 P 波终末电势 –0.03mm · s

E.V_1 导联 P 波振幅＞ 1.5mm

3.PTF_{V1} 绝对值超过（ ）考虑异常。

A.0.02mm · s

B.0.04mm · s

C.0.06mm · s

D.0.08mm · s

E.0.1mm · s

4. 以下能够诊断右心房异常的是（ ）。

A. Ⅰ导联 P 波振幅 1.5mm

B. Ⅱ导联 P 波振幅 2mm

C.V_1 导联 P 波振幅 1mm

D.V_2 导联 P 波振幅 2mm

E.V_6 导联 P 波振幅 1mm

5. 不支持诊断左心室肥厚的指标是（ ）。

A.QRS 时限延长为 120ms

B.V_5 导联 R 波振幅 35mm

C.V_2 导联 S 波振幅 40mm

D.V_5 导联 R 峰时间 40ms

E. Ⅰ导联 R 波振幅 20mm

6. 心电图诊断左心室肥厚的核心标准是（ ）。

A. 右胸导联 R 波电压

B. 右胸导联 R 峰时间

C. 左胸导联 R 波电压

D. 左胸导联 R 峰时间

E. 电轴左偏

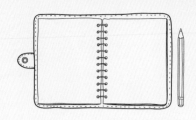

7. 以下哪个心电图指标用于诊断右心室肥厚？（　　）

A.V_5 导联 R 峰时间＞ 50ms

B.V_5 导联 S 波振幅＞ 10mm

C.V_4 导联出现 qR 波

D.V_1 导联 S 波振幅＞ 25mm

E.V_1 导联 R/S 振幅比值＜ 1

8. Cornell 指标左心室肥厚的诊断标准是（　　）。

A.$R_{I}+S_{III}$＞ 25mm

B.$S_{V1}+R_{V5}$ ＞ 35mm

C.$S_{V2}+R_{V6}$ ＞ 45mm

D.$S_{V2}+R_{V4}$ ＞ 45mm

E.$S_{V3}+R_{aVL}$ ＞ 28mm

9. 房间隔缺损早期的 V_1 导联特征性 QRS 波为（　　）。

A.rS 波

B.qR 波

C.Rs 波

D.rsR's' 波

E.rsR' 波

10. 急性肺栓塞常见心电图改变，除外（　　）。

A. 窦性心动过速

B.$S_{I}Q_{III}T_{III}$征

C.V_1 ～ V_3 导联 T 波倒置

D.aVR 导联 ST 段抬高

E.V_5 导联 R 波高电压

11. 双心室肥厚的特征心电图改变是（　　）。

A.$S_{I}S_{III}S_{III}$图形

B.$S_{I}Q_{III}T_{III}$图形

C.Katz-Wachtel 现象

D. 持续性幼年 T 波模式

E. 顺钟向转位

12. 新生儿的额面电轴常见为（　　）。

A.−60°

B.−30°

C.0°

D.+60°

E.+210°

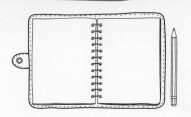

有效不应期和房室阻滞

下图①中，心房冲动下传时，正逢房室交界区的正常应激期，心房冲动顺利下传心室，心室激动，产生QRS波。下图②中，心房冲动下传时，遭遇房室交界区的有效不应期，心房冲动未能下传心室，QRS波脱落，出现房室阻滞。

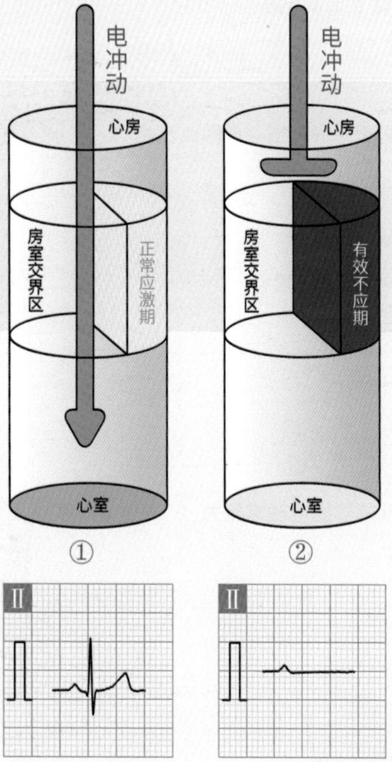

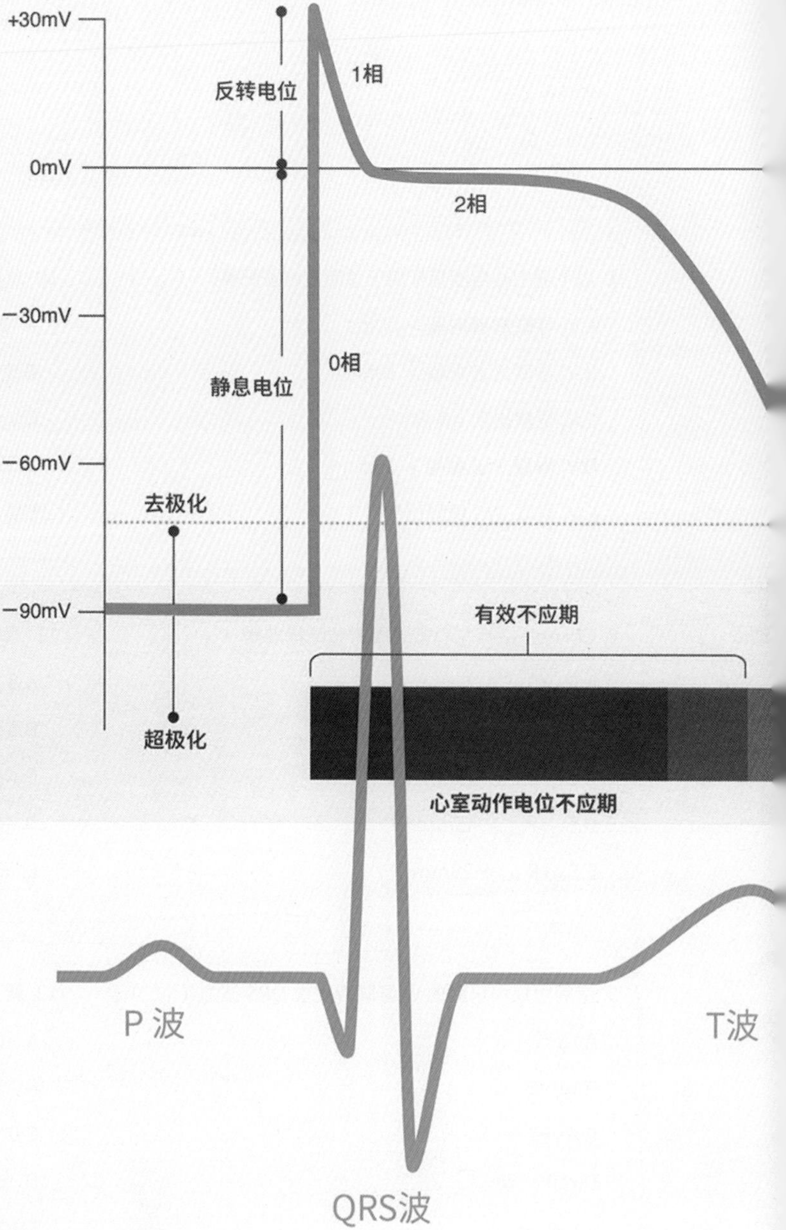

Q & A

传导阻滞

传导阻滞可以发生在传导系统的任何部分，包括窦房交界区、Bachmann束、结间传导通路、房室结、希氏束、束支、终末浦肯野纤维等，产生形形色色的传导紊乱。

104. 有效不应期

心肌组织受到一次刺激产生兴奋后（标志是产生动作电位），不会立即对下一个刺激产生反应，而是要经历一定时间，兴奋性才会逐渐恢复。心脏电生理学用不应期的概念描述心肌兴奋性的恢复程度。我们用心室肌为例说明。

心室肌产生1次动作电位后，膜电位恢复至 –50mV 水平以前，给予心室肌一个超强刺激（比阈刺激强大1000倍），心室肌也不会产生新的动作电位，称为绝对不应期（ARP）[257, 258]。正常心室肌的绝对不应期为180 ~ 200ms[257]。

心室肌继续复极到 –50 ~ –55mV 这段时间里，给予心室肌一个超强刺激，细胞膜有局部反应，但不能产生动作电位，称为局部反应期[259]。

心室肌在绝对不应期和局部反应期里不会产生新的动作电位，这两个时期统称为有效不应期。电冲动在心脏中传导时，若遭遇传导系统的有效不应期，将会导致传导失败。

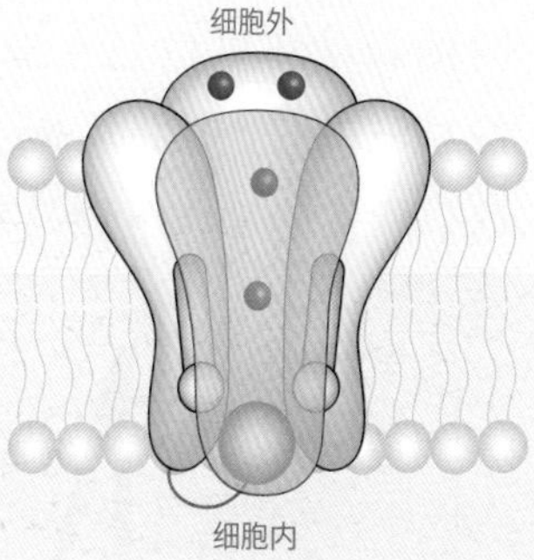

离子通道与不应期

1次动作电位产生后，负责除极的离子通道要经历失活和复活过程，然后才能重新开放。这是心肌不应期产生的细胞学基础。心室肌要膜电位复极到 –55 ~ –60mV 才能重新产生动作电位，此时只有一半的 Na^+ 通道可以激活，产生的动作电位也是不健全的[39, 259]。

有效不应期与传导

传导守则——传导的冲动遭遇有效不应期会发生传导中断。需要指出的是，绝对不应期只是有效不应期的一部分。心电图上相当于QRS波起点至T波顶峰以前。

Q & A

105. 相对不应期

心室肌复极至 –70 ~ –60mV 时，由于大部分失活的 Na^+ 通道开始复活，受到新刺激能够产生新的动作电位。注意，此时的新动作电位是在细胞膜尚未恢复至静息电位时产生的，Na^+ 通道并非全部开放，产生的动作电位是有缺陷的，0 相产生缓慢，振幅低。心室肌动作电位复极期间能够产生可传导、有缺陷的动作电位的时期，称为相对不应期。相对不应期占时 50ms，相当于动作电位 3 相后半部，心电图上相当于 T 波顶峰至降支终末部 [257]。

相对不应期产生的这种有缺陷的动作

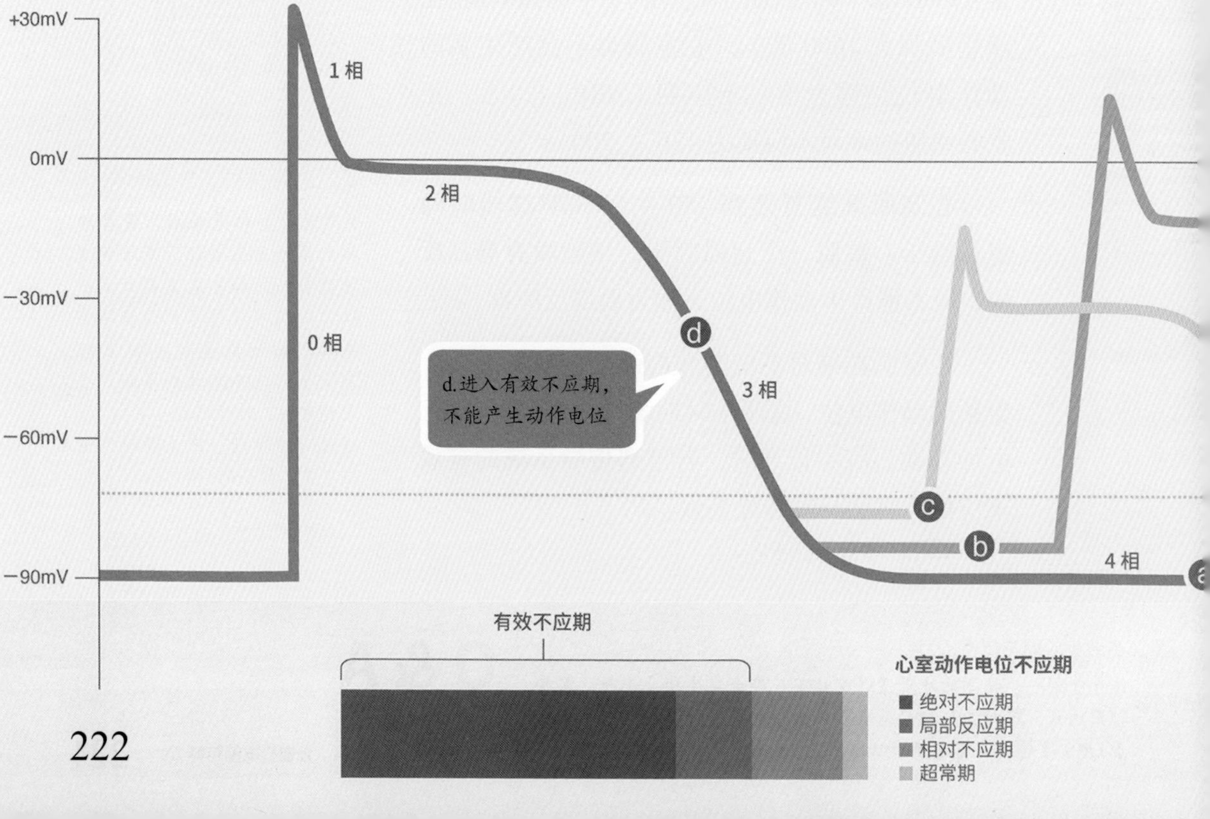

电位，传导功能将会受到影响。电冲动在心脏中传导时，若遭遇传导系统的相对不应期，将会发生缓慢传导，传导时间延长。

可以想象的是，在相对不应期里连续给予心肌刺激且刺激时间不断缩短，刺激越靠近有效不应期，产生的动作电位越不健全，传导也越困难，传导时间进行性延长，当刺激开始进入有效不应期，传导随即中断。这种特殊模式的传导阻滞称为文氏阻滞，传导系统中房室结是最常发生文氏阻滞的部位。1904 年，因荷兰解剖学家和心脏病学家文克巴赫（Wenckebach）对其进行了详细阐述而被人广为熟知[260~262]。

相对不应期和房室阻滞

图①中，心房冲动下传时，正逢房室交界区的正常应激期，心房冲动顺利下传心室，心室激动，产生 QRS 波。图②中，心房冲动下传时，遭遇房室交界区的相对不应期，心房冲动仍能下传心室产生 QRS 波，但传导缓慢，PR 间期延长。

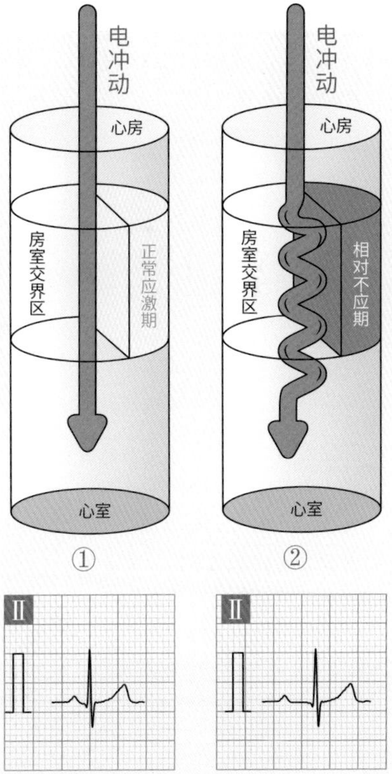

电冲动
心房
房室交界区
正常应激期
心室
①
电冲动
心房
房室交界区
相对不应期
心室
②
II
II

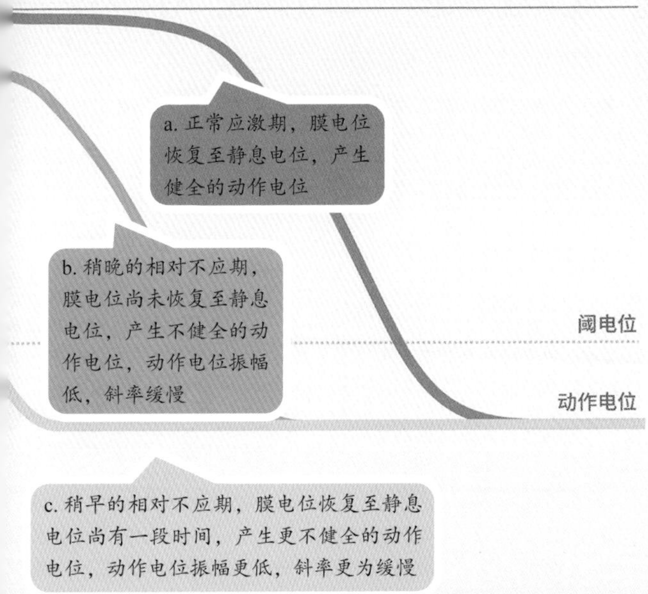

a. 正常应激期，膜电位恢复至静息电位，产生健全的动作电位
b. 稍晚的相对不应期，膜电位尚未恢复至静息电位，产生不健全的动作电位，动作电位振幅低，斜率缓慢
阈电位
动作电位
c. 稍早的相对不应期，膜电位恢复至静息电位尚有一段时间，产生更不健全的动作电位，动作电位振幅更低，斜率更为缓慢

传导阻滞的分度

传导阻滞可以发生于心脏传导系统的任何部位，以及心肌与心肌之间。心电图按照阻滞的模式进行分度表述，有关诊断术语可以通用，例如一度窦房阻滞、一度房室阻滞等。

一度阻滞：上游冲动都能够传导至下游组织，但传导时间延长。一度阻滞无心电波的脱漏。

二度Ⅰ型阻滞：传导时间进行性延长直至被阻滞。间歇性出现心电波脱漏且只脱漏 1 次。

二度Ⅱ型阻滞：传导时间固定直至被阻滞。间歇性出现心电波脱漏且只脱漏 1 次。

2∶1阻滞：每 2 个冲动中只能传导 1 个，另 1 个被阻滞，50% 的心电波脱漏。

高度阻滞：＞ 50% 的冲动未能传导，出现严重的心电波脱漏。

三度阻滞：所有冲动均未能传导，全部被阻滞，阻滞区无应激期，恒定处于有效不应期。

需要指出的是，决定阻滞严重程度的不是阻滞“度数”，而是阻滞部位。

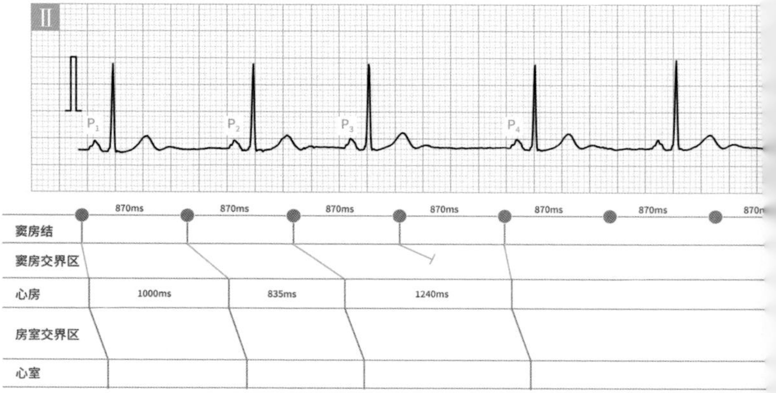

心电图诊断：窦性心律，P-P 间期逐渐缩短直至 P 波间歇性脱漏出现长 P-P 间期，长
间期小于脱漏前短 P-P 间期两倍，此规律周期性出现。

电生理机制：窦房交界区组织的相对不应期延长，窦房传导时间进行性延长直至被阻滞

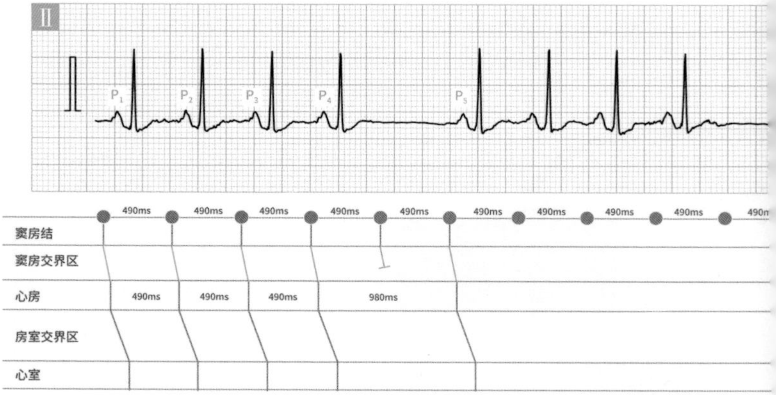

心电图诊断：窦性心律，P 波间歇性脱漏，出现长 P-P 间期，核心诊断标准是长 P-P 间
是短 P-P 间期的两倍。

电生理机制：窦房交界区组织的有效不应期延长。

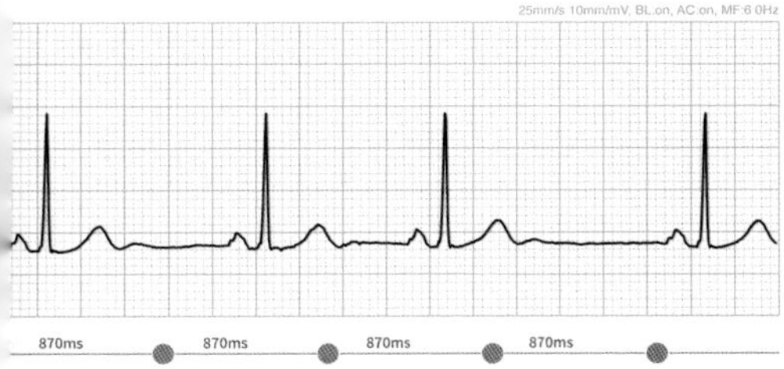

二度 I 型窦房阻滞
心电图图例 68

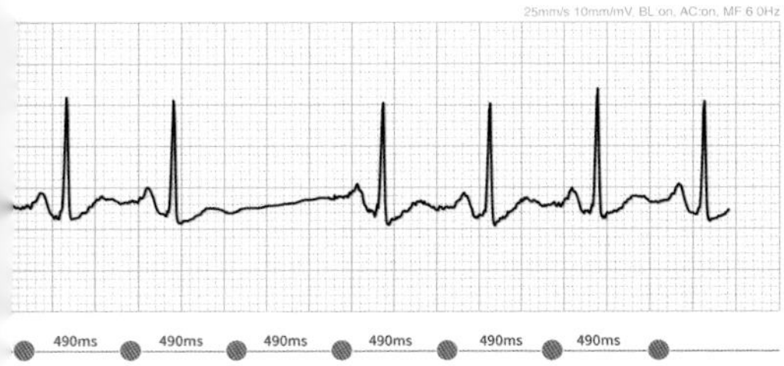

二度 II 型窦房阻滞
心电图图例 69

106. 窦房阻滞

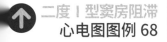

窦房结与心房的交界部位称为窦房交界区。窦房交界区病变会影响窦性冲动向心房内的传导，最终影响窦性 P 波的产生。

窦房交界区的相对不应期延长，窦性冲动从窦房结传导至心房的时间（窦房传导时间）延长，但都能传导至心房，心房激动产生窦性 P 波，故心电图无法直接诊断一度窦房阻滞，是一种亚临床心律失常。

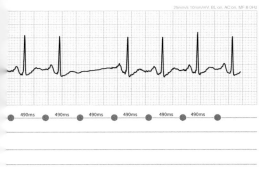

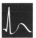

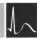

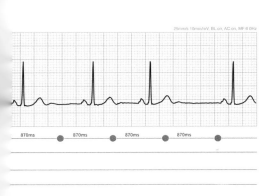

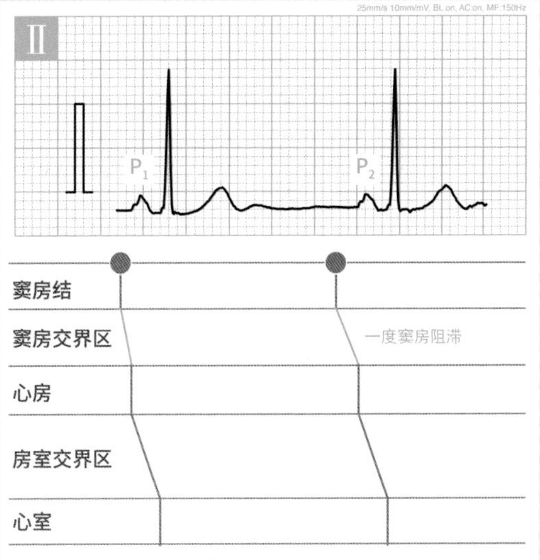

107. 窦性停搏

窦性停搏是窦房结的起搏功能障碍，不能形成窦性冲动，心电图窦性 P 波脱漏。脱漏形成的长 P-P 间期与基础短 P-P 间期无倍数关系，这是窦性停搏与二度Ⅱ型窦房阻滞最重要的心电图鉴别点。

窦房结既可以发生间歇性起搏功能障碍，窦性 P 波间歇性丢失，心电图出现间歇性长 P-P 间期，称为一过性或间歇性窦性停搏；也可以永久性停搏，窦房结完全不能产生窦性冲动，心电图窦性 P 波完全消失，心脏为了维持心室搏动，只能依靠各种逸搏节律维持。

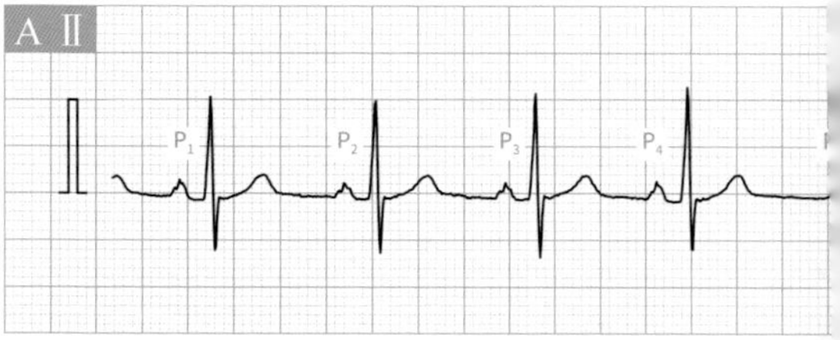

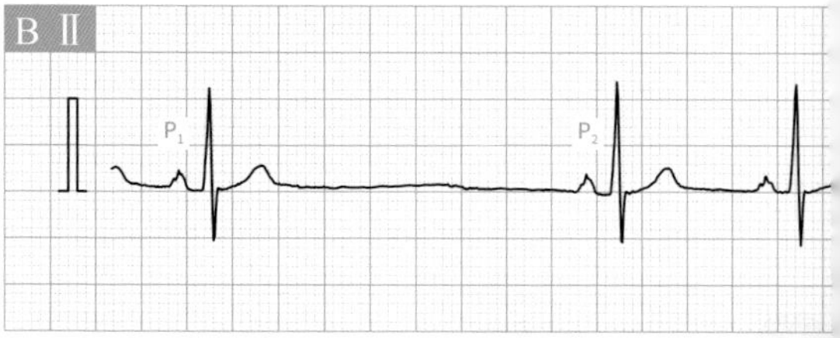

心电图图例

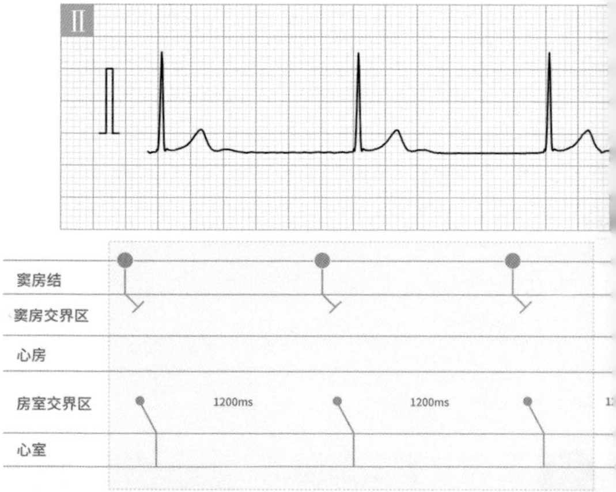

三度窦房阻滞

心电图诊断难点

三度窦房阻滞时由于窦房交界区恒定处于有效不应期，所有的窦性冲动均无法传导至心房，心电图也表现为窦性 P 波完全消失，出现各种逸搏节律。心电图无法区分永久性窦性停搏和三度窦房阻滞，不过初学者仍应需要了解它们的电生理机制，前者是起搏障碍，后者属于传导障碍。遇到这种进退维谷的情况，心电图可以这样诊断：①窦性停搏，三度窦房阻滞不除外；②交界性逸搏节律。

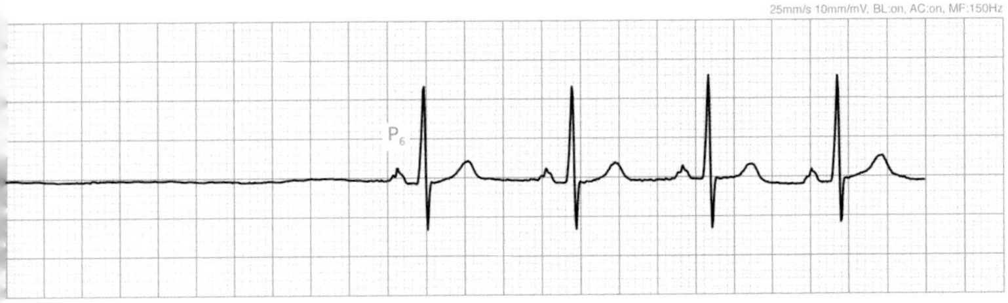

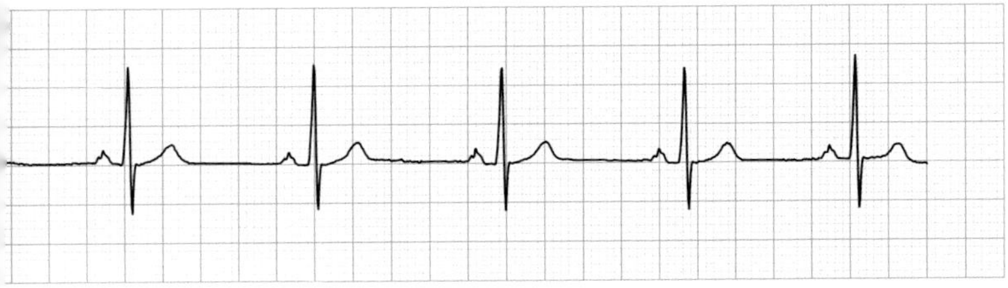

图诊断：窦性心律，突然出现的长 P-P 间期，与短 P-P 间期无倍数关系。请读者自行测量图 A 和图 B 的长 P-P 间隔分别为 ＿＿＿＿＿s 和 ＿＿＿＿＿s。

理机制：窦房结起搏功能障碍。

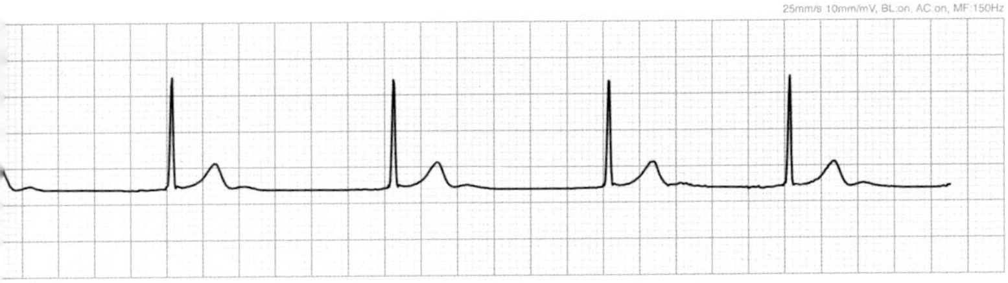

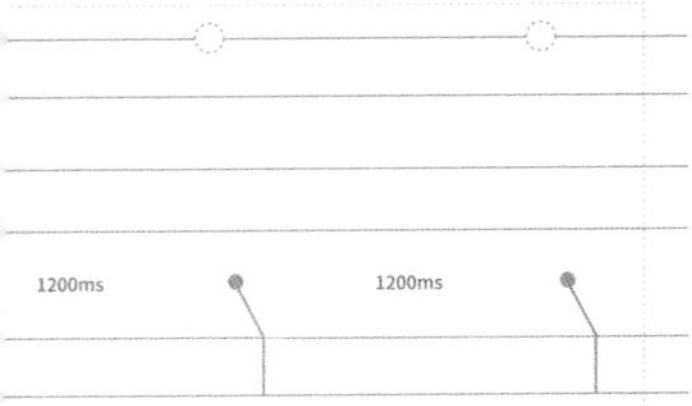

窦性停搏

心电图图例 71

窦性 P 波丢失，心电图为交界性逸搏心律。据前三个心搏推导第一种机制为三度窦房传导阻滞，注意窦房结仍能产生冲动，但不能传导至心房；据随后三个心搏推导第二种机制为窦性停搏，窦房结不能发放窦性冲动。

临床难点

2018 年，ACC/AHA/HRS《心动过缓和传导延迟的评估和管理指南》推荐的窦性停搏诊断标准是停搏时间＞3s，这个诊断标准更适合诊断病理性窦性停搏，即病态窦房结综合征，健康者窦性停搏时间＞3s 罕见[263~265]。

另一方面，窦性停搏的基础诊断标准尚存争议，有些推荐停搏时间＞1.5s，有些推荐停搏时间＞2s，不过，在停搏时间 2 ~ 3s 的人群中，健康者占 11%，训练良好的运动员占 33%，特别容易出现于安静、睡眠状态，这是生理性的窦性停搏，发生机制是窦房结受到高迷走神经张力的调控，活动后或交感神经兴奋后，心率恢复正常[264]。

在临床上，如果心室停搏时间长达 5s，患者将会出现头晕、心悸、出冷汗等先兆晕厥症状，心室停搏时间＞6 ~ 8s 将会出现晕厥，即脑部低灌注引起的短暂性意识丧失[266~268]。应该熟记这些具有诊断价值的临床数据！

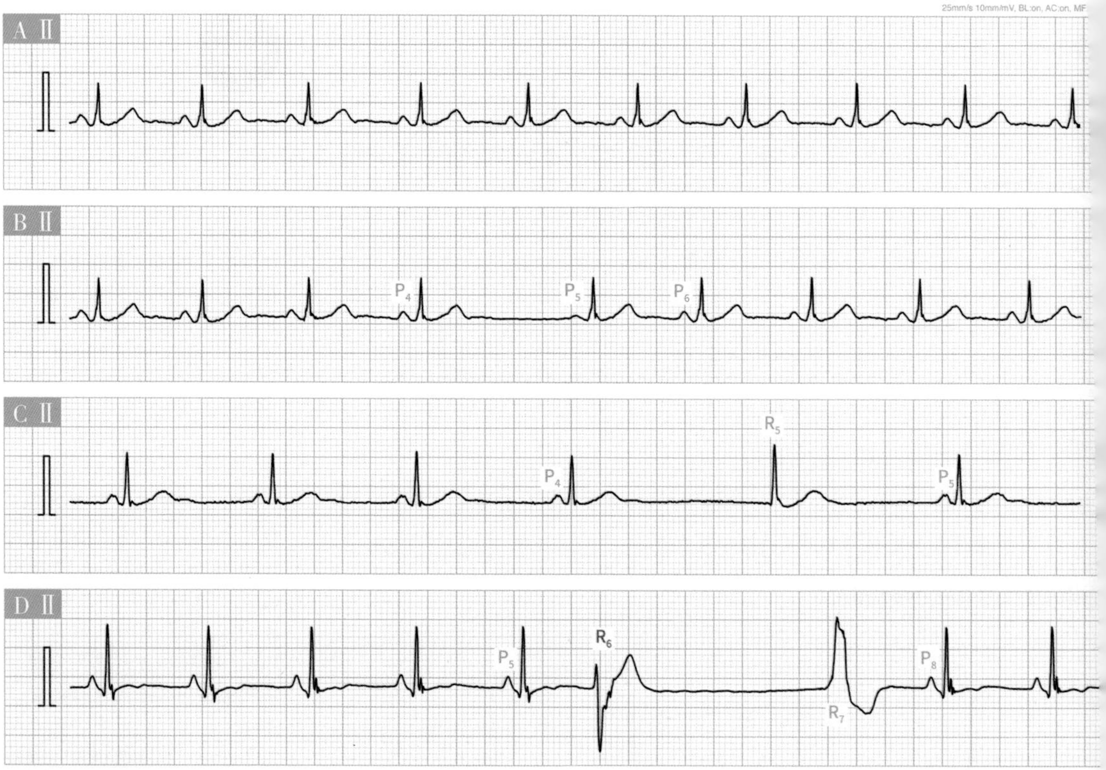

心电图图例 72

图 A：窦性心律，心率 ______ 次 / 分，为正常窦性心律。窦性 P 波和 QRS 波规律发生。

图 B：窦性心律，窦性 P_4 后发生 1 次窦性停搏，窦性 P 波 P_5 丢失，窦性心搏延迟至 P_6 重新出现。期间出现 P_5，形态与基础窦性 P 波不同，P_4-P_5 间期明显大于基础窦性周期，P_5 判读为房性逸搏。

图 C：窦性心律，窦性 P_4 之后发生 ____________，窦性 P_5 延迟出现。R_5 延迟出现，QRS 波时限正常，除振幅略高于窦性 QRS 波以外，形态与窦性 QRS 波相同，为 1 个交界性逸搏。

图 D：窦性心律，窦性 P_5 后提前出现 1 个室性期前收缩。这个室性期前收缩产生了一次长间期（代偿间期），终止长间期的是另一个宽大畸形的 QRS 波，时限＞120ms，T 波方向与 QRS 主波相反，为 1 个室性逸搏。

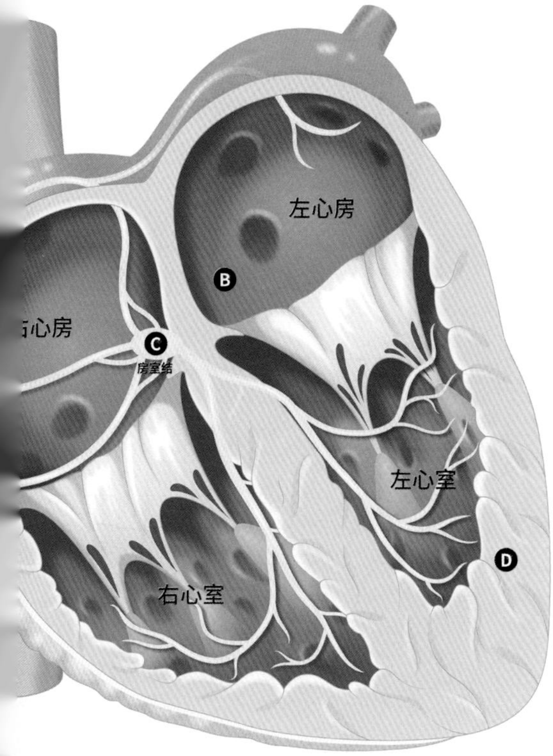

次级起搏点

在心脏中，除了窦房结，心房、房室交界区和心室等部位的一些特殊电学细胞也具有自律性，但固有频率低于窦房结，称为次级起搏点。生理情况下，窦房结自发性产生冲动的频率最快，通过超速抑制和抢先占领机制抑制次级起搏点，故窦性心律是多数人的主导节律。病理情况下，窦房结功能衰退，减慢的窦性心率不足以抑制次级起搏点，次级起搏点开始发放冲动控制心室，形成逸搏和逸搏节律。

108. 发现逸搏

当窦性心律的频率过于缓慢或频率骤降时，心脏为了维持泵血所必需的心室率，将会启动保护机制维持心室搏动。这种保护机制就是次级起搏点开始发放冲动，心电图出现逸搏。

心电图诊断逸搏的关键是在长 R–R 间期中，观察结束长时间停搏的心室搏动与基础心搏是否相同，不同则要考虑结束长 R–R 间期的是逸搏。

房性逸搏发生于各种长间期之后，如窦房阻滞、窦性停搏、严重的窦性心动过缓、期前收缩引起的代偿间期、二度房室阻滞的心室脱漏后等，特征是长间期后出现与窦性 P 波形态不同的房性 P 波，PR 间期≥ 120ms，QRS 波形态与窦性心律相同或略有波形差异，心电图的核心诊断是延迟出现的不同于窦性心律的房性心搏。

临床上最常见的逸搏是交界性逸搏，因为房室交界区是最重要的次级起搏点。

109. 逸搏节律

相同逸搏连续出现≥ 3 次时，称为逸搏节律。逸搏节律的频率遵循次级起搏点的生理性频率[269]。

逸搏节律生理性频率范围（次 / 分）	
次级节律点	频率范围
心房	50 ～ 60
房室结	40 ～ 60
心室	20 ～ 40

当逸搏节律的频率低于它们自身的生理性频率下限时，称为缓慢的逸搏节律。例如 1 例窦性停搏患者，当其交界性逸搏节律的频率只有 30 次 / 分时，称为缓慢的交界性逸搏节律，本质是交界性心动过缓，电生理机制是次级起搏点病变引起次级起搏点的起搏功能欠佳。

在临床上，逸搏节律越靠近终末浦肯野纤维网，QRS 波越宽大畸形，心率越慢，节律点也越不稳定，心脏有停搏风险。

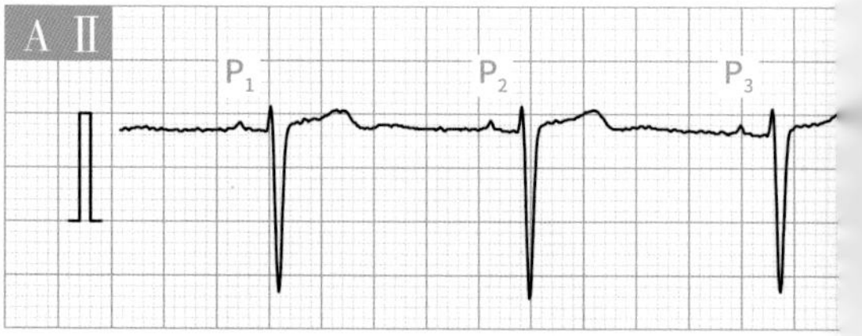

图 A：每个 QRS 波之前均有 P 波，仔细分析，有 ________ 波形态，哪种 P 波是房性逸搏节律呢？理由是 ____。

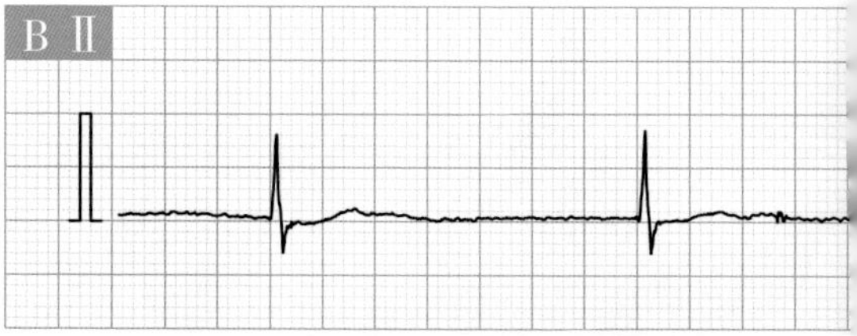

图 B：1 例窦性停搏，心电图未见窦性 P 波，QRS 波较 ________ 窄或宽），时限 ________ms，T 波极性与 QRS 主波 ________，QRS 波前后 ________（填有或无）相关 P 频率 ________ 次 / 分，为交界性逸搏节律。

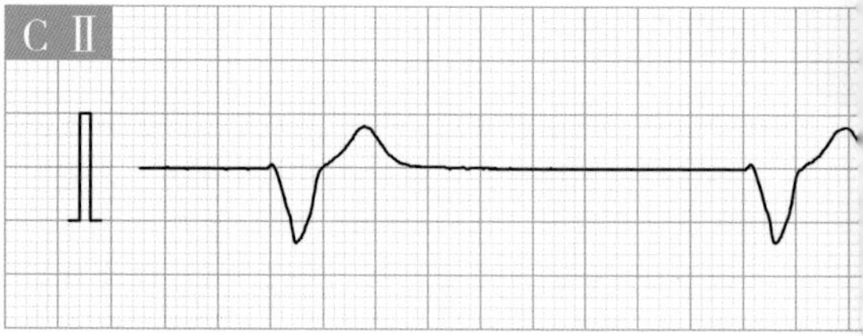

图 C：1 例窦性停搏，心电图未见窦性 P 波，QRS 波宽大畸 时限 ________ms，T 波极性与 QRS 主波极性 ________ 频率 ________ 次 / 分，为室性逸搏节律。

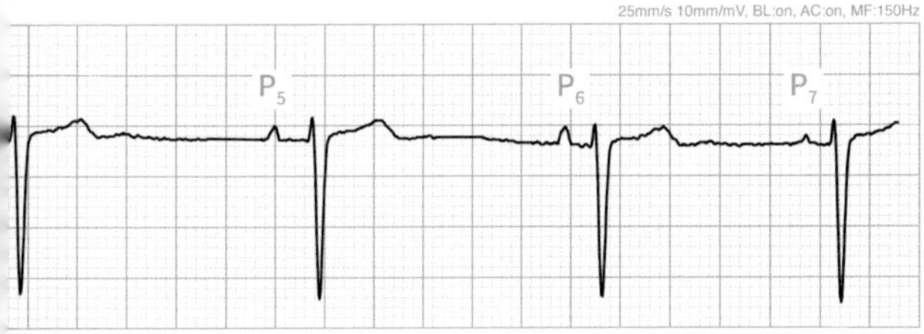

相关 P 波

QRS 波之前有 P 波，P 波与 QRS 波保持恒定关系或有一定的变化规律，即为相关 P 波，多提示 QRS 波为室上性的。

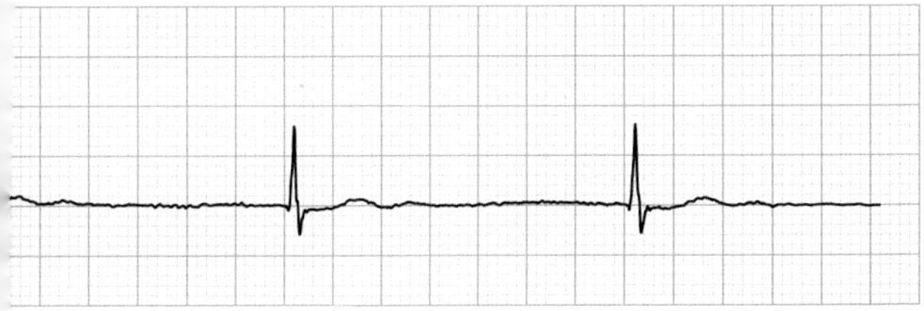

房室交界区

房室交界区包括部分低位右心房、房室结和希氏束分叉部以上解剖部位，该部位的一些心肌细胞具有自律性，成为最重要的次级起搏点。

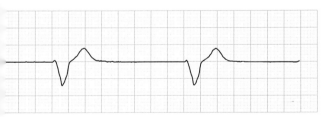

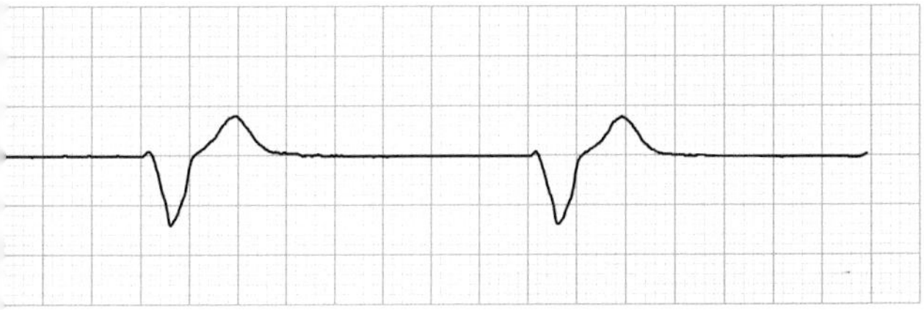

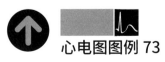

心电图图例 73

逸搏节律与临床

□逸搏节律是一种被动性心律失常，当主导起搏点频率衰退或停止时，才会出现逸搏节律。一旦主导起搏点的频率恢复正常或超过逸搏节律的频率，心率恢复为主导节律。

□逸搏节律是一种保护性节律，避免心室率过慢或长时间的心室停搏，因此，无需抗心律失常治疗。

> **不恰当的使用抗心律失常药物抑制逸搏节律，有导致患者心脏停搏的风险。**

□稳定的逸搏节律应该能维持患者的基础循环需求和血压，一旦逸搏节律变慢、出现多种逸搏节律、合并快速性室性心律失常、血压下降、出现长时间的心室停搏等，提示逸搏节律点不稳，患者需要严密接受心电监护和起搏器治疗。

□在临床上，逸搏节律常见于严重的窦性心动过缓、高度窦房阻滞、窦性停搏、高度房室阻滞、三度房室阻滞等缓慢性心律失常的情况下。

心房的偏心性激动和向心性激动

正常窦性冲动产生于窦房结，抵达心房后，首先激动右心房，然后通过房间传导通路把冲动传递给左心房，左心房开始激动，因此，整体心房激动时间包括右心房激动时间、心房间传导时间和左心房激动时间。每侧心房完全激动至少耗时 35 ~ 40ms，因此，正常窦性 P 波应有 70 ~ 80ms 间期[75]。心房这种从一侧向另一侧激动的模式称为偏心性激动。当异位房性冲动起源部位靠近房间隔时，右心房和左心房可以近乎同时激动（如果考虑到细微的传导时间差异，完全同步是很难做到的）。双侧心房同步激动的模式称为向心性激动。向心性激动时，由于两侧心房瞬时先后激动，整个心房激动时间大大缩短，产生的房性 P 波时限可以非常窄，甚至只有 20 ~ 40ms。在心电图上，当发现 P 波时限异常短，要考虑异位心房冲动引起的向心性激动。

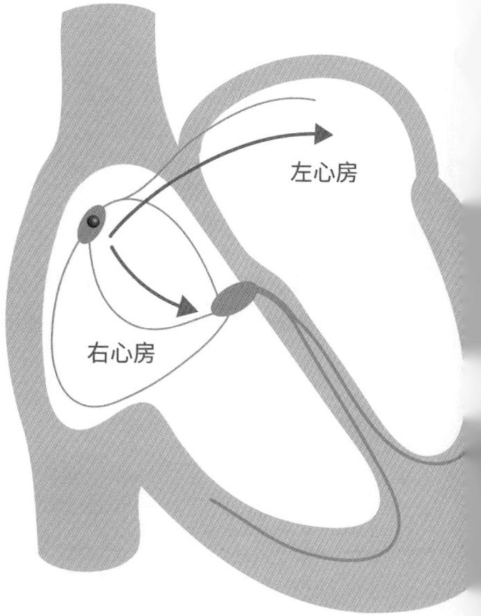

窦性冲动

心电图图例 74

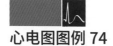

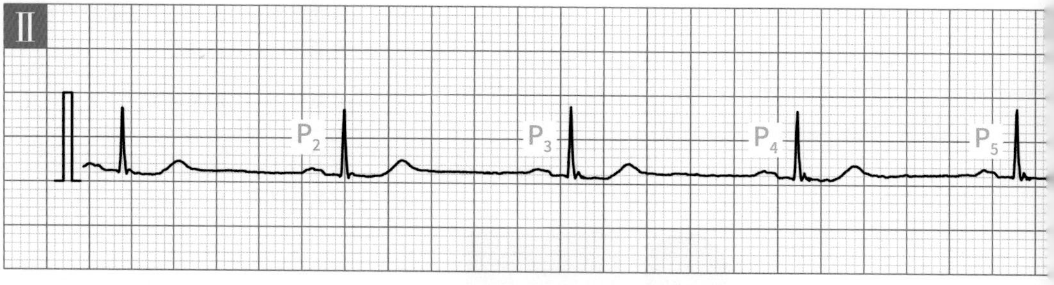

仔细阅读这份心电图，然后找找看，哪一个是房性逸搏？理由是什么呢？

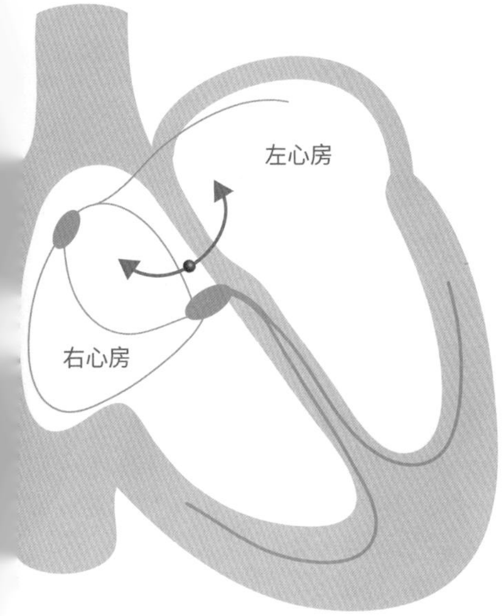

房性冲动

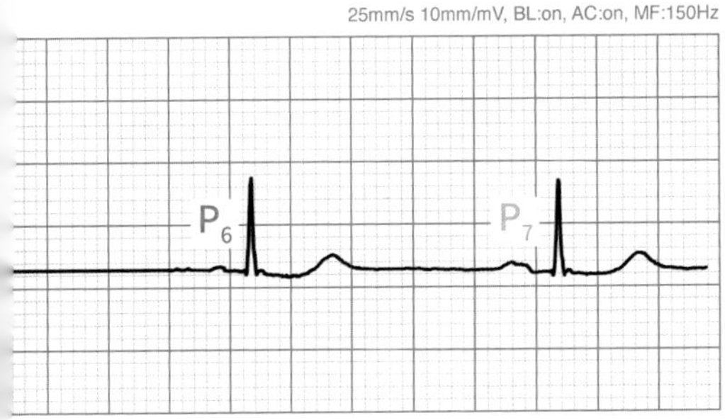

110. 房性逸搏

房性逸搏常见于严重的窦性心动过缓、窦性停搏、窦房阻滞、期前收缩形成的代偿间期等长 P–P 间期之后。由于窦房结的冲动未能及时到来，心房内的起搏点发放异位房性冲动，避免长时间的心动过缓，保证心室的泵血功能。

房性逸搏引起心房激动的顺序不同于窦性冲动，产生的房性 P 波形态和窦性 P 波不同，因此，长 P–P 间期之后发现 P 波形态不同于基础窦性 P 波，要考虑房性逸搏的心电图诊断。

当然，如果房性逸搏的起源部位靠近窦房结或位于右心房上部，形成的房性逸搏 P 波将会和窦性 P 波极为相似，此时，单纯依靠 P 波形态很难鉴别两者。通常逸搏会在相近或相同的间期后出现，称为逸搏周期，这是次级起搏点产生的固有周期。测量多个长 P–P 间期恒定伴长 P–P 间期后的第 1 个 P 波变形，支持诊断房性逸搏。

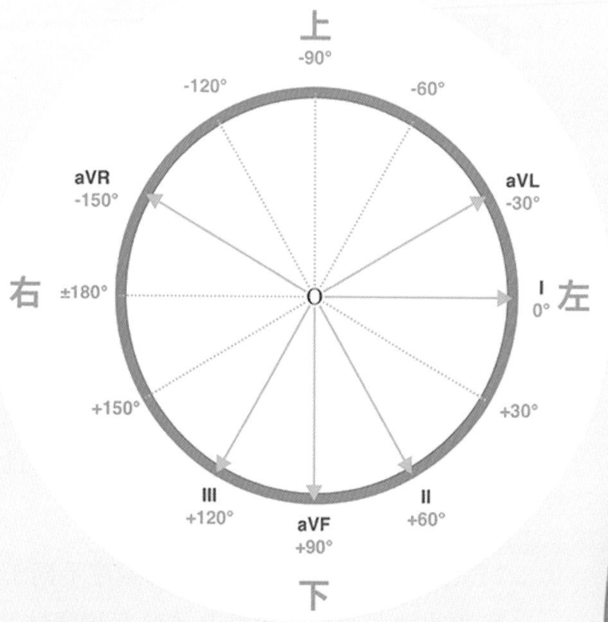

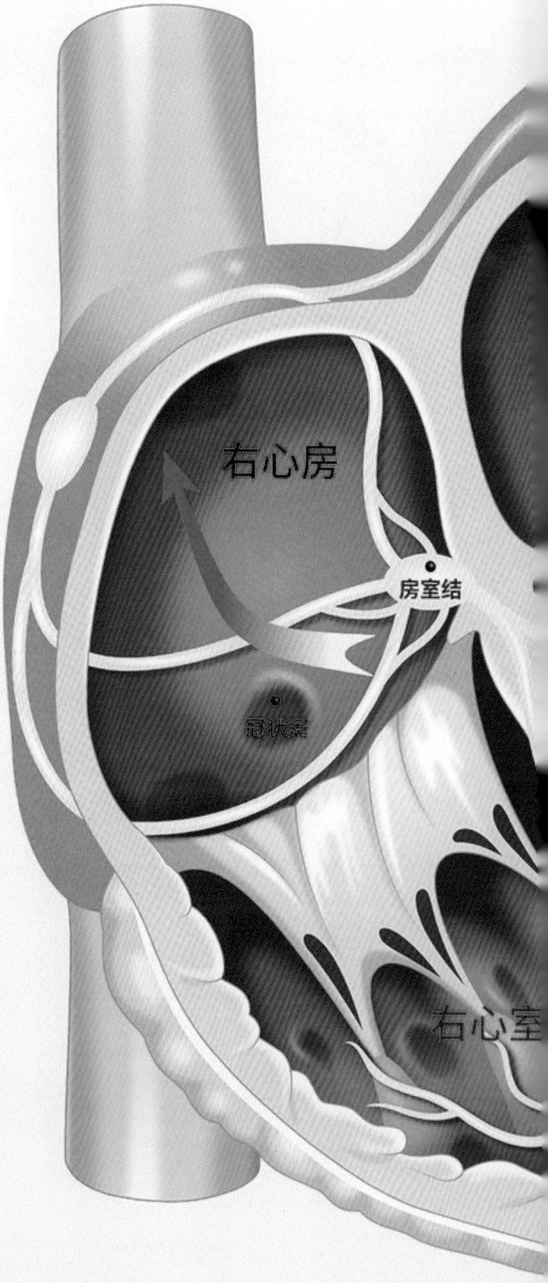

心电图鉴别低位房性节律和交界性节律

冠状窦是心脏静脉系统在右心房内的开口，冠状窦的开口和体部都分布有自律性细胞，会产生房性异位搏动，很显然，冠状窦口附近来源的异位心房搏动，从心房下部逆行向上除极心房，Ⅱ导联产生倒置P波，aVR导联产生直立P波，由于下传心室要经过房室结的缓慢传导，房室顺次激动，PR间期≥120ms。

房室交界区包括房室结和希氏束分叉部以上结构，交界区来源的异位节律，如果逆行激动心房，也会在Ⅱ导联产生倒置P波，aVR导联产生直立P波，但由于冲动同时向心房和心室传导，房室同步激动，PR间期＜120ms。

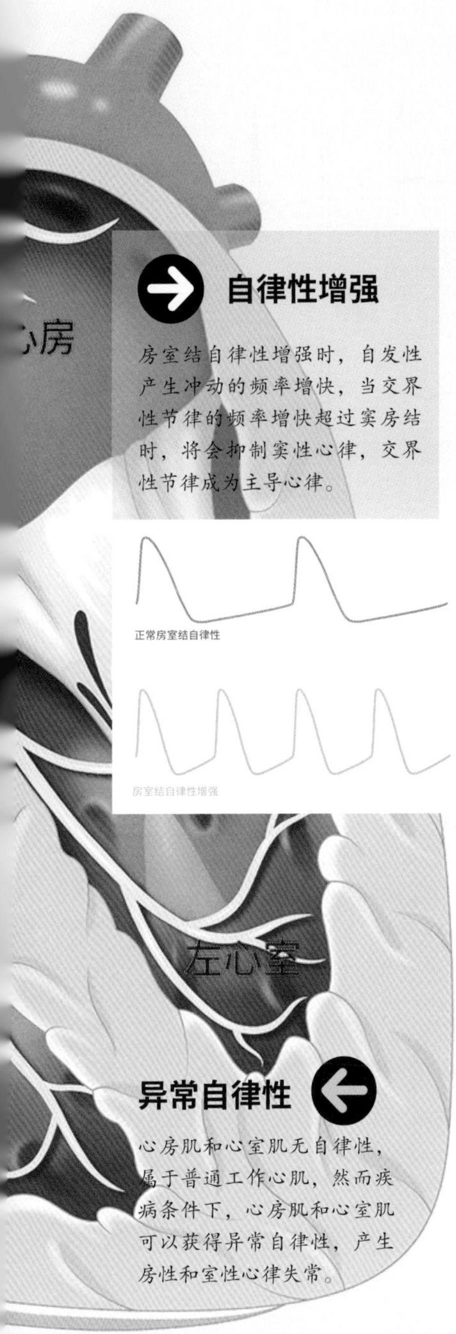

111. 自律性增强

自律性增强

房室结自律性增强时，自发性产生冲动的频率增快，当交界性节律的频率增快超过窦房结时，将会抑制窦性心律，交界性节律成为主导心律。

次级起搏点在生理性频率范围里顺次发放冲动，产生逸搏节律。有时，次级起搏点的自律性增强，它们发放冲动的频率甚至超过窦房结，反过来抑制窦性心律，主导节律以次级起搏点发放的节律为主，频率快于通常的逸搏节律频率，称为加速性异位自主心律[76]。

加速性异位自主心律的频率范围（次 / 分）

次级节律点	频率范围	心电图诊断术语
心房	60 ~ 100	加速性房性自主心律
房室结	60 ~ 100	加速性交界性自主心律
心室	40 ~ 100	加速性室性自主心律

自律性增强的次级起搏点的节律行为更为主动，有时甚至频率 > 100 次 / 分，心电图出现各种异位性心动过速。自律性增强既包括生理性（如服用拟交感药物）又包括病理性（如急性心肌缺血、急性心肌炎、某些中草药中毒等），值得注意的是，一些病理性自律性增强的离子通道机制不同于生理性自律性增强，属于异常自律性[270]。

异常自律性

心房肌和心室肌无自律性，属于普通工作心肌，然而疾病条件下，心房肌和心室肌可以获得异常自律性，产生房性和室性心律失常。

112. 加速性自主心律

在临床上，因次级起搏点自律性增强引起的加速性自主心律并不少见，通常此类心律失常是良性的，无需使用抗心律失常药物治疗。窦性心率增快或促使次级起搏点自律性增强的诱因消失后，主导心律能够恢复为窦性心律。

先天性心脏病、急性心肌炎、急性心肌梗死、COPD 急性加重期等患者好发加速性房性自主心律和加速性室性自主心律，心肌缺血、缺氧等异常病理生理纠正后，多数可以自行消失，少数持续终生，与窦性心律此起彼消，反复发作。

复温 - 降温现象

次级起搏点开始控制心脏时，有时会观察到前数个心搏的频率逐渐增快，直至频率稳定的现象，称为复温现象，是次级起搏点逐步摆脱窦房结的控制，恢复自身起搏功能的过程；与之相反，次级起搏点形成的异位心律终止前，有时会观察到心率逐渐减慢直至异位心律消失的过程，称为降温现象，是次级起搏点的起搏功能逐步受抑制的心电图表现。

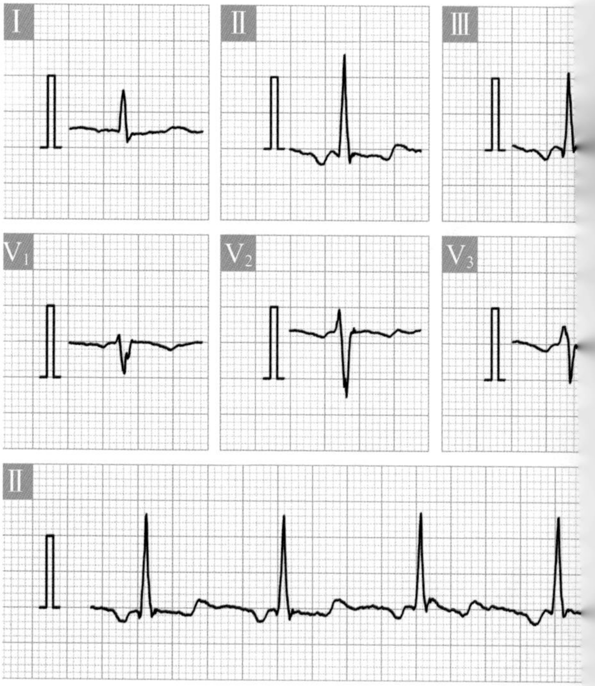

心电图图例 76

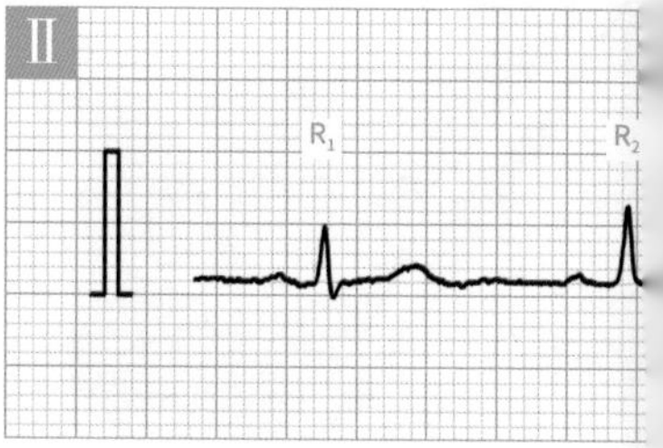

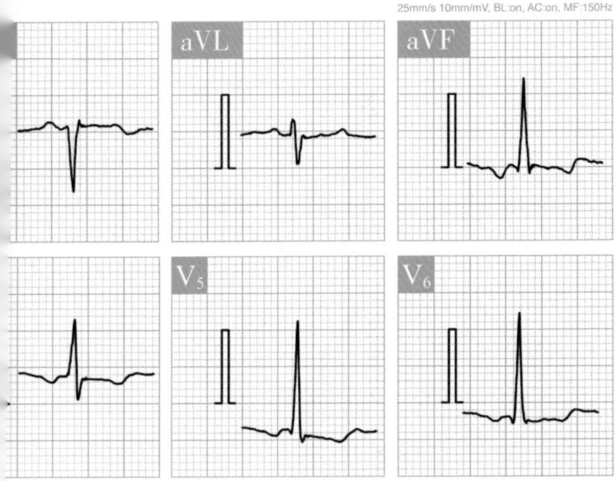

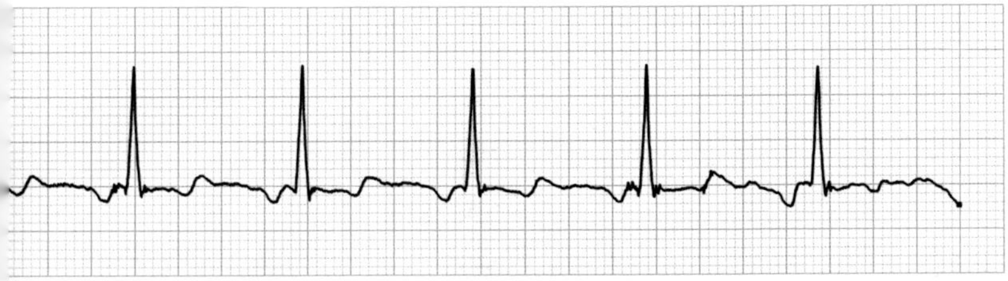

男，50 岁，临床诊断为冠心病。心室节律规整，QRS 波较________（填窄或宽），时限________ms，心室率为________次 / 分。每个 QRS 波前均有 P 波，P 波的极性在Ⅱ导联________，aVR 导联________，PR 间期________ms，PR 间期________（填固定或不固定），P 波频率为________次 / 分，判读心律为________________（填加速性房性自主心律或加速性交界性自主心律或加速性室性自主心律）。该患者的节律可以诊断为房性心动过速吗？你的理由是________________________________。

↑

心电图图例 75

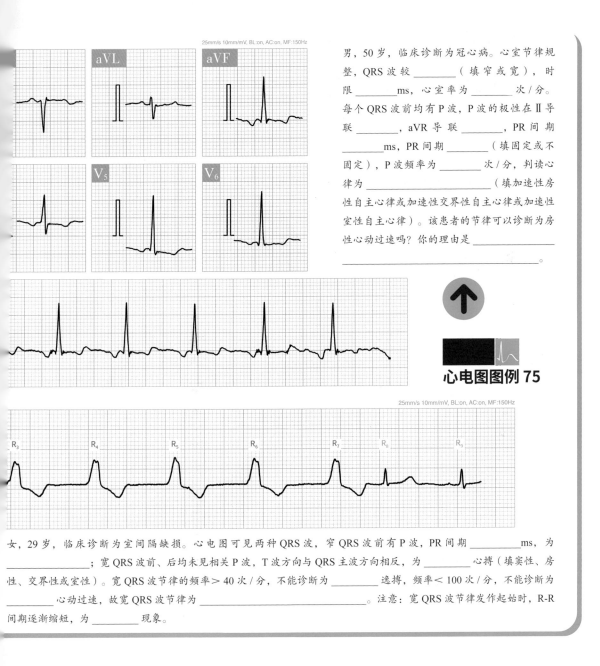

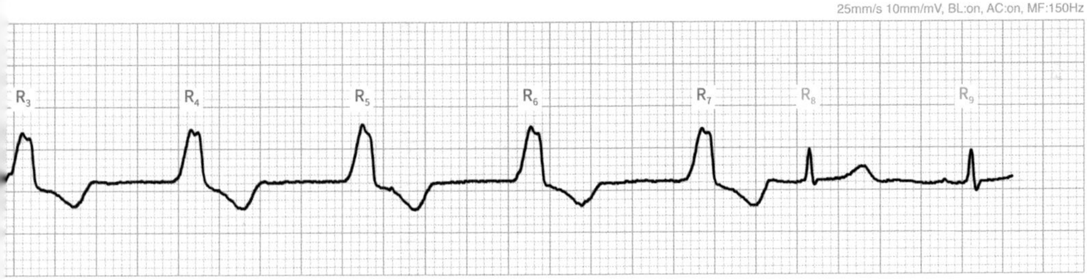

女，29 岁，临床诊断为室间隔缺损。心电图可见两种 QRS 波，窄 QRS 波前有 P 波，PR 间期________ms，为________；宽 QRS 波前、后均未见相关 P 波，T 波方向与 QRS 主波方向相反，为________心搏（填窦性、房性、交界性或室性）。宽 QRS 波节律的频率＞ 40 次 / 分，不能诊断为________逸搏，频率＜ 100 次 / 分，不能诊断为________心动过速，故宽 QRS 波节律为________________。注意：宽 QRS 波节律发作起始时，R-R 间期逐渐缩短，为________现象。

交界性心搏的房室关系

交界性心搏，逆行P波出现于QRS波之前，PR间期＜120ms。逆行P波出现于QRS波之前提示心房逆行激动早于心室激动。

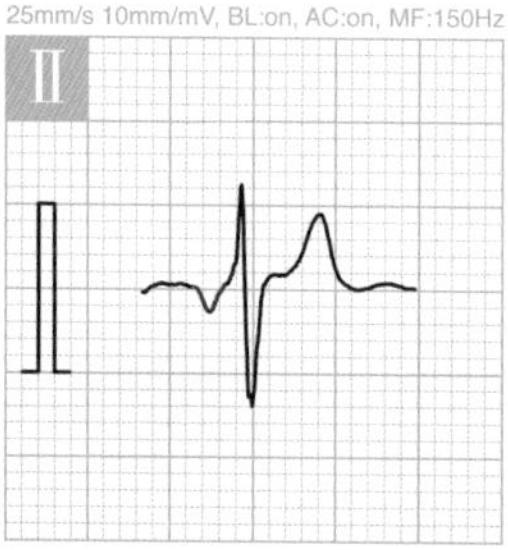

交界性心搏，未见逆行P波，提示心房和心室同步激动，逆行P波隐藏于QRS波之中或未能逆传进入心房。

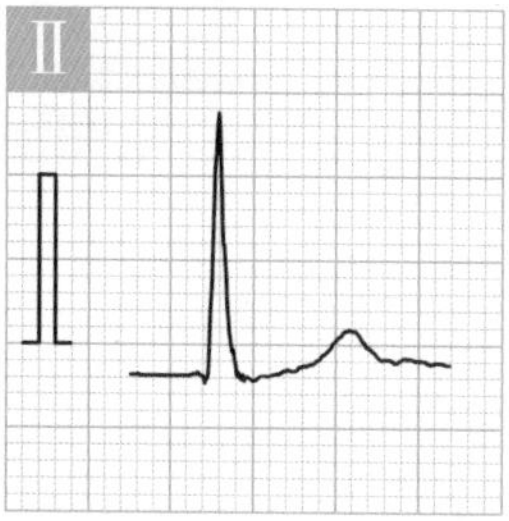

交界性心搏，逆行P波出现于QRS波之后，RP间期＜200ms。逆行P波出现于QRS波之后提示心房逆行激动晚于心室激动。

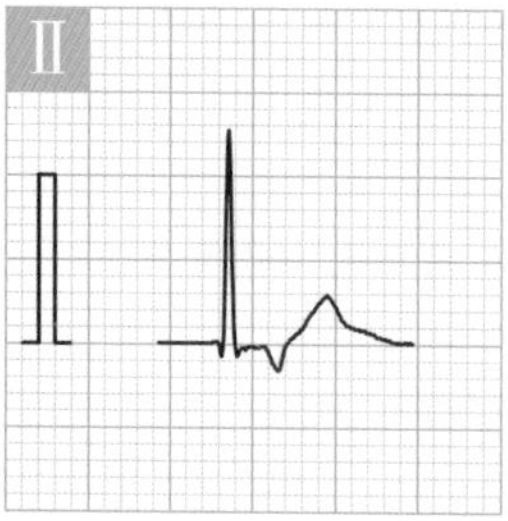

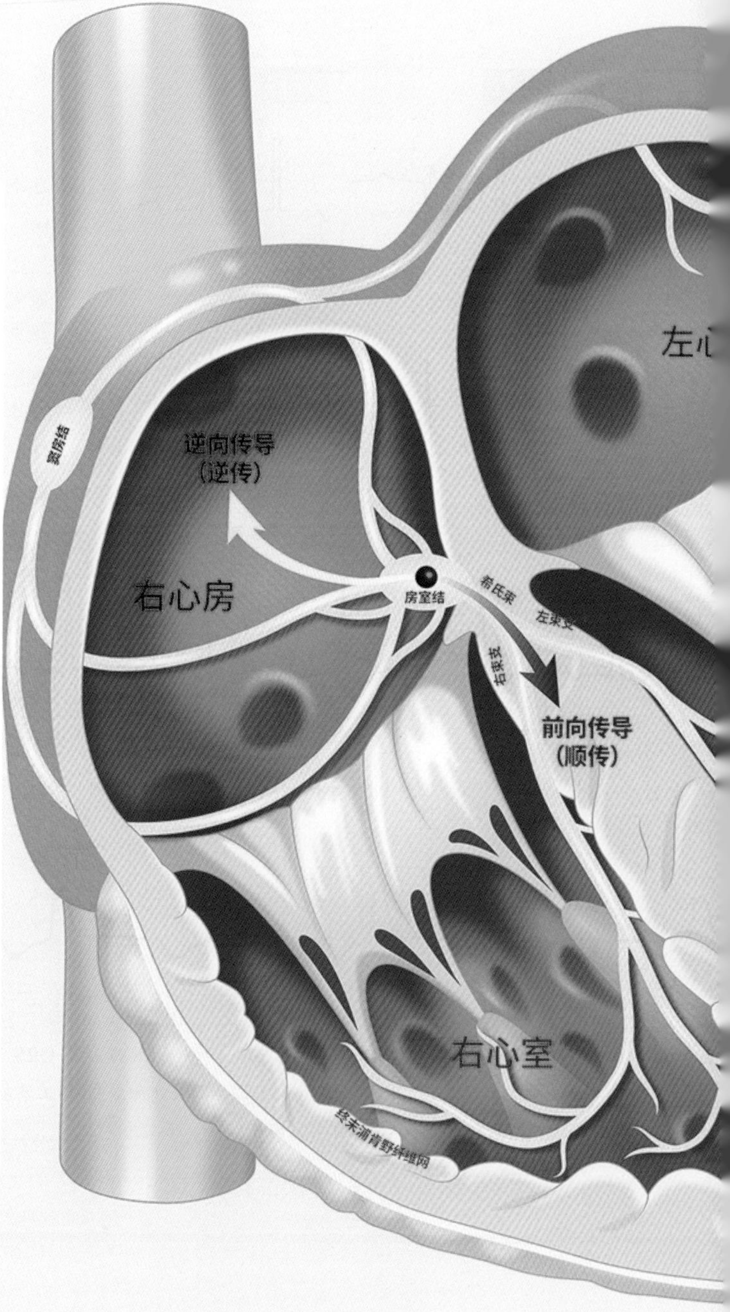

113. 前传和逆传

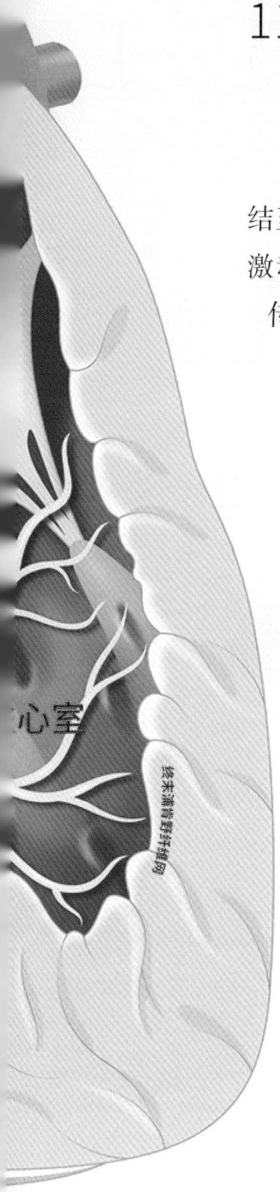

窦性冲动在心脏的传导系统中传导时，从窦房结至终末浦肯野纤维遵循一种从高位至低位的传导，激动心室为窦性冲动的最终目的，这种从上至下的传导模式，称为前向传导或顺向传导，简称为前传或顺传。

在电生理学上，希氏束分叉部以上来源的冲动统称为室上性冲动，包括起源于窦房结的窦性冲动，起源于心房的房性冲动，起源于房室结和希氏束分叉部以上的交界性冲动。

室上性冲动通过希氏束分叉部以下的室内传导系统前传至心室，室内传导系统包括左束支、右束支和终末浦肯野网络。

房室结和希氏束分叉部以上部位起源的交界性冲动，将会发生双向传导现象，一方面冲动逆传进入心房，逆行激动心房，Ⅱ导联产生倒置 P 波，另一方面冲动前传激动心室，产生 QRS 波，很显然，逆行 P 波和 QRS 波的关系取决于前传和逆传分别激动心室和心房的时间差。

逆传阻滞

并非每例交界性冲动均会逆传进入心房，有时交界性冲动逆传时，会在房室结上层的缓慢传导区遭遇逆传阻滞，交界性冲动未能进入心房，不仅心电图无逆行P波产生，电生理标测也不会记录到心房逆行激动，因此，交界性搏动或节律核心心电图判读标准是 QRS 波和 T 波满足室上性心搏，可以与窦性或房性的 QRS-T 波完全相同或轻微变形。

114. 等频节律

当窦房结和次级起搏点产生冲动的频率接近或相等时，例如窦性心律为59次/分，加速的交界性逸搏心律为62次/分，两种节律均不能独自控制心脏，同时存在，形成等频节律。

心电图上，等频心律有两种常见模式。第一种模式是窦性心律和异位心律此起彼消，反复交替发生，并发的电生理现象少，同一份心电图容易识别到两种节律共存。

第二种模式是心电图主要表现为一种节律（交界性节律或室性节律），窦性节律被掩盖，窦性P波隐藏于异位节律的QRS波中难以识别，交界性节律或室性节律在房室交界区干扰窦性节律的下传，形成等频分离。在房室交界区，当心房率慢于交界性节律或室性节律时，常常发生干扰性房室分离，这是一种生理性心电现象。

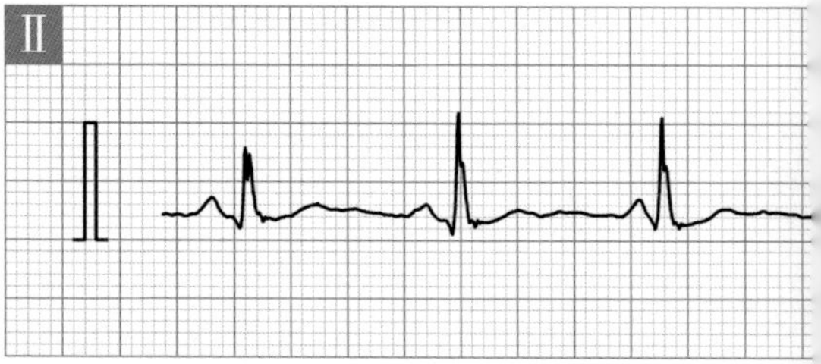

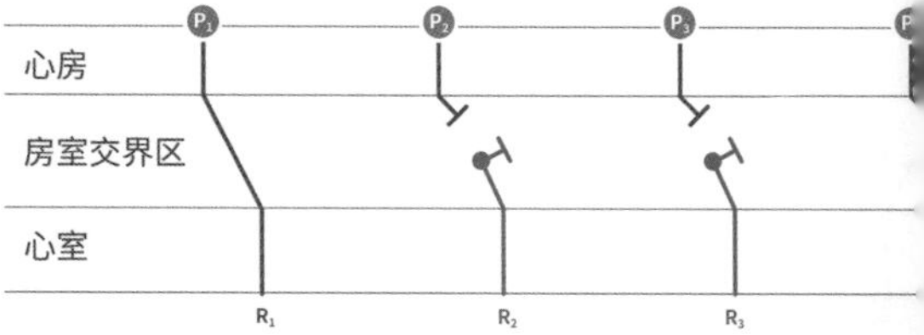

心电图图例 78

图例78取自一位急性下壁心肌梗死患者。请与有经验的同一起讨论，除了加速性交界性心律以外，可以发现窦性心律踪迹吗？如果可以，两种节律的心率各自为多少？

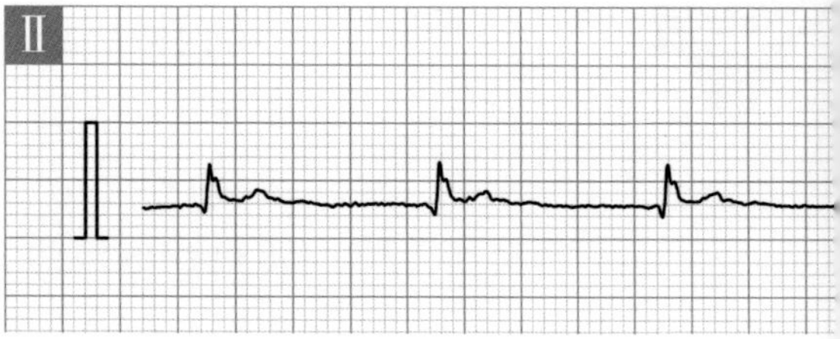

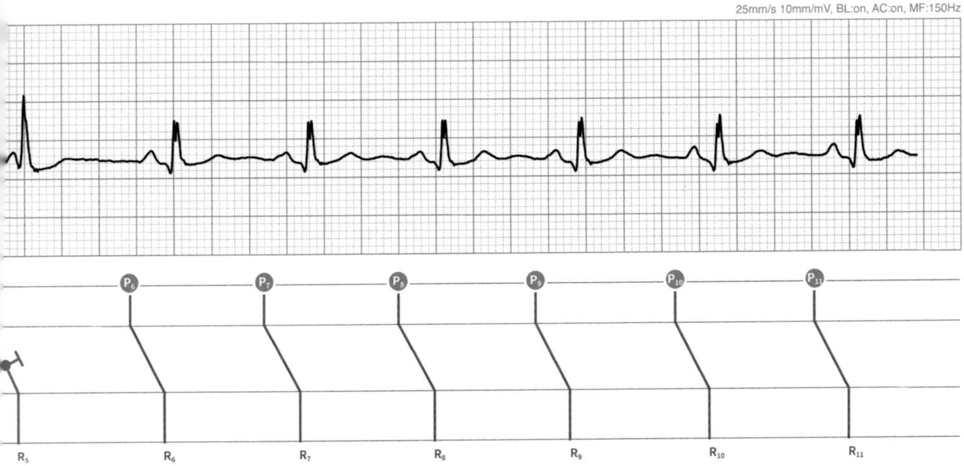

基础节律为窦性心律，频率 ________ 次 / 分，QRS 波为 qR 形态，R 波峰有切迹。注意第 2 个 ~ 第 5 个 QRS 波形态与窦性 QRS 波不同，尽管仍为 qR 波，但振幅增高，切迹出现在 R 波降支，T 波极性和形态与窦性 QRS 波相同，判读为交界性心搏。此交界性心搏连续出现 4 次，频率 ________ 次 / 分，为 ______________ 心律。交界性心搏下传心室时，会在房室传导系统产生一次有效不应期，紧随的窦性 P 波遭遇有效不应期，发生传导中断，这种传导中断是另一种节律干扰了窦性冲动的传导，并非窦性冲动本身不能传导，心电图上称为干扰性房室分离，是一种生理性电生理现象，并非传导系统病变所致。干扰性房室分离发生时，窦性 P 波与其后的 QRS 无关。表现为 PR 间期不固定且＜ 120ms，正常窦性冲动传导的 PR 间期应≥ 120ms。

心电图图例 77

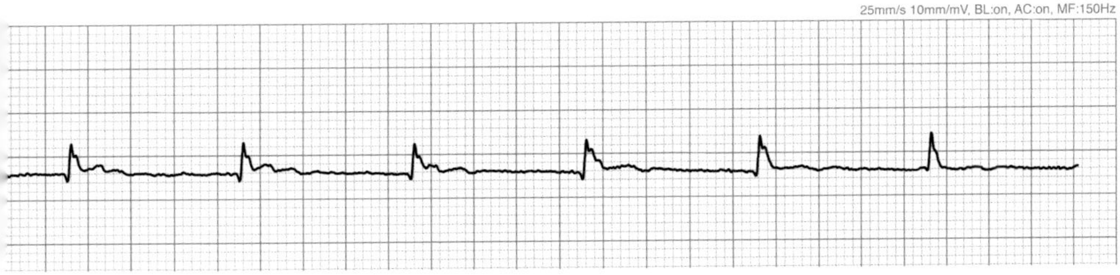

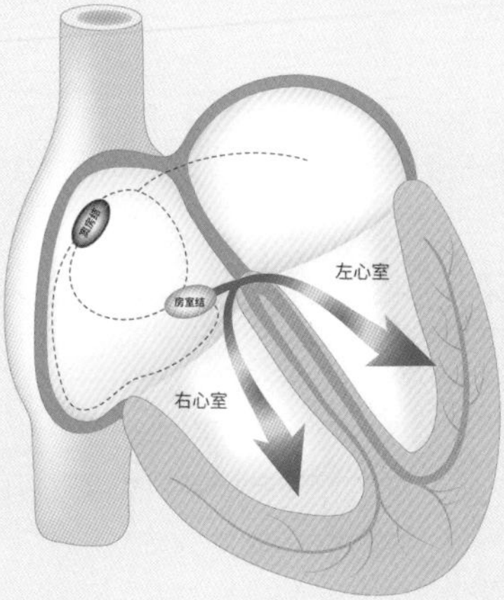

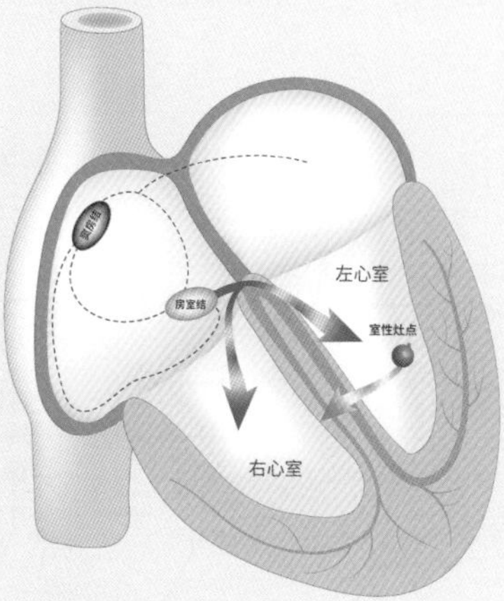

左、右心室都由传导下来的窦性冲动所激动，产生rs波。

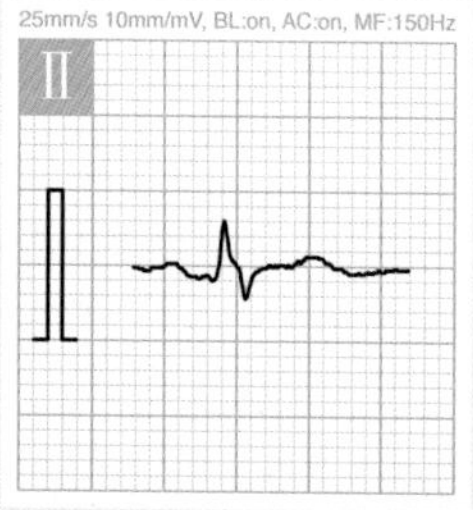

窦性和室性冲动各自激动部分心室，产生室性融合波，QRS波形态介于窦性QRS波和完全性室性QRS波之间。哪种冲动控制的心室的比例越大，QRS波形态越倾向于哪种冲动单独控制心室产生的QRS波形态。

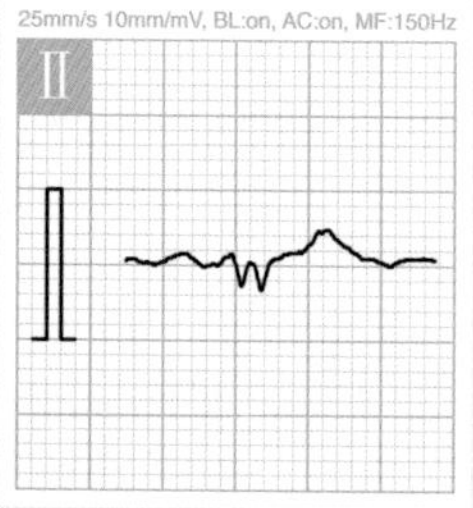

心电图图例 79

两份心电图取自同一位患者不同时间段的记录，基础节律是窦性心律和加速的室性自主心律，问题：①右图上条心电图，哪些QRS波与室性QRS波有关？②绿色圆圈标注的QRS波为何与其他QRS波不同？主要的鉴别诊断是什么？

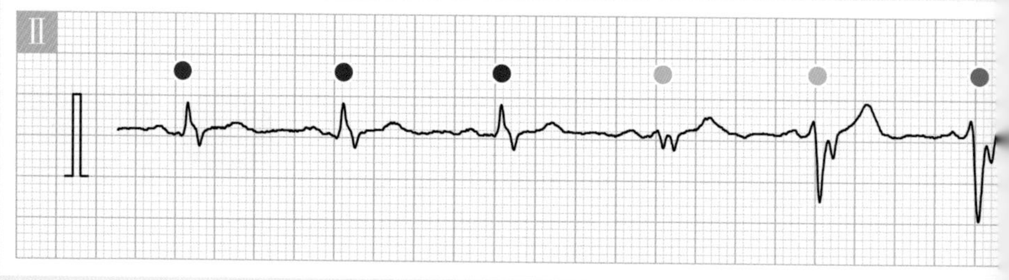

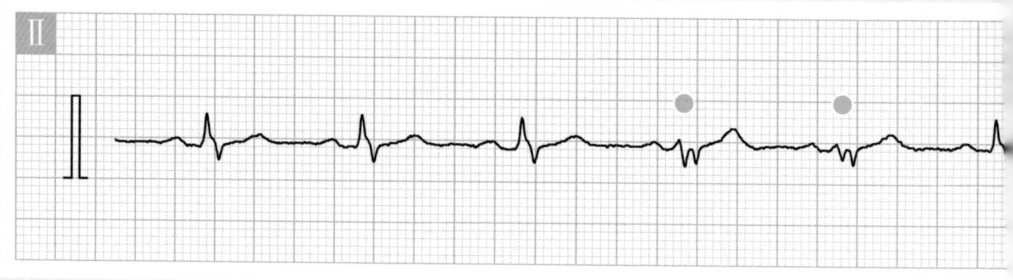

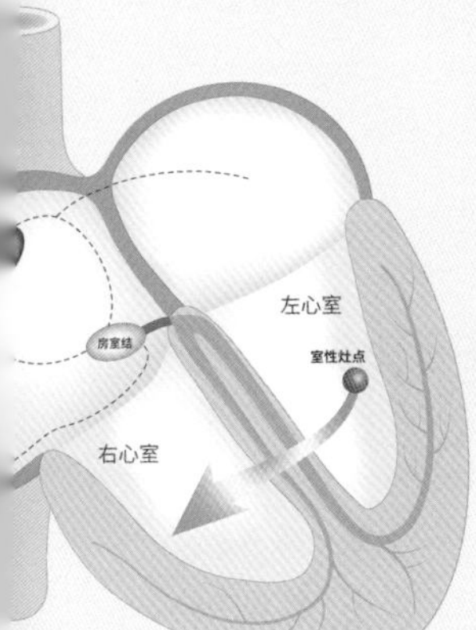

115. 心室融合波

当心脏中存在至少 2 个不同来源的节律点，各自控制心脏相同层面的部分心肌时，就会发生融合搏动。如果融合波出现于心室，称为室性融合波；如果融合波出现于心房，称为房性融合波。

当窦性和室性冲动分别控制部分心室时，心电图会记录到窦性冲动和室性冲动产生的室性融合波，常见于加速性室性自主心律、室性心动过速、室性并行心律和舒张晚期的室性期前收缩，重要的鉴别诊断包括间歇性预激和间歇性束支阻滞。

在心电图上，室性融合波的诊断条件有：①存在≥ 2 种来源的冲动激动心室；②存在≥ 3 种 QRS 波形态；③融合波形态介于每种冲动单独激动心室产生的 QRS 波之间；④融合波发生时，两种冲动的频率接近或相等。

当然，两个节律点分别位于心室不同部位也会产生室性融合波，可以同在一个心室，也可以分别在左心室和右心室。

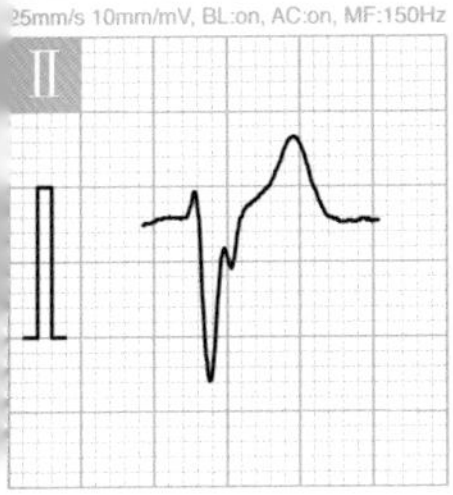

左、右心室都由来自心室异位局灶产生的节律所激动，产生 rS 波。

室性融合波

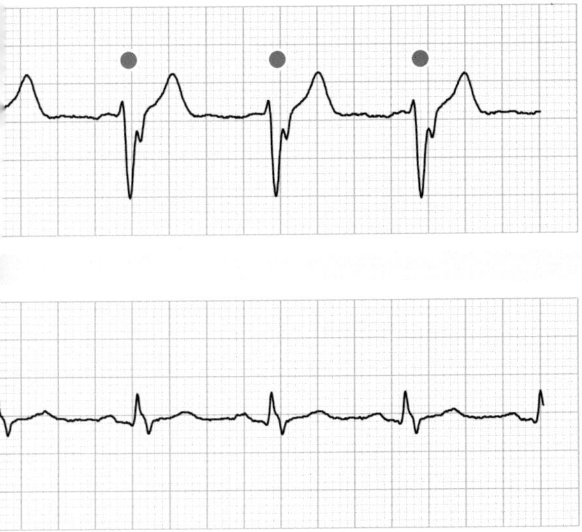

116. 房性融合波

当心房层面有两个冲动来源时，心电图上有时会见到房性融合波，如窦性心律和加速性房性自主节律、人工心房起搏和窦性心搏、窦性心搏和交接性或室性搏动的逆行心房激动等。

当窦性冲动和房性冲动分别控制部分心房时，会形成窦性和房性冲动产生的房性融合波。在心电图上，房性融合波常见于加速性房性自主心律、房性心动过速和舒张晚期的房性期前收缩、交界性或室性异位心搏逆传心房，重要的鉴别诊断是多源性房性心律失常。

在心电图上，房性融合波的诊断条件有：①存在≥ 2 种来源的冲动激动心房；②存在≥ 3 种 P 波形态；③融合波形态介于每种冲动单独激动心房产生的 P 波之间；④融合波发生时，两种冲动的频率接近或相等。在心电图上，窦性心搏和异位心搏产生的逆行 P 波形成的房性融合波通常较易诊断，特别是 P 波振幅突然降低或消失时。

复杂的房性心律失常

慢性阻塞性肺疾病急性加重期、重症肺部感染、脓毒症休克、急性左心衰竭等严重缺氧的患者，心房内会出现多个异位局灶，有些产生直立的房性 P 波，有些产生倒置的房性 P 波，频率接近时将会形成房性融合波。因此，心电图开始记录到直立窦性 P 波或异位 P 波，P 波突然消失或近乎等电位线时，尽管未记录到逆行 P 波，也要怀疑存在另一种异位房性局灶的可能性，延长心电图记录时间，有望捕捉到有助于确诊的倒置 P 波。一些诊断隐晦的复杂心律失常，注意加做心律失常长导联用于节律分析。

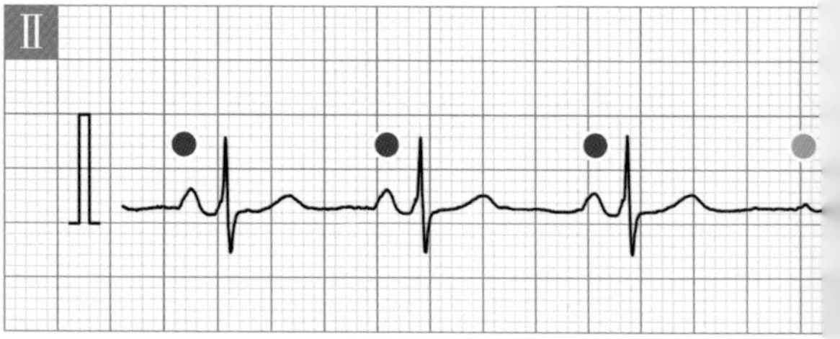

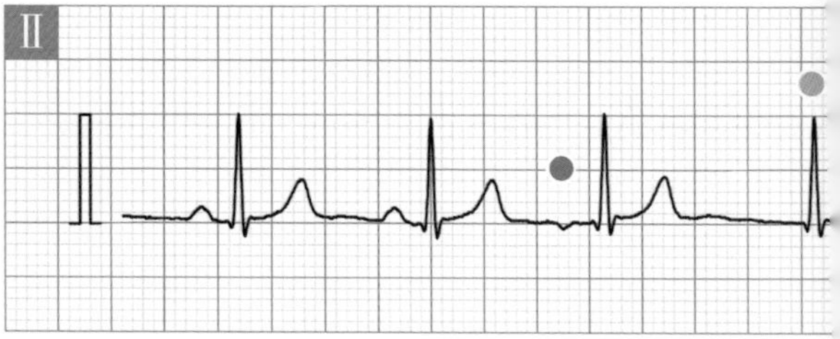

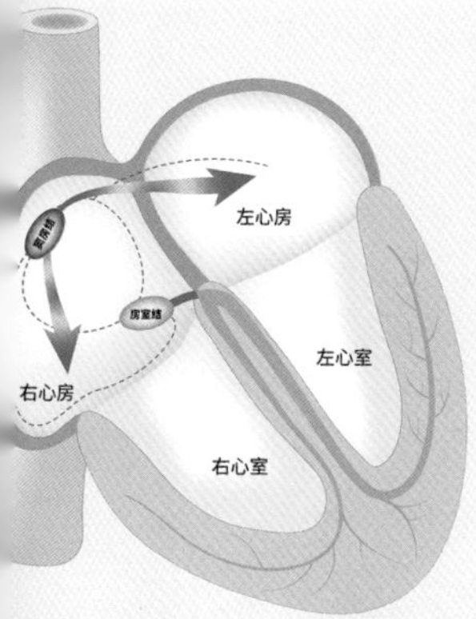

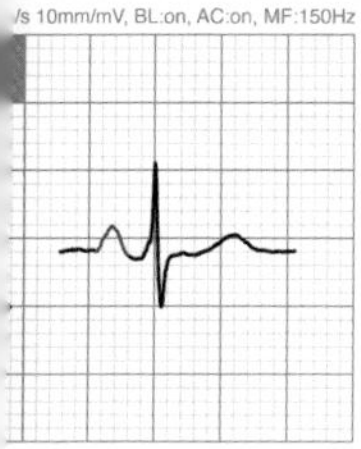

单独的窦性冲动激动心房，产生直立P波。

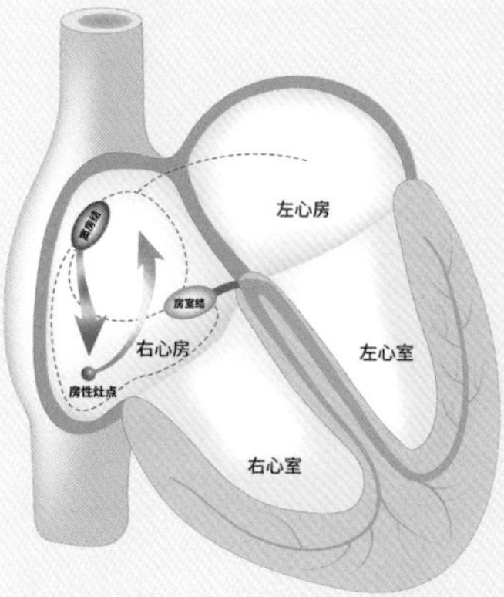

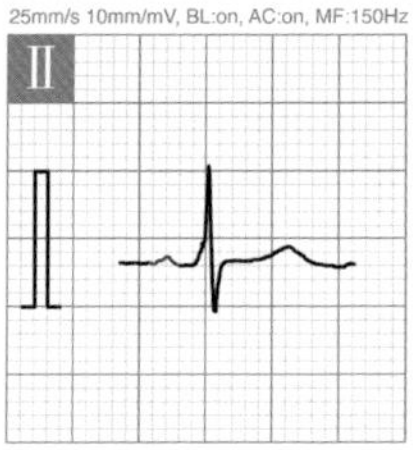

窦性冲动和房性异位冲动（假设来自低位右心房）分别激动部分心房，产生形态介于单独窦性P波和单独房性P波的心房融合波。

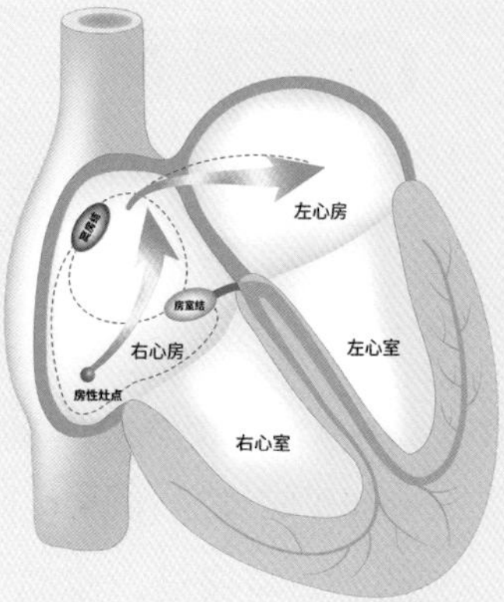

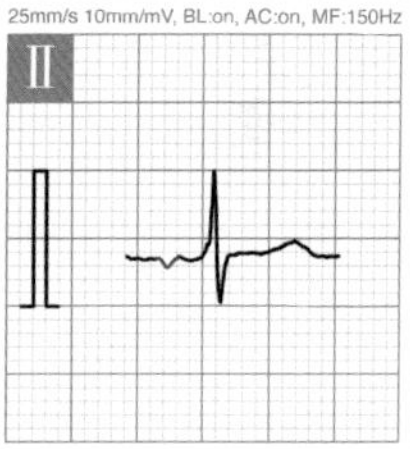

单独的房性异位冲动（假设来自低位右心房）逆行激动心房，产生倒置P波。

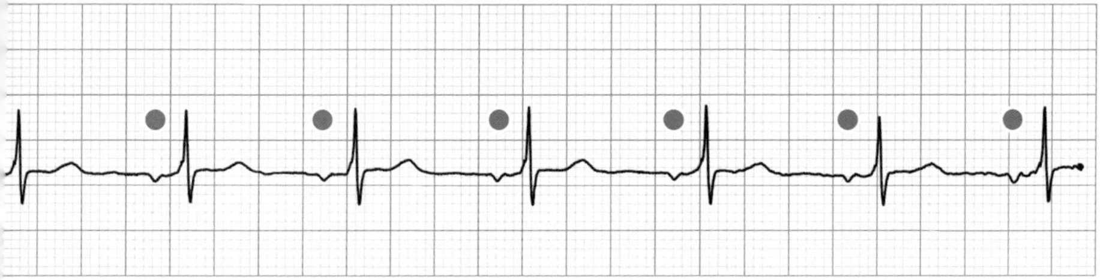

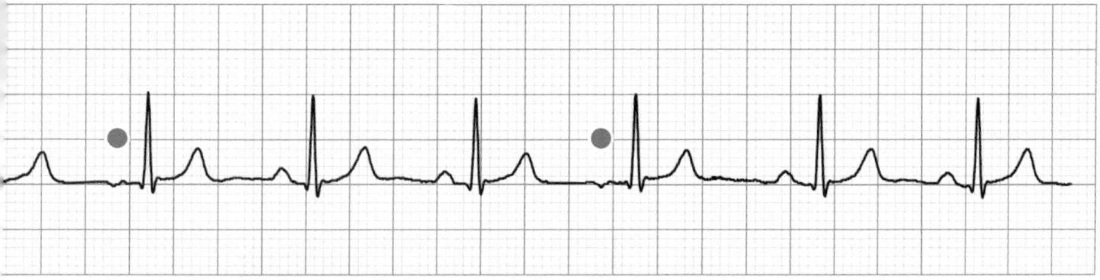

心电图图例 80

先仔细观察左图上条心电图有几种P波形态？它们的发生机制分别是什么？然后观察下条心电图，为何绿色圆圈标注的QRS波之前，未见P波踪迹？这个QRS波来自交界区吗？

117. 短 PR 间期

12 导联心电图的 PR 间期 < 120ms 称为短 PR 间期。在临床上，发现短 PR 间期心电图时，需要进一步观察 QRS 波形态是正常的（窄 QRS 波）还是异常的（宽 QRS 波）。

短 PR 间期伴正常 QRS 波心电图在健康人群中的发生率为 1% ~ 2%[272]。短 PR 间期发生的机制之一是房室结增强传导，电生理证实心房至希氏束的传导时间 < 60ms，心房率增快至 200 次 / 分时，房室结仍保持 1∶1房室传导且房 - 希传导时间延长增量 < 100ms[273]。

短 PR 间期发生的另一个机制是心房至房室结下层、心房至希氏束之间存在异常的电学连接通路，即房 - 结旁道和房 - 希旁道。这些异常的电学通路导致心房冲动绕过房室结上层的缓慢传导区，传导时间缩短，PR 间期 < 120ms。这种机制也是经典心电图学提及的 Lown-Ganong-Levine（朗氏 - 加农 - 莱文）综合征，由美国学者于 1952 年联合首次报道[274, 275]。

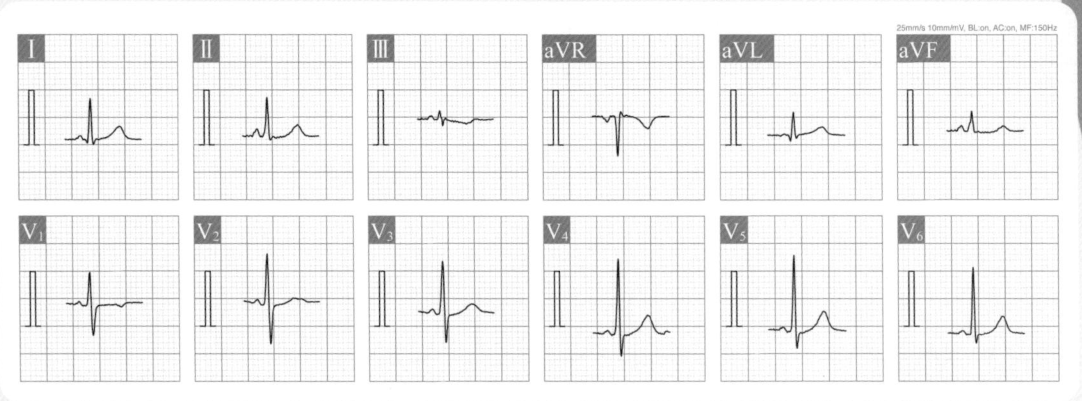

女，33 岁，妊娠 38 周。无器质性心脏病。请描述其 PR 间期和 QRS 波特征。

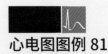

心电图图例 81

房室结增强传导

在临床上，房室结增强传导的个体，一旦发作房性心动过速，如阵发性房性心动过速、阵发性心房扑动和阵发性心房颤动，房室结在极速心房率（＞200 次 / 分）时，仍能保持 1∶1房室传导，极速的心室率将导致心室充盈受限，循环不稳，甚至发生猝死，此类患者需要及时治疗。

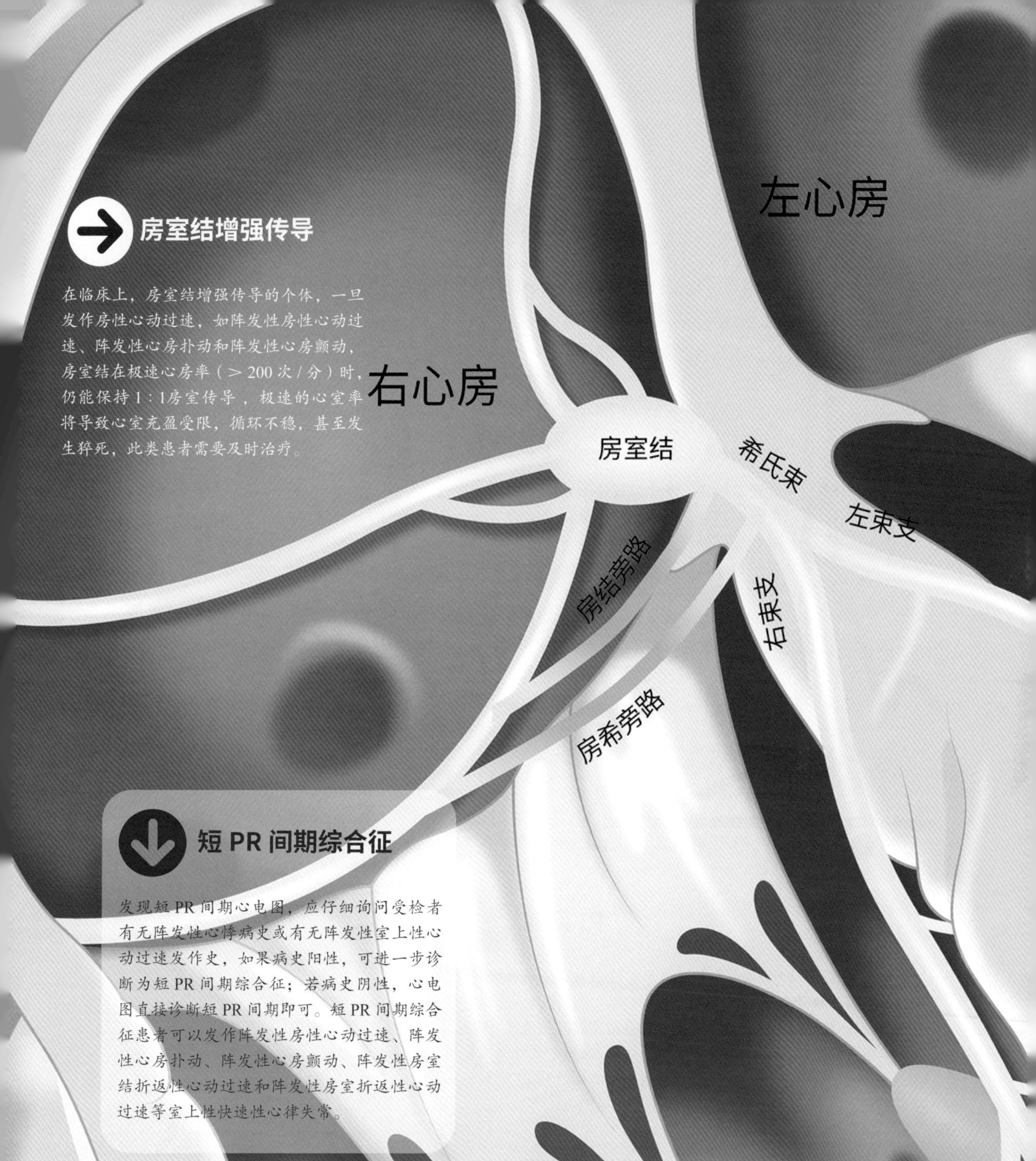

短 PR 间期综合征

发现短 PR 间期心电图，应仔细询问受检者有无阵发性心悸病史或有无阵发性室上性心动过速发作史，如果病史阳性，可进一步诊断为短 PR 间期综合征；若病史阴性，心电图直接诊断短 PR 间期即可。短 PR 间期综合征患者可以发作阵发性房性心动过速、阵发性心房扑动、阵发性心房颤动、阵发性房室结折返性心动过速和阵发性房室折返性心动过速等室上性快速性心律失常。

心室预激波的特征

①短 PR 间期：由于旁道的传导速度快，窦性冲动优先通过旁道下传激动心室，产生短 PR 间期。发生机制是提前激动的心室预激“吃”掉了 PR 段（经房室结下传的房室延搁时间）。

②心室预激波：旁道心室端激动形成心室预激波，波形产生缓慢，斜率平缓，机制是心室预激的电传导不通过终末浦肯野纤维网，而是心室肌 - 心室肌的缓慢传导，除极缓慢，振幅低，故心室预激形成的 QRS 波初始部粗钝、模糊，形似希腊字母 Δ 的波，心电图学上命名为 Δ 波。

③正道除极：在旁道缓慢激动心室形成心室预激波的同时，窦性冲动继续沿房室结下传，旁道的缓慢除极为窦性冲动通过房室结传导赢得了时间，随后通过希 - 浦系统快速激动心室其余部分，QRS 波后半部除极迅速，振幅高，因此，具有心室预激特征的 QRS 波实际也是一种心室融合波（旁道和正道各自控制部分心室）。

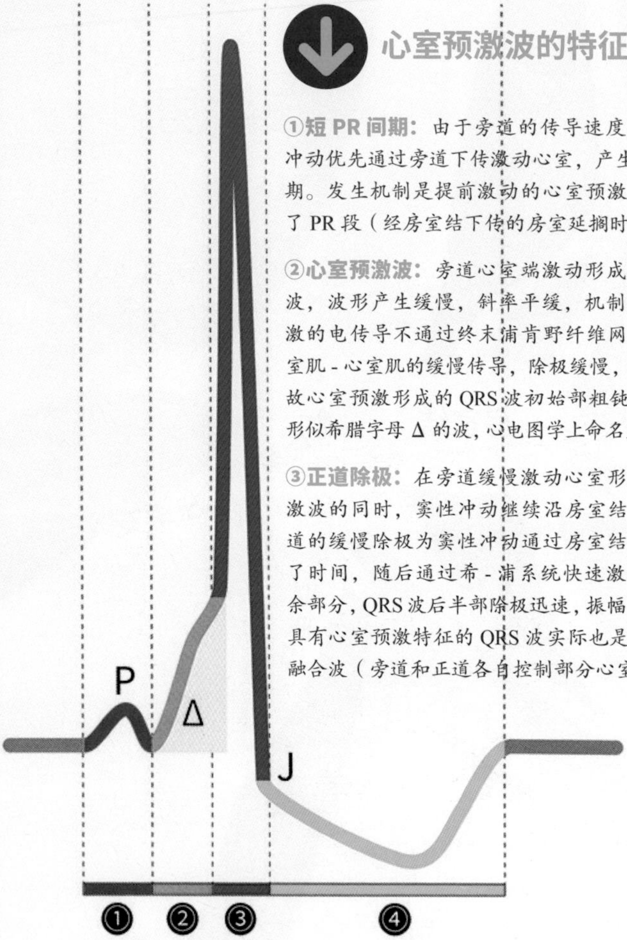

发现短 PR 间期心电图时，注意观察 QRS 波形态，特别是 QRS 起始部是否正常，正常则归类短 PR 间期心电图诊断范畴；发现心室预激波则归类心室预激心电图诊断范畴。

PJ 间期

在心电图学上，PJ 间期是指 P 波起点至 QRS 波终点的时间间期，代表心房除极开始至心室除极完毕的时间。请注意，尽管心室预激提前除极产生了短 PR 间期，但大部分心室预激仍通过房室结 - 希 - 浦系统完成其余部分的心室除极，心室除极完成时间不会超过全部通过正道完成心室除极的时间，心室预激的 PJ 间期与正常 QRS 波的 PJ 间期相同，正常值≤ 200 ~ 310ms[276]。

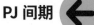

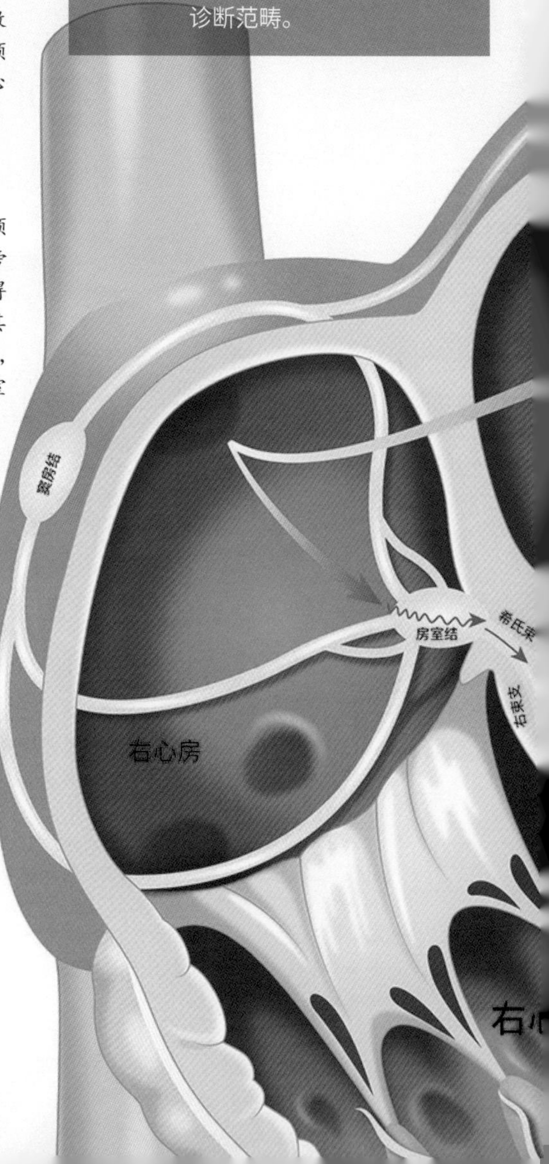

118. 心室预激

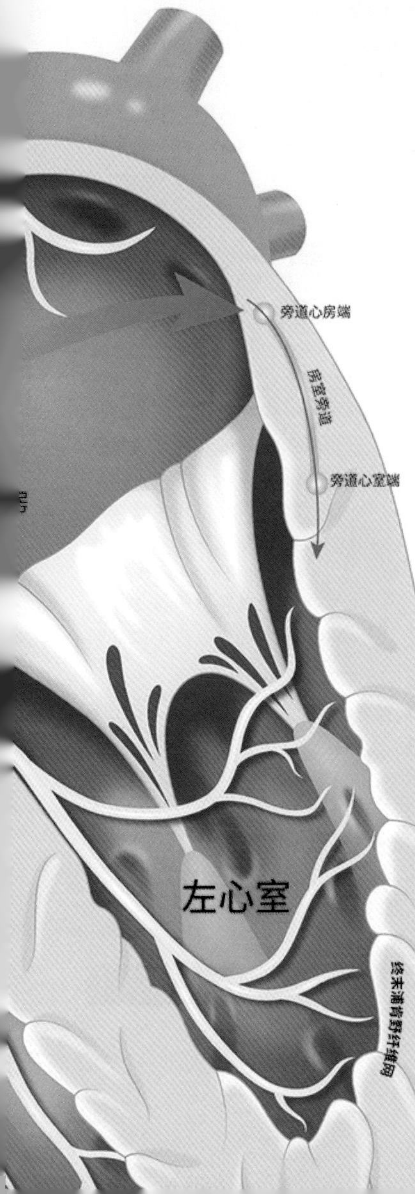

人类心脏在胚胎发育期间，原始心肌构成的心房和心室是一个整体，称为心管。随后，纤维结缔组织开始形成房室环逐渐分割心房和心室，仅留房室交界区连接心房和心室，这是发育成熟的心脏唯一正常的连接心房和心室电学通路，电生理学上称为正道。窦性冲动在正道中通过房室结、希氏束、左右束支和终末浦肯野纤维网把冲动传递给心室，心室激动后产生心电图的 QRS 波。

然而,不少个体在心脏发育期间,原始心肌吸收不全，出生后仍有一些原始心肌直接连接心房和心室，成为正道以外的旁道，是心室预激心电图的解剖学基础。

在心脏中，除了左心室流出道部位过远的分开心房和心室以外（左心室前间隔部位），旁道广泛沿二尖瓣环和三尖瓣环分布，连接心房和心室，形成多种多样的心室预激。

旁道是快反应纤维，传导速度快，窦性冲动可以通过它绕开房室结的缓慢传导期，形成短 PR 间期心电图，但通过旁道激动心室产生的 QRS 波不同于通过房室结 – 希浦系统激动心室产生的 QRS 波。

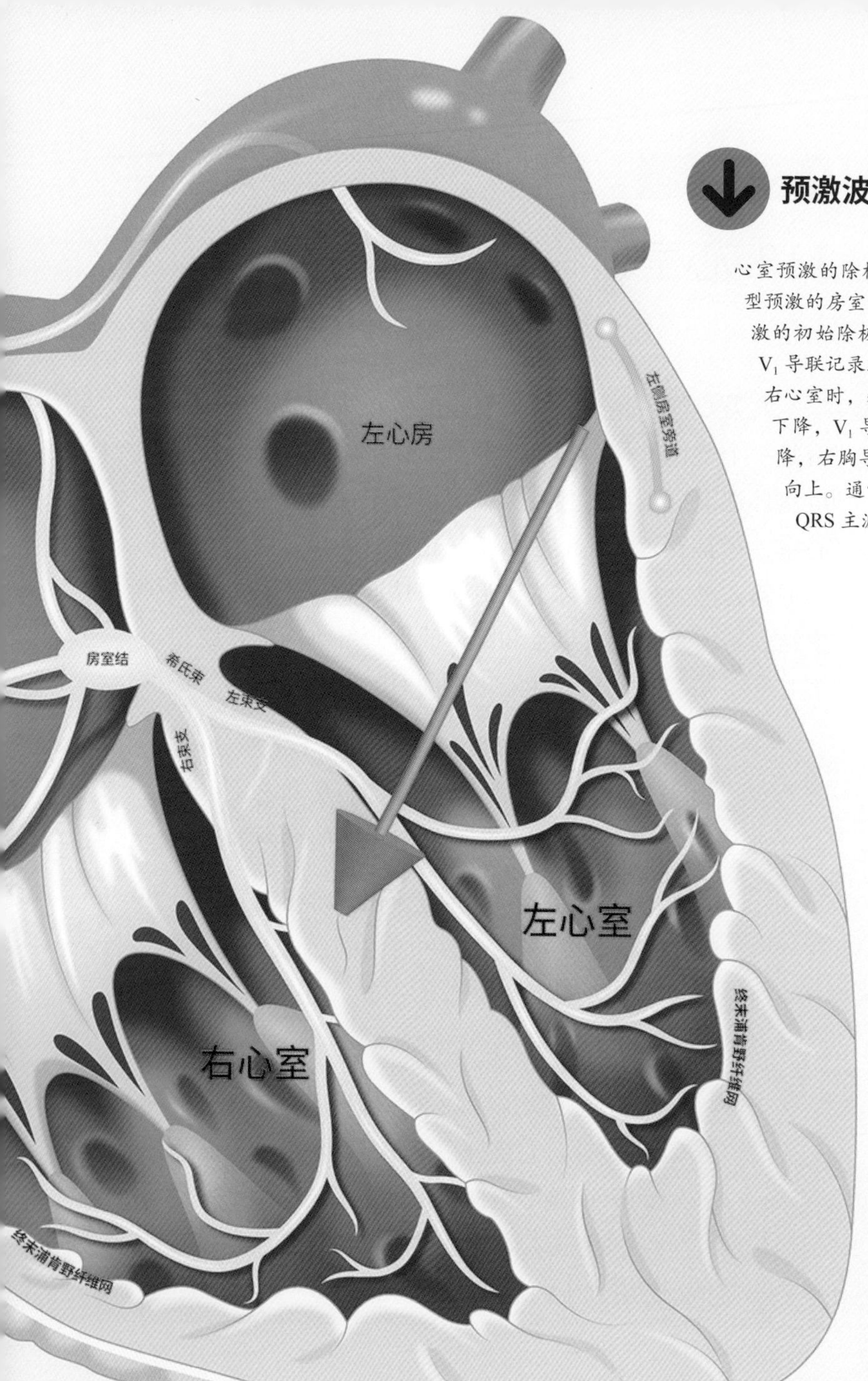

预激波的极性

心室预激的除极电势背离心室预激所在部位，A型预激的房室旁道位于左侧心脏，因此，心室预激的初始除极背离左侧导联，朝向右胸导联，V_1 导联记录到正向预激波；当正道开始除极左右心室时，剩余左心室心肌对抗右心室的比重下降，V_1 导联的 R 波振幅增大，S 波振幅下降，右胸导联 R/S 振幅比值＞ 1 或 QRS 主波向上。通常，A 型预激的胸 V_1 ～ V_6 导联的 QRS 主波均向上。

负向预激波

值得注意的是，心室预激除极背离探查电极，根据房室旁道所在的部位不同，心电图的不同导联组可以记录到负向预激波，容易被初学者误认为病理性 Q 波，诊断为“陈旧性心肌梗死”，仔细观察心电图有短 PR 间期，所谓的病理性 Q 波呈心室预激特征，受检者并无冠心病病史等，应肯定心室预激的诊断。

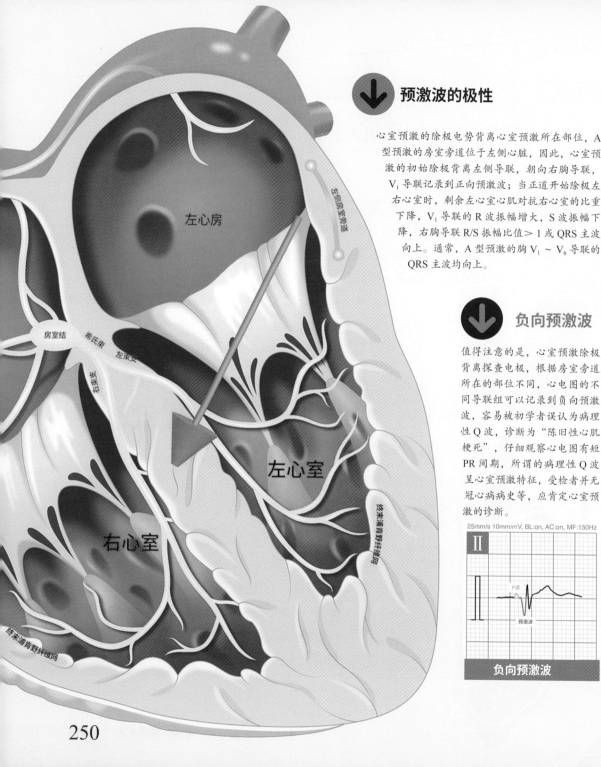

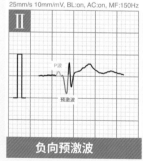

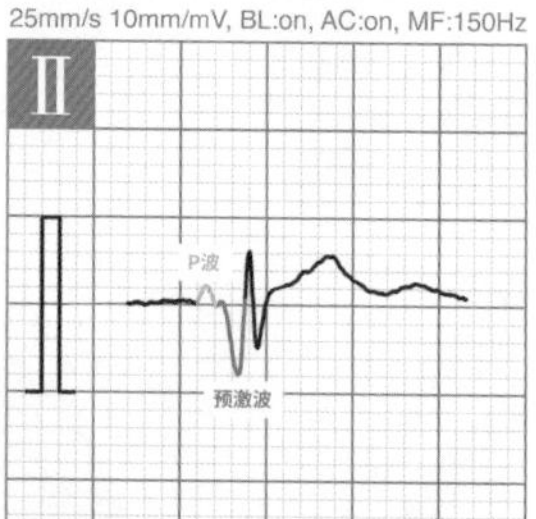

负向预激波

119.A 型心室预激

位于左侧心脏的房室旁道，心电图表现为 A 型预激模式，即 V_1 导联 QRS 主波向上，表现为 R、RS、Rs、RSr'、Rsr' 等波形[277]。这种分类方法是由美国心脏病学家罗森鲍姆（Rossenbaum）于 1945 年提出的，习用至今[278]。

通常，典型的心室预激心电图根据以下心电图特征较易诊断：①短 PR 间期；② QRS 波起始部钝挫；③ QRS 波增宽。短 PR 间期时，在 QRS 波初始部注意观察有无心室预激特征，心室预激波一般占时 30 ~ 60ms，振幅 < 5mm[277]。QRS 时限通常 110 ~ 120ms[277]。心室预激成分非常显著时，预激波振幅更为高大，QRS 甚至增宽至 200ms，伴随继发性 ST-T 改变（ST 段压低、T 波负正双相或完全倒置）。

一些心室预激的个体，会发作旁道参与的室上性心动过速，即阵发性房室折返性心动过速，发作频繁者有发生心动过速性心肌病的风险，射频消融可以根治。

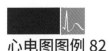

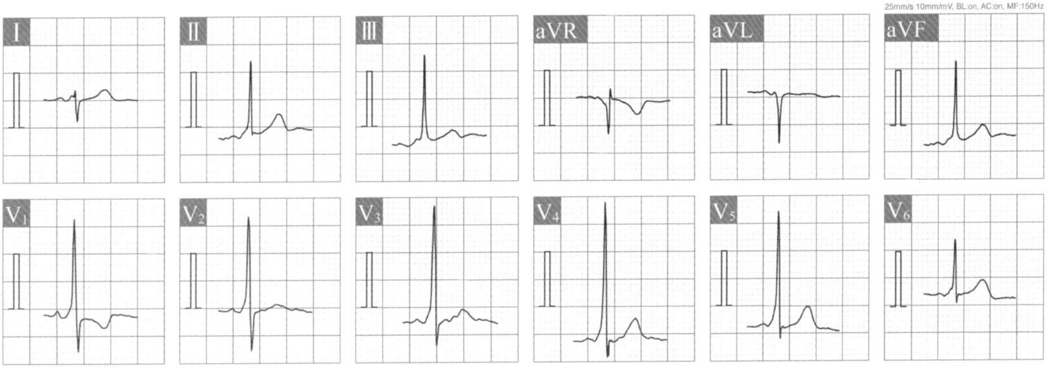

心电图图例 82

女，46 岁，体检发现心室预激。注意 V_1 导联 QRS 主波向上为 A 型预激。我们已经学习了 V_1 导联 R/S 振幅比值＞ 1 的三个知识点，分别是单纯右心室高电压、右心室肥厚和 A 型预激，思考如何进行心电图鉴别？

120.B 型心室预激

旁道位于右侧心脏时，心电图表现为 B 型预激模式，即 V_1 导联 QRS 主波负向，呈 QS 波或 rS 波，R/S 振幅比值 < 1[277]。由于右侧旁道距离窦房结较近，有时，窦性冲动通过右侧旁道快速下传，甚至 P 波尚未完全除极完毕，心室预激已经开始。

右侧旁道大致可以分为两大类，一类是位于右侧间隔，V_1 导联的 QRS 波为 QS 或 rS 形态，一类位于右心室游离壁，V_1 导联的 QRS 波为 rS 形态，无论如何，只要是负向主波，支持心电图诊断 B 型预激。

人群中，心室预激的发生率为 0.1% ~ 0.9%[279~281]。既往曾长期认为无症状的心室预激是一种良性疾病，现已发现异常的心室初始除极通过改变心室激动顺序进而影响收缩功能，可以出现心脏扩大和心力衰竭[282]。新近的研究表明，右前间隔旁道致心力衰竭的风险最高[281]。

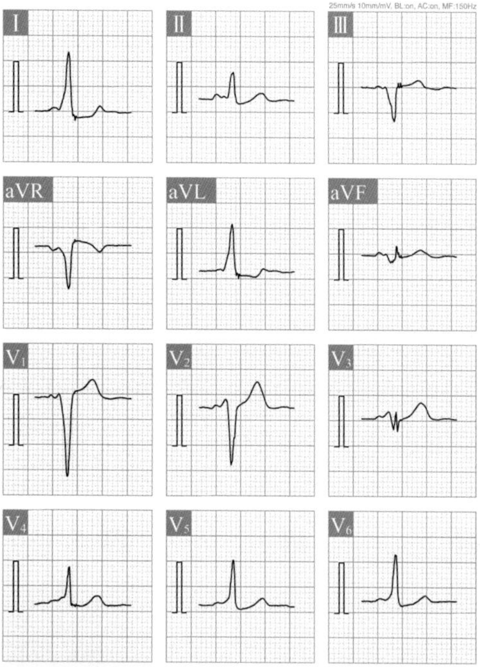

心电图图例 83

女，34 岁，体检发现心室预激。平素无任何症状。试分析 12 导联心电图各导联预激波的极性和 QRS 主波极性，比较两者是否一致？

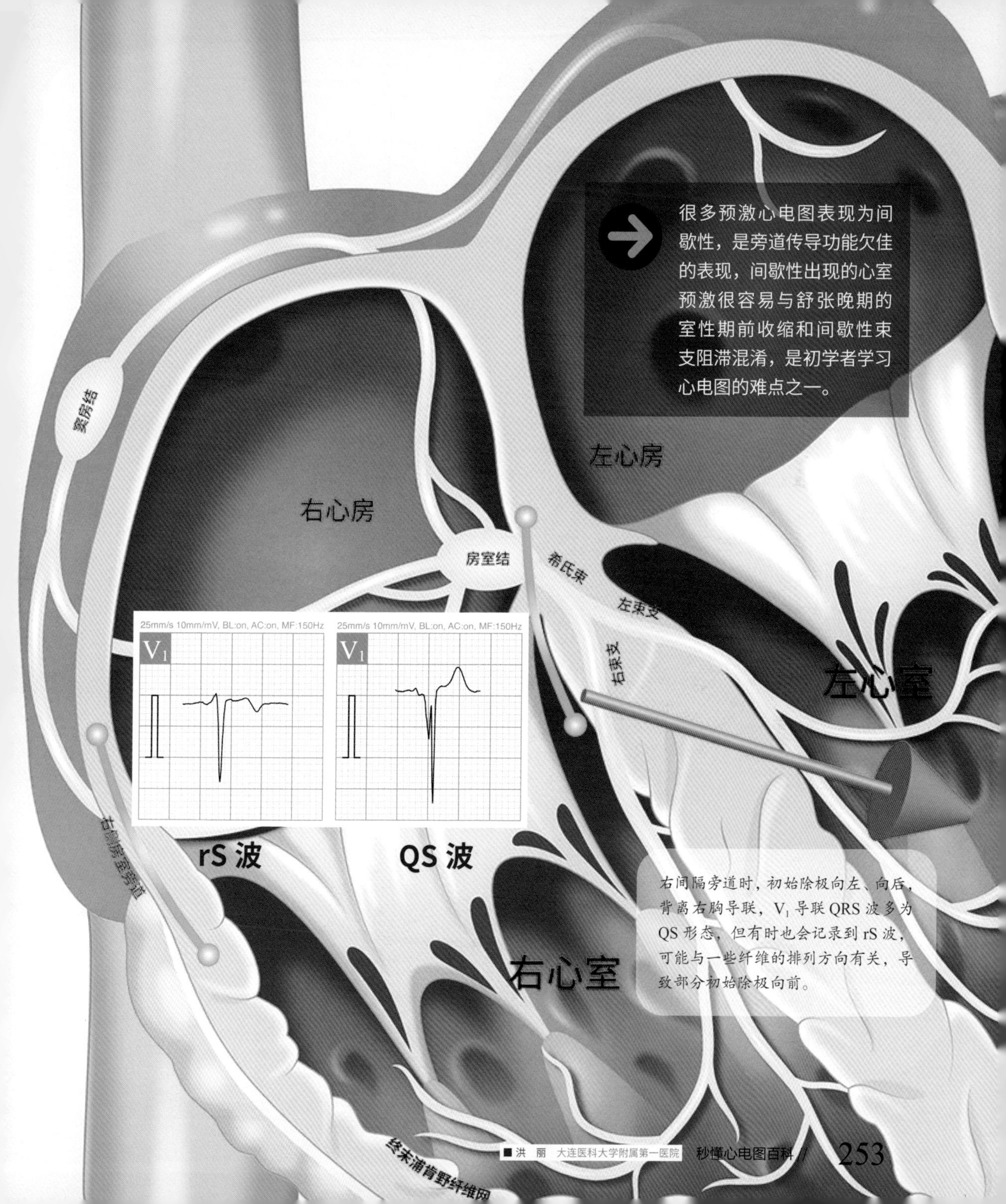

很多预激心电图表现为间歇性，是旁道传导功能欠佳的表现，间歇性出现的心室预激很容易与舒张晚期的室性期前收缩和间歇性束支阻滞混淆，是初学者学习心电图的难点之一。

右间隔旁道时，初始除极向左、向后，背离右胸导联，V_1 导联 QRS 波多为 QS 形态，但有时也会记录到 rS 波，可能与一些纤维的排列方向有关，导致部分初始除极向前。

单元测试VII

1. 有效不应期内会发生（　）。

A. 一度房室阻滞

B. 二度房室阻滞

C.2：1阻滞

D. 高度房室阻滞

E. 三度房室阻滞

2. 有关相对不应期的说法，错误的是（　）。

A. 会发生传导延缓

B. 会发生文氏传导

C. 不会产生可扩布的动作电位

D. 相当于心电图的 T 波降支

E. 钠通道部分复活

3. 高度阻滞的定义是（　）。

A. 所有冲动均不能传导

B. ＞ 50% 的冲动不能传导

C.50% 的冲动不能传导

D. 出现文氏传导

E. 所有冲动均能传导

4. 长 P-P 间期是基础间期的 4 倍为（　）。

A. 一度窦房阻滞

B. 二度 I 型窦房阻滞

C. 二度 II 型窦房阻滞

D. 高度窦房阻滞

E. 三度窦房阻滞

5. 下列哪种心律失常不会发生逸搏（　）。

A. 窦性心动过缓

B. 窦性心动过速

C. 二度窦房阻滞

D. 三度窦房阻滞

E. 窦性停搏

6. 起源于房室结的逸搏心律，称为（　）。

A. 交界性逸搏

B. 加速性交界性自主心律

C. 交界性心动过速

D. 房室结折返性心动过速

E. 房室折返性心动过速

7. 自律性增强不会出现哪种心律失常（　　）。

A. 窦性心动过速

B. 加速性房性自主心律

C. 等频心律

D. 加速性室性自主心律

E. 窦性心律不齐

8. 加速性室性自主心律不会发生哪种心电现象（　　）。

A. 室性融合波

B. 等频心律

C. 复温现象

D. 房性融合波

E. 高度房室阻滞

9. 短 PR 间期伴正常 QRS 波，有阵发性房性心动过速发作史，应诊断为（　　）。

A. 短 PR 间期心电图

B. 短 PR 间期综合征

C.WPW 综合征

D. 心动过速性心肌病

E. 心室预激

10. 心室预激发生的解剖学基础是（　　）。

A. 房室结短小

B. 房室结增强传导

C. 房 - 结旁道

D. 房 - 希旁道

E. 房 - 室旁道

11. 有关 A 型预激的说法，错误的是（　　）。

A. 旁道位于左侧心脏

B. 旁道可以位于左前间隔

C.V_1 导联预激波极性正向

D.V_1 导联 QRS 主波正向

E. 可伴 ST-T 改变

12. 有关 B 型预激的说法，错误的是（　　）

A.V_1 导联 QRS 波为 QS 形

B.V_1 导联 QRS 波可为 rS 形

C 肢体导联可以出现负向预激波

D. 不会影响心功能

E. 可发作阵发性心动过速

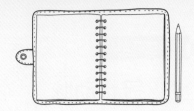

121. 冠状动脉

冠状动脉是为心脏提供血液的动脉血管，发自主动脉根部的主动脉窦，从左主动脉窦发出左冠状动脉供血左心室，从右主动脉窦发出右冠状动脉供血右心室。

左冠状动脉初始部分称为左主干，随后分为左前降支和左旋支。左前降支沿前室间沟走行，沿途发出分支供血前室间隔和左心室前壁，左旋支向左沿前冠状沟绕行至心脏背面，供血左心室游离壁和后壁。

右冠状动脉向右沿冠状沟走行，沿途发出分支供血右心室前壁、侧壁、后壁和下壁。

冠状动脉一方面走行于心脏表面，一方面发出众多的细小血管向心肌壁内穿行，为内层心肌供血，形成冠状动脉树。

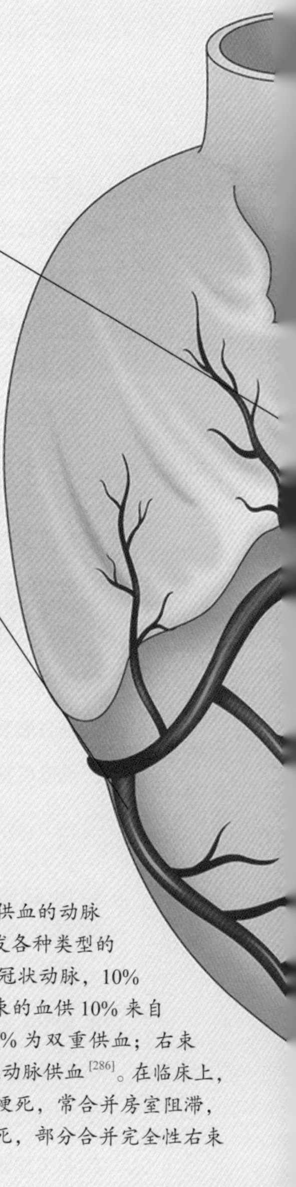

右冠状动脉
供血：右心室。
闭塞：右心室梗死、下壁心肌梗死和左心室后壁心肌梗死。
右缘支
供血：右冠状动脉的重要分支，供血右心室侧壁、后壁。
闭塞：右心室梗死。

传导系统的供血

冠状动脉也为心脏的传导系统供血，供血的动脉闭塞不仅引起急性心肌梗死，还会并发各种类型的传导紊乱。房室结的血供 80% 来自右冠状动脉，10% 来自左旋支，10% 为双重供血；希氏束的血供 10% 来自右冠状动脉，73% 来自左前降支，17% 为双重供血；右束支由第 1 间隔支供血，左束支由左冠状动脉供血[286]。在临床上，右冠状动脉闭塞引起的急性下壁心肌梗死，常合并房室阻滞，第 1 间隔支闭塞引起的急性前间隔梗死，部分合并完全性右束支阻滞。

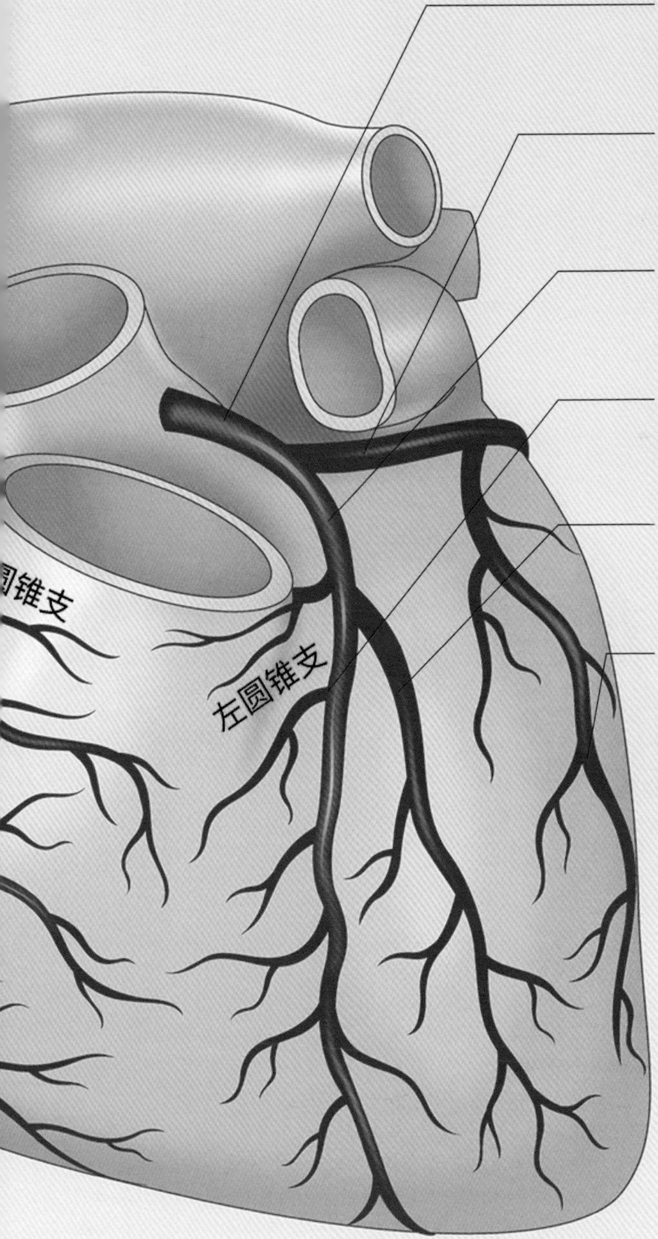

左冠状动脉主干（简称左主干）

供血：左心室。

闭塞：大面积左心室梗死，最高危的心肌缺血。

左旋支

供血：左心室侧壁、后壁和下壁。

闭塞：左心室侧壁心肌梗死、后壁心肌梗死和下壁心肌梗死。

左前降支

供血：前室间隔、左心室前壁和前乳头肌。

闭塞：前间隔心肌梗死，前壁心肌梗死。

第 1 间隔支

供血：左前降支的重要分支，供血前室间隔。

闭塞：前间隔心肌梗死。

对角支

供血：左前降支的重要分支，供血左心室前壁。

闭塞：前壁心肌梗死。

第 1 钝缘支

供血：左旋支的主要分支，供血左心室侧壁。

闭塞：左心室侧壁心肌梗死。

左前降支回绕心尖

接近 80% 的个体，沿前室间沟走行的左前降支会回绕心尖，在心脏背面供血部分下壁；约 10% 的个体，心尖由左前降支和右冠状动脉发出的后降支双重供血；余下约 10% 的个体心尖由右冠状动脉发出的后降支单独供血[283]。左前降支回绕心尖供血下壁的现象可以解释为何急性前壁心肌梗死常常合并下壁心肌梗死。具有回绕式左前降支的左心室具有更好的左心室松弛和旋转功能，这可以解释为何此类患者一旦发生急性前壁心肌梗死后，预后变差[284, 285]。

122. 优势型冠脉分布

在心脏背面，根据左、右冠状动脉是否跨越十字交叉和参与膈面（下壁）心肌的血供分配，分为优势型冠脉分布和均衡型冠脉分布。

人群中，70% ~ 80% 的个体是右冠优势型，右冠状动脉发出后降支供血室间隔后三分之一和下壁心肌，右冠状动脉闭塞引起下壁心肌梗死[287~289]。

5% ~ 10% 的个体，心脏背面的冠脉分布是左冠优势型，左旋支发出后降支供血下壁心肌，跨越十字交叉后还要发出一些右室后支供血部分右心室后壁[287]。

10% ~ 20% 的个体，由左旋支和右冠状动脉共同发出后降支为下壁心肌提供双重供血，可想而知，一旦单支冠脉闭塞，尚有另一支血管代偿，下壁梗死面积较小[287]。

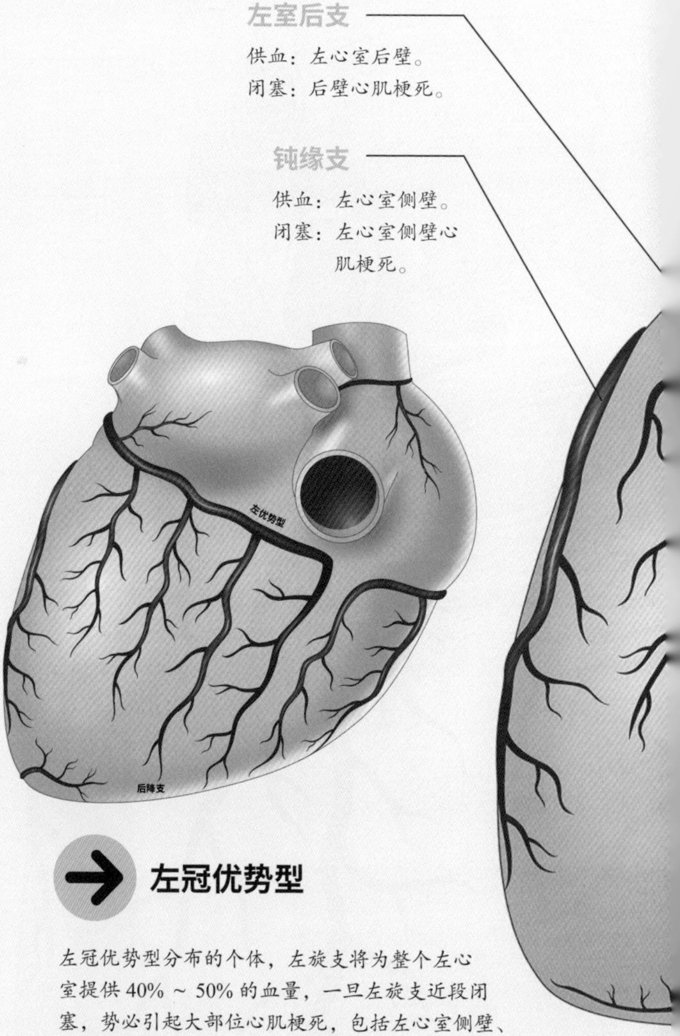

左室后支
供血：左心室后壁。
闭塞：后壁心肌梗死。
钝缘支
供血：左心室侧壁。
闭塞：左心室侧壁心肌梗死。
左优势型
后降支

左冠优势型

左冠优势型分布的个体，左旋支将为整个左心室提供 40% ~ 50% 的血量，一旦左旋支近段闭塞，势必引起大部位心肌梗死，包括左心室侧壁、后壁和下壁心肌梗死[290]。在右冠优势型分布的个体中，左旋支为左心室提供 15% ~ 25% 的血量，一旦左旋支近段闭塞，主要引起左心室侧壁和部分后壁心肌梗死[290]。总之，一支冠状动脉为心室的供血权重决定了该动脉病变时的缺血权重（缺血范围）。

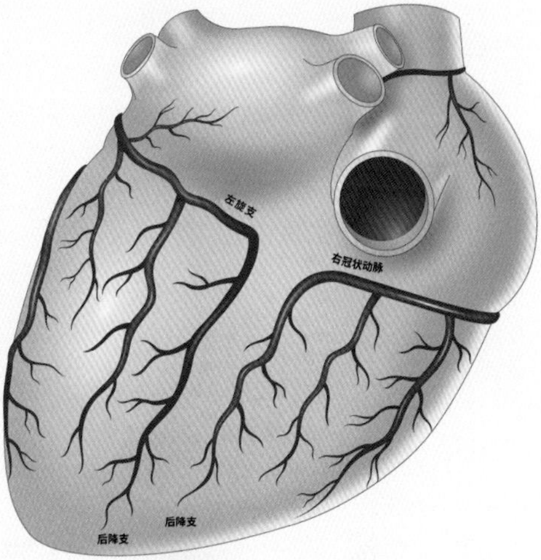

均衡型冠脉分布

均衡型冠脉分布时，右冠状动脉主要供血右心室后壁，左冠状动脉主要供血左心室后壁，此种类型的冠脉分布，一旦患者发生后壁心肌梗死，应推导为左旋支闭塞。与优势型冠脉分布相比，均衡型冠脉分布的个体，单支冠状动脉近段闭塞引起的心肌梗死面积小于优势型冠脉分布。

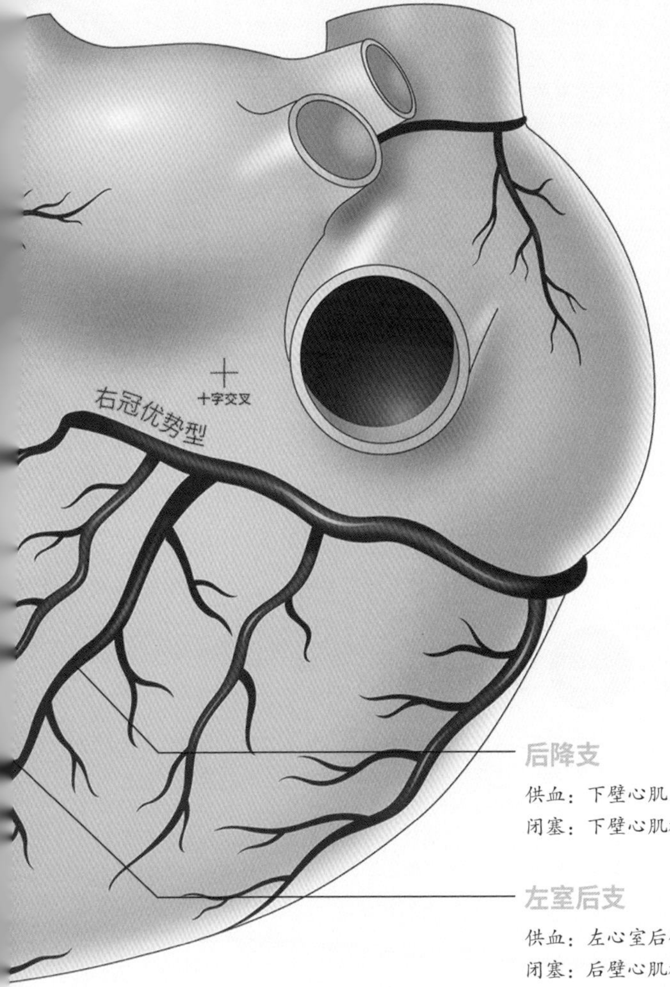

后降支

供血：下壁心肌，后室间隔。
闭塞：下壁心肌梗死。

左室后支

供血：左心室后壁。
闭塞：后壁心肌梗死。

左前降支回绕心尖

供血：部分下壁心肌。
闭塞：下壁心肌梗死。

下壁心肌的血供

左前降支回绕心尖，右冠状动脉和左旋支都可以为下壁心肌供血，实际上，在人类心脏中，除了前室间隔独由左前降支供血外，其余心肌很多都是双重或三重供血，在心肌梗死时，可以提供部分代偿血供，减少梗死面积。

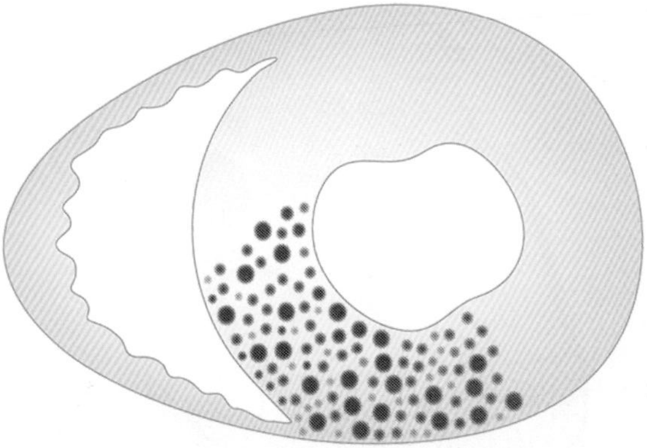

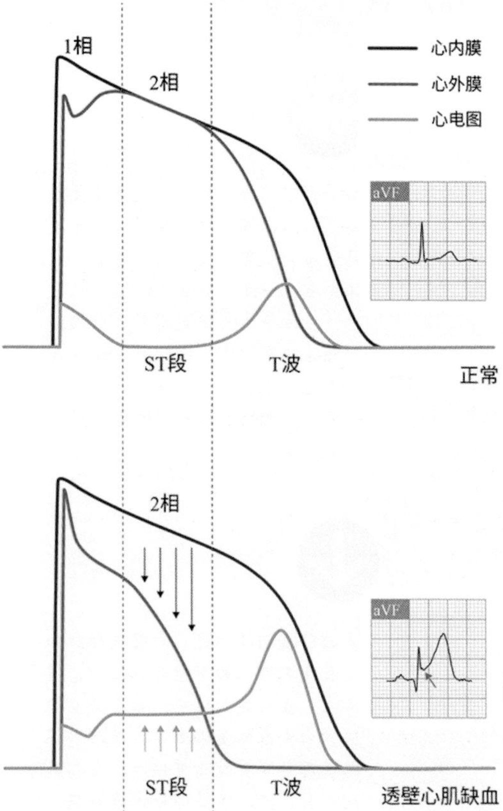

急性透壁心肌缺血

当急性心肌缺血从心内膜波及心外膜的整个室壁厚度时，称为透壁心肌缺血，常见于心外膜冠状动脉完全性血栓形成、次全闭塞引起的ST段抬高型心肌梗死和冠状动脉痉挛引起的变异型心绞痛，特征是心电图ST段抬高。

次全闭塞

冠状动脉内血栓形成造成严重管腔狭窄90% ~ 99%，尚有一丝前向血流，尽管引起严重的心肌缺血，但可以避免完全性血栓形成造成的冠脉血供骤然中断[295~297]。很多完全性血栓形成患者，发病至入院期间发生血栓部分自溶，开通部分管腔，为濒死的心肌提供微弱血供，起到一种缺血保护作用。

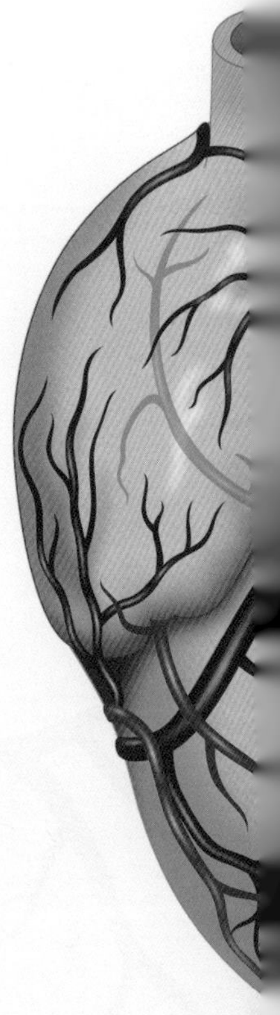

ST段抬高

生理条件下，ATP敏感的钾通道（K_{ATP}）处于关闭状态。急性心肌缺血时，心肌细胞内的ATP耗竭，K_{ATP}通道开放，钾离子外流，缩短动作电位时程。尽管心内膜的K_{ATP}含量比心外膜丰富，但心外膜K_{ATP}对缺氧更敏感，透壁心肌缺血时，心外膜动作电位时程比心内膜缩短显著，于是在心外膜和心内膜的2相和3相导致跨室壁复极离散度，朝向体表探查电极，心电图记录到ST段抬高和T波直立[298~300]。透壁心肌缺血引起的心外膜动作电位缩短，通过缩短平台期减少Ca^{2+}内流，进而降低细胞内钙超载，对能量耗竭的心肌起到一种缺血保护作用，不利方面是心内膜和心外膜的动作电位跨室壁复极离散度相差悬殊，会自发产生室性心律失常[301, 302]。

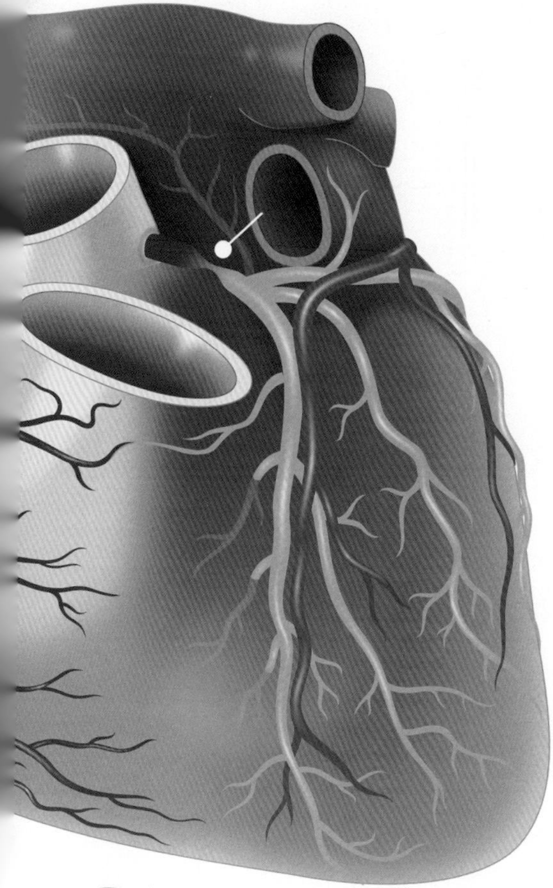

急性左主干完全性闭塞

急性左主干完全性闭塞时，整个左心室会面临大面积梗死，是最高危的急性冠脉综合征，患者心电图出现广泛性ST段抬高，梗死面积波及前室间隔，左心室前壁、侧壁和后壁，此类患者往往来不及送至医院就诊室，就于发病后短时间内死于心源性休克和心搏骤停。请思考：右冠优势型和左冠优势型个体，哪一类发生急性左主干完全性闭塞的预后最差，为什么？

123. 心肌缺血

心脏是需氧器官，完全依赖冠状动脉灌注提供不间断的氧气。基础状态下，冠脉血供占心输出量的1/20[291]。运动时，冠脉血流量将会增加3～4倍，以适应心肌氧耗量增高的需要[292]。

心肌的氧供－氧需失衡会导致心肌缺血，临床上发生急性冠脉综合征，最常见的病因是冠状动脉粥样硬化性心脏病，心外膜冠状动脉管腔狭窄＞50%会导致心肌出现有临床意义的缺血性损害[293]。

根据心电图模式，急性冠脉综合征分为ST段抬高型和非ST段抬高型，前者包括ST段抬高型心肌梗死和变异型心绞痛，后者包括非ST段抬高型心肌梗死和不稳定型心绞痛[294]。

ST–T改变是心肌缺血的特征性心电图改变，不同病理生理机制所致的心肌缺血具有不同的ST–T形态学改变，这是很多初学者的学习难点。

124. 变异型心绞痛

变异型心绞痛的发病机制是冠状动脉的血管平滑肌对刺激具有高反应性，导致心外膜冠状动脉痉挛，产生透壁性心肌缺血。发生痉挛的冠状动脉可以完全正常或存在动脉粥样硬化斑块。

在临床上，变异型心绞痛好发于安静状态或睡眠中，凌晨 5 点是发病高峰时间 [303]。变异型心绞痛发作时，患者有典型的心绞痛症状，心电图特征是 ST 段抬高和 T 波直立，发作后，抬高的 ST 段可以很快恢复正常，肌钙蛋白可以正常或弱阳性，冠状动脉造影未能发现器质性狭窄或药物可诱发出冠状动脉痉挛。

变异型心绞痛引起透壁心肌缺血时，心电图最早的改变是 T 波振幅增高和对称性增强，T 波振幅增高达到峰值后，出现 ST 段抬高，R 波振幅增高和时限增宽（透壁缺血引起的室壁激动延迟），有时伴有心律失常（房室阻滞或室性心律失常）[304]。值得注意的是，患者出现变异型心绞痛心电图改变时，有时无胸痛症状，这种情况常在动态心电图中捕捉到。

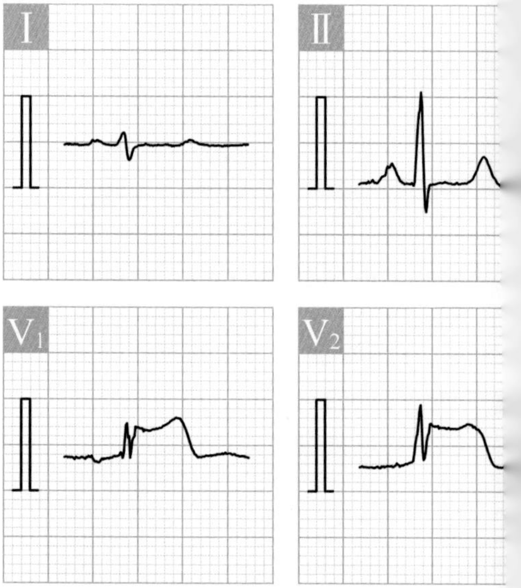

三角形 QRS-ST-T 波

透壁心肌缺血时，心外膜动作电位显著缩短，心电图上会出现一种三角形 QRS-ST-T 心电波，ST-T 融合成单相曲线，难以区分。这种心电波预示发生心室颤动的风险较高。

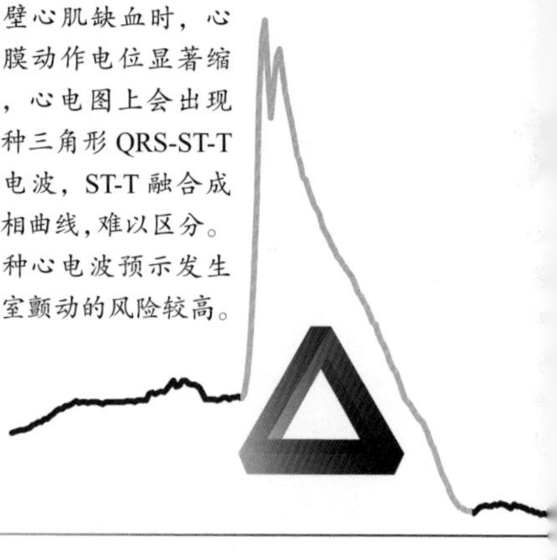

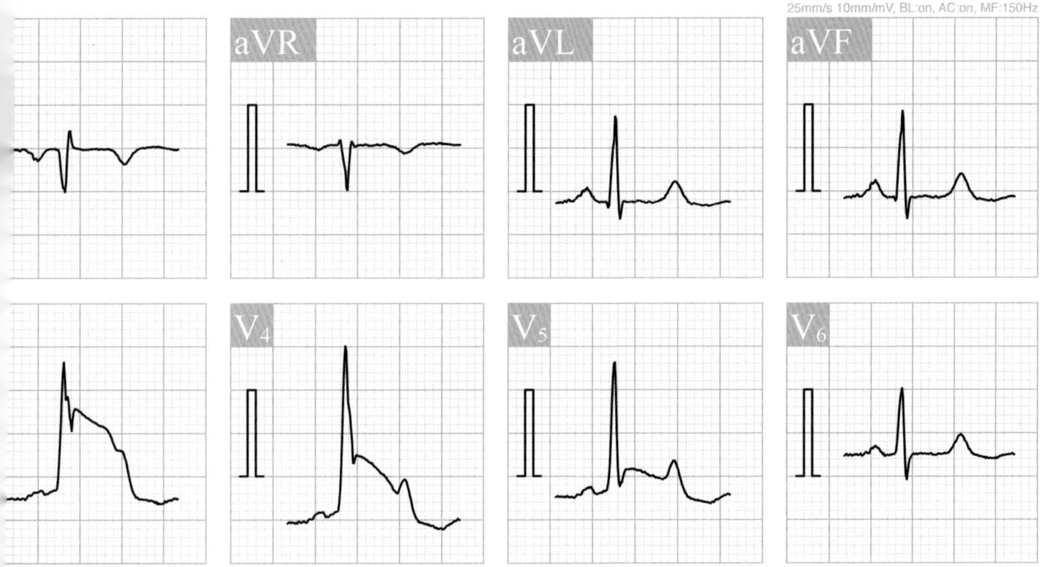

心电图图例 84

男，65 岁，午休时突发胸痛。12 导联心电图中，有 ________ 个导联出现 ST 段抬高，分别是 ________________________ 导联。临床首先考虑 ________________________，其次考虑 ________________________。闭塞血管可能是 ____________________。

心外膜心肌缺血

心肌缺血波及心外膜时，最早的心电图改变是超急性 T 波，T 波振幅增高，对称性增强，常见于变异型心绞痛和 ST 段抬高型心肌梗死。在临床上，单独的心外膜心肌梗死罕见，通常发生于透壁心肌缺血时。

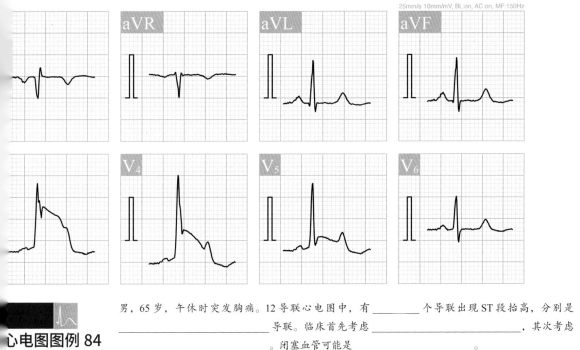

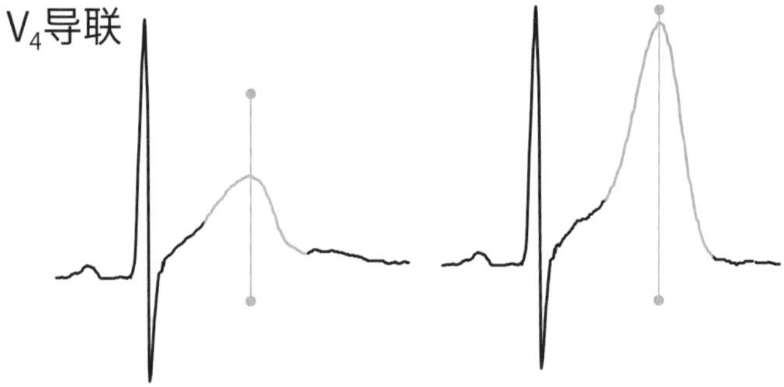

基础心电图　　心外膜缺血最早期

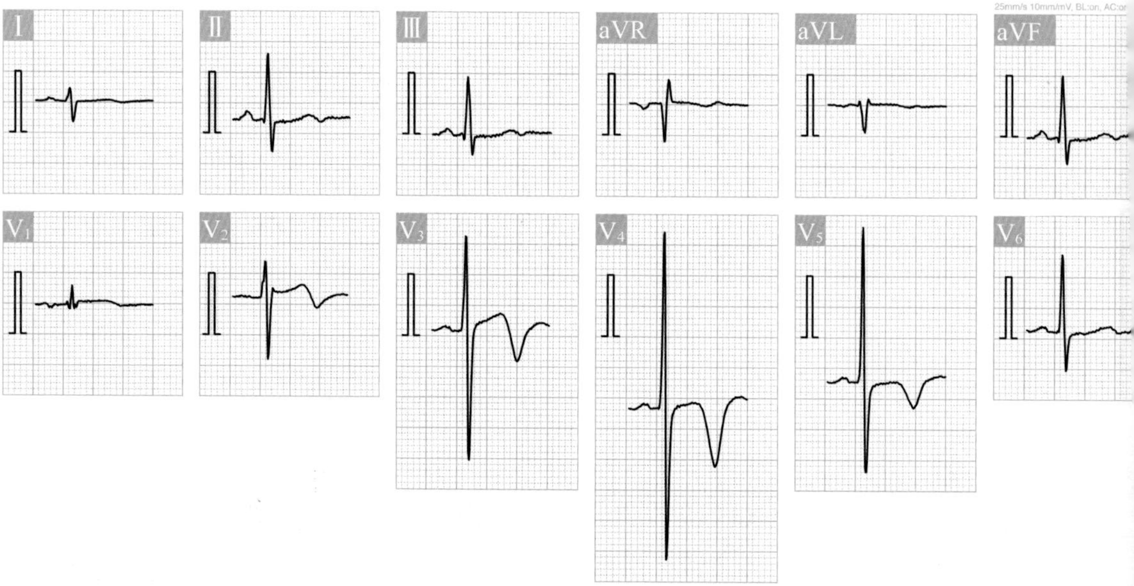

心电图图例 85

本图与图例 84 为同一患者的心电图。患者变异型心绞痛发作 9 小时后，复查心电图，主要特点是____________________。与图例 84 的 ST 段抬高分布导联相比，缺血发作期的 ST 段抬高分布导联与再灌注 T 波分布导联__________________（填一致或不一致）。该患者前期的 ST 段抬高诊断为__________________（填变异型心绞痛或急性心肌梗死），为什么？

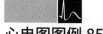

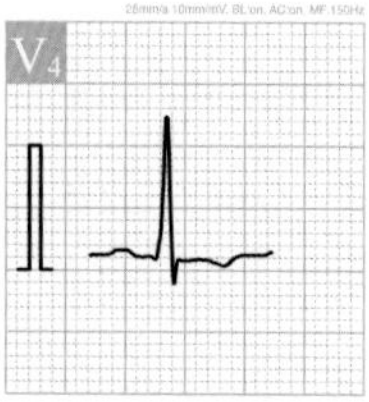

非特异性 T 波改变

倒置振幅不足 1mm

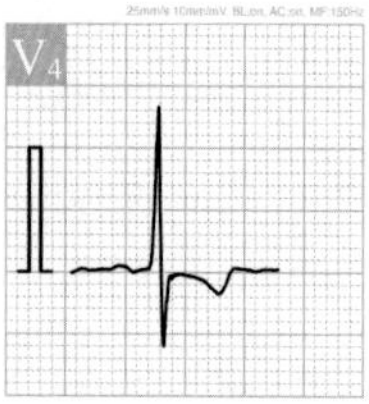

T 波倒置

倒置振幅 1 ~ 5mm

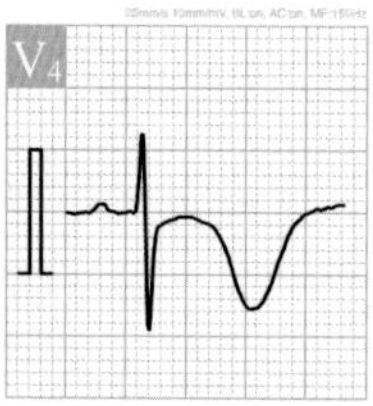

T 波深倒置

倒置振幅 5 ~ 10mm

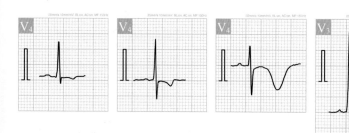

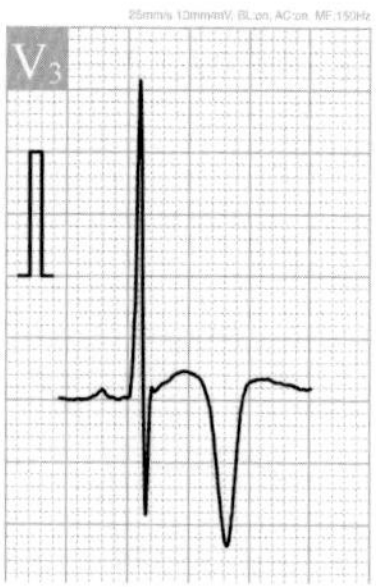

巨大 T 波倒置

倒置振幅≥ 10mm

T 波倒置的诊断术语

T 波倒置时，如果伴随 QT 间期延长，则倒置的 T 波显得宽大；若不伴 QT 间期延长，T 波倒置振幅越大，T 波越显得窄尖。初学者在学习缺血性 T 波倒置时，应注意总结倒置 T 波的形态特征。

125. 再灌注 T 波

心外膜冠状动脉病变引起一次急性缺血事件后，如痉挛的冠状动脉恢复血供，闭塞性血栓完全或部分开通，侧支循环的建立等，缺血心肌完全恢复血供或部分恢复血供，此期称为再灌注期，心电图特点是 T 波倒置。

再灌注 T 波的特点是 T 波倒置，对称性增加，经典心电图学教科书中称为冠状 T 波。实际上，冠状 T 波并非心肌缺血所特有，也见于其他原因引起的心室复极异常，如应激性心肌病、心脏记忆现象、心室肥厚、心肌病、脓毒症休克等。

再灌注 T 波的倒置深度不一，2009 年 AHA/ACCF/HRS《心电图标准化和解析建议》定义了倒置 T 波的诊断术语[125]。需要指出的是，再灌注 T 波只是心电图 T 波倒置的常见原因之一，还有众多的非缺血性原因，故不能因为心电图出现“T 波倒置”就武断判读为“心肌缺血”，对 T 波倒置的解释必须结合临床。

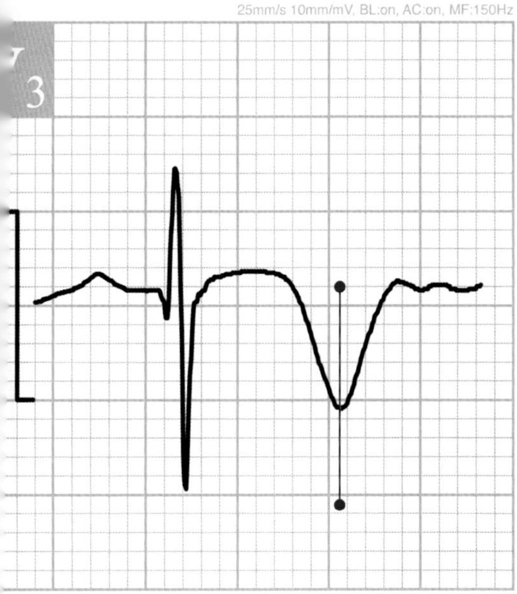

冠状 T 波

1 例急性前壁心肌梗死患者，再灌注期出现的 T 波倒置。T 波倒置振幅＞ 5mm 但不足 10mm，判读为 T 波深倒置。倒置的 T 波形态对称性增加，为冠状 T 波；此外，QT 间期延长，倒置的 T 波显得宽大。注意：冠状 T 波并非心电图诊断术语，正确的诊断是 T 波倒置。再灌注 T 波出现越早，提示缺血心肌的血供恢复越早，心功能恢复越好[305]。

T 波倒置的原因

波倒置常见于持续性幼年 T 波模式、心肌梗死、心肌缺血、低钾血症、急性肺栓塞、肺动脉高压、COPD、过度换气、气胸、左心室肥厚、右心室肥厚、束支阻滞、心室预激、心包炎、脑血管意外、致心律失常性右室心肌病、肥厚型心肌病、心室起搏、颅内压增高等。

126.ST 段抬高型心肌梗死

心外膜冠状动脉闭塞引起的心肌缺血持续 10 ~ 15 分钟就会出现心肌超微结构改变，20 ~ 40 分钟开始出现不可逆的心肌损伤，病程向心肌梗死进展 [306, 307]。心肌梗死是持续性心肌缺血引起的心肌细胞坏死。梗死从心内膜向心外膜扩展通常需要数小时，取决于机体代谢状态、侧支循环和缺血保护等 [308]。

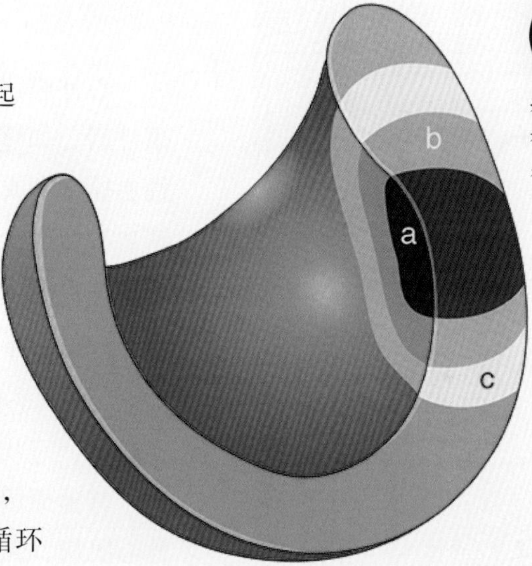

病理性 Q 波、ST 段抬高和 T 波直立是急性心肌梗死的三大心电图特征。

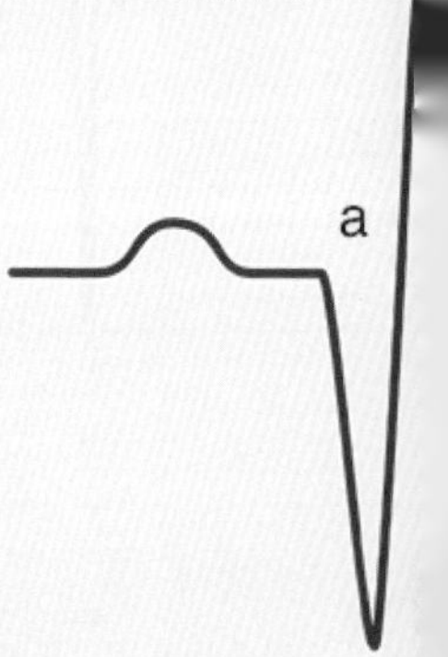

病理生理上急性心肌梗死区域分为三个主要部分：a 代表梗死区，心肌坏死，心电图标志是病理性 Q 波形成；b 代表是损伤区，心电图标志是 ST 段抬高，及时给予再灌注治疗可以挽救濒死心肌；c 代表缺血区，心电图标志是 T 波直立，一旦缺血心肌开始再灌注，T 波终末部开始倒置，逐渐演变为完全性倒置。

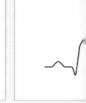

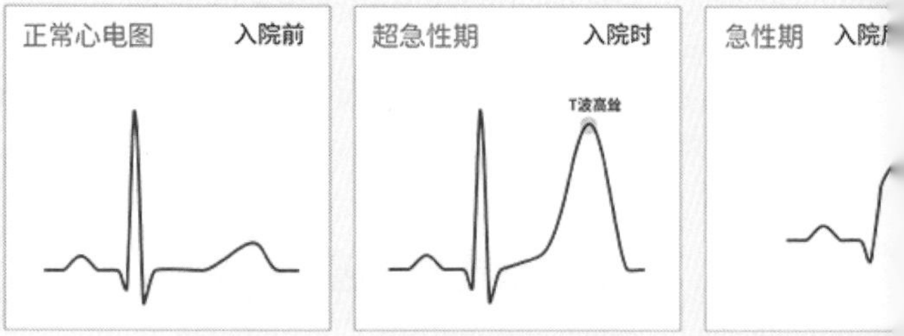

心电图特点：T 波高耸。
病理生理：透壁心肌缺血。
鉴别诊断：高钾血症。

急性心肌梗死的分期

经典心电图学教科书把急性心肌梗死的心电图演变分为 4 期：①超急性期（＜6 小时），病理学改变是急性心肌缺血，心电图特点是超急性 T 波；②急性期（6 小时 ~7 天），病理学改变是不可逆性心肌坏死，心电图特点是 ST 段抬高和病理性 Q 波；③亚急性期（7 ~ 28 天），病理学改变是坏死心肌逐渐由纤维结缔组织替代，梗死区愈合，心电图特点是 T 波倒置，ST 段逐渐回落到基线；④慢性期（＞29 天），心电图特点是病理性 Q 波，ST-T 恢复正常或残余 T 波倒置、ST 段抬高[308~314]。随着再灌注治疗的普及，抬高的 ST 段很快回落和提早出现再灌注 T 波，病程从急性期很快进入亚急性期，甚至超急性 T 波经过及时 PCI 治疗后，不出现 ST 段抬高而直接进入再灌注期，因此，当前急性期和亚急性期的分界很模糊，急性心肌梗死的心电图演变分期简化为超急性期（＜6 小时）、急性进展期（6 小时 ~1 个月，包括既往的急性期和亚急性期）和慢性稳定期（＞1 个月）[315]。需要指出的是，急性心肌梗死的临床经过、心电图演变和病理学改变并非完全吻合，愈合期比传统认识的 1 个月时间更长。

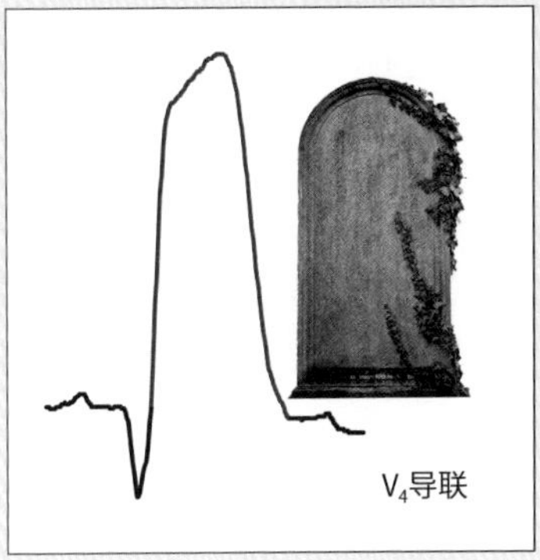

一些急性心肌梗死的 ST 段显著抬高，与高耸直立的 T 波融合成单相曲线，形似墓碑，称为墓碑状 ST 段抬高（或墓碑状 ST-T，代表梗死区域的心肌缺少侧支循环，梗死面积大，预后差。

墓碑状 ST 段抬高

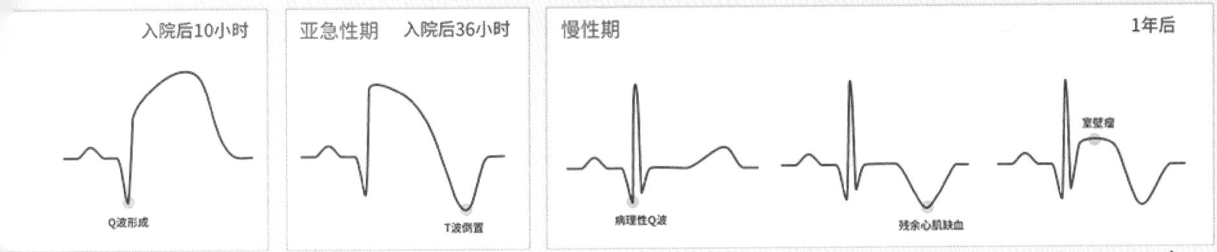

图特点：ST 段抬高。
生理：心肌损伤。
诊断：急性心包炎、急性心肌炎、应激性心肌病。

心电图特点：T 波倒置。
病理生理：心肌再灌注。
鉴别诊断：不稳定型心绞痛（Wellens 综合征）。

心电图特点：病理性 Q 波，可以残存 T 波倒置和 ST 段抬高。
病理生理：心肌瘢痕形成，持续 T 波倒置提示残余心肌缺血，持续 ST 段抬高提示室壁瘤形成。
鉴别诊断：心肌病，新发心肌梗死。

127. 超急性 T 波

急性心肌梗死越早治疗（发病后 6 小时内），越早开通闭塞血管，越早进行再灌注治疗，包括药物溶栓或经皮冠状动脉介入治疗开通闭塞血管，将会挽救越多的处于濒死状态的心肌，患者的临床预后越好。

在临床上，患者胸痛持续时间超过 20 ~ 40 分钟要警惕发生急性心肌梗死，透壁心肌梗死最早期的心电图改变是超急性 T 波，肢体导联 T 波振幅 > 5mm，胸导联 T 波振幅 > 10mm，T 波形态的对称性增加 [316, 317]。

一个简单的预警指标是：胸痛患者的 T 波振幅 / 同导联 R 波振幅 > 75%，要警惕超急性 T 波 [317]。一些患者即使在超急性期，也会出现 R 波的丢失，R 波振幅降低，与振幅增大的 T 波形成“小 r 波大 T 波”心电图模式。

在超急性 T 波阶段开始再灌注治疗，及时开通闭塞血管，甚至可以终止急性心肌梗死病程，患者获得最佳预后。

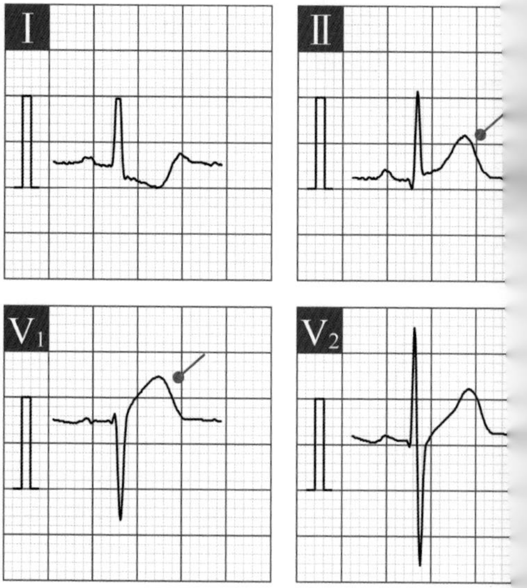

超急性 T 波

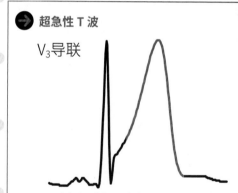

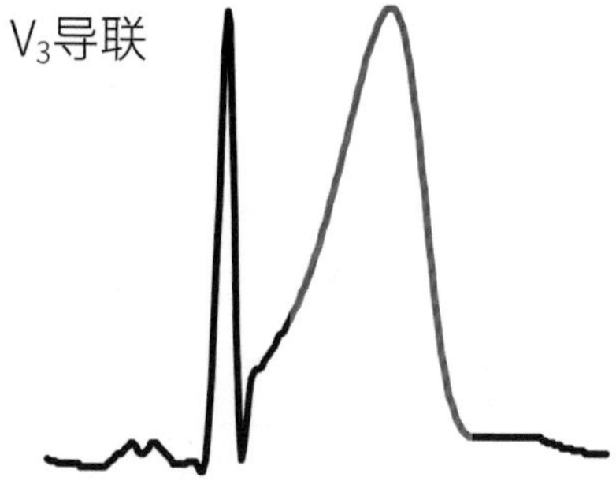

T 波振幅增大，对称性增强，T 波基底部宽阔，有时伴 ST 段抬高和（或）R 波振幅丢失，胸痛患者出现此类 T 波改变，要警惕超急性 T 波。

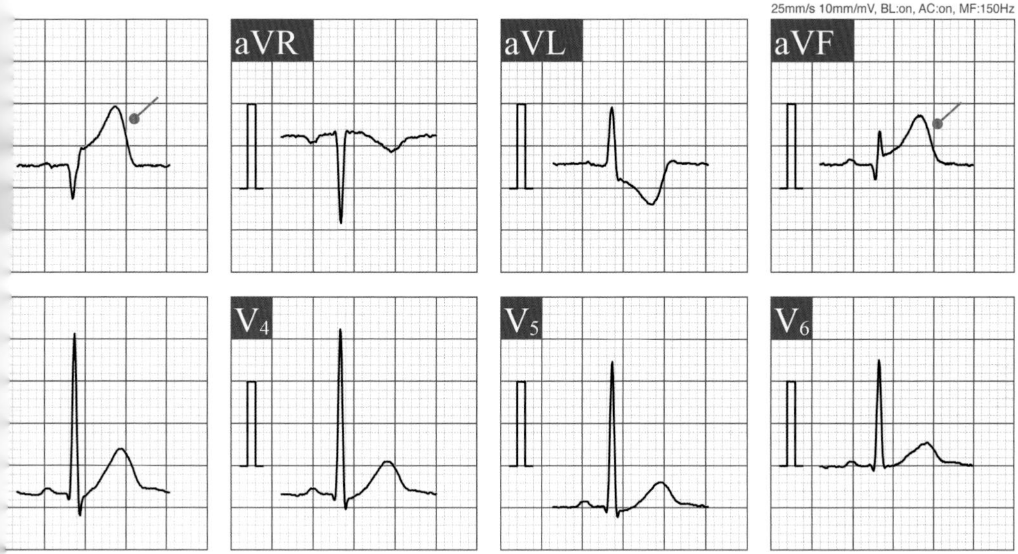

心电图图例 86

女，67 岁，胸痛 30 分钟入院，肌钙蛋白阴性。12 导联心电图中，下壁导联和 V_1 导联 ST 段有 ______（填抬高或压低），T 波 ______（填高耸或倒置），Ⅰ和 aVL 导联 ST 段有 ______（填抬高或压低），T 波 ______（填高耸或倒置），诊断 ______________。闭塞血管可能是 ______________________。

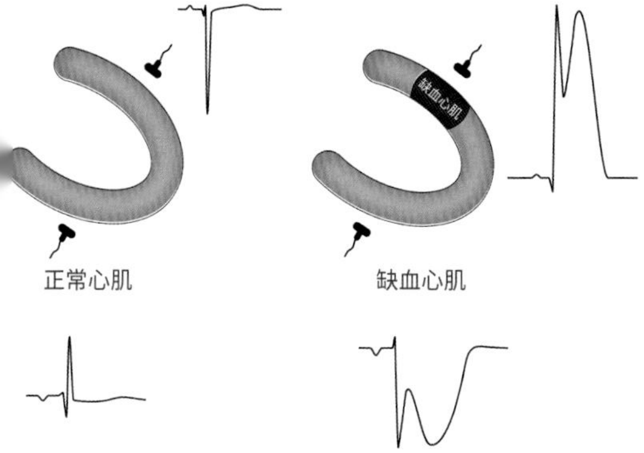

指示性和对应性 ST-T 改变

心室腔是三维空腔，当心外膜冠状动脉病变所致透壁性急性心肌缺血时，面对缺血心肌的探查电极会记录到 ST 段抬高和 T 波直立，称为指示性导联，可以根据出现的导联分布推导梗死范围和闭塞血管；与此同时，缺血对侧的探查电极会记录到与之相对的心电图改变，称为对应性导联，可以辅助推导闭塞血管。通常，高侧壁和下壁互相对应、前壁和下壁互相对应、前间隔和前侧壁互相对应、前壁和后壁互相对应，有时对应性 ST 段压低导联数会超过 ST 段抬高导联数，但只要 ≥ 2 个同组导联 ST 段抬高，就应判读为 ST 段抬高型心肌梗死。

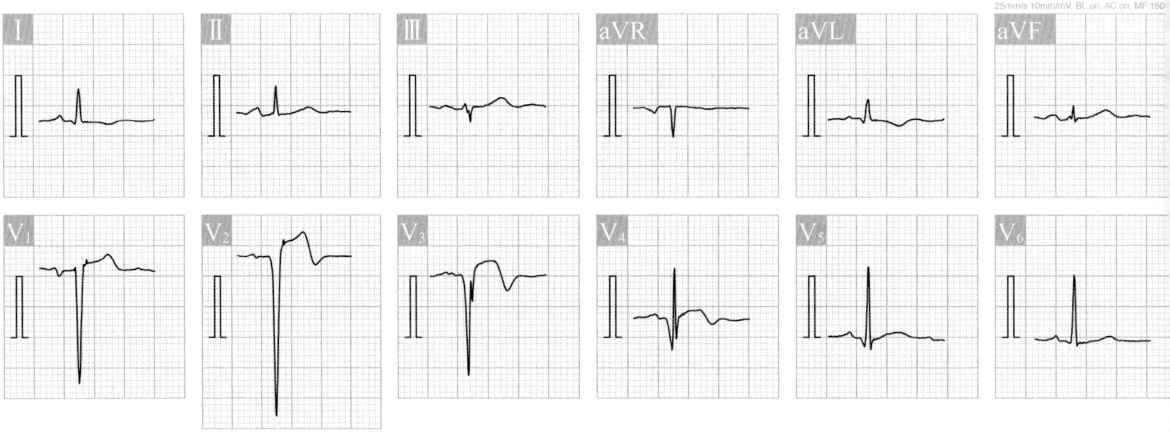

心电图图例 87

男，53 岁，胸痛 2 天入院。在 12 导联心电图上，梗死相关导联位于________________，ST 段抬高振幅最高的导联是________，闭塞血管考虑为________________。

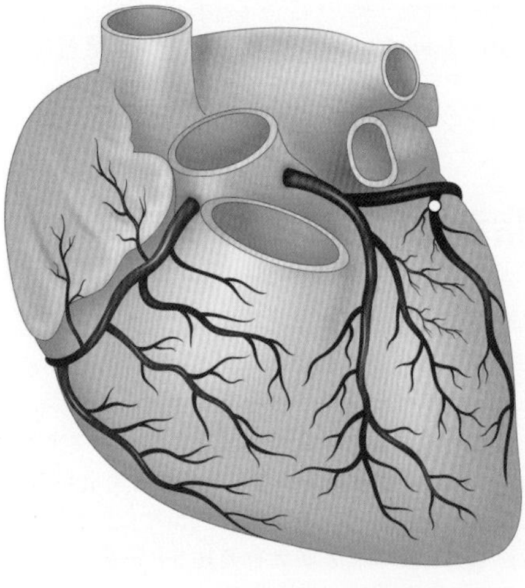

本例急性侧壁心肌梗死的闭塞血管为左旋支的第 1 钝缘支。

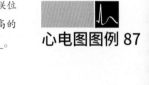

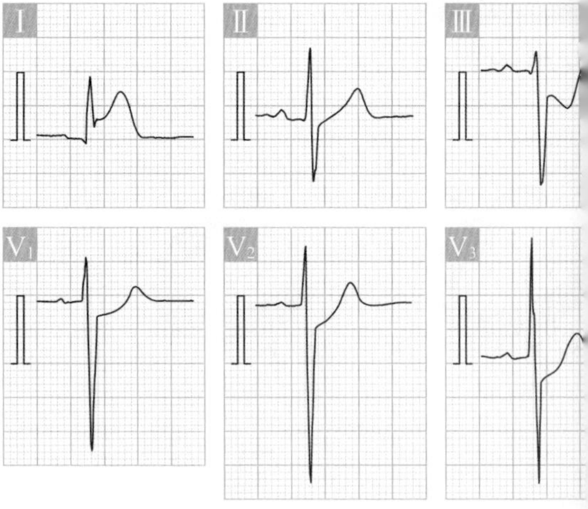

男，56 岁，胸痛 20 分钟入院。在 12 导联心电图上，梗死相关导联位于________________，ST 段抬高振幅最高的导联是________，闭塞血管考虑为________________。

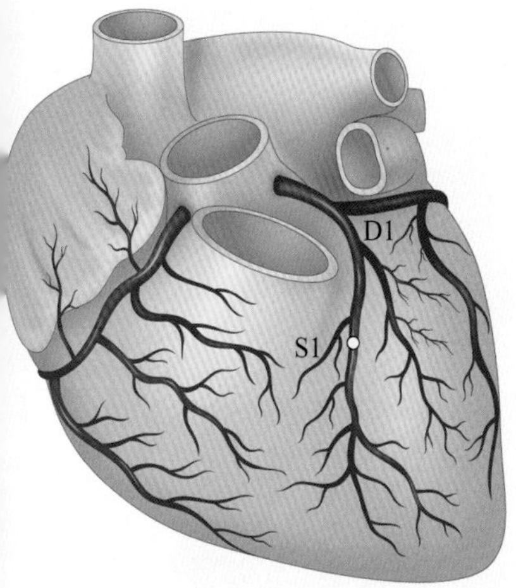

aVL 导联 ST 段无抬高，提示梗死部位远离第 1 对角支）1）；V_1 导联 ST 段无抬高，提示梗死部位远离第 1 间支（S1），故梗死部位位于第 1 间隔支开口和第 1 对角开口以后的左前降支节段，属于中 - 远段闭塞模式，梗面积有限。

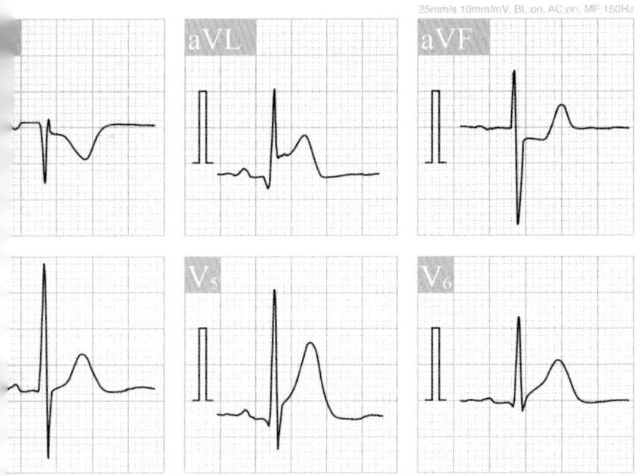

电图图例 88

128. 急性前壁心肌梗死

左心室前壁由左前降支第 1 对角支和左旋支第 1 钝缘支供血，两支冠状动脉的供血权重个体化差异很大。根据心电图胸导联 ST 段抬高分布，急性前壁心肌梗死的类型如下。

急性前壁心肌梗死		
梗死部位	ST 段抬高导联	闭塞血管
前间隔	V_1 ~ V_2/V_3	左前降支
前壁	V_2 ~ V_3/V_4	左前降支
前侧壁	V_4/V_5 ~ V_6	左旋支
高侧壁	Ⅰ、aVL	对角支或第 1 钝缘支
侧壁	Ⅰ、aVL、V_4/V_5 ~ V_6	左旋支第 1 钝缘支
广泛前壁	V_1 ~ V_5/V_6	左前降支或左旋支

透壁心肌梗死时，ST 段抬高的导联能够对应梗死心肌节段，然后根据心肌梗死节段进一步推导闭塞血管，即 ST 段抬高型急性冠脉综合征（包括变异型心绞痛和心肌梗死）的 ST 段抬高导联分布具有定位作用。循序渐进，初学者应能够顺利推导闭塞血管。

诊断急性心肌梗死的 ST 段抬高阈值

导联	ST 段抬高
Ⅰ	1mm
Ⅱ	1mm
Ⅲ	1mm
aVR	1mm
aVL	1mm
aVF	1mm
V_1	1mm
V_2，男性＜40 岁	2.5mm
V_2，男性＞40 岁	2mm
V_2，女性	1.5mm
V_3，男性＜40 岁	2.5mm
V_3，男性＞40 岁	2mm
V_3，女性	1.5mm
V_4	1mm
V_5	1mm
V_6	1mm
V_7	0.5mm
V_8	0.5mm
V_9	0.5mm
V_{3R}	0.5mm
V_{4R}	0.5mm
V_{5R}	0.5mm

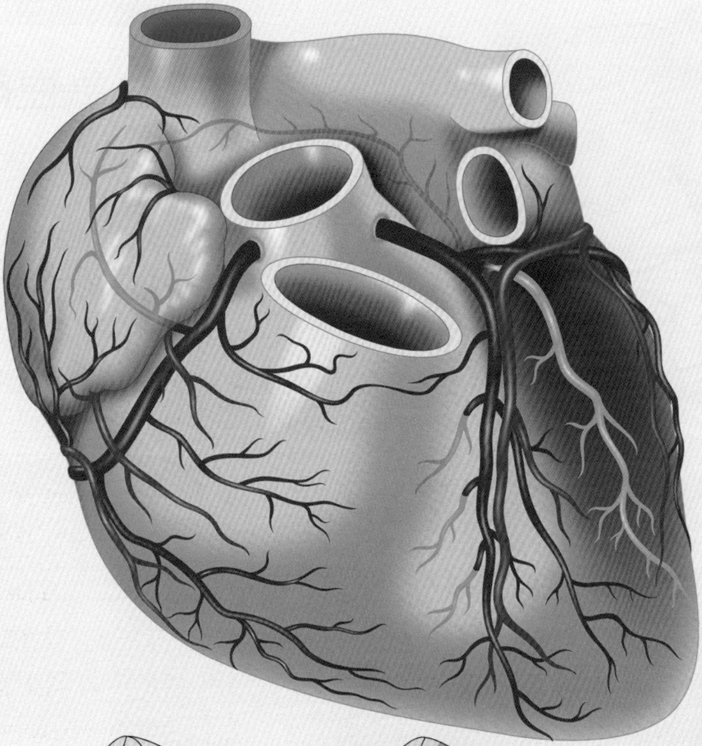

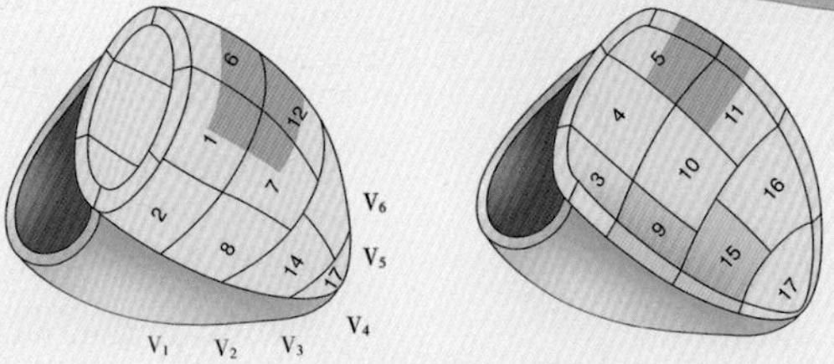

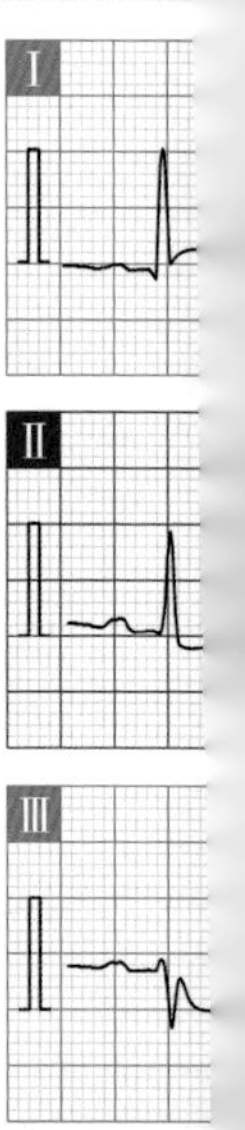

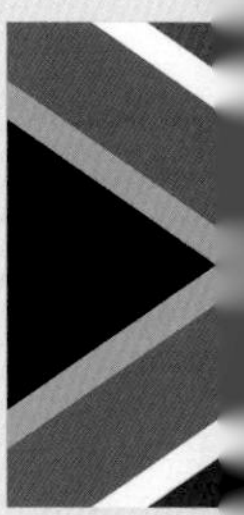

南非国旗

心电图图例

诊断急性心肌梗死

在 12 导联心电图上，胸痛患者同一导联组出现≥ 2 个导联 ST 段抬高，就要怀疑急性 ST 段抬高型急性心肌梗死，例如下壁导联组的Ⅱ和Ⅲ导联，前壁导联组的 V_2 和 V_3，后壁导联组的 V_7 和 V_8 等。心电图不典型的患者，应安排急诊室留观，随访心电图和肌钙蛋白。高度疑诊的患者，有条件的医疗单位可以安排冠状动脉影像学检查。

129. 急性高侧壁心肌梗死

对角支为左心室侧壁和前外侧乳头肌供血，可以单独发自左主干，与左前降支、左旋支组成左冠状动脉的三个分支，也可以发自左前降支。左心室高侧壁的血供来源有 3 种类型：单独的对角支、发自左前降支的第 1 对角支或发自左旋支的第 1 钝缘支。

急性高侧壁心肌梗死的心电图表现有两种模式：① Ⅰ、aVL 导联 ST 段抬高；② Ⅰ、aVL 和 V_2 导联 ST 段抬高。后者如果加上Ⅲ导联 ST 段对应性压低，3 个导联 ST 段抬高加 1 个导联 ST 段压低，在 4-3 排列的心电图矩阵上，ST-T 改变导联分布酷似南非国旗中间的横向 Y 形，称为南非国旗征，具有这种模式的高侧壁心肌梗死心电图，闭塞血管高度提示为对角支[318~320]。

有些患者的高侧壁受到对角支和第 1 钝缘支的双重供血，当对角支闭塞引起高侧壁心肌梗死时，第 1 钝缘支提供部分血供代偿，Ⅰ和 aVL 导联的 ST 段抬高很轻微（ST 抬高振幅 < 1mm），容易被初学者忽视，如果注意到Ⅲ导联存在对应性 ST-T 改变，应支持诊断[321]。

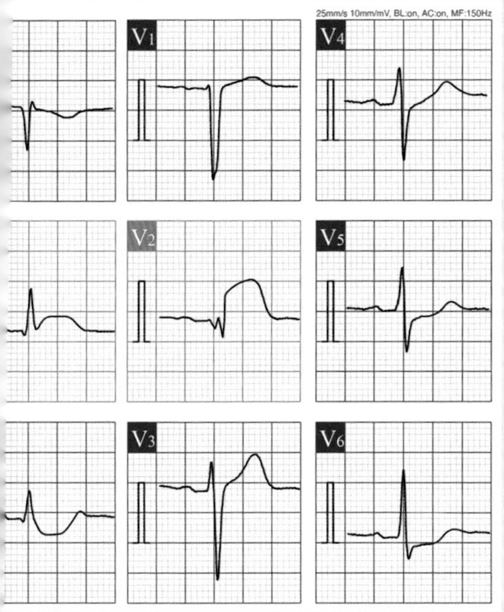

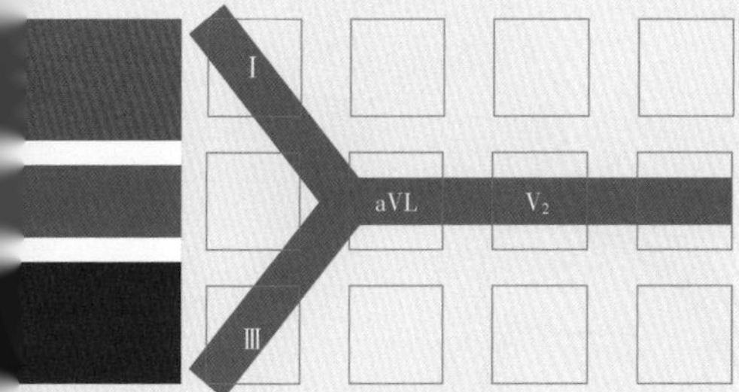

对角支闭塞的南非国旗征

68 岁。胸痛 30 分钟入院。心电图示窦性心律，Ⅰ、
、V_2 导联 ST 段抬高，Ⅱ、Ⅲ、aVF、V_5 ~ V_6 导
T 段对应性压低。左侧壁 V_5 ~ V_6 导联 ST 段压低
于前壁 V_2 导联 ST 段抬高；Ⅱ、Ⅲ、aVF 导联 ST
低对应于高侧壁 ST 段抬高。值得注意的是胸导
只有 V_2 导联 ST 段抬高，提示非常局限的前壁心
死。心电图诊断：①窦性心律；② ST 段抬高型
壁和局灶前壁心肌梗死。

130. 急性前间隔心肌梗死

前间隔及其周围左心室心肌独由左前降支供血，一旦左前降支闭塞将引起急性前壁心肌梗死。V_2 导联 ST 段抬高且最大抬高振幅出现于 V_2 ~ V_3 导联是心电图诊断急性前壁心肌梗死的标志，高度提示闭塞血管为左前降支[322]。

左前降支的第 1 间隔支闭塞后，会导致前间隔梗死，引起心电图 V_1 ~ V_2/V_3 导联 ST 段抬高，只要 V_1 导联 ST 段抬高就可判读第 1 间隔支闭塞。当病理性 Q 波形成时，V_1 ~ V_3 导联的 R 波丢失，QRS 波呈 QS 形，若发现 V_1 导联出现 QR 波，Ⅰ、V_5、V_6 导联出现宽而不深的 S 波，S 波时限 > 40ms，QRS 时限 ≥ 120ms，提示合并完全性右束支阻滞[206]，心肌梗死波及右束支。

心肌梗死的严重性

急性前间隔心肌梗死尽管 ST 段抬高导联少，但可以严重影响心功能，室间隔心肌的功能正常是左心室协调舒张和收缩的基础，这是因为室间隔质量占整体心脏质量比重较大，正常整体心脏重 200g 时，左心室约重 66g，室间隔 66g，右心室 34g，心房 34g，左心室：室间隔：右心室：心房质量比值为 2:2:1:1[323]。急性前间隔心肌梗死一旦并发室间隔穿孔，患者将出现顽固性左心衰竭，发生率约为 2%，死亡率高达 40% ~ 80%[324, 325]。因此，对于初学者学习心肌梗死心电图，一定要建立这样一个正确的认识：心电图判读心肌梗死的严重性不能依靠 ST 段抬高导联的多少，而是准确推导闭塞血管，冠状动脉闭塞的部位越高，梗死波及面积越大，患者预后越差。

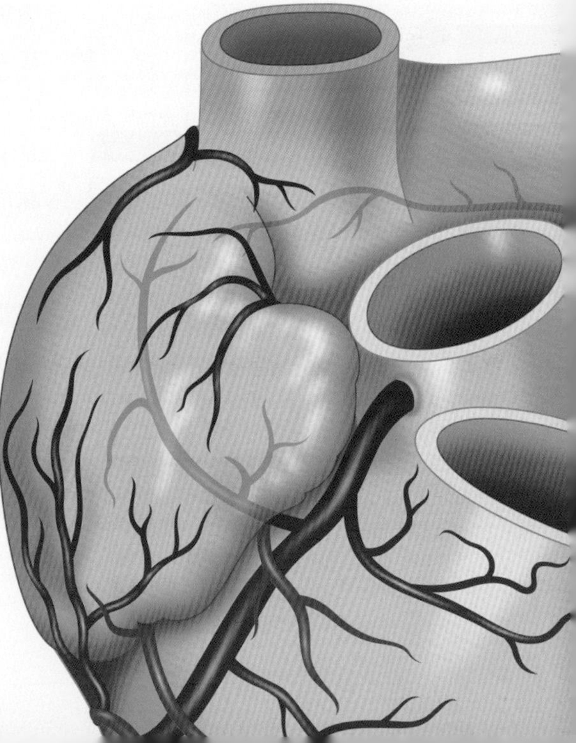

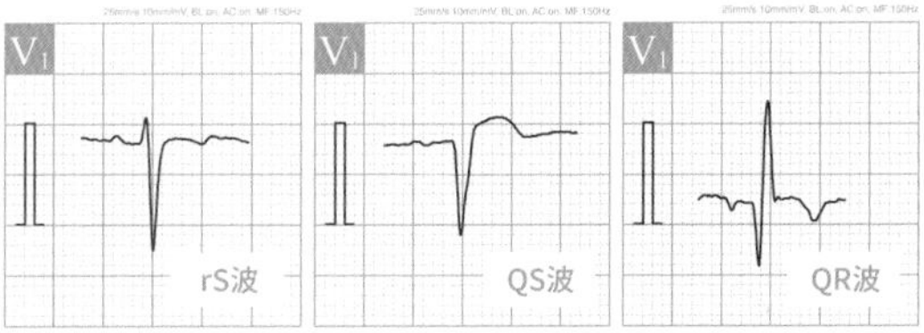

正常　　前壁心肌梗死　　前壁心肌梗死合并完全性右束支阻滞

急性前间隔心肌梗死

急性前间隔心肌梗死时，一旦出现病理性Q波，V_1导联QRS波呈QS形或QR形，后者提示合并完全性右束支阻滞。

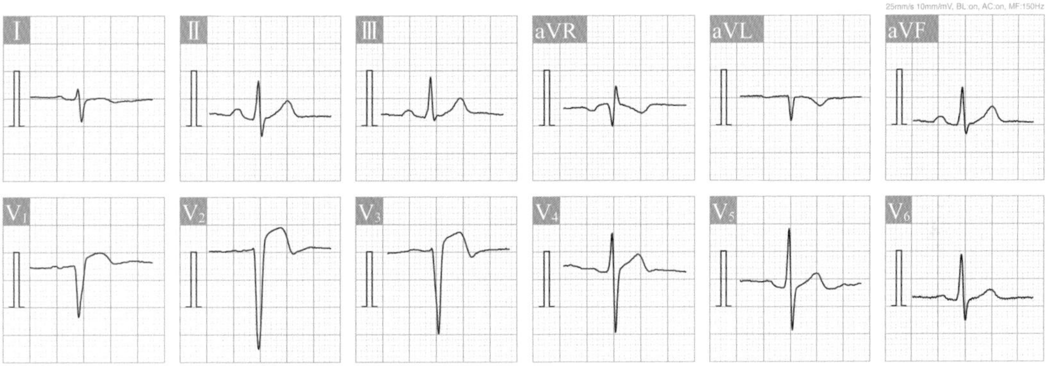

心电图图例 90

男，50岁，胸痛3小时入院。V_1～V_3导联ST段抬高，诊断为ST段抬高型急性前间隔心肌梗死。注意V_2和V_3导联T波终末部开始倒置，提示再灌注开始。

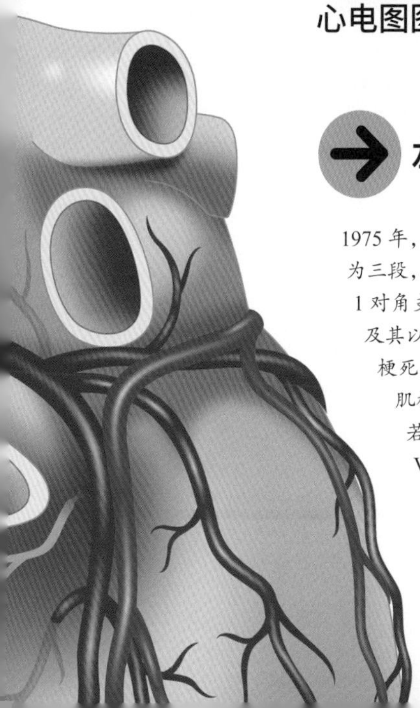

左前降支高位闭塞

1975年，美国心脏协会（AHA）在冠状动脉疾病评估报告中把左前降支分为三段，其中左前降支开口至第1间隔支开口之间为左前降支近段，有时第1对角支开口也位于左前降支近段[296]。左前降支闭塞部位位于第1间隔支及其以上节段时，为左前降支高位闭塞，是仅次于左主干闭塞的高危心肌梗死，因为左前降支要为心脏提供接近40%的血供[326, 327]。急性前壁心肌梗死时，若发现V_1导联ST段抬高，提示闭塞部位靠近第1间隔支；若发现Ⅰ、aVL导联ST段抬高，提示闭塞部位靠近第1对角支；若V_1导联、Ⅰ、aVL导联的ST段均抬高，提示闭塞部位在更高位的左前降支主干[328, 329]。尽管急性前间壁心肌梗死的ST段抬高导联分布有限，但属于左前降支高位闭塞。

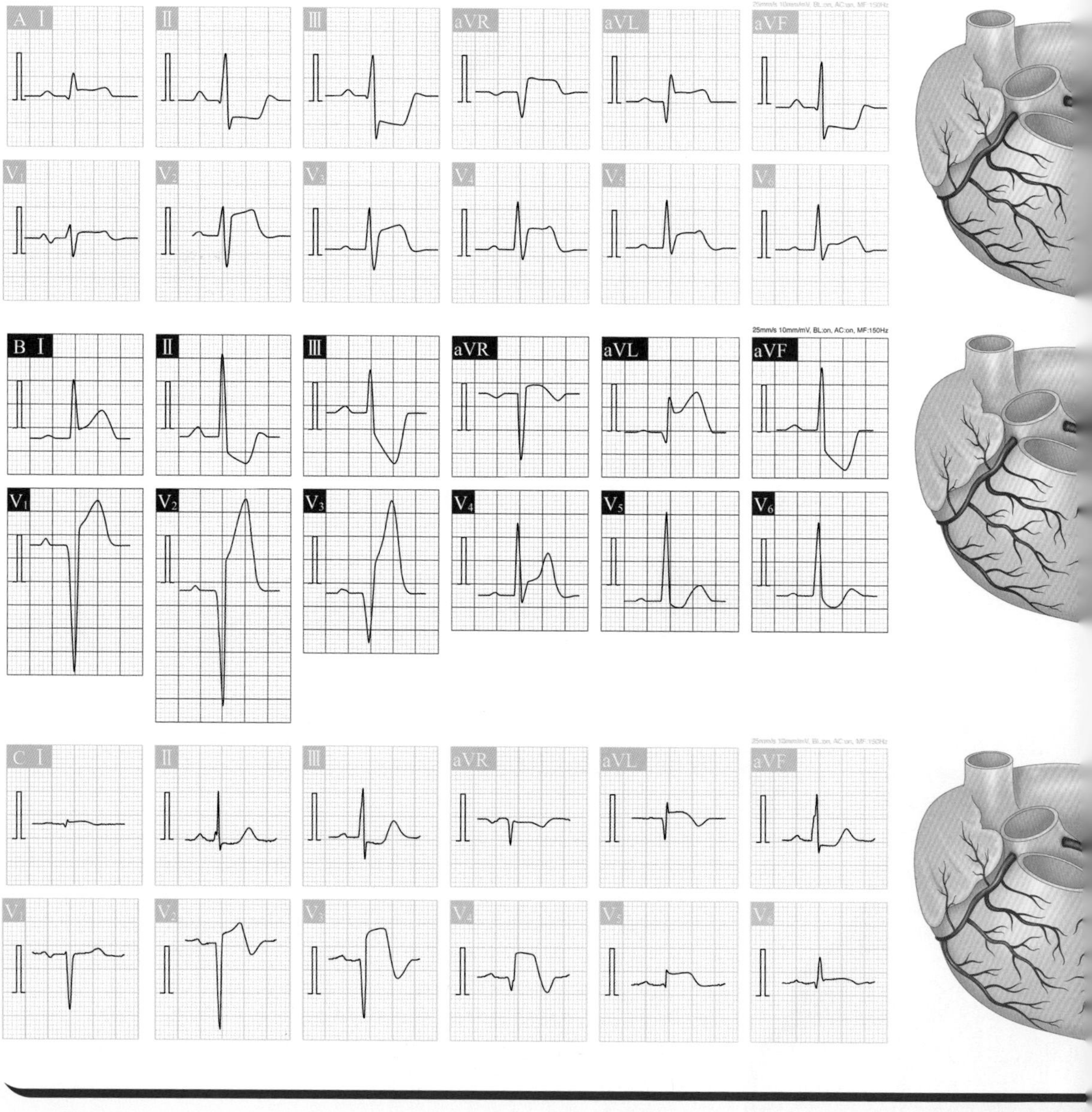
A Ⅰ
Ⅱ
Ⅲ
aVR
aVL
aVF
25mm/s 10mm/mV, BL:on, AC:on, MF:150Hz
V1
V2
V3
V4
V5
V6
B Ⅰ
Ⅱ
Ⅲ
aVR
aVL
aVF
25mm/s 10mm/mV, BL:on, AC:on, MF:150Hz
V1
V2
V3
V4
V5
V6
C Ⅰ
Ⅱ
Ⅲ
aVR
aVL
aVF
25mm/s 10mm/mV, BL:on, AC:on, MF:150Hz
V1
V2
V3
V4
V5
V6

性广泛前壁心肌梗死时，首先分析是否为危险的左主干闭塞；如果分析支持左前降闭塞，进一步分析是高位还是低位的左前支闭塞。闭塞部位越低，梗死面积越小，者预后越好。

泛前壁心肌梗死，aVR 导联和 V_1 导联 ST 均抬高，aVR 导联 ST 段抬高振幅＞ V_1 导，提示闭塞血管为急性左主干闭塞。

Ⅰ、aVL、V_1 ~ V_4 导联 ST 段抬高，aVR 导联和 V_1 导联 ST 段均抬高，V_1 导联 ST 段抬高振幅＞ aVR 导联，提示闭塞血管为左前降支近段，波及第 1 间隔支；Ⅰ、aVL 导联 ST 段抬高，提示梗死波及第 1 对角支；结合以上两个分析意见，闭塞部位为左前降支高位主干，一旦闭塞，同时波及第 1 间隔支和第对角支。

Ⅰ、aVL、V_2 ~ V_4 导联 ST 段抬高，V_1 导联不抬高，提示闭塞血管为左前降支中 - 远段，不波及第 1 间隔支；Ⅰ、aVL 导联 ST 段抬高，提示梗死波及对角支；结合以上两个分析意见，闭塞部位考虑为左前降支低位闭塞，冠脉造影证实为第 2 对角支闭塞。

心电图图例 91

131 . 广泛前壁心肌梗死

急性前壁心肌梗死时，6 个胸导联 ST 段抬高称为广泛前壁心肌梗死，有时梗死还会波及高侧壁或下壁导联，ST 段抬高导联为 7 ~ 9 个[330, 331]。

值得注意的是，心电图定义的广泛前壁心肌梗死只是反映了 ST 段抬高的导联数，与真实解剖梗死面积并不匹配，因为左前降支高位闭塞（例如左前降支近段主干）和低位闭塞（例如第 2 对角支）都可以导致广泛前壁心肌梗死心电图，但前者显然是真正的大面积前壁心肌梗死，后者梗死只波及左心室下段及心尖部分心肌。

分析广泛前壁心肌梗死心电图时，最重要的是筛查高危闭塞患者，主要判读策略如下：

① aVR 和 V_1 导联 ST 段抬高，aVR 导联 ST 段抬高振幅 > V_1 导联，闭塞部位为左主干；

② aVR 和 V_1 导联 ST 段抬高，aVR 导联 ST 段抬高振幅 < V_1 导联，闭塞部位为左前降支近段；

③左前降支闭塞时，V_1 导联无 ST 段抬高，判读为左前降支低位闭塞[332, 333]。

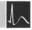

132. 急性下壁心肌梗死

单独的急性下壁心肌梗死闭塞血管是后降支，由于人群中右冠优势型分布占多数，所以急性下壁心肌梗死的闭塞血管多数为右冠状动脉。此外，少数个体的后降支由左旋支发出，他们一旦罹患下壁心肌梗死，则闭塞血管为左旋支。

急性下壁心肌梗死时，心电图Ⅱ、Ⅲ和 aVF 导联 ST 段抬高，比较Ⅱ和Ⅲ导联的 ST 段抬高振幅，可以大致推导闭塞血管。Ⅲ导联 ST 段抬高振幅 > Ⅱ导联支持判读闭塞血管为右冠状动脉，反之，Ⅱ导联 ST 段抬高振幅 > Ⅲ导联则支持判读闭塞血管为左旋支[334]。

很显然，单独的后降支闭塞代表优势型冠脉中 – 远段闭塞，如果是近 – 中段闭塞，右冠状动脉闭塞会合并右心室、左心室后壁梗死，左旋支闭塞会合并左心室后壁、前侧壁梗死，这种情况下可以通过合并的梗死部位推导闭塞血管。

下壁心肌梗死的缺血向量

右图 A：优势型右冠状动脉近段闭塞引起右心室、后壁和
心肌梗死，由于心脏背面的血管是右冠状动脉从右侧向左
布，供血权重从右侧至左侧逐渐减少，一旦闭塞，下壁心
侧缺血重于左侧，Ⅲ导联 ST 段抬高振幅＞Ⅱ导联。
右图 B：优势型左旋支近段闭塞引起左心室前侧壁、后壁
壁心肌梗死，由于心脏背面的血管是左旋支从左侧向右侧分
供血权重从左侧至右侧逐渐减少，一旦闭塞，下壁心肌左
血重于右侧，Ⅱ导联 ST 段抬高振幅＞Ⅲ导联。

房室阻滞

右冠状动脉急性闭塞时，常累及房室结动脉（阻滞层面在房室结），急性下壁心肌梗死容易合并各种形式的房室阻滞。不过，随着再灌注治疗以及侧支循环的建立，传导系统的血供会逐渐恢复，此类患者预后良好。即使是三度房室阻滞，只要逸搏节律稳定，血流动力学稳定，通常不需要置入起搏器，通常数天内会逐渐恢复[335]。少数患者遗留永久性三度房室阻滞，需要置入永久性心脏起搏器治疗。

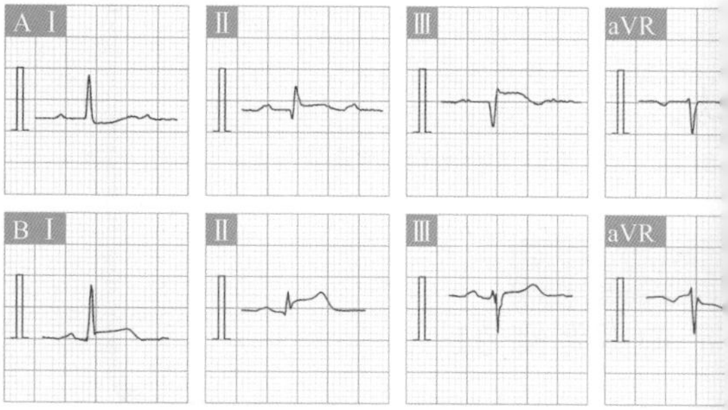

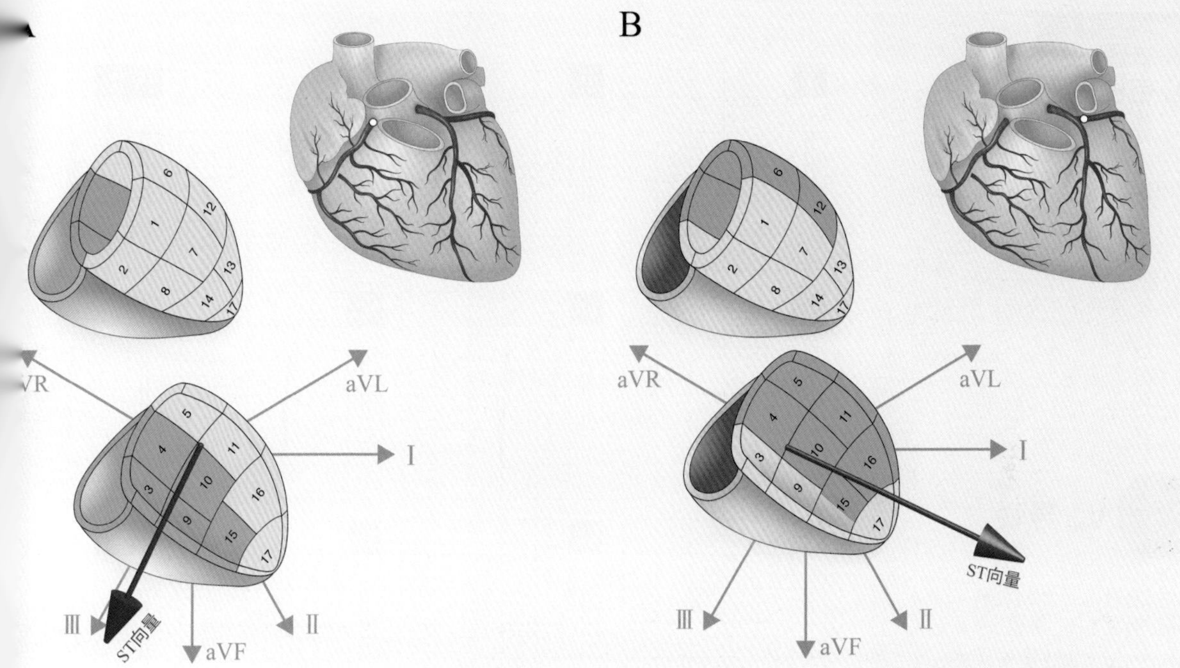

心电图图例 92

2 例急性下壁心肌梗死。比较图 A 的Ⅱ导联 ST 段抬高振幅 ________ Ⅲ导联，闭塞血管为 ________________；比较图 B 的Ⅱ导联 ST 段抬高振幅 ________ Ⅲ导联，闭塞血管为 ________________，图 B 除了急性下壁心肌梗死以外，还有 ____________________________ 梗死。

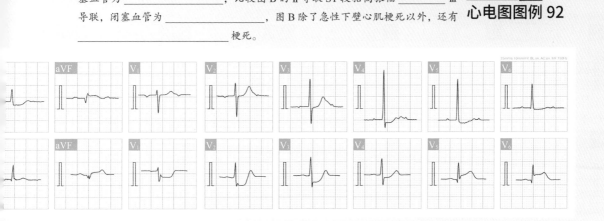

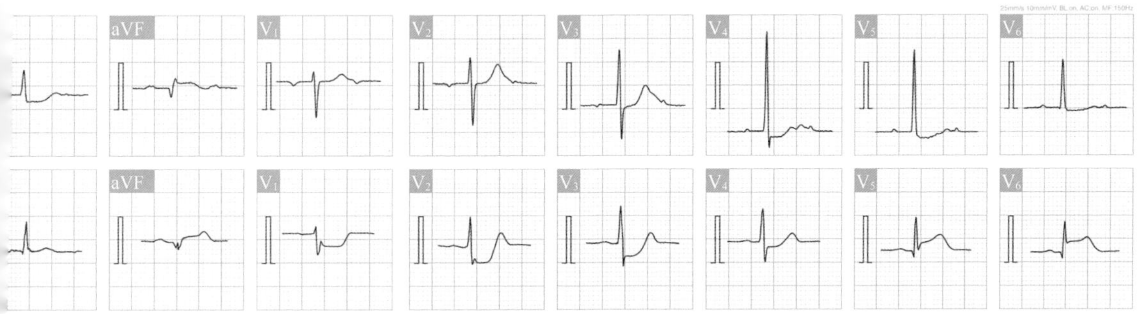

心电图图例 93

女，53 岁，胸痛 1 小时入院。在 18 导联心电图上，急性心肌梗死波及的部位有________、________和__________三个部位。观察下壁导联，ST 段抬高振幅 Ⅱ 导联________ Ⅲ 导联，推导闭塞血管为______________________。

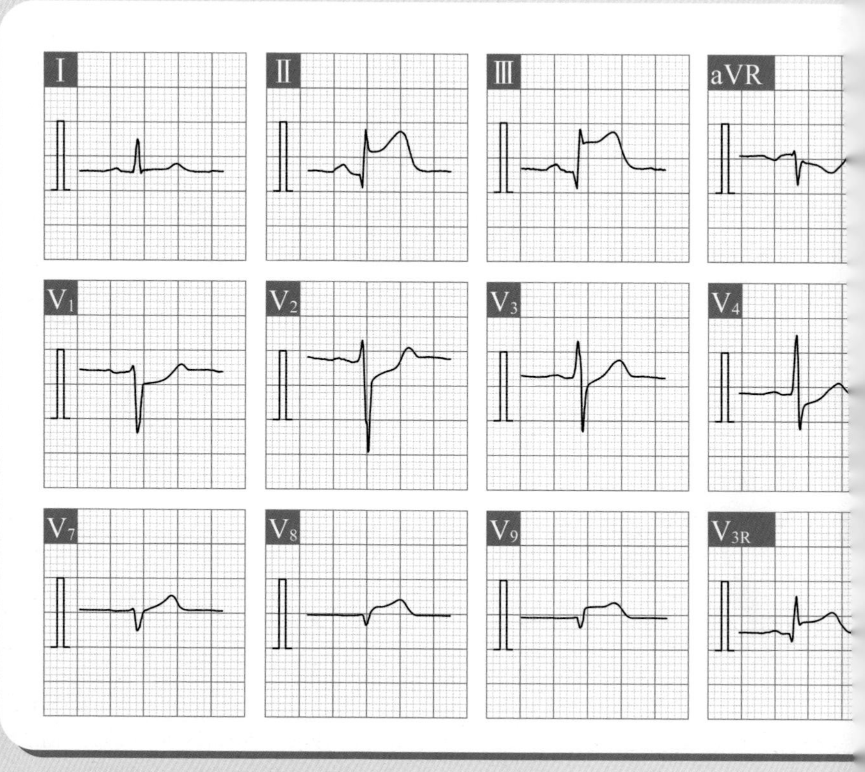

V4R 导联

右冠状动脉近段闭塞时，接近 90% 的患者 V_{4R} 导联 ST 段抬高 ≥ 0.5mm，是诊断急性右心室梗死的可靠的心电图指标[337]。

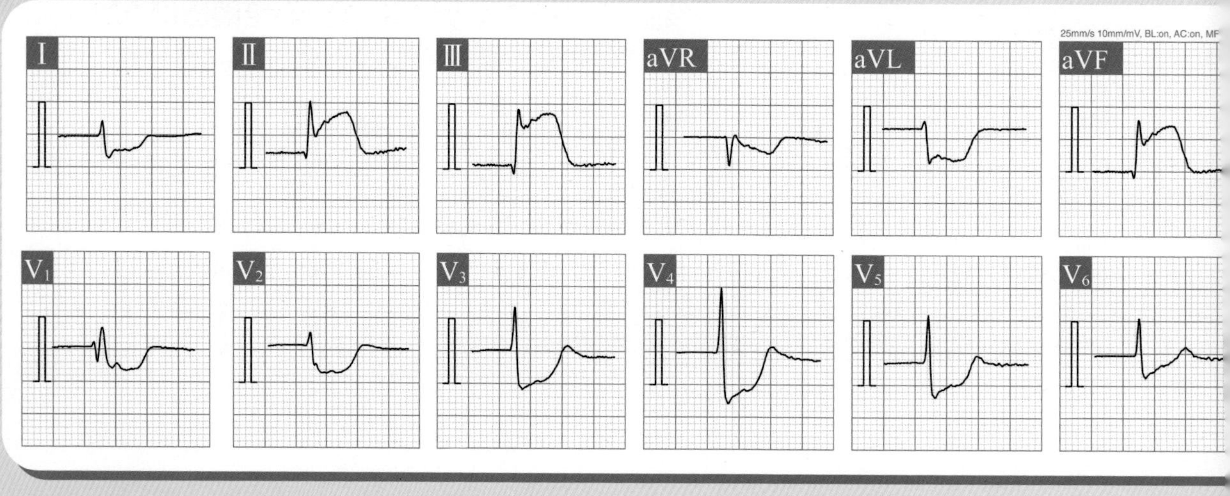

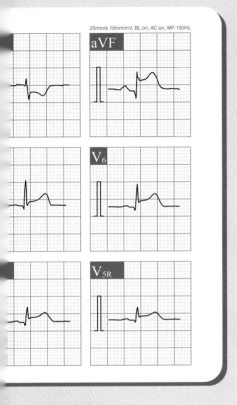

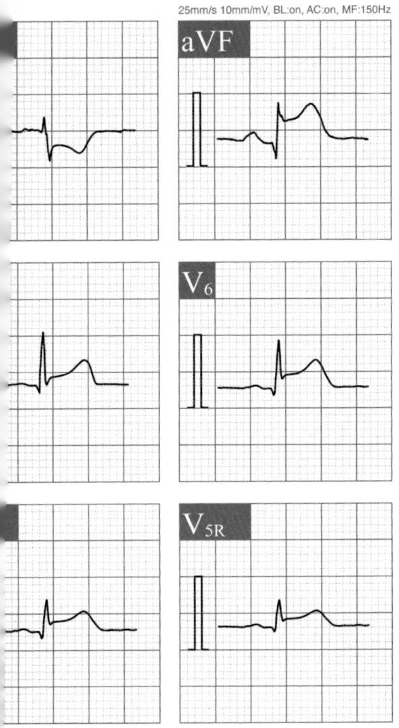

心电图图例 94

有时，在12导联心电图上，急性下壁心肌梗死仅有3个导联ST段抬高，而对应性ST段压低导联数更多，初学者容易困惑究竟诊断为ST段抬高型心肌梗死，还是非ST段抬高型心肌梗死？记住：只要2个解剖相邻导联出现ST段抬高，即可诊断ST段抬高型心肌梗死，因为此类心肌梗死是再灌注的适应证。

133.18 导联心电图

胸痛特别是高度疑诊急性心肌梗死的患者，应在患者抵达医院以后10分钟内完成心电图检查[336]。尽管当前欧美各种急性冠脉综合征指南未推荐18导联心电图，但笔者强调接诊胸痛患者应第1时间完成18导联心电图采集。

优势型右冠状动脉近段闭塞，梗死范围波及右心室、下壁和左心室后壁，而左旋支近段闭塞，梗死范围波及前侧壁、后壁和下壁，右心室（V_{3R} ~ V_{5R}）和后壁（V_7 ~ V_9）导联不在常规12导联心电图的探查范围内，因此，对于胸痛患者及时完成18导联心电图有助于全面评估心肌缺血范围、指导临床治疗和医患沟通，例如急性右心室、后壁和下壁梗死患者的梗死面积肯定比单纯急性下壁心肌梗死患者大，预后也较差。

尽管有一些心电图算法可以利用12导联心电图推导有无后壁或右心室梗死，但采集18导联心电图可以获得直接证据，比间接推导更有说服力，因此，建议初学者对胸痛患者初诊阶段采集18导联心电图。

134. 急性左主干闭塞

急性左主干闭塞引起左前降支和左旋支断流，整个左心室遭受缺血和梗死威胁。当左主干完全性闭塞性血栓致广泛前壁心肌梗死时，左优势型冠脉分布患者的预后最差，很快死于急性左心衰竭、心源性休克或心搏骤停，甚至来不及到达医院。

实际上，抵达医院的急性左主干闭塞患者，往往存在缺血保护，例如初始完全闭塞性血栓部分自溶开通，形成次全闭塞；人群中右优势型冠脉分布个体居多，优势型右冠状动脉为左心室后壁，甚至侧壁提供部分血供；右冠状动脉与左前降支或左旋支之间建立侧支循环。

这些缺血保护机制可避免左心室发生透壁梗死，促使缺血限制在左心室内层心肌，形成独特的环心内膜下心肌缺血，心电图特点是广泛性ST段压低(≥6个导联)伴aVR导联和（或）V_1导联ST段抬高，形成“6+1”模式心电图[338]。

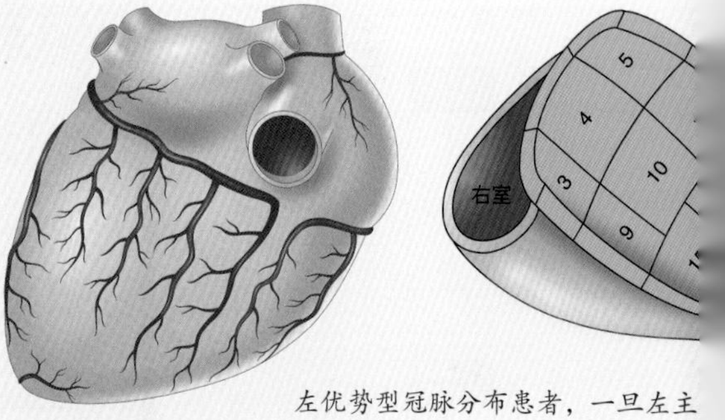

左优势型

左优势型冠脉分布患者，一旦左主
全闭塞性血栓形成，将造成大面积
室缺血和梗死。

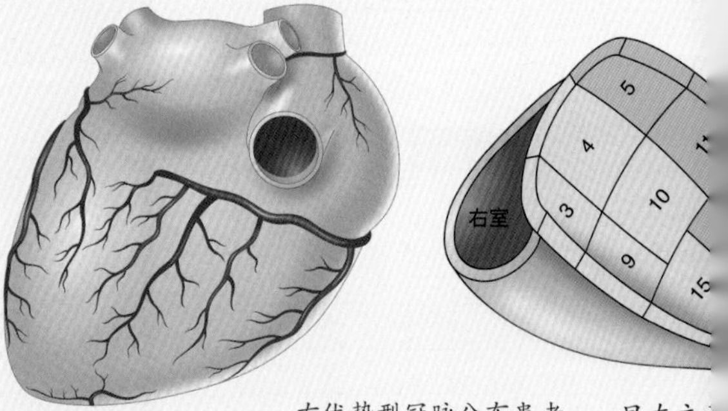

右优势型

右优势型冠脉分布患者，一旦左主
全闭塞性血栓形成，右冠状动脉为
室后壁提供部分代偿血供，左心室
面积少于左优势型冠脉分布个体。

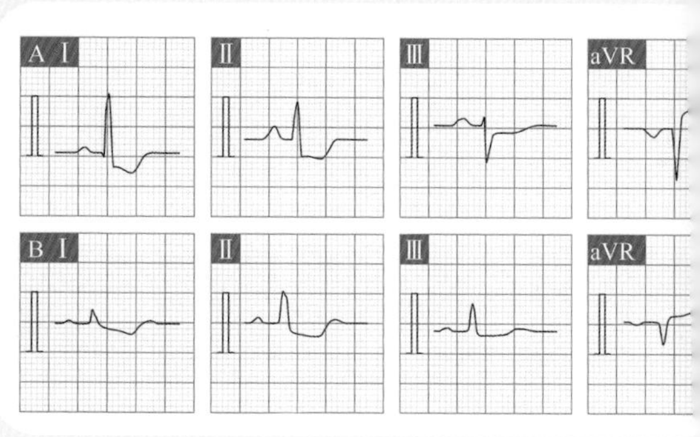

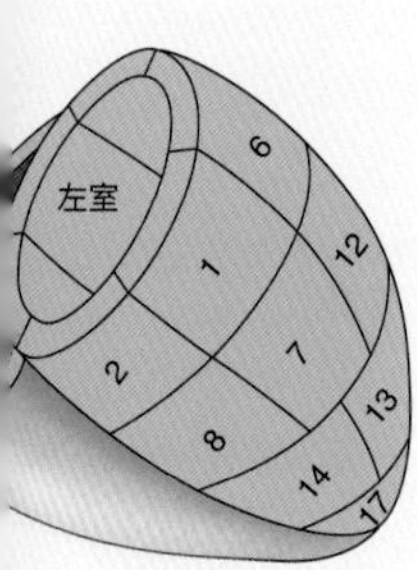

环心内膜下心肌缺血

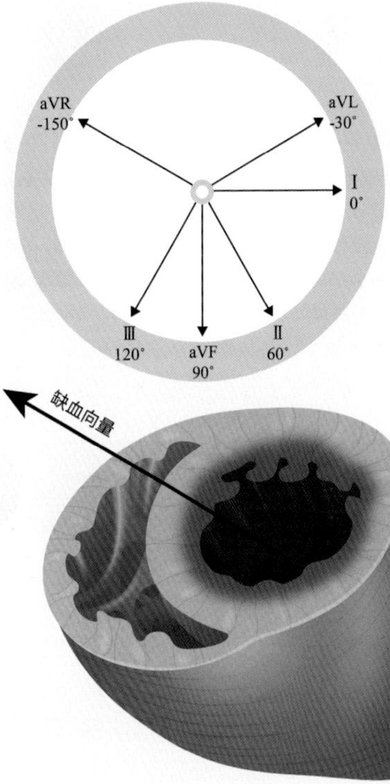

环心内膜下心肌缺血是一种独特的病理生理现象，左心室的缺血限制于环左心腔的内层心肌，缺血厚度不超过室壁厚度的 1/3 ~ 1/2[339]。环心内膜下心肌缺血时，缺血向量背离左心腔，朝向右上方，胸导联 ST 段压低，aVR 导联和 V_1 导联 ST 段抬高。左主干病变引起的 ST 段抬高，分布于两个解剖不相邻的心电图导联，不要诊断为 ST 段抬高型心肌梗死；此外，aVR 导联 ST 段抬高的发生率高于 V_1 导联，诊断只要满足 aVR 导联 ST 段抬高即可建立[340]。需要强调的是，环心内膜下心肌缺血不仅见于左主干病变，还见于三支冠脉病变以及左前降支 - 左旋支双支病变等，其他原因见于严重的左心室肥厚、左心室舒张末压增高等情况（例如室上性心动过速发作、限制性心肌病、缩窄性心包炎等），因此，解释环心内膜下心肌缺血心电图需要紧密结合临床，不过，急性冠脉综合征患者都是有胸痛症状的。

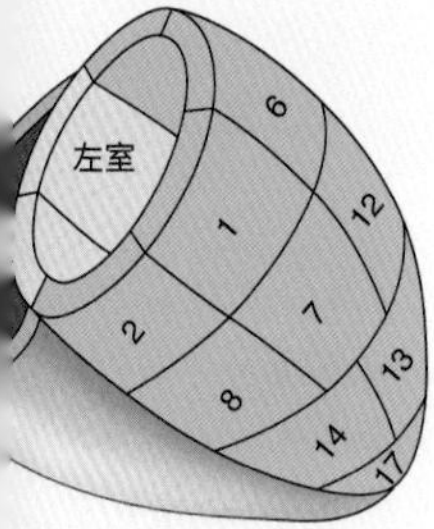

心电图图例 95

2 例均为急性左主干闭塞心电图。A：12 导联心电图中，有 ____ 个导联 ST 段压低，____ 个导联 ST 段抬高，ST 段最大压低导联为 ____________________；B：12 导联心电图中，有 ____ 个导联 ST 段压低，____ 个导联 ST 段抬高，ST 段最大压低导联为 ____________________。

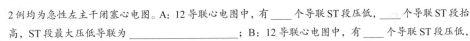

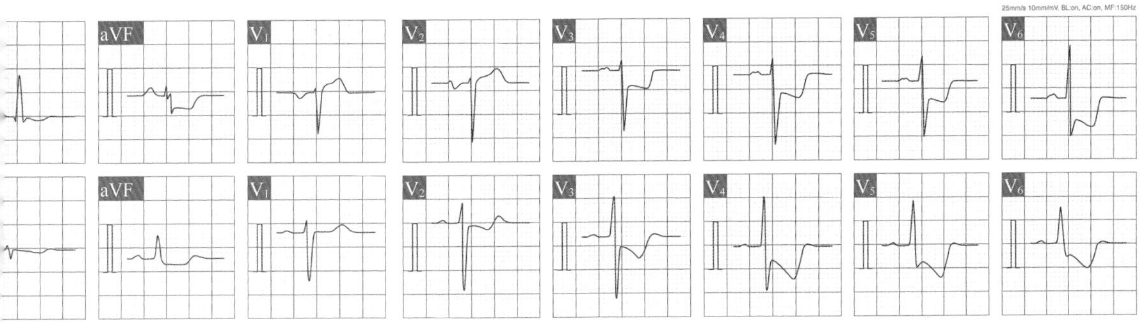

比较 de Winter T 波和超急性 T 波

de Winter T 波和超急性 T 波心电图都表现为 T 波高耸直立，主要鉴别点是 J 点和 ST 段偏移。A 图和 B 图为 de Winter T 波，A 图中 J 点压低（箭头所示），ST 段很短，J 点后很快跟随高耸直立 T 波；B 图中 J 点压低伴 ST 段上斜形压低（箭头所示），跟随高耸直立 T 波。C 图和 D 图为超急性 T 波，C 图中 J 点抬高（箭头所示），ST 段很短，J 点后很快跟随高耸直立 T 波；D 图中 J 点伴 ST 段上斜形抬高（箭头所示），跟随高耸直立 T 波。

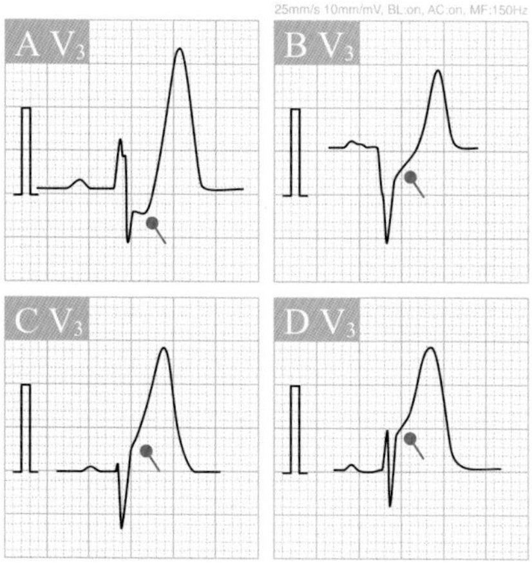

典型 de Winter T 波的 J 点 /ST 段最大压低振幅位于 V_2 ～ V_4 导联，闭塞血管指示为左前降支近段；若 de Winter T 波的 J 点 /ST 段最大压低振幅位于其他导联，则要考虑非左前降支近段闭塞引起的局部心内膜下心肌缺血，如第 2 对角支、左旋支等。

de Winter T 波的动态变化

de Winter T 波（前壁心内膜下心肌缺血）若不及时开通闭塞血管，心电图迟早会进展为 ST 段抬高型心肌梗死（前壁透壁心肌缺血）；相反，一些 ST 段抬高型前壁心肌梗死患者，及时开通闭塞血管后，有时会观察到心电图从 ST 段抬高型心肌梗死短暂过渡到 de Winter T 波。

心电图图例 96

2 例 de Winter T 波心电图，闭塞血管均为左前降支近段。

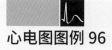

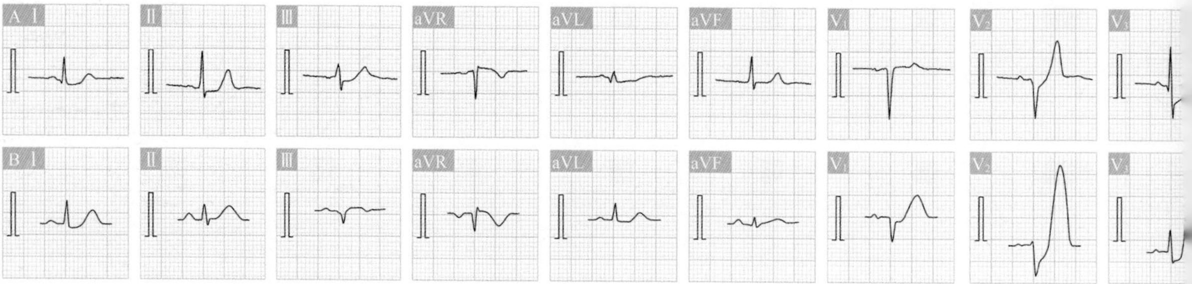

135.de Winter T 波

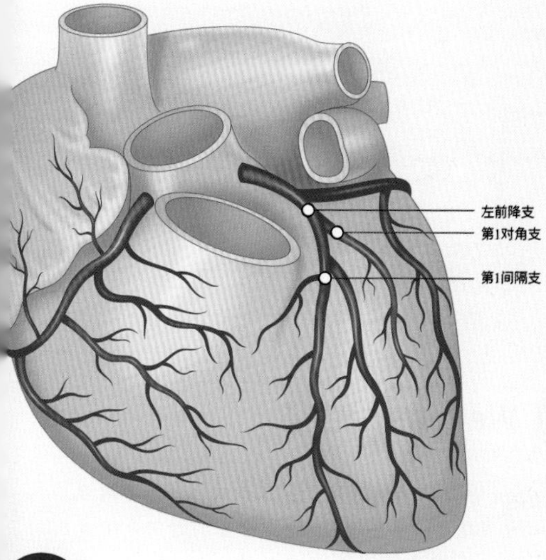

de Winter T 波闭塞血管

de Winter T 波的闭塞血管是左前降支近段，包括左前降支近段主干、第 1 间隔支和第 1 对角支开口以前水平。de Winter T 波实际是急性前壁心肌梗死的早期阶段心电图，常在胸痛发作 30 ～ 50 分钟出现。持续而严重的心肌缺血，若不及时开通闭塞血管，迟早会进展为 ST 段抬高型急性前壁心肌梗死（心肌梗死等危症）。

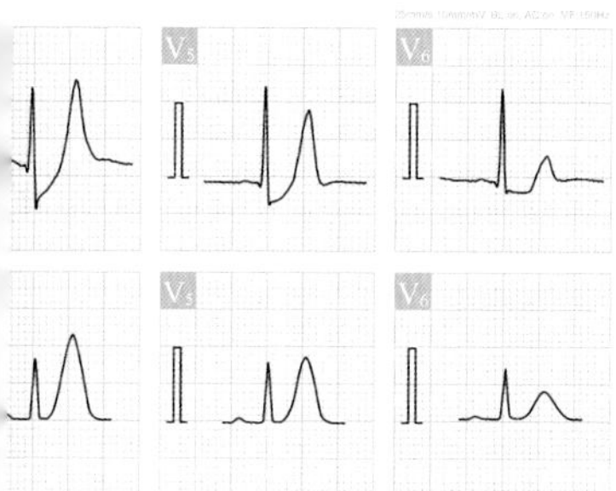

缺血性和非缺血性病因都会引起心电图 ST 段压低。胸痛患者心电图的 V_2 ～ V_3 导联 ST 段压低 > 0.5mm，其余导联压低 > 1mm 就要考虑急性心肌缺血可能，临床需要鉴别诊断不稳定型心绞痛和非 ST 段抬高型心肌梗死 [135]。

左前降支近段闭塞是仅次于急性左主干闭塞的高危心肌缺血，左前降支近段完全闭塞性血栓形成伴缺血保护（右冠状动脉或左旋支提供侧支循环）或左前降支近段次全闭塞等情况时，将会产生单支血管病变所致局部心内膜下心肌缺血，出现 de Winter T 波心电图。

胸痛患者，心电图胸导联出现 J 点压低、ST 段上斜形压低伴 T 波高耸直立，最大 J 点 /ST 段压低位于 V_2 ～ V_4 导联，T 波振幅超过 ST 段压低振幅，R 波丢失或递增不良，称为 de Winter T 波，高度提示闭塞血管为左前降支近段 [341]。这种急性冠脉综合征心电图征象是由荷兰医生罗伯特 · 德 · 温特（Robbert J. de Winter）等人于 2008 年首次报道的，故称为 de Winter T 波 [342]。

136.Wellens 综合征

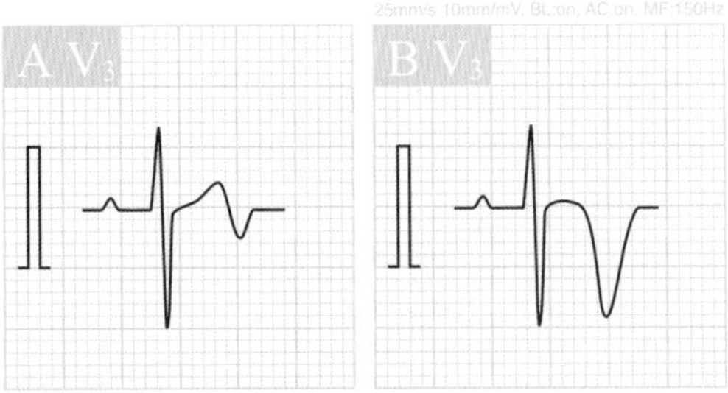

Ⅰ型　　　　Ⅱ型

70% ~ 80% 的一过性心肌缺血发作时，患者并无胸痛症状，称为无症状性心肌缺血 [343, 344]。无论患者有无缺血性胸痛症状，1 次缺血发作后，会伴随再灌注现象，心电图出现 T 波倒置。

20 世纪 80 年代，荷兰著名心脏病学家韦伦斯（Wellens）发现左前降支近段严重狭窄所致的不稳定型心绞痛患者，缺血发作后心电图会出现特征性再灌注 T 波，好发于 V_2 ~ V_4 导联，一种是正负双相 T 波，为Ⅰ型 Wellens 综合征，发生率 25%，另一种是 T 波完全倒置，为Ⅱ型 Wellens 综合征，发生率 75%[345~347]。

Wellens 综合征的本质是缺血再灌注 T 波，正确认识此类心电图的意义在于及时发现高危冠状动脉病变患者，尽早干预；此外，患者存在严重的左前降支近段狭窄，盲目进行运动平板试验有诱发急性心肌梗死的风险。

Wellens 综合征

Ⅰ型 Wellens 综合征的特征是 T 波正负双相，是再灌注不全的心电图指标；Ⅱ型 Wellens 综合征的特征是 T 波完全性倒置，是完全再灌注的心电图标志。如果一份心电图既有Ⅰ型图形，也有Ⅱ型图形，则归类为Ⅱ型 Wellens 综合征。当前心肌磁共振成像证实，缺血后心肌局部水肿引起的心室复极顺序改变，是心电图发生 T 波倒置的一个原因。

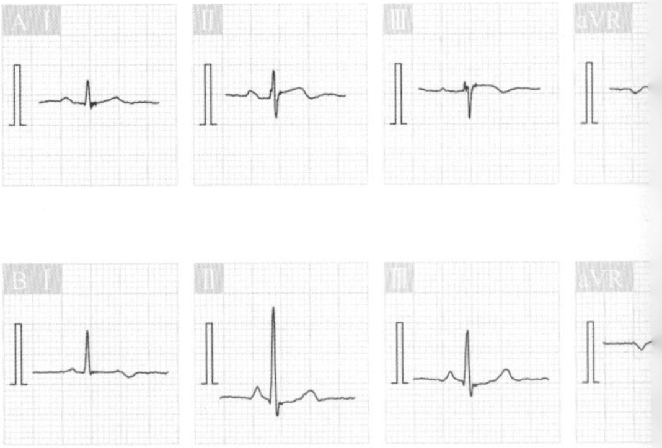

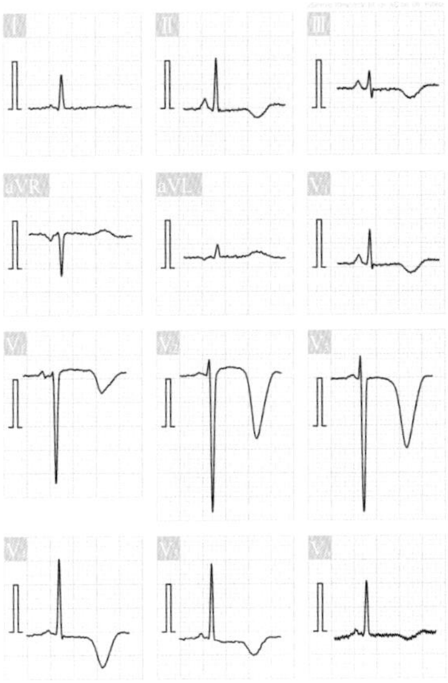

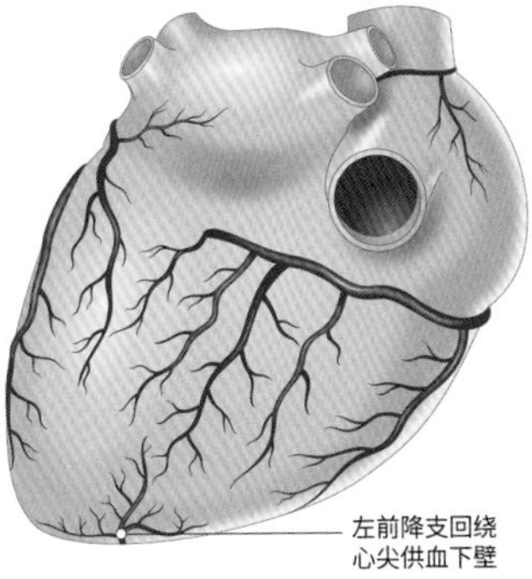

Wellens 综合征的闭塞血管是左前降支，左前降支近段严重狭窄，缺血与再灌注发生在左心室前壁，即左前降支供血的心肌区域，因此，胸 V_2 ~ V_4 导联出现再灌注 T 波。人群中，很多个体的左前降支还要绕过心尖供血部分下壁，左前降支近段严重狭窄引起的缺血 - 再灌注也会波及下壁，有时下壁导联也会出现正负双相 T 波或 T 波倒置，这充分体现了心肌的供血权重决定缺血权重。当然，如果患者的下壁主要由后降支供血，左前降支绕过心尖供血下壁部分只占很少部分，左前降支病变不影响下壁心肌供血，则发生 Wellens 综合征时，下壁导联不出现再灌注 T 波。

深入理解心肌的供血权重和缺血权重

心电图图例 97

2 例 Wellens 综合征，冠脉造影证实为左前降支近段狭窄。图 A 是 ________ 型 Wellens 综合征，理由是 ____；图 B 是 ________ 型 Wellens 综合征，理由是 ____。

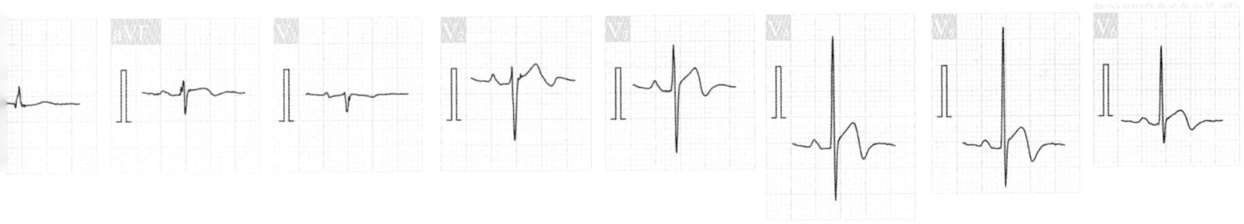

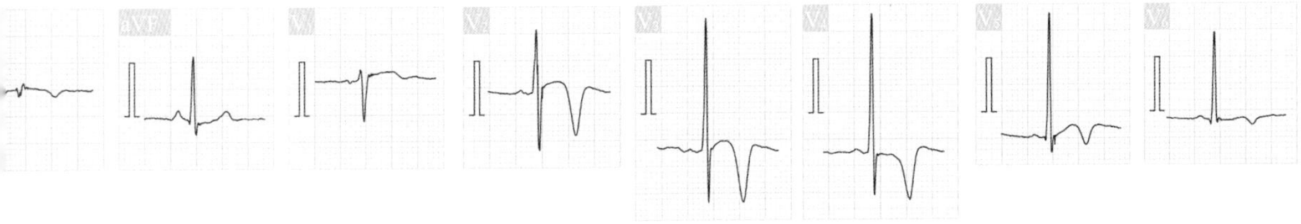

正确分析 ST-T 改变

由于心室复极占据了动作电位的近乎全部时程，有众多的离子通道参与，极易受到内在和外来各种因素的影响，心电图出现 ST-T 改变。ST-T 改变是常见的心电图异常，包括生理性原因（进食、运动、呼吸急促等）、缺血性病因和非缺血性病因（心肌病、心肌炎、电解质紊乱、药物等），故不能一味把心电图的“ST-T 改变”诊断为心肌缺血，应该结合患者的临床疾病合理地进行解释。

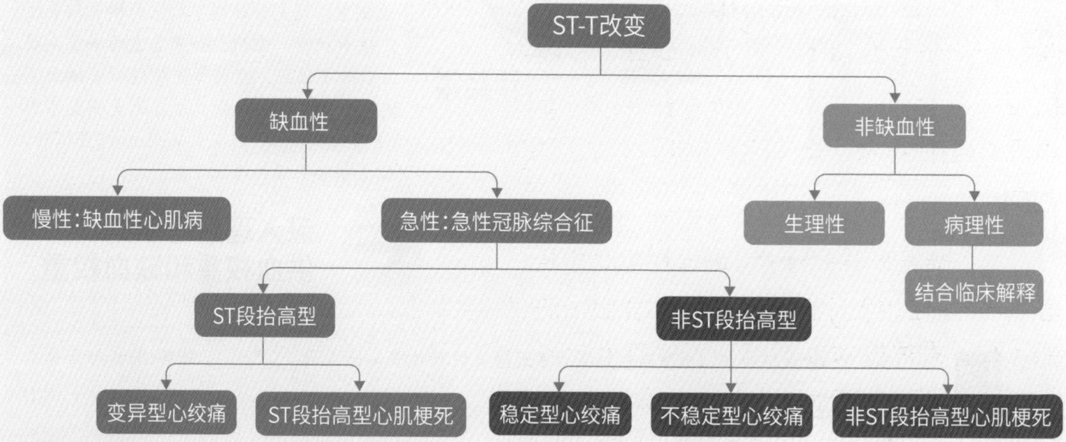

心电图图例 98

男性，70 岁。门诊医师安排心电图检查，走到心电图室前突发心绞痛。图 A：患者胸痛发作初期，心电图 ST 段压低出现于 ______ 个导联，最大压低振幅 ______ mm，位于 ______ 导联。图 B：患者含服硝酸甘油片后 5 分钟，胸痛减轻，心电图 ST 段压低较前明显恢复。

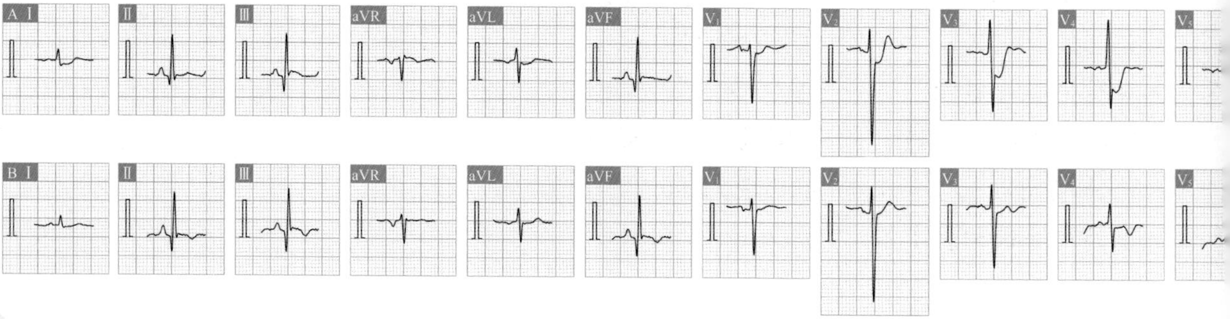

137. 心绞痛发作

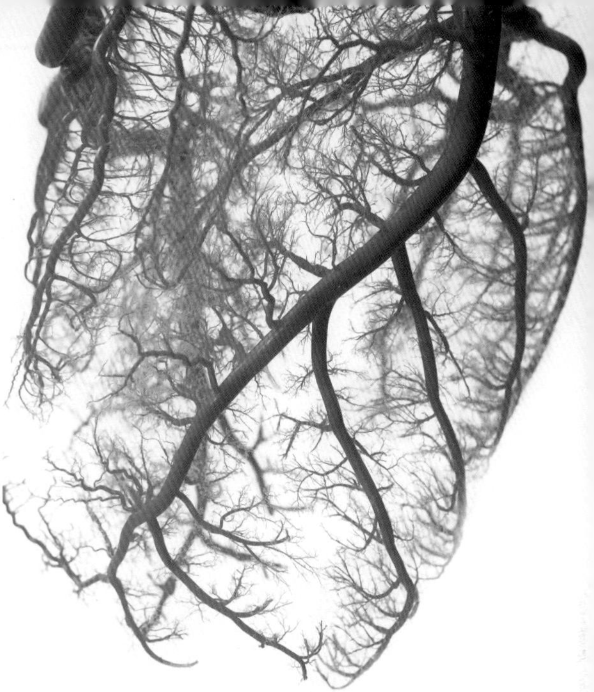

心肌氧供－氧需失衡会诱发心绞痛发作，包括稳定型心绞痛（与体力活动有关）和不稳定型心绞痛（与体力活动无关），心电图出现一过性 ST 段压低伴或不伴 T 波负正双相、T 波倒置。

心绞痛发作时，患者有缺血性胸痛症状，心电图 ST 段较发作前显著压低，含服硝酸甘油 5 分钟后可以逐渐缓解。心绞痛发作所致的心肌缺血心电图呈动态变化，发作后 ST 段压低程度会逐渐减轻直至恢复至发作前水平，倒置的 T 波逐渐恢复直立[348]。

正在进行运动平板试验的患者，一旦心绞痛发作，应立即停止运动，给予硝酸甘油缓解症状。心绞痛发作如果有以下心电图改变，提示患者存在严重的冠状动脉狭窄，应尽早进行冠脉影像学检查：① ST 段压低振幅≥ 2mm；②最大 ST 段压低振幅出现于 V_4 ～ V_6 导联；③≥ 6 个导联出现 ST 段压低；④ aVR 导联 ST 段抬高[338, 349~351]。

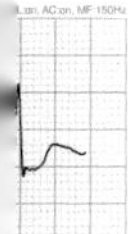

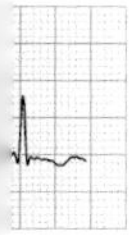

内层心肌缺血

心外膜的冠状动脉无论在舒张期还是收缩期，都可以为外层心肌提供血液供应。心外膜冠状动脉穿行于室壁内，为内层心肌供血，沿途发出细小分支相互吻合成丰富的冠状动脉树，在心室收缩期，室壁收缩，内层心肌血供中断，因此，内层心肌的血供主要发生于心室舒张期。另一方面，内层心肌的需氧代谢比外层心肌高，因此，氧供－氧需失衡时，容易发生内层心肌缺血，心电图出现 ST 段压低。内层心肌缺血时，由于丰富的血管吻合丛，ST 段压低的导联缺乏定位特征，例如单支左前降支、左旋支和右冠状动脉引起的不稳定型心绞痛发作，心电图都可以出现 V_1 ～ V_4 导联 ST 段压低；此外，慢性心肌缺血时，病变冠脉和健康冠脉可以建立起侧支循环，也会影响缺血时 ST 段压低出现的导联。三支血管病变时，相对的缺血心肌产生的缺血向量可以相互对抗，甚至心电图无明显的 ST 段压低或仅有非特异性 ST-T 改变。

单元测试VIII

1. 供应心脏的动脉血管称为（　）。

A. 头臂动脉

B. 冠状动脉

C. 肱动脉

D. 股动脉

E. 颞动脉

2. 以下急性心肌缺血中，危害最大的是（　）。

A. 左主干闭塞

B. 左前降支近段闭塞

C. 左旋支近段闭塞

D. 右冠状动脉近段闭塞

E. 后降支闭塞

3. 变异型心绞痛的心电图特征是（　）。

A.ST 段压低

B. 广泛性 ST 段压低

C.ST 段抬高

D.T 波倒置

E.T 波负正双相

4. 变异型心绞痛的发病机制是（　）。

A. 冠状动脉内完全性闭塞性血栓形成

B. 冠状动脉次全闭塞

C. 易损斑块破裂

D. 冠状动脉夹层

E. 冠状动脉痉挛

5. 再灌注 T 波的特征是（　）。

A. 高耸直立

B. 切迹 T 波

C.T 波平坦

D.T 波低平

E.T 波倒置，对称性增加

6. 透壁心肌梗死最早的心电图改变是（　）。

A. 超急性 T 波

B. 再灌注 T 波

C.de Winter T 波

D.T 波负正双相

E.T 波正负双相

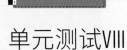

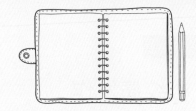

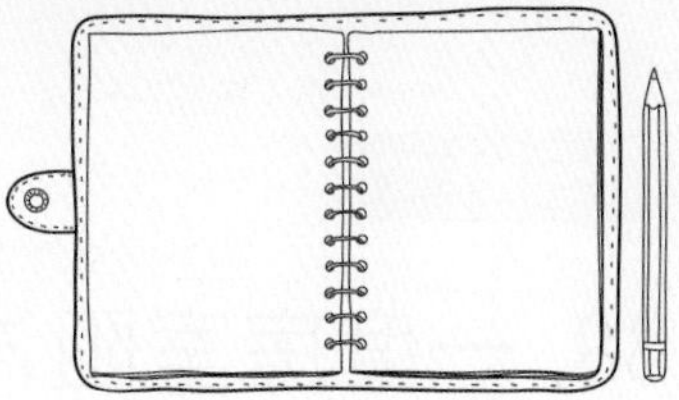

7. 急性前壁心肌梗死时，ST 段抬高可见于（　　）。

A. Ⅰ、aVL 导联

B. Ⅱ、Ⅲ和 aVF 导联

C.V_2 ～ V_4 导联

D.V_7 ～ V_9 导联

E.V_{3R} ～ V_{5R} 导联

8. 广泛前壁心肌梗死 ST 段抬高分布于（　　）。

A. Ⅰ、aVL 导联

B. Ⅱ、Ⅲ、aVF 导联

C.V_7 ～ V_9 导联

D.V_{3R} ～ V_{5R} 导联

E.V_1 ～ V_6 导联

9. 左前降支闭塞时，下列哪个导联 ST 段抬高，提示闭塞部位靠近第 1 间隔支（　　）。

A.V_1

B.V_2

C.V_3

D.V_4

E.V_5

10. 孤立的对角支闭塞引起（　　）。

A. 急性下壁心肌梗死

B. 急性高侧壁心肌梗死

C. 急性右心室梗死

D. 急性后壁心肌梗死

E. 急性前侧壁心肌梗死

11. 孤立的后降支闭塞引起（　　）。

A. 急性下壁心肌梗死

B. 急性高侧壁心肌梗死

C. 急性右心室梗死

D. 急性后壁心肌梗死

E. 急性前侧壁心肌梗死

12. 患者发作不稳定型心绞痛，哪项指标提示高危患者（　　）

A.ST 段压低振幅 0.5mm

B. Ⅱ、Ⅲ和 aVF 导联 ST 段压低

C. Ⅰ、aVL 导联 ST 段压低振幅最大

D. 肌钙蛋白阴性

E.aVR 导联 ST 段显著抬高

138. 一度房室阻滞

当窦性冲动向心室内传导时，遭遇到传导系统某部位的相对不应期延长，会发生传导延缓，房室传导时间延长，心电图 PR 间期延长。尽管房室传导时间延长，但每个窦性冲动都能传导至心室，心电图无 QRS 波脱落。

一度房室阻滞的心电图诊断标准是 PR 间期 > 200ms，每个 P 波都下传产生 QRS 波，无 QRS 波的脱落，PR 间期固定或变动（文氏传导）。简而言之，一度房室阻滞是"全传"[263]。

一度房室阻滞的发生部位可能有心房内、房室结、希氏束以及左、右束支，QRS 波形态正常时，通常阻滞部位位于希氏束分叉部以上，最常见的阻滞部位是房室结[352]。当 PR 间期 > 300ms 时，称为显著的一度房室阻滞，90% 的患者阻滞部位位于房室结[352, 353]。

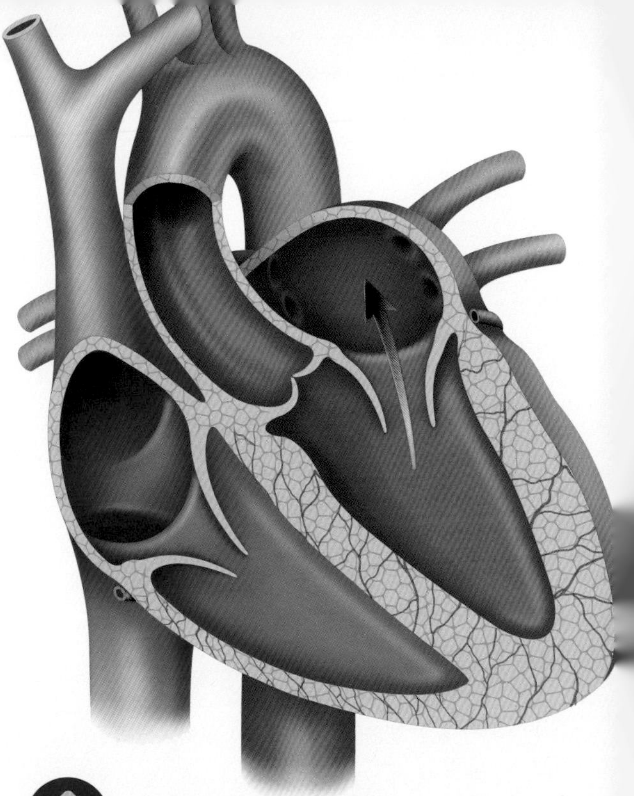

舒张期二尖瓣反流

一度房室阻滞的 PR 间期＞300ms 时，心房收缩后很长一段时间，电激动仍未抵达心室，心室长时间处于舒张状态。心房收缩后很快发生舒张，由于房室传导显著延长，心房舒张期遭遇心室舒张期，心室舒张压高于心房压，会发生舒张期二尖瓣反流现象[354, 355]。PR 间期 230 ~ 250ms 即可发生舒张期二尖瓣反流，PR 间期越长，反流量越多，心输出量降低 9% ~ 25%，患者可出现疲劳、胸闷、呼吸困难、心悸等症状，称为假性起搏器综合征，症状显著的患者需要起搏器治疗缩短 PR 间期，恢复房室同步性。

生理性房室阻滞

房室交界区，特别是房室结，电生理特性受丰富的自主神经的调控，迷走神经张力增强产生负性变时、负性变传导和负性变力等作用，有时会出现生理性房室阻滞，多为一度房室阻滞和二度Ⅰ型房室阻滞，阻滞层面为房室结。生理性房室阻滞常见于一些训练有素的运动员、健康儿童和青少年、睡眠状态等。既往无器质性心脏病的儿童，偶尔门诊心电图检查发现一度房室阻滞，不要一味诊断为“心肌炎”，嘱其小跑或下蹲后复查心电图，心率增快后PR间期恢复正常，多提示为生理性一度房室阻滞；反之，病理性一度房室阻滞时，房室传导系统存在器质性病变，心率增快后，PR间期不会缩短甚至恶化。

运动前

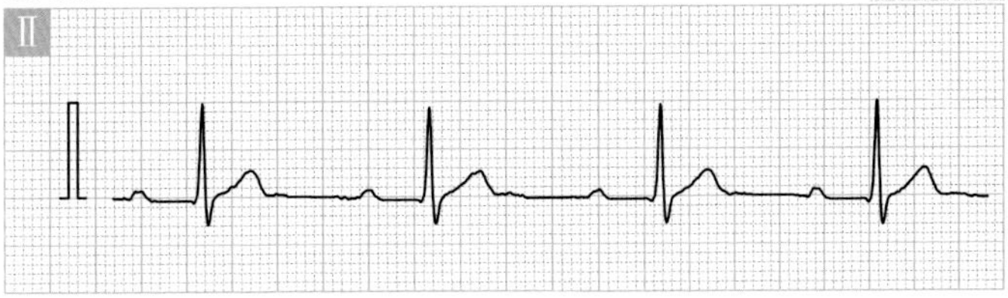

运动后

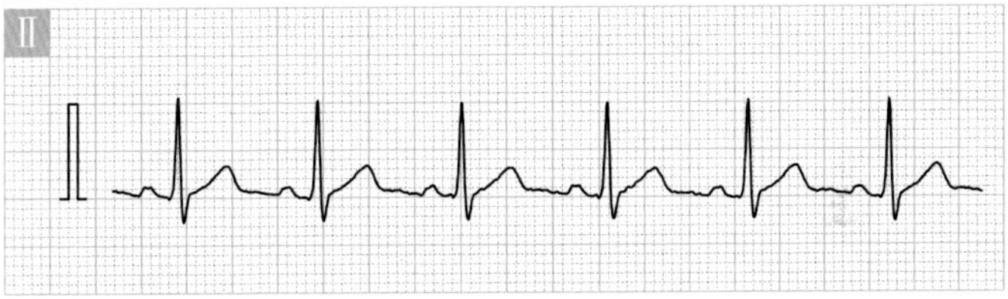

心电图图例 99

一位12岁的健康男孩，第一次心电图检查提示窦性心动过缓和一度房室阻滞，嘱其运动后复查心电图，心率增快后，PR间期恢复正常。

心电图图例 100

本例心电图有______个窦性P波，有______个QRS波，P波与QRS波个数比值为______，PR间期______ms，PR间期____________（填固定或变化），心电图诊断为：①________________________；②______________________________。

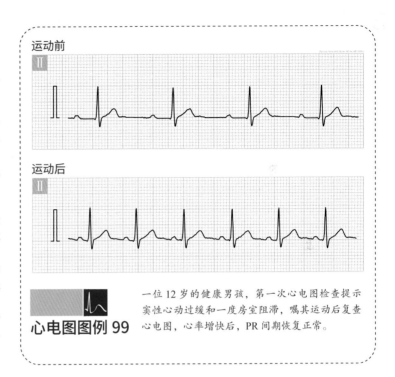

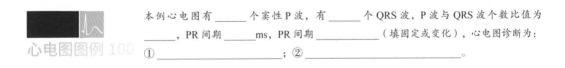

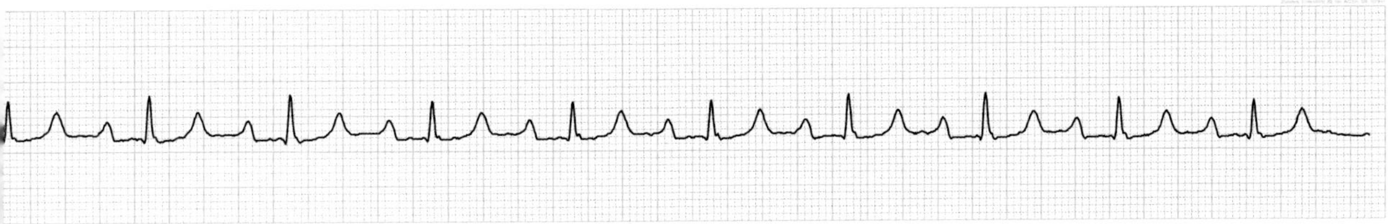

心电图图例 101

同一患者连续记录，基础节律为窦性心律。蓝色圆圈所示窦性P波有 ______ 个，QRS波有 ______ 个，房室传导比例为 ______。观察PR间期，发现PR间期 ______（填固定或不固定），PR间期变化规律是 ____。

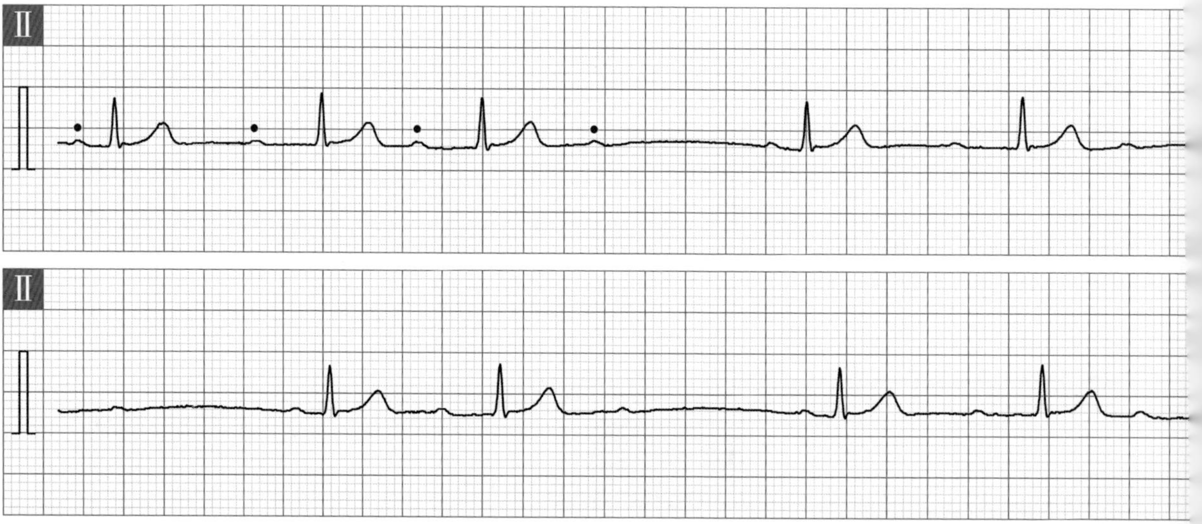

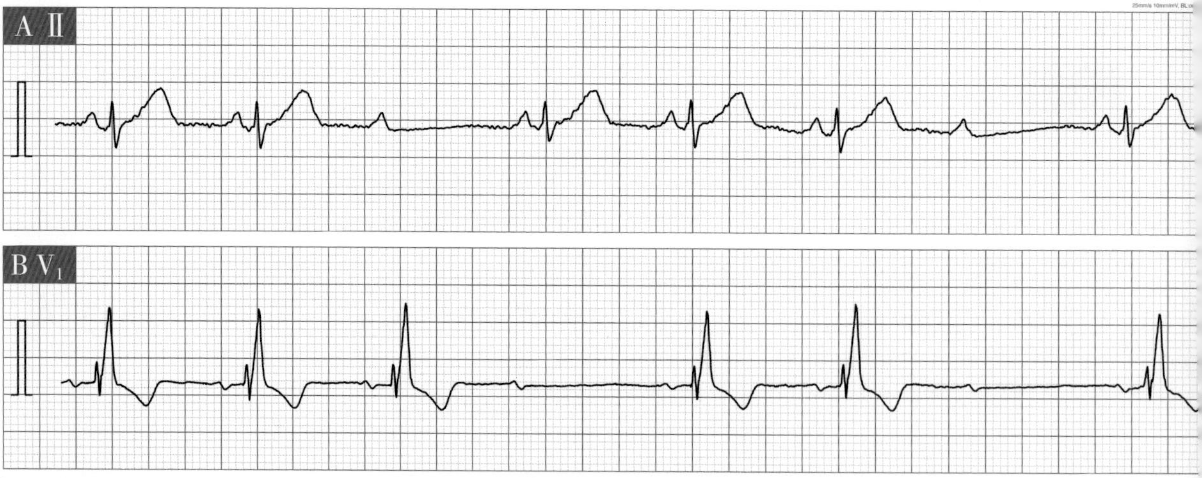

139. 二度房室阻滞

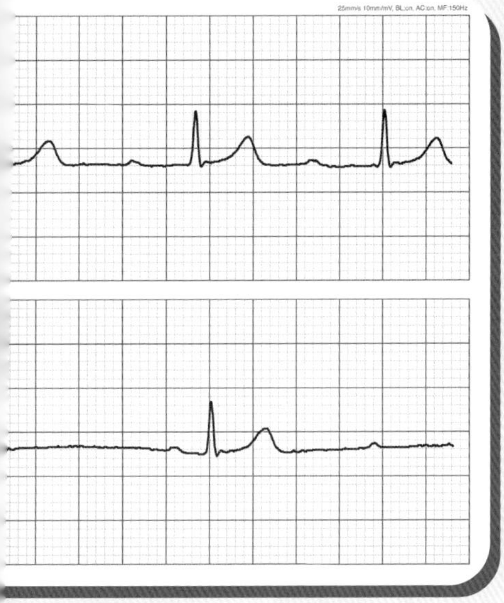

心电图图例 102

两位不同患者，基础节律均为窦性心律。请用圆圈标注出被阻滞的 P 波，并观察阻滞前后传导的 PR 间期。二度Ⅱ型房室阻滞时，如果传导的 QRS 为窄 QRS 波，阻滞部位可能在希氏束内；如果传导的 QRS 波为宽 QRS 波，阻滞部位位于束支层面。房室阻滞时，决定患者预后的并非阻滞的度数，而是阻滞层面，阻滞层面越靠下（心室），预后越差，因为可代偿的逸搏节律越不可靠。

二度房室阻滞开始出现 QRS 波的脱落，即部分窦性 P 波未能下传激动心室，出现长 RR 间期。在心电图上，二度房室阻滞分为二度Ⅰ型房室阻滞和二度Ⅱ型房室阻滞。无论哪种类型，二度房室阻滞的核心心电图诊断是每次只有一个 P 波被阻滞或每次阻滞只脱落 1 个 QRS 波。

二度Ⅰ型房室阻滞的心电图特点是 PR 间期逐渐延长直至 P 波被阻滞，阻滞形成的长 RR 间期小于阻滞前最短 RR 间期的 2 倍，传导周期规律出现，阻滞层面多数位于房室结，预后良好。生理性二度Ⅰ型房室阻滞见于睡眠状态、运动员和高迷走神经张力个体，病理性常见于急性下壁心肌梗死、急性心肌炎、心外科术后，多数可以恢复。

二度Ⅱ型房室阻滞的心电图特点是 PR 间期固定伴 QRS 波脱落，阻滞形成的长 RR 间期等于基础短 RR 间期的 2 倍，阻滞层面 30% 位于希氏束，70% 位于束支层面，预后差，患者的房室阻滞容易进展为更高级别的阻滞，一旦发现，需要及时接受起搏器治疗[353]。

140. 2：1房室阻滞

2∶1房室阻滞是指每2个P波中，只有1个能够下传心室产生QRS波，另外一个被阻滞。2∶1房室阻滞的心电图常见两种模式。第一种表现为恒定的2∶1房室阻滞，心电图只能诊断为“窦性心律，2∶1房室阻滞”。

第二种表现为间歇出现连续传导的2个/多个P波和2∶1房室阻滞。观察连续传导P波的PR间期行为，若PR间期逐渐延长，心电图诊断为“窦性心律，二度Ⅰ型房室阻滞，部分为2∶1房室阻滞”，若PR间期恒定，心电图诊断为“窦性心律，二度Ⅱ型房室阻滞，部分为2∶1房室阻滞”。

2∶1房室阻滞是二度房室阻滞和高度房室阻滞的分水岭。2∶1房室阻滞时，仅有50%的P波下传心室；若发现连续≥2个P波被阻滞，则属于高度阻滞，能够传导的P波＜50%。

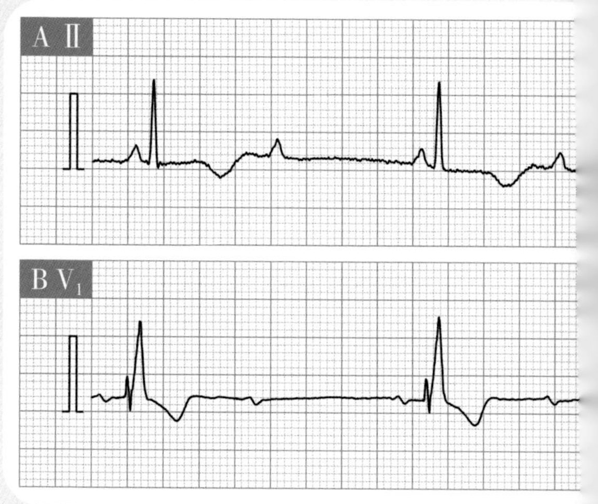

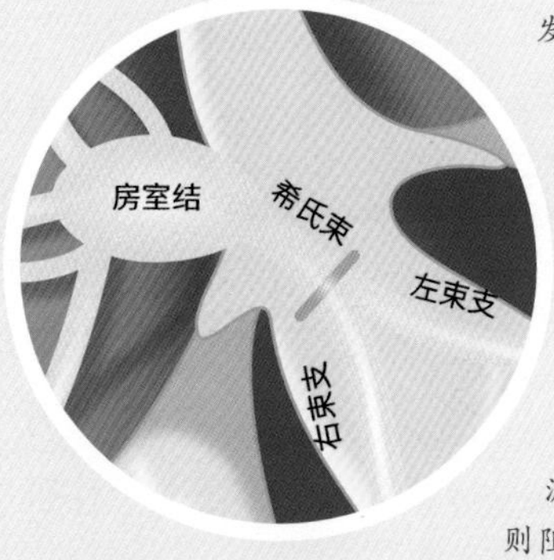

2∶1房室阻滞时，如果发现QRS波增宽，呈典型的束支阻滞图形，多提示2∶1房室阻滞的层面位于束支层面，电生理本质是双束支阻滞，预后差，患者需要起搏器治疗；如果QRS波为正常窄QRS波，则阻滞层面的可能位于房室结或希氏束，后者的预后不良，患者容易进展为更高级别的房室阻滞，需要起搏器治疗。2∶1房室阻滞如果观察到连续传导的窦性P波的PR间期进行性延长，提示阻滞层面在房室结；若连续传导的窦性P波的PR间期固定，提示阻滞层面在希氏束内。

2∶1房室阻滞的阻滞层面

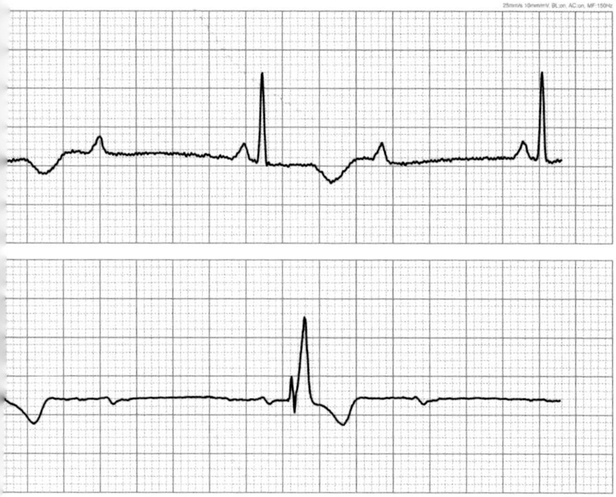

心电图图例 103

2 例 2：1房室传导阻滞，基础节律为窦性心律，请用实心圆圈标示出传导的窦性 P 波，空心圆圈标示出被阻滞的窦性 P 波。图 A 和图 B 的不同点在于 QRS 波宽窄不同。图 A 的 QRS 波较______（填窄或宽），提示阻滞层面可能在____；图 B 的 QRS 波较______（填窄或宽），提示阻滞层面可能在______________________。这 2 例 2：1房室阻滞，心电图均未见到≥ 2 个连续传导的 PR 间期，心电图只能诊断为 2：1房室传导阻滞。

高度房室阻滞

在心电图上，如果发现连续≥ 2 个窦性 P 波被阻滞，则属于高度房室阻滞。由于窦性 P 波连续被阻滞，容易形成长 R-R 间期，心室率过低的患者会发生黑矇、晕厥等症状。高度房室阻滞的阻滞层面可以是房室结、希氏束或束支。如果给患者注射小剂量阿托品，传导改善，提示阻滞层面位于房室结，因为希 - 浦系统内的阻滞多数对阿托品无反应。此外，观察下传 P 波产生的 QRS 波形态，窄 QRS 波提示阻滞层面位于房室结或希氏束，而宽 QRS 波则提示阻滞层面位于束支[353]。

心电图图例 104

基础节律为窦性心律，请用实心圆圈标示出传导的窦性 P 波，空心圆圈标示出被阻滞的窦性 P 波，房室传导比例为____________。观察下传 P 波产生的 QRS 波时限为____________ms，QRS 波较______（填窄或宽），提示阻滞层面可能在____。

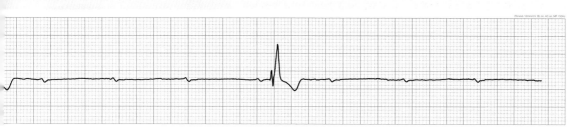

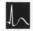

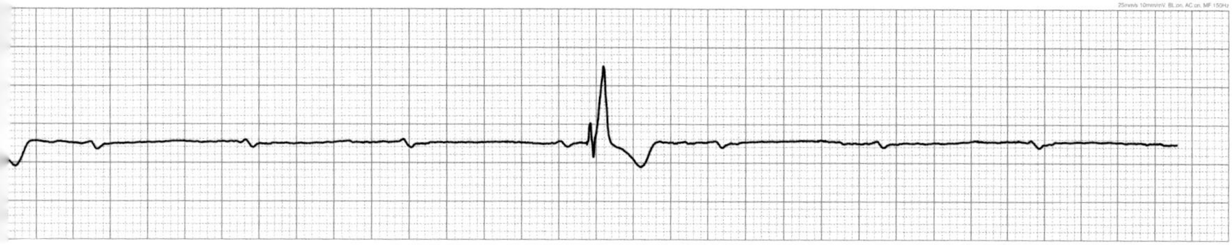

141. 三度房室阻滞（Ⅰ）

当所有的室上性冲动，包括窦性、房性或交界性节律等，均未能下传心室，则传导系统的某部位发生了三度房室阻滞，电生理机制上病变传导组织丧失兴奋性，恒定处于有效不应期。

由于所有室上性冲动均未能下传心室，三度房室阻滞又称为完全性房室阻滞；相反，二度房室阻滞、2 ∶ 1 房室阻滞、高度房室阻滞和几乎完全性房室阻滞等属于不完全性房室阻滞。

三度房室阻滞时，为了维持心室的泵血量，心室节律为阻滞层面以下传导系统来源的逸搏节律，包括交界性逸搏节律（起源于房室结和希氏束分叉部以上，窄 QRS 波逸搏节律）和室性逸搏节律（起源于希氏束分叉部以下的束支系统和终末浦肯野纤维网，宽 QRS 波逸搏节律）。逸搏节律是一种保护性心律失常，通常可以满足患者安静状态下的心输出量，但变时效应差，难以满足患者活动时所需心输出量。

三度房室阻滞时，如果阻滞层面位于希氏束分叉部以上，包括房室结和希氏束，则次级逸搏节律可以来自阻滞层面以下 - 希氏束分叉部以上的传导系统。如右图所示 1 例三度房室阻滞，阻滞层面位于房室结上层，则逸搏点可以来自房室结下层（蓝色圆圈）、希氏束（红色圆圈）和束支（绿色圆圈）。房室结和希氏束内产生的逸搏，下传心室时，通过左束支和右束支同步激动左心室和右心室，产生窄 QRS 波逸搏节律（QRS 时限 < 120ms）。起源于房室结和希氏束分叉部以上的逸搏，称为交界性逸搏节律，生理性频率为 40 ～ 60 次 / 分；若交界性逸搏的频率< 40 次 / 分，称为缓慢的交界性逸搏节律，提示次级起搏点的起搏功能欠佳。从图中可以看出，三度房室阻滞的阻滞层面越靠上，逸搏节律的来源层面相对较多。

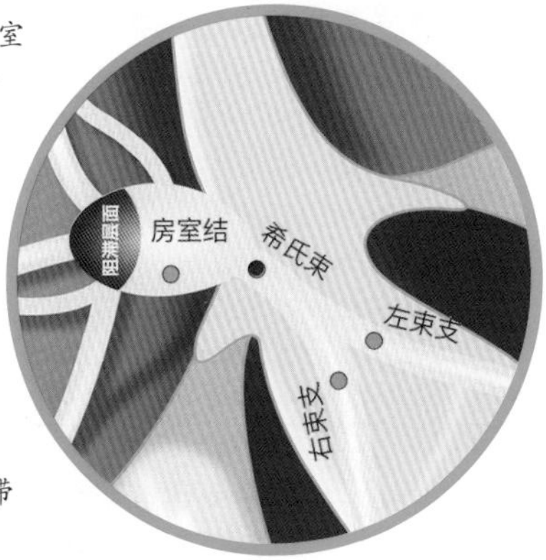

阻滞层面

房室分离

三度房室传导阻滞时，心房节律受控于窦性节律或房性节律，心室节律受控于交界性或室性逸搏节律，心房和心室的电活动彼此无关，互不干扰，这种心电现象称为房室分离。三度房室阻滞所致房室分离的机制是完全性房室阻滞，属于阻滞型房室分离，传导系统存在器质性病变。阻滞型房室分离的心电图特点是心房率＞心室率，心房和心室电活动彼此无关，判读核心是心房率快于心室率。当发现 P 波位于应激期（T 波终末部至 QRS 波起始部）而未能传导时，要考虑阻滞型房室分离。

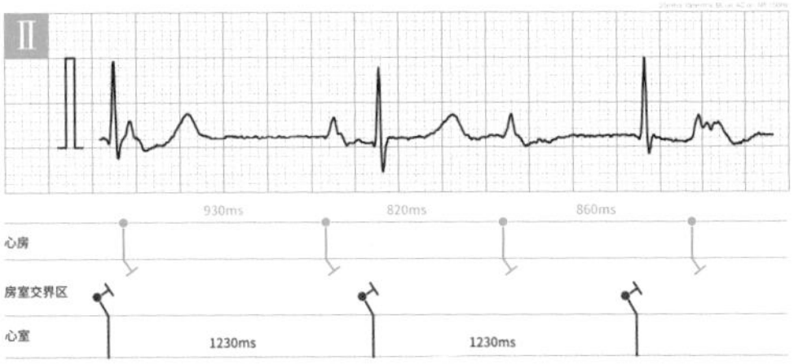

阻滞型房室分离，心房率快于心室率，房室无关

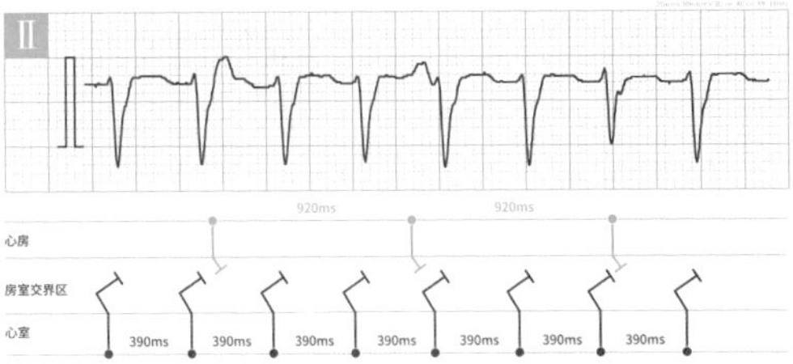

干扰型房室分离，心房率慢于心室率，房室无关

当房室交界区异位心律或室性异位心律的频率快于窦性或房性心律的频率时，会发生另一种房室分离。快速的交界性节律或室性节律抢先室上性节律控制心室，并逆行激动房室交界区产生不应期，干扰窦性或房性节律的下传，称为干扰性房室分离。干扰性房室分离的心电图特点是心房率＜心室率，心房和心室电活动彼此无关。当发现未传导的 P 波均位于不应期（QRS 波起点至 T 波顶峰之间的间期）或与 QRS 波重叠时，要考虑干扰型房室分离。干扰型房室分离只是一种心电现象，传导系统功能正常。

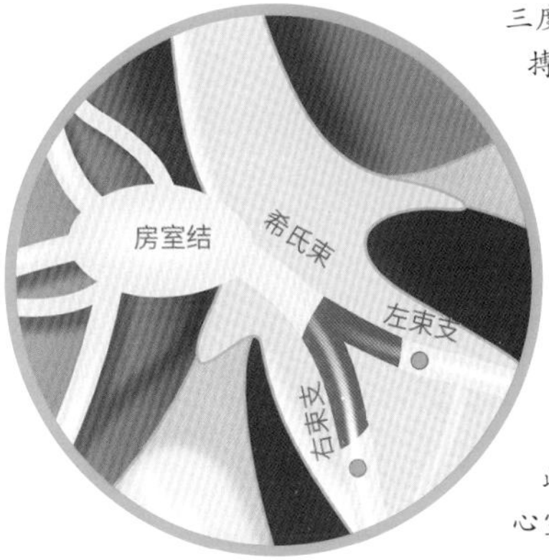

三度房室阻滞时，如果阻滞层面位于希氏束分叉部以下，则次级逸搏节律只能来自阻滞层面更下方的束支系统和终末浦肯野纤维网。如左图所示 1 例三度房室阻滞，阻滞层面位于束支水平，即使上游房室结产生交界性逸搏节律，也会受阻于阻滞层面无法传导至心室，因此，逸搏点只能来自阻滞层面更下方的传导系统，这些逸搏先激动一侧心腔，然后穿室间隔激动另一侧心腔，左心室和右心室激动不同步，产生宽 QRS 波逸搏节律（QRS 时限≥ 120ms），称为室性逸搏节律。室性逸搏节律的生理性频率为 20 ~ 40 次 / 分；若频率＜ 20 次 / 分，称为缓慢的室性逸搏节律，提示次级起搏点的起搏功能欠佳，心室有停搏风险。此外，室性逸搏的 QRS 波的形态越宽大畸形，说明逸搏点越靠近心室，逸搏点节律也越不稳定。

阻滞层面

心电图图例 105

1例三度房室阻滞。心房节律为 ________________，频率为 __________ 次 / 分；QRS 波较 ______（填窄或宽），心室节律为 ________________，频率为 _________ 次 / 分。心房率 ________（填>、=或<）心室率。用分轨测量并比较图中所谓的 PR 间期，尝试寻找 PR 间期变化的规律。本例阻滞层面推导在 ____。

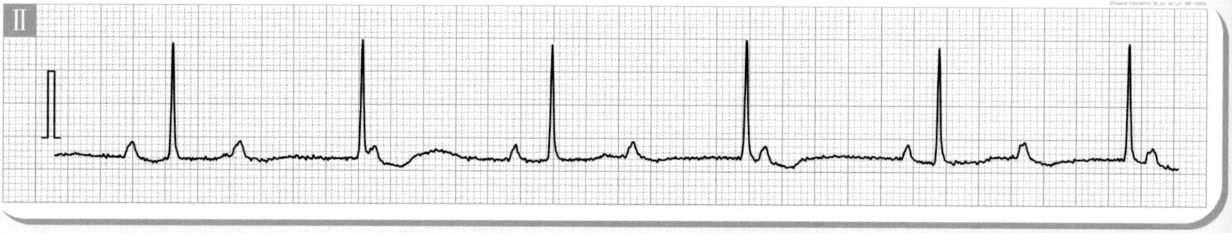

心电图图例 106

1例三度房室阻滞，心房节律为窦性心律，请先用三角形标示出所有的窦性 P 波。窦性频率为 ______ 次 / 分。QRS 波时限 ______ms，为 ______（填窄或宽）QRS 波逸搏心律，心室节律为 ________________，频率为 _________ 次 / 分。心房率 _________（填>、=或<）心室率；图中蓝色圆圈标注的心搏为 ________________。多个 QRS 波前尽管有窦性 P 波，但 P 波和 QRS 波无关，依据是 ____。

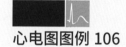

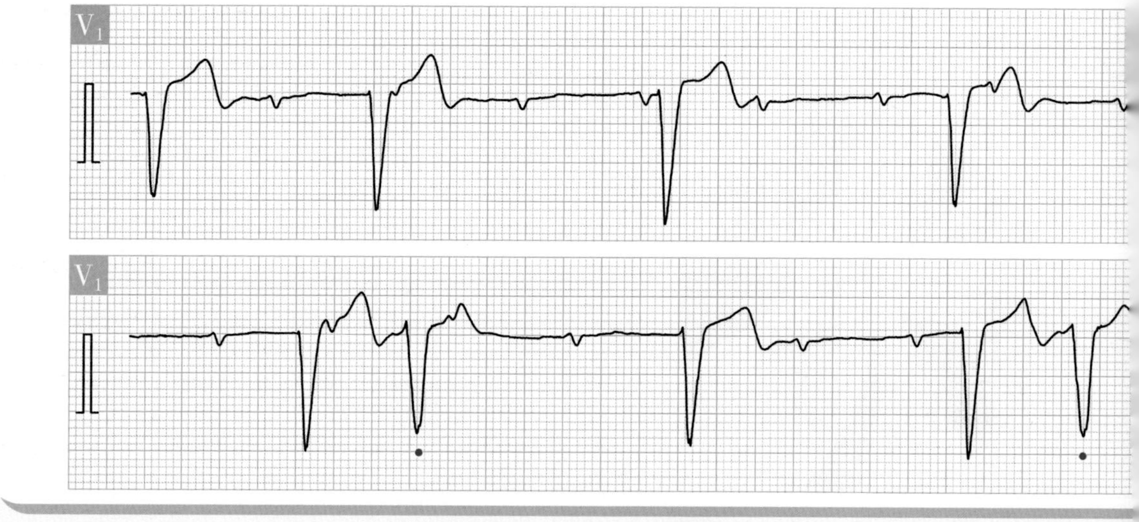

不稳定的逸搏心律

一些三度房室阻滞的患者，特别是先天性三度房室阻滞患者，通常逸搏心律稳定，交界性逸搏心律长期维持在55～60次/分，患者仍能胜任日常活动，三度房室阻滞偶尔因其他医学问题就诊或体检时，进行心电图检查发现。另一些三度房室阻滞的患者，逸搏节律非常缓慢（次级起搏点的起搏功能障碍），逸搏节律不稳定（逸搏间歇性出现），反复发生长时间的心室停搏，逸搏QRS波宽大畸形，合并长QT间期，频发室性期前收缩，室性心动过速等，反复发作黑矇和晕厥，此类患者需要及时置入心脏起搏器。

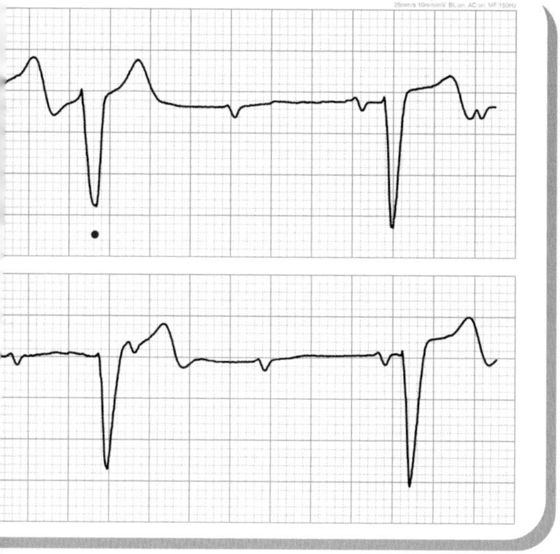

142.三度房室阻滞（II）

三度房室阻滞的心电图诊断要点如下：

①心房率快于心室率，心房和心室无关联；

②心房节律可为窦性心律、房性心律以及其他快速性房性心律失常，如心房颤动等；

③心室节律为逸搏心律。窄QRS波逸搏心律提示交界性逸搏，频率40～60次/分；宽QRS波逸搏心律，可以为交界性逸搏心律伴单侧束支传导阻滞，频率为40～60次/分，或室性逸搏心律，频率为20～40次/分[356]。

在心电图上，如何确定房室无关？观察PR间期，PR间期多变且不遵循某种规律判读为房室分离。在所有的房室阻滞诊断中，初学者容易混淆三度房室阻滞和二度I型房室阻滞，后者的PR间期尽管多变，但总体遵循PR间期逐渐延长至P波被阻滞的规律（文氏周期），而三度房室阻滞的P波和QRS波是心房和心室遵循自身节律，随机凑巧出现，无传导关系和规律可循。

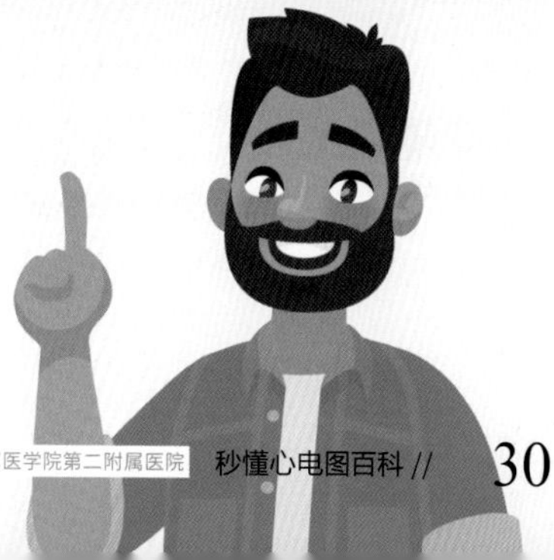

143.R 波递增不良

正常情况下，胸导联 V_1 ~ V_6 导联的 R 波振幅逐渐增加。在 12 导联心电图上，V_3 导联的 R 波振幅 ≤ 3mm 称为 R 波递增不良，V_1 ~ V_2 导联的 QRS 波可为 QS 或 rS 形态、$R_{V1} > R_{V2} > R_{V3}$（R 波逆向递增）以及 $R_{V2} \geq R_{V3}$ 等异常改变[357~359]。

R 波递增不良是常见的心电图现象，医院内成人心电图检出率为 10%[357, 360]。值得注意的是，R 波递增不良也见于健康人，甚至尸检证实无器质性心脏病的个体中，芬兰报道成年男性的检出率为 2.7%，成年女性的检出率为 7.0%，这部分 R 波递增不良属于正常变异，可能与心室初始除极偏向右后方向或心脏在胸腔中的解剖位置不同等有关[361]。

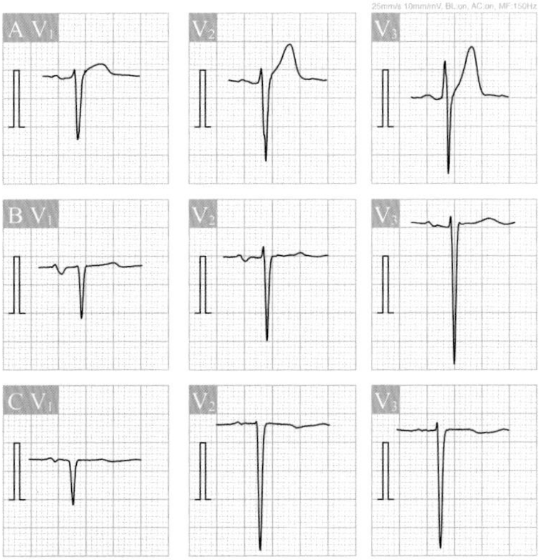

心电图图例 107

A. 正常 R 波递增，$R_{V1} < R_{V2} < R_{V3}$，R_{V3}=6.5mm。
B. 1 例扩张型心肌病，R 波递增不良，V_1 导联 QRS 波为 QS 形态，$R_{V2}=R_{V3}$=2mm。
C. 1 例陈旧性前间壁心肌梗死，R 波递增不良，V_1 导联 QRS 波为 QS 形态，V_2 导联为钉样 r 波，本质也为病理性 Q 波的一种表现形式，R_{V3}=1.5mm。

间隔重塑

前间壁心肌梗死、左侧间隔心肌缺血纤维化、心肌病、心室肥厚、心肌浸润性疾病等，间隔心肌的组织学和电学发生改变，称为间隔重塑[362]。间隔重塑引起心室初始除极向量改变，是病理性 R 波递增不良和 V_1 ~ V_3 导联出现病理性 Q 波（QS 波）的原因，应该结合临床建立正确的诊断思路：①受检者年轻，无任何疾病，无其他心电图异常，结合心脏影像学检查结果考虑正常变异；②患者有明确的心肌梗死病史，R 波递增不良或 V_1 ~ V_3 导联 QS 波考虑陈旧性前间壁或前壁心肌梗死；③患者既往心肌梗死不明，心电图描述 R 波递增不良或 V_1 ~ V_3 导联病理性 Q 波，结合临床解释。病理性 R 波递增不良中，心肌梗死仅占 20%[363]。

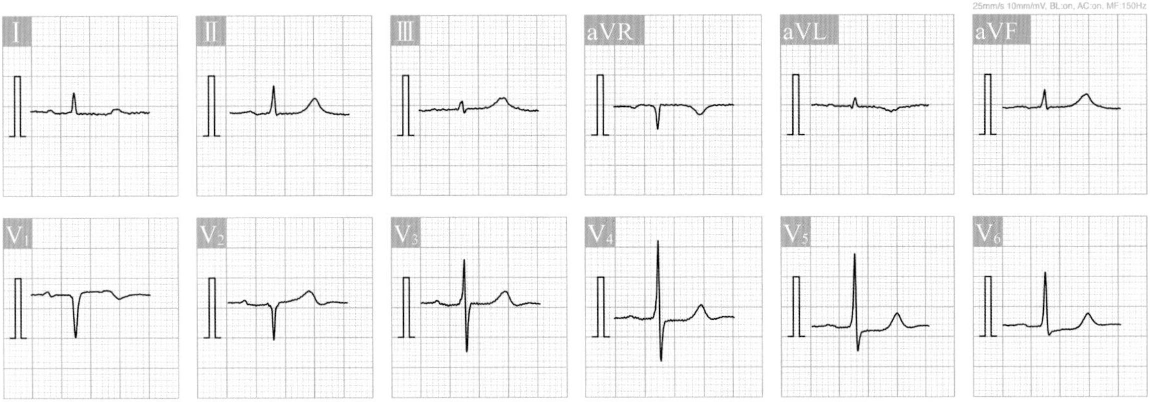

心电图图例 108

男，86 岁，临床诊断为 2 型糖尿病，糖尿病肾病。心电图基础节律为窦性心律，V_1 ~ V_2 导联 QS 波，V_3 导联 R 波振幅正常。追问病史，患者无心肌梗死病史，V_1 ~ V_2 导联出现病理性 Q 波，可能与患者长期的糖尿病和慢性肾功能不全引起间隔重塑有关，不能据此贸然诊断为“陈旧性心肌梗死”。ST 段平直延长，接近 160ms。心电图诊断：①窦性心律；②病理性 Q 波，见于 V_1 ~ V_2 导联，请结合临床；③ ST 段改变，提示低钙血症，建议完善电解质检查；④肢体导联低电压。

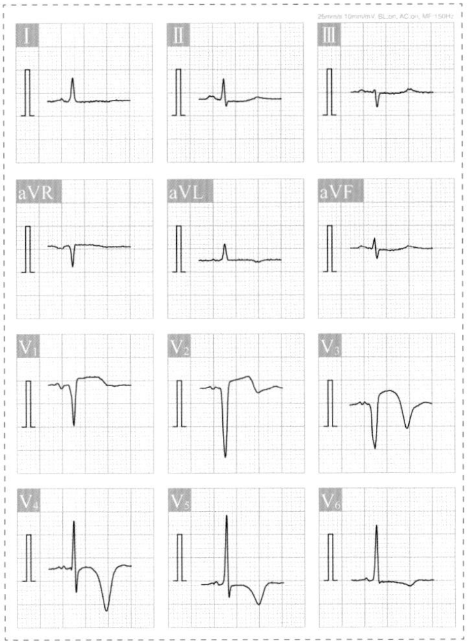

急性心肌梗死患者的心电图，当 ST 段持续抬高＞2 周时，要警惕室壁瘤形成[364]。心肌梗死后，梗死区域由纤维结缔组织修复，瘢痕组织无收缩功能，心脏收缩时，薄弱的修复区被挤压向外膨出，形成室壁瘤。室壁瘤可以引起心力衰竭、室性心律失常和血栓形成等并发症[365~367]。心肌梗死患者门诊随访时，心电图疑诊室壁瘤时，及时给予心脏超声检查明确诊断。左侧心电图是一位 78 岁老年女性的，1 年前罹患心肌梗死，心电图随访，V_1 ~ V_3 导联 ST 段抬高，提示室壁瘤形成。

← 室壁瘤心电图

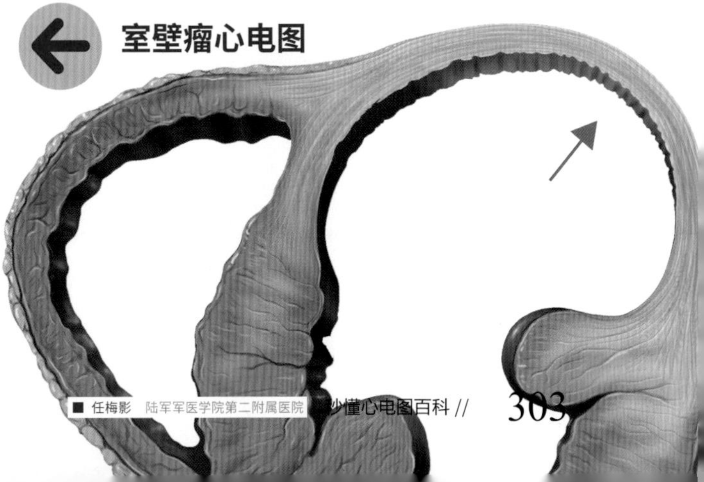

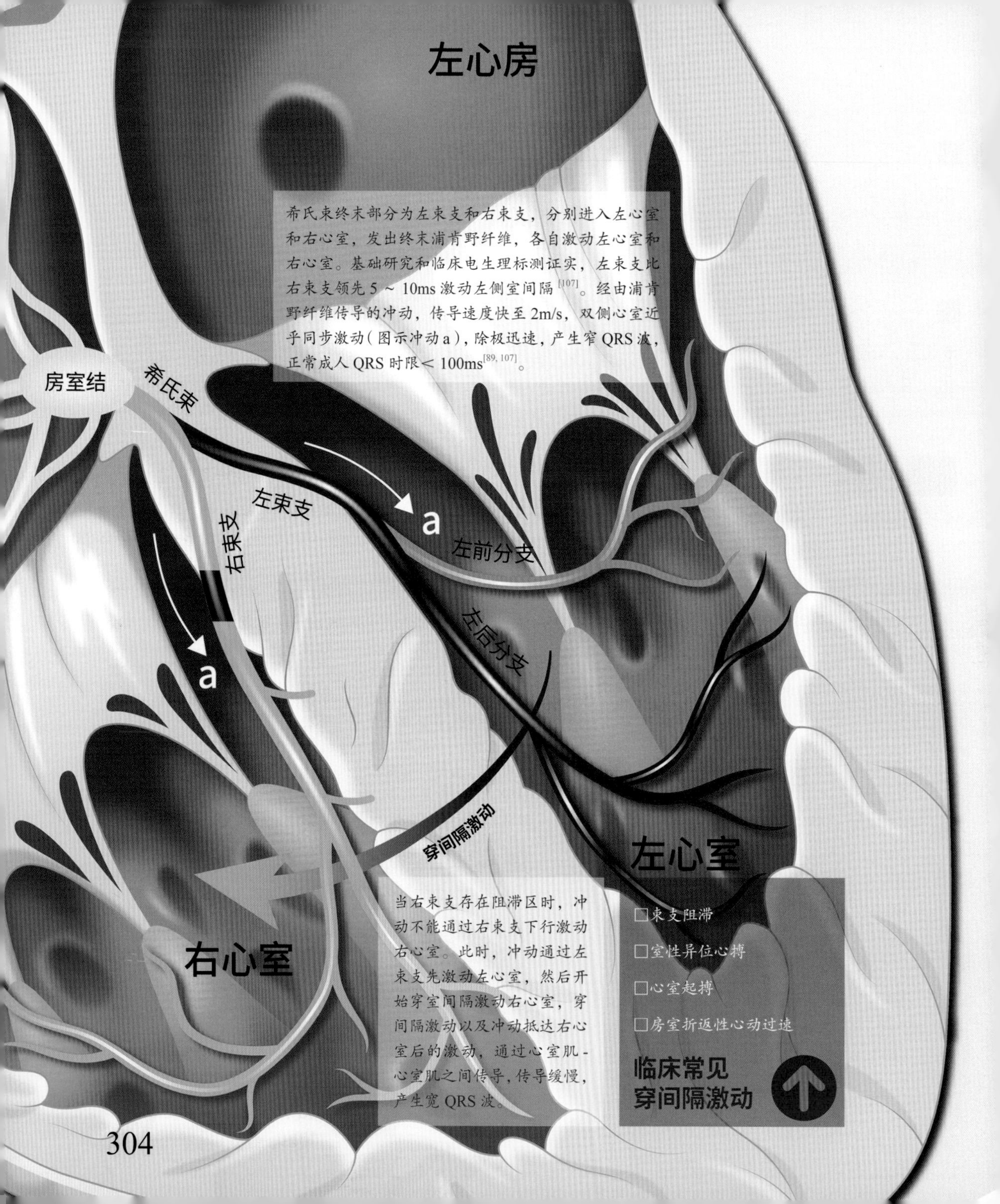

希氏束终末部分为左束支和右束支，分别进入左心室和右心室，发出终末浦肯野纤维，各自激动左心室和右心室。基础研究和临床电生理标测证实，左束支比右束支领先 5 ~ 10ms 激动左侧室间隔[107]。经由浦肯野纤维传导的冲动，传导速度快至 2m/s，双侧心室近乎同步激动（图示冲动 a），除极迅速，产生窄 QRS 波，正常成人 QRS 时限＜ 100ms[89, 107]。

当右束支存在阻滞区时，冲动不能通过右束支下行激动右心室。此时，冲动通过左束支先激动左心室，然后开始穿室间隔激动右心室，穿间隔激动以及冲动抵达右心室后的激动，通过心室肌-心室肌之间传导，传导缓慢，产生宽 QRS 波。

□束支阻滞

□室性异位心搏

□心室起搏

□房室折返性心动过速

临床常见
穿间隔激动

原发性和继发性 ST-T 改变

心室除极顺序正常（窄 QRS 波，QRS 时限＜120ms，下图 A）时，出现的 ST-T 改变称为原发性 ST-T 改变，提示心肌代谢障碍。心室除极顺序改变（宽 QRS 波，QRS 时限≥120ms，下图 B）时，出现的 ST-T 改变称为继发性 ST-T 改变，是心室除极异常伴随的复极改变，T 波方向与同导联 QRS 主波方向相反，单纯的继发性 ST-T 改变是一种纯粹的电学改变，与心肌代谢障碍无关。

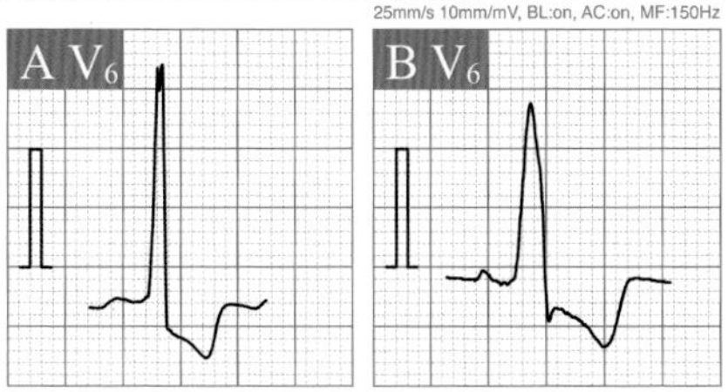

左分支的同步激动

正常情况下，左前分支激动左心室前乳头肌和前上壁，左后分支激动左心室后乳头肌和后下壁，冲动从左束支主干传导至左分支后，两个分支近乎同步激动（相差 10 ~ 15ms）[374]。左心室后下部激动代表左后分支（下图蓝色箭头），前上部激动代表左前分支（下图红色箭头），左心室综合除极电势朝向左下方；右心室向右的除极电势不及左心室，整体心室除极电势朝向左下方，额面 QRS 电轴正常。

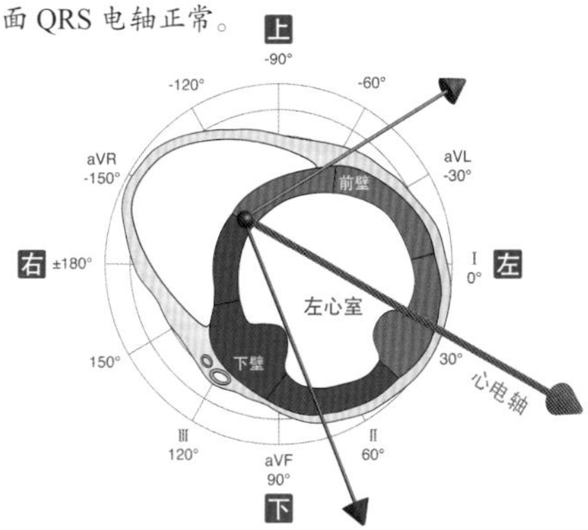

144.穿间隔激动

当一侧束支传导中断（传导阻滞）或较对侧束支传导延缓≥40 ~ 45ms 时，正常侧束支的心室激动后，病变束支的心室仍未激动，心脏激动会发生一种称为穿间隔激动的心电现象，即已激动心室的电冲动穿室间隔抵达病变束支侧心室[368~373]。穿间隔激动由心室肌 – 心室肌传导完成，传导速度缓慢，为 44 ~ 45mm/s，心室激动时间延长，QRS 时限增宽≥120ms，是完全性束支阻滞的病理生理机制[107, 206]。

当一侧心室产生一个异位搏动时，室性异位搏动的传导也不经由浦肯野纤维网络，而是依靠心室肌 – 心室肌缓慢传导，穿间隔激动对侧心室，故室性异位搏动通常是宽 QRS 波。比如左心室起源的室性异位搏动，穿间隔激动右心室，而右心室起源的室性异位搏动，穿间隔激动左心室。

当前的心脏电生理标测结果证实，一些个体的穿间隔时间可以短至＜20ms，40 ~ 45ms 只是习用传统数据。

145.左前分支阻滞

左前分支传导延迟或中断时，左心室先由左后分支激动左心室后下壁，然后通过终末浦肯野纤维网吻合激动左心室前上壁，左心室前上壁延迟激动，额面导联系统上，左心室激动电势朝向左上方，心电图出现电轴左偏[375]。

2009 年 AHA/ACCF/HRS《心电图标准化和解析建议》定义的左前分支阻滞心电图诊断标准如下[206]：

①额面电轴 –45° ~ –90°；

② aVL 导联 QRS 波呈 qR 型；

③ aVL 导联 R 峰时间≥ 45ms；

④ QRS 波间期＜ 120ms。

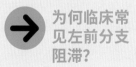

为何临床常见左前分支阻滞?

解剖学上左前分支形态纤细，跨过左心室流出道分布于左心室前上壁，容易遭受心室收缩时高速血流冲刷而发生退行性变，引起传导功能减退；左前分支近段部分 50% 由左冠状动脉（第 1 间隔支）单独供血，50% 由左前降支和右冠状动脉（房室结动脉）双重供血，远段部分完全由左冠状动脉供血，左前降支病变导致的慢性缺血也会影响左前分支传导功能[376~378]。

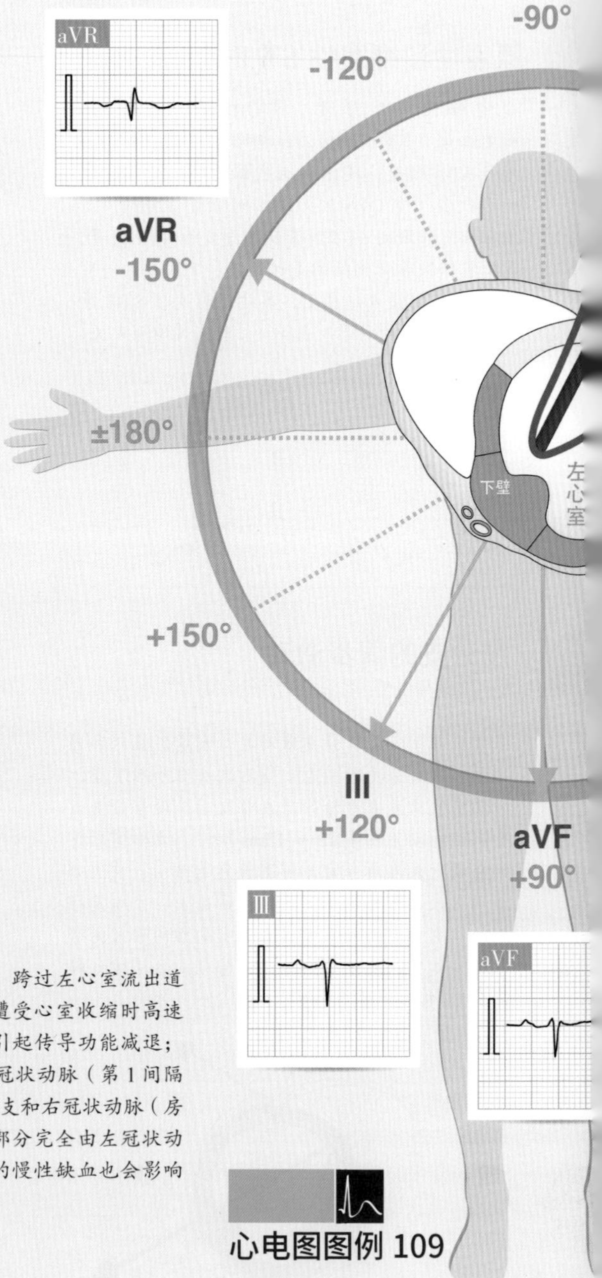

心电图图例 109

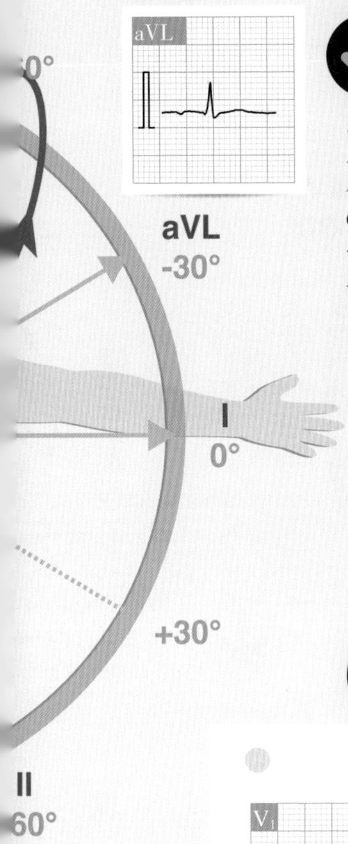

QRS 时限

左前分支阻滞时，左心室前上壁除极延迟，QRS 时限轻微增加 5 ~ 15ms，通常总 QRS 时限正常（＜120ms）[375]。如果 QRS 波时限≥120ms，要警惕是否合并完全性右束支阻滞。

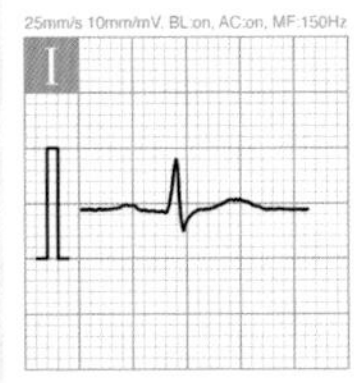

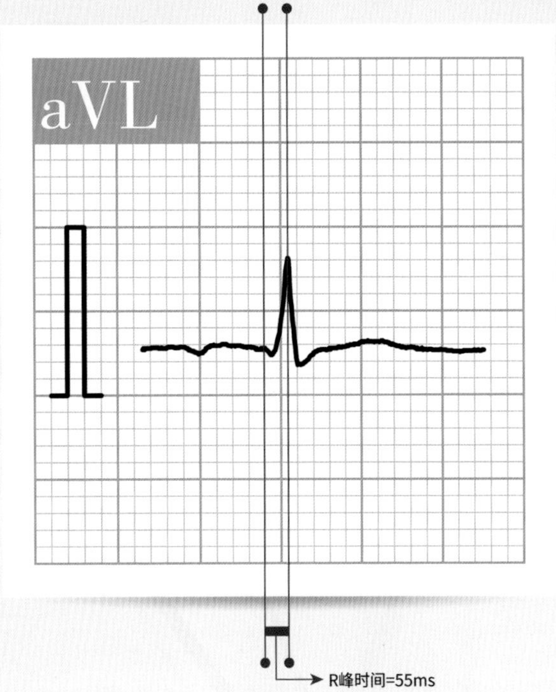

胸导联 QRS 波形正常，由于横面 QRS 环偏向左后方，左胸导联的 S 波增深。

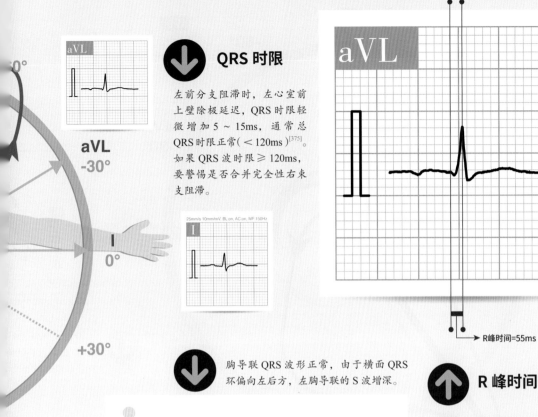

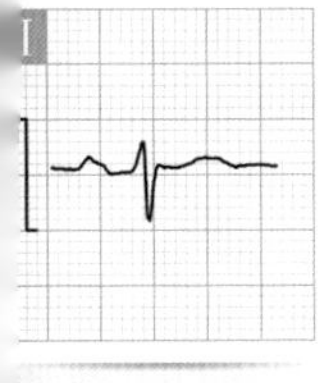

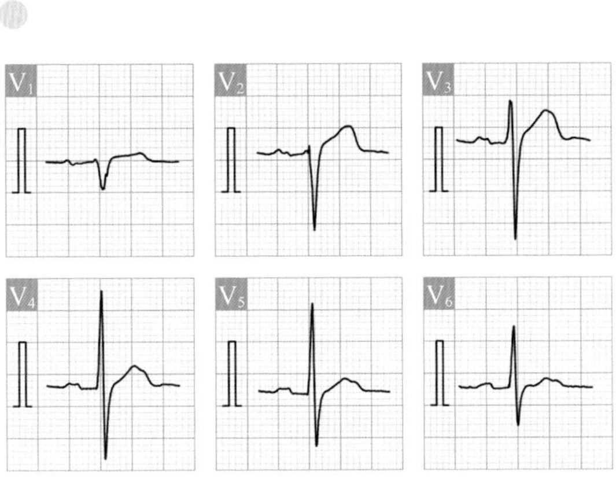

R 峰时间

额面导联系统上，左前分支阻滞时，QRS 向量环逆钟向运行，最大向量位于左上象限（正常 QRS 向量位于左下象限）。由于左心室前上壁区域延迟除极，aVL 导联的 R 峰时间延迟≥45ms，这是左前分支阻滞诊断标准中的一个核心[206]。横面导联上，QRS 向量环位于左后方向，与正常横面 QRS 环相比变化不大，因此，左前分支阻滞主要影响肢体导联 QRS 形态和电轴。

$_{III}$ > S_{II}

左前分支阻滞时，额面 QRS 电轴＞ –45°，属于左上象限，位于Ⅱ和Ⅲ导联轴负侧，同时平行于Ⅲ导联轴负侧，故Ⅱ和Ⅲ导联的 QRS 主波负向且 S_{III} ＞ S_{II}。这是心电图诊断左前分支阻滞的线索。

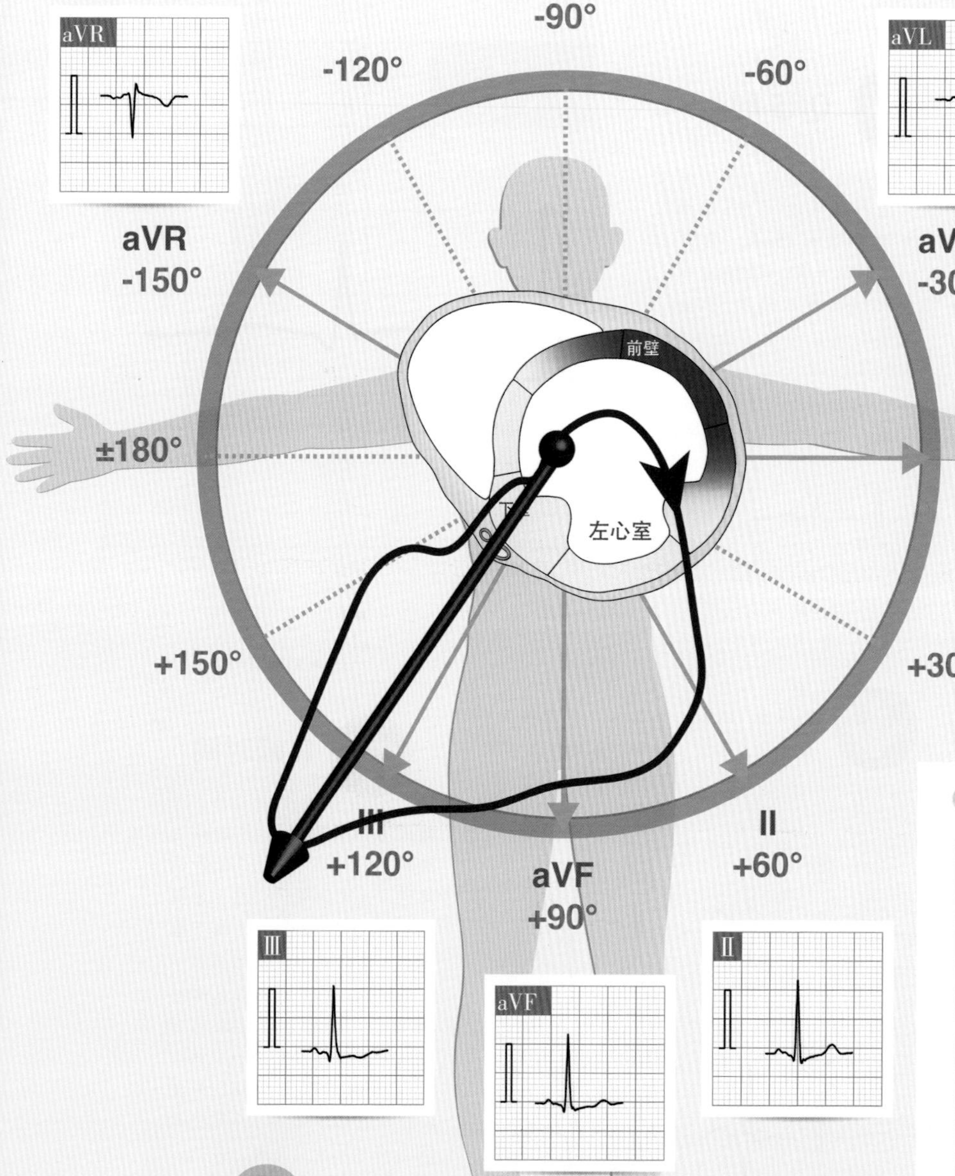

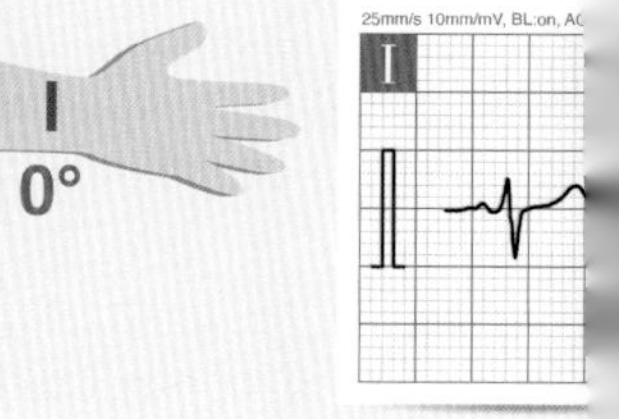

左后分支阻滞 QRS 时限正常，不影响胸导联 QRS 波形态。

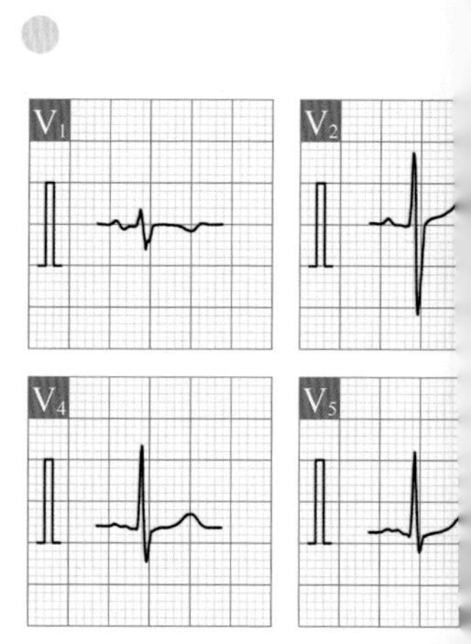

左后分支阻滞时，电轴右偏，肢体导联 QRS 波形态仿似左前分支阻滞的镜像图形。由于电轴位于右下象限，面向下壁导联轴正侧，Ⅱ、Ⅲ和 aVF 导联 QRS 主波正向；面向Ⅰ和 aVL 导联轴负侧，Ⅰ和 aVL 导联轴 QRS 主波负向。

心电图图例 110

146.左后分支阻滞

左后分支呈扇形广泛分布于左心室后乳头肌和下后壁心肌，近段 40% 是双重血供，远段接受左前降支和后降支双重供血，对缺血的耐受能力比左前分支强；功能上，左后分支分布于左心室流入道，血流冲刷的力学应力损伤小，左后分支的这些解剖和生理特点决定了其病变率远低于左前分支[379~381]。

2016 年，芬兰报道 69 186 名空乘人员体检心电图中左前分支阻滞检出率为 1.1%，左后分支阻滞检出率为 0.13%[382]。

2009 年 AHA/ACCF/HRS《心电图标准化和解析建议》定义的左后分支阻滞心电图诊断标准如下[206]：

①额面电轴 +90° ～ ±180° ；

②Ⅰ、aVL 导联 QRS 波呈 rS 型；

③Ⅲ、aVF 导联 QRS 波呈 qR 型；

④ QRS 波间期＜ 120ms。

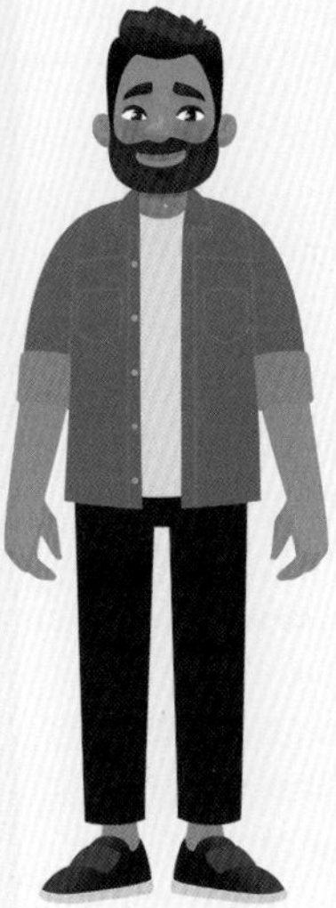

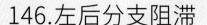

慎重诊断左后分支阻滞

心电图诊断左后分支阻滞一定要慎重，一方面是真正的左后分支阻滞少见，另一方面是一些电轴右偏的心电图有近似表现，如体型瘦长的健康者、右心室肥厚等。实际上，孤立的左后分支阻滞罕见，多数合并完全性右束支阻滞。心电图若要诊断左后分支阻滞，必须排除其他引起电轴右偏的原因，否则诊断存在风险。由于左后分支分布比左前分支广泛，一旦心电图或辅助心电向量图诊断左后分支阻滞成立，提示患者左心室的终末浦肯野网络存在较为广泛的病变。

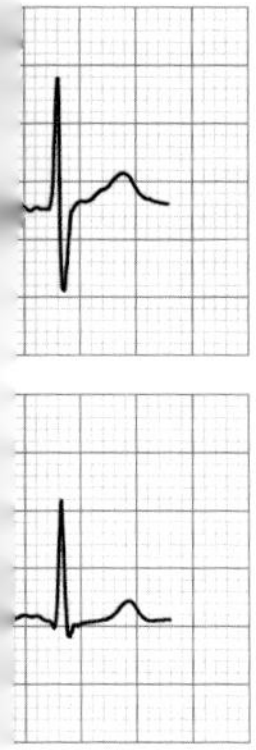

心电图原理

左后分支阻滞时，左前分支支配的左心室前上壁先激动，初始心室激动朝向前方、左方和上方，朝向下壁导联轴的负侧，在Ⅱ、Ⅲ和 aVF 导联产生小 q 波，朝向Ⅰ、aVL 导联轴正侧，产生 r 波；随后冲动向左心室后下壁扩布，整体心室激动遵循从左上方朝向右下方的激动顺序，电轴位于右下象限，似左前分支阻滞的镜像。

V_1 导联 QRS 波 rS 形

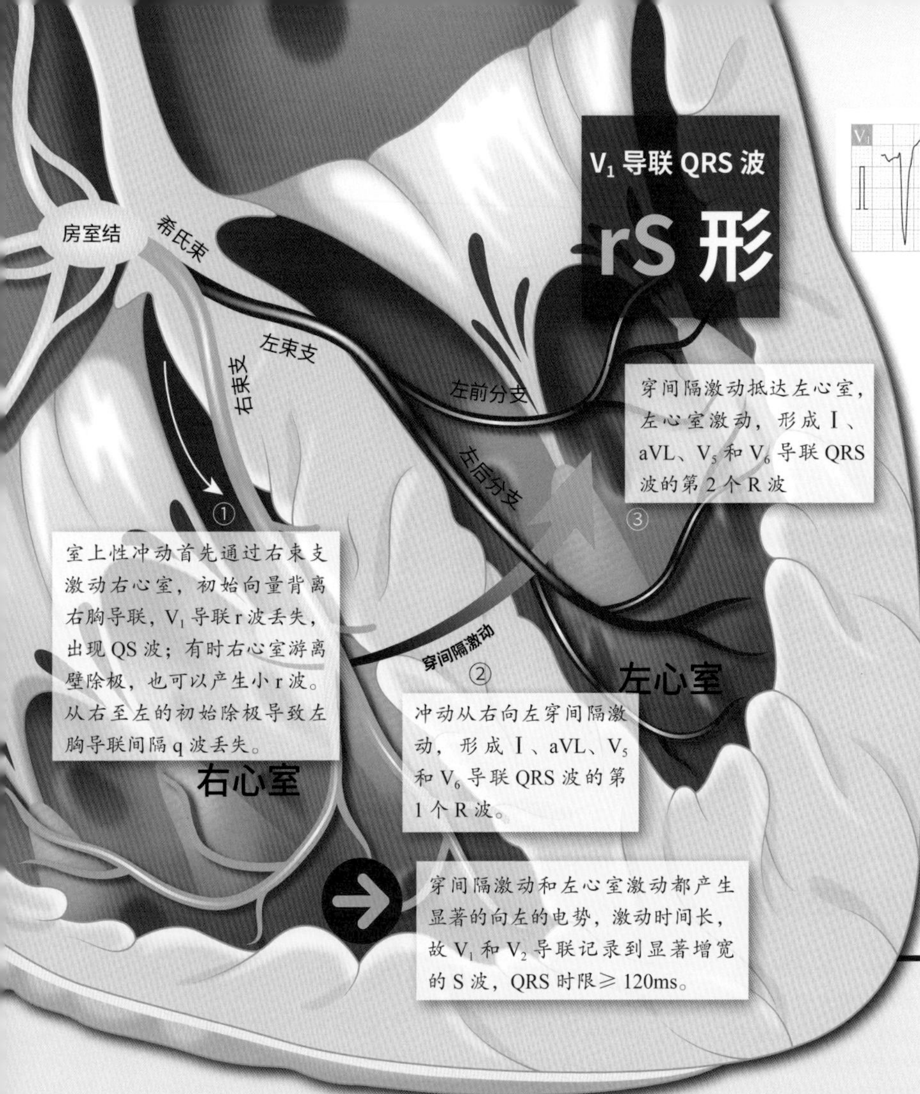

① 室上性冲动首先通过右束支激动右心室，初始向量背离右胸导联，V_1 导联 r 波丢失，出现 QS 波；有时右心室游离壁除极，也可以产生小 r 波。从右至左的初始除极导致左胸导联间隔 q 波丢失。

② 冲动从右向左穿间隔激动，形成Ⅰ、aVL、V_5 和 V_6 导联 QRS 波的第 1 个 R 波。

③ 穿间隔激动抵达左心室，左心室激动，形成Ⅰ、aVL、V_5 和 V_6 导联 QRS 波的第 2 个 R 波

穿间隔激动和左心室激动都产生显著的向左的电势，激动时间长，故 V_1 和 V_2 导联记录到显著增宽的 S 波，QRS 时限≥ 120ms。

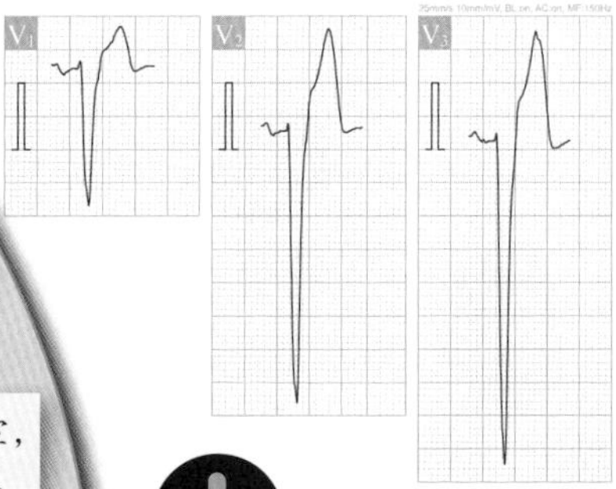

完全性左束支阻滞时，V_1 ~ V_3 导联的 QRS 波可呈 QS 形态或 rS 形态，r 波特征是时限窄、振幅低，酷似 R 波递增不良。这种情况下，若 12 导联心电图诊断完全性左束支阻滞，不必继续诊断“病理性 Q 波”或“R 波递增不良”，因为完全性左束支阻滞从右至左的初始向量决定了右胸导联 r 波可以丢失或低振幅，换言之 R 波递增不良适用于室内传导顺序正常的情况下。

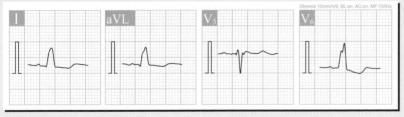

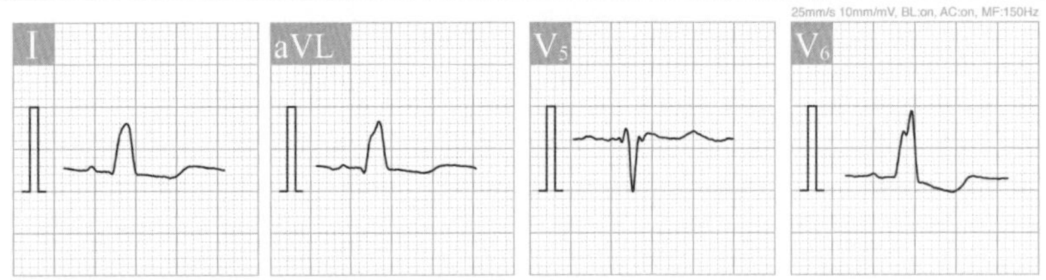

完全性左束支阻滞常见于器质性心脏病、左心室扩张、向后转位，可导致 V_5 或 V_6 导联出现 RS 波、rS 波，观察Ⅰ和 aVL 导联，只要有一个导联的 QRS 波出现增宽的切迹 R 波，即可判读完全性左束支阻滞。加做后壁导联可以记录到胸导联增宽的切迹 R 波。

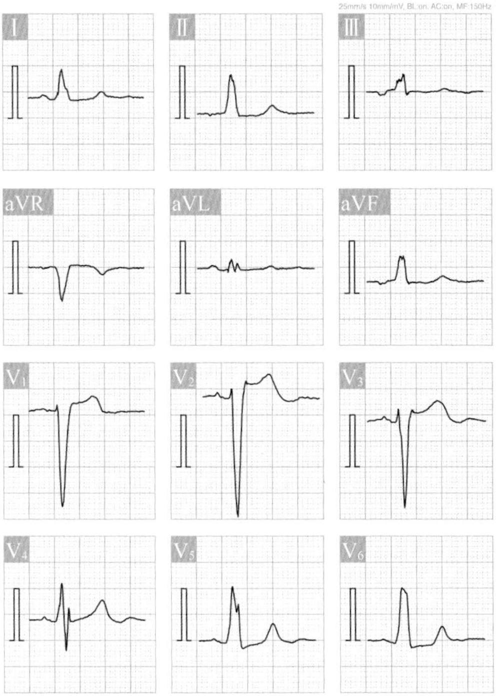

心电图图例 111

窦性心律，PR 间期______ms，为__________（正常或不正常）。QRS 时限______ms，为______（填窄或宽）QRS 波，Ⅰ、aVL、V_5 和 V_6 导联 QRS 波切迹或钝挫，最明显的是____________导联；V_1 导联 QRS 波为_________形态，特点是_________；V_5 导联 QRS 主波向上，T 波方向_________。完全性左束支阻滞时，若 V_5 导联 QRS 主波向上，继发性 ST-T 改变通常为 ST 段压低和 T 波倒置；若 T 波直立有时系合并原发性 ST-T 改变，不作具体区分，笼统诊断“ST-T 改变”。

147.完全性左束支阻滞

当左束支主干或左前分支和左后分支同时病变，导致左束支系统传导中断或比右束支传导延迟 40 ~ 45ms 以上，心脏的电激动开始于右侧心脏，然后穿间隔激动左心室，心电图出现完全性左束支阻滞。

2009 年 AHA/ACCF/HRS《心电图标准化和解析建议》定义的完全性左束支传导阻滞心电图诊断标准如下[206]：

①成人 QRS 时限≥ 120ms； **核心**

②Ⅰ、aVL、V_5 和 V_6 导联出现增宽的切迹、钝挫 R 波，有时由于心脏转位，V_5 和 V_6 导联为 RS 波； **核心**

③Ⅰ、V_5 和 V_6 导联间隔 q 波丢失，但 aVL 导联仍可有窄 q 波； **核心**

④V_5 和 V_6 导联的 R 峰时间≥ 60ms，若 V_1 ~ V_3 导联仍有可辨识的 r 波则 V_1 ~ V_3 导联的 R 峰时间正常；

⑤继发性 ST-T 改变：ST-T 改变方向通常与同导联 QRS 主波方向相反；但如果 QRS 主波正向，T 波方向也可以直立（正向一致性）。

值得注意的，不同的完全性左束支阻滞病理生理以及伴随疾病会影响典型 QRS 波的判读。

148. 完全性右束支阻滞

当右束支病变导致冲动在右束支内的传导中断或比左束支传导延迟 40 ~ 45ms 以上，心室的电激动开始于左侧心室，然后穿间隔激动右心室，心电图出现完全性右束支阻滞。

2009 年 AHA/ACCF/HRS《心电图标准化和解析建议》定义的完全性右束支阻滞心电图诊断标准如下[206]：

核心 ①成人 QRS 时限≥ 120ms；

核心 ② V_1 和 V_2 导联的 QRS 波呈 rsr'、rsR' 或 rSR' 形态，通常 r' 波或 R' 波振幅＞ r 波；有时，V_1 和 V_2 导联的 QRS 波也可以呈切迹 R 波（双峰 R 波）；

核心 ③ I 和 V_6 导联 S 波时限≥ 40ms；

④ V_1 导联 R 峰时间＞ 50ms，而 V_5 和 V_6 导联的 R 峰时间正常。

以上四条诊断标准中，前三条是核心诊断标准；当完全性右束支阻滞在 V_1 ~ V_2 导联呈单峰 R 波（切迹不明显或无切迹时），需满足第 4 条诊断标准。完全性右束支阻滞的 T 波方向通常与同导联 QRS 波最后一个组成波极性相反。

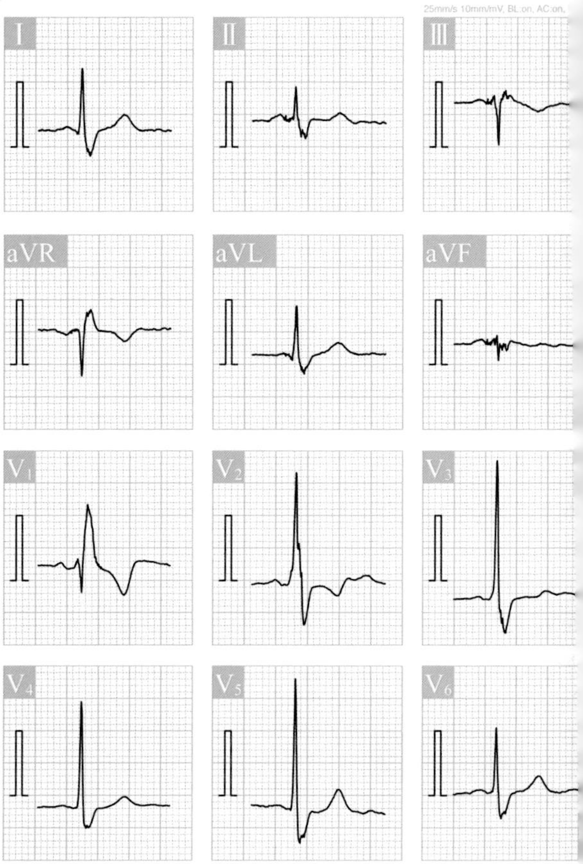

V_1 导联的 S 波

完全性右束支阻滞时，V_1 导联的 S 波振幅取决于向左的左心室除极电势和向右的穿间隔除极电势的综合：S 波显著时，提示左心室除极电势远大于向右的穿间隔电势；S 波振幅非常小时，提示左心室除极电势与向右的穿间隔电势接近或相等；S 波完全消失则提示左心室除极电势小于向右的穿间隔电势，例如 COPD、瓣膜病、先心病患者合并右心室肥厚时，V_1 导联第 2 个 R 波振幅通常都大于初始 r 波振幅。

电图图例 112

心律，PR 间期 ____ms，
______（正常或不正常）。
波时限 _________ms，为
_（填窄或宽）QRS 波；V_1
QRS 波为 __________
，Ⅰ和 V_6 导联的 QRS 波
__________ 形态，S 波时
______ms。额面 QRS 电
________（填正常、左偏
偏）。有些完全性右束支
的 V_1 导联 QRS 波不
，只要发现 QRS 时限
20ms，Ⅰ、aVL、V_5 和 V_6
胸导联的 S 波增宽，时限
0ms，也能诊断完全性右
阻滞，因为完全性右束支
时，右心室最后除极，除
势向右，背离左侧导联轴，
在左胸导联形成 S 波，S
点是宽而不深。

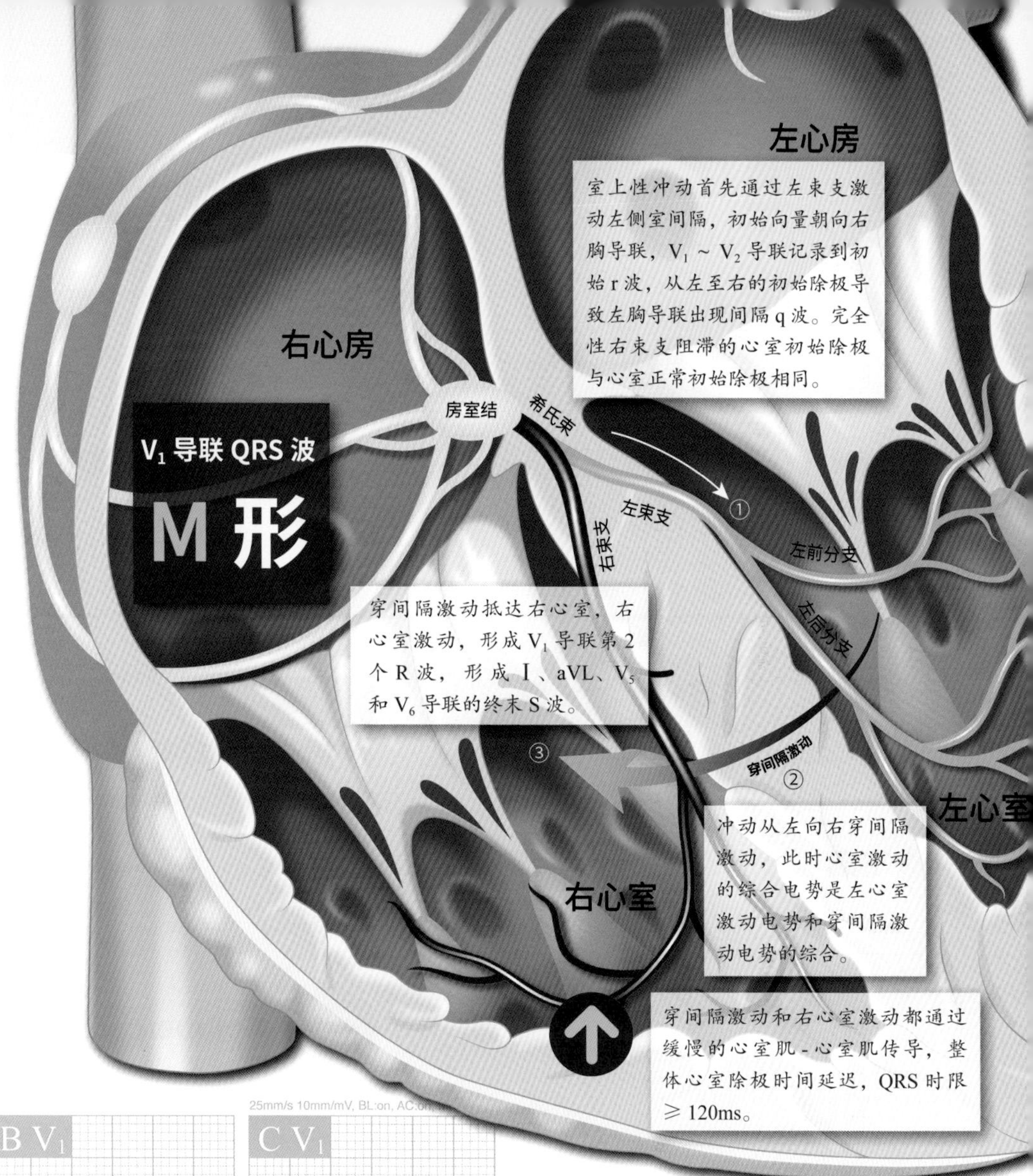

左心房
室上性冲动首先通过左束支激动左侧室间隔，初始向量朝向右胸导联，V_1 ~ V_2 导联记录到初始 r 波，从左至右的初始除极导致左胸导联出现间隔 q 波。完全性右束支阻滞的心室初始除极与心室正常初始除极相同。
右心房
房室结
希氏束
V_1 导联 QRS 波
M 形
左束支
①
右束支
左前分支
左后分支
穿间隔激动抵达右心室，右心室激动，形成 V_1 导联第 2 个 R 波，形成Ⅰ、aVL、V_5 和 V_6 导联的终末 S 波。
③
穿间隔激动
②
左心室
冲动从左向右穿间隔激动，此时心室激动的综合电势是左心室激动电势和穿间隔激动电势的综合。
右心室
穿间隔激动和右心室激动都通过缓慢的心室肌 - 心室肌传导，整体心室除极时间延迟，QRS 时限 ≥ 120ms。

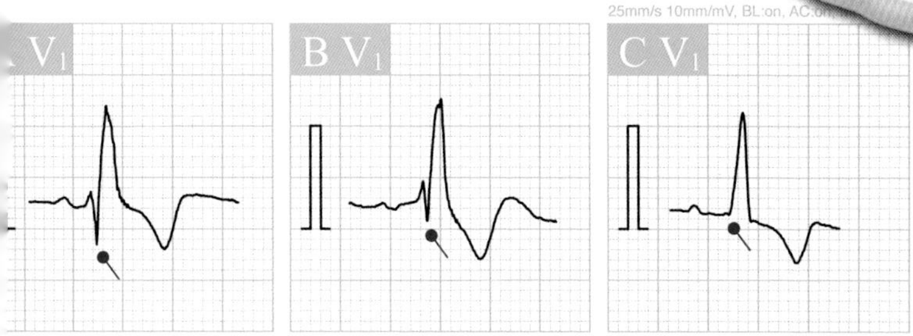

25mm/s 10mm/mV, BL:on, AC:on
V_1
B V_1
C V_1

心电图图例 113

2 例低电压。图 A 患者为大量心包积液，节律为窦性心动过速，低电压出现于 ________ 导联和 _______ 导联。图 B 患者为冠心病，窦性心律，低电压出现于 _______ 导联。

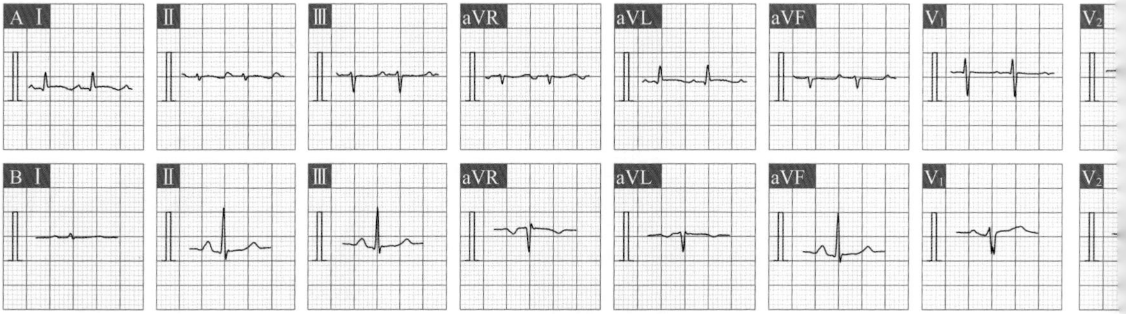

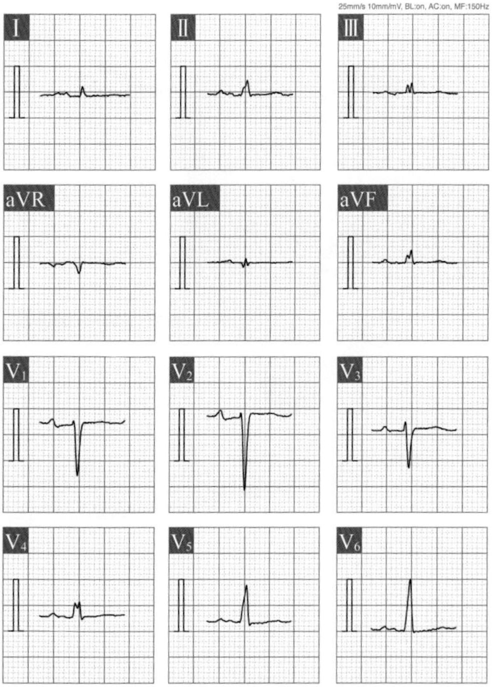

心电图图例 114

患者为扩张型心肌病，请给出心电图诊断：

① ____________________；② ____________________；

③ ____________________；④ ____________________；

⑤ ____________________。

Goldberger 三联征

戈德伯格（Goldberger）三联征是 1982 年美国加利福尼亚州圣迭戈的医生戈德伯格提出的诊断扩张型心肌病的心电图征象：①胸导联高电压或电压正常；②肢体导联低电压；③ R 波递增不良 [383, 386, 387]。心肌病的低电压与心肌广泛纤维化有关。此外，肢体导联低电压和胸导联电压正常是另一种电压不协调，发生率为 0.2%，其中 50% 的患者被证实为左心室扩张 [388]。

149.QRS 低电压

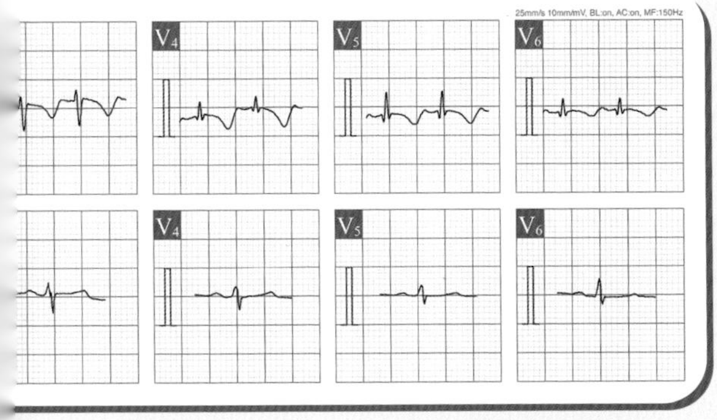

通常，若无特殊说明，低电压特指QRS 波振幅过低。心电图上，所有肢体导联的 QRS 波振幅绝对值 < 5mm，所有胸导联的 QRS 波振幅绝对值 < 10mm，称为低电压。低电压仅出现于肢体导联时，称为肢体导联低电压；若只出现于胸导联时，称为胸导联低电压[383]。

在健康人群中，低电压的检出率为1% ~ 2%，这与年龄、体表面积、体重指数等因素有关，是心脏电活动在体表的生理性衰减[384, 385]。随着年龄增长或体表面积变大、体重指数增高，低电压的检出率有增加趋势。

病理性低电压见于心肌缺失、电惰性物质浸润（肿瘤、淀粉样变性）和病理性心电衰减（大量心包积液、气胸）等，可以概括为“水（积液）”“电（可产生电活动的心肌数量减少）”和“气（积气）”。

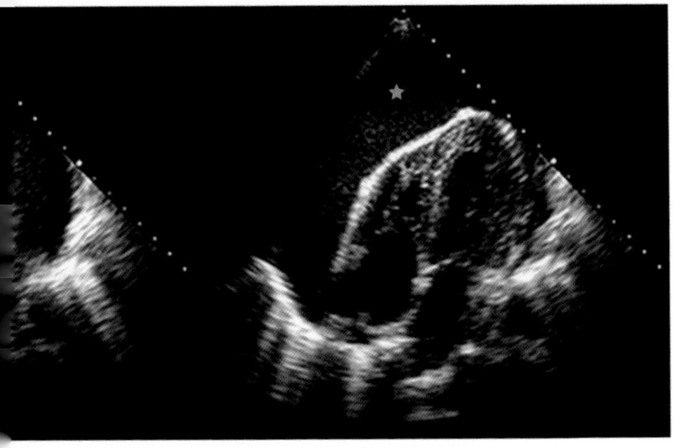

大量心包积液时，心脏因收缩和舒张在积液中来回摆动，影响体表心电图的 QRS 波形态和振幅，当 QRS 波的形态和（或）振幅逐搏交替变化时，称为电交替。

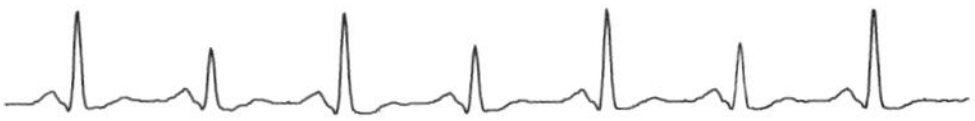

QRS 电交替

150. 不完全性束支阻滞

成人 QRS 波时限为 110 ~ 120ms 时，要警惕不完全性束支阻滞，包括不完全性右束支和左束支阻滞[206, 389]。QRS 波时限是诊断不完全性束支阻滞的核心标准之一，若 QRS 波时限 < 110ms 而形态近似束支阻滞图形，多数为正常变异，不诊断不完全性束支阻滞。

不完全性右束支阻滞的心电图诊断标准为：① QRS 时限 110 ~ 120ms；② V_1/V_2 导联 QRS 波为 rsr'、rsR' 或 rSR' 形态，通常 r' 或 R' 振幅 > r 波，V_1/V_2 导联 QRS 波也可以为切迹 R 波；③成人 Ⅰ 和 V_6 导联的 S 波时限 ≥ 40ms；④ V_1 导联 R 峰时间 > 50ms[389]。

不完全性左束支阻滞的心电图诊断标准为：① QRS 时限 110 ~ 120ms；②心电图表现为左心室肥厚模式；③ V_4 ~ V_6 导联的 R 峰时间 > 60ms；④ Ⅰ、V_5 和 V_6 导联间隔 q 波丢失[206]。

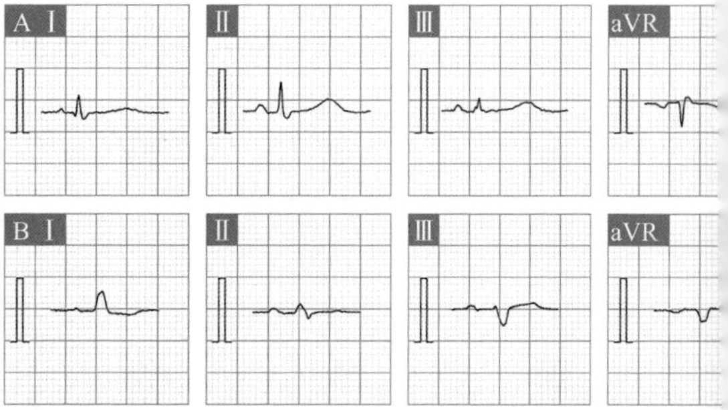

心电图图例 116

1 例室上嵴心电图。男，25 岁，无器质性疾病。窦性心律，QRS 时限 ________ms，V_1 导联 QRS 为 ________ 形态，r 波振幅 _____r' 波振幅，r' 波振幅为 ________mm。

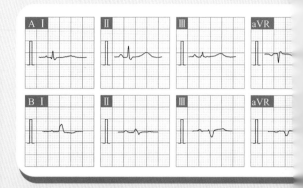

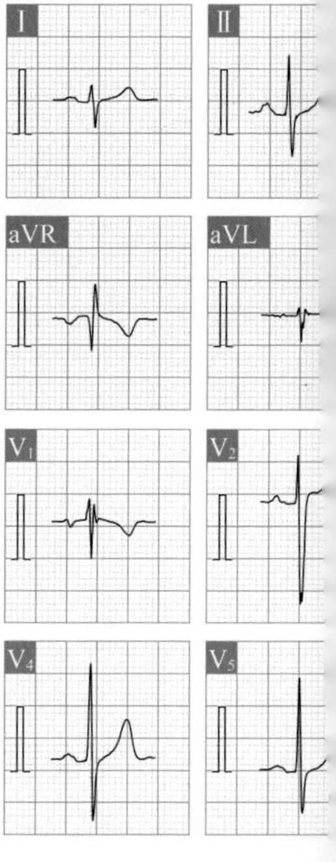

房间隔缺损时，V_1 导联 QRS 波常为 rSR's' 多组成波，并非真正的束支阻滞，而是扩张的右心室流出道部心肌延迟除极所致。

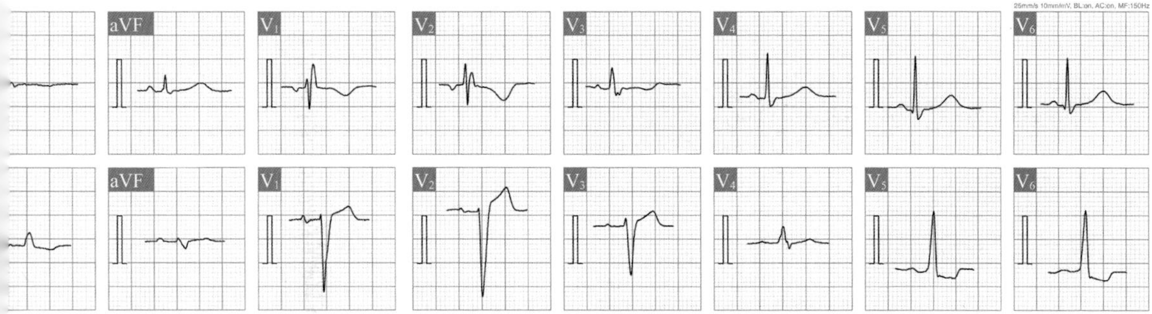

心电图图例 115

图 A 为不完全性右束支阻滞心电图，图 B 为不完全性左束支阻滞心电图，心电图的共同点都为窦性心律，QRS 时限 110 ～ 120ms，请读者根据诊断标准仔细体会不完全性束支阻滞的 QRS 波形态学特征。

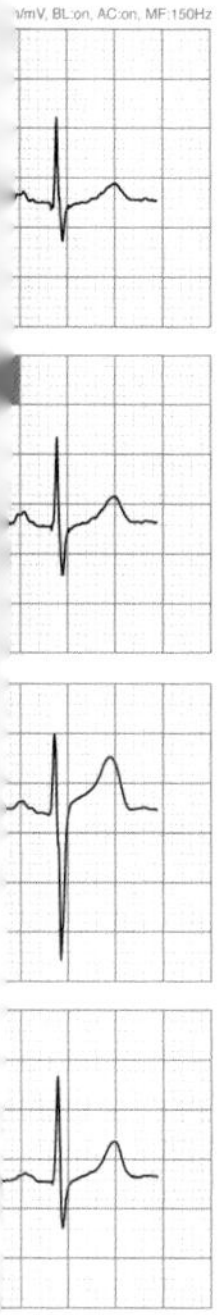

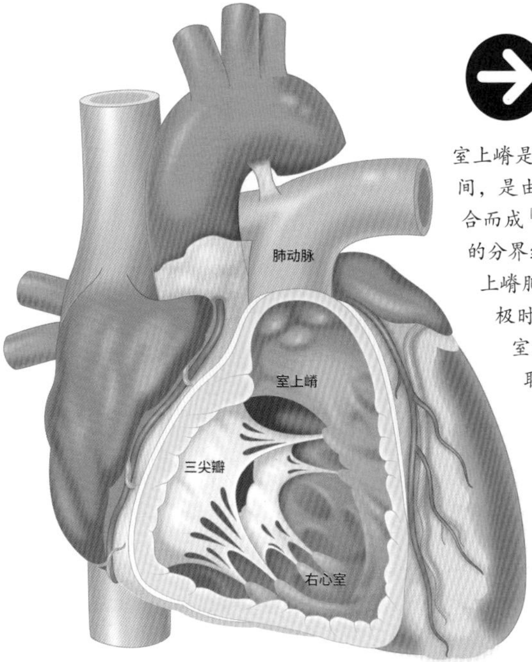

室上嵴图形

室上嵴是右心室的解剖结构，位于右房室口和肺动脉口之间，是由心室肌构成的一个弧形隆起，由 2 ～ 6 个肉柱融合而成[390, 391]。解剖上，室上嵴是右心室流入道和流出道的分界线。右心室收缩时，室上嵴可以缩小右房室口。室上嵴肥厚时，可以引起右心室流出道狭窄。整体心室除极时，右心室流出道是最后除极的心室部位之一，当室上嵴部位生理性除极延迟时，除极向量会在 V_1 导联产生第 2 个 r' 波，出现 rsr' 波。V_1 导联的室上嵴心电图是一种正常生理性变异，常见于年轻人和运动员，以下心电图特征有助于区分室上嵴图形：①QRS 时限＜ 110ms；②r 波 /r' 振幅比值＞ 1；③S 波振幅＞ r' 波振幅；④S_{V1}/S_{V2} ＞ 1；⑤r 波振幅通常＜ 8mm，r' 波振幅＜ 6mm；⑥Ⅰ和 V_6 导联无增宽的 S 波；⑦第 1 或第 2 肋间描记心电图，r' 波消失[392～395]。

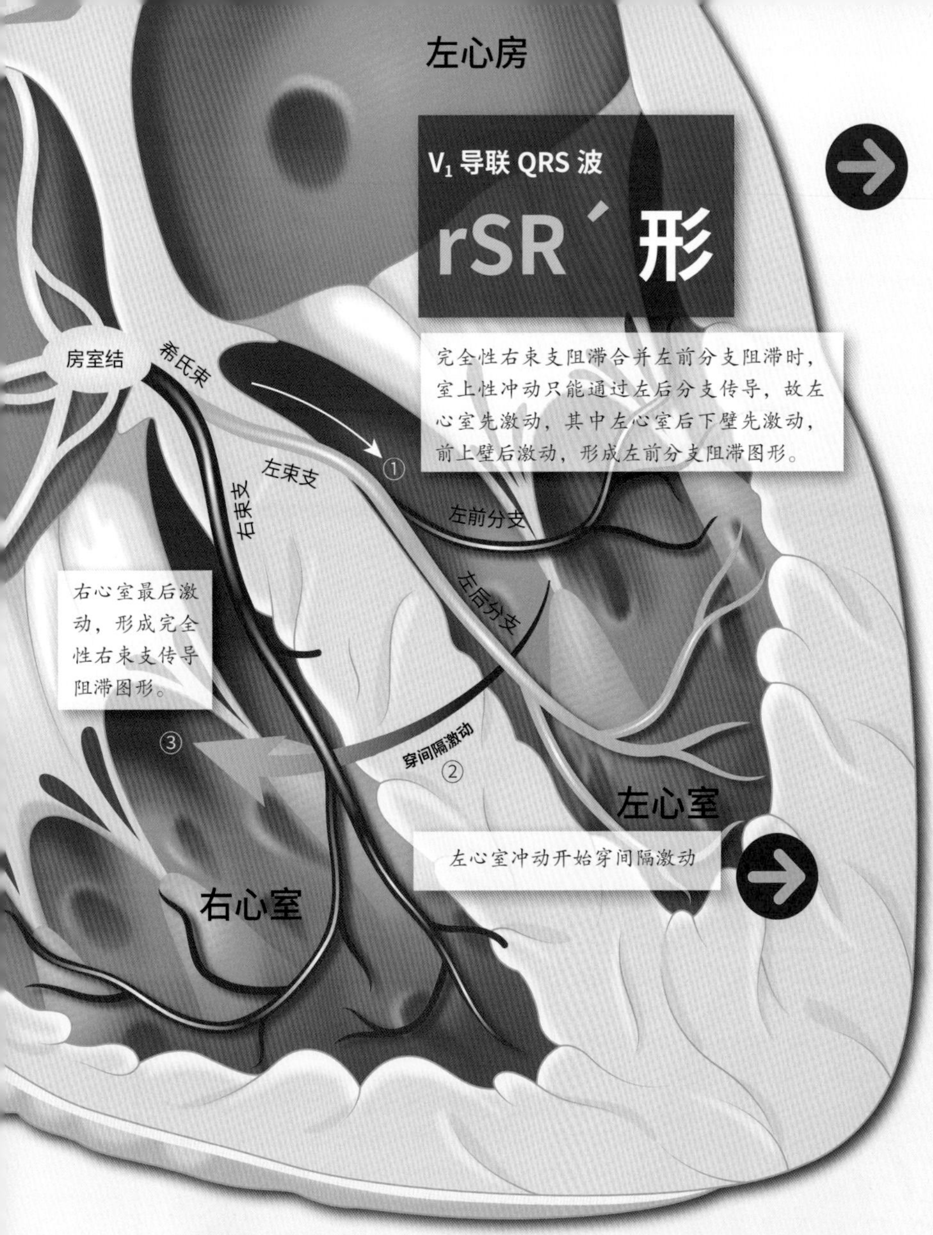
左心房
V_1 导联 QRS 波
rSR´ 形
完全性右束支阻滞合并左前分支阻滞时，室上性冲动只能通过左后分支传导，故左心室先激动，其中左心室后下壁先激动，前上壁后激动，形成左前分支阻滞图形。
房室结
希氏束
左束支
①
右束支
左前分支
左后分支
右心室最后激动，形成完全性右束支传导阻滞图形。
③
穿间隔激动
②
左心室
左心室冲动开始穿间隔激动
右心室

心电图诊断双分支阻滞

初学者学习双分支阻滞，关键是要熟悉束支阻滞和分支阻滞的诊断标准，两个心电图判读技巧有助于完整诊断的建立：①首先判读出左前分支阻滞时，注意 QRS 时限是否增宽（≥ 120ms）和 V_1 导联 QRS 波形态是否正常；②首先判读出完全性右束支阻滞时，注意额面电轴是否左偏以及下壁导联 QRS 波主波负向，$S_{Ⅲ} > S_{Ⅱ}$ 提示合并左前分支阻滞。以上思路也适合诊断完全性右束支阻滞合并左后分支阻滞，当然其发生率少于完全性右束支阻滞合并左前分支阻滞。

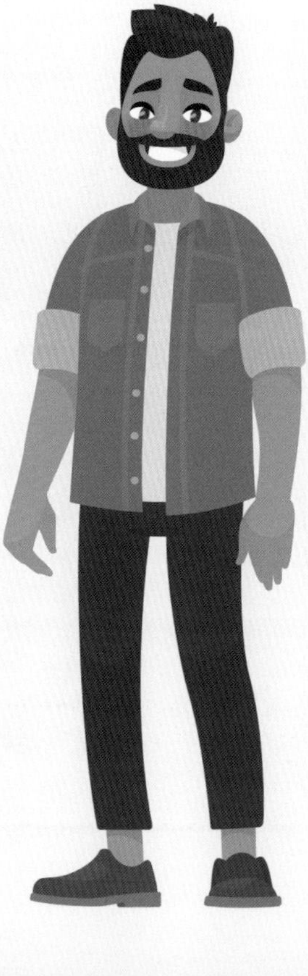

初学者学习心电图时，一定要注意诊断的完整性，如发现束支阻滞或分支阻滞时，需要思考是否合并双分支阻滞；诊断三度房室阻滞时，一定要把心房节律和心室节律诊断齐全；诊断心室肥厚时，注意有无心房异常以及 ST-T 改变等，不能顾此失彼。

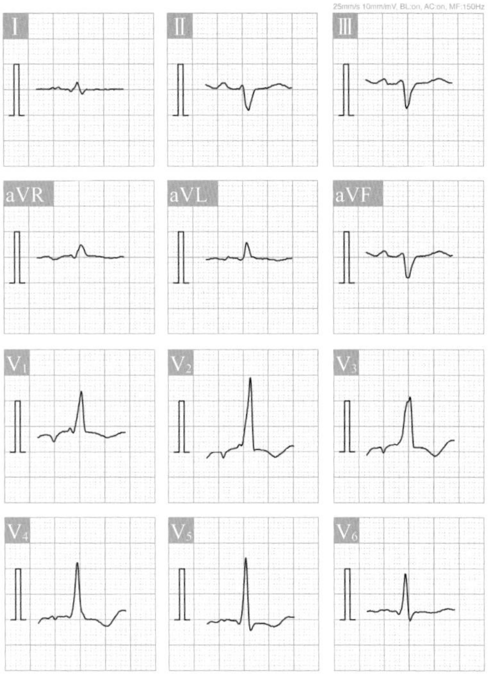

心电图图例 117

窦性心律，QRS 波时限 ______ms，V_1 导联 QRS 波为 ______ 形态，V_6 导联 S 波时限 ______ms，据 V_1 导联 QRS 波形态考虑 ______________________；额面 QRS 电轴 __________（填正常、左偏或右偏），aVL 导联 QRS 波为 __________ 形态，R 峰时间 ____________ms，据肢体导联 QRS 波形态考虑 ______________________；综合以上分析，本例心电图诊断为 ________________。

151. 双分支阻滞

右束支、左前分支和左后分支这三条室内传导束中，两两发生传导延缓或传导中断称为双分支阻滞。实际上，左前分支与左后分支同时阻滞形成的心电图为完全性左束支阻滞或不完全性左束支阻滞。

在临床上，最常见的双分支阻滞是完全性右束支阻滞合并左前分支阻滞，这是因为两支传导束都位于心室流出道，容易遭受血流冲刷发生退行性变；此外，它们的近段均接受左前降支第 1 间隔支供血，左前降支严重病变时，可以同时发生缺血性改变，例如静息膜电位改变、纤维化等。

完全性右束支阻滞合并左前分支阻滞的心电图诊断标准为：① QRS 时限 ≥ 120ms；②电轴左偏 > −45° ；③ V_1、Ⅰ和 V_6 导联 QRS 波形态学满足完全性右束支阻滞诊断标准；④肢体导联 QRS 波形态学满足左前分支阻滞诊断标准。

152. 双束支阻滞

双束支阻滞特指右束支和左束支同时发生传导延缓和（或）传导中断，对于初学者有一定难度，因为此类心电图表现多样，需要初学者掌握好基础房室阻滞和室内阻滞概念，才能进行相关逻辑推理。

右束支和左束支同时发生传导中断时，窦性 P 波都无法至心室，心电图表现为三度房室传导阻滞；此时，逸搏一定来源于阻滞层面以下的浦肯野纤维，出现室性逸搏，换言之，三度房室阻滞伴宽 QRS 波逸搏心律提示双束支传导阻滞。实际上，三度房室阻滞伴宽 QRS 波逸搏心律的患者中，电生理研究证实 20% ~ 50% 归因于双束支阻滞[353]。

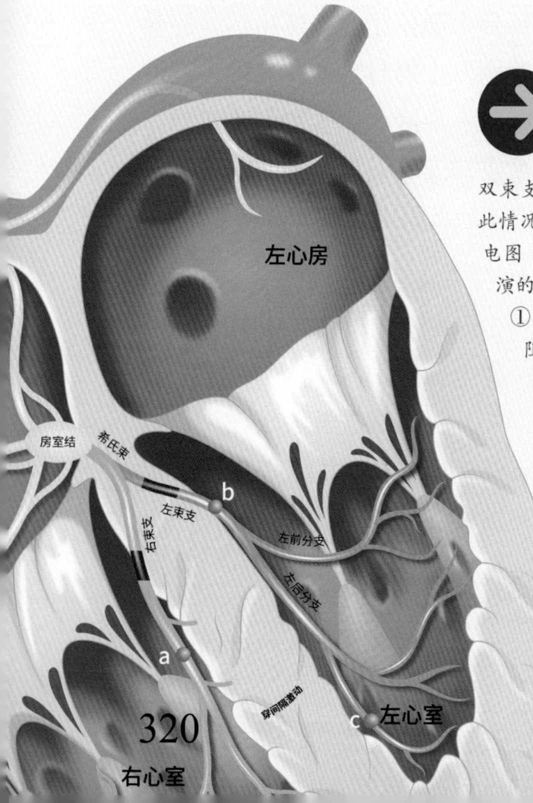

心电图诊断与电生理机制推导

双束支阻滞与房室阻滞可以出现相同的心电图表现，遇此情况，房室阻滞的诊断置于首位，因为我们只能从心电图“看到”房室阻滞，而双束支阻滞是电生理机制推演的，尽管实际情况果真如此，合理的心电图诊断为：①窦性心律；②三度房室阻滞，不除外三度双束支阻滞；③室性逸搏心律。如左图所示，右束支和左束支同时存在阻滞带（黑色区域），所有的室上性冲动都无法通过两侧束支进入心室，发生完全性传导阻滞。心室节律由阻滞带以下的浦肯野纤维细胞产生，右心室只能产生于右束支阻滞带下方，如 a 点，左心室只能产生于左束支阻滞带下方，如 b 点和 c 点。相比于 a 点和 b 点室性逸搏节律，c 点位于终末浦肯野网络，产生的逸搏 QRS 波更宽，频率更慢，心室有停搏风险。

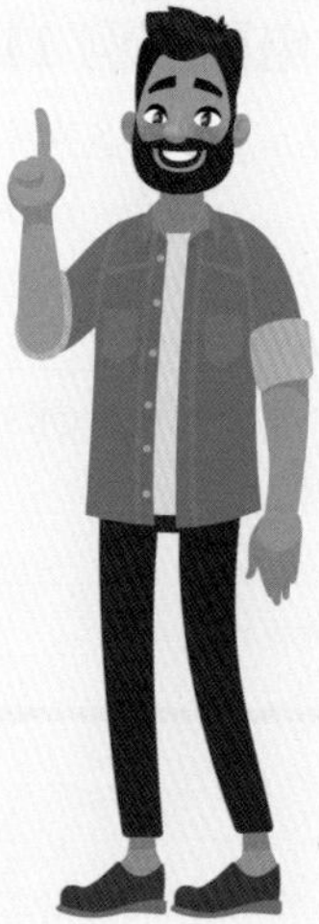

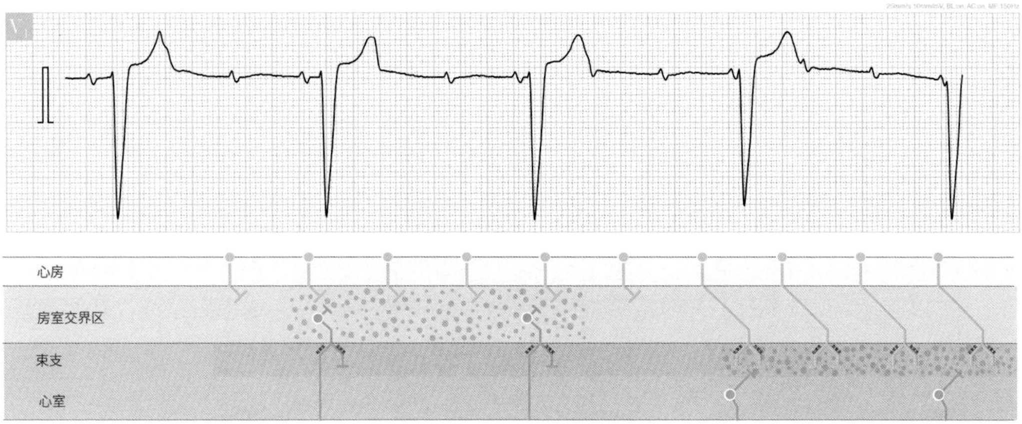

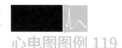

心电图图例 118

1例三度房室阻滞伴宽QRS波逸搏心律，可能的电生理机制有两种。但根据QRS波形态，支持交界性逸搏合并完全性左束支阻滞。

房室阻滞

窦性P波全部受阻于房室交界区上层未能下传心室；逸搏节律来自房室交界区下层。室内传导时，由于左束支传导中断，只能通过右束支下传激动心室，产生完全性左束支阻滞图形。这种电生理机制推导的心电图诊断如下：①窦性心律；②三度房室阻滞；③交界性逸搏心律；④完全性左束支阻滞。阻滞层面包括房室交界区和左束支，房室阻滞发生于房室交界区。

双束支阻滞

窦性P波都通过房室结和希氏束传导，但全部受阻于右束支和左束支而未能进入心室。此时，逸搏点只能来自双侧束支阻滞带以下的室内传导系统，产生室性逸搏心律，形态酷似完全性左束支阻滞，提示逸搏点来自于右心室，然后穿间隔激动左心室。这种电生理机制推导的心电图诊断如下：①窦性心律；②三度右束支阻滞合并左束支阻滞；③室性逸搏心律。

心电图图例 119

1例三度房室阻滞伴宽QRS波逸搏心律，试分析可能的电生理机制。

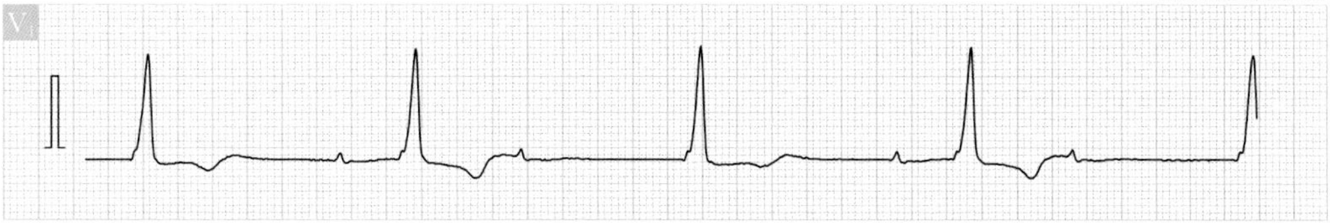

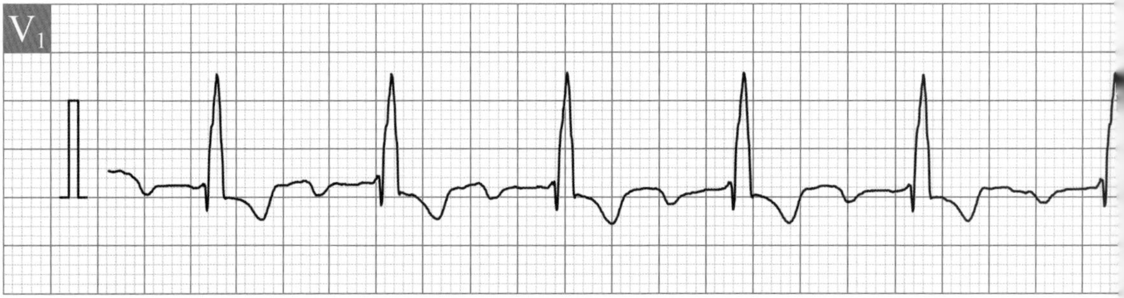

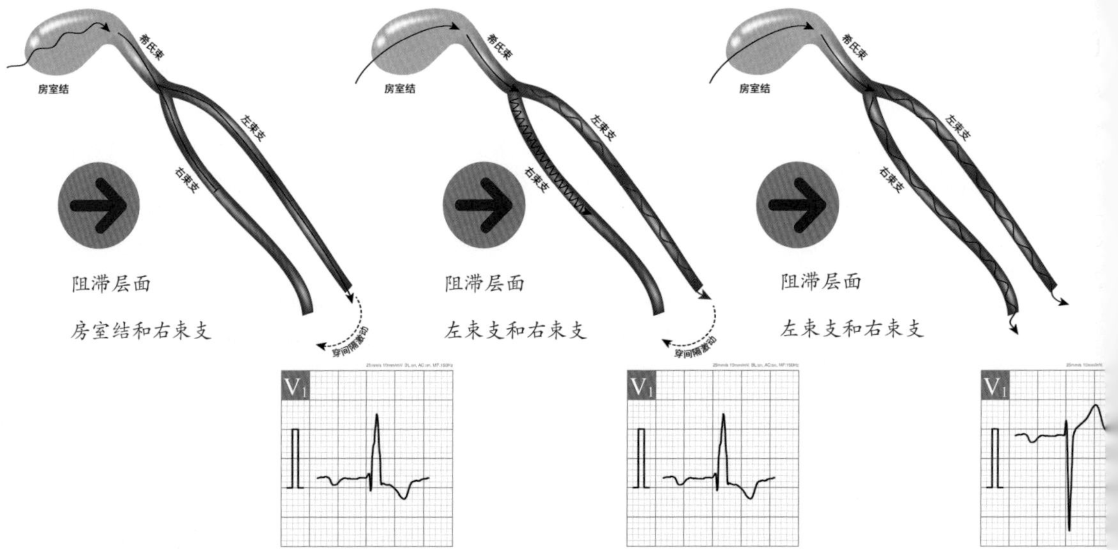

一度房室阻滞发生在房室结水平，PR间期延长，同时右束支内的传导中断，室内传导只能通过左束支下传左心室，穿间隔激动右心室，QRS波呈完全性右束支阻滞图形。

传导延缓发生在双束支水平，导致PR间期延长，但右束支传导显著延迟，激动先通过左束支下传激动左心室，然后穿间隔激动右心室，QRS波呈完全性右束支阻滞图形。

传导延缓发生在双束支水平，导致PR间期延长双侧束支同步下传激动室，产生正常QRS波。

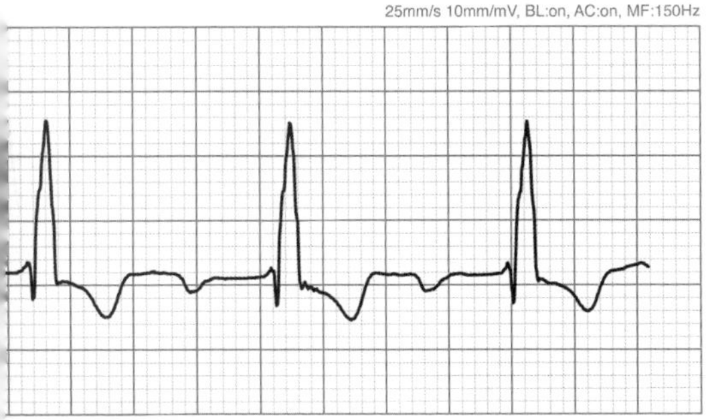

心电图图例 120

男性，35 岁，临床诊断为部分型房室间隔缺损。节律为窦性心律，PR 间期 ________ms，诊断为 ____________。QRS 波为 __________ 形态，时限 ________ms，T 波方向与 __________ 方向相反，诊断为 ____________，综上所述，心电图诊断为：① ____________；② ____________；③ ____________。

所见即所得原则

一度房室阻滞伴左束支阻滞型 QRS 波也有可能是一度右束支阻滞合并一度左束支阻滞（左束支传导更为延迟）或一度右束支阻滞合并三度左束支阻滞，但心电图只能诊断为一度房室阻滞和完全性左束支阻滞。心电图诊断应遵循“所见即所得”原则，“看得见”的心电图诊断放在首位，推导的电生理机制诊断放在次位供临床参考。值得注意的是，除非推导非常可靠，否则不写入诊断报告，如一度房室阻滞伴正常 QRS 波都推导为双束支阻滞则脱离了临床实际情况。

153. 一度双束支阻滞

一度双束支阻滞的心电图特征是 PR 间期延长伴正常 QRS 波（很难与一度房室阻滞鉴别）和 PR 间期延长伴宽 QRS 波（通过束支阻滞图形推导）。

右束支和左束支同时发生传导延缓（一度束支阻滞）且两侧束支的传导速度一致时，心电图表现为 PR 间期延长和正常 QRS 波，PR 间期延长是冲动在双侧束支内的传导时间延长的缘故，QRS 波正常是双侧束支仍保持同步传导，双侧心室同步激动，产生正常 QRS 波。

当右束支和左束支同时发生传导延缓且两侧束支内的传导时间相差悬殊时，不仅 PR 间期延长，还将出现传导缓慢侧的束支阻滞图形。很显然，双侧束支传导的时间差异超过 40 ~ 45ms 的穿间隔时间差时，将会出现束支阻滞图形。

一度双束支阻滞心电图的诊断线索是 PR 间期延长伴单侧束支阻滞。

154. 二度双束支阻滞

冲动通过束支传导时，部分顺利传导，部分受阻于束支内，即发生束支二度阻滞、2 ∶ 1 阻滞和高度阻滞。二度双束支阻滞的心电图表现复杂，可以无 QRS 波脱落或有 QRS 波脱落。

无 QRS 波脱落时，PR 间期可以正常、固定延长或周期性延长，心电图间歇出现完全性右束支阻滞图形和完全性左束支阻滞图形。

有 QRS 波脱落时，无论 PR 间期行为如何（正常、固定延长或周期性延长），下传 QRS 波呈一侧束支传滞图形，QRS 波脱落则暗示另一侧束支出现传导阻滞。

双侧束支同时发生二度阻滞、2 ∶ 1 阻滞和高度阻滞时，每侧束支的阻滞类型和阻滞比例是决定出现何种心电图表现的关键，初学者分析此类心电图，建议针对每个心搏画出传导梯形图，来发现传导规律。

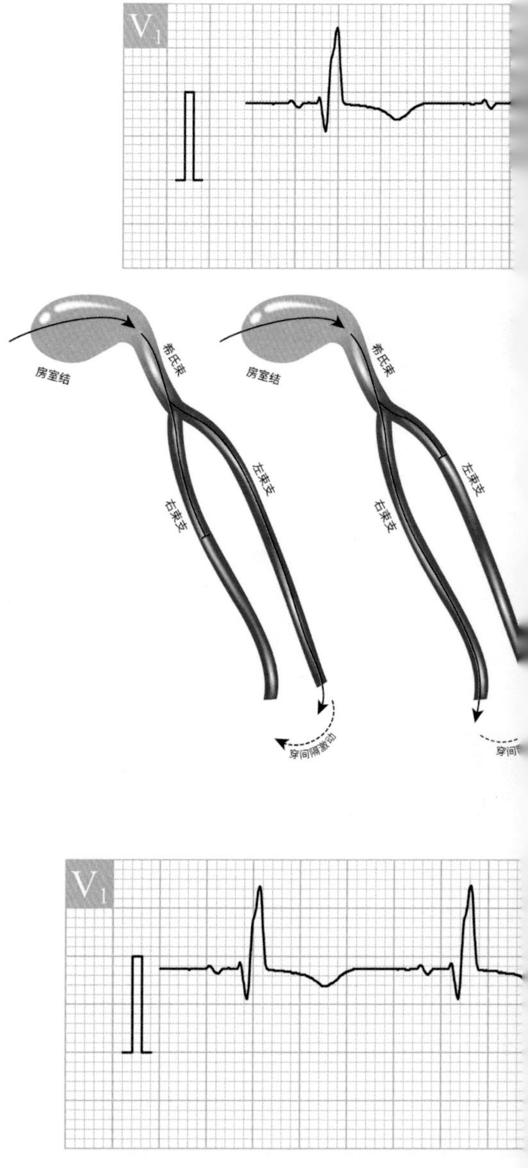

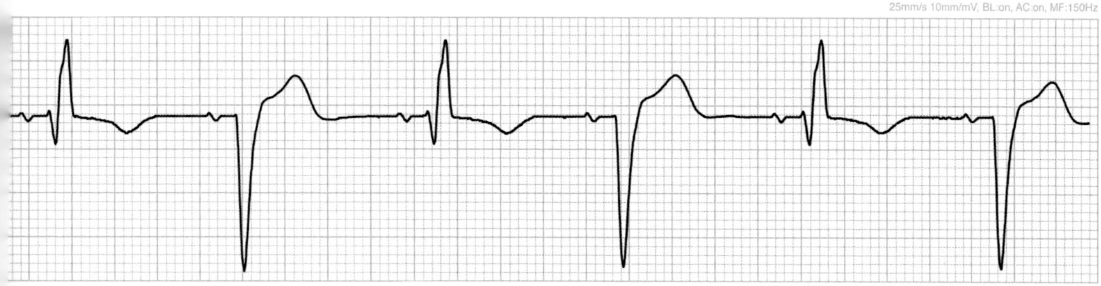

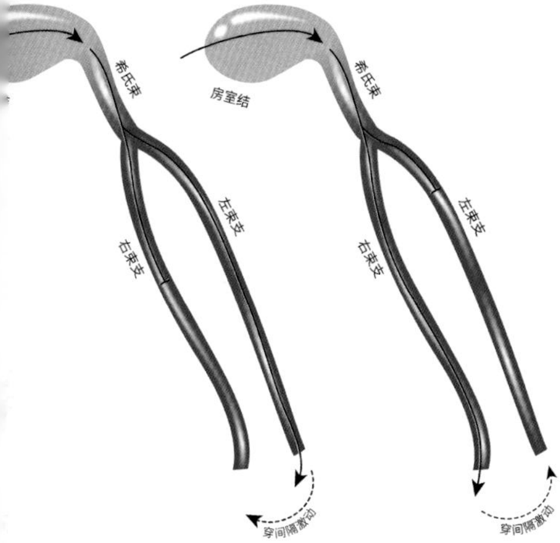

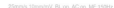

心电图图例 121

窦性心律，PR 间期恒定，交替性出现完全性右束支阻滞和完全性左束支阻滞。第 1 个窦性心搏被阻滞于右束支，通过左束支下传激动心室，产生完全性右束支阻滞图形；第 2 个窦性心搏被阻滞于左束支，通过右束支下传激动心室，产生完全性左束支阻滞图形。每 2 个窦性 P 波中，只有一个通过左束支传导，左束支内的传导比例是 2 ∶ 1；同样，每 2 个窦性 P 波中，只有一个通过右束支传导，右束支内的传导比例是 2 ∶ 1，换言之，左束支和右束支交替发生 2 ∶ 1 阻滞，是二度双束支阻滞的一种类型。注意：二度双束支阻滞不同步时，窦性冲动通过具有传导功能的束支激动心室，无 QRS 波脱落。

病例同上，但束支传导比例改变且出现了 QRS 波脱落，请读者尝试分析每侧束支的传导规律。

心电图图例 122

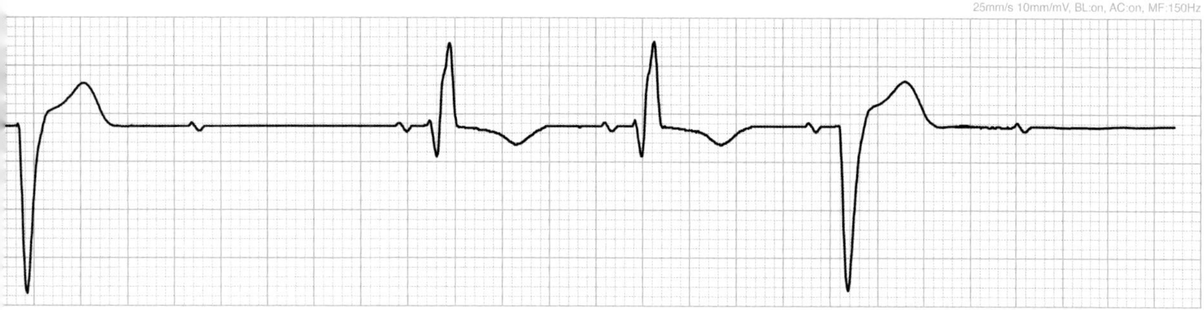

单元测试IX

1. 有关一度房室阻滞的说法，错误的是（　）。

A. PR 间期 260ms 可以诊断

B. 无 QRS 波脱落

C. 本质是传导延迟

D.PR 间期≥ 300ms 有临床意义

E. 患者均无症状

2. 运动员可见生理性心电图现象，除外（　）。

A. 一度房室阻滞

B. 二度 I 型房室阻滞

C. 二度 II 型房室阻滞

D. 右心室高电压

E. 左心室高电压

3. 有关二度 I 型房室阻滞的心电图特点，除外（　）。

A. 无 QRS 波脱落

B. PR 间期周期性延长

C. 阻滞部位多为房室结

D. 预后良好

E. 可合并交界性逸搏

4. 希氏束阻滞常引起（　）。

A. 二度 I 型房室阻滞

B. 二度 II 型房室阻滞

C. 室上嵴图形

D. 完全性右束支阻滞

E. 完全性左束支阻滞

5. 连续 2 个窦性 P 波被阻滞，诊断为（　）。

A. 一度房室阻滞

B. 二度 I 型房室阻滞

C. 二度 II 型房室阻滞

D. 高度房室阻滞

E. 三度房室阻滞

6. 三度房室的心电图描述，除外 （　）。

A. 可见房室分离

B. 可见交界性逸搏心律

C. 可见室性逸搏心律

D. 可见房性心动过速

E. 可见窦性夺获

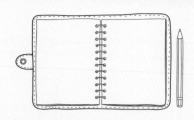

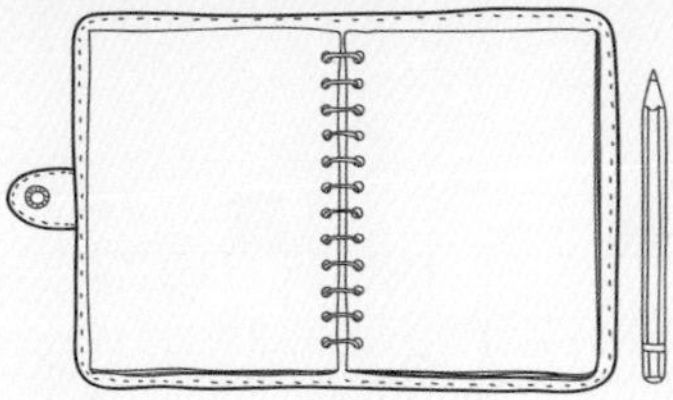

7. 有关 R 波递增不良的说法，错误的是（　　）。

A. V_3 导联 R 波振幅不足 3mm

B. V_1 ～ V_3 导联可为 QS 波

C. 疾病心电图改变，只见于心脏疾病患者

D. 可见于陈旧性前壁心肌梗死患者

E. 可见于扩张型心肌病患者

8. 完全性左束支阻滞的心电图改变，除外（　　）。

A. Ⅰ导联为切迹 R 波

B. QRS 时限 160ms

C. V_1 导联可出现 QS 波

D. V_5 导联间隔 q 波丢失

E. V_5 导联 R 峰时间正常

9. 完全性右束支阻滞时，V_1 导联 QRS 波形态为（　　）。

A. N 形

B. M 形

C. O 形

D. W 形

E. V 形

10. 左前分支阻滞心电图特点，除外（　　）。

A. 电轴左偏 −30°

B. QRS 时限＜ 120ms

C. Ⅱ导联 rS 波

D. V_1 导联 rS 波

E. aVL 导联 R 峰时间 50ms

11. 临床最常见的双分支阻滞是（　　）。

A. 左前分支合并左后分支阻滞

B. 不完全性右束支合并左束支阻滞

C. 完全性右束支合并左前分支阻滞

D. 完全性右束支合并左后分支阻滞

E. 终末浦肯野纤维网阻滞

12. 一度双束支阻滞心电图改变除外（　）。

A. PR 间期延长

B. 可出现完全性右束支阻滞图形

C. 可出现完全性左束支阻滞图形

D. 可出现正常 QRS 波

E. 可出现 QRS 波脱落

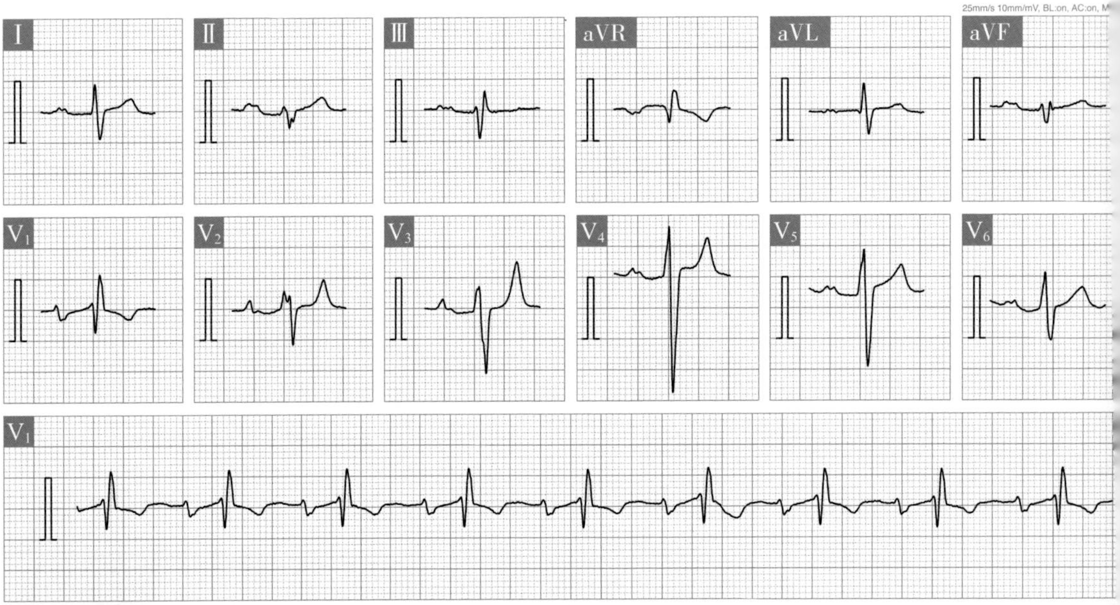

心电图图例 123

男性，35 岁，临床诊断为部分型房室间隔缺损。节律为窦性心律，PR 间期 ________ ms；QRS 电轴左偏 –53°，肢体导联诊断为 ____________；V_1 导联 QRS 波形态诊断为 ____________；PR 间期延长可能发生于 ____________ 或 ____________。

病例同心电图图例 123。患者随访心电图，发现 QRS 波脱落，如何再次推导三分支阻滞呢？

心电图图例 124

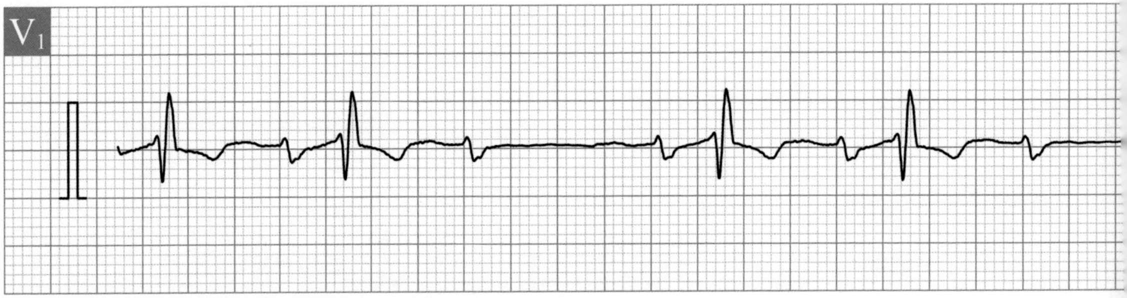

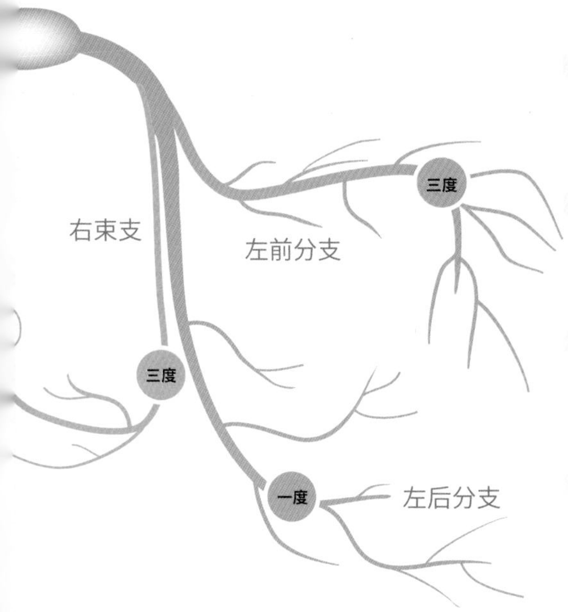

右束支和左前分支恒定三度阻滞，下传 QRS 波呈完全性右束支阻滞合并左前分支阻滞图形；当左后分支发生一度阻滞时，左后分支内的传导延迟，PR 间期延长；当然，电生理机制推导也可以假设一度阻滞发生于房室结。

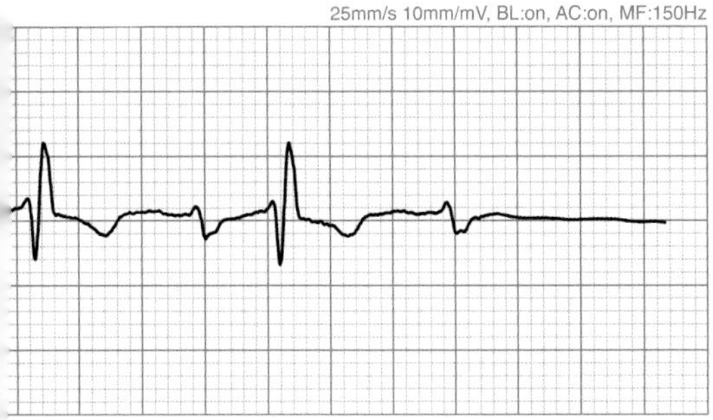

155. 三分支阻滞

在双分支阻滞的基础上，如完全性右束支阻滞合并左前分支阻滞、完全性右束支阻滞合并左后分支阻滞、左前分支阻滞合并左后分支阻滞等基础上，另一支传导束发生传导延缓或传导中断，即可出现三分支阻滞心电图。

完全性右束支阻滞合并左前分支阻滞时，冲动通过左后分支传导，一旦发现 PR 间期延长、QRS 波脱落，提示左后分支发生传导延缓和传导阻滞，传导障碍波及右束支、左前分支和左后分支。推导三分支阻滞需要初学者非常熟悉室内阻滞的各种模式。

左前分支和左后分支发生传导延缓或传导中断时，理论上会出现完全性左束支阻滞或不完全性左束支阻滞，一旦 PR 间期延长或出现 QRS 波脱落，提示右束支内发生传导延缓或传导阻滞，但这种情况产生的心电图很难和双束支阻滞相鉴别。

156. 非特异性室内传导障碍

成人 QRS 波时限 > 110ms，QRS 波形态既不呈左束支阻滞图形、也不呈右束支阻滞图形时称为非特异性室内传导障碍[206]。儿童室内阻滞的心电图诊断标准与年龄有关[206]。经典心电图学教科书根据 V_1 导联 QRS 波形态把非特异性室内传导障碍分为三类。

类右束支阻滞图形：V_1 导联 QRS 波主波正向，包括 qR、Rs、切迹 R（M 形）等波形。

类左束支阻滞图形：V_1 导联 QRS 波主波负向，包括 QS、rS、Qr、qrS、Qrs、QrS 等波形。

不确定型：V_1 导联 QRS 波主波难以判读或等电位线，包括 qr、QR、rs、RS 等波形，QRS 波群的正向波振幅和负向波振幅代数和等于或接近于 0。

非特异性室内传导障碍提示室内传导系统和心室肌弥漫性病变，包括终末浦肯野纤维与心室肌接头，患者多数罹患器质性心脏病以及心力衰竭。

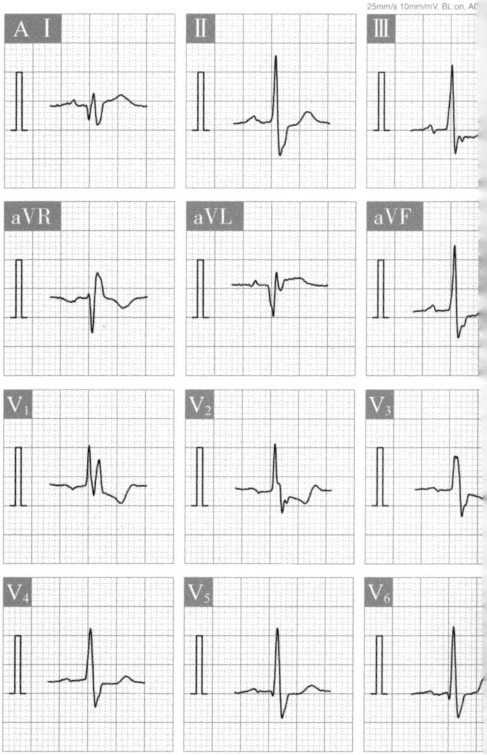

普通人群中，非特异性室内传导障碍的检出率为 0.67%，随访 30 年，非特异性室内传导障碍受检者的心血管病死亡风险是正常 QRS 时限人群的 3 倍[396]。因此，亚临床非特异性室内传导障碍受检者应加强心电图随访。

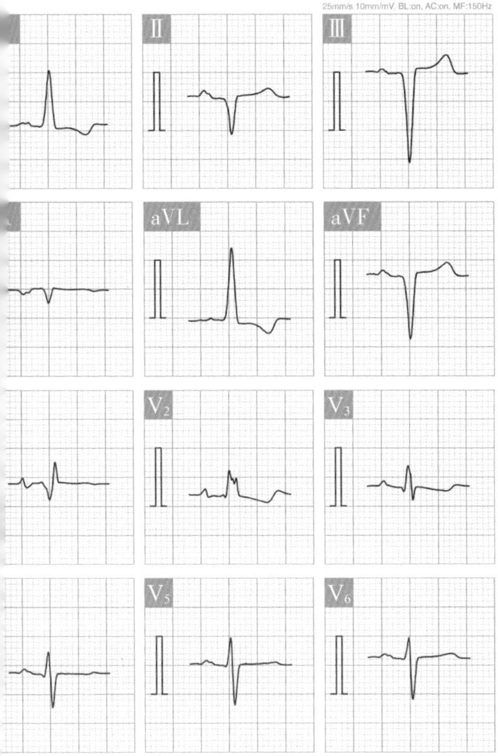

心电图图例 125

2 例非特异性室内传导障碍。图 A：QRS 波时限 120ms，V_1 导联QRS波为Rsr'形态，容易误诊为完全性右束支阻滞，注意到Ⅰ、aVL 导联出现病理性 Q 波，V_1 导联 R 波振幅＞r' 波振幅，QRS 波均匀增宽，这些特征符合外周心肌弥漫性病变。图 B：QRS 波时限 120ms，V_1 导联QRS波为qr形态，正向波振幅和负向波振幅相等，无法判读主波或主波等电位线，12 导联 QRS 波形态既不呈完全性右束支阻滞，也不呈完全性左束支阻滞。

年龄与室内阻滞诊断标准

年龄	完全性左束支阻滞
＜4 岁	＞90ms
4～16 岁	＞100ms
成人	≥120ms
	不完全性左束支阻滞
＜8 岁	80～90ms
8～16 岁	90～100ms
成人	110～119ms
	完全性右束支阻滞
＜4 岁	＞90ms
4～16 岁	＞100ms
成人	≥120ms
	不完全性右束支阻滞
＜4 岁	86～90ms
4～16 岁	90～100ms
成人	110～119ms
	非特异性室内传导障碍
＜8 岁	＞80ms
8～16 岁	＞90ms
成人	＞110ms

诊断难点

一些非特异性室内传导障碍的 V_1 导联 QRS 波形态非常酷似典型的束支阻滞，但典型的束支阻滞图形，心室除极开始于健侧束支，初始除极通常较窄、振幅较低，QRS 波前半部是健侧束支所在侧的心室正常激动，QRS 波起始部分除极快速，波形锐利，而非特异性室内传导障碍是心室肌弥漫性病变，初始除极缓慢、QRS 波均匀增宽、病理性 Q 波、超声心动图证实患者有严重的心肌病和心力衰竭等有助于诊断非特异性室内传导障碍。

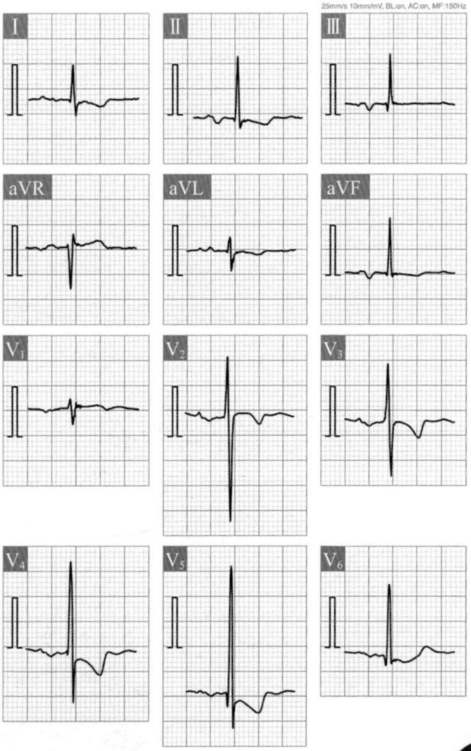

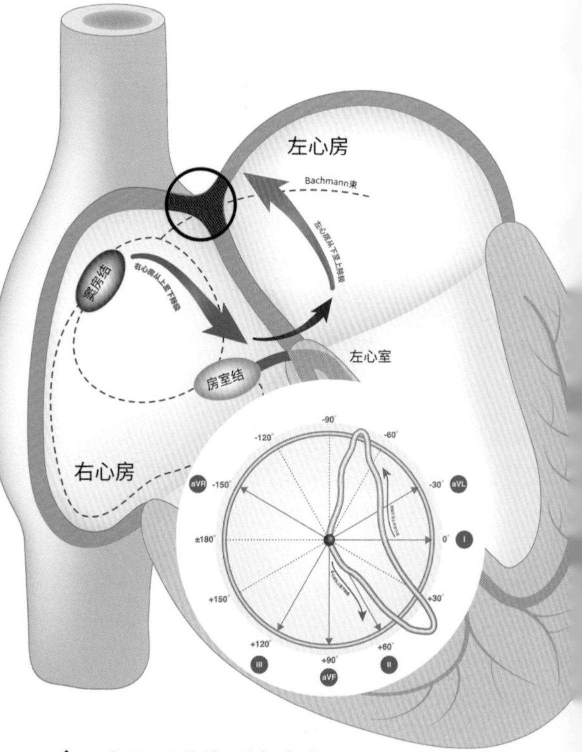

心电图图例 126

女性，37 岁，临床诊断为二尖瓣狭窄和心房颤动。行心外科换瓣和迷宫手术后，恢复为窦性心律。注意：Ⅱ、Ⅲ和 aVF 导联的 P 波呈正负双相，为典型的完全性房间阻滞。

完全性房间阻滞的心电图诊断标准是：① P 波时限≥ 120ms（核心）；② Ⅰ 导联 P 波双峰；③下壁导联 P 波正负双相（核心）；④ V_3 ～ V_5 导联也可以出现正负双相的窦性 P 波[398]。

Bayés（贝叶斯）综合征

在临床上，完全性房间阻滞的发生率为 0.1% ～ 2%[399, 400]。西班牙心脏病学家贝叶斯·德·卢纳（Bayés de Luna）从 20 世纪 70 年代起开始对房间阻滞进行心电图、电生理和临床研究，持续至今。完全性房间阻滞不仅有心房间传导紊乱的电学表现，患者还存在器质性心房病变，容易发生房性快速性心律失常，如房性心动过速、心房扑动和心房颤动，将面临脑卒中风险。为了纪念 Bayés 对房间阻滞研究的贡献，现今把完全性房间阻滞、房性快速性心律失常和卒中等临床表现称为 Bayés 综合征[401~405]。

157. 房间阻滞

窦性冲动传导至右心房后，右心房一方面开始激动，一方面通过房间传导通路——Bachmann 束（巴氏束）把冲动传导至左心房，左心房由此开始激动。

当 Bachmann 束的传导功能受损，右心房的电冲动向左心房传导发生延迟或传导中断时，就会发生房间阻滞，心电图特征是 P 波改变[397]。

在解剖上，Bachmann 束位于心房顶部，无论右心房还是左心房除极，基本遵循从高位心房向低位心房除极的模式，除极电势从上至下，朝向Ⅱ、Ⅲ和 aVF 导联轴正侧，由此记录到正向 P 波。

心房肌严重病变波及 Bachmann 束，如胶原蛋白沉积、纤维化、淋巴瘤浸润等，导致 Bachmann 束的传导完全中断，左心房的激动扩布顺序改变，心电图下壁导联会记录到特征性正负双相 P 波[405]。

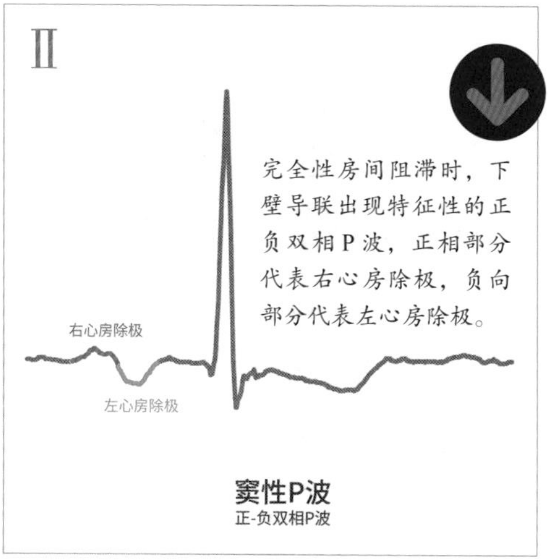
Ⅱ
完全性房间阻滞时，下壁导联出现特征性的正负双相 P 波，正相部分代表右心房除极，负向部分代表左心房除极。
右心房除极
左心房除极
窦性P波
正-负双相P波

完全性房间阻滞

完全性房间阻滞时，Bachmann 束的传导中断，窦性冲动抵达右心房以后，右心房先从上至下除极，朝向下壁导联轴正侧，产生窦性 P 波的正向部分，然后逆行从下至上除极左心房，背离下壁导联轴正侧，产生窦性 P 波的负向部分。左心房的从下至上激动可以通过冠状窦或低位房间隔等部位完成。

不完全性房间阻滞

不完全性房间阻滞的心电图诊断标准是 P 波时限≥120ms，P 波双峰或 V_1 导联 P 波终末电势增大，超声心动图证实无左心房扩大，心电图 P 波改变考虑电学问题[398]。

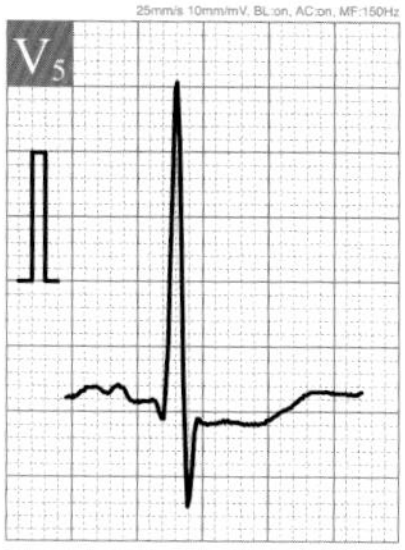
25mm/s 10mm/mV, BL:on, AC:on, MF:150Hz
V5

158. 致心律失常右室心肌病

致心律失常右室心肌病是一种常染色体显性遗传性心肌病，编码心肌桥粒（一种细胞间连接蛋白）的基因突变，右心室心肌营养性发育不良，容易被纤维脂肪组织替代，临床表现为右心室衰竭、心律失常和猝死，一些病例同时波及左心室，导致双心室病变[406, 407]。

致心律失常右室心肌病的特征性心电图有：①除极异常，右胸 V_1 ~ V_3 导联 QRS 波的终末部、ST 段起始部和 ST 段中段出现低振幅小波，称为 epsilon 波，检出率为 30%；②复极异常，右胸 V_1 ~ V_3 导联 T 波倒置，检出率为 87%，是致心律失常右室心肌病最常见的异常心电图；③室性心律失常，特别是起源于右心室的室性期前收缩和室性心动过速，发生机制主要是折返[408, 409]。

致心律失常右室心肌病的右室心肌进行性被纤维脂肪组织替代，常常导致年轻个体和运动员发生猝死，平均诊断年龄为 31 岁[410]。年龄 > 14 岁的年轻人，心电图在无完全性右束支阻滞的情况下，V_1 ~ V_3 导联 T 波倒置，要警惕致心律失常右室心肌病的可能性。

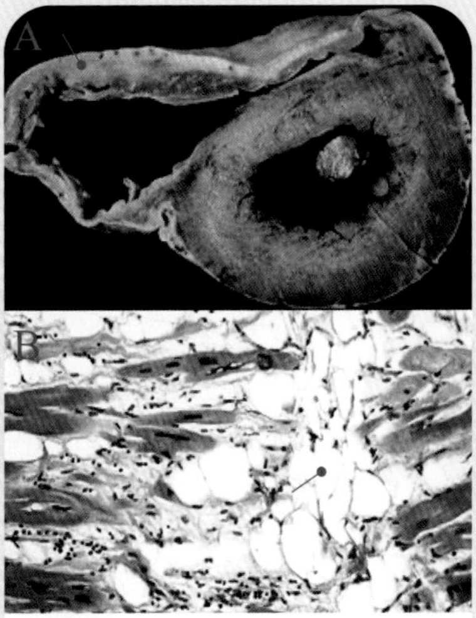

致心律失常右室心肌病的病理学图片。A：大体解剖，右心室壁被黄白色脂肪纤维组织浸润（蓝色箭头）。B：病理组织学切片显示右心室心肌被大量脂肪组织替代（蓝色箭头）。

桥粒

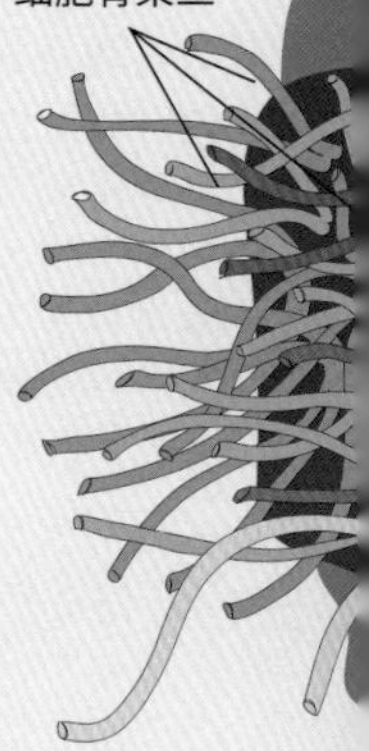

桥粒是一种细胞间的粘附结构，位于细胞膜内侧，存在于承受强烈机械应力的组织中，例如心肌组织、膀胱组织、胃肠道黏膜和上皮等。致心律失常右室心肌病心肌细胞的桥粒病变，会引起肌细胞脱离和死亡。

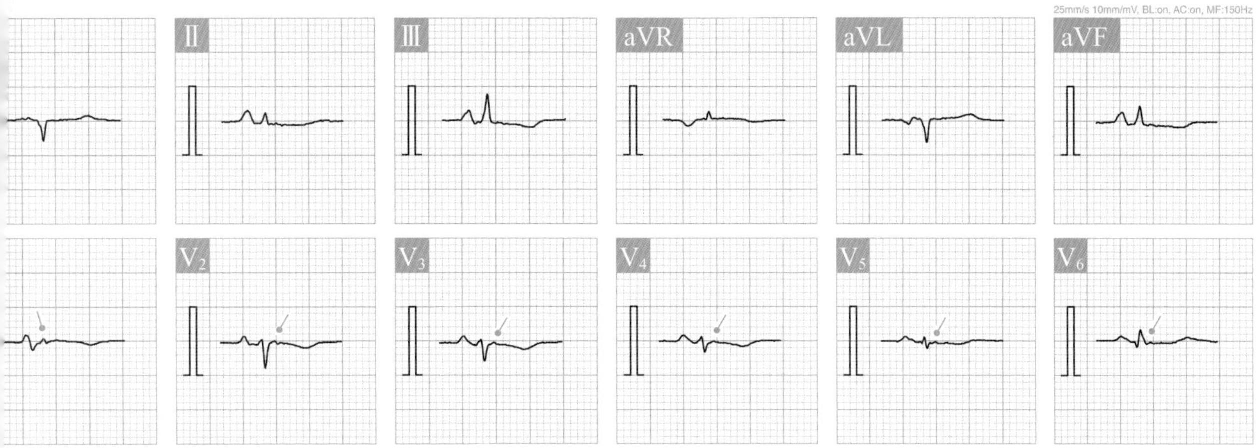

心电图图例 127

女，50 岁，临床诊断为致心律失常右室心肌病。心电图诊断：①窦性心律；②低电压；③ V_1 ~ V_6 导联 QRS 波终末部出现小波，提示 epsilon 波，考虑致心律失常右室心肌病心电图；④ T 波改变。本例患者胸导联均出现 epsilon 波和全导联低电压，提示右心室病变广泛且波及左心室。致心律失常右室心肌病患者由于右心室心肌病变，V_1 ~ V_3 导联 QRS 波常为低电压、QRS 波终末部除极延迟（S 波低点至 QRS 波终点）＞ 55ms 等 QRS 波形态学改变，单纯的持续性幼年型 T 波模式受检者的右胸导联 QRS 波群正常[410]。

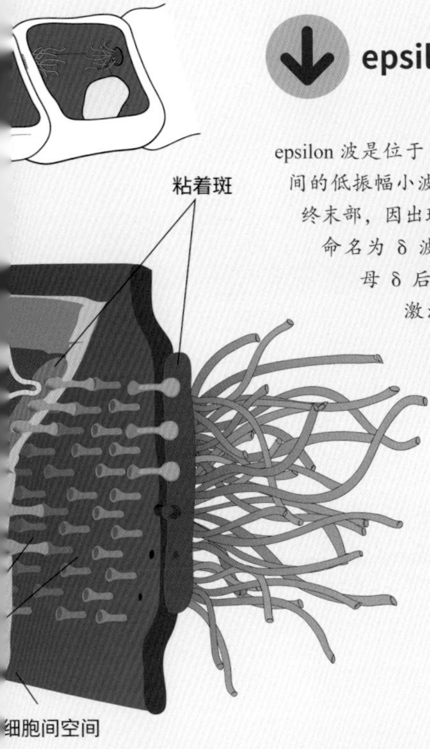

epsilon 波

epsilon 波是位于 QRS 波终末部和 ST 段起始部之间的低振幅小波，由于这种小波出现于 QRS 波终末部，因出现于 QRS 波起始部的心室预激波命名为 δ 波（音 delta），故用排在希腊字母 δ 后面的 ε（音 epsilon）命名这种后激波为 ε 波[411~412]。右心室心肌被电惰性的纤维脂肪组织替代导致右心室局部电传导缓慢、可兴奋细胞数量减少等，是导致致心律失常右室心肌病患者心电图出现 epsilon 波、低电压、QRS 波增宽、右心室心肌周围阻滞的电生理基质。

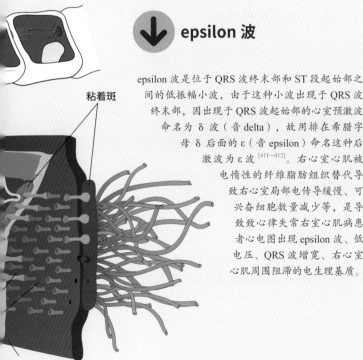

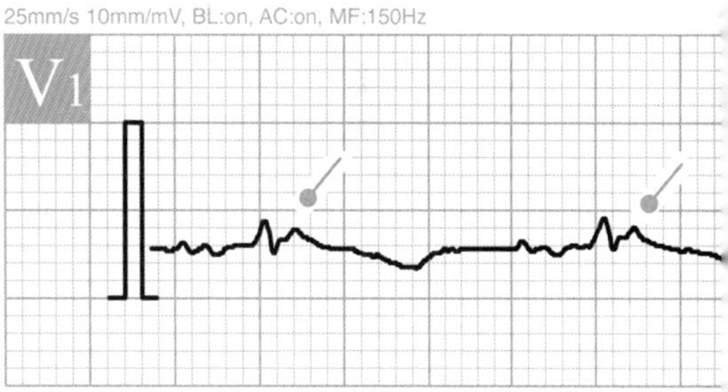

epsilon 波：QRS 波终末部和 ST 段交接部出现正向小波（箭头所示）。加快记录走纸速度和增加记录定准电压能更清晰的描记 epsilon 波。

159. 低钾血症

人体正常血钾水平为 3.5～5.5mmol/L[413]。血钾浓度 < 3.5mmol/L 时为低钾血症：3.0 ～ 3.4mmol/L 时为轻度低钾血症，2.5 ～ 3.0mmol/L 时为中度低钾血症，2.0 ～ 2.5mmol/L 时为重度低钾血症，< 2.0mmol/L 时为极度低钾血症，会发生威胁生命的并发症[414, 415]。

K^+ 是参与心肌复极的重要离子流，低钾血症时，K 通道开放受限，复极 K 电流减弱，3 相动作电位恢复平缓，时程延长，对应的心电图改变包括 T 波振幅降低、T 波时程延长、QT 间期延长、U 波振幅增大、T–U 波融合，严重低钾血症时，ST 段压低，酷似急性心内膜下心肌缺血[416, 417]。

尽管临床研究证实心电图改变和低钾血症的血钾水平并非平行关系，但两者之

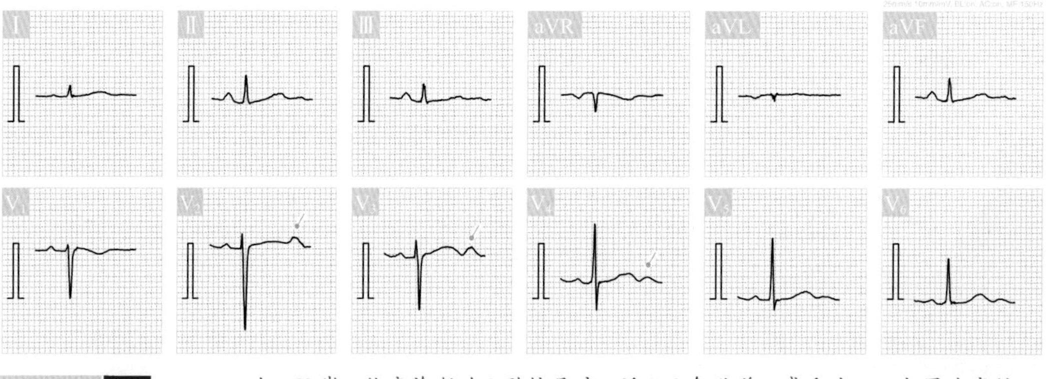

心电图图例 128

女，50 岁，临床诊断为 2 型糖尿病，近 3 日食欲差，感乏力。心电图为窦性心律，胸导联蓝色箭头标注的是 ______ 波，振幅大于同导联的 ______ 波，提示为 ________________ 心电图，完善电解质检查血钾为 2.8mmol/L。此外，肢体导联 QRS 波振幅均 < ____mm，为 ______________________。

间仍有一些规律可循，可以利用心电图的改变程度大致预估患者血钾水平，有利于快速评估急危重症患者的血钾水平。

正常情况下，同导联T波振幅超过U波振幅。心电图怀疑低钾血症的线索是T波低平，T波/U波振幅比值≤0.5：当血钾浓度＜3.0mmol/L时，T波振幅开始降低，同导联T波振幅/R波振幅＜15%，此时U波振幅增大，U波/T波振幅比值＞1[418, 419]。

当U波振幅≥T波振幅时，心电图的T波和U波形态酷似骆驼的驼峰，故一些文献称为驼峰征[420]。

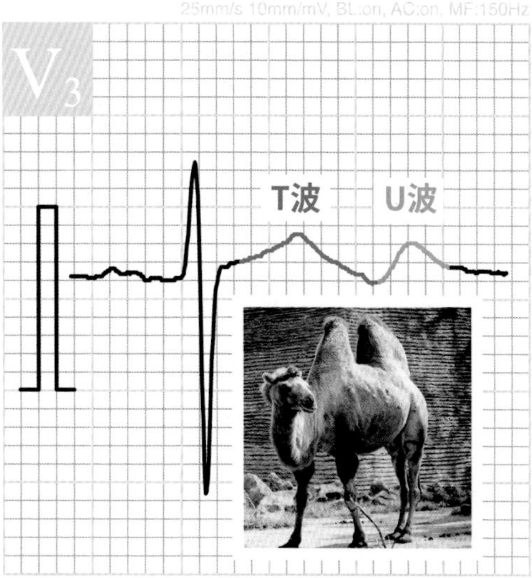

U波改变是低钾血症最常见的心电图改变，发生率24%，包括U波振幅增大、驼峰征、T-U融合以及QT-U间期延长[421]。

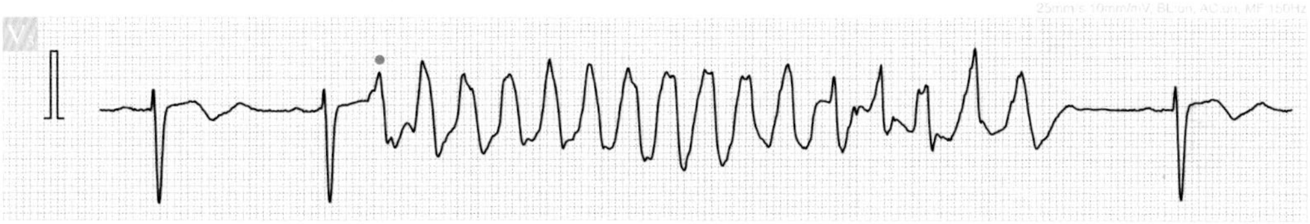

继发性长QT综合征和尖端扭转型室性心动过速

在临床上，低钾血症是常见的继发性长QT综合征的原因之一。当血钾浓度＜3.0mmol/L时，心电图可以出现QT间期延长、轻微ST段压低（0.5mm）和室性期前收缩；当血钾浓度＜2.3mmol/L时，患者发生尖端扭转型室性心动过速和心室颤动的风险增加[422]。通常，QT间期＞440ms判读为QT间期延长，部分低钾血症由于T-U波融合，则判读QT-U间期[423]。QT间期＞500ms时，致心律失常风险增加，室性期前收缩骑跨于之前基础心搏的T波顶峰前后，形成R-on-T型室性期前收缩（如上图蓝色圆圈所示），诱发尖端扭转型室性心动过速，特征是QRS主波极性反复围绕心电图等电位线旋转，严重低血钾甚至诱发心室颤动[423]。

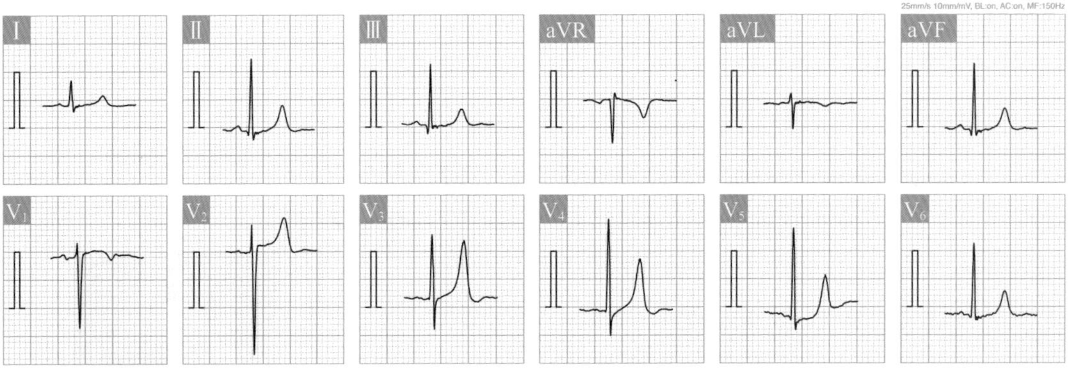

心电图图例 129

男性，17 岁，临床诊断为慢性肾功能不全。描记心电图时，血钾 6.2mmol/L。窦性心律，V_3 ~ V_4 导联的 T 波高尖，是高钾血症特征性心电图改变；QRS 波时限正常，提示血钾浓度＜ 7mmol/L。

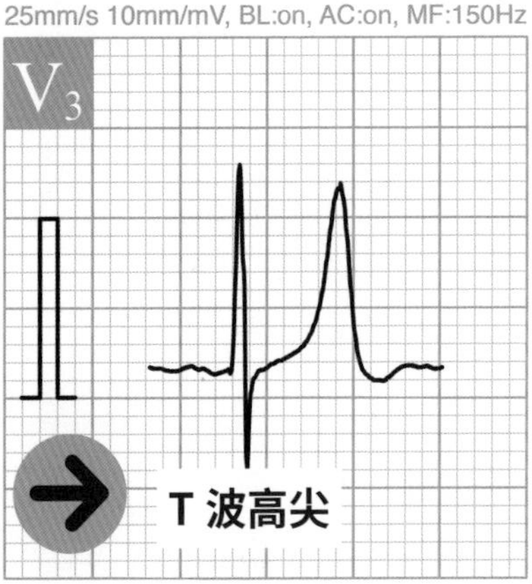

轻度高钾血症时，复极 K^+ 流增大，心室复极加速，T 波高尖、对称性增加以及 T 波基底部变窄，T 波时限 150 ~ 250ms，QT 间期缩短，常见于Ⅱ、Ⅲ和 V_2 ~ V_4 导联[427]。血钾浓度＞ 5.5mmol/L 时，心电图即可出现 T 波高尖[427]。

帐篷状 T 波

T 波高尖尽管是轻度高钾血症的特征性心电图改变，但发生率很低，约为 22%[427]。此外，同一份高钾血症心电图上，并非所有导联的 T 波均为高尖形态，有些导联的 T 波振幅不高但对称性增加，称为帐篷状 T 波[428]。一些高钾血症患者的心电图可以缺乏高尖 T 波，但仍然可以出现帐篷状 T 波，机制不明，可能患者并存其他影响 T 波振幅的临床情况。下图取自一位高钾血症者的 V_6 导联，T 波振幅正常，但对称性增加。

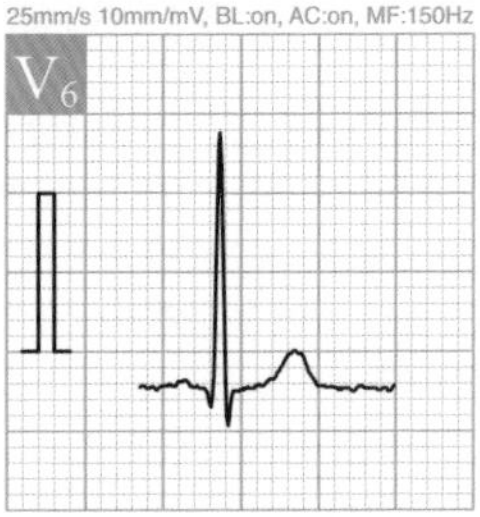

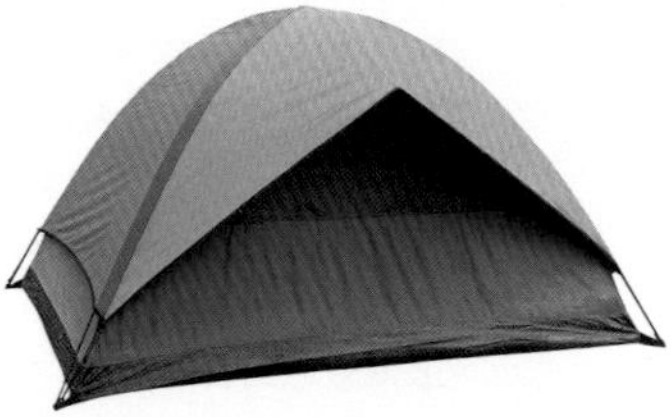

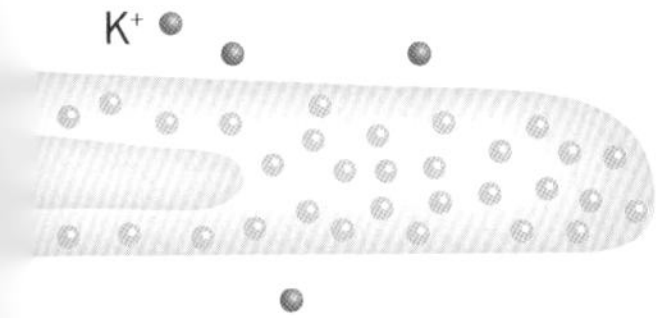

钾血症促进心肌兴奋性
专导性

状态下，心肌细胞内 K^+ 离子浓细胞外的 30 倍，维持心室肌细息电位 –90mV[39]。心室肌细胞时，Na^+ 通道开放的阈电位接 5mV[416]。当细胞外血钾浓度增，$[K^+_{内}]/[K^+_{外}]$ 比值降低，静息负值减少，静息电位与阈电位的减少，心肌的兴奋性和传导性增这些电生理现象发生在血钾浓度 8mmol/L 时。

钾血症抑制心肌兴奋性
专导性

钾浓度进一步增加时，将会发生个电生理效应。由于 $[K^+_{内}]/[K^+_{外}]$ 过于降低，静息电位负值过度下甚至低于阈电位，Na^+ 通道开放或不能开放，心肌的兴奋性和传将会受到抑制。当细胞外血钾浓 14mmol/L，心肌细胞的兴奋性丢心脏即将停搏[416]。Na^+ 通道开放将影响心肌除极，0 相除极缓慢，波增宽。

160. 高钾血症 I

人体正常血钾水平为 3.5 ~ 5.5mmol/L，当血钾浓度 > 5.5mmol/L 时为高钾血症，5.5 ~ 6.0mmol/L 为轻度高钾血症，6.0 ~ 6.5mmol/L 为中度高钾血症，> 6.5mmol/L 为重度高钾血症[424, 425]。

与低钾血症主要影响心肌复极不同，高钾血症不仅影响心肌复极，还会影响心肌除极，导致 P 波、QRS 波、T 波、传导时间和节律改变。

血钾浓度和心电图改变

血钾（mmol/L）	特征性心电图改变
5.5 ～ 6.0	T 波高尖
6.5 ～ 7.0	P 波丢失
7.0 ～ 8.0	QRS 波增宽
8 ～ 10	QRS 波为正弦波，心脏停搏，心室颤动

值得注意的是，不同个体对高血钾的敏感性不同、心肌对急性和慢性高钾血症的反应存在差异以及不同疾病所致的高钾血症病理生理不同等，导致同一水平的高血钾，不同患者可能心电图改变不同。因此，一旦心电图怀疑高钾血症，一定要及时监测电解质，如患者心电图可能仅有 T 波高尖，但实际血钾水平已达 8.5mmol/L。在临床上，接近三分之一的重度高钾血症患者的心电图正常[426]。

161. 高钾血症 II

在整个心脏中，心房肌对血钾浓度增高最为敏感。随着血钾浓度的不断增高，P 波振幅不断降低，直至 P 波完全消失。当血钾浓度 > 6.5mmol/L 时，动作电位 0 相除极速率下降，0 相振幅下降，可兴奋心房肌数量下降，心房内发生局部阻滞等，导致 P 波振幅进行性降低直至消失[427, 429]。

当血钾浓度 > 7.0mmol/L 时，心室肌的动作电位 0 相显著受抑，0 相除极斜率下降，心室除极时间和室内传导时间延长，QRS 波开始增宽。由于高钾血症对心肌的抑制是弥漫性的，QRS 形态表现为非特异性室内传导障碍。

在血钾浓度不断上升的过程中，窦性 P 波振幅降低 / 消失过程与 QRS 波增宽过程不断重叠，只要宽 QRS 波节律中观察到窦性 P 波踪迹，心电图仍应诊断为窦性心律，宽 QRS 波诊断为非特异性室内传导障碍。高钾血症、抗心律失常药物过量以及三环类抗抑郁药物过量等均可以引起弥漫性室内阻滞，心电图宽 QRS 波形态有相似性。

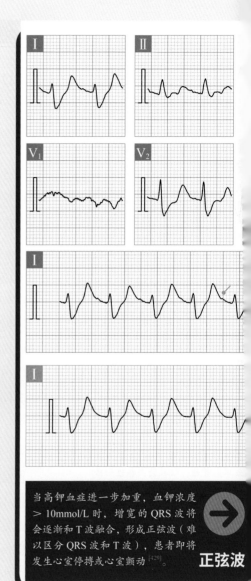

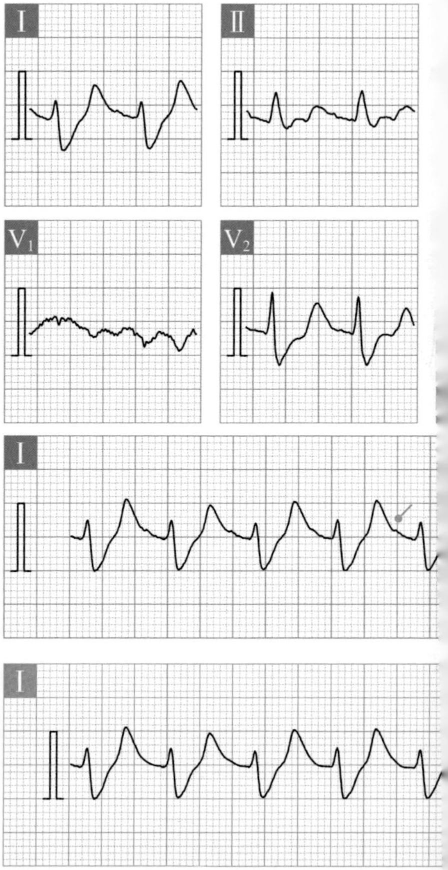

当高钾血症进一步加重，血钾浓度 > 10mmol/L 时，增宽的 QRS 波将会逐渐和 T 波融合，形成正弦波（难以区分 QRS 波和 T 波），患者即将发生心室停搏或心室颤动[429]。

正弦波

心电图图例 130

男，41 岁，临床诊断为原发性肝癌。行乙醇化学性消融术后出现心悸，复查心电图发现 QRS 波增宽，呈非特异性室内传导障碍模式。此份心电图曾被误诊为窦室传导，但仔细观察心电图，肢体导联仍可见低振幅的窦性 P 波（橙色箭头所示），提示心房肌并未完全被抑制。心电图诊断：①窦性心动过速；②非特异性室内传导障碍，提示高钾血症心电图。复查电解质钾 8.2mmol/L。患者在短期内窦性 P 波振幅降低或消失、心房颤动波消失、QRS 波突然增宽等，均是心电图疑诊高钾血症的线索。

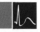

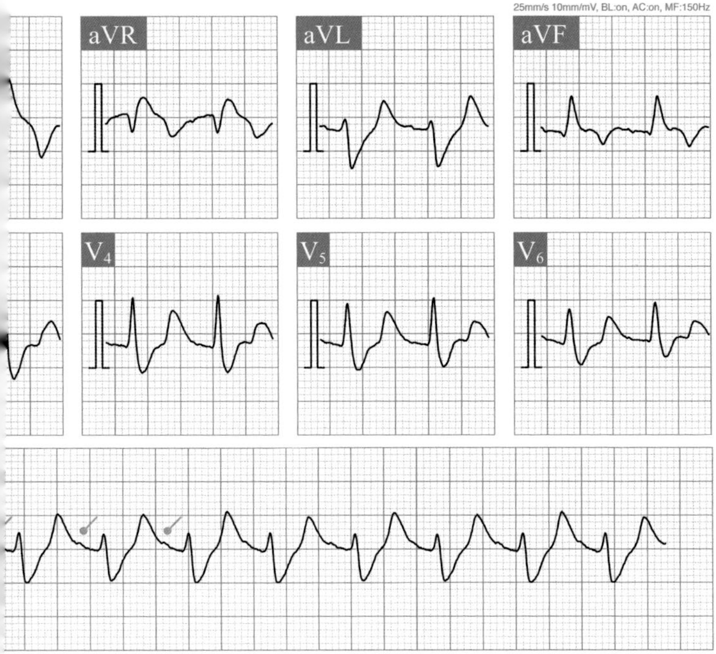

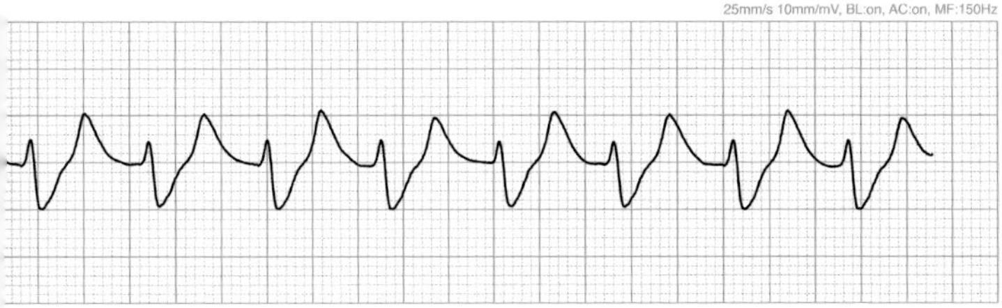

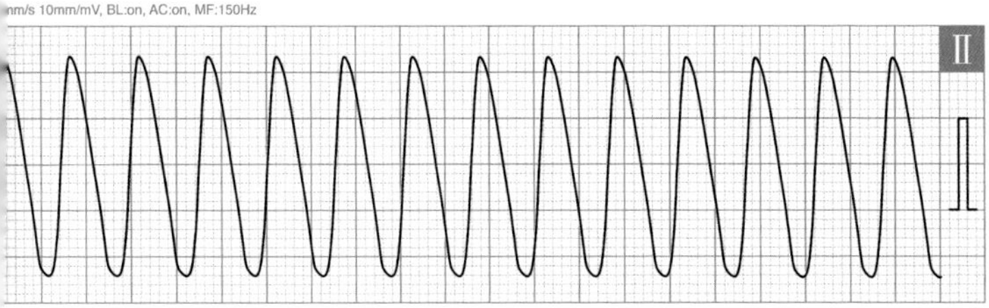

窦室传导

在心脏中，最能耐受高血钾的起搏和传导组织是窦房结，即使细胞外血钾浓度高达 12mmol/L，仍可有窦性冲动发出[429]。不过，当血钾浓度达到 8 ~ 9mmol/L，由于心房肌完全被抑制，不能产生窦性 P 波，但窦性冲动仍可通过特化的心房传导通路把冲动传递至心室，而心室处于弥漫性传导抑制状态，QRS 波增宽，将形成一种重度高钾血症独特的心脏节律——窦室传导（左图橙色心电图纸心电图）。窦室传导的心电图诊断强调窦性 P 波或其他心房除极波的丢失。

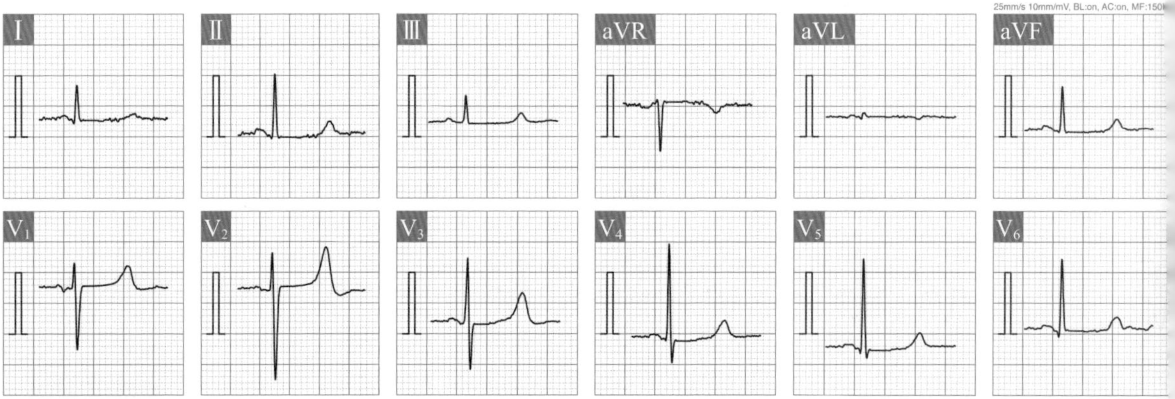

心电图图例 131

女，44 岁，临床诊断为慢性肾功能不全。描记心电图时血 K^{+} 水平 6.0mmol/L，血 Ca^{2+} 水平 1.62mmol/L。12 导联心电图为窦性心律，ST 段延长提示低钙血症心电图改变；注意 V_2 导联 T 波高尖，基底部变窄，提示高钾血症心电图改变。慢性肾功能衰竭晚期病人常见高钾血症合并低钙血症。

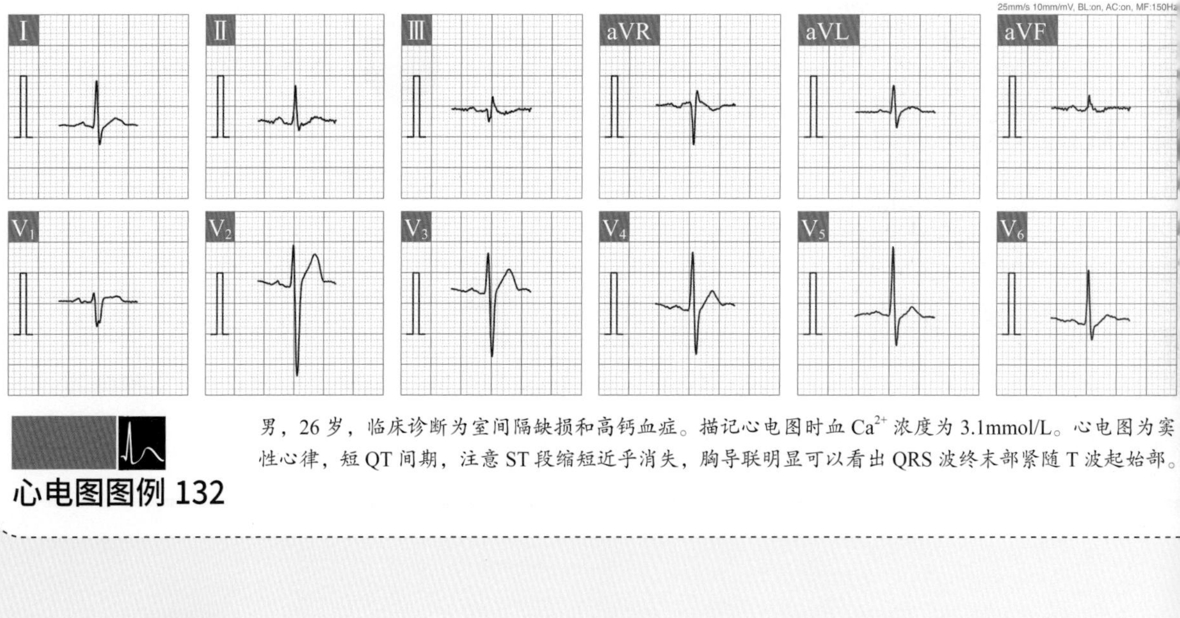

心电图图例 132

男，26 岁，临床诊断为室间隔缺损和高钙血症。描记心电图时血 Ca^{2+} 浓度为 3.1mmol/L。心电图为窦性心律，短 QT 间期，注意 ST 段缩短近乎消失，胸导联明显可以看出 QRS 波终末部紧随 T 波起始部。

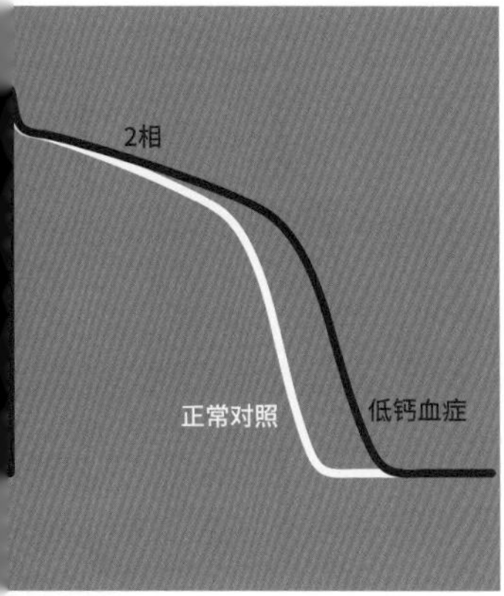

低钙血症时，心室肌动作电位2相时程延长，复极时间延长。

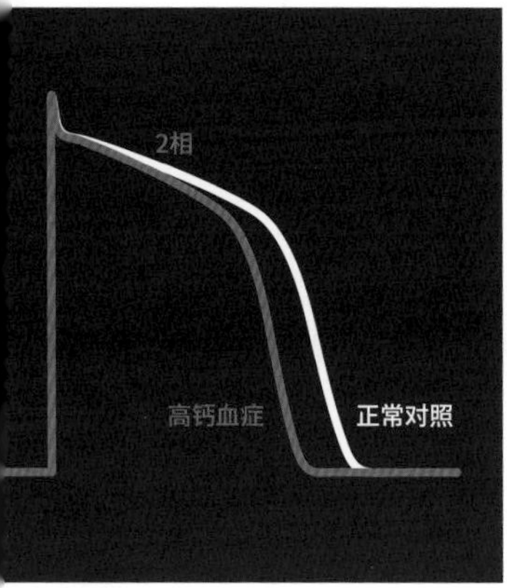

高钙血症时，心室肌动作电位2相时程缩短，复极时间缩短。

162. 血钙紊乱

Ca^{2+}是人体含量最丰富的二价阳离子，人体血Ca^{2+}正常水平为2.2 ~ 2.6mmol/L[430]。血Ca^{2+}浓度< 2.2mmol/L为低钙血症，< 1.75mmol/L会导致反射亢进、手足抽搐、喉痉挛或全身性癫痫发作[431]。

低钙血症时，心室肌动作电位2相平台期的Ca^{2+}内流减弱，动作电位平台期延长，复极时程延长，心电图表现为ST段延长、QT间期延长和T波改变（低平、平坦或尖锐倒置等）[432, 433]。ST段延长（≥ 120ms）是低钙血症的特征性心电图改变，主要鉴别诊断是3型先天性长QT综合征。

血Ca^{2+}浓度> 2.6mmol/L为高钙血症[434]。高血Ca^{2+}对心室肌的影响与低血Ca^{2+}相反，细胞外Ca^{2+}浓度增加时，心室肌细胞动作电位的2相平台期缩短，动作电位时程缩短，细胞电生理研究证实这与L型Ca^{2+}流早期失活和Na^+–Ca^{2+}交换器内向电流降低等因素有关[435]。

高钙血症的心电图改变也与低钙血症相反，ST段缩短甚至消失，QRS波终末部紧随T波起始部，QT间期缩短，主要鉴别诊断是先天性短QT综合征[432]。

163. 逸搏和早搏

右图 A 是窦性节律，心律规整，图 B 和图 C 分别是两次心律失常，比较一下它们有何不同？逸搏和早搏是学习心律失常的基础，也是分析复杂心律失常的基础，任何复杂心电图的诊断其实都是由最简单的诊断组成的，因此首先要掌握好基础心电图诊断。

规整的窦性周期为 $R_{基}$-$R_{基}$，逸搏是延迟出现的异位心搏，常见于各种原因形成的长间歇之后，$R_{基}$-$R_{逸}$间期 $>$ $R_{基}$-$R_{基}$间期；而早搏是提前出现的心搏，$R_{基}$-$R_{早}$间期 $<$ $R_{基}$-$R_{基}$间期。初学者识别逸搏和早搏有困难，就可以拿出分轨，逐搏比较 R-R 间期，看看哪些心搏延迟出现，归类为逸搏，哪些心搏提前出现，归类为早搏，然后再分析它们的性质。

早搏，又称为期前收缩、过早搏动、期外收缩等，是相对于基础心动周期提前出现的心搏。为了便于理解，这里我们用逸搏和早搏对比学习，后文我们将采用更学术的名称（即期前收缩）来学习这部分心律失常知识。

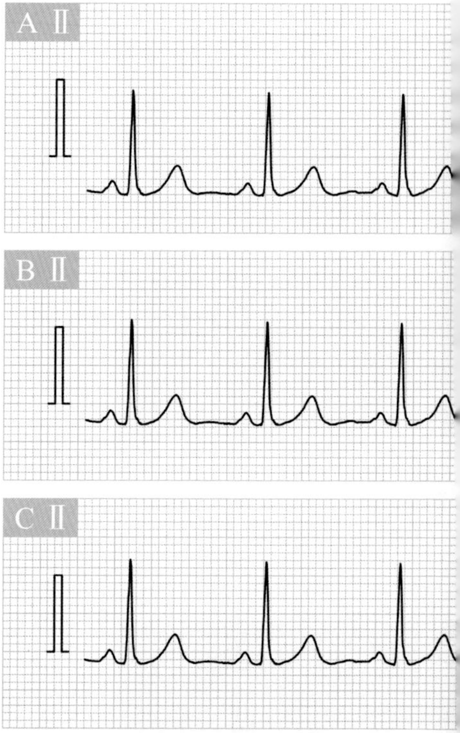

期前收缩的来源

期前收缩可以来自窦房结、心房、房室交界区和心室，分别称为窦性期前收缩、房性期前收缩、交界性期前收缩和室性期前收缩。窦性期前收缩少见，后面章节重点介绍其他三类期前收缩。期前收缩是临床常见心律失常，有些与器质性心脏病有关，有些与心脏结构性疾病无关，只是心脏电学紊乱的结果。

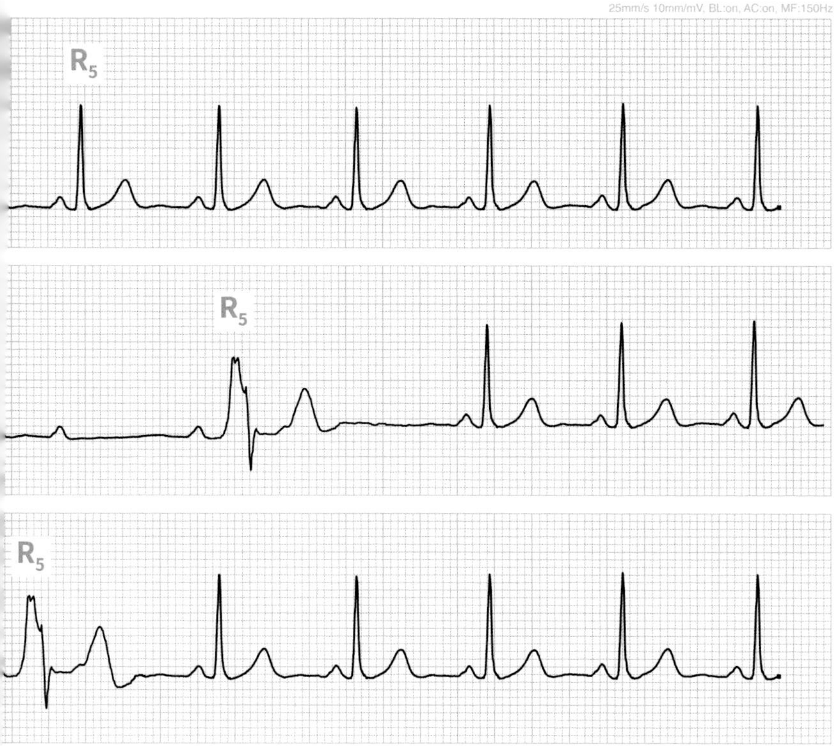

心电图图例 133

图 A：窦性心律，节律规整，P-P 间期 ______ms，心率 ______ 次/分，窦性 P 波和 QRS 波保持 1∶1传导关系，R_5 规律出现。

图 B：相比于图 A，R_5 延迟出现，R_4-R_5 间期为 ______ms，这是因为 ______________________ ______，QRS 波宽大畸形，R_5 考虑为 ______________。

图 C：相比于图 A，R_5 提前出现，R_4-R_5 间期为 ______ms，QRS 波宽大畸形，R_5 考虑为 ______________。

究竟“过早”多少才能发生期前收缩？

分析期前收缩心电图，首先需要了解一些心律失常术语。期前收缩与之前基础心搏的间期称为偶联间期或配对间期，我们这里用室性期前收缩举例说明，则偶联间期为 R-R 间期。室性期前收缩的偶联间期不会大于基础心动周期，$R_{窦}$-$R_{期}$间期≤$R_{窦}$-$R_{窦}$间期，因为偶联间期超过基础心动周期，则异位搏动将不再“过早”发生，而是以逸搏形式出现；另一方面，偶联间期不会短于心室有效不应期，如果之前的基础心动周期造成的心室有效不应期尚未结束，期前收缩将会遭遇心室有效不应期而不能激动心室肌，室性期前收缩不会发生。因此，期前收缩的偶联间期应该满足以下条件：心肌有效不应期＜偶联间期≤基础心动周期。当期前收缩的偶联间期多变时，存在≥2 种偶联间期，需要鉴别为多源性期前收缩或并行心律。

164. 节律重整

正常情况下，窦房结发出的窦性冲动对心脏的次级起搏点以及其他异位起搏点具有抑制作用，使窦性节律成为心脏的主导节律。相反，异位起搏点发放的冲动在恰当的时机也能够侵及窦房结，让窦房结发生节律重整。各类期前收缩中，房性期前收缩异位局灶距离窦房结的解剖距离最近，常常侵及窦房结。

室性期前收缩和交界性期前收缩由于距离窦房结较远，多数在房室交界区上层遭遇另一个下传的窦性冲动，两者在房室交界区形成干扰，未能抵达窦房结，不影响窦房结的节律，常常形成完全性代偿间歇。不过，仍有不少的室性期前收缩和交界性期前收缩能够抵达窦房结，重整窦房结的节律发放，形成不完全性代偿间歇。因此，单纯依靠代偿间歇是否完全判读期前收缩的来源并不可靠，该指标只能辅助判读期前收缩的来源。

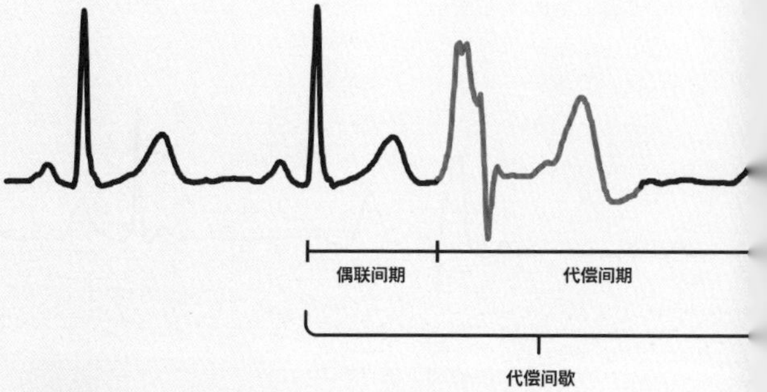

代偿间期和代偿间歇

我们以室性期前收缩为例说明代偿间期和代偿间歇，蓝色心搏为基础窦性心律，橙色心搏为1个室性期前收缩。室性期前收缩与其后第1个下传的窦性QRS波之间的R-R间期称为代偿间期。室性期前收缩可以逆行传导至房室交界区，在房室交界区造成一次有效不应期，随之而来的窦性冲动遭遇这次有效不应期而未能下传心室，等房室交界区度过这次有效不应期之后，另一个窦性冲动才能下传激动心室；当然，室性期前收缩也会被窦性冲动“阻止”而未能抵达心房，不侵及窦房结。期前收缩的偶联间期和代偿间期的时间之和称为代偿间歇。当代偿间歇等于基础心动周期的2倍时，称为完全性代偿间歇，提示期前收缩未能侵及基础节律点；当代偿间歇小于基础心动周期的2倍，称为不完全性代偿间歇，提示期前收缩侵及了基础节律点。

房性期前收缩侵入窦房结

当心房内的异位局灶发放一个房性期前收缩的时候，一方面房性期前收缩扩布至整个心房，产生房性P波；另一方面，房性期前收缩通过心房内的传导、心房-窦房结交界区进入窦房结，窦房结的正常节律受到干扰，在房性期前收缩侵入时间点重新安排下一次窦性冲动的发放，简而言之，窦房结在房性期前收缩的刺激下，提前孕育下一次窦性冲动。在心脏中，一个节律点影响了另一个节律点的节律发放，称为节律重整。房性期前收缩对窦房结的节律重整形成不完全性代偿间歇。当然，一些房性期前收缩在逆行向窦房结传导时，会遭遇窦房交界区的有效不应期从而未能进入窦房结，不影响窦性节律，形成完全性代偿间歇。

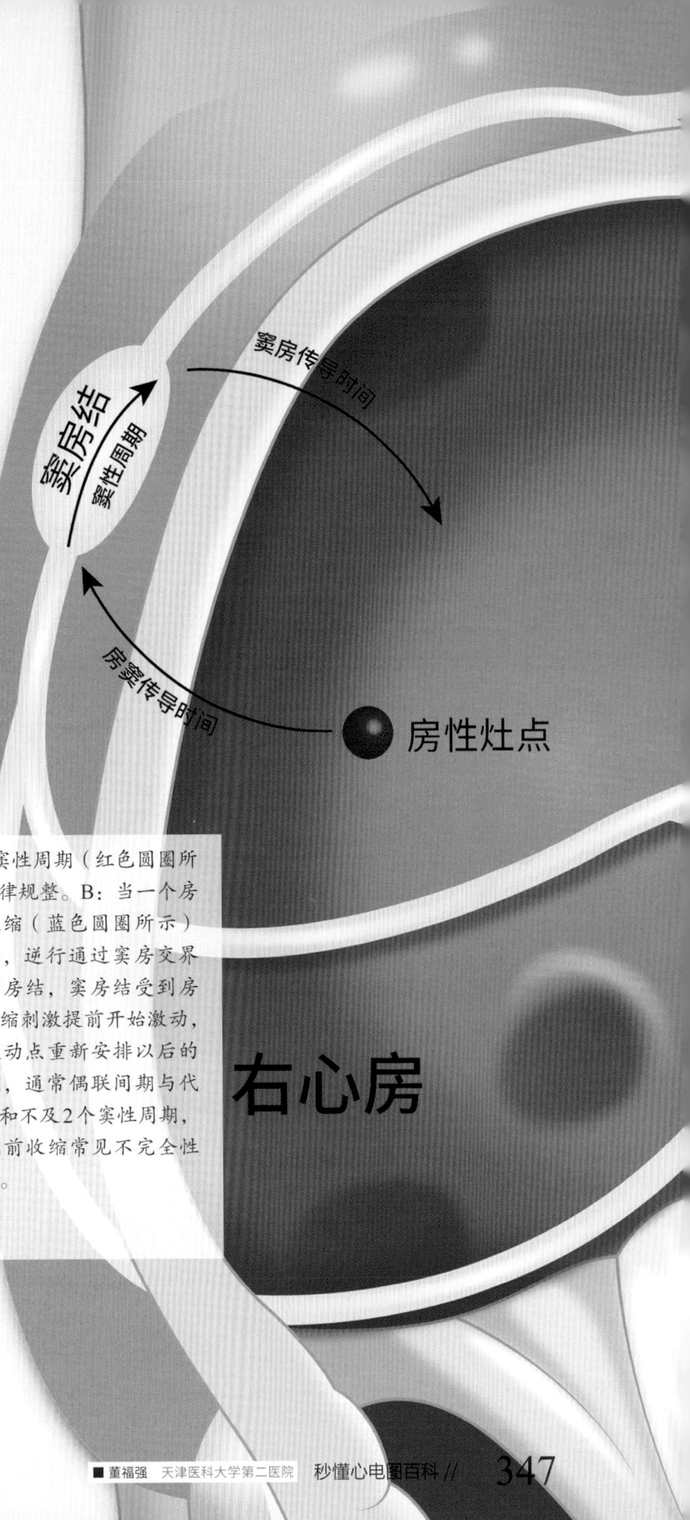

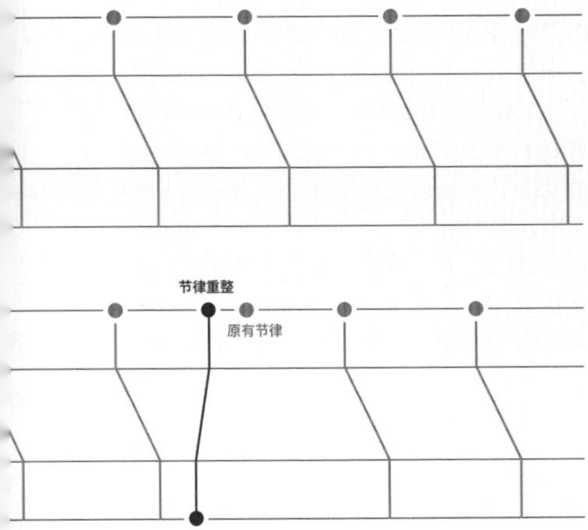

A：基础窦性周期（红色圆圈所示），节律规整。B：当一个房性期前收缩（蓝色圆圈所示）出现以后，逆行通过窦房交界区进入窦房结，窦房结受到房性期前收缩刺激提前开始激动，并在此激动点重新安排以后的窦性周期，通常偶联间期与代偿间期之和不及2个窦性周期，故房性期前收缩常见不完全性代偿间歇。

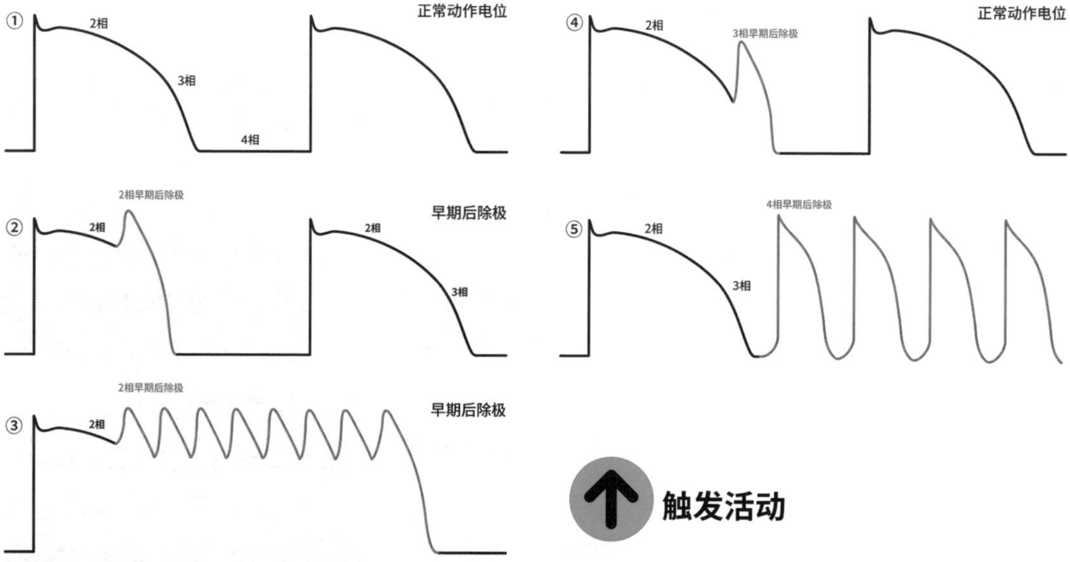

折返

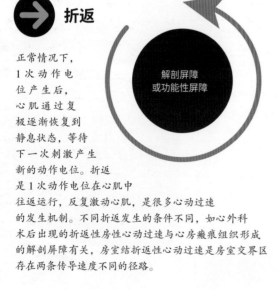

正常情况下，1次动作电位产生后，心肌通过复极逐渐恢复到静息状态，等待下一次刺激产生新的动作电位。折返是1次动作电位在心肌中往返运行，反复激动心肌，是很多心动过速的发生机制。不同折返发生的条件不同，如心外科术后出现的折返性房性心动过速与心房瘢痕组织形成的解剖屏障有关，房室结折返性心动过速是房室交界区存在两条传导速度不同的径路。

触发活动

触发活动又称为后除极，疾病状态下，细胞内 Ca^{2+} 增多，心肌细胞为了维持细胞内的 Ca^{2+} 平衡，激活 Na^{+}-Ca^{2+} 交换体（Ca^{2+} 泵），每泵出1个 Ca^{2+} 泵入3个 Na^{+}，这种离子交换是生电性的，结果是细胞内净得到一个正电荷（内向电流），细胞内正电荷增多，膜电位负值减少，一旦达到L型 Ca^{2+} 通道的开放阈值，将产生新的动作电位。后除极发生在动作电位的2相和3相，称为早期后除极，常见于心力衰竭和长QT综合征患者，而后除极发生于动作电位④相，称为延迟后除极，常见于洋地黄中毒、儿茶酚胺敏感的多形性室性心动过速。图①：正常心室肌动作电位。图②：后除极发生在心室肌动作电位2相，单个早期后除极产生一次室性期前收缩。图③：后除极发生在心室肌动作电位2相，数个早期后除极产生室性心动过速。图④：后除极发生在心室肌动作电位3相。图⑤：发生于动作电位4相的延迟后除极，数个延迟后除极导致室性心动过速的发生。

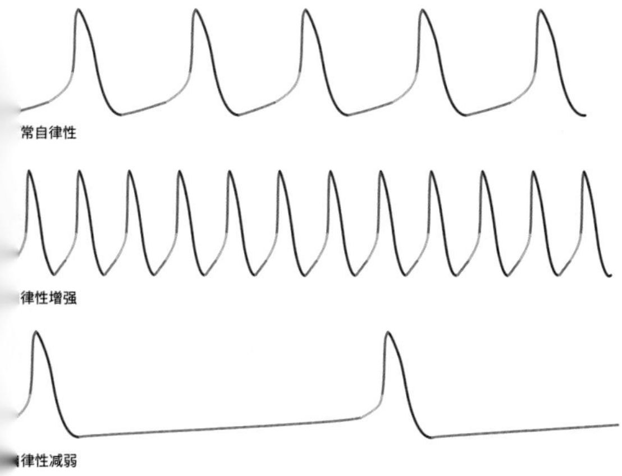

异常自律性

正常自律性：比如窦房结的正常自律性产生 60 ~ 100 次 / 分的窦性心律，窦性频率正常。自律性增强：窦房结的自律性增强，起搏电流加速，窦房结产生冲动的能力增强，窦性频率 > 100 次 / 分，形成窦性心动过速。自律性减弱：窦房结的自律性减弱，起搏电流缓慢，窦房结产生冲动的能力减弱，窦性频率 < 60 次 / 分。通常，束支的浦肯野纤维也具有自律性，起搏频率缓慢（20 ~ 40 次 / 分），正常情况下被窦性冲动超速抑制。当浦肯野纤维的自律性增强，起搏频率加速达到 80 次 / 分，超过窦性频率 75 次 / 分，则出现加速性室性自主节律；当频率达到 140 次 / 分，自律性进一步增强，临床出现室性心动过速。普通工作肌细胞，包括心房肌和心室肌无自律性，但疾病条件下，0 相除极受抑，转为依赖于 Ca^{2+} 通道，可以获得异常自律性，是房性期前收缩和室性期前收缩的发生原因之一。

165. 心律失常的发生机制

自律性异常、触发活动和折返是心律失常发生的三大机制。

正常自律性组织的自律性改变或原本不具有自律性的心肌组织因疾病而获得了异常自律性，会发生窦性心动过速、加速性自主节律、异位性心动过速等心律失常。

触发活动是心肌细胞膜电位的震荡，在 1 次动作电位期间，异常的内向电流诱发膜电位重新去极化，引发新的动作电位，产生心律失常。强调的是，触发活动依赖于前次动作电位，新产生的动作电位必须发生于前次动作电位之上，而自律性异常不依赖于前次动作电位，独自形成新的动作电位。

折返是心肌组织的两个部位的不应期不一致，冲动在其间周而复始的往返运行，是很多折返性心动过速的发生机制，如折返性房性心动过速、心房扑动、折返性室性心动过速等。

166. 房性期前收缩

在心电图上，房性期前收缩的核心诊断标准是提前出现的房性 P 波。当房性局灶距离窦房结区域较远时，如右心房下部、左肺静脉等，房性 P 波形态和窦性 P 波迥异；而当房性局灶靠近窦房结区域时，如上腔静脉、右上肺静脉等，房性 P 波形态有时和窦性 P 波相似。

提前出现的房性期前收缩可以顺利下传心室，PR 间期正常伴正常 QRS 波群。

提前出现的房性期前收缩，在下传心室的过程中，如果房室传导系统尚未度过之前窦性心搏的相对不应期，PR 间期延长，这是伴随的电学现象，并非房室阻滞。

提前出现的房性期前收缩，在下传心室的过程中，如果房室传导系统尚未度过之前窦性心搏的有效不应期，房性期前收缩将被阻滞，不能激动心室产生 QRS 波。这也是伴随的电学现象，并非房室阻滞。

心电图图例 134

窦性心律，窦性 P 波呈正负双相形态，蓝色圆圈所示 P 波提前出现，呈正向 P 波，为一个房性期前收缩，其偶联间期为 ________ms，代偿间期 ________ms，代偿间歇 ________ms。本例心电图还有一个房性期前收缩，请自行用三角形标注，评估其代偿间歇。房性期前收缩的代偿间歇既可以是不完全性的，也可以是完全性的。

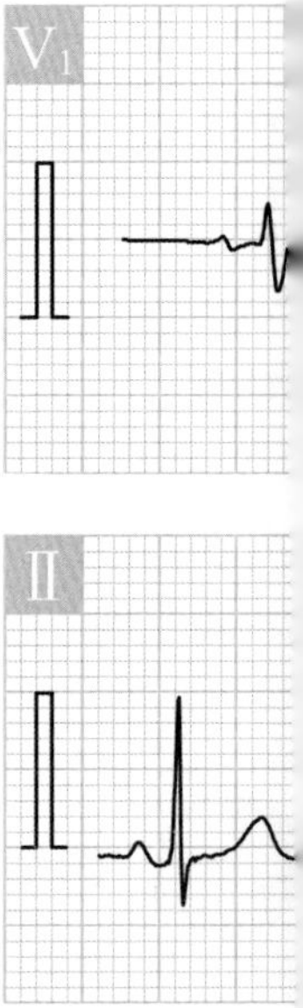

当房性期前收缩发生过早时，比如位于之前窦性心搏的 S 段上、T 波升支或 T 波顶峰前后，此时房室传导系统尚未度过前次窦性心搏传导引起的有效不应期，过早的房性期前收缩将不能下传心室，其后无 QRS 波，称为房性期前收缩未下传。因此，诊断房性期前收缩的核心是相比于基础窦性节律，发现提前出现的房性 P 波，无论其后是否跟随 QRS 波。

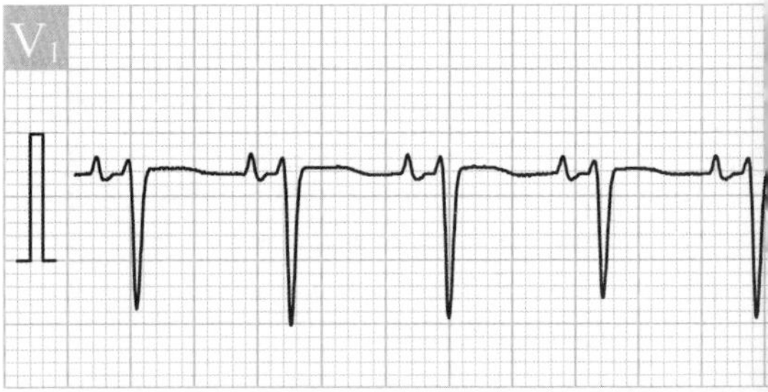

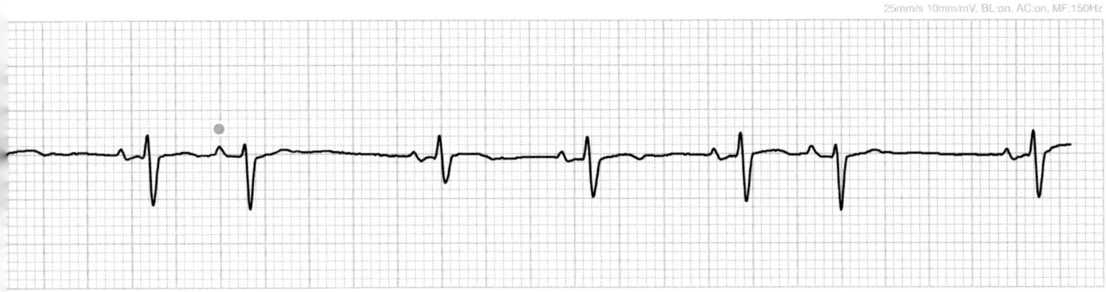

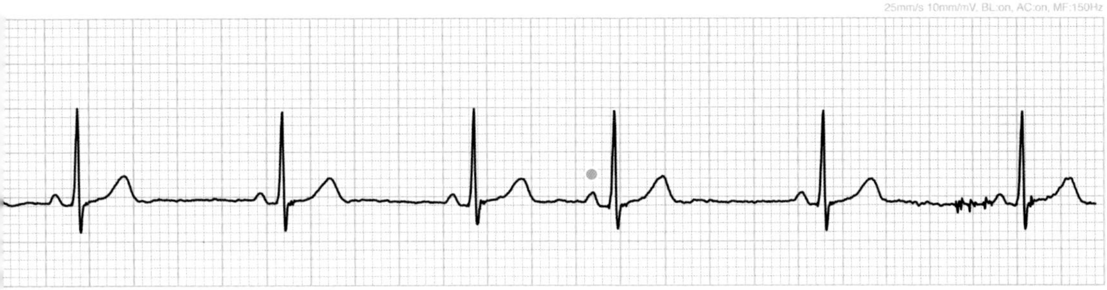

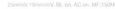

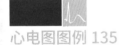

心电图图例 135

基础节律为窦性心律，蓝色圆圈标注的是一个房性期前收缩，注意其形态与基础窦性P波很相似，但根据其有偶联间期和代偿间歇，诊断为房性期前收缩而不是窦性心律不齐。本例心电图还有一个房性期前收缩，请自行用三角形标注。当窦性P波和房性P波在某个导联形态很相似时，观察并比较其余导联的窦性P波和房性P波形态，通常12导联心电图上，总有1个或数个导联可以观察到两者的形态差异。

房性期前收缩未下传

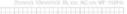

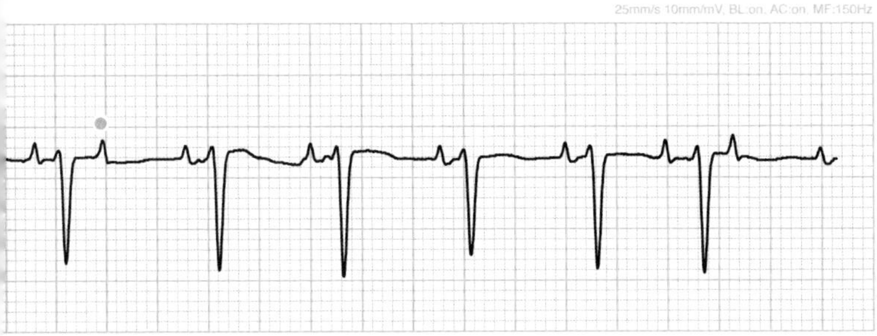

心电图图例 136

基础节律为窦性心律，蓝色圆圈标注的是一个房性期前收缩，注意其后无QRS波群，提示被阻滞。本例心电图还有一个房性期前收缩，请自行标注。

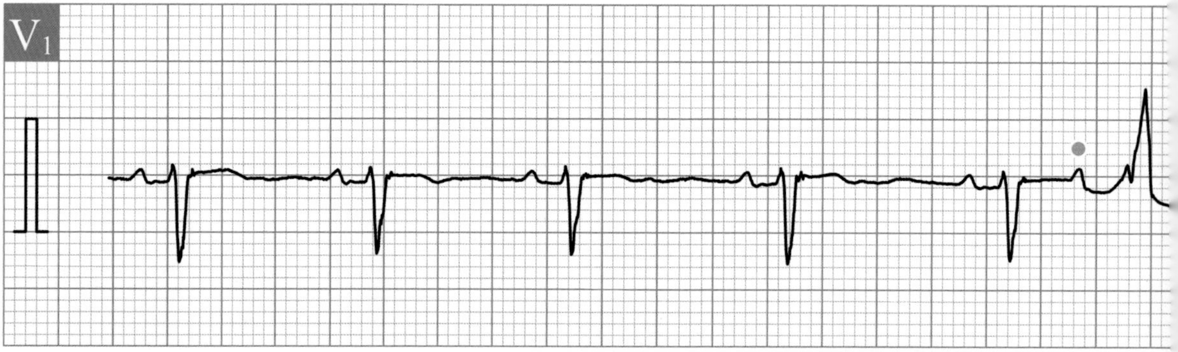

心电图图例 137

基础节律为窦性心律，橙色圆圈标注的是一个房性期前收缩，注意其后的QRS波宽大畸形，QRS波时限120ms，为完全性右束支阻滞图形。这是由于该房性期前收缩下传心室时，右束支尚未度过上次窦性心搏传导引起的不应期。

心电图图例 138

基础节律为窦性心律，蓝色圆圈标注是一个室性期前收缩，QRS波宽大畸形。结束该室性期前收缩的是另一个宽QRS波（橙色圆圈所示），R波顶峰切迹，符合完全性左束支阻滞，其前有窦性P波，PR间期与其他窦性PR间期相等，为4相左束支阻滞。

心脏的浦肯野细胞也具有自律性。当心室节律过于缓慢时，浦肯野细胞发生较长时间的4相自发性除极，膜电位负值降低，当下一个室上性冲动到来时，在较低的膜电位上产生动作电位，0相形成缓慢，动作电位的传导能力变差，出现慢频率依赖的束支阻滞，即4相差异性传导。

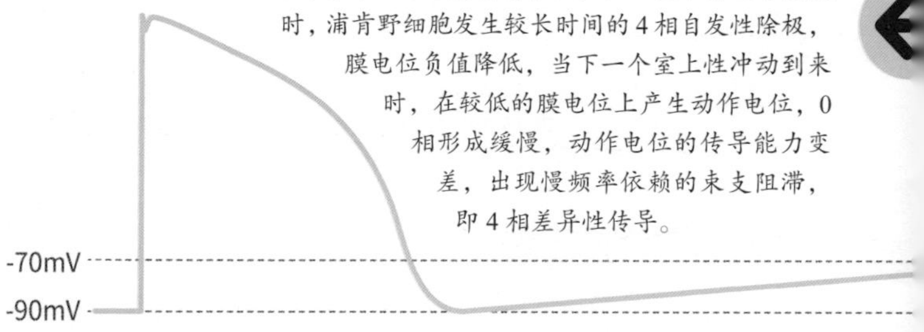

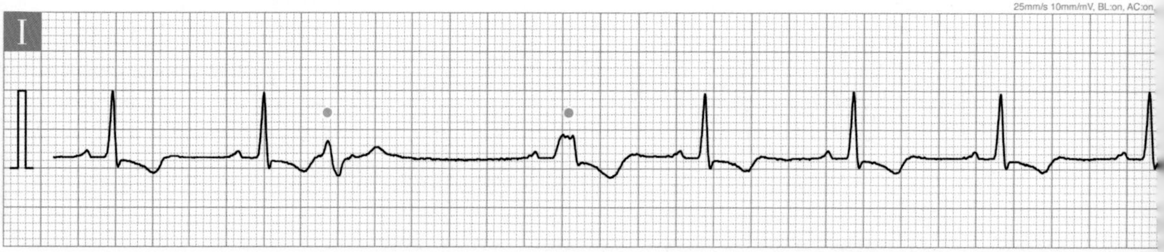

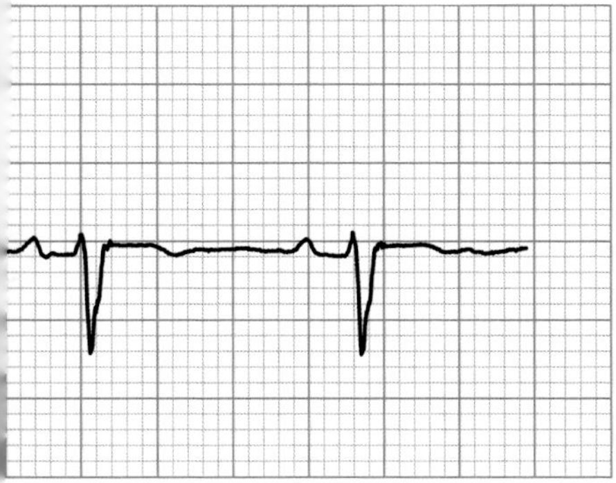

167. 差异性传导

房性期前收缩在下传心室过程中，由于房性期前收缩提前发生，当某侧束支的不应期尚未从前次窦性冲动的传导中恢复过来时，将会出现束支阻滞图形，称为差异性传导。右束支的不应期比左束支长，因此常见的差异性传导为右束支阻滞。

差异性传导跟心率（或 R–R 周期）存在关系。心率增快或 R–R 间期缩短时，出现的束支阻滞图形，称为 3 相差异性传导，系传导的室上性冲动遭遇前次心搏传导产生的不应期，多见右束支阻滞图形。

心率减慢或 R–R 间期延长时，出现的束支阻滞图形，称为 4 相差异性传导，这是在过缓的心室周期里，束支的浦肯野纤维自发性去极化（膜电位负值减少），随后到来的冲动遭遇膜电位不健全的束支而发生的束支阻滞。4 相束支阻滞多见于左束支系统，故长 R–R 间期后有时可见左束支阻滞图形[435]。

判断差异性传导

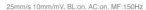

束支的不应期随心率逐搏波动，前一个心动周期较快（R-R 较短）时，束支不应期短，而前一个心动周期较慢（R-R 较长）时，束支不应期长。心电图诊断束支阻滞常见以下三种情况。

①当心电图描记的 QRS 波恒定为束支阻滞图形时，通常判读为固有束支阻滞，束支存在原发性病变（参见心电图图例 120）。

②当束支阻滞图形间歇性出现时，首先判读束支阻滞图形是否与心率有关，如果与心率无关，多数为束支原发性病变引起的不应期不稳定或周期性改变（参见心电图图例 121）。

③如果间歇性束支阻滞与心率有关，进一步分析间歇性束支阻滞是在心率增快（R-R 间期缩短）或心律减慢（R-R 间期延长）的时候出现，前者判读为 3 相差异性传导，后者判读为 4 相差异性传导（参见心电图图例 138）。

大部分的 3 相差异性传导是功能性的右束支阻滞类型，而 4 相差异性传导以左束支阻滞多见，多数提示束支的浦肯野纤维 4 相自发性除极增强，束支可能存在基础病变。

168. 房性心动过速

异位心搏连续出现≥ 3 次且频率 > 100 次 / 分，即为异位性心动过速。

当房性心搏连续出现≥ 3 次且频率 > 100 次 / 分时，心电图即可诊断为房性心动过速。房性心动过速的心房率通常在 100 ~ 250 次 / 分，P 波形态不同于窦性 P 波，房室传导比例固定（如 1∶1、2∶1或 3∶1等）时，心室节律规整，而当房室传导比例变化或文氏传导时，心室节律不规整。

房性心动过速发作起始时，心房律不规整，房性 P–P 间期呈逐渐缩短趋势，直至频率稳定，称为复温现象；房性心动过速终止时，房性 P–P 间期呈逐渐延长趋势直至房性心动过速终止，称为降温现象。观察到复温现象或降温现象多提示电生理机制为非折返性，包括自律性异常和触发活动。

房性心动过速呈突发突止，节律规整，多提示折返性房性心动过速。

心电图图例 139

图 A：基础节律为窦性心动过速，窦性 P 波正负双相，心电图后半部可见心率增加，P 波负向，频率 > 100 次 / 分，为房性心动过速。注意房性心动过速发作起始时，P-P 间期有逐渐缩短趋势，提示自律性房性心动过速。

图 B：基础节律为窦性心律，P 波形态正负双相，第 3 个 QRS 波的 T 波降支可见房性 P 波，尽管仍为正负双相，但整体形态与窦性 P 波不同，房性 P 波的频率规整，频率 250 次 / 分，心房率骤然增快，考虑折返性房性心动过速，2∶1 房室传导。

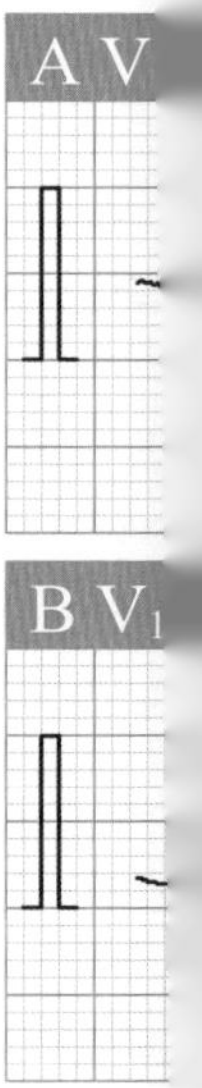

心电图图例 140

1 例紊乱性房性心动过速，观察房性 P 波有多少种形态，观察 P-P 间期是否规整，观察 PR 间期是否一致，观察心室率是否规整，观察心电图等电位线是否存在。

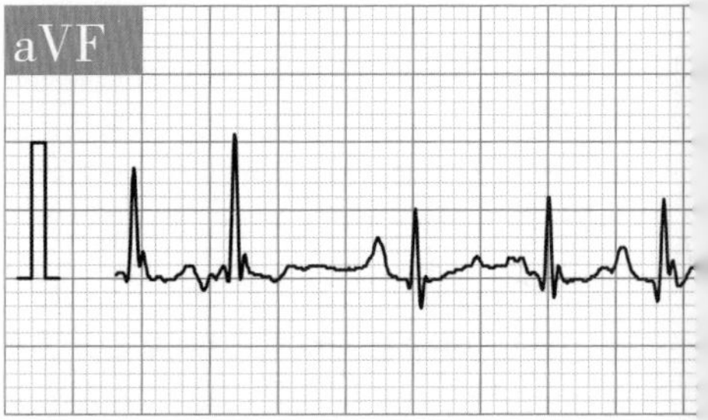

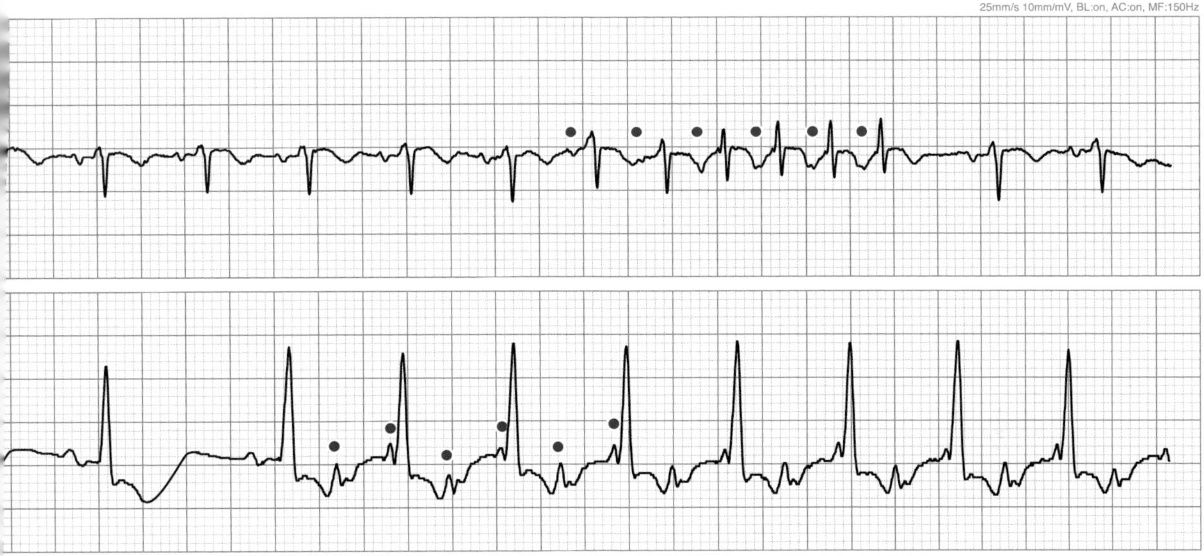

紊乱性房性心动过速

紊乱性房性心动过速又称多源性房性心动过速（多局灶性房性心动过速），心房率＞100次/分，通常100～150次/分，P-P间期、P-R间期和R-R间期不规整，心室律绝对不齐，同一导联至少可以观察到3种及以上的房性P波，P波与P波之间存在等电位线[437]。紊乱性房性心动过速的发生机制主要是触发活动，心房内存在多个异位局灶发放快速冲动，缺乏主导起搏点。紊乱性房性心动过速多见于严重器质性心脏病、肺疾病以及疾病晚期患者，也是心房颤动的前兆节律，危重症患者一旦出现紊乱性房性心动过速则院内死亡率增高[438]。

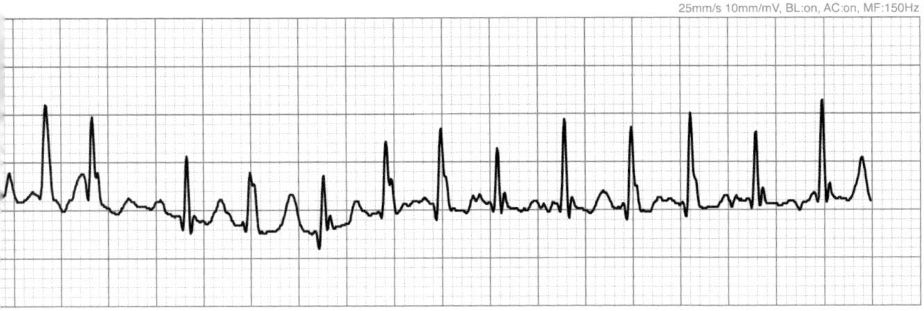

对于初学者，紊乱性房性心动过速极易误诊为心房颤动，最好在无QRS波的相邻P-P间期观察心电图是否存在等电位线，如果心电图等电位线存在，诊断为紊乱性房性心动过速，观察到多个P-P间期存在等电位线则诊断的可靠性增加。

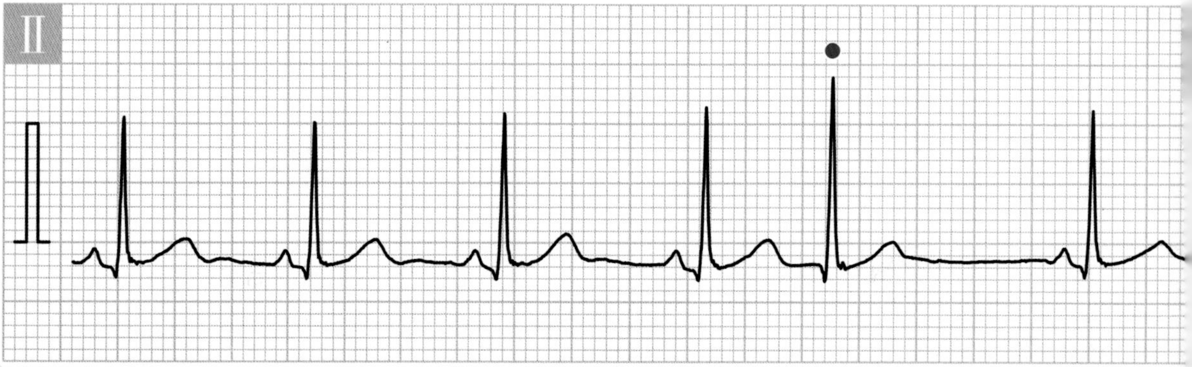

心电图图例 141

基础节律为窦性心律，蓝色圆圈所示的 QRS 波__________（填提前或延迟）出现，QRS 波时限__________ms，形态与基础窦性心搏的 QRS 波相似为 qR 波，但振幅略高，T 波方向与 QRS 主波方向__________（填一致或不一致），代偿间歇__________（填完全或不完全），诊断为____________________________。

交界性期前收缩的 QRS 波形态

一些交界性期前收缩的 QRS 波形态与基础窦性 QRS 波并不完全相同，可以表现为振幅增大，初始 q 波或 r 波改变，不要误诊为室性期前收缩。这是由于交界性期前收缩可以产生偏心性传导，下传心室过程中，左束支和右束支轻微不同步，通常 QRS 波时限≤ 120ms，T 波方向与同导联窦性 T 波方向一致。如果 QRS 波呈束支阻滞图形，提示差异性传导。有时，交界性期前收缩和起源于希氏束旁的高位室性期前收缩很难鉴别，这种情况下，根据从重原则优先判读为室性期前收缩。

心电图图例 142

基础节律为窦性心律，蓝色圆圈标注是交界性期前收缩，逆行 P 波提前出现，其后 QRS 波形态与窦性心搏 QRS 波相同，PR 间期＜ 120ms。

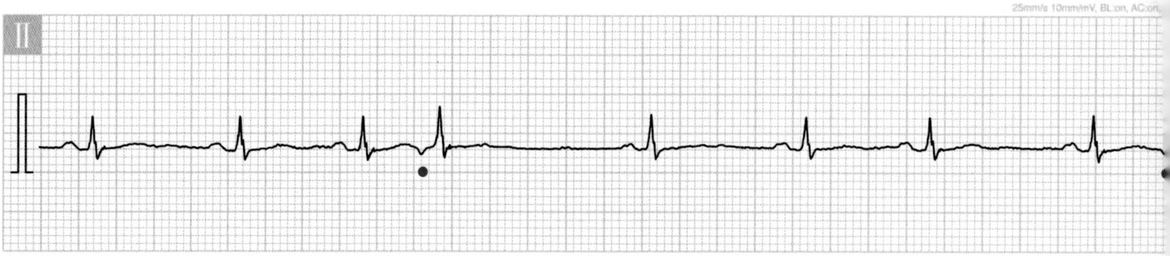

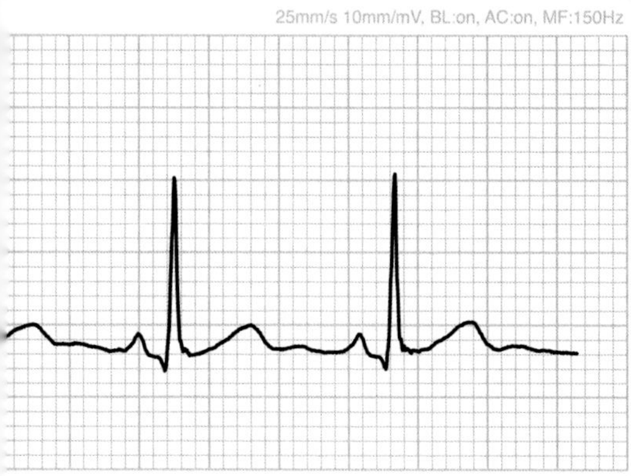

169. 交界性期前收缩

房室交界区包括心房下部、房室结和希氏束分叉部以前的共同干。起源于房室交界区的期前收缩称为交界性期前收缩。

由于房室交界区处于心房和心室的传导系统中途，交界性期前收缩既可以逆行激动心房，形成逆行 P 波，也可以顺行激动心室，形成 QRS 波。当逆行心房激动速度快于顺行心室激动速度时，逆行 P 波位于 QRS 波之前，通常 PR 间期 < 120ms 判读为交界性期前收缩，而 PR 间期≥ 120ms 判读为房性期前收缩。

当逆行心房激动速度和顺行心室激动速度相同时，心电图只有提前出现的 QRS 波，逆行 P 波隐藏于 QRS 波不显。当然，一些交界性期前收缩未能逆行进入心房，心电图也只有 QRS 波。

当逆行心房激动速度慢于顺行心室激动速度时，QRS 波提前出现，逆行 P 波位于 QRS 波之后，RP 间期 < 200ms。

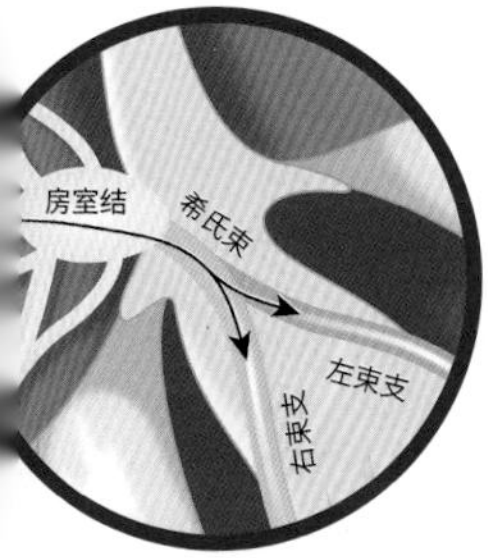

窦性冲动同时同步经过左束支和右束支下传激动心室，产生正常窄 QRS 波形。

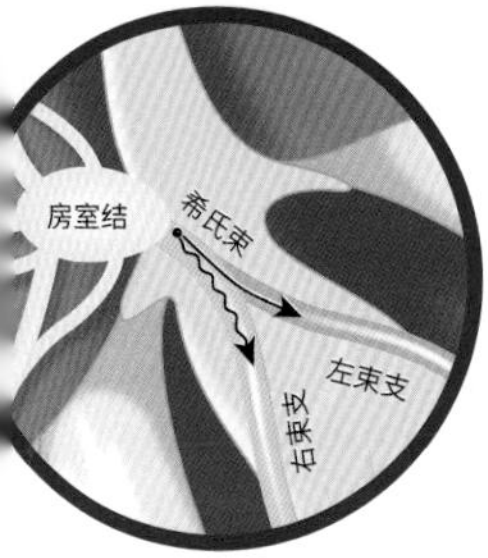

交界性期前收缩（黑色圆圈）可以偏向希氏束一侧，优先通过一侧束支下传，另一侧束支轻微延迟，有时导致 QRS 波形态与窦性 QRS 波并非完全一致。

170. 室性期前收缩 I

室性期前收缩是指起源于希氏束分叉部以下的期前收缩，可以来自束支、终末浦肯野纤维和心室肌，起源部位越低，产生的 QRS 波越宽大畸形。

心电图诊断室性期前收缩的标准有：

①提前出现的宽大畸形 QRS 波，其前无相关 P 波，QRS 波时限通常≥ 120ms；

② T 波方向通常与同导联 QRS 主波方向相反，即继发性 ST-T 改变；

③通常伴完全性代偿间歇，但也可以伴不完全性代偿间歇。

室性期前收缩的偶联间期一致，形态一致，提示单源性室性期前收缩；室性期前收缩的偶联间期一致，形态不一致，提示单一来源的室性局灶，但室性冲动在心室内的传导途径不同，称为多形性室性期前收缩；室性期前收缩的偶联间期不一致，形态不一致，提示多个室性局灶，即多源性室性期前收缩。

心电图图例 143

图 A 和图 B 的基础节律均为窦性节律。蓝色圆圈标注的心搏宽大畸形，相比于窦性节律 ______________（填提前或延迟）出现，QRS 波主波 ______________（填正向或负向），T 波 __________（填正向或负向），T 波方向与 QRS 主波方向 ______________（填相同或相反），考虑为 ________________________。请用分轨分别测量每个期前收缩的代偿间歇，评估是不完全性还是完全性。

期前收缩的表现形式

期前收缩和基础心搏按比例成组反复出现时称为联律。

1 个基础心搏和 1 个期前收缩交替出现，称为二联律，很显然，由于无连续的基础心搏，无法判读代偿间歇是否完全，左图 A 为室性期前收缩二联律（蓝色圆圈所示）。

1 个基础心搏和 2 个期前收缩组合且反复出现，称为成对的期前收缩或真三联律，成对的期前收缩可以形态相同（同一来源）或完全不同（不同来源或同一来源的室性局灶伴不同的室内传导），左图 B 为成对的室性期前收缩（蓝色圆圈所示）。

2 个基础心搏和 1 个期前收缩组合且反复出现，称为伪三联律，左图 C 为室性期前收缩伪三联律（蓝色圆圈所示）。以此类推，期前收缩尚有四联律、五联律等。

期前收缩的联律表现形式可以持续性出现，也可以间歇性出现。

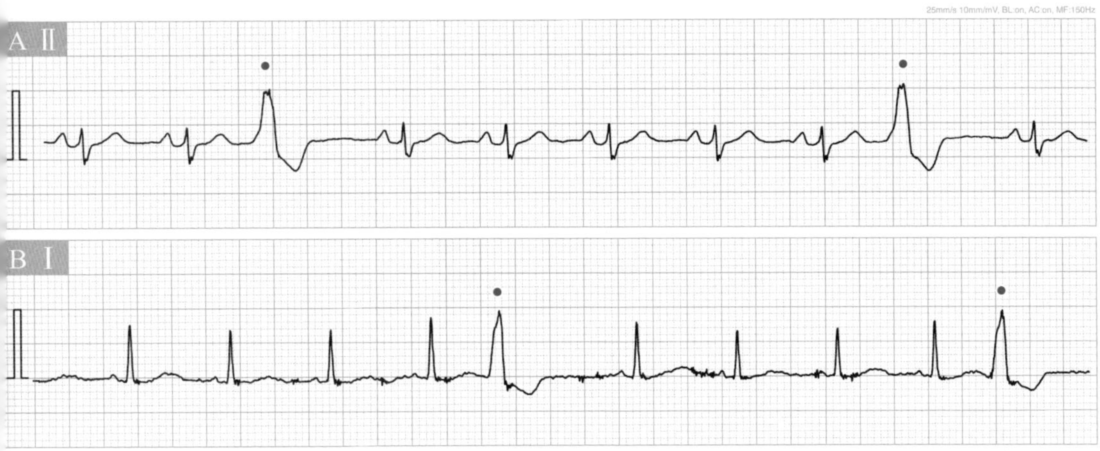
25mm/s 10mm/mV, BL:on, AC:on, MF:150Hz
A Ⅱ
B Ⅰ

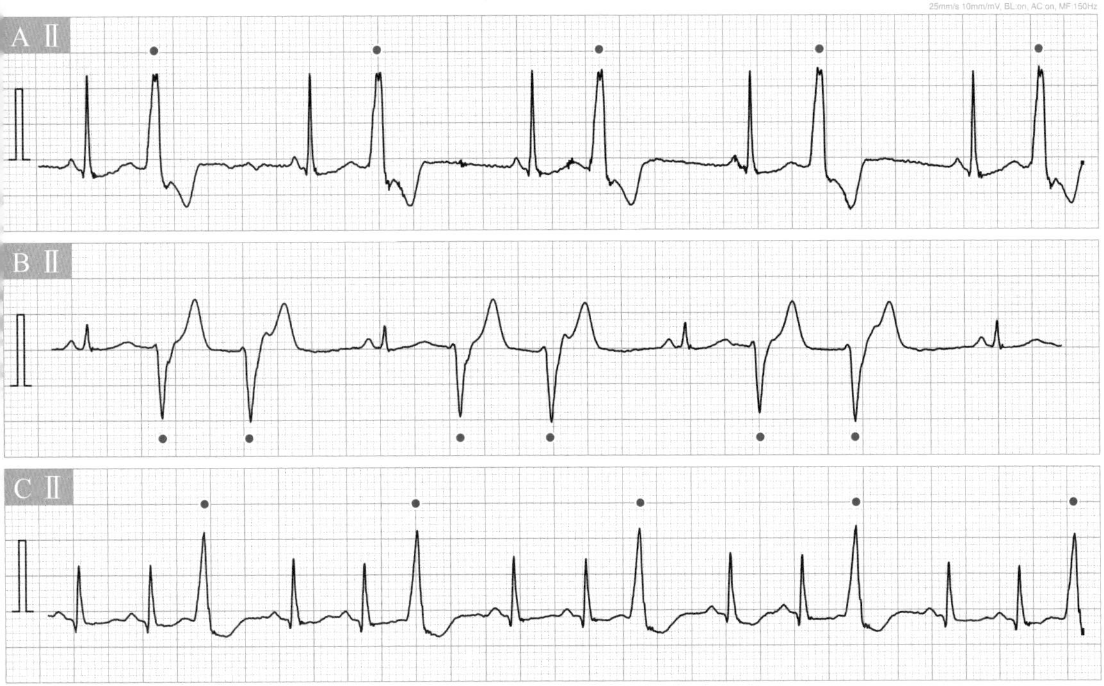
25mm/s 10mm/mV, BL:on, AC:on, MF:150Hz
A Ⅱ
B Ⅱ
C Ⅱ

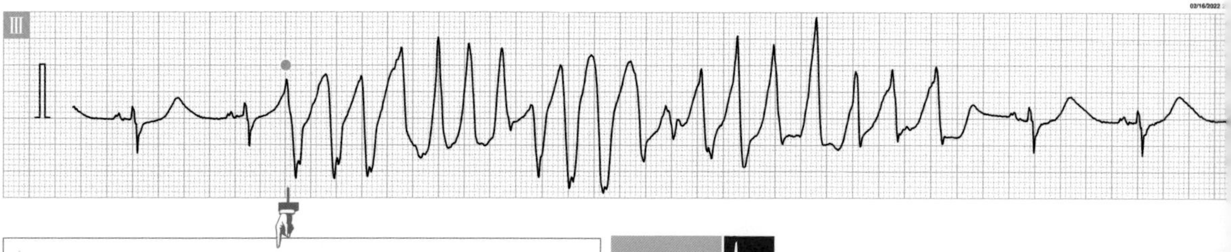

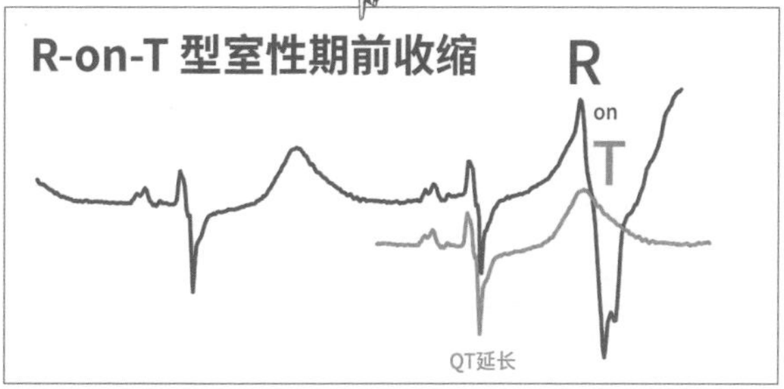

心电图图例 144

基础节律为窦性心律，QT 间期延长，橙色圆圈所示为 1 个室性期前收缩，注意它发生于前次窦性心搏的 T 波顶峰，随后诱发尖端扭转型室性心动过速。QT 间期延长有利于 R-on-T 型室性期前收缩的发生，假设患者的 QT 间期正常，则室性期前收缩会发生于 T 波降支或 T 波之后。

心电图图例 145

基础节律为窦性心律，频发室性期前收缩。图 A：室性期前收缩的偶联间期不一致，形态不一致，称为多源性室性期前收缩，提示心室内有多个室性异位局灶。图 B：室性期前收缩的偶联间期一致但形态不一致，提示室性期前收缩来自同一局灶但心室内传导不一致，为多形性室性期前收缩。多源性室性期前收缩和多形性室性期前收缩多见于严重器质性心脏病患者、心电不稳定患者（长 QT 综合征、洋地黄中毒等），容易发生室性心动过速或心室颤动。

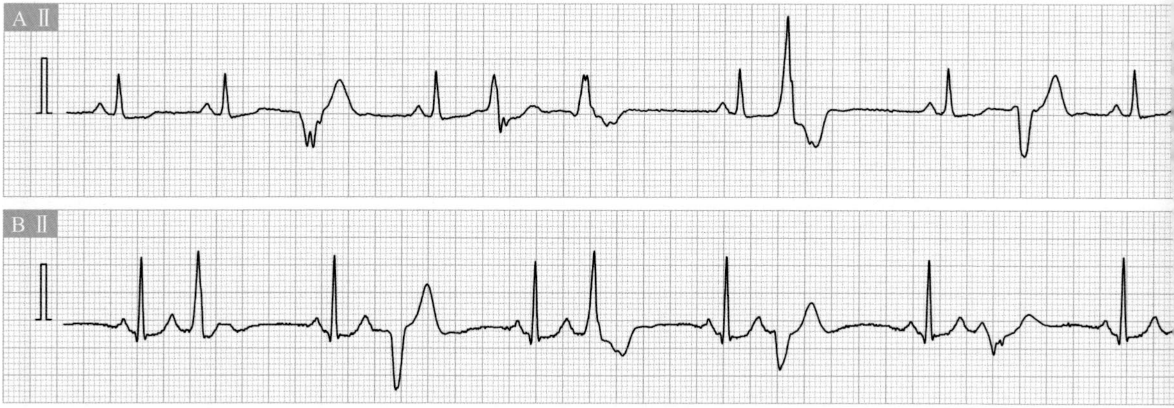

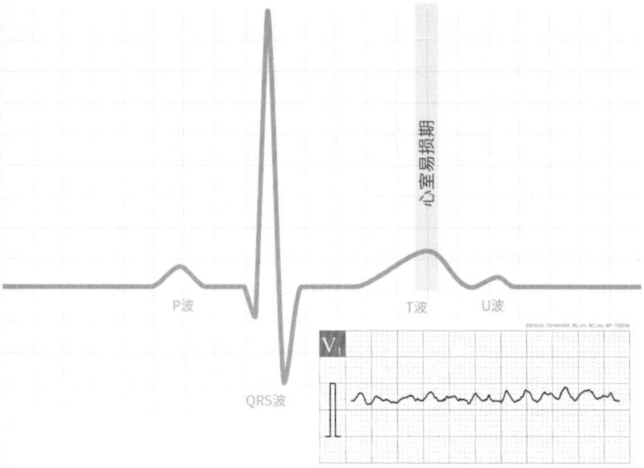

心室颤动

171. 室性期前收缩 II

当心室电不稳定时，例如急性心肌缺血、长 QT 综合征、重症心肌炎、药物中毒等情况时，一些室性期前收缩的出现，预示即将发生威胁患者生命的快速性室性心律失常，如多形性室性心动过速、尖端扭转型室性心动过速、心室颤动等。

心室复极过程中，从有效不应期过渡到相对不应期初期，各处心室肌的不应期差异最大，此时给予心肌一个额外的刺激，极易诱发诸如心室颤动等恶性室性心律失常，称为心室易损期。在心电图上，心室易损期在 T 波顶峰前后 10 ~ 30ms[439]。

当室性期前收缩过于提前，骑跨于之前心搏 T 波的顶峰前后时，称为 R-on-T 现象或 R-on-T 型室性期前收缩。在临床上，12% ~ 55% 的 R-on-T 型室性期前收缩会触发心室颤动，特别是急性心肌缺血和长 QT 综合征患者[440, 441]。

心室复极的异质性

在心电图上，心室易损期位于 T 波波峰前后 10 ~ 30ms 的时间窗，在此期间，给予心室肌一个额外的刺激，无论是自发性期前收缩、心室起搏还是体外电刺激，均可以诱发出心室颤动。生理状态下，心室肌的复极是不均一的，例如心外膜先复极，心内膜后复极，心外膜动作电位时程短，心内膜动作电位时程长，这种复极的差异性称为复极异质性[442]。对于生理性复极异质性，尽管各处心室肌的复极存在差异，但轻微差异不会诱发心律失常；而对于病理性复极离散，心室肌各处的不应期极不均等，差异窗口一旦增大到冲动可以激动心肌，将发生折返性心律失常。目前尚无可靠的心电图指标能准确评估心室复极异质性，一个粗略的方法是测量 12 导联心电图的 QT 间期，最长 QT 间期减去最短 QT 间期的差值，称为复极离散度。

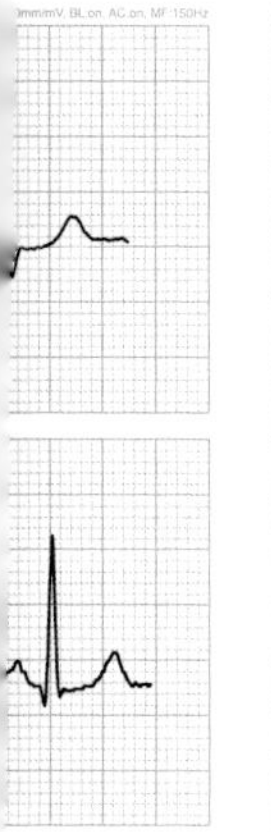

单元测试 X

1. 反映心肌弥漫性病变的室内阻滞是（　）。

A. 完全性左束支阻滞

B. 完全性右束支阻滞

C. 双分支或双束支阻滞

D. 三分支阻滞

E. 非特异性室内传导障碍

2. II 导联窦性 P 波正负双相提示（　）。

A. 不完全性房间阻滞

B. 二度 I 型房间阻滞

C. 二度 II 型房间阻滞

D.2∶1房间阻滞

E. 完全性房间阻滞

3.V_1 ～ V_3 导联 T 波倒置除外（　）。

A. 持续性幼年 T 波模式

B. 急性肺栓塞

C. 急性前间隔心肌梗死超急性期

D. 致心律失常右室心肌病

E. 完全性右束支阻滞

4.epsilon 波最常见于（　）。

A. 扩张型心肌病

B. 肥厚型心肌病

C. 限制性心肌病

D. 致心律失常右室心肌病

E. 缺血性心肌病

5. 低钾血症心电图改变，除外（　）。

A. 窦性 P 波振幅增加

B.U 波振幅增大

C.QT 间期缩短

D. 尖端扭转型室性心动过速

E.ST 段压低

6. 有关高钾血症的 T 波，除外 （　）。

A. 正常 T 波

B. 超急性 T 波

C. 帐篷状 T 波

D. 高尖 T 波

E. 双峰 T 波

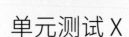

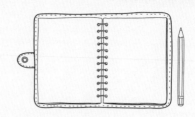

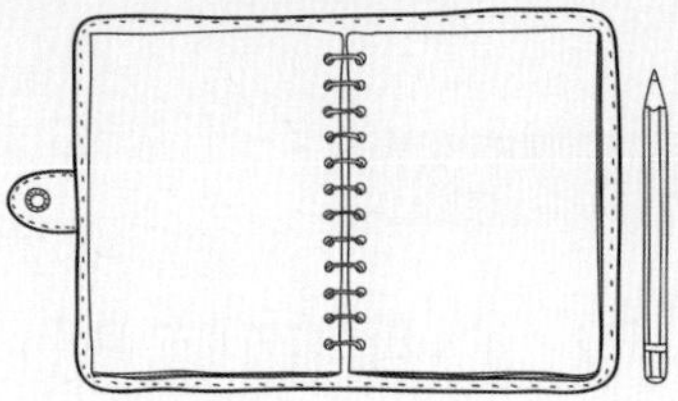

7. 当 QRS 波增宽时，血钾通常超过（　　）。

A.5.5mmol/L

B.6.0mmol/L

C.6.5mmol/L

D.7.0mmol/L

E.7.5mmol/L

8. 窦室传导时，血钾通常超过（　　）。

A.6.9mmol/L

B.7.0mmol/L

C.8.0mmol/L

D.10.0mmol/L

E.12.0mmol/L

9. 低钙血症的特征性心电图改变是（　　）。

A.ST 段压低

B.ST 段抬高

C.ST 段缩短

D.ST 段延长

E.ST 段消失

10. 有关代偿间歇，说法正确的是（　　）。

A. 房性期前收缩均为不完全性

B. 室性期前收缩均为完全性

C. 交界性期前收缩可伴不完全性

D. 期前收缩均有代偿间歇

E. 是偶联间期和窦性周期之和

11. 有关室性期前收缩描述错误的是（　　）。

A. 异位搏动产生于希氏束分叉部以下

B. 提前出现的宽大畸形 QRS 波

C.T 波方向通常与 QRS 主波方向相反

D. 只能产生完全性代偿间歇

E. 可以逆传侵及窦房结

12. 加速性室性节律的发生机制是（　　）。

A. 自律性减弱

B. 自律性增强

C. 早期后除极

D. 延迟后除极

E. 折返

172. 心房的峡部

在心房中，不同部位的心房肌细胞电生理学特征不同，有些传导速度快，有些传导速度慢，这种电学异质性是心房发生折返性心律失常的电－解剖基质。

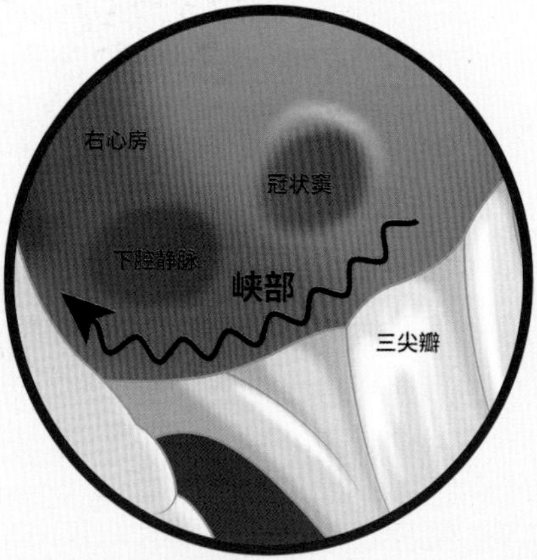

在右心房下部，下腔静脉和三尖瓣环之间的心肌具有缓慢传导特性，这部分心房肌在电生理学上称为下腔－三尖瓣峡部。右心房游离壁的传导速度可达 160cm/s，而峡部的传导速度只有 40cm/s，缓慢传导是折返发生的条件之一[443]。

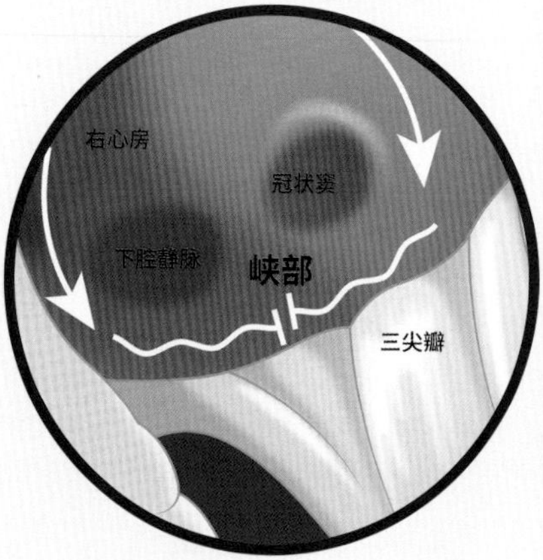

窦性心律时，右心房冲动从上至下除极，当冲动通过峡部缓慢传导区时，心房其他部位恰好处于有效不应期，冲动随即湮灭。

心房扑动的发生机制

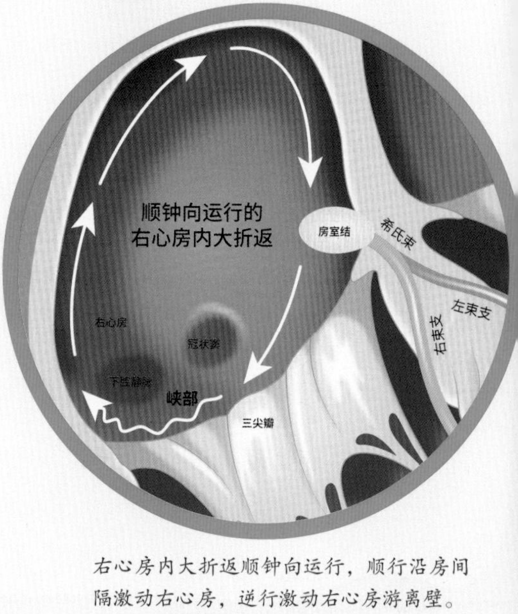

右心房内大折返顺钟向运行，顺行沿房间隔激动右心房，逆行激动右心房游离壁。

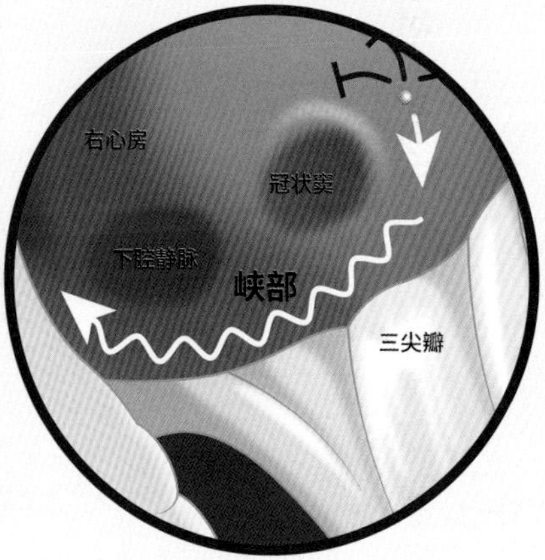

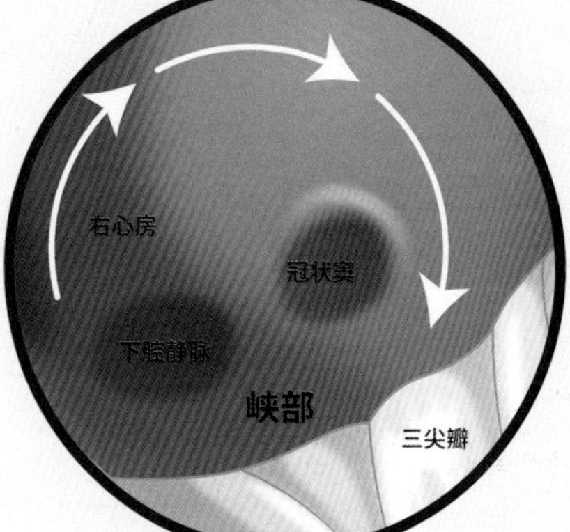

当一个提前的房性期前收缩出现时，心房其余部位尚处于前次窦性心搏的有效不应期，房性期前收缩向心房一侧的传导受阻；但此时房性期前收缩仍能通过下腔－三尖瓣峡部，传导极度缓慢。

房性期前收缩在下腔－三尖瓣峡部缓慢传导，为其余部位的心房肌从有效不应期中恢复创造了时间条件，一旦通过峡部后，房性期前收缩可以再次激动心房。

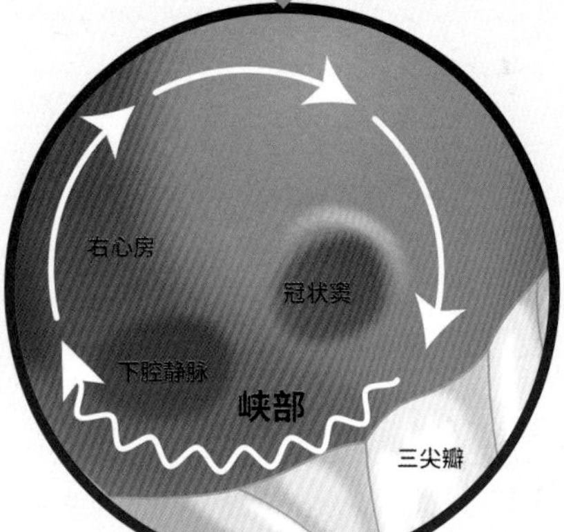

当房性期前收缩引发的心房激动再次回到下腔－三尖瓣峡部时，再次发生缓慢传导，再次激动心房，周而复始形成心房内大折返，即心房扑动的发生机制。

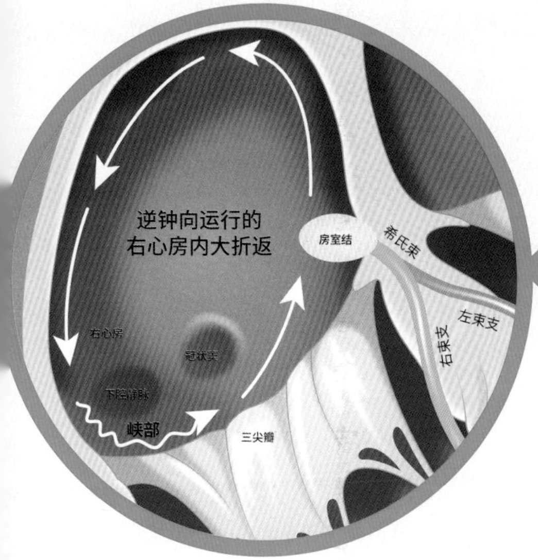

右心房内大折返逆钟向运行，逆行沿房间隔激动右心房，顺行激动右心房游离壁。

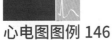

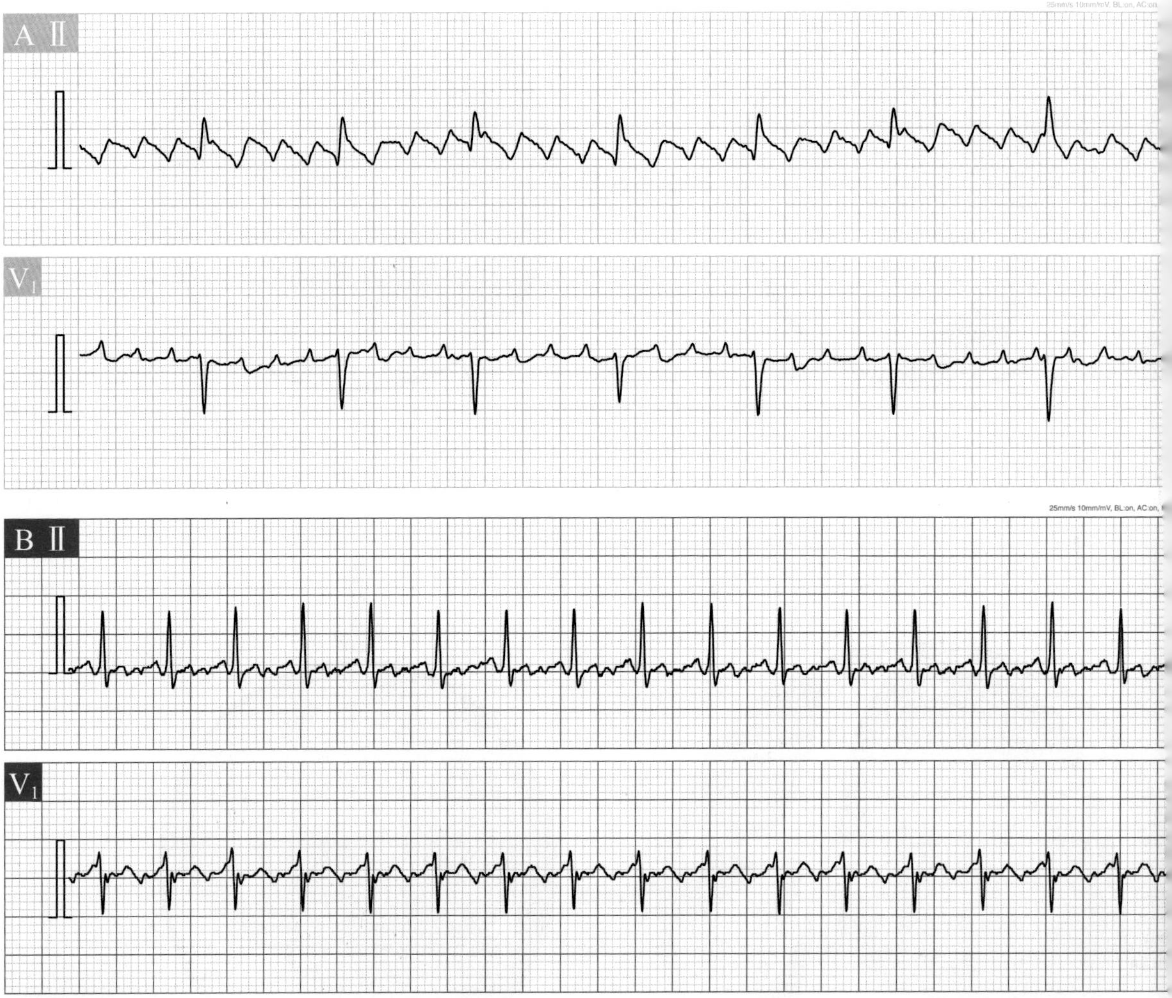

心电图图例 146

图A：窦性P波消失，心电图等电位线消失，代之以大小、形态和振幅一致的锯齿状心房扑动波，频率300次/分，注意下壁导联扑动波极性向下，V_1导联极性向上，提示折返环逆钟向运行。图B：窦性P波消失，心电图等电位线消失，代之以大小、形态和振幅一致的锯齿状心房扑动波，频率330次/分，注意下壁导联扑动波极性向上，V_1导联极性向下，提示折返环顺钟向运行。请自行分析每份心电图的心室节律规整吗？推断图A和图B的房室传导比例，有何诀窍快速判断房室传导比例呢？

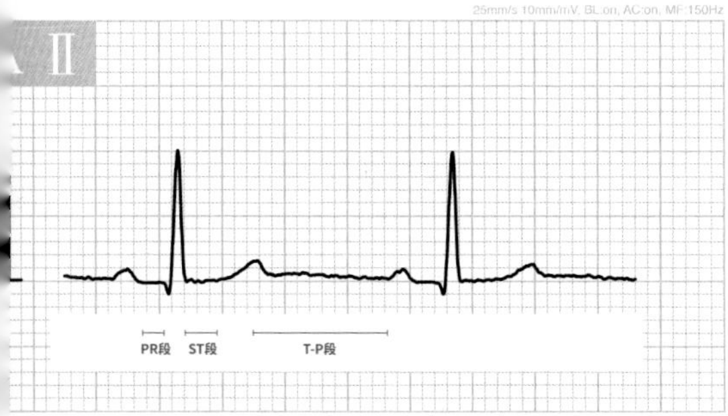

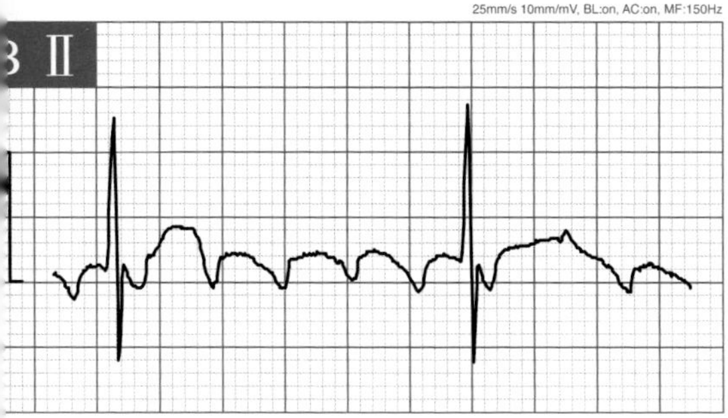

等电位线消失

诊断心房扑动时，核心条件是心电图等电位线消失，代之以大小、形态和振幅一致的心房扑动波。如何判断心电图等电位线消失？仔细观察 PR 段、ST 段 T-P 段是否恒定存在并保持水平基线。心房扑动波呈锯齿状或波浪状波动，无恒定的水平基线存在。

心房扑动的房室传导

当心房扑动频率为 300 次 / 分时，1∶1房室传导出现极速心室率，患者血流动力学不稳；2∶1房室传导的心室率为 150 次 / 分，需要和阵发性室上性心动过速鉴别；3∶1房室传导的心室率为 100 次 / 分，4∶1房室传导的心室率为 75 次 / 分。固定的房室传导比例保持规整的心室节律，房室传导比例变化则导致心室节律不规整。

173. 心房扑动

心房扑动是心房内大折返引起的快速性房性心律失常，当大折返依赖于下腔 - 三尖瓣峡部时，大折返发生于右心房，左心房被动激动，形成典型心房扑动。

典型心房扑动又称为 I 型心房扑动，心电图等电位线消失，代之大小、形态、振幅和频率一致的锯齿状心房扑动波，频率 240 ~ 350 次 / 分 [444]。右心房内大折返逆钟向运行时，波峰背离下壁导联正侧，心房扑动波在 Ⅱ、Ⅲ、aVF 导联负向，V_1 导联正向；而顺钟向运行时，波峰朝向下壁导联正侧，心房扑动波在 Ⅱ、Ⅲ、aVF 导联正向，V_1 导联负向 [445]。

不典型心房扑动又称为 Ⅱ 型心房扑动，心房内大折返依赖于其他结构，如上腔静脉、肺静脉口以及手术瘢痕等，心电图等电位线消失代之以心房扑动波，扑动波的频率快达 350 ~ 450 次 / 分，药物治疗效果欠佳 [444]。

174. 心房颤动 I

心房颤动是临床最常见的持续性快速性房性心律失常，患者有发生心房内血栓形成以及脑栓塞的风险。

当疾病导致心房的解剖学和电学特性改变时，例如左心房扩大、心房不应期缩短等，心房内可以容纳多个折返环（3 ~ 6 个）同时存在，这些小折返环快速运行，相互影响，各自激动部分心房肌，最终导致心房肌发生无序的快速激动，这就是心房颤动发生的多子波折返假说[446]。

在心电图上，心房颤动的特点是等电位线消失，代之以大小、形态、振幅均不相同的心房颤动波，频率快速达 400 ~ 600 次 / 分且多变，心室率绝对不规整[447]。

心房颤动不仅心房节律绝对不规整，心室节律也是绝对不规整的，绝对不规整的含义是 P–P 间期或 R–R 间期逐搏变化且变化规律不会遵循某种模式反复出现，因此，心房颤动又称为绝对性心律失常[448]。

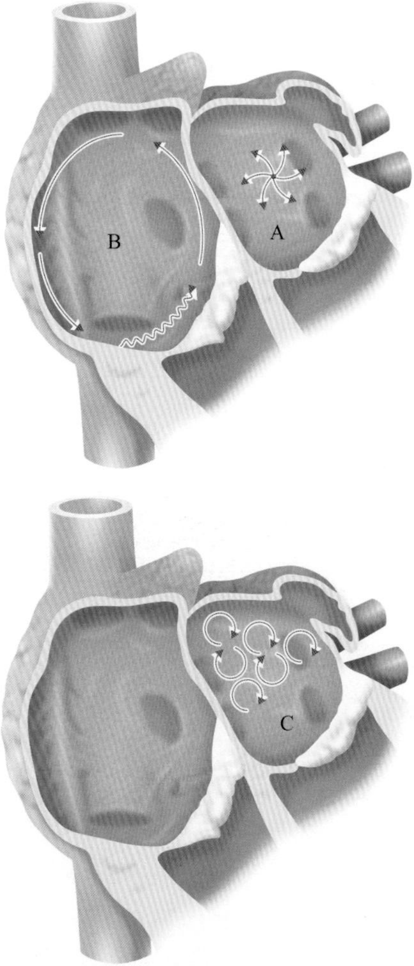

房性快速性心律失常的发生机制

A，心房内单个局灶发出快速冲动，机制包括折返、异常自律性和触发活动，形成房性心动过速。B，心房内大折返形成心房扑动。C，心房内存在多个折返环，彼此影响，形成心房颤动。

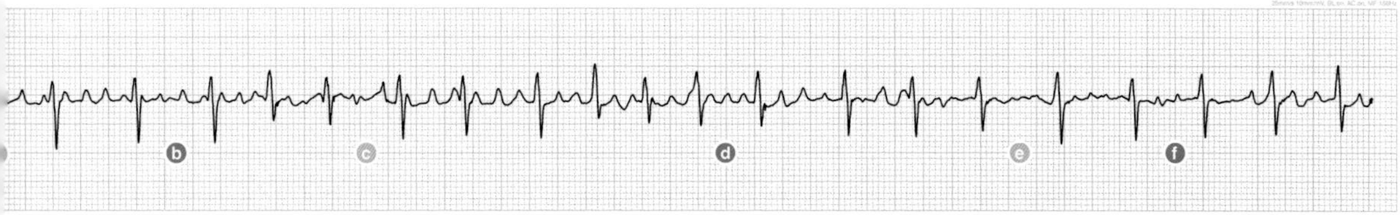

放大心房颤动波200%，观察心房颤动波的细节

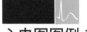

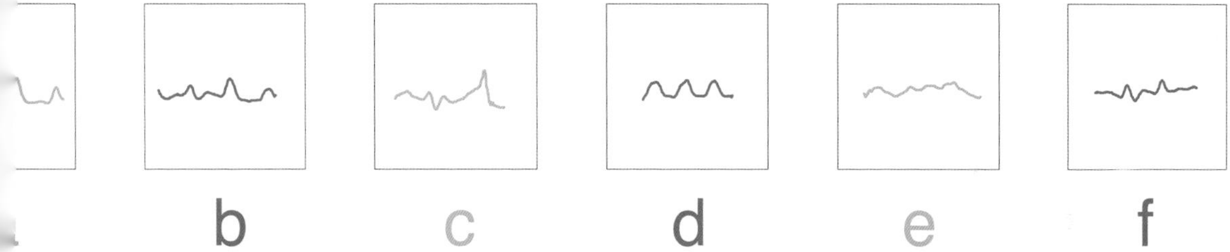

心电图图例 147

心电图的基线或等电位线存在吗？建议读者拿出分轨，先测量并比较心房颤动波，它们的间期相同吗？观察它们的形态一致吗？然后测量 R-R 间期，逐搏比较 R-R 间期，它们相同吗？如果在变化，R-R 间期是否存在某种规律可循呢？上图为放大的心房颤动波，观察并体会心房颤动波的特点：大小、形态、振幅均不相同，各组心房颤动波的频率也不同，测量一下该份心房颤动波最快的频率为多少？

临床常用心房颤动术语

粗颤： 心房颤动波的振幅＞0.5mm，常见于风湿性心瓣膜病或新发心房颤动[449]。

细颤： 心房颤动波的振幅≤0.5mm，常见于冠心病、疾病终末期或持续性心房颤动[449]。

首诊心房颤动： 首次诊断心房颤动，无论心房颤动持续时间和症状严重度[450]。

阵发性心房颤动： 能在 48 小时至 7 天内自行性终止或医学干预终止的心房颤动[450]。

持续性心房颤动： 心房颤动发作持续时间≥7 天，不能自行终止，只能通过医学干预终止，包括药物或电学转律[450]。

长程持续性心房颤动： 心房颤动发作持续＞12个月，患者或医生建议尝试恢复窦性节律[450]。

永久性心房颤动： 医生和患者接受心房颤动存在事实，不考虑恢复窦性心律，治疗重点是控制心室率和预防血栓栓塞。

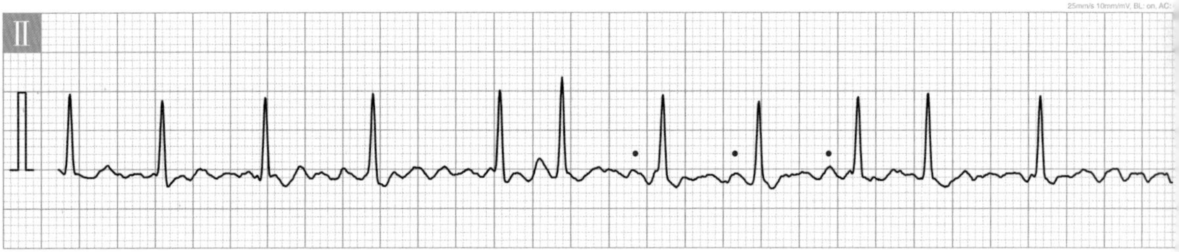

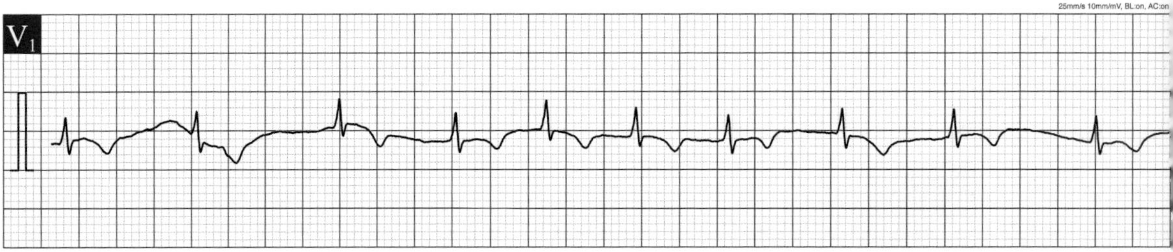

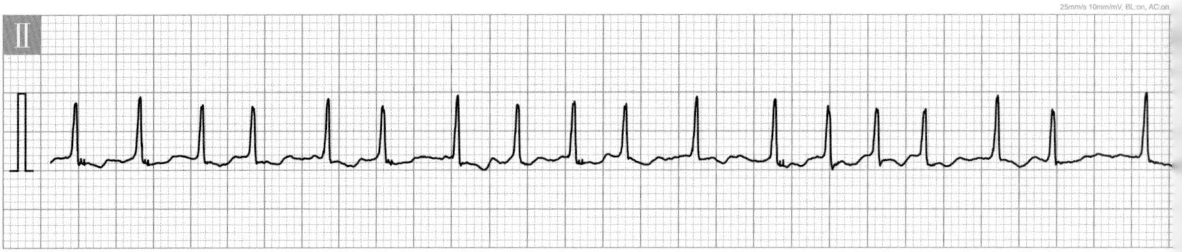

心电图图例 149

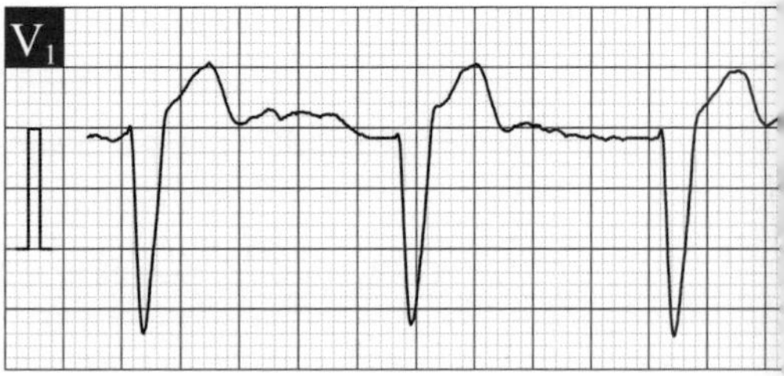

心房颤动，三度房室阻滞，交界性逸搏合并完全性左束支阻滞。心房颤动波振幅低为细颤，仔细观察心电图基线有不规则的起伏小波，所有的心房颤动波均未能下传心室，心室节律由交界性逸搏控制。

可信 P 波

蓝色圆圈标注的心房颤动波酷似窦性 P 波，但仔细分析它们的形态不固定、无固定的 PR 间期，因此不是可信 P 波，而是形态貌似窦性 P 波的心房颤动波。其他诊断技巧包括评估整体心房除极波特征，例如心电图等电位线消失，代之以大小、形态和振幅不同的心房颤动波，其他导联能可靠地诊断心房颤动波以及心室节律绝对不规整等。

心电图图例 148

心房颤动波近乎等电位线，难以识别，诊断的建立只能依赖于绝对不规整的心室节律。需要强调的是，绝对不规整的心室节律也是心房颤动核心诊断标准之一。

心房颤动伴快速心室率反应

心房颤动的心室率＞ 110 ～ 120 次 / 分时，称为心房颤动伴快速心室率反应[451, 452]。患者长期心室率过快会诱发心动过速性心肌病。有时，心房颤动的心室率可以非常极速，甚至＞ 180 ～ 200 次 / 分，需要紧急控制心室率。

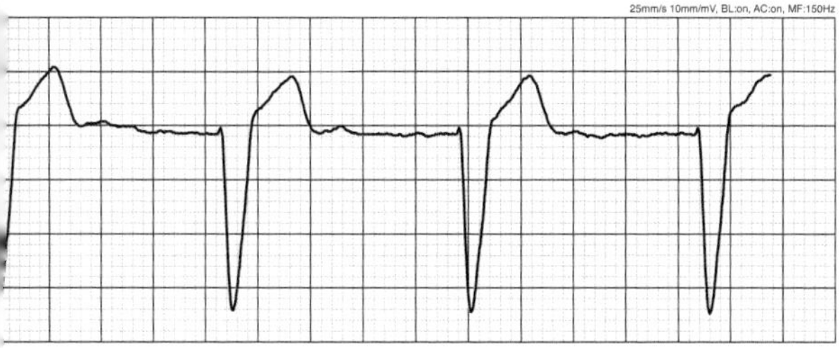

175. 心房颤动 II

对于初学者，心电图诊断心房颤动有以下两个难点。

粗颤时，有些心房颤动波貌似窦性 P 波，但并无固定形态和固定 PR 间期，这些并非真正的窦性 P 波，不是可信 P 波，而是波形酷似窦性 P 波的心房颤动波。此时不要囿于一个波形，而是要评估整体心房除极波的特征。

细颤时，心房颤动波的振幅可以非常低微或近乎等电位线或无法识别，此时容易误诊为“窦性停搏，交界性逸搏”。诊断近乎等电位线的心房颤动，核心是判读心室节律绝对不规整。

心室节律绝对不规整是心电图判读心房颤动的一个核心标准，当心房颤动出现规整的心室节律时，需要考虑的有：①恢复窦性心律；②转为房性心动过速或心房扑动；③合并交界性心动过速；④合并室性心动过速；⑤合并三度房室阻滞；⑥心室起搏节律[453]。

176. 心房颤动Ⅲ

心房颤动波在房室结的隐匿性传导和干扰现象，会导致间歇性长 R–R 间期的出现。这是传导系统的电生理现象，并不意味着患者的房室传导能力变差或存在房室阻滞。干扰性长 R–R 间期的特点是整体心室率偏快，长 R–R 间期随机、散在发生，长 R–R 间期之间无固定周期。

通常，未经室率控制治疗的心房颤动心室率为 110 ~ 140 次 / 分，有时快达 160 ~ 170 次 / 分 [454]。当心房颤动的整体心室率偏慢，频发长 R–R 间期且一些长 R–R 间期有固定周期（逸搏周期），尽管整体心室节律仍保持绝对不规整，一些固定周期的长 R–R 间期连续出现且心室节律规整（逸搏节律），要考虑心房颤动合并二度房室阻滞。

心房颤动合并二度房室阻滞目前尚无统一诊断标准，通常认为长 R–R 间期 ≥ 1000 ~ 1500ms 且连续出现 3 次（逸搏心律），可以考虑该诊断。

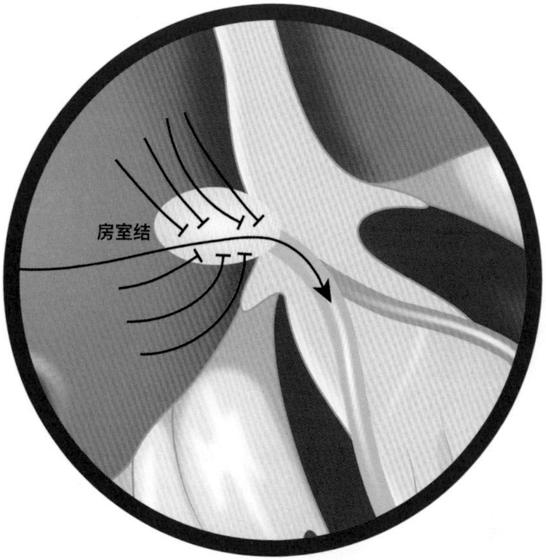

心房颤动的隐匿性传导和干扰

在心房层面，心房颤动波的频率高达 400 ~ 600 次 / 分，这些快速的心房颤动波不会都传导至心室，房室传导系统特别是房室结只会允许部分心房颤动波通过，大部分心房颤动波会受阻于房室结不同层面，形成隐匿性传导。这些未能穿透房室结的心房颤动波，同样会产生不应期，干扰随后心房颤动波的传导。图示黑色箭头的心房颤动波穿透房室结，进入心室产生 QRS 波，众多的心房颤动波受阻于不同层面的房室结，未能穿透房室结但可以干扰随后而至的心房颤动波的传导。房室结的不应期长于动作电位，这种电生理特性能过筛过快的心房率，当个体的房室结传导功能增强或交感兴奋时，一旦发生心房颤动，患者将具有更快的心室率。

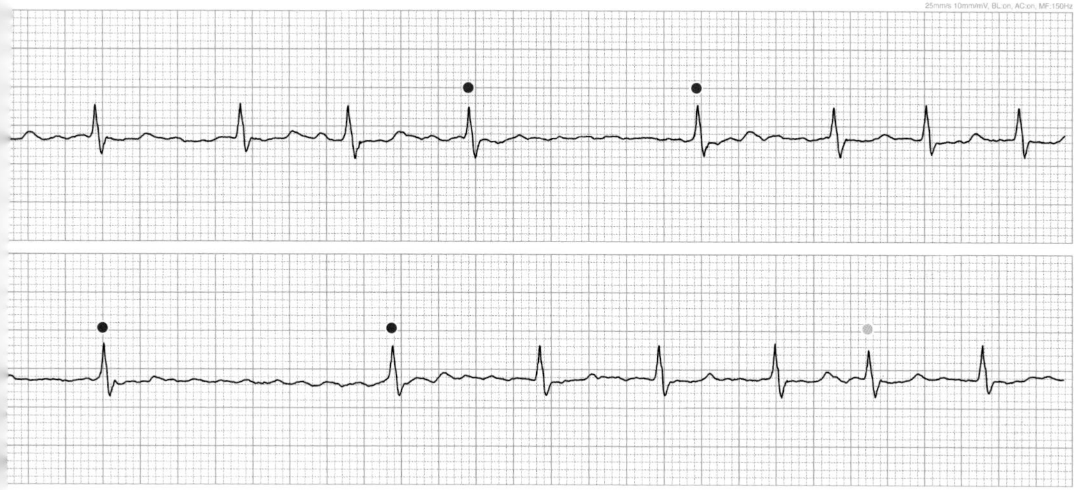

心电图图例 150

1 例心房颤动伴长 R-R 间期，请读者拿出分轨，自行测量蓝色圆圈标注的两次长 R-R 间期各为多少。注意下条绿色圆圈标注的 QRS 波，折算频率为 125 次 / 分，间接提示房室传导功能良好，长 R-R 间期考虑心房颤动的隐匿性传导和干扰现象所致。

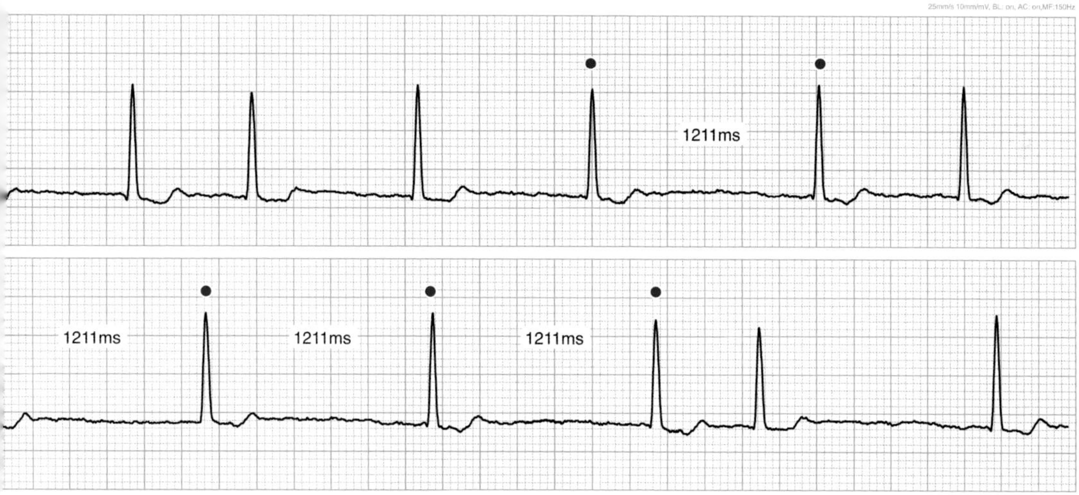

心电图图例 151

1 例心房颤动伴长 R-R 间期，请读者拿出分轨，自行测量蓝色圆圈标注的长 R-R 间期各为多少，它们是否具有相同的周期。与心电图图例 150 相比，本例的整体心室率偏慢，规整的长 R-R 间期连续出现≥ 3 次，为逸搏节律，要考虑心房颤动合并二度房室阻滞。

177. 房室结双径路

迄今为止，房室结的解剖、电学特征和功能等仍未能被完美整合。在右心房下部，窦性或房性冲动可以通过数个输入端把冲动传递给房室结。这些输入端由过渡细胞组成，细胞特性介于心房肌和结细胞之间，包围致密房室结，作为周围心房肌和致密房室结之间的解剖和电学连接[455]。

房室结不同的输入端电生理特性不

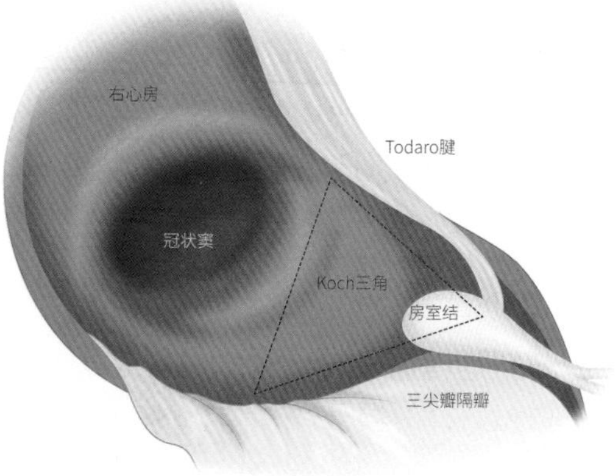

右心房
Todaro腱
冠状窦
Koch三角
房室结
三尖瓣隔瓣

Koch 三角

Koch 三角是位于右心房间隔底部的解剖区域，前边是三尖瓣隔瓣，底边是冠状窦口上唇，后边是 Todaro 纤维肌腱[455]。房室结致密部位于 Koch 三角顶部。该解剖区域是由德国病理学家和心脏病学家沃尔特·卡尔·科赫（Walter Karl Koch，1880—1962）发现的[458]。

房室结折返性心动过速的发生机制

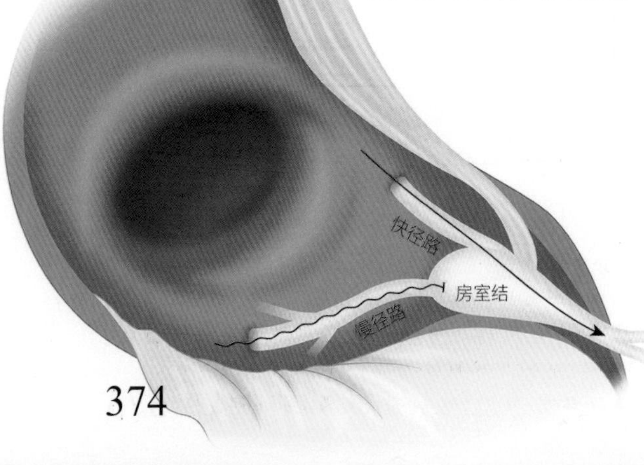

⊙窦性冲动优先通过快径路下传心室，慢径路下传冲动遭遇快径路产生的不应期而湮灭。
快径路
房室结
慢径路

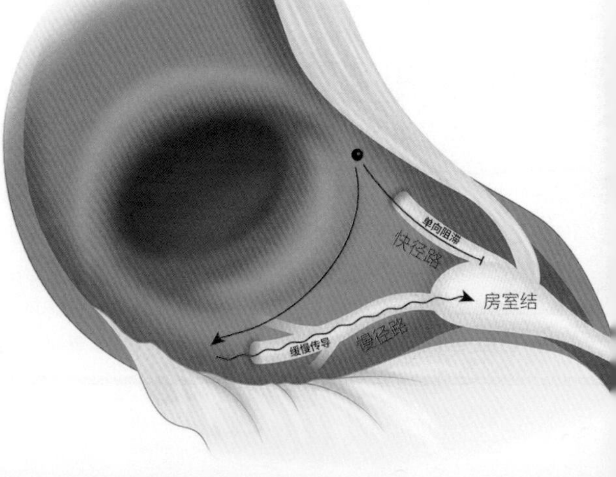

⊙快径路的有效不应期长，提前的房性期前收缩遭遇快径路有效不应期，产生单向阻滞；而慢径路的有效不应期短，房性期前收缩通过慢径路下传心室。
单向阻滞
快径路
房室结
缓慢传导
慢径路

同。通常，窦性冲动和房性冲动优先通过位于 Koch 三角顶部前上方的输入端，传导速度快，不应期长，心房至希氏束的传导时间不会超过 220ms，称为快径路[456]。

一些个体的房室结后下方也存在输入端，延伸到冠状窦口附近，传导速度慢，不应期短，称为慢径路[455]。

房室结的快径路和慢径路是阵发性房室结折返性心动过速发生的电生理基质。两条径路解剖上相距 15mm，使射频消融根治此类心律失常成为可能[457]。

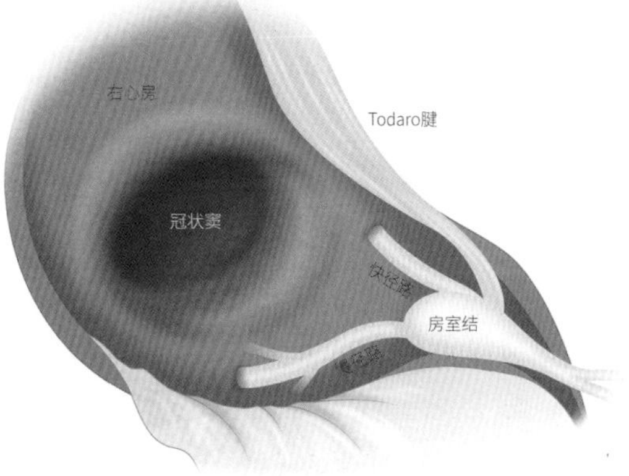

房室结双径路

快径路位于房室结前上方，慢径路位于房室结后下方，向冠状窦口延伸；此外，一些个体的慢径路还会向二尖瓣环延伸。人群中，房室结双径路的发生率为 10% ~ 35%[455]。两条径路、单向阻滞和缓慢传导是房室结折返性心动过速发生的条件。

⦿房性期前收缩通过慢径路的缓慢传导，下传心室；同时，慢径路中的缓慢传导为快径路从不应期中恢复提供了时间窗，慢径路传导的冲动抵达快径路末端时，可以进入快径路。

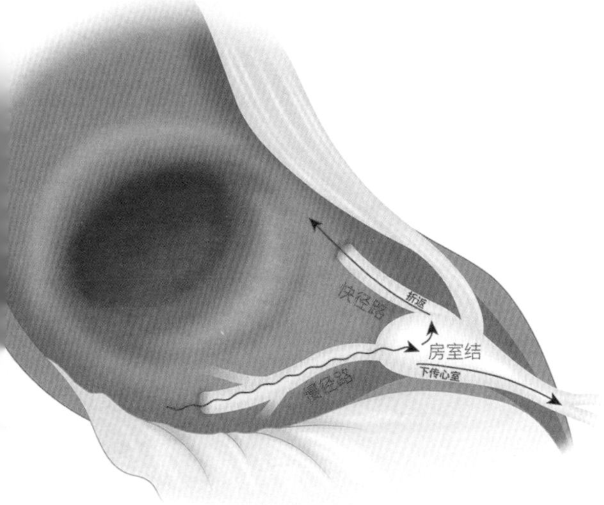

⦿房性期前收缩通过快径路逆传后，再次回到慢径路下传，再一次经由快径路逆传，周而复始，形成折返性心律失常，即房室结折返性心动过速。房室结折返性心动过速的折返环局限于房室交界区，心房和心室不是折返环的必要组成部分。

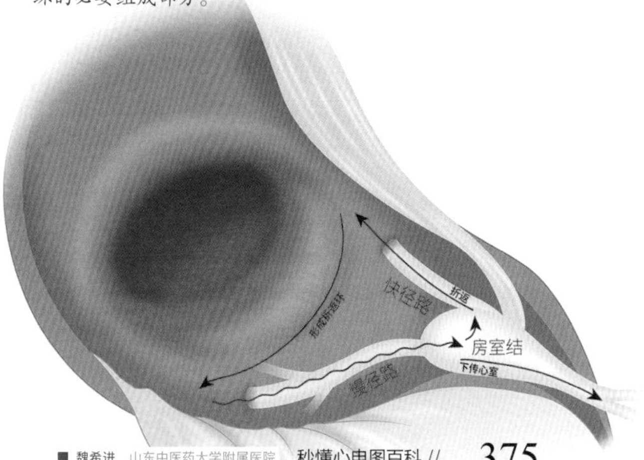

178. 房室结折返性心动过速

心动过速的发生起源于希氏束分叉部以上时，称为室上性心动过速，包括窦性心动过速、房性心动过速、心房扑动、心房颤动、房室结折返性心动过速和房室折返性心动过速等。注意心动过速的诊断条件是心率 > 100 次 / 分[459]。

最常见的房室结折返性心动过速是慢径路前传，快径路逆转，称为慢－快型，占 90%，心电图多为窄 QRS 波心动过速（心动过速的 QRS 时限 < 120ms），伴室内阻滞或差异性传导时呈宽 QRS 波心动过速，心动过速突发突止，心室率 140 ~ 280 次 / 分[460]。由于逆传经由快径路，传导速度快，逆行 P 波不显或在 Ⅱ、Ⅲ 和 aVF 导联形成假性 s 波，V_1 导联形成假性 r 波[460]。

5% ~ 10% 的房室结折返性心动过速前传通过快径路，逆传通过慢径路，称为快－慢型，逆行 P 波位于 QRS 波和 T 波之间[460]。

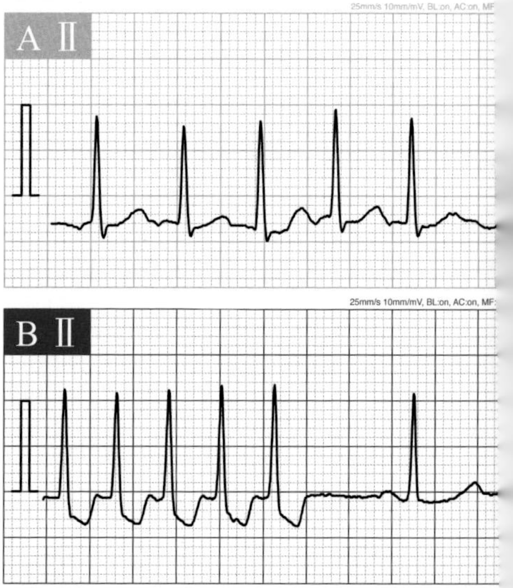

心动过速的发作模式

非阵发性心动过速发作时，心率逐渐增快直至稳定终止前，心率逐渐减慢直至终止，复温 - 降温现多提示心动过速的发生机制为异常自律性或触发动，例如自律性房性心动过速、一些交界性心动速和触发活动引起的室性心动过速。图 A 为一例界性心动过速发作初期 P-P 间期逐渐缩短，表现非折返性。

阵发性心动过速强调心动过速的发作呈突发突止，心率骤然增快且恒定，心动过速终止前，心率不变，多提示心动过速的发生为折返性，例如折返性房心动过速、房室结折返性心动过速和房室折返性动过速。图 B 为一例房室折返性心动过速终止前，心率恒定骤然恢复为窦性心律，表现为阵发性。

阵发性室上性心动过速多为折返性室上性心动过速初学者如果尚不熟悉电生理机制，可以笼统诊断室上性心动过速。

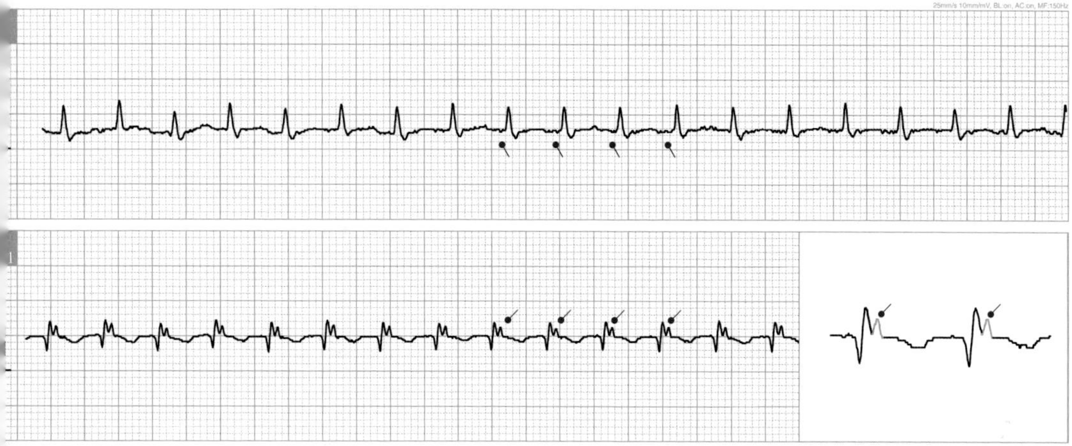

心电图图例 152

1 例慢 - 快型房室结折返性心动过速。窄 QRS 波心动过速，频率 176 次 / 分，Ⅱ导联 QRS 波终末部可见逆行 P 波，酷似假性 s 波，而 V_1 导联的逆行 P 波酷似 r 波。慢 - 快型房室结折返性心动过速发作时，前向心室激动和逆向心房激动同步发生，心房激动要么隐藏于 QRS 波中不显，要么紧随 QRS 波前后，如果逆行 P 波出现于 QRS 波之后，RP'/RR 间期＜ 0.5，通常 RP 间期为 40 ～ 75ms[456, 461, 462]。RP 间期从 QRS 波起始部测量至逆行 P 波起始部。

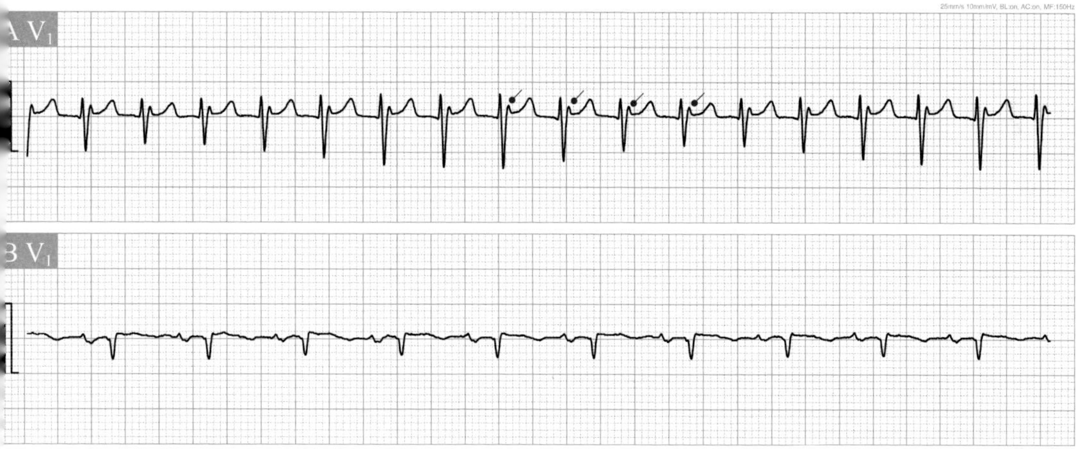

心电图图例 153

图 A：1 例慢 - 快型房室结折返性心动过速，心电图表现为窄 QRS 波心动过速，频率 166 次 / 分，注意 V_1 导联 QRS 波终末部有一个假性 r 波，为逆行 P 波。图 B：发作停止后，复查心电图，V_1 导联 QRS 波为 QS 形，并无终末 r 波。

顺向型房室折返性心动过速

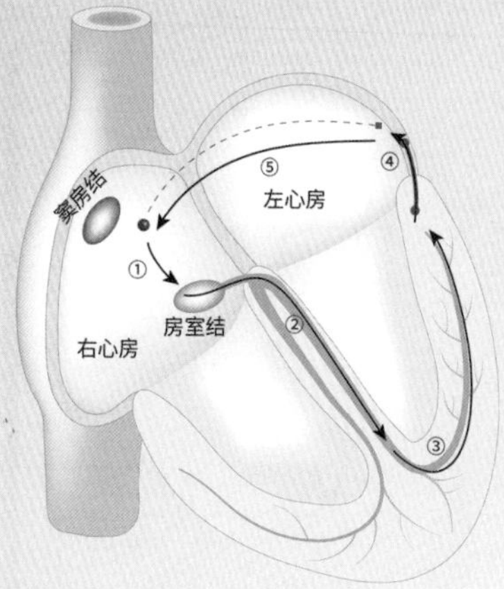

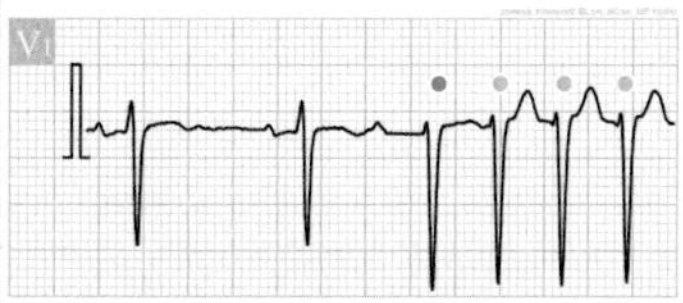

1 个提前的房性期前收缩受阻于房室旁道未能下传心室，但可以通过正道下传激动心室。正道的房室结有缓慢传导特性，缓慢传导为房室旁道从有效不应期中恢复提供了时间窗，心室激动期间，房室旁道已经度过有效不应期，心室激动经过房室旁道进入心房，心房激动后，再次经过正道下传，旁道逆传，周而复始，形成顺向型房室折返性心动过速。图中标注的①为心房激动，②为冲动在房室结－希浦系统传导，③为心室激动，④为冲动在房室旁道传导，⑤为心房再次激动。由于心室激动经由正常的室内传导系统完成，QRS 波正常（窄 QRS 波心动过速）或 QRS 增宽（伴差异性传导形成宽 QRS 波心动过速）。

逆向型房室折返性心动过速

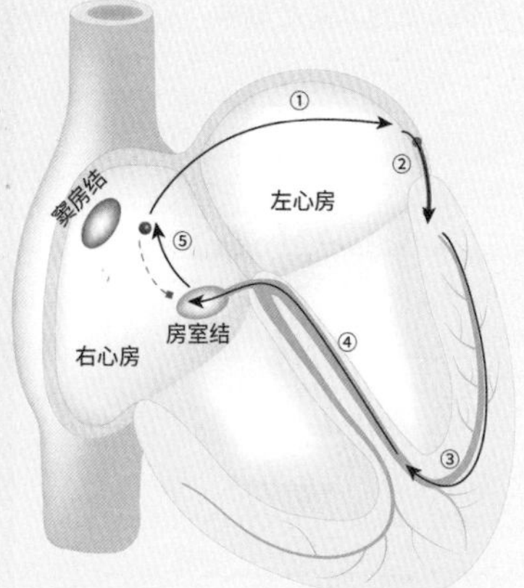

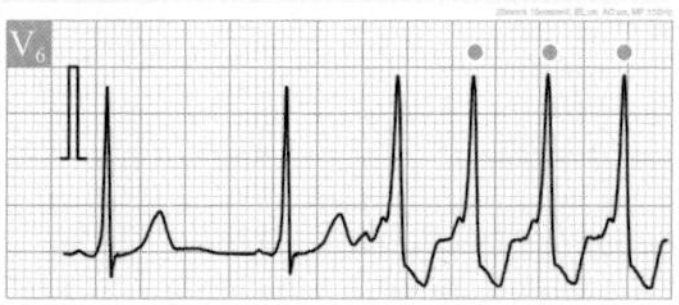

1 个提前的房性期前收缩受阻于正道未能下传心室，但可以通过房室旁道下传激动心室。心室激动期间，正道已经度过有效不应期，心室激动经过正道进入心房，心房激动后，再次经过旁道下传，正道逆传，周而复始，形成逆向型房室折返性心动过速。图中标注的①为心房激动，②为冲动在房室旁道中传导，③为心室激动，④为冲动在房室结－希浦系统中逆行传导，⑤为心房再次激动。由于心室激动经由房室旁道完成，QRS 波宽（完全性心室预激），最终形成宽 QRS 波心动过速。

比较房室结折返和房室折返性心动过速

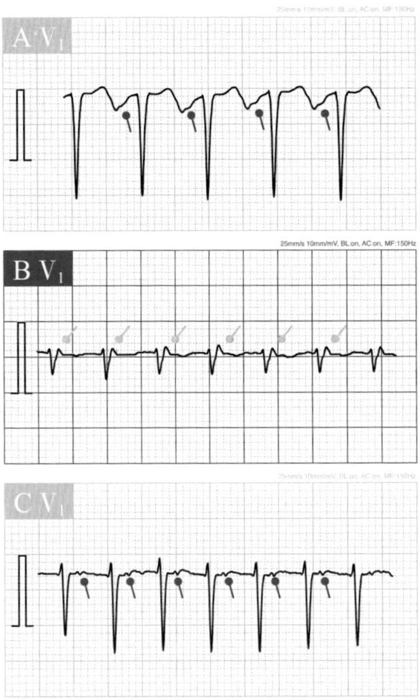

图 A 是 1 例折返性房性心动过速，逆行 P 波（蓝色箭头所示）位于 QRS 之前，由于是心房内偏心性激动，异位的房性 P 波宽大。图 B 是 1 例房室结折返性心动过速，由于心房和心室同步激动，逆行 P 波（淡橙色圆圈所示）位于 QRS 波终末部，RP 间期 50ms。房室结快径路逆传，激动开始于低位房间隔部位，左右心房同时激动，逆行 P 波窄。图 C 是 1 例房室折返性心动过速，房室折返时，心房逆行激动只能跟随于 QRS 波之后，逆行 P 波距离 QRS 波较远，RP 间期 100ms，通常 RP 间期＜ 90ms 时，多支持诊断房室结折返性心动过速[464]。

179. 房室大折返

两条传导通路、单向阻滞和缓慢传导是很多折返性心动过速的发生条件。对于房室旁道患者，旁道和正道也组成了两条传导通路，只要两者的不应期差异窗口，适合冲动往返，即可形成折返性心动过速。房室旁道与正道引起的折返性心动过速，折返环包括心房和心室，包括两种类型。

第一种是前向传导通过正道激动心室，产生窄 QRS 波心动过速（QRS 波形态正常），心室激动逆行经房室旁道激动心房，心房激动再次经正道下传，周而复始，称为顺向型房室折返性心动过速，占房室折返性心动过速的 90% ～ 95%[463]。

第二种是前向传导通过旁道激动心室，产生宽 QRS 波心动过速（完全性心室预激），心室激动逆行经过正道激动心房，心房激动再次经过旁道下传，周而复始，称为逆向型房室折返性心动过速，占房室折返性心动过速的 5% ～ 10%[463]。

180. 房室折返性心动过速

顺向型房室折返性心动过速的心电图诊断要点有：①心动过速突发突止，频率 150 ~ 250 次 / 分，> 220 次 / 分罕见；②通常可见逆行 P 波，位于 QRS 波群之后，RP 间期多数恒定，但也可以变化（房室旁道不应期时间波动），RP 间期 < 1/2 R–R 间期；③窄 QRS 波心动过速，如果伴固有束支阻滞或差异性传导，也可以表现为宽 QRS 波心动过速，后者 QRS 波形态表现为典型束支阻滞图形；④常见 QRS 波电交替，即 QRS 波振幅逐搏变化；⑤常伴 ST–T 改变 [459, 464, 465]。

逆向型房室折返性心动过速为宽 QRS 波心动过速（完全性心室预激图形），频率 150 ~ 250 次 / 分，逆行 P 波识别困难，通常隐藏于 ST–T 波形中 [459, 463]。询问患者病史，既往曾诊断为心室预激或心动过速终止后心电图有心室预激图形，支持诊断。

值得注意的是，有些患者既可以发作顺向型房室折返性心动过速，也可以发作逆向型房室折返性心动过速。

心电图图例 154

女，15 岁，因阵发性心悸 3 年入院。入院后捕捉到心动过速发作。首先，观察 QRS 波宽窄，本例 QRS 时限 60ms，为窄 QRS 波心动过速。其次，测量和评估心室率，R-R 间期 150ms，频率 240 次 / 分。对于初学者，能够正确识别室上性心动过速即可满足临床诊断，心电图诊断为：阵发性室上性心动过速。

如果要进行电生理诊断，则需要进一步分析心动过速的性质。仔细观察 Ⅱ 导联逆行 P 波完全位于 QRS 波群之后，V_1 导联逆行 P 波振幅低矮，不易识别，但有经验的医生可以通过同步测量，定位逆行 P 波的位置，V_1 导联 RP 间期 95 ~ 100ms，支持判读为房室折返性心动过速。此外，其他支持判读房室折返性心动过速的依据有 Ⅱ 导联 QRS 波振幅逐搏交替，为 QRS 电交替；Ⅱ 导联 ST 段压低明显，系逆行 P 波与 ST-T 重叠后的影响。当然，室上性心动过速基于心电图的电生理机制诊断，目前常用心电图指标都达不到 100% 的准确度，只能是指标符合越多，支持某种机制的可能性越大，确诊仍然依赖于心脏电生理检查。本例如果考虑电生理机制诊断，心电图诊断为：阵发性室上性心动过速，房室折返性心动过速可能性大。

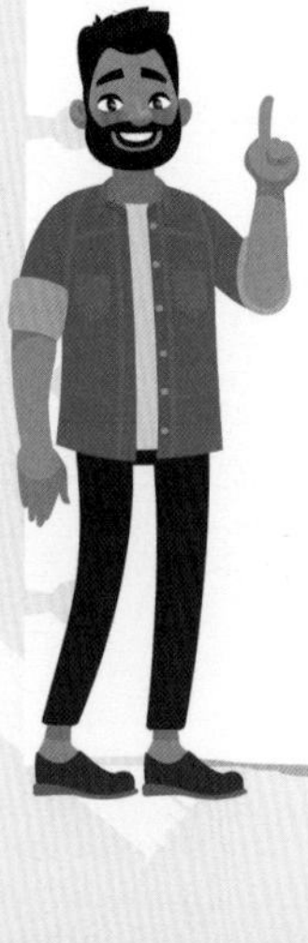

临床诊断

“很多宽 QRS 波心动过速无法识别房室关系或难以根据 QRS 波形态鉴别差异性传导、旁道和室性心动过速等，此类心动过速可以通过观察治疗中的节律变化、比较恢复为窦性心律时的心电图以及临床病史进行临床鉴别，例如心电图图例 155 的患者基础心电图为 B 型预激，宽 QRS 波心动过速首先考虑逆向型房室折返性心动过速。”

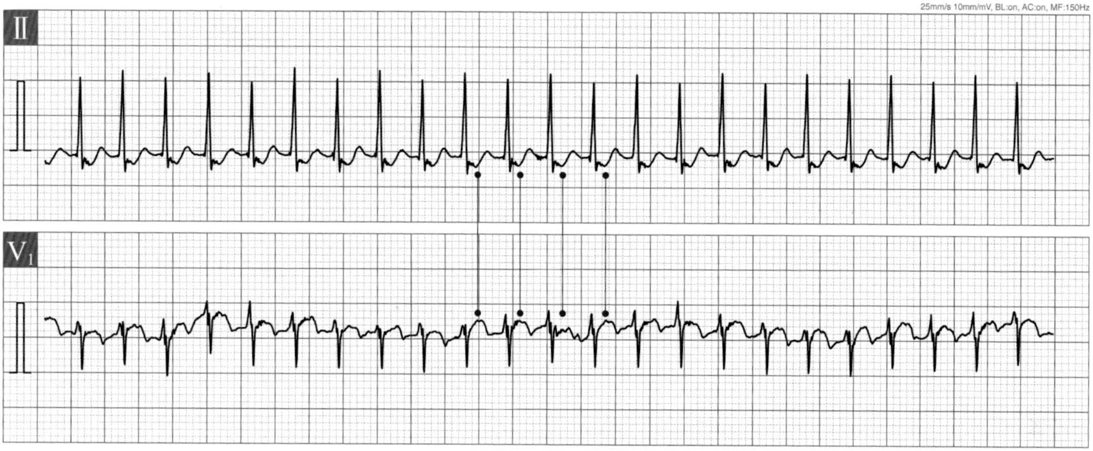

1 例逆向型房室折返性心动过速，宽 QRS 波心动过速，QRS 时限 160ms，形态为 B 型预激，频率 200 次 / 分，节律规整，逆行 P 波隐藏于 ST-T 中难以识别。

心电图图例 155

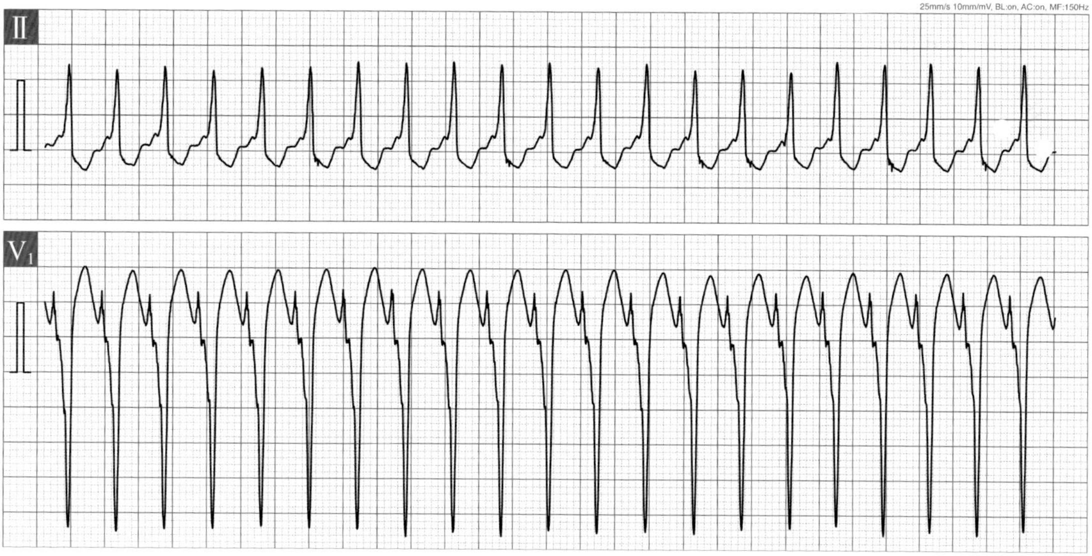

房室分离

宽QRS波心动过速，注意橙色圆圈标注的是两个窦性P波，P波和QRS波无关，心室率快于心房率，典型的房室分离。请读者自行标注出其他窦性P波。室性心动过速时，心房由窦性节律或其他房性节律控制，心室由室性节律控制，心房和心室无传导关系，窦性或房性P波随机重叠于QRS波、ST-T上，造成QRS波切迹、ST-T变形等。

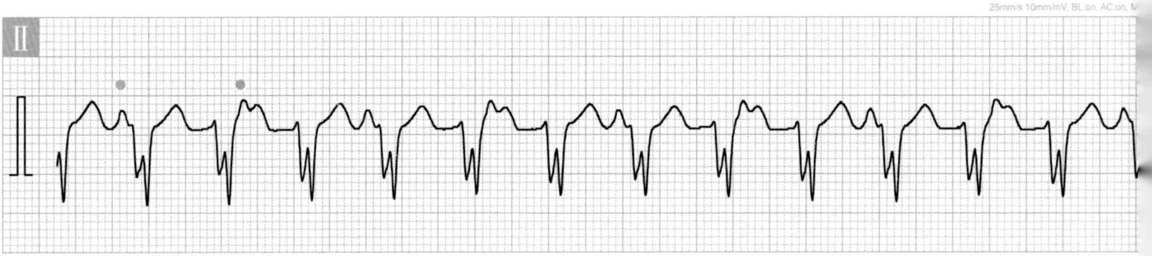

心室夺获和心室融合波

下图与上图取自同一位患者室性心动过速发作时。室性心搏的QRS波形态为rS波，S波谷底存在巨大切迹。在规律的室性节律中，橙色圆圈和蓝色圆圈标注的QRS波形态和室性心搏不同。橙色圆圈标注的QRS波呈rS形态，S波光滑无切迹，QRS时限正常，提示室上性心搏，其前室性心搏的T波振幅增高，提示重叠有1个窦性P波，橙色圆圈标注的QRS波为心室夺获波。测量R-R间期，你会发现$R_{室}$-$R_{室}$间期＞$R_{室}$-$R_{夺}$间期，只有比室性心动周期更快，才会发生心室夺获。

仔细观察，蓝色圆圈标注的QRS波形态形似基础室性心搏，但并不完全相同，振幅较低，切迹较轻，其前有1个明显的窦性P波，为室性融合波。室性融合波是窦性冲动和室性冲动各自激动心室一部分形成的，QRS波形态介于室性心搏和窦性心搏之间，形态多变（需要延长心电图采集时间，对比多个融合波形态）。室性心动过速时，发生室性融合波的条件是$R_{室}$-$R_{室}$间期=$R_{室}$-$R_{融}$间期，请思考为什么？

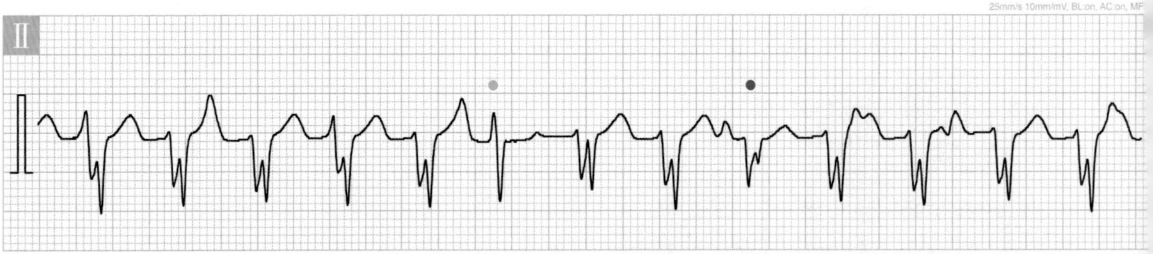

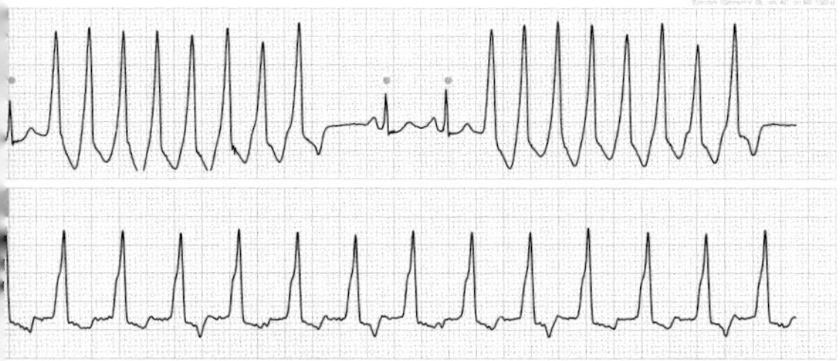

心电图图例 156

图 A：1 例非持续性室性心动过速，也称为短阵室性心动过速、短串室性心动过速，发作时间＜30s。橙色圆圈标注的是窦性心搏，其余 QRS 波宽大畸形，时限 100ms，频率 250 次 / 分，T 波方向与 QRS 主波方向相反，为室性心动过速。

图 B：1 例持续性室性心动过速，QRS 波宽大畸形，频率 142 次 / 分，T 波方向与 QRS 主波方向相反。对于初学者，遇到宽 QRS 波心动过速时，判读室性心动过速或室上性心动过速伴差异性传导有困难，可以笼统诊断为“宽 QRS 波心动过速，室性心动过速可能性大”，这是从概率原则进行的心电图诊断。

无人区电轴

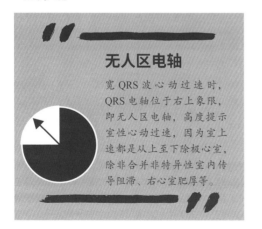

宽 QRS 波心动过速时，QRS 电轴位于右上象限，即无人区电轴，高度提示室性心动过速，因为室上速都是从上至下除极心室，除非合并非特异性室内传导阻滞、右心室肥厚等。

181. 室性心动过速

室性心搏连续出现≥3 次，频率＞100 次 / 分即为室性心动过速[466]。室性心动过速持续时间＜30s，称为非持续性室性心动过速；而持续时间≥30s 或持续时间＜30s 伴血流动力学不稳定，称为持续性室性心动过速[466]。

室性心动过速起源于靠近希氏束部位的心室肌，可以表现为窄 QRS 波心动过速；而多数室性心动过速起源于希氏束分叉部以下的浦肯野纤维或心室肌，产生宽 QRS 波心动过速。室性心动过速占宽 QRS 波心动过速的 80%[467]。

宽 QRS 波心动过速时，发现房室分离、心室夺获和心室融合波等心电图征象，只要出现一个或多个，多提示为室性心动过速。遗憾的是，这三个具有确诊室性心动过速的心电图指标，发生率都不高，例如只有 50% 的室性心动过速能够发现房室分离，20% 能发现心室夺获[468, 469]。

182. 形形色色的室性心动过速

室性心动过速的 QRS 波形态稳定，逐搏相同或轻微变化（除振幅、QRS 波切迹变化外，QRS 波主体形态和极性不会改变）称为单形性室性心动过速，常见于特发性室性心动过速和一些器质性折返性心动过速，室性冲动在心室内的激动序列相同。

室性心动过速的 QRS 波逐搏交替为双向性室性心动过速，常见于洋地黄中毒、儿茶酚胺敏感性室性心动过速和中草药中毒。

室性心动过速的 QRS 波连续改变或多个形态，相同形态的 QRS 波不会连续出现超过 5 个，QRS 波之间无等电位线时，为多形性室性心动过速，常导致患者血流动力学不稳，需要紧急转复[470]。多形性室性心动过速提示室性心搏多个来源和心室激动序列不断变化。多形性室性心动过速发作于无 QT 间期延长的情况下。

尖端扭转型室性心动过速是一种特殊类型的多形性室性心动过速，发生于 QT 间期延长背景下，QRS 主波极性围绕等电位线扭转。

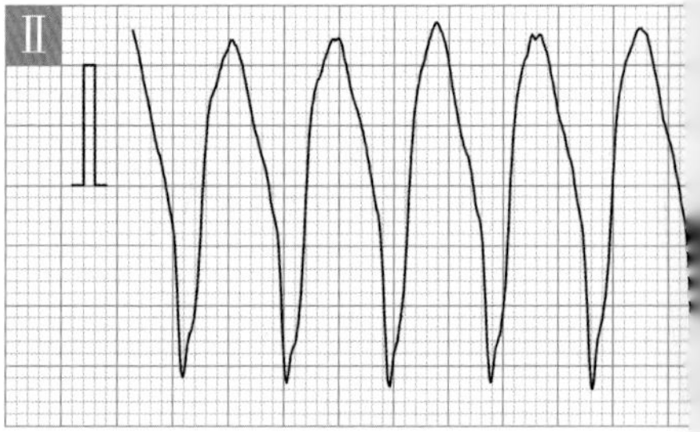

男性，56 岁，临床诊断为乌头碱中毒。心电图示宽 QRS 波心动过速，心室率 125 次 / 分，Q 波呈两种形态交替出现；R-R 间期基本规则，Q 波时限均为 160ms，R 波达峰时间分别为 60ms 110ms(≥ 50ms)，表明心室起源。结合 QRS 波轴逐条交替变化，符合双向性室性心动过速。

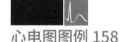

心电图图例 158

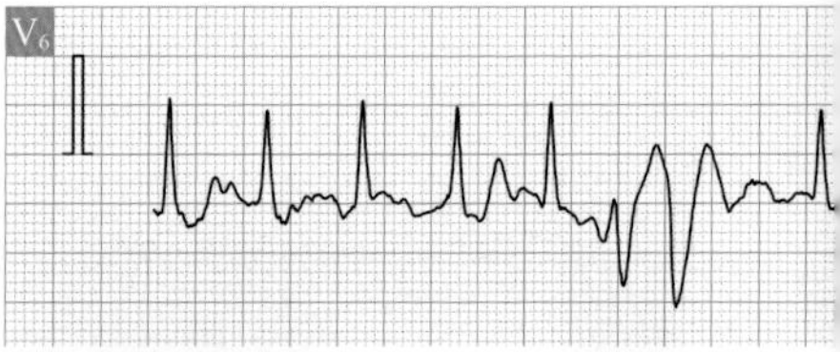

心电图图例 159

男性，39 岁，运动试验时突发晕厥，造影显示前降支近段重度狭窄。心电图前 5 个 QRS 波为窦性心动过速，其后为 R-on-T 型室性期前收缩，第 1 次成对出现，第 2 次诱发室性心动过速，频率约 300 次 / 分，QRS 波形态多变，符合多形性室速特点，其与尖端扭转型室速的区别在于是否合并 QT 间期延长。

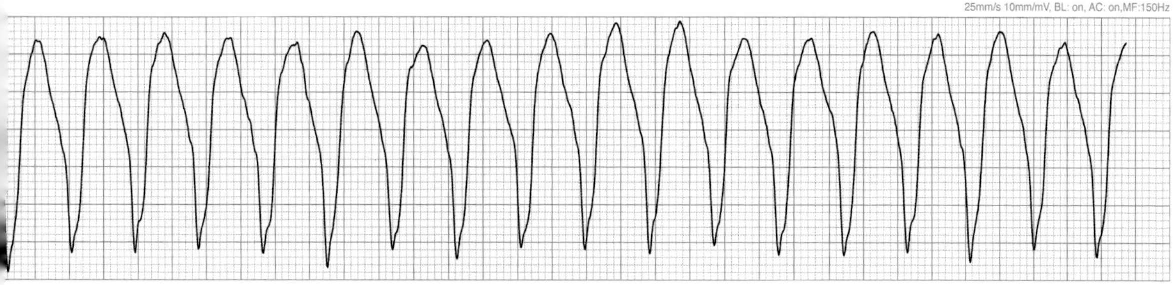

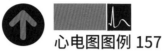

心电图图例 157

男性，76 岁，临床诊断为冠心病，陈旧性前壁心肌梗死。QRS 波形态和极性一致，为单形性室性心动过速。

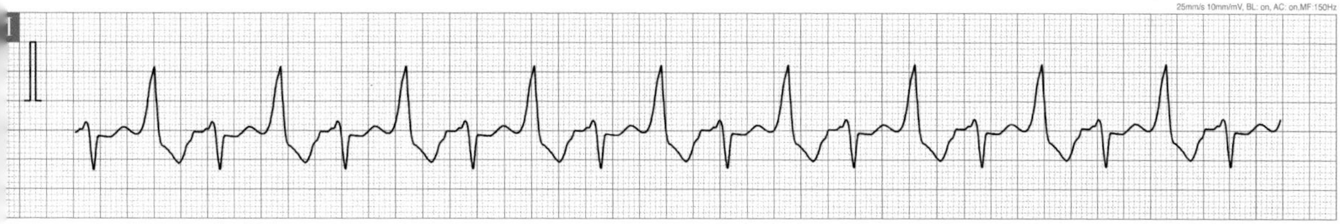

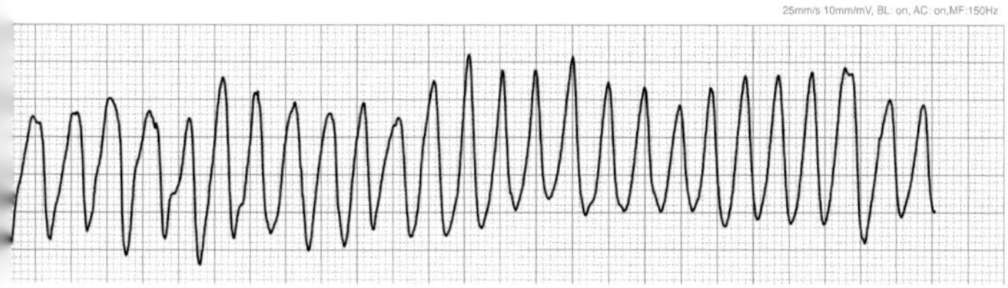

QT 间期延长背景下发生的多形性室性心动过速才能诊断为尖端扭转型室性心动过速。

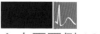

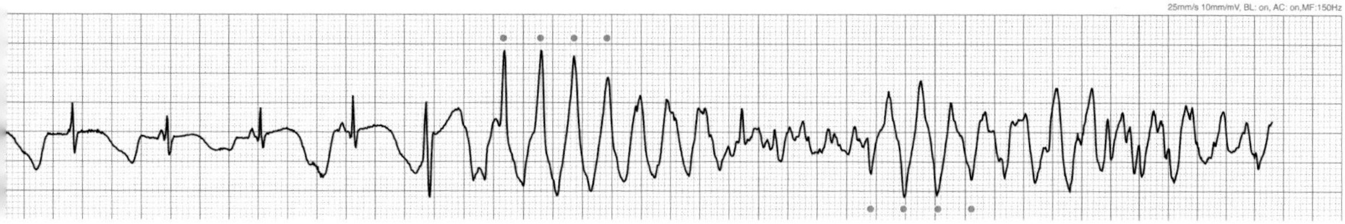

男性，3 岁，临床诊断为 Jervel-Lange-Nielsen 综合征，该疾病主要表现为先天耳聋伴 QTc 间期延长。记录心电图前半段可见 3 次窦性 P 波规则出现，频率 98 次 / 分，P 波与 QRS 波无关，R_1 ~ R_5 为加速的交界性自主心律；其后 T 波深倒置伴切迹，QT 间期 500ms。R_6 宽大畸形并且提前出现，落在前一个 T 波的降支，其后诱发心动过速，心动过速的 QRS 波形态多变，尖端围绕着基线扭转，符合尖端扭转型室性心动过速心电图特点。

心电图图例 160

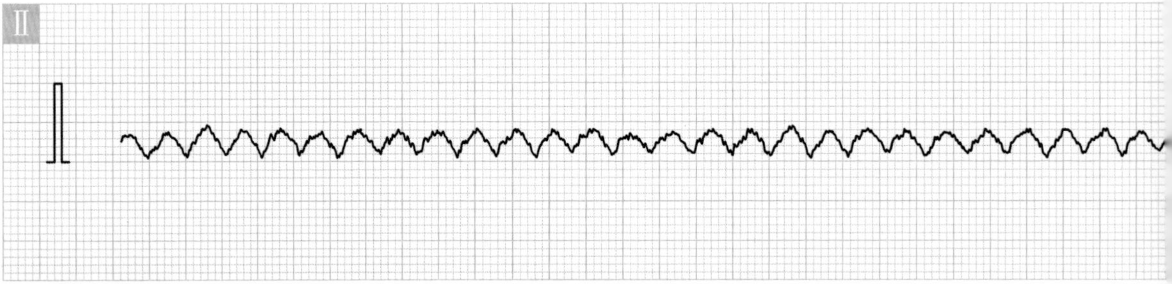

心电图图例 161

女性，33 岁，临床诊断为暴发性心肌炎。心电图显示，P-QRS-T 波群消失，代之以快速规律正弦样波形，频率 280 次 / 分，无法分辨 QRS 波和 T 波，符合心室扑动特点。

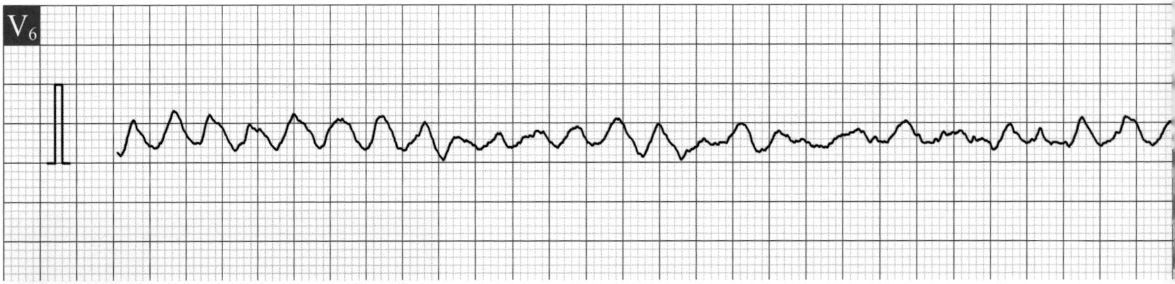

心电图图例 162

男性，60 岁，临床诊断为主动脉关闭不全和左心衰。心电图显示，P-QRS-T 波群消失，代之以大小、方向、间期不等的颤动波，频率 230 ～ 300 次 / 分，符合心室颤动特点。

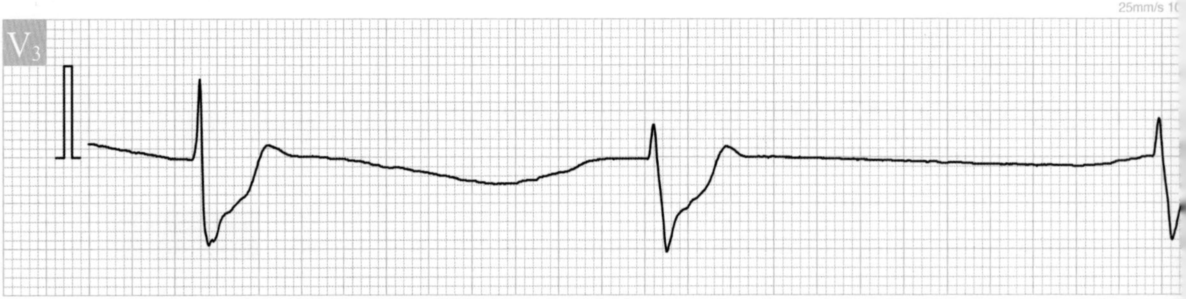

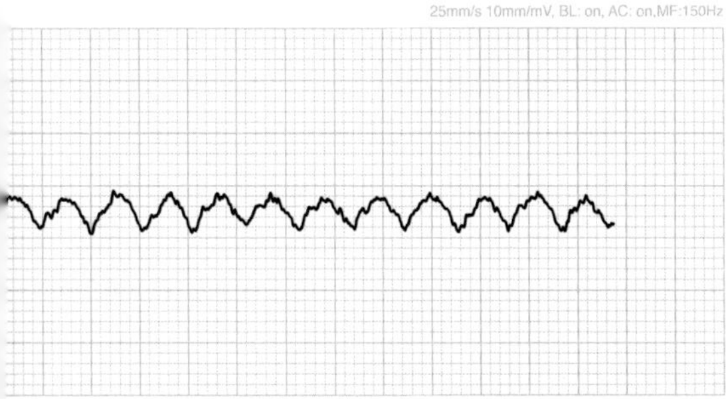

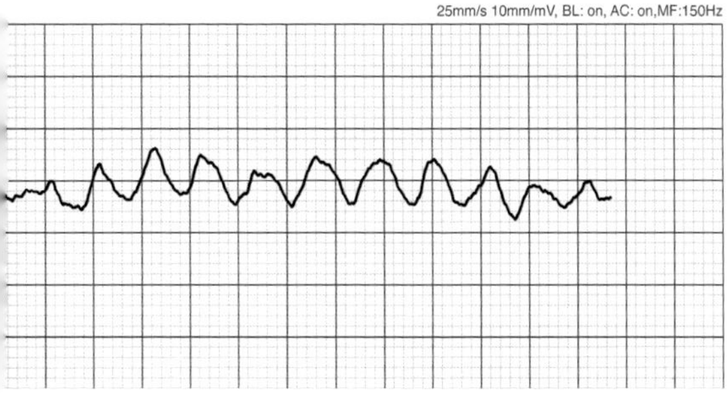

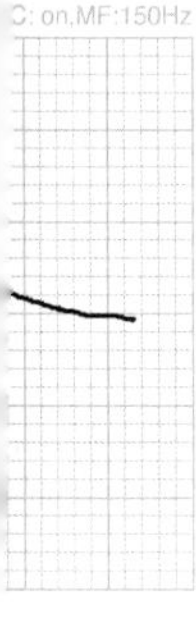

心电图图例 163

男性，56 岁，临床诊断为急性下壁心肌梗死。突发意识丧失，血压测不到，心脏听诊心音消失，心电图监护示电 - 机械分离。心肺复苏无效死亡。

183. 心搏骤停

一些室性心律失常发生时，患者的心脏已经丧失有效泵血，意识丧失，必须立即转复心律和启动心肺复苏程序。

心室扑动是一种快速性室性心动过速，频率 250 ~ 350 次 / 分，QRS–T 波融合呈正弦波，无法区分 QRS 波和 T 波，急救措施是立即进行电转复 [471]。

心室颤动发作时，心室电活动杂乱无章，心室肌收缩不协调（随意抽搐），心电图等电位线消失，代之以大小、形态和振幅不断变化的纤颤波，频率 150 ~ 500 次 / 分，无法区分 P–QRS–T 波，急救措施是立即进行电转复 [472]。患者 24 小时内反复发作心室颤动≥ 3 次称为心室颤动风暴 [472]。

电 – 机械分离又称为无脉性电活动，心电图仅有心电波，QRS–T 波形态正常或宽大畸形，心室无机械活动，占心搏骤停的 55%，急救措施是心肺复苏，抢救成功率不足 20%[473, 474]。

184. 病态窦房结综合征

病态窦房结综合征是窦房结起搏功能、传导功能异常或两者兼而有之所致的窦性节律的衰退，出现一系列相关心律失常和临床症状。病态窦房结综合征占起搏器置入患者的 50%[475, 476]。

病态窦房结综合征的心电图表现主要有三类。

第一类是以缓慢心律失常为主，包括严重的窦性心动过缓（窦性心率 < 50 次 / 分）、窦房传导阻滞、窦性停搏等[263]。窦性心律过于缓慢时，将出现各类逸搏心律，若交界性逸搏心律的频率过于缓慢或消失，提示次级起搏点病变，包括双结病变（窦房结和房室结）和全传导束病变。

第二类是心房层面的缓慢心律，有利于快速性房性心律失常的发生，例如阵发性房性心动过速、阵发性心房扑动和阵发性心房颤动，它们和缓慢的窦性心律失常交替反复发生，形成慢 – 快综合征。

第三类是窦房结对次级起搏点的抑制能力减弱，出现游走性节律和等频心律等特殊心律失常。

心电图图例 164

整体心率 __________（填偏快、偏慢或正常）。测量窦性心搏 P_1-P_2 间期为 ________ms，P_2-P_3 间期为 ____________ms，长 P-P 间期的原因考虑 ________________________。橙色圆圈所示心搏为 ________________________。

心电图诊断（你的诊断不应少于以下编号）：①________________；②________________；③________________。

心电图图例 165

1 例慢 - 快综合征。上条心电图蓝色线段所示节律为 __________，理由是 ____;

蓝色圆圈所示恢复为 ________________，

橙色圆圈所示为 ________________________，

下条心电图两者组合形成 ________________。

观察窦性 P 波形态为 ________（填正相、负相或正负双相），考虑为 ____________________。

病态窦房结综合征患者会出现一种特殊的心律失常，逸搏 - 夺获二联律，左图中橙色圆圈标注的是交界性逸搏，蓝色圆圈标注的是窦性心搏。窦房结起搏功能衰竭，造成严重的窦性心动过缓，以致于出现交界性逸搏；交界性逸搏下传并激动心室，产生一次心室搏动；相应的，窦房结动脉搏动可以刺激周围的起搏细胞产生冲动，由此形成逸搏 - 夺获二联律。

逸搏 - 夺获二联律

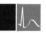

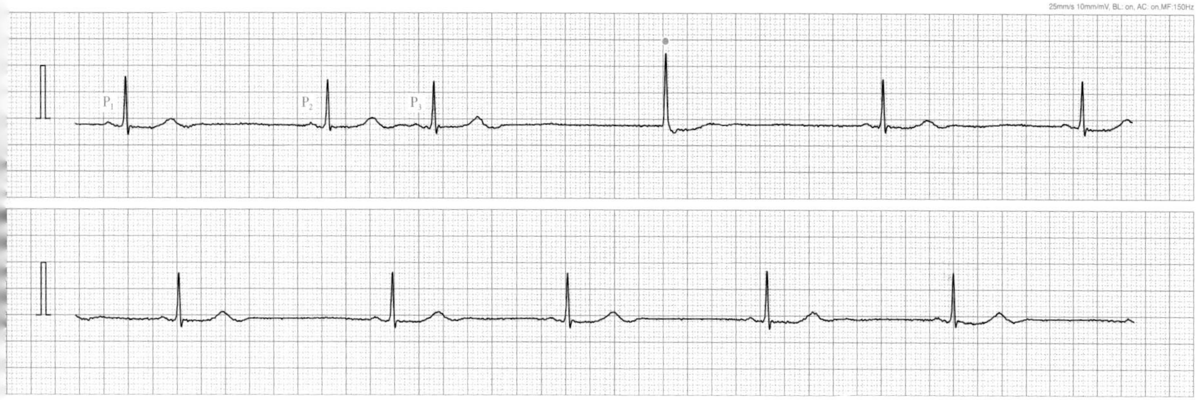
25mm/s 10mm/mV, BL: on, AC: on,MF:150Hz
P1
P2
P3

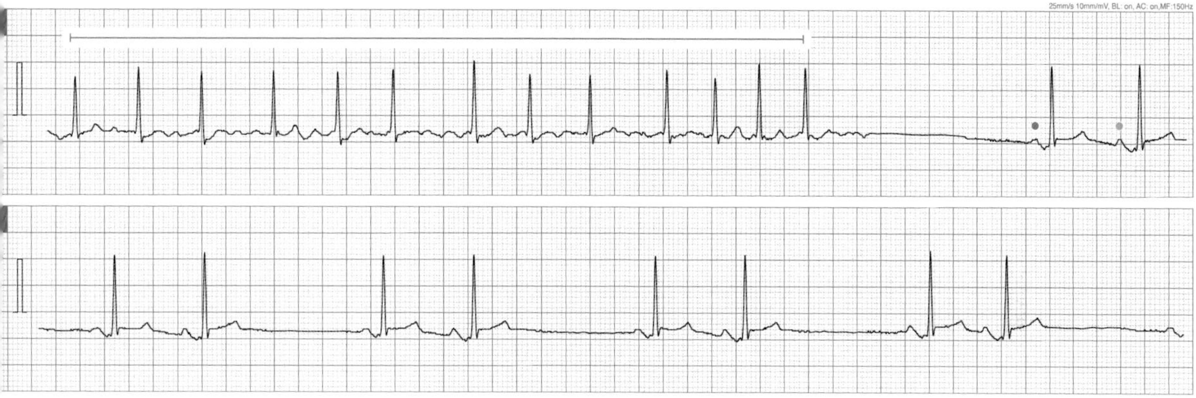
25mm/s 10mm/mV, BL: on, AC: on,MF:150Hz

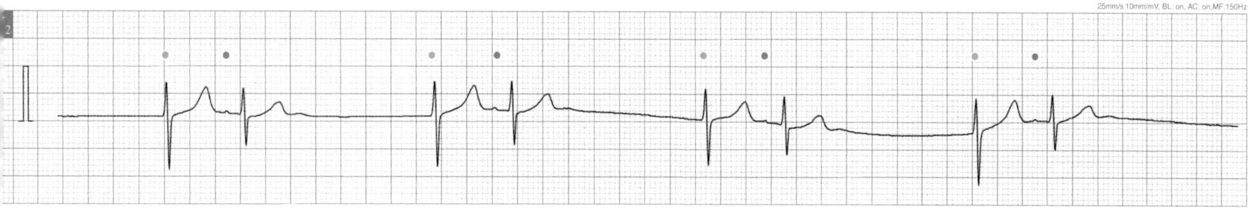
25mm/s 10mm/mV, BL: on, AC: on,MF:150Hz

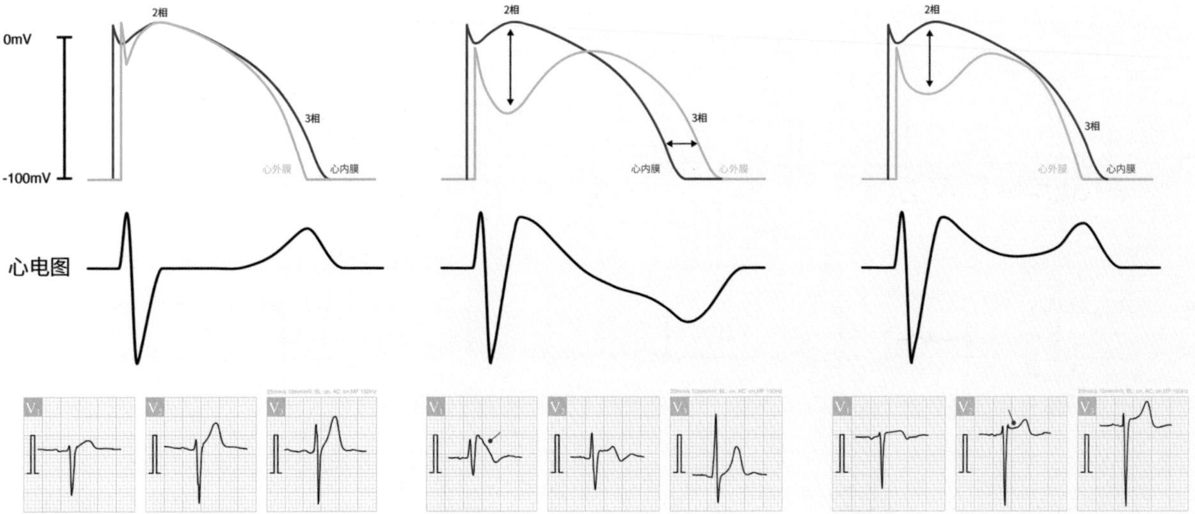

正常右胸导联

生理条件下，心内膜和心外膜的动作电位是不同的，动作电位存在生理性的电势差，只是这种微弱的电势差，通常不会引起心电图的 J 点或 ST 段发生抬高，或仅发生轻微抬高，ST 段和 T 波形态不会发生病理性改变。图示正常右胸导联 QRS 波呈 rS 形，J 点轻度抬高，抬高幅度在生理性抬高范围内，T 波形态正常。

1 相切迹由 I_{to} 通道介导，离子流密度右心室大于左心室，故 Brugada 图形见于右胸导联[481, 482]。

Ⅰ型 Brugada

病理条件下，心外膜 1 相切迹显著，膜电位下降过度，导致 2 相 Ca 通道开放受限（平台期缩短）或完全不能开放（平台期消失），在动作电位 2 相时，心内膜和心外膜的复极电势差异过大，导致 J 点和 ST 段呈穹隆形抬高（图示 V_1 导联），心外膜动作电位时程延长超过心内膜，T 波倒置[481]。

Ⅰ型 Brugada 图形的心电图诊断标准是：≥ 1 个右胸导联（V_1 ~ V_3）的 ST 段抬高 ≥ 2mm，抬高的 ST 段呈穹隆形或斜直形，T 波倒置且对称性增加[480]。典型的Ⅰ型 Brugada 图形可以出现于 V_1 导联或 V_2 导联，如果记录图形不典型，可以高 1 ~ 2 个肋间采集右胸导联心电图。

Ⅱ型 Brugada

病理条件下，心外膜 1 相切迹显著，膜电位下降过度，导致 2 相 Ca 通道开放受限（平台期缩短）或完全不能开放（平台期消失），在动作电位 2 相时，心内膜和心外膜的复极电势差异过大，导致 J 点和 ST 段呈穹隆形抬高（图示 V_2 导联），心外膜动作电位时程短于心内膜，T 波仍保持直立[481]。

Ⅱ型 Brugada 图形的心电图诊断标准是：≥ 1 个右胸导联（V_1 ~ V_3）的 ST 段抬高 ≥ 0.5mm，通常 V_2 导联的 ST 段抬高 ≥ 2mm，抬高的 ST 段呈马鞍形，T 波直立[480]。

185.Brugada 综合征

1992 年，西班牙心脏病学家布鲁格达（Brugada）等人在美国心脏病学院的刊物《美国心脏病学院杂志》（JACC）上报道了一组右胸导联（V_1 ~ V_3）呈右束支阻滞图形伴 ST 段抬高的猝死病例，现在称为 Brugada 综合征[477]。

Brugada 综合征是一种遗传性离子通道病，为常染色体显性遗传模式，目前已报道 Na 通道、K 通道、Ca 通道的功能异常与其发病有关[478]。15% ~ 30% 的病例归因于 Na 通道的 *SCNA5* 基因突变[479]。

Brugada 心电图分为Ⅰ型和Ⅱ型，只有Ⅰ型才具有诊断价值；Ⅱ型图形没有诊断价值，需要进行药物激发试验，注射 Na 通道阻滞剂后转变为Ⅰ型图形才具有诊断价值[480]。Ⅰ型 Brugada 心电图伴猝死经历、多形性室性心动过速 / 心室颤动、晕厥、家族有年龄 < 45 岁的非冠脉猝死成员等时，称为 Brugada 综合征[480]。

Brugada 心电图表型

遗传性 Brugada 综合征是一种先天性离子通道病，确诊需要结合心电图、恶性心律失常发作史、猝死家族史和基因诊断。Ⅰ型 Brugada 综合征患者，年心律失常事件的发生率为 1.2%[483]。然而，在临床上，一些影响右心室，特别是右心室流出道的疾病或病理生理条件，可以产生Ⅰ型和Ⅱ型 Brugada 心电图，称为 Brugada 心电图表型，例如急性右心室缺血、急性右心室梗死、右心室流出道机械压迫（肿瘤浸润、降主动脉瘤）、致心律失常右室心肌病、急性肺栓塞、急性心包炎、高钾血症、高钙血症等，一些疾病或诱因经治疗后消失，Brugada 心电图表型亦消失，患者并无长期致心律失常风险[484]。因此，诊断遗传性 Brugada 综合征需排除其他继发性 Brugada 心电图表型。

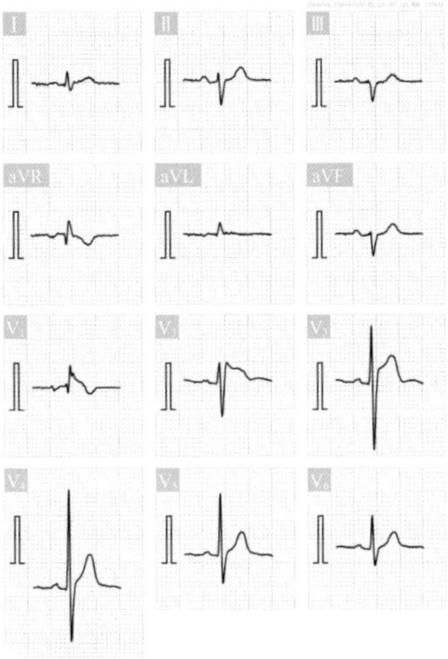

心电图图例 166

男性，66 岁，临床诊断为食管癌。V_1 和 V_2 导联出现Ⅰ型 Brugada 图形，临床无晕厥发作，无家族性猝死史。心电图诊断：①窦性心律；②Ⅰ型 Brugada 心电图表型，请结合临床。

186. 先天性长 QT 综合征

先天性长 QT 综合征是一种遗传性离子通道病，各种负责心室复极的离子通道，例如 Na 通道、K 通道、Ca 通道、通道调节蛋白等基因突变，心室复极时间延长，动作电位时程延长，心电图 QT 间期延长，患者有发生晕厥、恶性室性心律失常（尖端扭转型室性心动过速和心室颤动）以及猝死风险。

在人群中，先天性长 QT 综合征的发病率为 1∶10000 ~ 1∶2500，30% 的患

在临床上，LQT-2 容易误诊为低钾血症，LQT-3 容易误诊为低钙血症，排除电解质异常、抗心律失常药物影响等继发性长 QT 综合征时，要警惕先天性长 QT 综合征。

离子通道：I_{kr}。

致病基因：*KCNH2*。

心电图特点：T 波切迹或双峰 T 波。

发生率：25% ~ 40%。

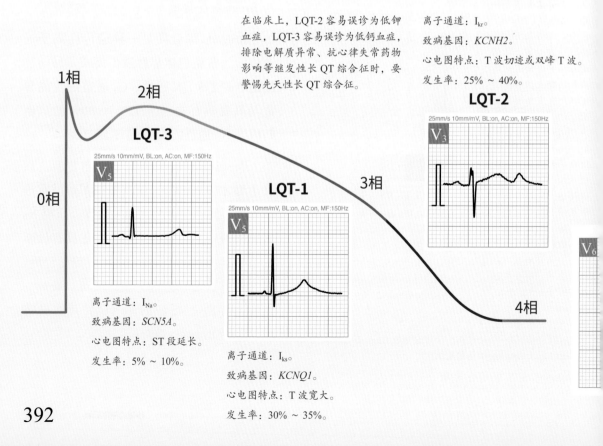

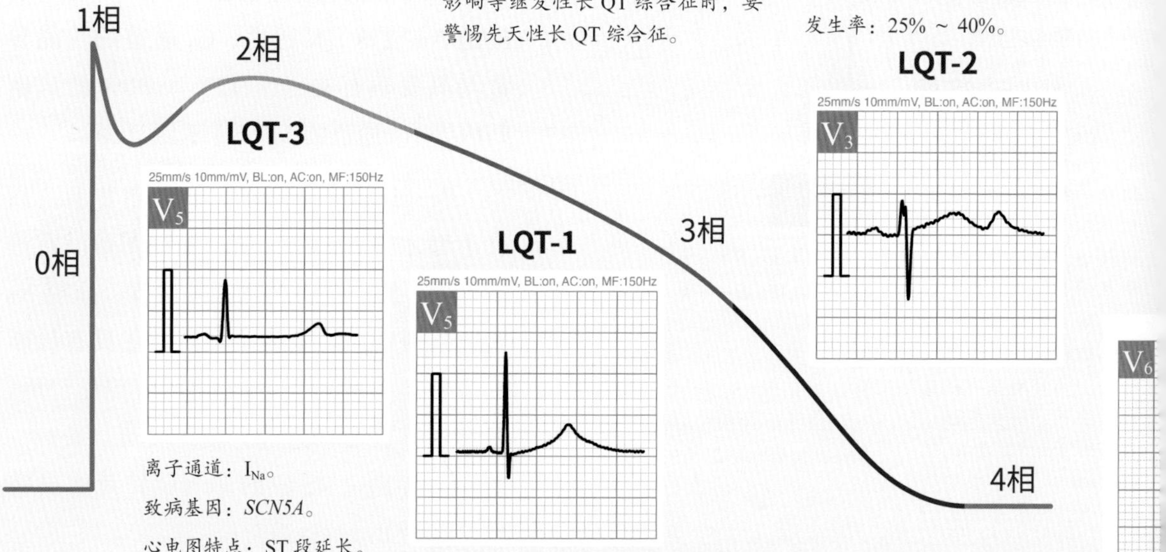

LQT-3

离子通道：I_{Na}。

致病基因：*SCN5A*。

心电图特点：ST 段延长。

发生率：5% ~ 10%。

LQT-1

离子通道：I_{ks}。

致病基因：*KCNQ1*。

心电图特点：T 波宽大。

发生率：30% ~ 35%。

者发生猝死[485]。迄今为止，已经报道了16种先天性长QT综合征[486]。

心电图上，男性的QTc ≥ 440ms，女性 > 460ms称为QT间期延长， > 500ms时尖端扭转型室性心动过速的发生风险增高[485]。需强调的是，利用Bazett公式进行QT间期的心率校正，最佳心率范围是60 ~ 100次/分[485]。最常见的先天性长QT综合征是1型、2型和3型[486, 487]。

先天性长QT间期综合征患者除了T波形态异常和QT间期延长外，常在情绪激动和体力活动时出现T波电交替，T波形态和振幅逐搏交替，往往是发生恶性心律失常的先兆。

QT间期极度延长时，心室复极离散，自发性室性期前收缩表现为R-on-T型室性期前收缩而触发尖端扭转型室性心动过速和心室颤动的发生。

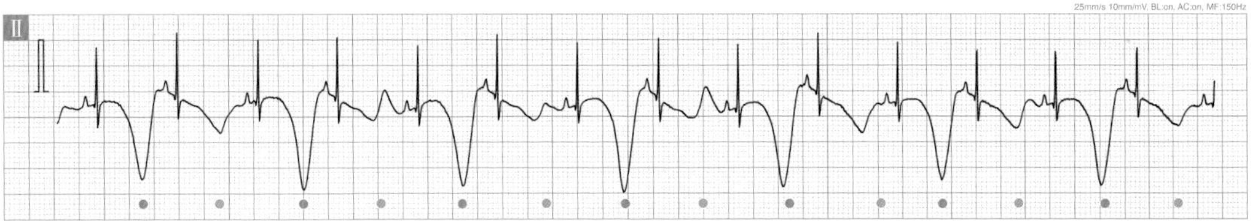

心电图图例 167

男，3岁，临床诊断为Jervel-Lange-Nielsen综合征（先天性长QT综合征伴耳聋）。图示T波宽大畸形，巨大T波倒置，QT间期延长。注意：T波形态和振幅逐搏交替变化。

病例同上。患儿住院期间反复发作尖端扭转型室性心动过速和心室颤动，最后抢救无效死亡。图示一次尖端扭转型室性心动过速发作。

心电图图例 168

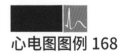

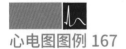

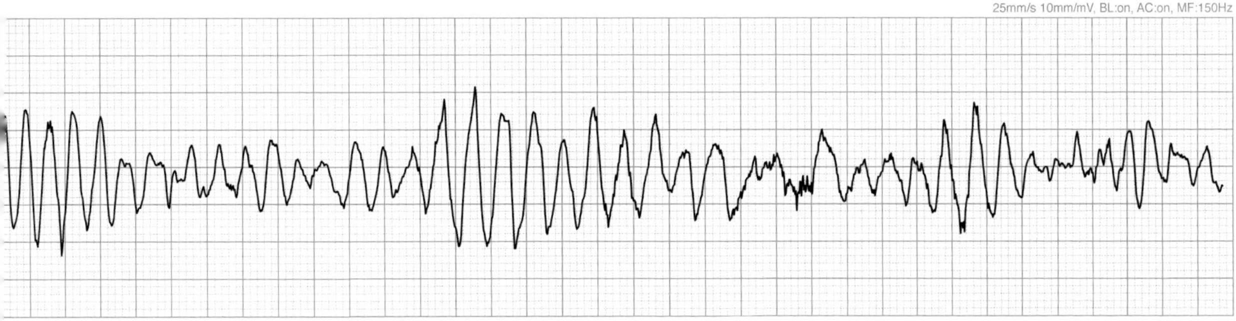

187. 心脏炎性疾病

50% 的急性心肌炎病因不明，属于特发性心肌炎；在病因明确的心肌炎中，最常见的是病毒性心肌炎[488]。急性心肌炎的心电图是非特异性的，通常有 QRS 波改变（病理性 Q 波，R 波振幅丢失）、ST-T 改变、传导紊乱和室性心律失常。

2.5% 的急性心肌炎表现为暴发性心肌炎，严重心肌炎症导致大面积心肌坏死和水肿，患者迅速出现心源性休克[489~491]。暴发性心肌炎可出现弥漫性 ST 段抬高，ST 段抬高呈下斜形或穹隆形，与 QRS 波形成三角形 QRS-ST-T，酷似单相动作电位曲线，若出现三度房室阻滞和室性心律失常则提示预后不佳[492, 493]。致命性室性心律失常和流产猝死是临床治疗难点。

急性心包炎是波及心包的炎症，最常见的是病毒性心包炎[494]。炎症可以迅速波及整个心包腔以及心外膜，心电图表现为弥漫性 ST 段抬高伴 T 波高耸，PR 段压低，aVR 和 V_1 导联 ST 段压低伴 T 波倒置，PR 段抬高。急性心包炎的 ST 段抬高呈典型的凹面向上型抬高[495, 496]。

心电图图例 169

男，28 岁，胸痛 3 小时入院。肌钙蛋白阳性。心电图示窦性心律，胸导联广泛性 ST 段抬高，酷似 ST 段抬高型广泛前壁心肌梗死。冠脉造影正常。临床诊断：急性心肌炎。心电图诊断：①窦性心律；② ST-T 改变，请结合临床。急性心肌炎的 ST 段抬高多为凹面向下型抬高或斜直形抬高，缺乏对应性 ST-T 改变，极易和急性心肌梗死混淆，确诊需要结合临床，如冠脉造影、前驱感染症状等。

心电图图例 170

女，36 岁，临床诊断为暴发性心肌炎。心电图示窦性心动过速，Ⅰ、Ⅱ、Ⅲ、aVF、V_2 ~ V_6 导联 ST 段抬高。注意胸导联的 QRS 波升支与抬高的 ST 段形成独特的三角形 QRS-ST-T 波。患者入院后出现心源性休克，经治疗后，好转出院。暴发性心肌炎的弥漫性 ST 段抬高极易误诊为急性心肌梗死，冠状动脉造影或 CT 检查有助于区分这两种疾病。

心电图图例 171

女，38 岁，心脏外科术后并发急性心包炎。心电图示弥漫性 ST 段抬高，ST 段抬高波及Ⅰ、Ⅱ、Ⅲ、aVF、V_2 ~ V_6 导联，注意抬高的 ST 段形态呈典型的凹面向上形抬高，这是急性心包炎的 ST 段抬高特征。本例急

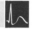

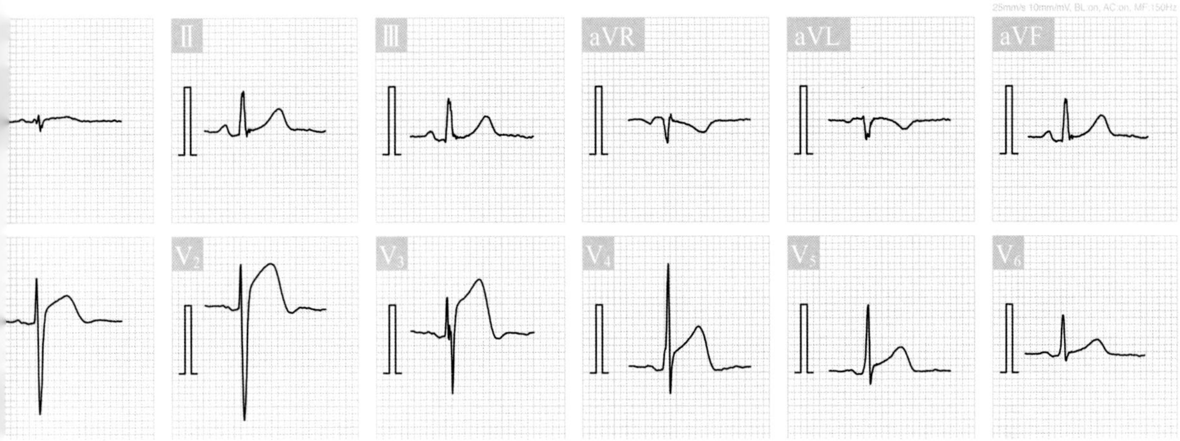

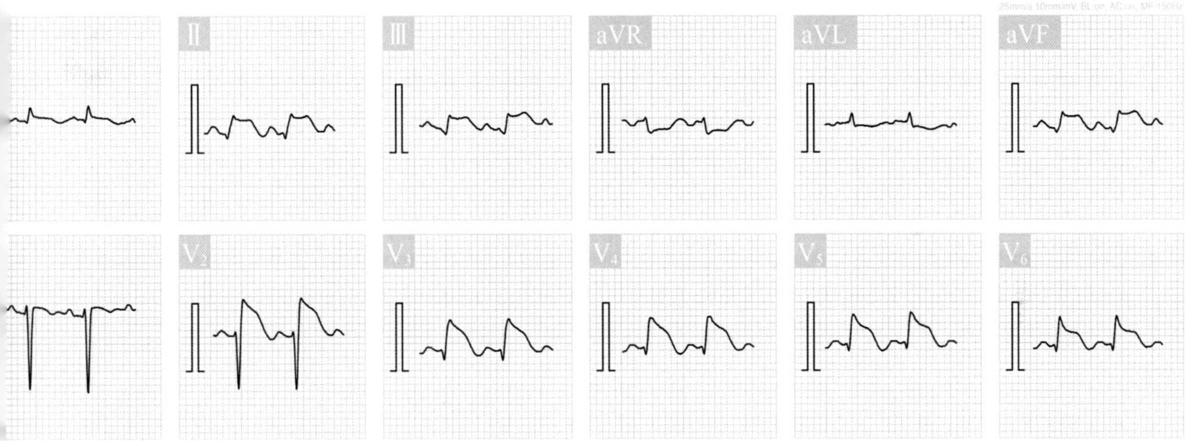

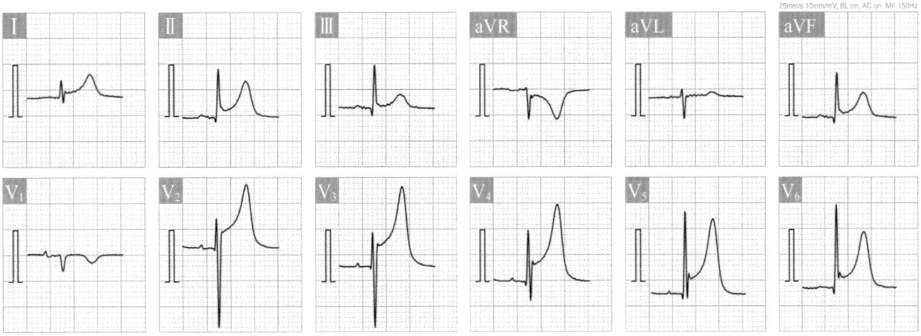

性心包炎无PR段压低。除aVR和V_1导联的PR段抬高外，其余导联均可以出现PR段压低，是心包炎波及心房，由心房产生的损伤电流引起。

ST 段压低

应激性心肌病急性期的心电图多数表现为ST段抬高，但10%的患者也可以出现ST段压低，需要和非ST段抬高型心肌梗死鉴别。

QT 间期延长

随着病程的推移，应激性心肌病患者会出现长QT间期，QT间期＞500ms时，有发生多形性室性心动过速（尖端扭转型室性心动过速）和心室颤动的风险，因此，患者至少进行48 ~ 72h的心电监护或监护至QT间期恢复正常。

章鱼壶心肌病

应激性心肌病的确切发生机制尚未明确，可能与体内儿茶酚胺增多，损害心肌有关。左心室基底部动度增强，心尖部心肌顿抑，左心室收缩时，左心室流出道狭窄（白色箭头），心尖气球样变（蓝色箭头），形态酷似日本沿海渔民捕章鱼的罐子（Takotsubo），故又称为Takotsubo心肌病（章鱼壶心肌病），占应激性心肌病的75% ~ 80%[497]。

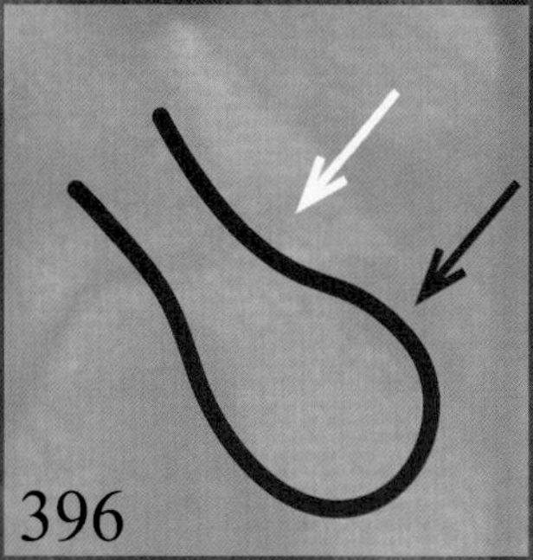

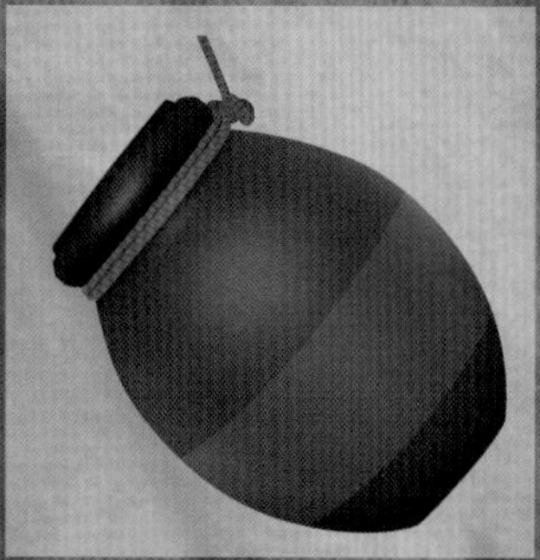

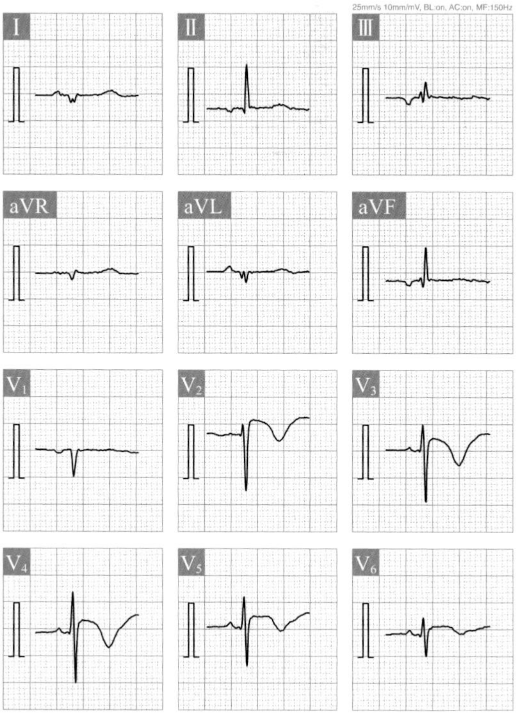

心电图图例 172

女，69 岁。胸痛 2 小时入院。拟诊 ST 段抬高型广泛前壁心肌梗死，肌钙蛋白阴性，急诊冠脉造影未发现明显狭窄，左心室造影提示心尖部球形样变，临床诊断应激性心肌病，心电图 V_2 ~ V_6 导联 ST 段抬高伴 T 波倒置，心电图诊断：①房性心律；②病理性 Q 波，见于Ⅰ、aVL 导联；③ ST-T 改变，请结合临床。应激性心肌病和 ST 段抬高型前壁心肌梗死两者的心电图有时很难鉴别，支持前者的心电图依据有：① V_1 导联通常不会出现 ST 段抬高；②肢体导联中Ⅱ导联 ST 段抬高程度最大，但Ⅰ、aVL 导联不会出现对应性 ST 段压低。应激性心肌病的气球样变只出现于心尖部，不波及基底部，V_1 导联无 ST 段抬高

188. 应激性心肌病

应激性心肌病是一种急性、短暂（< 21 天）的左心室局部收缩和（或）舒张功能障碍，通常发病前 1 ~ 5 天有情绪或身体压力事件，前者包括丧亲、失业、离婚等，后者有败血症、休克和嗜铬细胞瘤等[497]。

应激性心肌病曾被认为是一种良性疾病，但现在认为其心源性休克和死亡率与急性冠脉综合征相似[498]。在临床上，应激性心肌病患者有胸痛、心电图 ST–T 改变和肌钙蛋白阳性等表现，1% ~ 2% 的急性冠脉综合征实际为应激性心肌病[499]。

应激性心肌病最常见的心电图改变是广泛性 ST 段抬高和 T 波倒置，T 波宽大、深倒置，QT 间期延长，通常在应激后 24 ~ 48 小时内出现[500, 501]。由于应激性心肌病的临床表现和心电图动态演变和急性冠脉综合征存在重叠，疑诊患者需要进行紧急冠脉造影和左心室造影明确诊断。

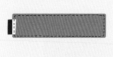

单元测试XI

1. 下腔-三尖瓣峡部是哪种心律失常的电-解剖基质（ ）。

A. 加速的房性自主心律

B. 阵发性房性心动过速

C. 紊乱性房性心动过速

D. 心房扑动

E. 心房颤动

2. 典型心房扑动的心电图诊断，除外（ ）。

A. 心电图等电位线消失

B. 下壁导联出现锯齿样扑动波

C. 心房扑动波频率 300 次 / 分

D. 心室率 150 次 / 分

E.PR 段和 ST 段位于相同水平

3. 心房频率最快的心律失常是（ ）。

A. 房性逸搏节律

B. 加速性房性自主心律

C. 阵发性房性心动过速

D. 心房扑动

E. 心房颤动

4. 心房颤动伴规整的心室节律，除外（ ）。

A. 恢复为窦性心律

B. 合并差异性传导

C. 合并三度房室阻滞

D. 合并交界性心动过速

E. 合并室性心动过速

5. 房室结双径路可以发作（ ）。

A. 阵发性房性心动过速

B. 阵发性房室折返性心动过速

C. 阵发性房室结折返性心动过速

D. 阵发性心房扑动

E. 阵发性心房颤动

6. 心电图等电位线消失，除外 （ ）。

A. 紊乱性房性心动过速

B. 心房扑动

C. 心房颤动

D. 心室扑动

E. 心室颤动

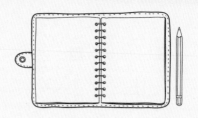

7. 室性心动过速起源于（　　）。

A. 窦房交界区

B. 心房

C. 房室结

D. 希氏束主干

E. 希氏束分叉部以下

8. 宽 QRS 波心动过速，QRS 波极性交替见于（　　）。

A. 单形性室性心动过速

B. 多形性室性心动过速

C. 尖端扭转型室性心动过速

D. 双向性室性心动过速

E. 特发性右室流出道室性心动过速

9. 房室折返性心动过速的关键折返环是（　　）。

A. 快径路 - 慢径路之间

B. 心房 - 心室之间

C. 正道 - 旁道之间

D. 房室结 - 希氏束之间

E. 巴氏束 - 希氏束之间

10. 长 QT 间期所致心电变化，除外（　　）。

A.R-on-T 型室性期前收缩

B. 尖端扭转型室性心动过速

C. 心室颤动

D.T 波电交替

E. 单形性室性心动过速

11.Brugada 综合征的致病机制是（　　）。

A. 电解质紊乱

B. 触发活动

C. 异常自律性

D. 离子通道病

E. 右心室肥厚

12. 广泛性 ST 段抬高，除外（　　）。

A.Brugada 综合征

B. 急性左主干完全性闭塞

C. 急性心包炎

D. 重症心肌炎

E. 应激性心肌病

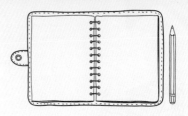

参考文献

[1] Kohl P, Sachs F, FranZ MR. Cardiac Mechano-Electric Coupling and Arrhythmias. Oxford university press, 2011: 454.

[2] Pfeiffer ER, Tangney JR, Omens JH, et al. Biomechanics of cardiac electromechanical coupling and mechanoelectric feedback. J Biomech Eng, 2014, 136 (2): 021007.

[3] Bers DM. Cardiac excitation-contraction coupling. Nature, 2002, 415 (6868): 198-205.

[4] Quinn TA, Kohl P. Cardiac Mechano-Electric Coupling: Acute Effects of Mechanical Stimulation on Heart Rate and Rhythm. Physiol Rev, 2021, 101 (1): 37-92.

[5] Hancock EW, Deal BJ, Mirvis DM, et al. AHA/ACCF/HRS recommendations for the standardization and interpretation of the electrocardiogram: part V: electrocardiogram changes associated with cardiac chamber hypertrophy: a scientific statement from the American Heart Association Electrocardiography and Arrhythmias Committee, Council on Clinical Cardiology; the American College of Cardiology Foundation; and the Heart Rhythm Society: endorsed by the International Society for Computerized Electrocardiology. Circulation, 2009, 119 (10): e251-261.

[6] Kligfield P, Gettes LS, Bailey JJ, et al. Recommendations for the standardization and interpretation of the electrocardiogram: part I: The electrocardiogram and its technology: a scientific statement from the American Heart Association Electrocardiography and Arrhythmias Committee, Council on Clinical Cardiology; the American College of Cardiology Foundation; and the Heart Rhythm Society: endorsed by the International Society for Computerized Electrocardiology. Circulation, 2007, 115 (10): 1306-1324.

[7] https://en. wikipedia. org/wiki/Willem_Einthoven.

[8] Rivera-Ruiz M, Cajavilca C, Varon J. Einthoven's string galvanometer: the first electrocardiograph. Tex Heart Inst J, 2008, 35 (2): 174-178.

[9] Willem Einthoven-a Tribute. Can Med Assoc J, 1960, 83 (17): 915.

[10] https://en. wikipedia. org/wiki/Augustus_Desir%C3%A9_Waller.

[11] Lewis T. Willem Einthoven, M. D., Ph. D. Br Med J, 1927, 2 (3483): 664-665.

[12] Waller AD. A Demonstration on Man of Electromotive Changes accompanying the Heart's Beat. J Physiol, 1887, 8 (5): 229-234.

[13] Meek S, Morris F. ABC of clinical electrocardiography. Introduction. I-Leads, rate, rhythm, and cardiac axis. BMJ, 2002, 324 (7334): 415-418.

[14] Jin BE, Wulff H, Widdicombe JH, et al. A simple device to illustrate the Einthoven triangle. Adv Physiol Educ, 2012, 36 (4): 319-324.

[15] https://www.cvphysiology. com/Arrhythmias/A013a.

[16] Schaffer AI. The body as a volume conductor in electrocardiography. Am Heart J, 1956, 51 (4): 588-608.

[17] http: //www.scholarpedia. org/article/Volume_conduction.

[18] van Dam PM, van Oosterom A. Volume conductor effects involved in the genesis of the P wave. Europace, 2005, 7 Suppl 2: 30-38.

[19] Keenan E, Karmakar CK, Palaniswami M. The effects of asymmetric volume conductor modeling on non-invasive fetal ECG extraction. Physiol Meas, 2018 , 39 (10): 105013.

[20] Gargiulo GD, Bifulco P, Cesarelli M, et al. On the Einthoven Triangle: A Critical Analysis of the Single Rotating Dipole Hypothesis. Sensors (Basel) , 2018, 18 (7): 2353.

[21] Wilson FN, MacLeod AG, Barker PS. Electrocardiographic Leads Which Record Potential Variations Produced by the Heart Beat at a Single Point. Biol & Med. 1932;29 (8): 1010-1012.

[22] WilsonFN, Jonston FD, Franklin D, et al. On Einthoven's triangle, the theory of unipolar electrocardiographic leads, and the interpretation of the precordial electrocardiogram. Am Heart J, 1946, 32 (2): 277-310.

[23] Moeinzadeh H, Bifulco P, Cesarelli M, et al. Minimization of the Wilson's Central Terminal voltage potential via a genetic algorithm. BMC Res Notes, 2018, 11 (1): 915.

[24] Goldberger E. A simple, indifferent, electrocardiographic electrode of zero potential and a technique of obtaining augmented, unipolar, extremity leads. Am Heart J. 1942;23 (4): 483-492.

[25] https://en. wikipedia. org/wiki/Anatomical_plane.

[26] AlGhatrif M, Lindsay J. A brief review: history to understand fundamentals of electrocardiography. J Community Hosp Intern Med Perspect, 2012, 2 (1) . doi: 10. 3402/jchimp. v2i1. 14383.

[27] WilsonFN, Jonston FD, Rosenbaum FF, et al. The precordial electrocardiogram. Am Heart J, 1944, 27 (1): 19-85.

[28] Recommendatons for standardization of electrocardiographic and vectorcardiographic leads. Circulation, 1954, 10 (4): 564-573.

[29] Erhardt LR. Clinical and pathological observations in different types of acute myocardial infarction. Acta Med Scand Suppl, 1974;560: 1-78.

[30] Rich MW, Imburgia M, King TR, et al. Electrocardiographic diagnosis of remote posterior wall myocardial infarction using unipolar posterior lead V9. Chest. 1989;96 (3): 489-493.

[31] Antzelevitch C, Brugada P, Borggrefe M, et al. Brugada syndrome: report of the second consensus conference: endorsed by the Heart Rhythm Society and the European Heart Rhythm

Association. Circulation, 2005, 111 (5): 659-670.

[32] Rodman DM, Lowenstein SR, Rodman T. The electrocardiogram in chronic obstructive pulmonary disease. J Emerg Med, 1990, 8 (5): 607-615.

[33] Allencherril J, Fakhri Y, Engblom H, et al. Appropriateness of anteroseptal myocardial infarction nomenclature evaluated by late gadolinium enhancement cardiovascular magnetic resonance imaging. J Electrocardiol, 2018, 51 (2): 218-223.

[34] Fozzard HA, Sheu SS. The resting potential in heart muscle. Adv Myocardiol. 1982;3: 125-33. doi: 10. 1007/978-1-4899-5561-6_14. PMID: 6302757.

[35] Klabunde RE. Cardiac electrophysiology: normal and ischemic ionic currents and the ECG. Adv Physiol Educ, 2017, 41 (1): 29-37.

[36] https://en. wikipedia. org/wiki/Resting_potential.

[37] Wright SH. Generation of resting membrane potential. Adv Physiol Educ, 2004 , 28 (1-4): 139-142.

[38] Chrysafides SM, Bordes S, Sharma S. Physiology, Resting Potential. 2021 Apr 21. In: StatPearls [Internet]. Treasure Island (FL): StatPearls Publishing; 2021 Jan. PMID: 30855922.

[39] Issa ZF, Miller JM, Zipes DP. Clinical Arrhythmology and Electrophysiology. Elsevier, Inc, 2019: 1-14.

[40] Grant AO. Cardiac ion channels. Circ Arrhythm Electrophysiol, 2009 , 2 (2): 185-194.

[41] Santana LF, Cheng EP, Lederer WJ. How does the shape of the cardiac action potential control calcium signaling and contraction in the heart? J Mol Cell Cardiol, 2010, 49 (6): 901-913.

[42] Draper MH, Weidmann S. Cardiac resting and action potentials recorded with an intracellular electrode. J Physiol, 1951, 115 (1): 74-94.

[43] https://en. wikipedia. org/wiki/Cardiac_action_potential.

[44] Cardona K, Trenor B, Giles WR. Changes in Intracellular Na+ following Enhancement of Late Na+ Current in Virtual Human Ventricular Myocytes. PLoS One, 2016, 11 (11): e0167060.

[45] https://thoracickey. com/models-of-the-ventricular-action-potential-in-health-and-disease-2/.

[46] Joung B, Chen PS, Lin SF. The role of the calcium and the voltage clocks in sinoatrial node dysfunction. Yonsei Med J, 2011, 52 (2): 211-219.

[47] https://www.uptodate. com/contents/cardiac-excitability-mechanisms-of-arrhythmia-and-action-of-antiarrhythmic-drugs.

[48] https://en. wikipedia. org/wiki/Electric_field.

[49] https://en. wikipedia. org/wiki/Electric_dipole_moment.

[50] Tirziu D, Giordano FJ, Simons M. Cell communications in the heart. Circulation, 2010, 122 (9): 928-937.

[51] Grant AO. Molecular biology of sodium channels and their role in cardiac arrhythmias. Am J Med, 2001, 110 (4): 296-305.

[52] Milnor WR. The normal vectorcardiogram and a system for the classification of vectorcardiographic abnormalities. Circulation, 1957, 16 (1): 95-106.

[53] Sandler IA, Marriott HJ. The Differential Morphology of Anomalous Ventricular Complexes of RBBB-Type in Lead V1. Circulation, 1965 (4) ;31: 551-556.

[54] Pipberger HV. The normal orthogonal electrocardiogram and vectorcardiogram, with a critique of some commonly used analytic criteria. Circulation, 1958, 17 (6): 1102-1111.

[55] Antzelevitch C, Burashnikov A. Overview of Basic Mechanisms of Cardiac Arrhythmia. Card Electrophysiol Clin, 2011, 3 (1): 23-45.

[56] https://en. wikipedia. org/wiki/Arthur_Keith.

[57] https://en. wikipedia. org/wiki/Martin_Flack.

[58] Kashou AH, Basit H, Chhabra L. Physiology, Sinoatrial Node. 2021 Oct 9. In: StatPearls [Internet]. Treasure Island (FL): StatPearls Publishing; 2022 Jan. PMID: 29083608.

[59] James TN. Anatomy of the human sinus node. Anat Rec, 1961, 141 (2): 109-39.

[60] Truex RC, Smythe MQ, Taylor MJ. Reconstruction of the human sinoatrial node. Anat Rec, 1967, 159 (4): 371-378.

[61] Boyett MR, Honjo H, Kodama I. The sinoatrial node, a heterogeneous pacemaker structure. Cardiovasc Res, 2000, 47 (4): 658-687.

[62] Sánchez-Quintana D, Anderson RH, Cabrera JA, et al. The terminal crest: morphological features relevant to electrophysiology. Heart. 2002;88 (4): 406-411.

[63] Verheijck EE, Wessels A, van Ginneken AC, et al. Distribution of atrial and nodal cells within the rabbit sinoatrial node: models of sinoatrial transition. Circulation, 1998, 97 (16): 1623-1631.

[64] Monfredi O, Dobrzynski H, Mondal T, et al. The anatomy and physiology of the sinoatrial node--a contemporary review. Pacing Clin Electrophysiol, 2010 , 33 (11): 1392-1406.

[65] https://www.cvphysiology. com/Arrhythmias/A004.

[66] Unudurthi SD, Wolf RM, Hund TJ. Role of sinoatrial node architecture in maintaining a balanced source-sink relationship and synchronous cardiac pacemaking. Front Physiol, 2014, 5: 446. doi: 10. 3389/fphys. 2014. 00446.

[67] Nordick K, Tedder BL, Zemaitis MR. Anatomy, Thorax, Sinoatrial Nodal Artery. 2021 Jul 26. In: StatPearls [Internet]. Treasure Island (FL): StatPearls Publishing; 2022 Jan. PMID: 31082052.

[68] Vikse J, Henry BM, Roy J, et al. Anatomical Variations in the Sinoatrial Nodal Artery: A Meta-Analysis and Clinical Considerations. PLoS One, 2016, 11 (2): e0148331.

[69] Sánchez-Quintana D, Cabrera JA, Climent V, et al. Anatomic relations between the esophagus and left atrium and relevance for ablation of atrial fibrillation. Circulation, 2005, 112 (10): 1400-1405.

[70] Lang RM, Bierig M, Devereux RB, et al. Recommendations for chamber quantification: a report from the American Society of

Echocardiography's Guidelines and Standards Committee and the Chamber Quantification Writing Group, developed in conjunction with the European Association of Echocardiography, a branch of the European Society of Cardiology. J Am Soc Echocardiogr., 2005, 18 (12): 1440-1463.

[71] Ho SY. Anatomy and myoarchitecture of the left ventricular wall in normal and in disease. Eur J Echocardiogr, 2009, 10 (8): iii3-7.

[72] Antzelevitch C, Sicouri S, Litovsky SH, et al. Heterogeneity within the ventricular wall. Electrophysiology and pharmacology of epicardial, endocardial, and M cells. Circ Res, 1991, 69 (6): 1427-1449.

[73] Zicha S, Xiao L, Stafford S, et al. Transmural expression of transient outward potassium current subunits in normal and failing canine and human hearts. J Physiol, 2004, 561 (Pt 3): 735-748.

[74] Zicha S, Xiao L, Stafford S, et al. Transmural expression of transient outward potassium current subunits in normal and failing canine and human hearts. J Physiol, 2004, 561 (Pt 3): 735-748.

[75] Milnor WR. The normal vectorcardiogram and a system for the classification of vectorcardiographic abnormalities. Circulation, 1957, 16 (1): 95-106.

[76] American College of Cardiology/American Heart Association Task Force on Clinical Data Standards (ACC/AHA/HRS Writing Committee to Develop Data Standards on Electrophysiology), Buxton AE, Calkins H, et al. ACC/AHA/HRS 2006 key data elements and definitions for electrophysiological studies and procedures: a report of the American College of Cardiology/American Heart Association Task Force on Clinical Data Standards (ACC/AHA/HRS Writing Committee to Develop Data Standards on Electrophysiology). Circulation, 2006, 114 (23): 2534-2570.

[77] Fleming S, Thompson M, Stevens R, et al. Normal ranges of heart rate and respiratory rate in children from birth to 18 years of age: a systematic review of observational studies. Lancet, 2011, 377 (9770): 1011-1018.

[78] https://www.rch. org. au/clinicalguide/guideline_index/Normal_Ranges_for_Physiological_Variables/.

[79] Kleiven Ø, Ørn S. P-wave axis as a predictor of mortality. Eur J Prev Cardiol, 2017, 24 (18): 1991-1993.

[80] Waller BF, Gering LE, Branyas NA, et al. Anatomy, histology, and pathology of the cardiac conduction system: Part I. Clin Cardiol, 1993, 16 (3): 249-252.

[81] James TN. The connecting pathways between the sinus node and a-v node and between the right and the left atrium in the human heart. Am Heart J. 1963 (4) ; 66: 498–508.

[82] Hurst JW. Jean George Bachmann. Clin Cardiol, 1987, 10 (2): 135-136.

[83] Hayashi H, Lux RL, Wyatt RF, et al. Relation of canine atrial activation sequence to anatomic landmarks. Am J Physiol, 1982, 242 (3): H421-428.

[84] Khaja A, Flaker G. Bachmann's bundle: does it play a role in atrial fibrillation? Pacing Clin Electrophysiol, 2005, 28 (8): 855-863.

[85] Lemery R, Birnie D, Tang AS, et al. Normal atrial activation and voltage during sinus rhythm in the human heart: an endocardial and epicardial mapping study in patients with a history of atrial fibrillation. J Cardiovasc Electrophysiol, 2007, 18 (4): 402-408.

[86] van Campenhout MJ, Yaksh A, Kik C, et al. Bachmann's bundle: a key player in the development of atrial fibrillation? Circ Arrhythm Electrophysiol, 2013, 6 (5): 1041-1046.

[87] Markides V, Schilling RJ, Ho SY, et al. Characterization of left atrial activation in the intact human heart. Circulation, 2003, 107 (5): 733-739.

[88] Massumi RA, Sarin RK, Tawakkol AA, et al. Time sequence of right and left atrial depolarization as a guide to the origin of the P waves. Am J Cardiol, 1969, 24 (1): 28-36.

[89] Kossmann CE. The normal electrocardiogram. Circulation, 1953, 8 (6): 920-936.

[90] Waller BF, Gering LE, Branyas NA, et al. Anatomy, histology, and pathology of the cardiac conduction system: Part II. Clin Cardiol, 1993, 16 (4): 347-352.

[91] Romhilt DW, Hackel DB, Estes EH Jr. Origin of blood supply to sinoauricular and atrioventricular node. Am Heart J, 1968, 75 (2): 279-280.

[92] Van der Hauwaert LG, Stroobandt R, Verhaeghe L. Arterial blood supply of the atrioventricular node and main bundle. Br Heart J, 1972, 34 (10): 1045-1051.

[93] Pejković B, Krajnc I, Anderhuber F, et al. Anatomical aspects of the arterial blood supply to the sinoatrial and atrioventricular nodes of the human heart. J Int Med Res, 2008, 36 (4): 691-698.

[94] Hoffman BF. Physiology of atrioventricular transmission. Circulation, 1961, 24 (2): 506-517.

[95] Heaton J, Goyal A. Atrioventricular Node. 2021 Jul 31. In: StatPearls [Internet]. Treasure Island (FL): StatPearls Publishing; 2022 Jan. PMID: 32491596.

[96] Kurapati R, Heaton J, Lowery DR. Atrial Kick. 2022 Jan 24. In: StatPearls [Internet]. Treasure Island (FL): StatPearls Publishing; 2022 Jan. PMID: 29494028.

[97] Akiyama T. Sunao Tawara: discoverer of the atrioventricular conduction system of the heart. Cardiol J, 2010, 17 (4): 428-434.

[98] https://en. wikipedia. org/wiki/Sunao_Tawara.

[99] Sánchez-Quintana D, Yen Ho S. Anatomy of cardiac nodes and atrioventricular specialized conduction system. Rev Esp Cardiol, 2003, 56 (11): 1085-1092.

[100] https://en. wikipedia. org/wiki/Wilhelm_His_Jr. .

[101] von Knorre GH. The 125th anniversary of the His bundle discovery. Herzschrittmacherther Elektrophysiol, 2018, 29 (1): 116-121.

[102] Dandamudi G, Vijayaraman P. The Complexity of the His Bundle: Understanding Its Anatomy and

Physiology through the Lens of the Past and the Present. Pacing Clin Electrophysiol, 2016, 39 (12): 1294-1297.

[103] Page RL, Joglar JA, Caldwell MA, et al. 2015 ACC/AHA/HRS Guideline for the Management of Adult Patients With Supraventricular Tachycardia: A Report of the American College of Cardiology/American Heart Association Task Force on Clinical Practice Guidelines and the Heart Rhythm Society. Circulation, 2016, 133 (14): e506-574.

[104] Scher AM, Rodriguez MI, Liikane J, et al. The mechanism of atrioventricular conduction. Circ Res, 1959, 7 (1): 54-61.

[105] Kupersmith J, Krongrad E, Waldo AL. Conduction intervals and conduction velocity in the human cardiac conduction system. Studies during open-heart surgery. Circulation, 1973 , 47 (4): 776-785.

[106] Timothy G. Laske TG, Laizzo PA. Handbook of Cardiac Anatomy, Physiology, and Devices . Humana Press Inc, Totowa, NJ, 2005: 159-175.

[107] Durrer D, van Dam RT, Freud GE, Janse MJ, Meijler FL, Arzbaecher RC. Total excitation of the isolated human heart. Circulation, 1970, 41 (6): 899-912.

[108] Sandler IA, Marriott HJ. The Differential Morphology of Anomalous Ventricular Complexes of RBBB-Type in Lead V1. Circulation, 1965, 31: 551-556.

[109] Cardone-Noott L, Bueno-Orovio A, Mincholé A, et al. Human ventricular activation sequence and the simulation of the electrocardiographic QRS complex and its variability in healthy and intraventricular block conditions. Europace, 2016, 18 (suppl 4): iv4-iv15.

[110] Ramanathan C, Jia P, Ghanem R, et al. Activation and repolarization of the normal human heart under complete physiological conditions. Proc Natl Acad Sci U S A, 2006, 103 (16): 6309-6314.

[111] Scher AM. The Sequence of Ventricular Excitation. Am J Cardiol, 1964 , 14 (3): 287-293.

[112] Wyndham CR, Meeran MK, Smith T, et al. Epicardial activation of the intact human heart without conduction defect. Circulation, 1979, 59 (1): 161-168.

[113] Goldman L, Schafer A. Goldman-Cecil Medicine. Elsevier Inc, 2016: 269.

[114] Hurst JW. Naming of the waves in the ECG, with a brief account of their genesis. Circulation, 1998, 98 (18): 1937-1942.

[115] Anversa P, Kajstura J. Ventricular myocytes are not terminally differentiated in the adult mammalian heart. Circ Res, 1998, 83 (1): 1-14.

[116] Yan GX, Antzelevitch C. Cellular basis for the electrocardiographic J wave. Circulation, 1996, 93 (2): 372-379.

[117] Antzelevitch C. Role of spatial dispersion of repolarization in inherited and acquired sudden cardiac death syndromes. Am J Physiol Heart Circ Physiol, 2007, 293 (4): H2024-2038.

[118] Johnson EK, Springer SJ, Wang W, et al. Differential Expression and Remodeling of Transient Outward Potassium Currents in Human Left Ventricles. Circ Arrhythm Electrophysiol, 2018, 11 (1): e005914.

[119] Haïssaguerre M, Derval N, Sacher F, et al. Sudden cardiac arrest associated with early repolarization. N Engl J Med, 2008, 358 (19): 2016-2023.

[120] Priori SG, Wilde AA, Horie M, et al. HRS/EHRA/APHRS expert consensus statement on the diagnosis and management of patients with inherited primary arrhythmia syndromes: document endorsed by HRS, EHRA, and APHRS in May 2013 and by ACCF, AHA, PACES, and AEPC in June 2013. Heart Rhythm, 2013, 10 (12): 1932-1963.

[121] Patton KK, Ellinor PT, Ezekowitz M, et al. Electrocardiographic Early Repolarization: A Scientific Statement From the American Heart Association. Circulation, 2016, 133 (15): 1520-1529.

[122] Liu T, Zheng J, Yan GX. J Wave Syndromes: History and Current Controversies. Korean Circ J, 2016, 46 (5): 601-609.

[123] Braschi A, Frasheri A, Lombardo RM, et al. Association between Tpeak-Tend/QT and major adverse cardiovascular events in patients with Takotsubo syndrome. Acta Cardiol, 2021, 76 (7): 732-738.

[124] Sethi KK, Sethi K, Chutani SK. J Wave Syndrome: Clinical Diagnosis, Risk Stratification and Treatment. J Atr Fibrillation, 2014, 7 (4): 1173.

[125] http: //cardiolatina. com/wp-content/uploads/2021/02/The-J-wave-of-the-ECG. -Concepts. pdf.

[126] Rautaharju PM, Surawicz B, Gettes LS, et al. AHA/ACCF/HRS recommendations for the standardization and interpretation of the electrocardiogram: part IV: the ST segment, T and U waves, and the QT interval: a scientific statement from the American Heart Association Electrocardiography and Arrhythmias Committee, Council on Clinical Cardiology; the American College of Cardiology Foundation; and the Heart Rhythm Society: endorsed by the International Society for Computerized Electrocardiology. Circulation, 2009, 19 (10): e241- 250.

[127] https://emedicine. medscape. com/article/2172196-overview.

[128] Hoit B. D. . Normal Cardiac Physiology and Ventricular Function. Elsevier Inc., 2014: 1-20.

[129] Pfeiffer ER, Tangney JR, Omens JH, et al. Biomechanics of cardiac electromechanical coupling and mechanoelectric feedback. J Biomech Eng, 2014, 136 (2): 021007.

[130] Sattar Y, Chhabra L. Electrocardiogram. 2021 Jul 31. In: StatPearls [Internet]. Treasure Island (FL): StatPearls Publishing; 2022 Jan. PMID: 31747210.

[131] S. T. Prasad, S. Varadarajan. Classification of ST-segments in ECG using ICA and Triangle method. 2016 International Conference on Communication and Signal Processing (ICCSP) , 2016: 2119-2123.

[132] Okin PM, Bergman G, Kligfield P. Effect of ST segment measurement point on

performance of standard and heart rate-adjusted ST segment criteria for the identification of coronary artery disease. Circulation, 1991, 84 (1): 57-66.

[133] Carley SD, Gamon R, Driscoll PA, et al. What's the point of ST elevation? Emerg Med J, 2002, 19 (2): 126-128.

[134] McCabe JM, Armstrong EJ, Ku I, et al. Physician accuracy in interpreting potential ST-segment elevation myocardial infarction electrocardiograms. J Am Heart Assoc, 2013, 2 (5): e000268.

[135] Wagner GS, Macfarlane P, Wellens H, et al. AHA/ACCF/HRS recommendations for the standardization and interpretation of the electrocardiogram: part VI: acute ischemia/infarction: a scientific statement from the American Heart Association Electrocardiography and Arrhythmias Committee, Council on Clinical Cardiology; the American College of Cardiology Foundation; and the Heart Rhythm Society: endorsed by the International Society for Computerized Electrocardiology. Circulation, 2009, 119 (10): e262-270.

[136] Haarmark C, Graff C, Andersen MP, et al. Reference values of electrocardiogram repolarization variables in a healthy population. J Electrocardiol, 201, 43 (1): 31-39.

[137] https://www.nurseslearning. com/courses/nrp/nrp1619/Section%202/index. htm.

[138] http: //cardiolatina. com/wp-content/uploads/2020/10/Normal-and-pathological-T-wave-1. pdf.

[139] Yan GX, Antzelevitch C. Cellular basis for the normal T wave and the electrocardiographic manifestations of the long-QT syndrome. Circulation, 1998 , 98 (18): 1928-1936.

[140] Charpentier F, Mérot J, Loussouarn G, et al. Delayed rectifier K (+) currents and cardiac repolarization. J Mol Cell Cardiol, 2010, 48 (1): 37-44.

[141] Liu DW, Antzelevitch C. Characteristics of the delayed rectifier current (IKr and IKs) in canine ventricular epicardial, midmyocardial, and endocardial myocytes. A weaker IKs contributes to the longer action potential of the M cell. Circ Res, 1995, 76 (3): 351-365.

[142] Zeng J, Laurita KR, Rosenbaum DS, et al. Two components of the delayed rectifier K+ current in ventricular myocytes of the guinea pig type. Theoretical formulation and their role in repolarization. Circ Res, 1995, 77 (1): 140-152.

[143] Viswanathan PC, Shaw RM, Rudy Y. Effects of IKr and IKs heterogeneity on action potential duration and its rate dependence: a simulation study. Circulation, 1999, 99 (18): 2466-2474.

[144] Bryant SM, Wan X, Shipsey SJ, et al. Regional differences in the delayed rectifier current (IKr and IKs) contribute to the differences in action potential duration in basal left ventricular myocytes in guinea-pig. Cardiovasc Res, 1998 , 40 (2): 322-331.

[145] Lu Z, Kamiya K, Opthof T, et al. Density and kinetics of I (Kr) and I (Ks) in guinea pig and rabbit ventricular myocytes explain different efficacy of I (Ks) blockade at high heart rate in guinea pig and rabbit: implications for arrhythmogenesis in humans. Circulation, 2001, 104 (8): 951-956.

[146] Veldkamp MW, van Ginneken AC, Opthof T, et al. Delayed rectifier channels in human ventricular myocytes. Circulation, 1995, 92 (12): 3497-504.

[147] Khir FK, Battikh NG, Arabi AR. The significance of upright T wave in lead V1 in predicting myocardial ischemia A literature review. J Electrocardiol, 2021, 67: 103-106.

[148] Manno BV, Hakki AH, Iskandrian AS, et al. Significance of the upright T wave in precordial lead V1 in adults with coronary artery disease. J Am Coll Cardiol, 1983, 1 (5): 1213-1215.

[149] Malhotra A, Dhutia H, Gati S, et al. Anterior T-Wave Inversion in Young White Athletes and Nonathletes: Prevalence and Significance. J Am Coll Cardiol, 2017 , 69 (1): 1-9.

[150] Macfarlane PW, Oosterom A, Pahlm O, et al. Comprehensive Electrocardiology. Springer-Verlag London Limited, 2011: 483-546.

[151] Lin W, Teo SG, Poh KK. Electrocardiography series. Electrocardiographic T wave abnormalities. Singapore Med J, 2013, 54 (11): 606-610.

[152] Papadakis M, Basavarajaiah S, Rawlins J, et al. Prevalence and significance of T-wave inversions in predominantly Caucasian adolescent athletes. Eur Heart J, 2009, 30 (14): 1728-1735.

[153] Hiss RG, Averill KH, Lamb LE. Electrocardiographic findings in 67, 375 asymptomatic subjects. VIII. Nonspecific T wave changes. Am J Cardiol, 1960, 6 (1): 178-189.

[154] Marcus FI. Prevalence of T-wave inversion beyond V1 in young normal individuals and usefulness for the diagnosis of arrhythmogenic right ventricular cardiomyopathy/dysplasia. Am J Cardiol, 2005, 95 (9): 1070-1071.

[155] Aro AL, Anttonen O, Tikkanen JT, et al. Prevalence and prognostic significance of T-wave inversions in right precordial leads of a 12-lead electrocardiogram in the middle-aged subjects. Circulation, 2012, 125 (21): 2572-2577.

[156] Malhotra A, Dhutia H, Gati S, et al. Anterior T-Wave Inversion in Young White Athletes and Nonathletes: Prevalence and Significance. J Am Coll Cardiol, 2017 , 69 (1): 1-9.

[157] Zhang L, Liu L, Kowey PR, et al. The electrocardiographic manifestations of arrhythmogenic right ventricular dysplasia. Curr Cardiol Rev, 2014, 10 (3): 237-245.

[158] Turrini P, Basso C, Daliento L, et al. Is arrhythmogenic right ventricular cardiomyopathy a paediatric problem too? Images Paediatr Cardiol, 2001 , 3 (1): 18-37.

[159] Stein PD, Huang Hl, Afzal A, et al. Incidence of acute pulmonary embolism in a general hospital: relation to age, sex, and race. Chest, 1999, 116 (4): 909-913.

[160] Al-Saif SM, Alhabib KF, Ullah A, et al. Age and its relationship to acute coronary syndromes in the Saudi

Project for Assessment of Coronary Events (SPACE) registry: The SPACE age study. J Saudi Heart Assoc, 2012, 24 (1): 9-16.

[161] Bělohlávek J, Dytrych V, Linhart A. Pulmonary embolism, part I: Epidemiology, risk factors and risk stratification, pathophysiology, clinical presentation, diagnosis and nonthrombotic pulmonary embolism. Exp Clin Cardiol, 2013 18 (2): 129-138.

[162] Kosuge M, Ebina T, Hibi K, et al. Differences in negative T waves among acute coronary syndrome, acute pulmonary embolism, and Takotsubo cardiomyopathy. Eur Heart J Acute Cardiovasc Care, 2012, 1 (4): 349-357.

[163] Littmann D. Persistence of the juvenile pattern in the precordial leads of healthy adult Negroes, with report of electrocardiographic survey on three hundred Negro and two hundred white subjects. Am Heart J, 1946, 32 (3): 370-382.

[164] Schimpf R, Antzelevitch C, Haghi D, et al. Electromechanical coupling in patients with the short QT syndrome: further insights into the mechanoelectrical hypothesis of the U wave. Heart Rhythm, 2008, 5 (2): 241-245.

[165] di Bernardo D, Murray A. Origin on the electrocardiogram of U-waves and abnormal U-wave inversion. Cardiovasc Res, 2002, 53 (1): 202-208.

[166] Surawicz B. U wave: facts, hypotheses, misconceptions, and misnomers. J Cardiovasc Electrophysiol, 1998, 9 (10): 1117-1128.

[167] Pérez Riera AR, Ferreira C, Filho CF, Ferreira M, Meneghini A, Uchida AH, Schapachnik E, Dubner S, Zhang L. The enigmatic sixth wave of the electrocardiogram: the U wave. Cardiol J, 2008, 15 (5): 408-421.

[168] Al-Khatib SM, LaPointe NM, Kramer JM, et al. What clinicians should know about the QT interval. JAMA, 2003, 289 (16): 2120-2127.

[169] Postema PG, Wilde AA. The measurement of the QT interval. Curr Cardiol Rev, 2014, 10 (3): 287-294.

[170] Bazett, H. C. . What clinicians should know about the QT interval. Ann Noninvasive Electrocardiol, 1997, 2 (2): 177-194.

[171] Sahu P, Lim PO, Rana BS, et al. QT dispersion in medicine: electrophysiological holy grail or fool's gold? QJM, 2000, 93 (7): 425-431.

[172] Macfarlane PW, McLaughlin SC, Rodger JC. Influence of lead selection and population on automated measurement of QT dispersion. Circulation, 1998, 98 (20): 2160-2167.

[173] Kosmopoulos M, Roukoz H, Sebastian P, et al. Increased QT Dispersion Is Linked to Worse Outcomes in Patients Hospitalized for Out-of-Hospital Cardiac Arrest. J Am Heart Assoc, 2020, 9 (16): e016485.

[174] Roguin A. Henry Cuthbert Bazett (1885-1950) --the man behind the QT interval correction formula. Pacing Clin Electrophysiol, 2011, 34 (3): 384-388.

[175] Patel C, Yan GX, Antzelevitch C. Short QT syndrome: from bench to bedside. Circ Arrhythm Electrophysiol, 2010, 3 (4): 401-408.

[176] Priori SG, Blomström-Lundqvist C, Mazzanti A, et al. 2015 ESC Guidelines for the management of patients with ventricular arrhythmias and the prevention of sudden cardiac death: The Task Force for the Management of Patients with Ventricular Arrhythmias and the Prevention of Sudden Cardiac Death of the European Society of Cardiology (ESC) . Endorsed by: Association for European Paediatric and Congenital Cardiology (AEPC) . Eur Heart J, 2015, (41): 2793-2867.

[177] Dewi IP, Dharmadjati BB. Short QT syndrome: The current evidences of diagnosis and management. J Arrhythm, 2020, 36 (6): 962-966.

[178] Rezakhani A, Webster JD, Atwell RB. The electrocardiogram of the eastern grey kangaroo (Macropus giganteus) . Aust Vet J, 1986, 63 (9): 310-312.

[179] Schimpf R, Wolpert C, Gaita F, et al. Short QT syndrome. Cardiovasc Res, 2005 , 67 (3): 357-366.

[180] Guerrier K, Kwiatkowski D, Czosek RJ, et al. Short QT Interval Prevalence and Clinical Outcomes in a Pediatric Population. Circ Arrhythm Electrophysiol, 2015 , 8 (6): 1460-1464.

[181] Campuzano O, Sarquella-Brugada G, Cesar S, et al. Recent Advances in Short QT Syndrome. Front Cardiovasc Med, 2018. 5: 149. doi: 10. 3389/fcvm. 2018. 00149.

[182] de Lera Ruiz M, Kraus RL. Voltage-Gated Sodium Channels: Structure, Function, Pharmacology, and Clinical Indications. J Med Chem, 2015, 58 (18): 7093-7118.

[183] Beckmann BM, Pfeufer A, Kääb S. Inherited cardiac arrhythmias: diagnosis, treatment, and prevention. Dtsch Arztebl Int, 2011, 108 (37): 623-633; quiz 634.

[184] Hirsch I. Summary of the rogentgen diagnosis of cardiac lesions. Am Jou Elect Radiol, 1916, 34 (7): 351–368.

[185] Mathew TC, Shankariah L, Spodick DH. Electrocardiographic correlates of absent septal q waves. Am J Cardiol, 1998, 82 (6): 809-811.

[186] Macalpin RN. Absent septal Q waves in otherwise normal electrocardiograms--a variant of normal? J Electrocardiol, 2001, 34 (3): 207-214.

[187] Cerqueira MD, Weissman NJ, Dilsizian V, et al. Standardized myocardial segmentation and nomenclature for tomographic imaging of the heart. A statement for healthcare professionals from the Cardiac Imaging Committee of the Council on Clinical Cardiology of the American Heart Association. Circulation, 2002, 105 (4): 539-542.

[188] Delewi R, Ijff G, van de Hoef TP, et al. Pathological Q waves in myocardial infarction in patients treated by primary PCI. JACC Cardiovasc Imaging, 2013 , 6 (3): 324-331.

[189] Gertsch M. Cardiac Mechano-Electric Coupling and Arrhythmias. Differential Diagnosis of Pathologic Q waves. In: The ECG. Springer, Berlin, Heidelberg，2004: 265-282.

[190] MacAlpin RN. Significance of abnormal Q waves in the electrocardiograms of adults less than 40 years old. Ann Noninvasive Electrocardiol, 2006, 11

(3): 203-210.

[191] Chen CY, Chiang BN, Macfarlane PW. Normal limits of the electrocardiogram in a Chinese population. J Electrocardiol, 1989, 22 (1): 1-15.

[192] Meek S, Morris F. Introduction. II--basic terminology. BMJ, 2002, 324 (7335): 470-473.

[193] Zema MJ, Kligfield P. ECG poor R-wave progression: review and synthesis. Arch Intern Med, 1982, 142 (6): 1145-1148.

[194] Patel S, Kwak L, Agarwal SK, et al. Counterclockwise and Clockwise Rotation of QRS Transitional Zone: Prospective Correlates of Change and Time-Varying Associations With Cardiovascular Outcomes. J Am Heart Assoc, 2017, 6 (11): e006281.

[195] Fowler NO, Braunstein JR. Anatomic and electrocardiographic position of the heart. Circulation, 1951, 3 (6): 906-910.

[196] Engblom H, Foster JE, Martin TN, et al. The relationship between electrical axis by 12-lead electrocardiogram and anatomical axis of the heart by cardiac magnetic resonance in healthy subjects. Am Heart J, 2005, 150 (3): 507-512.

[197] Sathananthan G, Aggarwal G, Zahid S, et al. Computed tomography-guided in vivo cardiac orientation and correlation with ECG in individuals without structural heart disease and in age-matched obese and older individuals. Clin Anat, 2015, 28 (4): 487-493.

[198] LaMonte CS, Freiman AH. The electrocardiogram after mastectomy. Circulation, 1965, 32 (5): 746-754.

[199] Cumming G. R, Proudfit W. . High-Voltage QRS Complexes in the Absence of Left Ventricular Hypertrophy. Circulation, 1959, 19 (3): 406-408.

[200] Papadakis M, Basavarajaiah S, Rawlins J, et al. Prevalence and significance of T-wave inversions in predominantly Caucasian adolescent athletes. Eur Heart J, 2009. 30 (14): 1728-1735.

[201] Padmavati S, Raizada V. Electrocardiogram in chronic cor pulmonale. Br Heart J, 1972, 34 (7): 658-667.

[202] Zuckermann R, Cabrera CE. Electrocardiogram in chronic cor pulmonale. Am Heart J, 1948, 35 (3): 421-437.

[203] Gupta P, Jain H, Gill M, et al. Electrocardiographic changes in Emphysema. World J Cardiol, 2021, 13 (10): 533-545.

[204] Zema MJ. Electrocardiographic tall R waves in the right precordial leads. Comparison of recently proposed ECG and VCG criteria for distinguishing posterolateral myocardial infarction from prominent anterior forces in normal subjects. J Electrocardiol, 1990, 23 (2): 147-156.

[205] Mattu A, Brady WJ, Perron AD, et al. Prominent R wave in lead V1: electrocardiographic differential diagnosis. Am J Emerg Med, 2001 , 19 (6): 504-513.

[206] Surawicz B, Childers R, Deal BJ, et al. AHA/ACCF/HRS recommendations for the standardization and interpretation of the electrocardiogram: part III: intraventricular conduction disturbances: a scientific statement from the American Heart Association Electrocardiography and Arrhythmias Committee, Council on Clinical Cardiology; the American College of Cardiology Foundation; and the Heart Rhythm Society: endorsed by the International Society for Computerized Electrocardiology. Circulation, 2009, 119 (10): e235-240.

[207] https://www.ncbi. nlm. nih. gov/books/NBK470532/?report=classic.

[208] Pérez-Riera AR, Yanowitz F, Barbosa-Barros R, et al. Electrocardiographic "Northwest QRS Axis" in the Brugada Syndrome: A Potential Marker to Predict Poor Outcome. JACC Case Rep, 2020, 2 (14): 2230-2234.

[209] Beiert T, Nickenig G, Schrickel JW, et al. Atrial flutter presenting as broad complex tachycardia in a patient with right sided pneumonectomy. Indian Pacing Electrophysiol J, 2017, 17 (4): 108-110.

[210] Delise P, Piccolo E, D'Este D, et al. Electrogenesis of the S1S2S3 electrocardiographic pattern. A study in humans based on body surface potential and right ventricular endocardial mapping. J Electrocardiol, 1990 , 23 (1): 23-31.

[211] Goldberger AL. The genesis of indeterminate axis: a quantitative vectorcardiographic analysis. J Electrocardiol, 1982, 15 (3): 221-226.

[212] Lebek S, Wester M, Pec J, et al. Abnormal P-wave terminal force in lead V1 is a marker for atrial electrical dysfunction but not structural remodelling. ESC Heart Fail, 2021, 8 (5): 4055-4066.

[213] Morris JJ, Estes EH, Whalen RE, et al. P-wave analysis in valvular heart disease. Circulation, 1964, 29 (2): 242–252.

[214] Tanoue MT, Kjeldsen SE, Devereux RB, et al. Relationship between abnormal P-wave terminal force in lead V1 and left ventricular diastolic dysfunction in hypertensive patients: the LIFE study. Blood Press, 2017, 26 (2): 94-101.

[215] Jin L, Weisse AB, Hernandez F, et al. Significance of electrocardiographic isolated abnormal terminal P-wave force (left atrial abnormality) . An echocardiographic and clinical correlation. Arch Intern Med, 1988 , 148 (7): 1545-1549.

[216] Eranti A, Aro AL, Kerola T, et al. Prevalence and prognostic significance of abnormal P terminal force in lead V1 of the ECG in the general population. Circ Arrhythm Electrophysiol, 2014, 7 (6): 1116-1121.

[217] Baltazar R. F. . Basic and Bedside Electrocardiography. Lippincott Williams & Wilkins, 2009: 55-61.

[218] Dower GE. In defence of the intrinsicoid deflection. Br Heart J, 1962 , 24 (1): 55-60.

[219] MacLeod AG, Wilson FN, Barker PS. The Form of the Electrocardiogram. I. Intrinsicoid Electrocardiographic Deflections in Animals and Man. Proceedings of the Society for Experimental Biology and Medicine, 1930, 27 (6): 586–587.

[220] Pérez-Riera AR, de Abreu LC, Barbosa-Barros R, et al. R-Peak Time: An Electrocardiographic Parameter with Multiple Clinical Applications. Ann Noninvasive Electrocardiol, 2016, 21 (1): 10-19.

[221] Fuchs A, Mejdahl MR, Kühl JT, et al. Normal values of left ventricular mass and cardiac chamber volumes assessed by 320-detector computed tomography angiography in the Copenhagen General Population Study. Eur Heart J Cardiovasc Imaging, 2016, 17 (9): 1009-1017.

[222] Sokolow M, LYON TP. The ventricular complex in left ventricular hypertrophy as obtained by unipolar precordial and limb leads. Am Heart J. 1949;37 (2): 161-186.

[223] Larsen CT, Dahlin J, Blackburn H, et al. Prevalence and prognosis of electrocardiographic left ventricular hypertrophy, ST segment depression and negative T-wave; the Copenhagen City Heart Study. Eur Heart J, 2002 , 23 (4): 315-324.

[224] Casale PN, Devereux RB, Kligfield P, et al. Electrocardiographic detection of left ventricular hypertrophy: development and prospective validation of improved criteria. J Am Coll Cardiol, 1985, 6 (3): 572-580.

[225] Pewsner D, Jüni P, Egger M, et al. Accuracy of electrocardiography in diagnosis of left ventricular hypertrophy in arterial hypertension: systematic review. BMJ, 2007, 335 (7622): 711.

[226] Peguero JG, Lo Presti S, Perez J, et al. Electrocardiographic Criteria for the Diagnosis of Left Ventricular Hypertrophy. J Am Coll Cardiol, 2017, 69 (13): 1694-1703.

[227] Grant RP. Left axis deviation; an electrocardiographic-pathologic correlation study. Circulation, 1956, 14 (2): 233-249.

[228] Authors/Task Force members, Elliott PM, Anastasakis A, Borger MA, Borggrefe M, Cecchi F, Charron P, Hagege AA, Lafont A, Limongelli G, Mahrholdt H, McKenna WJ, Mogensen J, Nihoyannopoulos P, et al. 2014 ESC Guidelines on diagnosis and management of hypertrophic cardiomyopathy: the Task Force for the Diagnosis and Management of Hypertrophic Cardiomyopathy of the European Society of Cardiology (ESC) . Eur Heart J, 2014, 35 (39): 2733-2779.

[229] Paluszkiewicz J, Krasinska B, Milting H, et al. Apical hypertrophic cardiomyopathy: diagnosis, medical and surgical treatment. Kardiochir Torakochirurgia Pol, 2018, 15 (4): 246-253.

[230] Eriksson MJ, Sonnenberg B, Woo A, et al. Long-term outcome in patients with apical hypertrophic cardiomyopathy. J Am Coll Cardiol, 2002, 39 (4): 638-645.

[231] Weir RA, MacKenzie N, Petrie CJ. Cheating the CHA2DS2-VASc Score: Thromboembolism in Apical Hypertrophic Cardiomyopathy. Case Rep Cardiol, 2014, 2014: 189895.

[232] Klarich KW, Attenhofer Jost CH, Binder J, et al. Risk of death in long-term follow-up of patients with apical hypertrophic cardiomyopathy. Am J Cardiol, 2013, 111 (12): 1784-1791.

[233] Hughes RK, Knott KD, Malcolmson J, et al. Apical Hypertrophic Cardiomyopathy: The Variant Less Known. J Am Heart Assoc, 2020, 9 (5): e015294.

[234] Hajduczok ZD, Weiss RM, Stanford W, et al. Determination of right ventricular mass in humans and dogs with ultrafast cardiac computed tomography. Circulation, 1990, 82 (1): 202-212.

[235] Myers GB, Klen HA, Stofer BE. The electrocardiographic diagnosis of right ventricular hypertrophy. Am Heart J, 1948, 35 (1): 1-40.

[236] Lehtonen J, Sutinen S, Ikäheimo M, et al. Electrocardiographic criteria for the diagnosis of right ventricular hypertrophy verified at autopsy. Chest, 1988, 93 (4): 839-842.

[237] Fowler NO Jr, Westcott RN, Scott RC. The Q wave in precordial electrocardiograms overlying the hypertrophied right ventricle: intracavity leads. Circulation, 1952, 5 (3): 441-448.

[238] Menillo AM, Lee LS, Pearson-Shaver AL. Atrial Septal Defect. 2021 Aug 11. In: StatPearls [Internet]. Treasure Island (FL): StatPearls Publishing; 2022. PMID: 30571061.

[239] Martin SS, Shapiro EP, Mukherjee M. Atrial septal defects - clinical manifestations, echo assessment, and intervention. Clin Med Insights Cardiol, 2015, 8 (Suppl 1): 93-98.

[240] Sung RJ, Tamer DM, Agha AS, et al. Etiology of the electrocardiographic pattern of "incomplete right bundle branch block" in atrial septal defect: an electrophysiologic study. J Pediatr, 1975, 87 (6 Pt 2): 1182-1186.

[241] Rodriguez-Alvarez, Martinez RG, GoggansAM, et al. The vectorcardiographic equivalent of the "crochetage" of the QRS of the electrocardiogram in atrial septal defect of the ostium secundum type. Preliminary report. Am Heart J, 1959, 58 (3): 388–394.

[242] Heller J, Hagège AA, Besse B, et al. "Crochetage" (notch) on R wave in inferior limb leads: a new independent electrocardiographic sign of atrial septal defect. J Am Coll Cardiol, 1996, 27 (4): 877-882.

[243] Schiller O, Greene EA, Moak JP, et al. The poor performance of RSR' pattern on electrocardiogram lead V1 for detection of secundum atrial septal defects in children. J Pediatr, 2013, 162 (2): 308-312.

[244] Kürkciyan I, Meron G, Sterz F, et al. Pulmonary embolism as a cause of cardiac arrest: presentation and outcome. Arch Intern Med, 2000, 160 (10): 1529-1535.

[245] Hubloue I, Schoors D, Diltoer M, et al. Early electrocardiographic signs in acute massive pulmonary embolism. Eur J Emerg Med, 1996, 3 (3): 199-204.

[246] Shopp JD, Stewart LK, Emmett TW, et al. Findings From 12-lead Electrocardiography That Predict Circulatory Shock From Pulmonary Embolism: Systematic Review and Meta-analysis. Acad Emerg Med, 2015, (10): 1127-1137.

[247] McGinn S., White P. D. Acute cor

pulmonale resulting from pulmonary embolism. JAMA, 1935, 104 (17): 1473-1480.

[248] Carrascosa MF, Izquierdo RG, Hoz MC. McGinn-White pattern. Eur J Intern Med, 2020, 79: 112-113.

[249] https://www.medscape. com/answers/300901-8466/how-is-massive-pulmonary-embolism-pe-defined-and-what-is-the-associated-mortality-rate.

[250] Sadeghi A, Brevetti GR, Kim S, et al. Acute massive pulmonary embolism: role of the cardiac surgeon. Tex Heart Inst J, 2005, 32 (3): 430-433.

[251] Loperfido F, Digaetano A, Santarelli-P, et al. Complete Transposition of the Great Vessels: I I . An Electrocardiographic Analysis. Circulation, 1963, 27 (6): 1118-1127.

[252] Katz LN, Wachtel H. The diphasic QRS type of electrocardiogram in congenital heart disease. Am Heart J, 1937 (2) , 13: 202-206.

[253] Tipple M. Interpretation of electrocardiograms in infants and children. Images Paediatr Cardiol, 1999, 1 (1): 3-13.

[254] Bryce E, Mullany LC, Khatry SK, et al. Coverage of the WHO's four essential elements of newborn care and their association with neonatal survival in southern Nepal. BMC Pregnancy Childbirth, 2020, 20 (1): 540.

[255] Schwartz PJ, Garson A Jr, Paul T, et al. Guidelines for the interpretation of the neonatal electrocardiogram. A task force of the European Society of Cardiology. Eur Heart J, 2002, 23 (17): 1329-1344.

[256] Dickinson DF. The normal ECG in childhood and adolescence. Heart, 2005 , 91 (12): 1626-1630.

[257] Khurana. Textbook Of Medical Physiology. Elsevier, India Inc, 2006: 249-250.

[258] Linda S. Costanzo. Physiology. Elsevier Health Sciences Inc, 2009: 133-134.

[259] Rosen MR, Wit AL, Hoffman BF. Electrophysiology and pharmacology of cardiac arrhythmias. I. Cellular electrophysiology of the mammalian heart. Am Heart J, 1974, 88 (3): 380-385.

[260] Macfarlane PW, Oosterom A, Pahlm O, et al. Comprehensive Electrocardiology. Springer-Verlag London Limited, 2011: 4-48.

[261] Pérez-Riera AR, Femenía F, McIntyre WF, Baranchuk A. Karel Frederick Wenckebach (1864-1940): a giant of medicine. Cardiol J, 2011, 18 (3): 337-339.

[262] Hansom SP, Golian M, Green MS. The Wenckebach Phenomenon. Curr Cardiol Rev, 2021, 17 (1): 10-16.

[263] Kusumoto FM, Schoenfeld MH, Barrett C, et al. 2018 ACC/AHA/HRS Guideline on the Evaluation and Management of Patients With Bradycardia and Cardiac Conduction Delay: A Report of the American College of Cardiology/American Heart Association Task Force on Clinical Practice Guidelines and the Heart Rhythm Society. Circulation, 2019, 140 (8): e382-e482.

[264] Issa ZF, Miller JM, Zipes DP. Clinical Arrhythmology and Electrophysiology. Elsevier, Inc, 2019: 1-14.

[265] https://www.ncbi. nlm. nih. gov/books/NBK470599/.

[266] https://www.ncbi. nlm. nih. gov/books/NBK459383/.

[267] Wieling W, Thijs RD, van Dijk N, et al. Symptoms and signs of syncope: a review of the link between physiology and clinical clues. Brain, 2009, 132 (Pt 10): 2630-2642.

[268] https://www.clevelandclinicmeded.com/medicalpubs/diseasemanagement/cardiology/syncope/#top.

[269] https://www.ncbi. nlm. nih. gov/books/NBK507715/.

[270] Antzelevitch C, Burashnikov A. Overview of Basic Mechanisms of Cardiac Arrhythmia. Card Electrophysiol Clin, 2011, 3 (1): 23-45.

[271] Dressler W, Roesler H. The occurrence in paroxysmal ventricular tachycardia of ventricular complexes transitional in shape to sinoauricular beats: A diagnostic aid. Am Heart J, 1952 , 44 (4): 485-493.

[272] MacKenzie R. Short PR interval. J Insur Med, 2005, 37 (2): 145-152.

[273] Benditt DG, Klein GJ, Kriett JM, et al. Enhanced atrioventricular nodal conduction in man: electrophysiologic effects of pharmacologic autonomic blockade. Circulation. 1984, 69 (6): 1088-1095.

[274] https://emedicine. medscape. com/article/160097-overview.

[275] Lown B, Ganong WF, Levine SA. The syndrome of short P-R interval, normal QRS complex and paroxysmal rapid heart action. Circulation, 1952, 5 (5): 693-706.

[276] Chen Y, Liu R, Xu Z. Wolff-Parkinson-White syndrome: could a normal PJ interval exclude bundle branch block? Rev Esp Cardiol (Engl Ed) , 2014 , 67 (2): 153-155.

[277] Narula OS. Wolff-Parkinson-White Syndrome. A review. Circulation, 1973 , 47 (4): 872-887.

[278] Rosenbaum FF, Hecht HH, Wilson FN, et al. The potential variations of the thorax and the esophagus in anomalous atrioventricular excitation (Wolff-Parkinson-White syndrome) . Amer Heart J, 1945, 29 (): 281-326.

[279] Hiss RG, Lamb LE. Electrocardiographic findings in 122, 043 individuals. Circulation, 1962, 25: 947-961.

[280] Al-Khatib SM, Arshad A, Balk EM, et al. Risk Stratification for Arrhythmic Events in Patients With Asymptomatic Pre-Excitation: A Systematic Review for the 2015 ACC/AHA/HRS Guideline for the Management of Adult Patients With Supraventricular Tachycardia: A Report of the American College of Cardiology/American Heart Association Task Force on Clinical Practice Guidelines and the Heart Rhythm Society. J Am Coll Cardiol, 2016, 67 (13): 1624-1638.

[281] Skov MW, Rasmussen PV, Ghouse J, et al. Electrocardiographic Preexcitation and Risk of Cardiovascular Morbidity and Mortality: Results From the Copenhagen ECG Study. Circ Arrhythm Electrophysiol, 2017, 10 (6): e004778.

[282] Golian M, Angaran P, Mangat I. Non-arrhythmic pre-excitation-induced

cardiomyopathy. Indian Pacing Electrophysiol J, 2018, 18 (2): 80-83.

[283] Perlmutt LM, Jay ME, Levin DC. Variations in the blood supply of the left ventricular apex. Invest Radiol, 1983, 18 (2): 138-140.

[284] Kobayashi N, Maehara A, Mintz GS, et al. Usefulness of the Left Anterior Descending Artery Wrapping Around the Left Ventricular Apex to Predict Adverse Clinical Outcomes in Patients With Anterior Wall ST-Segment Elevation Myocardial Infarction (an INFUSE-AMI Substudy) . Am J Cardiol, 2015 . 115 (10): 1389-1395.

[285] Badran HM, Ibrahim WA, Alaksher T, et al. Impact of the left anterior descending artery wrapping around the left ventricular apex on cardiac mechanics in patients with normal coronary angiography. Egypt Heart J, 2020 , 72 (1): 33.

[286] Futami C, Tanuma K, Tanuma Y, Saito T. The arterial blood supply of the conducting system in normal human hearts. Surg Radiol Anat, 2003 , 25 (1): 42-49.

[287] https://www.ncbi. nlm. nih. gov/books/NBK537207/.

[288] Parikh NI, Honeycutt EF, Roe MT, et al. Left and codominant coronary artery circulations are associated with higher in-hospital mortality among patients undergoing percutaneous coronary intervention for acute coronary syndromes: report From the National Cardiovascular Database Cath Percutaneous Coronary Intervention (CathPCI) Registry. Circ Cardiovasc Qual Outcomes, 2012, 5 (6): 775-782.

[289] Knaapen M, Koch AH, Koch C, et al. Prevalence of left and balanced coronary arterial dominance decreases with increasing age of patients at autopsy. A postmortem coronary angiograms study. Cardiovasc Pathol, 2013, 22 (1): 49-53.

[290] https://en. wikipedia. org/wiki/Circumflex_branch_of_left_coronary_artery.

[291] Feigl EO. Coronary physiology. Physiol Rev, 1983, 63 (1): 1-205.

[292] Crossman DC. The pathophysiology of myocardial ischaemia. Heart, 2004 , 90 (5): 576-580.

[293] Detry JM. The pathophysiology of myocardial ischaemia. Eur Heart J, 1996 , 17 Suppl G: 48-52.

[294] Braunwald E, Antman EM, Beasley JW, et al. ACC/AHA guidelines for the management of patients with unstable angina and non-ST-segment elevation myocardial infarction. A report of the American College of Cardiology/American Heart Association Task Force on Practice Guidelines (Committee on the Management of Patients With Unstable Angina) . J Am Coll Cardiol, 2000, 36 (3): 970-1062.

[295] Betriu A, Castañer A, Sanz GA, et al. Angiographic findings 1 month after myocardial infarction: a prospective study of 259 survivors. Circulation, 1982 , 65 (6): 1099-1105.

[296] Austen WG, Edwards JE, Frye RL, et al. A reporting system on patients evaluated for coronary artery disease. Report of the Ad Hoc Committee for Grading of Coronary Artery Disease, Council on Cardiovascular Surgery, American Heart Association. Circulation, 1975, 51 (4 Suppl): 5-40.

[297] Conti CR. Confusing and sometimes meaningless terms used in cardiovascular medicine. Clin Cardiol, 1994, 17 (2): 53-54.

[298] Farid TA, Nair K, Massé S, et al. Role of KATP channels in the maintenance of ventricular fibrillation in cardiomyopathic human hearts. Circ Res, 2011, 109 (11): 1309-1318.

[299] Furukawa T, Kimura S, Furukawa N, et al. Role of cardiac ATP-regulated potassium channels in differential responses of endocardial and epicardial cells to ischemia. Circ Res, 1991, 68 (6): 1693-1702.

[300] Miyoshi S, Miyazaki T, Moritani K, Ogawa S. Different responses of epicardium and endocardium to KATP channel modulators during regional ischemia. Am J Physiol, 1996, 271 (1 Pt 2): H140-147.

[301] Tinker A, Aziz Q, Thomas A. The role of ATP-sensitive potassium channels in cellular function and protection in the cardiovascular system. Br J Pharmacol, 2014, 171 (1): 12-23.

[302] Kane GC, Liu XK, Yamada S, Olson TM, Terzic A. Cardiac KATP channels in health and disease. J Mol Cell Cardiol, 2005, 38 (6): 937-943.

[303] Kusama Y, Kodani E, Nakagomi A, et al. Variant angina and coronary artery spasm: the clinical spectrum, pathophysiology, and management. J Nippon Med Sch, 2011, 78 (1): 4-12.

[304] de Luna AB, Cygankiewicz I, Baranchuk A, et al. Prinzmetal angina: ECG changes and clinical considerations: a consensus paper. Ann Noninvasive Electrocardiol, 2014. 19 (5): 442-453.

[305] Yokoyama H, Tomita H, Nishizaki F, et al. Deeply reinverted T wave at 14 days after the onset of first anterior acute myocardial infarction predicts improved left ventricular function at 6 months. Clin Cardiol, 2015, 38 (3): 157-163.

[306] Jennings RB, Ganote CE. Structural changes in myocardium during acute ischemia. Circ Res, 1974, 35 (Suppl 3): 156-172.

[307] https://emedicine. medscape. com/article/155919-overview#a4.

[308] Thygesen K, Alpert JS, Jaffe AS, et al. Fourth Universal Definition of Myocardial Infarction (2018) . Circulation, 2018, 138 (20): e618-e651.

[309] Mercado MG, Smith DK, McConnon ML. Myocardial infarction: management of the subacute period. Am Fam Physician. 2013 Nov 1;88 (9): 581-8. PMID: 24364634.

[310] Rakel RE. Textbook of Family Medicine. Elsevier, Inc, 2007: 705-734.

[311] Chiu HC, Ma HP, Lin C, et al. Serial heart rhythm complexity changes in patients with anterior wall ST segment elevation myocardial infarction. Sci Rep, 2017, 7: 43507.

[312] Pepine CJ. New concepts in the pathophysiology of acute myocardial infarction. Am J Cardiol, 1989, 64 (4): 2B-8B.

[313] Arai AE. Healing After Myocardial Infarction: A Loosely Defined Process. JACC Cardiovasc Imaging, 2015, 8 (6):

680-683.

[314] Alpert JS, Thygesen K, Antman E, et al. Myocardial infarction redefined--a consensus document of The Joint European Society of Cardiology/American College of Cardiology Committee for the redefinition of myocardial infarction. J Am Coll Cardiol, 2000, 36 (3): 959-969.

[315] Smulders MW, Bekkers SC, Kim HW, et al. Performance of CMR Methods for Differentiating Acute From Chronic MI. JACC Cardiovasc Imaging, 2015 , 8 (6): 669-679.

[316] https://www.ncbi. nlm. nih. gov/books/NBK537076/.

[317] Sovari AA, Assadi R, Lakshminarayanan B, Kocheril AG. Hyperacute T wave, the early sign of myocardial infarction. Am J Emerg Med, 2007, 25 (7): 859. e1-7.

[318] Durant E, Singh A. Acute first diagonal artery occlusion: a characteristic pattern of ST elevation in noncontiguous leads. Am J Emerg Med, 2015, 33 (9): 1326. e3-5.

[319] Sclarovsky S, Birnbaum Y, Solodky A, et al. Isolated mid-anterior myocardial infarction: a special electrocardiographic sub-type of acute myocardial infarction consisting of ST-elevation in non-consecutive leads and two different morphologic types of ST-depression. Int J Cardiol, 1994, 46 (1): 37-47.

[320] Littmann L. South African flag sign: a teaching tool for easier ECG recognition of high lateral infarct. Am J Emerg Med, 2016, 34 (1): 107-109.

[321] Martí D, Mestre JL, Salido L, et al. Incidence, angiographic features and outcomes of patients presenting with subtle ST-elevation myocardial infarction. Am Heart J, 2014, 168 (6): 884-890.

[322] Blanke H, Cohen M, Schlueter GU, et al. Electrocardiographic and coronary angiographic correlation during acute myocardial infarction. Am J Cardiol, 1984, 54 (3): 249-255.

[323] Jones RS. The weight of the heart and its chambers in hypertensive cardiovascular disease with and without failure. Circulation, 1953, 7 (3): 357–369.

[324] https://www.ncbi. nlm. nih. gov/books/NBK534857/.

[325] Papalexopoulou N, Young CP, Attia RQ. What is the best timing of surgery in patients with post-infarct ventricular septal rupture? Interact Cardiovasc Thorac Surg, 2013, 16 (2): 193-196.

[326] Reig J, Petit M. Main trunk of the left coronary artery: anatomic study of the parameters of clinical interest. Clin Anat, 2004, 17 (1): 6-13.

[327] Kalbfleisch H, Hort W. Quantitative study on the size of coronary artery supplying areas postmortem. Am Heart J, 1977, 94 (2): 183-188.

[328] Kotoku M, Tamura A, Shinozaki K, et al. Electrocardiographic differentiation between occlusion of the first diagonal branch and occlusion of the left anterior descending coronary artery. J Electrocardiol, 2009, 42 (5): 440-444.

[329] Engelen DJ, Gorgels AP, Cheriex EC, et al. Value of the electrocardiogram in localizing the occlusion site in the left anterior descending coronary artery in acute anterior myocardial infarction. J Am Coll Cardiol, 1999, 34 (2): 389-395.

[330] https://www.ncbi. nlm. nih. gov/books/NBK562234/.

[331] Birnbaum Y, Drew BJ. The electrocardiogram in ST elevation acute myocardial infarction: correlation with coronary anatomy and prognosis. Postgrad Med J, 2003, 79 (935): 490-504.

[332] Hirano T, Tsuchiya K, Nishigaki K, et al. Clinical features of emergency electrocardiography in patients with acute myocardial infarction caused by left main trunk obstruction. Circ J, 2006, 70 (5): 525-529.

[333] Kurisu S, Inoue I, Kawagoe T, et al. Impact of the magnitude of the initial ST-segment elevation on left ventricular function in patients with anterior acute myocardial infarction. Circ J, 2004, 68 (10): 903-908.

[334] Saw J, Davies C, Fung A, et al. Value of ST elevation in lead III greater than lead II in inferior wall acute myocardial infarction for predicting in-hospital mortality and diagnosing right ventricular infarction. Am J Cardiol, 2001, 87 (4): 448-450.

[335] Bassan R, Maia IG, Bozza A, et al. Atrioventricular block in acute inferior wall myocardial infarction: harbinger of associated obstruction of the left anterior descending coronary artery. J Am Coll Cardiol, 1986, 8 (4): 773-778.

[336] Ibanez B, James S, Agewall S, et al. 2017 ESC Guidelines for the management of acute myocardial infarction in patients presenting with ST-segment elevation: The Task Force for the management of acute myocardial infarction in patients presenting with ST-segment elevation of the European Society of Cardiology (ESC) . Eur Heart J, 2018, 39 (2): 119-177.

[337] Braat SH, Gorgels AP, Bär FW, et al. Value of the ST-T segment in lead V4R in inferior wall acute myocardial infarction to predict the site of coronary arterial occlusion. Am J Cardiol, 1988, 62 (1): 140-142.

[338] Nikus K, Pahlm O, Wagner G, et al. Electrocardiographic classification of acute coronary syndromes: a review by a committee of the International Society for Holter and Non-Invasive Electrocardiology. J Electrocardi-ol, 2010, 43 (2): 91-103.

[339] Freifeld AG, Schuster EH, Bulkley BH. Nontransmural versus transmural myocardial infarction. A morphologic study. Am J Med, 1983, 75 (3): 423-432.

[340] Atie J, Brugada P, Brugada J, et al. Clinical presentation and prognosis of left main coronary artery disease in the 1980s. Eur Heart J, 1991, 12 (4): 495-502.

[341] Morris NP, Body R. The De Winter ECG pattern: morphology and accuracy for diagnosing acute coronary occlusion: systematic review. Eur J Emerg Med, 2017, 24 (4): 236-242.

[342] de Winter RJ, Verouden NJ, Wellens HJ, et al. A new ECG sign of proximal LAD occlusion. N Engl J Med, 2008, 359 (19): 2071-2073.

[343] Cohn PF. Silent myocardial ischemia.

Ann Intern Med, 1988, 109 (4): 312-317.

[344] Ahmed AH, Shankar K, Eftekhari H, et al. Silent myocardial ischemia: Current perspectives and future directions. Exp Clin Cardiol, 2007, 12 (4): 189-196.

[345] de Zwaan C, Bär FW, Wellens HJ. Characteristic electrocardiographic pattern indicating a critical stenosis high in left anterior descending coronary artery in patients admitted because of impending myocardial infarction. Am Heart J, 1982, 103 (4 Pt 2): 730–736.

[346] de Zwaan C1, Bär FW, Janssen JH, et al. Angiographic and clinical characteristics of patients with unstable angina showing an ECG pattern indicating critical narrowing of the proximal LAD coronary artery. Am Heart J, 1989, 117 (3): 657-665.

[347] Tandy TK, Bottomy DP, Lewis JG. Wellens' syndrome. Ann Emerg Med, 1999, 33 (3): 347-351.

[348] https://www.ncbi. nlm. nih. gov/books/NBK557672/.

[349] Kaul P, Fu Y, Chang WC, Harrington RA, et al. Prognostic value of ST segment depression in acute coronary syndromes: insights from PARAGON-A applied to GUSTO-IIb. PARAGON-A and GUSTO IIb Investigators. Platelet IIb/IIIa Antagonism for the Reduction of Acute Global Organization Network. J Am Coll Cardiol, 2001, 38 (1): 64-71.

[350] Atar S, Fu Y, Wagner GS, et al. Usefulness of ST depression with T-wave inversion in leads V (4) to V (6) for predicting one-year mortality in non-ST-elevation acute coronary syndrome (from the Electrocardiographic Analysis of the Global Use of Strategies to Open Occluded Coronary Arteries IIB Trial) . Am J Cardiol, 2007, 99 (7): 934-938.

[351] Yan AT, Yan RT, Kennelly BM, et al. Relationship of ST elevation in lead aVR with angiographic findings and outcome in non-ST elevation acute coronary syndromes. Am Heart J, 2007, 154 (1): 71-78.

[352] https://www.ncbi. nlm. nih. gov/books/NBK448164/.

[353] Issa ZF, Miller JM, Zipes DP. Clinical Arrhythmology and Electrophysiology. Elsevier, Inc, 2019: 255-285.

[354] Ishikawa T, Kimura K, Miyazaki N, et al. Diastolic mitral regurgitation in patients with first-degree atrioventricular block. Pacing Clin Electrophysiol, 1992, 15 (11 Pt 2): 1927-1931.

[355] Panidis IP, Ross J, Munley B, et al. Diastolic mitral regurgitation in patients with atrioventricular conduction abnormalities: a common finding by Doppler echocardiography. J Am Coll Cardiol, 1986, 7 (4): 768-774.

[356] https://www.ncbi. nlm. nih. gov/books/NBK459147/.

[357] Zema MJ, Kligfield P. ECG poor R-wave progression: review and synthesis. Arch Intern Med, 1982, 142 (6): 1145-1148.

[358] Yamauchi K, Segal M, Tatematsu H, et al. Analysis of discrepancies between VCG and ECG interpretation of anterior wall myocardial infarction. J Electrocardiol, 1977, 10 (2): 171-178.

[359] Zema MJ, Kligfield P. Electrocardiographic poor R wave progression. II: correlation with angiography. J Electrocardiol, 1979, 12 (1): 11-15.

[360] Zema MJ, Collins M, Alonso DR, Kligfield P. Electrocardiographic poor R-wave progression. Correlation with postmortem findings. Chest, 1981, 79 (2): 195-200.

[361] Anttila I. J. T, Nikus K. C, Lehtimaki T, et al. Relation of poor R-wave progression to risk of cardiovascular mortality. Eur Heart J, 2013, 34 (suppl_1): P1540.

[362] Yalçin F, Topaloglu C, Kuçukler N, et al. Could early septal involvement in the remodeling process be related to the advance hypertensive heart disease? Int J Cardiol Heart Vasc, 2015, 7: 141-145.

[363] DePace NL, Colby J, Hakki AH, et al. Poor R wave progression in the precordial leads: clinical implications for the diagnosis of myocardial infarction. J Am Coll Cardiol, 1983, 2 (6): 1073-1079.

[364] Hayat N. Symptomatic Left Ventricular Aneurysm – Long-Term Survival in Medically Treated Patients. Med Princ Pract, 1994 (4): 147-153.

[365] https://www.ncbi. nlm. nih. gov/books/NBK555955/.

[366] Weyman AE, Peskoe SM, Williams ES, et al. Detection of left ventricular aneurysms by cross-sectional echocardiography. Circulation, 1976 , 54 (6): 936-944.

[367] Harley HR. Cardiac ventricular aneurysm. Thorax, 1969, 24 (2): 148-172.

[368] Pruitt RD. Electrocardiogram of bundle-branch block in the bovine heart. Circ Res, 1962, 10 (4): 593-597.

[369] Wennemark JR, BlakeDF, Kezdi P. Cardiodynamic effects of experimental bundle-branch block in the dog. Circ Res, 1962, 10 (5): 280-284.

[370] Conrad LL, Cuddy TE. Activation of the free wall of the right ventricle in experimental right bundle branch block. Circ Res, 1959, 7 (2): 173-178.

[371] Sohi GS, Flowers NC, Horan LG, et al. Comparison of total body surface map depolarization patterns of left bundle branch block and normal axis with left bundle branch block and left-axis deviation. Circulation, 1983, 67 (3): 660-664.

[372] Sohi GS, Flowers NC. Body surface map patterns of altered depolarization and repolarization in right bundle branch block. Circulation, 1980, 61 (3): 634-640.

[373] Liebman J, Rudy Y, Diaz P, et al. The spectrum of right bundle branch block as manifested in electrocardiographic body surface potential maps. J Electrocardiol, 1984, 17 (4): 329-346.

[374] Myerburg RJ, Nilsson K, Gelband H. Physiology of canine intraventricular conduction and endocardial excitation. Circ Res, 1972, 30 (2): 217-243.

[375] Gallagher JJ, Ticzon AR, Wallace AG, et al. Activation studies following experimental hemiblock in the dog. Circ Res, 1974, 35 (5): 752-763.

[376] Frink RJ, James TN. Normal blood supply to the human His bundle and proximal bundle branches.

Circulation, 1973, 47 (1): 8-18.

[377] Massing GK, James TN. Anatomical configuration of the His bundle and bundle branches in the human heart. Circulation, 1976, 53 (4): 609-621.

[378] https://www.uptodate. com/contents/left-anterior-fascicular-block.

[379] Elizari MV, Acunzo RS, Ferreiro M. Hemiblocks revisited. Circulation, 2007, 115 (9): 1154-1163.

[380] https://www-uptodate-com/contents/left-posterior-fascicular-block.

[381] Pérez-Riera AR, Barbosa-Barros R, Daminello-Raimundo R, et al. Left posterior fascicular block, state-of-the-art review: A 2018 update. Indian Pacing Electrophysiol J, 2018, 18 (6): 217-230.

[382] Monin J, Bisconte S, Nicaise A, et al. Prevalence of Intraventricular Conduction Disturbances in a Large French Population. Ann Noninvasive Electrocardiol. 2016;21 (5): 479-485.

[383] Madias JE. Low QRS voltage and its causes. J Electrocardiol, 2008, 41 (6): 498-500.

[384] Usoro AO, Bradford N, Shah AJ, et al. Risk of mortality in individuals with low QRS voltage and free of cardiovascular disease. Am J Cardiol, 2014 , 113 (9): 1514-1517.

[385] Zorzi A, Bettella N, Tatangelo M, et al. Prevalence and clinical significance of isolated low QRS voltages in young athletes. Europace, 2022, euab330.

[386] Goldberger AL. A specific ECG triad associated with congestive heart failure. Pacing Clin Electrophysiol, 1982, 5 (4): 593-599.

[387] Valentini F, Anselmi F, Metra M, et al. Diagnostic and prognostic value of low QRS voltages in cardiomyopathies: old but gold. Eur J Prev Cardio, 2020: zwaa027.

[388] Kim DH, Verdino RJ. Electrocardiogram voltage discordance: Interpretation of low QRS voltage only in the precordial leads. J Electrocardiol, 2017, 50 (5): 551-554.

[389] Floria M, Parteni N, Neagu AI, et al. Incomplete right bundle branch block: Challenges in electrocardiogram diagnosis. Anatol J Cardiol, 2021 , 25 (6): 380-384.

[390] Siew Yen Ho, Amir-Reza Hosseinpour. Supraventricular crest: Structure, function and implications for surgical resection in tetralogy of International Journal of Cardiology Congenital Heart Disease, 2021 , 4: 1-3.

[391] Wafae N, Menegucci D, Wafae GC, et al. Anatomy of the supraventricular crest in human hearts. Folia Morphol (Warsz) , 2010, 69 (1): 42-46.

[392] Mauric AT, Samani NJ, de Bono DP. When should we diagnose incomplete right bundle branch block? Eur Heart J, 1993, 14 (5): 602-626.

[393] Baranchuk A, Enriquez A, García-Niebla J, et al. Differential diagnosis of rSr' pattern in leads V1 -V2. Comprehensive review and proposed algorithm. Ann Noninvasive Electrocardiol, 2015, 20 (1): 7-17.

[394] Depasquale NP, Burch GE. Analysis of the RSR' Complex in Lead V1. Circulation, 1963, 28 (3) ;28: 362-367.

[395] Tapia FA, Proudfit WL. Secondary R waves in right precordial leads in normal persons and in patients with cardiac disease. Circulation, 1960, 21 (1): 28-37

[396] Aro AL, Anttonen O, Tikkanen JT, et al. Intraventricular conduction delay in a standard 12-lead electrocardiogram as a predictor of mortality in the general population. Circ Arrhythm Electrophysiol, 2011, 4 (5): 704-710.

[397] Bayés de Luna A, Baranchuk A, Alberto Escobar Robledo L, et al. Diagnosis of interatrial block. J Geriatr Cardiol, 2017, 14 (3): 161-165.

[398] de Luna AB, Massó-van Roessel A, Robledo LAE. The Diagnosis and Clinical Implications of Interatrial Block. Eur Cardiol, 2015 , 10 (1): 54-59.

[399] Jairath UC, Spodick DH. Exceptional prevalence of interatrial block in a general hospital population. Clin Cardiol, 2001, 24 (8): 548-550.

[400] O'Neal WT, Zhang ZM, Loehr LR, et al. Electrocardiographic Advanced Interatrial Block and Atrial Fibrillation Risk in the General Population. Am J Cardiol, 2016, 117 (11): 1755-1759.

[401] Baranchuk A, Torner P, de Luna AB. Bayés Syndrome: What Is It? Circulation, 2018, 137 (2): 200-202.

[402] Martínez-Sellés M, Elosua R, Ibarrola M, et al. Advanced interatrial block and P-wave duration are associated with atrial fibrillation and stroke in older adults with heart disease: the BAYES registry. Europace, 2020, 22 (7): 1001-1008.

[403] Baranchuk A, Villuendas R, Bayes-Genis A, et al. Advanced interatrial block: a well-defined electrocardiographic pattern with clinical arrhythmological implications. Europace, 2013, 15 (12): 1822.

[404] Chhabra L, Devadoss R, Chaubey VK, et al. Interatrial block in the modern era. Curr Cardiol Rev, 2014, 10 (3): 181-189.

[405] Tse G, Lai ET, Yeo JM, et al. Electrophysiological Mechanisms of Bayés Syndrome: Insights from Clinical and Mouse Studies. Front Physiol, 20167: 188.

[406] Marcus FI, McKenna WJ, Sherrill D, et al. Diagnosis of arrhythmogenic right ventricular cardiomyopathy/dysplasia: proposed modification of the task force criteria. Circulation, 2010, 121 (13): 1533–1541.

[407] Sattar Y, Abdullah HM, Neisani Samani E, et al. Arrhythmogenic Right Ventricular Cardiomyopathy/Dysplasia: An Updated Review of Diagnosis and Management. Cureus, 2019, 11 (8): e5381.

[408] Corrado D, Basso C, Thiene G. Arrhythmogenic right ventricular cardiomyopathy: diagnosis, prognosis, and treatment. Heart, 2000, 83 (5): 588–595.

[409] Marcus FI. Prevalence of T-wave inversion beyond V1 in young normal individuals and usefulness for the diagnosis of arrhythmogenic right ventricular cardiomyopathy/dysplasia. Am J Cardiol, 2005, 95 (9): 1070-1071.

[410] Shah SN, Umapathi KK, Oliver TI. Arrhythmogenic Right Ventricular Cardiomyopathy. 2022 May 10. In: StatPearls [Internet]. Treasure Island

(FL): StatPearls Publishing; 2022 Jan.

[411] Bjerregaard P, Gussak I. Naming of the waves in the ECG with a brief account of their genesis. Circulation, 1999, 100 (25): e148.

[412] Pérez-Riera AR, Barbosa-Barros R, Daminello-Raimundo R, et al. Epsilon wave: A review of historical aspects. Indian Pacing Electrophysiol J, 2019, 19 (2): 63–67.

[413] Walker HK, Hall WD, Hurst JW. Clinical Methods: The History, Physical, and Laboratory Examinations (3rd ed) . Boston, Butterworths, 1990: 884-887.

[414] Castro D, Sharma S. Hypokalemia. 2022 Mar 3. In: StatPearls [Internet]. Treasure Island (FL): StatPearls Publishing; 2022 Jan. PMID: 29494072.

[415] https://www.rch. org. au/clinicalguide/guideline_index/Hypokalaemia/.

[416] Weiss JN, Qu Z, Shivkumar K. Electrophysiology of Hypokalemia and Hyperkalemia. Circ Arrhythm Electrophysiol, 2017, 10 (3): e004667.

[417] Chua CE, Choi E, Khoo EYH. ECG changes of severe hypokalemia. QJM, 2018, 111 (8): 581-582.

[418] Weaver WF, Burchell HB. Serum potassium and the electrocardiogram in hypokalemia. Circulation, 1960, 21 (4): 505-521.

[419] Reynolds TB, Martin HE, Homann RE. Serum electrolytes and the electrocardiogram. Am Heart J, 1951, 42 (5): 671-681.

[420] Ngo A, Lim SH, Charles RA, et al. Electrocardiographical case. Young man with generalised myalgia. Singapore Med J, 2005, 46 (1): 38-40; quiz 41.

[421] Marti G, Schwarz C, Leichtle AB, et al. Etiology and symptoms of severe hypokalemia in emergency department patients. Eur J Emerg Med, 2014, 21 (1): 46-51.

[422] Widimsky P. Hypokalemia and the heart. e-Journal of Cardiology Practice, 2008, 7 (9) .

[423] Kallergis EM, Goudis CA, Simantirakis EN, et al. Mechanisms, risk factors, and management of acquired long QT syndrome: a comprehensive review. ScientificWorldJournal, 2012;2012: 212178.

[424] https://www.msdmanuals. com/en-au/professional/endocrine-and-metabolic-disorders/electrolyte-disorders/hyperkalemia.

[425] Simon LV, Hashmi MF, Farrell MW. Hyperkalemia. 2022 Feb 16. In: StatPearls [Internet]. Treasure Island (FL): StatPearls Publishing; 2022. PMID: 29261936.

[426] Varga C, Kálmán Z, Szakáll A, et al. ECG alterations suggestive of hyperkalemia in normokalemic versus hyperkalemic patients. BMC Emerg Med, 2019, 19 (1): 33.

[427] Parham WA, Mehdirad AA, Biermann KM, et al. Hyperkalemia revisited. Tex Heart Inst J, 2006, 33 (1): 40-47.

[428] Levine HD, VazifarJP, Lown B, et al. Tent-shaped T waves of normal amplitude in potassium intoxication. Am Heart J, 1952, 43 (3): 437-450.

[429] Hariman RJ, Chen CM. Effects of hyperkalaemia on sinus nodal function in dogs: sino-ventricular conduction. Cardiovasc Res, 1983, 17 (9): 509-517.

[430] https://www.msdmanuals. com/professional/endocrine-and-metabolic-disorders/electrolyte-disorders/overview-of-disorders-of-calcium-concentration.

[431] https://www.msdmanuals. com/professional/endocrine-and-metabolic-disorders/electrolyte-disorders/hypocalcemia.

[432] El-Sherif N, Turitto G. Electrolyte disorders and arrhythmogenesis. Cardiol J, 2011, 18 (3): 233-245.

[433] Temte JV, Davis LD. Effect of calcium concentration on the transmembrane potentials of Purkinje fibers. Circ Res, 1967, 20 (1): 32-344.

[434] https://www.msdmanuals. com/en-nz/professional/endocrine-and-metabolic-disorders/electrolyte-disorders/hypercalcemia.

[435] Leitch SP, Brown HF. Effect of raised extracellular calcium on characteristics of the guinea-pig ventricular action potential. J Mol Cell Cardiol, 1996, 28 (3): 541-551.

[436] Kretz A, Da Rous HO, Palumbo JR. Delay and block of cardiac impulse caused by enhanced phase-4 depolarization in the His-Purkinje system. Br Heart J, 1975 , 37 (2): 136-149.

[437] Custer AM, Yelamanchili VS, Lappin SL. Multifocal Atrial Tachycardia. 2021 Jul 22. In: StatPearls [Internet]. Treasure Island (FL): StatPearls Publishing; 2022 Jan. PMID: 29083603.

[438] Scher DL, Arsura EL. Multifocal atrial tachycardia: mechanisms, clinical correlates, and treatment. Am Heart J, 1989, 118 (3): 574-580.

[439] Link MS, Maron BJ, Wang PJ, et al. Upper and lower limits of vulnerability to sudden arrhythmic death with chest-wall impact (commotio cordis) . J Am Coll Cardiol, 2003, 41 (1): 99-104.

[440] Engel TR, Meister SG, Frankl WS. The "R-on-T" phenomenon: an update and critical review. Ann Intern Med, 1978, 88 (2): 221-225.

[441] Liu MB, Vandersickel N, Panfilov AV, et al. R-From-T as a Common Mechanism of Arrhythmia Initiation in Long QT Syndromes. Circ Arrhythm Electrophysiol, 2019 , 12 (12): e007571.

[442] Arteyeva NV. Dispersion of ventricular repolarization: Temporal and spatial. World J Cardiol, 2020, 12 (9): 437-449.

[443] Harrild D, Henriquez C. A computer model of normal conduction in the human atria. Circ Res, 2000, 87 (7): E25-36.

[444] https://emedicine. medscape. com/article/151210-overview.

[445] Cosío FG. Atrial Flutter, Typical and Atypical: A Review. Arrhythm Electrophysiol Rev, 2017 , 6 (2): 55-62.

[446] Ganesan P, Narayan SM. Re-evaluating the multiple wavelet

hypothesis for atrial fibrillation. Heart Rhythm, 2020, 17 (12): 2219-2220.

[447] Hoevelmann J, Viljoen C, Chin A. Irregular, narrow-complex tachycardia. Cardiovasc J Afr, 2018, 29 (3): 195-198.

[448] European Heart Rhythm Association; European Association for Cardio-Thoracic Surgery, Camm AJ, et al. Guidelines for the management of atrial fibrillation: the Task Force for the Management of Atrial Fibrillation of the European Society of Cardiology (ESC) . Eur Heart J, 2010, ;31 (19): 2369-2429.

[449] Thrmann M, Janney JG Jr. The diagnostic importance of fibrillatory wave size. Circulation, 1962, 25: 991-994.

[450] Hindricks G, Potpara T, Dagres N, et al. 2020 ESC Guidelines for the diagnosis and management of atrial fibrillation developed in collaboration with the European Association for Cardio-Thoracic Surgery (EACTS): The Task Force for the diagnosis and management of atrial fibrillation of the European Society of Cardiology (ESC) Developed with the special contribution of the European Heart Rhythm Association (EHRA) of the ESC. Eur Heart J, 2021, 42 (5): 373-498.

[451] https://www.thecardiologyadvisor.com/home/decision-support-in-medicine/cardiology/atrial-fibrillation-rate-control-options-advantages-disadvantages/.

[452] Moskowitz A, Chen KP, Cooper AZ, Chahin A, Ghassemi MM, Celi LA. Management of Atrial Fibrillation with Rapid Ventricular Response in the Intensive Care Unit: A Secondary Analysis of Electronic Health Record Data. Shock, 2017, 48 (4): 436-440.

[453] Fuster V, Rydén LE, Cannom DS, et al. ACC/AHA/ESC 2006 Guidelines for the Management of Patients with Atrial Fibrillation: a report of the American College of Cardiology/American Heart Association Task Force on Practice Guidelines and the European Society of Cardiology Committee for Practice Guidelines (Writing Committee to Revise the 2001 Guidelines for the Management of Patients With Atrial Fibrillation): developed in collaboration with the European Heart Rhythm Association and the Heart Rhythm Society. Circulation, 2006, 114 (7): e257-354.

[454] https://emedicine. medscape. com/article/151066-overview.

[455] Mani BC, Pavri BB. Dual atrioventricular nodal pathways physiology: a review of relevant anatomy, electrophysiology, and electrocardiographic manifestations. Indian Pacing Electrophysiol J, 2014, 14 (1): 12-25.

[456] Issa ZF, Miller JM, Zipes DP. Clinical Arrhythmology and Electrophysiology. Elsevier, Inc, 2019: 560-598.

[457] McGuire MA, Bourke JP, Robotin MC, et al. High resolution mapping of Koch's triangle using sixty electrodes in humans with atrioventricular junctional (AV nodal) reentrant tachycardia. Circulation, 1993, 88 (5 Pt 1): 2315-2328.

[458] Conti AA. Calling the heart by name: distinguished eponyms in the history of cardiac anatomy. Heart Surg Forum, 2011, 14 (3): E183-187.

[459] Brugada J, Katritsis DG, Arbelo E, et al. 2019 ESC Guidelines for the management of patients with supraventricular tachycardiaThe Task Force for the management of patients with supraventricular tachycardia of the European Society of Cardiology (ESC) . Eur Heart J, 2020, 41 (5): 655-720.

[460] https://www.ncbi. nlm. nih. gov/books/NBK499936/.

[461] Katritsis DG, Camm AJ. Atrioventricular nodal reentrant tachycardia. Circulation, 2010, 122 (8): 831-840.

[462] Tai CT, Chen SA, Chiang CE, et al. A new electrocardiographic algorithm using retrograde P waves for differentiating atrioventricular node reentrant tachycardia from atrioventricular reciprocating tachycardia mediated by concealed accessory pathway. J Am Coll Cardiol, 1997, 29 (2): 394-402.

[463] https://www.ncbi. nlm. nih. gov/books/NBK539765/.

[464] Issa ZF, Miller JM, Zipes DP. Clinical Arrhythmology and Electrophysiology. Elsevier, Inc, 2019: 697-728.

[465] Issa ZF, Miller JM, Zipes DP. Clinical Arrhythmology and Electrophysiology. Elsevier, Inc, 2019: 599-676.

[466] https://www.ncbi. nlm. nih. gov/books/NBK532954/.

[467] Alzand BS, Crijns HJ. Diagnostic criteria of broad QRS complex tachycardia: decades of evolution. Europace, 2011, 13 (4): 465-472.

[468] https://emedicine. medscape. com/article/159075-overview.

[469] Katritsis DG, Brugada J. Differential Diagnosis of Wide QRS Tachycardias. Arrhythm Electrophysiol Rev, 2020, 9 (3): 155-160.

[470] Issa ZF, Miller JM, Zipes DP. Clinical Arrhythmology and Electrophysiology. Elsevier, Inc, 2019: 748-815.

[471] https://en. wikipedia. org/wiki/Ventricular_flutter.

[472] Ludhwani D, Goyal A, Jagtap M. Ventricular Fibrillation. 2021 Aug 11. In: StatPearls [Internet]. Treasure Island (FL): StatPearls Publishing; 2022 Jan. PMID: 30725805.

[473] Baldzizhar A, Manuylova E, Marchenko R, et al. Ventricular Tachycardias: Characteristics and Management. Crit Care Nurs Clin North Am, 2016, 28 (3): 317-329.

[474] Oliver TI, Sadiq U, Grossman SA. Pulseless Electrical Activity. 2022 May 10. In: StatPearls [Internet]. Treasure Island (FL): StatPearls Publishing; 2022 Jan. PMID: 30020721.

[475] Adán V, Crown LA. Diagnosis and treatment of sick sinus syndrome. Am Fam Physician, 2003, 67 (8): 1725-1732.

[476] Dakkak W, Doukky R. Sick Sinus Syndrome. 2021 Jul 21. In: StatPearls [Internet]. Treasure Island (FL): StatPearls Publishing; 2022 Jan. PMID: 29261930.

[477] Brugada P, Brugada J. Right bundle branch block, persistent ST segment elevation and sudden

cardiac death: a distinct clinical and electrocardiographic syndrome. A multicenter report. J Am Coll Cardiol, 1992, 20 (6): 1391-1396.

[478] El Sayed M, Goyal A, Callahan AL. Brugada Syndrome. 2021 Sep 19. In: StatPearls [Internet]. Treasure Island (FL): StatPearls Publishing; 2022 Jan. PMID: 30137852.

[479] Kapplinger JD, Tester DJ, Alders M, et al. An international compendium of mutations in the SCN5A-encoded cardiac sodium channel in patients referred for Brugada syndrome genetic testing. Heart Rhythm, 2010, 7 (1): 33-46.

[480] Brugada J, Campuzano O, Arbelo E, et al. Present Status of Brugada Syndrome: JACC State-of-the-Art Review. J Am Coll Cardiol, 2018, 72 (9): 1046-1059.

[481] Antzelevitch C. The Brugada syndrome: ionic basis and arrhythmia mechanisms. J Cardiovasc Electrophysiol, 2001, 12 (2): 268-272.

[482] Yan GX, Antzelevitch C. Cellular basis for the Brugada syndrome and other mechanisms of arrhythmogenesis associated with ST-segment elevation. Circulation, 1999, 100 (15): 1660-1666.

[483] Sieira J, Ciconte G, Conte G, et al. Asymptomatic Brugada Syndrome: Clinical Characterization and Long-Term Prognosis. Circ Arrhythm Electrophysiol, 2015 , 8 (5): 1144-1150.

[484] Priori SG, Wilde AA, Horie M, et al. HRS/EHRA/APHRS expert consensus statement on the diagnosis and management of patients with inherited primary arrhythmia syndromes: document endorsed by HRS, EHRA, and APHRS in May 2013 and by ACCF, AHA, PACES, and AEPC in June 2013. Heart Rhythm, 2013, 10 (12): 1932-1963.

[485] Al-Akchar M, Siddique MS. Long QT Syndrome. 2022 May 15. In: StatPearls [Internet]. Treasure Island (FL): StatPearls Publishing; 2022 Jan. PMID: 28722890.

[486] https://en. wikipedia. org/wiki/Long_QT_syndrome.

[487] Ackerman MJ, Priori SG, Willems S, et al. HRS/EHRA expert consensus statement on the state of genetic testing for the channelopathies and cardiomyopathies: this document was developed as a partnership between the Heart Rhythm Society (HRS) and the European Heart Rhythm Association (EHRA) . Europace, 2011, 13 (8): 1077-1109.

[488] Al-Akchar M, Kiel J. Acute Myocarditis. 2022 May 8. In: StatPearls [Internet]. Treasure Island (FL): StatPearls Publishing; 2022 Jan. PMID: 28722877.

[489] https://www.jwatch. org/na50851/2020/02/19/diagnosis-and-treatment-fulminant-myocarditis.

[490] Pankuweit S, Moll R, Baandrup U, et al. Prevalence of the parvovirus B19 genome in endomyocardial biopsy specimens. Hum Pathol, 2003, 34 (5): 497-503.

[491] Sharma AN, Stultz JR, Bellamkonda N, et al. Fulminant Myocarditis: Epidemiology, Pathogenesis, Diagnosis, and Management. Am J Cardiol, 2019, 124 (12): 1954-1960.

[492] Veronese G, Ammirati E, Cipriani M, et al. Fulminant myocarditis: Characteristics, treatment, and outcomes. Anatol J Cardiol, 2018, 19 (4): 279-286.

[493] Kociol RD, Cooper LT, Fang JC, et al. Recognition and Initial Management of Fulminant Myocarditis: A Scientific Statement From the American Heart Association. Circulation, 2020 , 141 (6): e69-e92.

[494] Dababneh E, Siddique MS. Pericarditis. 2022 May 15. In: StatPearls [Internet]. Treasure Island (FL): StatPearls Publishing; 2022 Jan. PMID: 28613734.

[495] Ismail TF. Acute pericarditis: Update on diagnosis and management. Clin Med (Lond) , 2020 , 20 (1): 48-51.

[496] Marinella MA. Electrocardiographic manifestations and differential diagnosis of acute pericarditis. Am Fam Physician, 1998, 57 (4): 699-704.

[497] Medina de Chazal H, Del Buono MG, Keyser-Marcus L, et al. Stress Cardiomyopathy Diagnosis and Treatment: JACC State-of-the-Art Review. J Am Coll Cardio, 2018, 72 (16): 1955-1971.

[498] Ahmad SA, Brito D, Khalid N, et al. Takotsubo Cardiomyopathy. 2022 Mar 24. In: StatPearls [Internet]. Treasure Island (FL): StatPearls Publishing; 2022 Jan. PMID: 28613549.

[499] Gianni M, Dentali F, Grandi AM, et al. Apical ballooning syndrome or takotsubo cardiomyopathy: a systematic review. Eur Heart J, 2006, 27 (13): 1523-1529.

[500] Lyon AR, Bossone E, Schneider B, et al. Current state of knowledge on Takotsubo syndrome: a Position Statement from the Taskforce on Takotsubo Syndrome of the Heart Failure Association of the European Society of Cardiology. Eur J Heart Fail, 2016, 18 (1): 8-27.

[501] Sharkey SW, Maron BJ. Epidemiology and clinical profile of Takotsubo cardiomyopathy. Circ J, 2014, 78 (9):2119-2128.

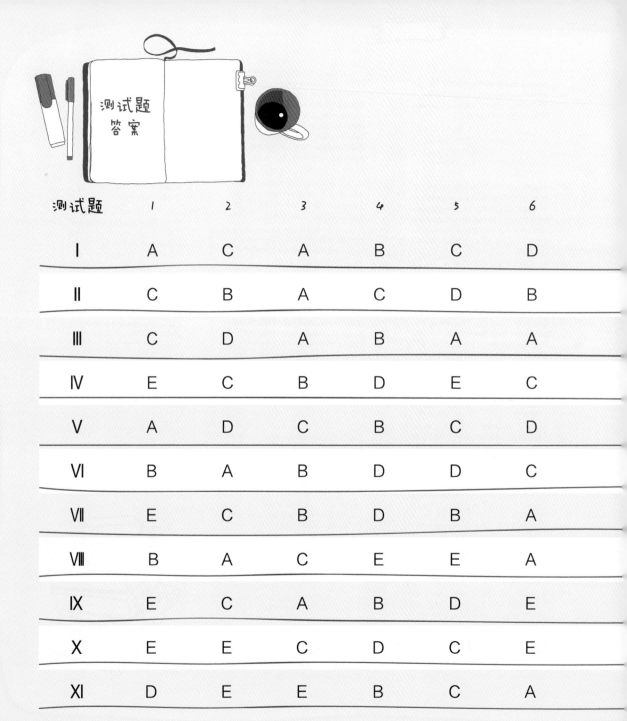

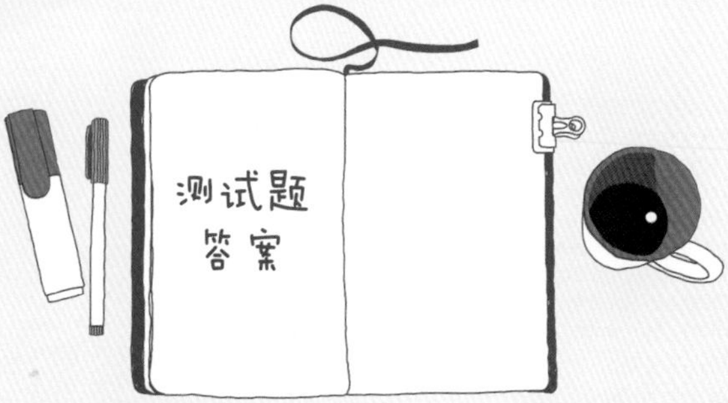

测试题	1	2	3	4	5	6
Ⅰ	A	C	A	B	C	D
Ⅱ	C	B	A	C	D	B
Ⅲ	C	D	A	B	A	A
Ⅳ	E	C	B	D	E	C
Ⅴ	A	D	C	B	C	D
Ⅵ	B	A	B	D	D	C
Ⅶ	E	C	B	D	B	A
Ⅷ	B	A	C	E	E	A
Ⅸ	E	C	A	B	D	E
Ⅹ	E	E	C	D	C	E
Ⅺ	D	E	E	B	C	A

7	8	9	10	11	12
D	C	B	E	C	E
D	B	D	B	A	C
C	C	D	E	A	D
E	E	A	C	D	C
D	B	B	D	A	D
B	E	D	E	C	D
E	E	B	E	B	D
C	E	A	B	A	E
C	E	B	A	C	E
D	C	D	C	D	B
E	D	C	E	D	A

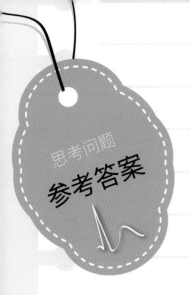

思考问题
参考答案

第 2 章

心电图图例 1

窦性心律

83 次 / 分

112ms（II 导联）

0.6mm（II 导联）

+25°

150ms（V_4 导联）

80ms（V_4 导联）

369ms（II 导联）

第 3 章

思考题

如果心电图纸不走动起来，所有的心电波将重叠在一起而无法分析，因此，必须设置心电图纸的走纸速度，在心电图纸的不同位置记录每一个心电波。

第 7 章

思考题

采集鱼的心电图，可以利用无创吸附电极或有创穿刺电极。

第 8 章

心电图图例 2

全心停搏

第 29 章

心电图图例 6

III导联 QRS 波振幅最高，故额面 QRS 环最倾向平行于III导联的导联轴。

第 31 章

思考题

QR 波

第 33 章

思考题

I_f 通道阻滞剂，依瓦布雷定

第 41 章

心电图图例 11

P 波圆钝，直立，切迹，时限 80ms，振幅 1.3mm。

第 42 章

心电图图例 12

图 A 的 P-P 间期 910ms，图 B 的 P-P 间期波动于 620 ～ 875ms，故图 B 为窦性心律不齐。

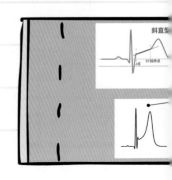

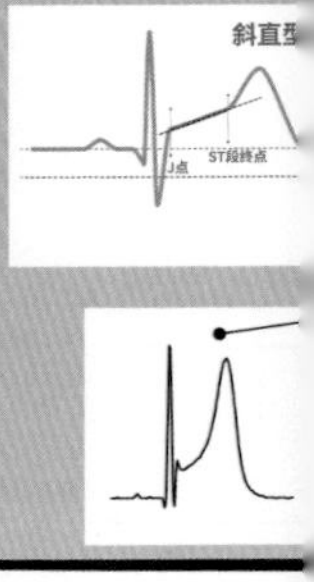

第 53 章

心电图图例 19

P-P 间期为 800ms，P 波频率为 75 次 / 分，R-R 间期为 1630ms，QRS 波频率为 37 次 / 分，P ∶ QRS 频率比值为 2 ∶ 1。

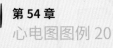

第 54 章

心电图图例 20

R-R 间期约占 1.8 小格，心室率 167 次 / 分。心律失常，可以笼统诊断为室上性心动过速。

第 51 章

心电图图例 16

Ⅰ导联：qRs 波

Ⅱ导联：qRs 波

Ⅲ导联：rSr' 波

aVR 导联：rSr' 波

aVL 导联：qRs 波

aVF 导联：rs 波

V_1 导联：rS 波

V_2 导联：RS 波

V_3 导联：qRS 波

V_4 导联：qRs 波

V_5 导联：qRs 波

V_6 导联：qRs 波

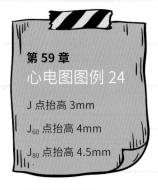

第 59 章

心电图图例 24

J 点抬高 3mm

J_{60} 点抬高 4mm

J_{80} 点抬高 4.5mm

第 64 章

心电图图例 30

2 份心电图的主要不同点是图 A 的 V_1 ～ V_3 导联 T 波倒置，而图 B 的 T 波直立。

第 67 章

心电图图例 34

①图 A 为窦性心动过速，图 B 为窦性心律不齐；②图 A 的节律规整，图 B 的节律不规整；③图 A 的心率为 136 次 / 分，图 B 的心率为 75 次 / 分；④图 B 的 QT 间期较长。

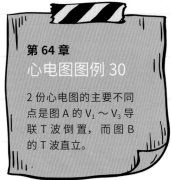

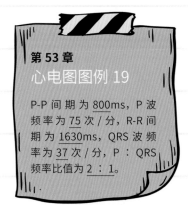

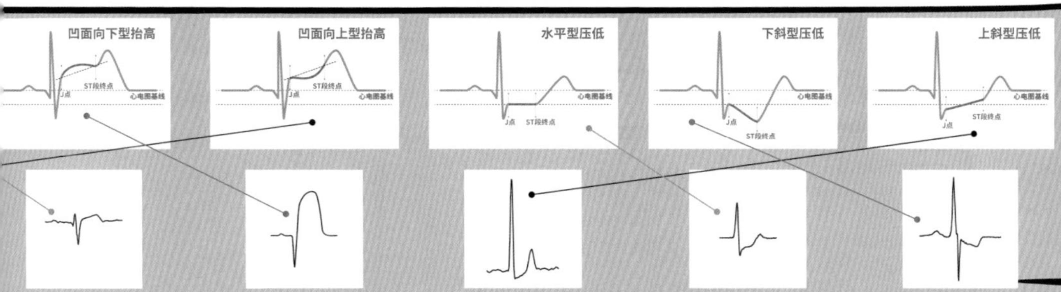

第 58 章

思考题

连线答案

第 68 章
心电图图例 35

心率为 112 次 / 分，实测 QT 间期为 234ms，QTc 为 320ms。

第 74 章
心电图图例 39

负正双相 U 波。

第 76 章
心电图图例 40

①窦性心律；

②电轴左偏；

③ Ⅱ 导联 P 波振幅＞2.5mm，时限＞110ms，诊断为双心房异常；

④ QRS 波时限 100ms，Ⅰ、aVL、V_4～V_5 导联出现病理性 Q 波，胸导联 V_1～V_3 导联 R 波逆向递增；

⑤房室传导正常；

⑥房室 1 ：1 传导关系；

⑦ V_1～V_4 导联 ST 段抬高，V_2 导联 ST 段抬高振幅 5.2mm， Ⅰ、aVL 导联 T 波倒置；

⑧ U 波增大，V_3 导联 U 波振幅＞1.5mm。

第 77 章
心电图图例 41

V_1 导联 QRS 波为 rS 波，V_6 导联为 R 波，从 V_2～V_5 导联，R 波总的趋势是振幅逐渐增加，S 波振幅逐渐降低直至消失；移行导联位于 V_3。

第 78 章
心电图图例 42

V_1～V_6 导联的 R 波振幅总趋势逐渐增加，且从 V_1 导联开始 R/S 振幅比值＞1，提示逆钟向转位。移行导联位于 V_1 导联以前。

第 80 章
心电图图例 44

V_1～V_6 导联的 R 波振幅总趋势逐渐增加，V_5 导联 R/S 振幅比值＜1，提示顺钟向转位。移行导联位于 V_6 导联。

第 82 章
心电图图例 46

Ⅱ 导联 R 波振幅大，Ⅱ 导联轴正侧度数为 +60°。

第 83 章
心电图图例 47

Ⅱ 导联 QRS 主波极性负向。

第 83 章
思考题

不能直接比较振幅，因为 Ⅰ 和 aVL 导联分属不同的肢体导联体系。

第 84 章

心电图图例 48

Ⅲ导联 R 波振幅最高，Ⅲ导联轴正侧朝向 +120°。

第 85 章

心电图图例 49

aVR 导联 R 波振幅最高，该导联轴正侧朝向 –150°；胸导联 QRS 波特点是以 S 波优势为主。

第 86 章

心电图图例 50

肢体各导联 QRS 波的正相波和负相波振幅代数和为零；胸导联以 RS 波模式为主。

第 87 章

心电图图例 51

Ⅱ导联 P 波时限增宽＞120ms，P 波切迹，呈双峰特征。

第 88 章

心电图图例 53

图 B 的 V_1 导联 P 波终末电势增大。

第 89 章

心电图图例 54

P 波振幅增高，肢体导联（Ⅱ）和胸导联（V_3）均超过右心房异常的诊断标准；ST-T 异常特点是广泛性 ST 段压低伴 T 波倒置。

第 90 章

心电图图例 56

Ⅱ导联 P 波增宽，双峰，时限＞120ms，V_1 导联 P 波振幅＞1.5mm，满足双心房异常诊断标准；Ⅰ导联 QRS 主波负向，Ⅲ导联 R 波振幅最高，V_1 导联 R 波振幅增高，V_5 ～ V_6 导联 S 波增深，R/S 比值＜1；电轴右偏；Ⅱ、Ⅲ、aVF、V_1 ～ V_2 导联 ST 段压低伴 T 波倒置。心电图诊断：①窦性心律；②电轴右偏；③双心房异常；④右心室肥厚；⑤ ST-T 改变。

第 91 章

心电图图例 57

图 B 的 R 峰时间明显延长。

第 92 章

心电图图例 58

①窦性心律；

②左心室肥厚；

③ ST-T 改变。

第 94 章

心电图图例 60

本例心电图最大的特点是左心室肥厚伴巨大 T 波倒置，首先应考虑肥厚型心肌病；心电图主要与各种左心室肥厚伴 T 波倒置的疾病鉴别，例如主动脉瓣狭窄、严重的高血压性心脏病、脑血管意外等。

第 96 章

心电图图例 62

图 A 的电轴右偏，V_1 导联 R 波振幅、$R_{V1}+S_{V5}$ 等指标达到右心室肥厚心电图诊断标准；图 B 的电轴右偏，V_1 导联 R 波振幅等支持右心室肥厚心电图诊断。

两份心电图的相同点是均有电轴右偏、V_1 导联 R 波振幅增高、V_6 导联 S 波振幅增深、胸导联 QRS 波多数为 RS 模式等；不同点是图 A 的胸移行导联位于 V_2 和 V_3 导联之间，V_3 ～ V_6 导联 R/S 振幅比值略微＞ 1，而图 B 的胸移行导联位于 V_1 导联以前，R/S 振幅比值明显＞ 1。

第 97 章

心电图图例 63

本例心电图电轴右偏、V_1 导联出现 q 波和 V_5 导联 S 波振幅等支持诊断右心室肥厚；Ⅱ、Ⅲ 导联 P 波时限 120ms，V_2 导联直立 P 波振幅 3.6mm，支持诊断双心房异常；ST 段压低伴 T 波倒置，最典型的见于 V_5 ～ V_6 导联。

第 101 章

心电图图例 66

图 A 的诊断应包括：①窦性心动过速；②电轴右偏；③左心房异常；④完全性右束支阻滞；⑤双心室肥厚。

图 B 的诊断应包括：①窦性心律；②电轴右偏；③右心房异常；④双心室肥厚。

第 102 章

心电图图例 67

窦性心律，心率为 150 次 / 分，电轴正常，V_1 导联高振幅 R 波，提示右心室优势。

第 107 章

心电图图例 70

图 A 的长 P-P 间期为 3200ms，图 B 的长 P-P 间期为 1785ms。

第 108 章

心电图图例 72

图 A. 心率 80 次 / 分；图 C.P_4 之后发生窦性停搏，出现一次交界性逸搏。

第 109 章

心电图图例 73

图 A. 有两种形态的 P 波，红色字母标注的 P 波为房性逸搏心律，因为它们出现于 P 波频率较慢时。

图 B. 较窄，75ms，相同或同向，无相关 P 波，频率 43 次 / 分。

图 C.200ms，相反或反向，频率 37.5 次 / 分。

第 110 章

心电图图例 74

P_6 是房性逸搏，在最长的 P-P 间期中出现，P 波形态与其余窦性 P 波截然不同，显得异常小，时限 50ms。

第 112 章

心电图图例 75

QRS 波较窄，时限 80ms，心室率为 76 次 / 分，P 波 II 导联倒置、aVR 导联直立，PR 间期 140ms，PR 间期固定，P 波频率为 76 次 / 分，为加速性房性自主心律，理由是下壁导联 P 波倒置，PR 间期＞120ms，室上性 QRS 波，房性 P 波频率超过逸搏心率范围，但达不到诊断房性心动过速标准。

第 112 章

心电图图例 76

PR 间期 155ms，窦性心搏，室性心搏，室性逸搏，室性心动过速，加速性室性自主心律，复温现象。

第 114 章

心电图图例 77

频率 82 次 / 分，频率 83 次 / 分，加速性交界性自主心律

第 115 章

心电图图例 79

① R_4 ～ R_{10} 均有室性成分；②绿色圆圈标注的 QRS 波为室性融合波，主要的鉴别诊断是多源性或多灶性室性节律。

第 116 章

心电图图例 80

有 3 种形态的 P 波；红色圆圈标注的来自窦房结，蓝色圆圈标注的来自心房，绿色圆圈标注的是房性融合波。窦性的正向 P 波和另一种房性的倒置 P 波形成等电位线房性融合波；这个 QRS 波仍为房性的。

第 114 章

心电图图例 78

这份心电图可以观察到窦性 P 波，QRS 波群之后多变的心电波为重叠的窦性 P 波，如果是 T 波，T 波形态应保持一致。交界性节律的频率为 75 次 / 分，窦性心律的频率波动于 75 ～ 78 次 / 分。

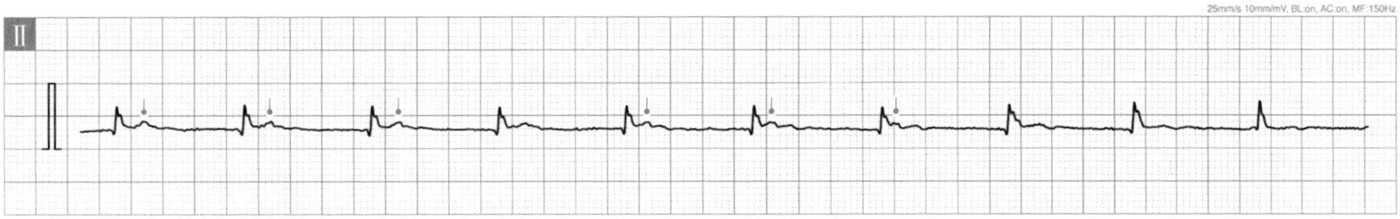

第 117 章

心电图图例 81

短 PR 间期伴正常 QRS 波。

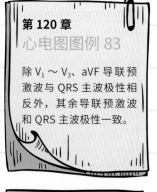

第 120 章

心电图图例 83

除 V_1 ～ V_3、aVF 导联预激波与 QRS 主波极性相反外，其余导联预激波和 QRS 主波极性一致。

第 124 章

心电图图例 84

有 5 个导联出现 ST 段抬高，分别是 V_1 ～ V_5 导联，临床首先考虑变异型心绞痛，其次考虑为 ST 段抬高型心肌梗死。闭塞血管可能是左前降支。

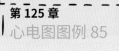

第 125 章

心电图图例 85

主要特点是胸导联 T 波倒置。一致。变异型心绞痛，因为心电图无病理性 Q 波出现。

第 127 章

心电图图例 86

抬高，高耸，压低，倒置，ST 段抬高型急性下壁和右心室心肌梗死，右冠状动脉。

第 128 章

心电图图例 87

V_2 ～ V_4 导联，V_2 导联，左前降支。

心电图图例 88

Ⅰ、aVL 和 V_5 ～ V_6 导联，aVL 导联，左回旋支。

第 132 章

心电图图例 92

<，右冠状动脉；>，左旋支，急性前侧壁心肌梗死。

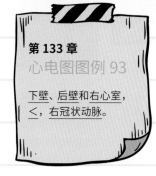

第 133 章

心电图图例 93

下壁、后壁和右心室，<，右冠状动脉。

第 134 章

心电图图例 95

9 个，2 个，V_6 导联；9 个，1 个，V_4 导联。

第 136 章

心电图图例 97

Ⅰ型，V_2 ～ V_6 导联 T 波正负双相；Ⅱ型，V_2 ～ V_6 导联 T 波完全倒置。

第 137 章

心电图图例 98

8 个，6.3mm，V_3 导联

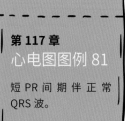

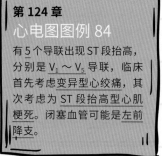

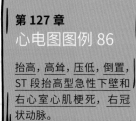

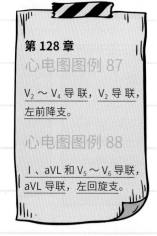

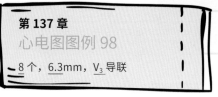

第 138 章

心电图图例 100

10 个，10 个，1 ∶ 1，270ms，固定，心电图诊断：①窦性心律；②一度房室阻滞。

第 139 章

心电图图例 101

4 个，3 个，4 ∶ 3。不固定，PR 间期逐渐延长。

第 140 章

心电图图例 103

较窄，房室结或希氏束分叉部以上节段；较宽，希氏束分叉部以下节段。

心电图图例 104

3 ∶ 1，135ms，较宽，双侧束支。

第 142 章

心电图图例 105

窦性心律，90 次 / 分，较窄，交界性逸搏心律，51 次 / 分，>，房室结或希氏束分叉部以上节段。

心电图图例 106

93 次 / 分，130ms，宽，室性逸搏心律，40 次 / 分，>，室性期前收缩，PR 间期无固定长度。

第 147 章

心电图图例 111

150ms，正常，140ms，宽 QRS 波，V_5 导联，rS 形态，r 波非常窄 S 波非常宽，直立。

第 148 章

心电图图例 112

130ms，正常，145ms，宽 QRS 波，rSR' 形态，Rs 波，80ms，左偏。

第 149 章

心电图图例 113

肢体导联和胸导联；胸导联。

第 149 章

心电图图例 114

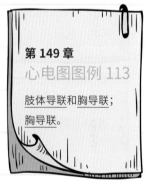

①窦性心律；②肢体导联低电压；③不完全性左束支阻滞；④ R 波递增不良；⑤ T 波改变。

第 150 章

心电图图例 116

90ms，rSr' 形态，>，2.6mm。

第 151 章

心电图图例 117

135ms，rSR' 形态，40ms，完全性右束支阻滞，左偏，R 形态，45ms，左前分支阻滞，完全性右束支阻滞合并左前分支阻滞。

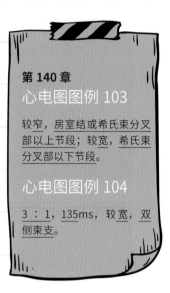

第 153 章

心电图图例 120

285ms，一度房室阻滞。rsR' 形态，120ms，QRS 终末波极性，完全性右束支阻滞。①窦性心律；②一度房室阻滞；③完全性右束支阻滞。

第 154 章

心电图图例 122

二度 II 型双束支阻滞，其中左束支呈 4 ：2 传导，右束支呈 4 ：1 传导。

第 155 章

心电图图例 123

255ms，左前分支阻滞，完全性右束支阻滞，房室结或左后分支。

心电图图例 124

PR 间期无改变，出现 QRS 波脱落，考虑左后分支传导中段，提示三分支阻滞可能性大，其次为房室结合并双束支阻滞。

第 159 章

心电图图例 128

U 波，T 波，低钾血症，5mm，低电压。

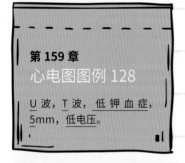

第 163 章

心电图图例 133

720ms，83 次 / 分；1505ms，发生一次房室阻滞，室性逸搏；405ms，室性期前收缩。

第 166 章

心电图图例 134

270ms，330ms，600ms。

第 169 章

心电图图例 141

提前，72ms（70 ～ 80ms 之间均正确），一致，完全，交界性期前收缩。

第 170 章

心电图图例 143

提前，正向，负向，相反，室性期前收缩，超完全性代偿间歇（代偿间歇比 2 倍基础心动周期略长）。

第 166 章

心电图图例 136　标注的房性期前收缩见下图蓝色圆圈所示。

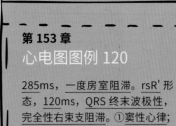

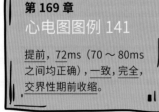

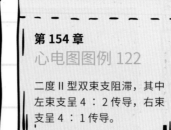

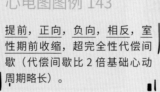

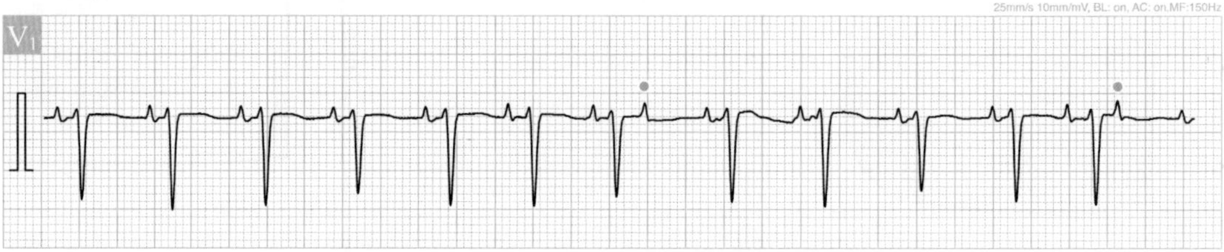

第 173 章

心电图图例 146

图 A 和图 B 的心室节律均规整，房室传导比例都是 2 ∶ 1。计算心房率和心室率的比值。

第 174 章

心电图图例 147

等电位线不存在，心房颤动波的间期不同，形态不一致，R-R 间期不同，R-R 间期无规律可循，心房颤动波的频率为 600 次 / 分。

第 181 章

因为只有两种节律的频率相近或完全相同，才会发生融合。换言之，一种节律相对于另一种节律过早发生或过晚发生，都不会发生融合，而表现为两种节律各自独立的 QRS 波。

第 176 章

心电图图例 150

你的测值应该与下面的测值接近。

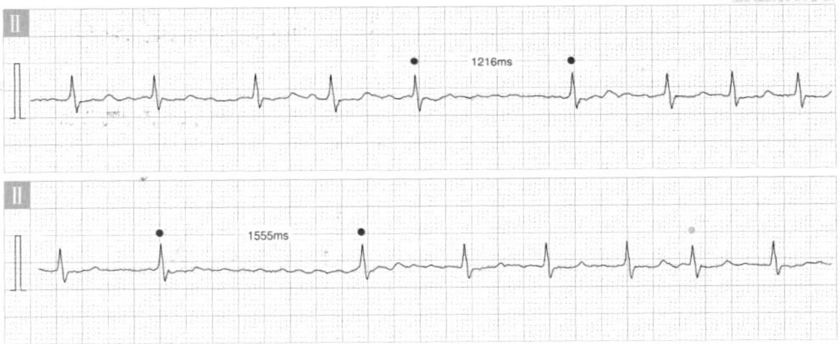

第 176 章

心电图图例 151

你的测值应该与下面的测值接近。

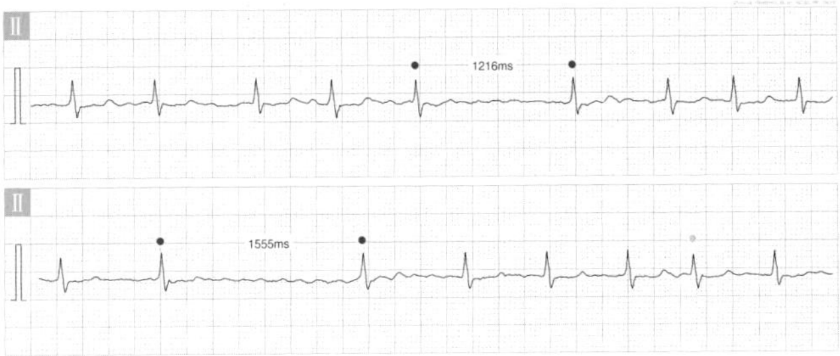

第 184 章

心电图图例 164

偏慢。1675ms，860ms；二度 II 型窦房阻滞。交界性逸搏。心电图诊断：①窦性心律；②二度 II 型窦房阻滞；③交界性逸搏。

心电图图例 165

阵发性心房颤动；P 波消失，心电图等电位线消失，代之以形态、振幅和频率各不相同的心房颤动波，频率 400 ～ 600 次 / 分，心室律绝对不齐；窦性心搏，房性期前收缩，房性期前收缩二联律。正负双相，完全性房间阻滞。